Geriatrie in de fysiotherapeutische praktijk

Geriatrie in de fysiotherapeutische praktijk

C.B. Lewis en J.M. Bottomley

Nederlandse editie onder redactie van:

B.C.M. Smits-Engelsman, A.T.M. Bernards en W. Bettman

Vertaling:

P. Hulsman

Bohn Stafleu van Loghum
Houten 1999

ISBN 90 313 2137 0
NUR 894

Oorspronkelijke titel: Geriatric physical therapy: A clinical approach, Alan Lewis and Jennifer M. Bottomley.

Vertaling: P. Hulsman
Onder redactie van: B.C.M. Smits-Engelsman, A.T.M. Bernards en W. Bettman

Omslagontwerp: Boekhorst Design, Culemborg

Eerste druk, eerste oplage, 1999
Eerste druk, tweede oplage, 2005

Bohn Stafleu van Loghum
Het Spoor 2
Postbus 246
3990 GA Houten
www.bsl.nl

Voor België:
Standaard Uitgeverij
Belgiëlei 147a
2018 Antwerpen
www.standaarduitgeverij.be

Woord vooraf van de auteurs

Dit boek is geschreven om te beantwoorden aan de vraag naar een boek over geriatrische fysiotherapie dat verder ging dan de bestaande klinische en wetenschappelijke teksten. Het beroep van geriatrisch fysiotherapeut heeft zich de afgelopen tien jaar stormachtig ontwikkeld, maar de beschikbare handboeken hebben geen gelijke tred gehouden met de steeds groter wordende behoefte aan specialistische klinische informatie. Nadat de geriatrie een erkend specialisme was geworden in de fysiotherapie werd deze behoefte nog sterker gevoeld. Dit boek is een bundeling van een grote hoeveelheid toegepaste wetenschappelijke kennis over normale en pathologische verouderingsprocessen, klinische vraagstukken en specifieke implicaties daarvan voor de behandeling van oudere patiënten.

Het voornaamste doel van dit handboek is het geven van een grondig overzicht van de stand van zaken op klinisch gebied. De doelgroep wordt gevormd door fysiotherapeuten die reeds te maken hebben met geriatrische patiënten en hun kennis en vaardigheden op dit terrein willen vergroten. Ook gevorderde studenten die specifieke klinische informatie nodig hebben zullen dit boek nuttig vinden.

Toen dit boek in Amerika ter perse ging, had een kleine groep fysiotherapeuten daar het eerste examen voor de geriatrische aantekening met succes afgelegd. Veel van deze fysiotherapeuten hadden moeite met het vinden van recent materiaal dat ze konden gebruiken ter voorbereiding op het examen. Bovendien moest materiaal uit veel verschillende bronnen bij elkaar worden gesprokkeld. Wij zijn van mening dat *Geriatrie in de fysiotherapeutische praktijk* deze problemen voor een groot deel wegneemt.

Binnen onze respectieve werkvelden hebben wij zeer veel ervaring opgedaan op het gebied van de geriatrie. We hebben onze kennis in dit boek bijeengebracht om fysiotherapeuten klinische informatie te verschaffen die gebaseerd is op gegevens uit de literatuur en op onderzoeksresultaten.

Het boek heeft drie delen. Deel I is een diepgaande behandeling van begrippen uit de gerontologie. De hoofdstukken in dit deel bevatten recente achtergrondinformatie en verschaffen zo een goede klinische basis voor de onderwerpen die in de twee volgende delen aan de orde komen.

Deel I bespreekt relevante onderwerpen zoals demografische trends in de oudere populatie en theorieën over de veroudering en hun invloed op het klinisch handelen. De leeftijdsgebonden veranderingen in de biologie, fysiologie en anatomie van alle orgaansystemen komen ook uitgebreid aan de orde, evenals de pathologische verschijnselen die men vaak bij ouderen waarneemt.

De psychologische aspecten van het ouder worden krijgen veel aandacht, evenals onderzoeksinstrumenten die nuttig kunnen zijn bij de beoordeling en behandeling van psychische stoornissen. De theorieën en onderzoeksresultaten waarop deze instrumenten – en in het bijzonder de instrumenten voor het functie-onderzoek – zijn gebaseerd worden eveneens besproken, om de lezer in staat te stellen zich een objectief oordeel te vormen over het gebruik van deze instrumenten in een groot aantal settings.

Deel I omvat ook een heldere uiteenzetting over diverse voedingsproblemen en risicofactoren die veel voorkomen in de oudere populatie en over de vraag hoe men voedingsproblemen bij ouderen kan voorkomen. Tot besluit geeft dit deel een overzicht van geneesmiddelen die vaak voorgeschreven worden aan ouderen, hun bijwerkingen, en klachten die kunnen optreden bij verkeerd gebruik van medicijnen. Hierdoor krijgt de lezer een goed beeld van de farmacologische aspecten die bij de behandeling een rol kunnen spelen.

Deel II geeft een uitgebreid overzicht van de patiëntenzorg. Het eerste hoofdstuk is een inleiding in de theorie en de praktijk van de geriatrische revalidatie. Het slaat een brug tussen de meer theoretische achtergrondinformatie in Deel I en de toepassing ervan in de klinische praktijk. In dit hoofdstuk wordt nadrukkelijk gewezen op de grote invloed van immobiliteit en inactiviteit. De overige hoofdstukken in dit deel vormen een inleiding in het patiëntenonderzoek en geven suggesties met betrekking tot de behandeling van veelvoorkomende stoornissen en de argumenten waarop deze behandelingen berusten.

Het onderzoek en de behandeling van orthopedische, neurologische en cardiopulmonale aandoeningen leveren waardevolle informatie op over de manier waarop veelvoorkomende stoornissen bij ouderen behandeld kunnen worden. Er worden praktische suggesties gedaan waarmee fysiotherapeuten programma's kunnen opstellen en uitvoeren waarmee de gezondheid op peil gehouden kan worden, zoals screeningprogramma's als onderdeel van preventieve gezondheidszorg en vroegtijdige interventie om de pathologische gevolgen van 'hypokinesie' tegen te gaan.

Deel III behandelt algemene aspecten van de ouderenzorg. Onderwerpen die hierbij aan de orde komen zijn effectieve communicatie met ouderen, attitudes ten opzichte van ouderen, vooroordelen, etnische aspecten en andere factoren die een rol kunnen spelen bij de zorg voor ouderen. Ook komen educatie en voorlichting aan de orde en de doelstellingen die hierbij een rol kunnen spelen, tegen de achtergrond van een aantal leertheorieën en hun toepassing op het leren van ouderen.

In Deel III wordt ook praktische informatie gegeven over bestaande geriatrisch-fysiotherapeutische diensten, ambtelijke procedures, en het opstellen van budgetten en marketingstrategieën ten behoeve van verpleeghuizen en instellingen voor extramurale zorg. De rol van de fysiotherapeut als adviseur en de wijze waarop geriaters en gerontologen kunnen worden ingeschakeld wordt eveneens besproken. Aan de hand van de elementen die een onderzoeksvoorstel moet bevatten wordt grondig ingegaan op het lezen en analyseren van wetenschappelijke publicaties en op de specifieke problemen die een rol kunnen spelen bij het verzamelen van gegevens binnen de oudere populatie. De faciliteiten die ouderen ter beschikking staan op het gebied van rechtshulp en sociale wetgeving worden in het laatste hoofdstuk op een rijtje gezet.

Het bleek steeds noodzakelijker de veelomvattende kennis op het gebied van geriatrische revalidatie in één handboek te bundelen. Wij hopen dat dit boek fysiotherapeuten die met oudere patiënten te maken hebben op bondige en duidelijke wijze een adequate klinische basis zal verschaffen en hen zal helpen de zorg voor ouderen optimaal in te richten.

Carole B. Lewis en Jennifer M. Bottomley

Woord vooraf van de Nederlandse redactie

Toen Carole Lewis op een van haar nascholingscursussen over geriatrische fysiotherapie mij haar boek toonde, was ik meteen enthousiast. Hoewel er op de Amerikaanse markt verscheidene goede boeken over onderzoek en behandeling van (motorische) problemen bij de oudere mens waren, viel dit boek op door zijn goede wetenschappelijke onderbouwing van de therapie en de grote hoeveelheid praktische onderzoeksprotocollen en meetinstrumenten. Binnen het Nederlands fysiotherapeutisch onderwijs ontbreekt een handboek met toegepaste wetenschappelijke kennis over normale en pathologische verouderingsprocessen en de implicaties daarvan voor de behandeling van de oudere mens.

Na een eerste navraag bij deskundigen in Nederland en hun positieve respons over de waarde van dit boek voor de Nederlandse ouderzorg, heeft de uitgever het plan opgevat een bewerkte vertaling te maken. Hiervoor werd een vertaler gezocht en een redactie samengesteld om de vertaling te gaan redigeren en aan te passen aan de Nederlandse situatie.

Dit boek is niet alleen bedoeld voor hen die zich willen specialiseren tot geriatrisch fysiotherapeut. Ook zij die al jaren op dit terrein werkzaam zijn, zullen het boek nuttig vinden. Grote delen van de inhoud van dit boek dienen echter ook te behoren tot de leerinhoud van de initiële opleiding fysiotherapie. Door de dubbele vergrijzing neemt het aantal oudere patiënten enorm toe en daarmee de kans dat fysiotherapeuten op allerlei werkterreinen (preventie, thuiszorg, algemene praktijk, ziekenhuizen, zorginstellingen en dergelijke) met ouderen te maken krijgen. Dit betekent dat zij toegang moeten krijgen tot belangrijke klinische informatie die nodig is om ouderen met (dreigende) stoornissen en beperkingen zo adequaat mogelijk te begeleiden.

De oorspronkelijke indeling van het boek in drie delen is gehandhaafd. Niet alle hoofdstukken uit de oorspronkelijke uitgave zijn vertaald. Zo is het hoofdstuk vervallen waarin allerlei Amerikaanse hulporganisaties besproken worden. Sommige hoofdstukken vroegen om veel aanpassing aan de Nederlandse situatie (bijvoorbeeld over medicijnen, etnische minderheden en ethiek), andere hoofdstukken, zoals dat over normale veroudering en over bepaalde aandoeningen, minder.

Als wij tevoren geweten hadden hoeveel tijd en energie het maken van dit boek zou gaan kosten, zouden we er waarschijnlijk nooit aan begonnen zijn. Wij zijn er ten minste drie jaar ouder van geworden en hopelijk ook iets wijzer. Wij hebben veel hulp gehad en begrip voor het feit dat wij schaarse vrije tijd gebruikten voor het maken van een boek in plaats van voor het spelen met de kinderen of voor het verbeteren van onze eigen conditie waarvan we in het boek zulke pleitbezorgers zijn.

Als er mensen bedankt worden in het voorwoord bestaat er een groot risico dat er een of meer vergeten worden. Toch wil ik enkele mensen bij naam noemen: drs. Joop Hogeling, gerontopsycholoog, voor het lezen en becommentariëren van hoofdstuk 4,

Psychosociale aspecten van het ouder worden, drs. Monique M. Verduijn, apotheker, voor de enorme hoeveelheid werk die zij heeft verzet om hoofdstuk 8, Farmacologie, aan te passen, Ine Bertens, verpleegkundige, voor het aanleveren van materiaal over verpleegkundige zorg voor ouderen uit etnische minderheden in Nederland, en prof. dr. Marian Verkerk, filosoof, voor haar optreden als auteur van hoofdstuk 16, Attituden en ethiek.

We hopen dat de ouderen zullen welvaren bij de toegenomen kennis van hun hulpverleners en dat de hulpverleners zich gesteund voelen in het begeleiden van de ouderen door een goede wetenschappelijke en klinische basis voor deze zorg.

Namens de redactie:
Bouwien Smits-Engelsman

Paradox
Oud
Naarmate je ouder wordt, vind je echt oud steeds ouder.

Voor mijn ouders
Oud worden is een kunst
Sommige mensen houden van kunst, anderen niet

Inhoud

Hoofdstuk 7 Voedingsaspecten van het ouder worden 189

Hoofdstuk 8 Farmacologie 225

Hoofdstuk 14 Het opzetten van screeningsprogramma's 457

Hoofdstuk 15 Communicatie 485

Deel I

Begrippen uit de gerontologie

HOOFDSTUK

1

Inzicht in de demografie van een ouder wordende populatie

Demografie is de wetenschappelijke studie van de populatie. Toenemende aandacht wordt geschonken aan de demografie van de veroudering, een subveld van de algemene demografie dat zich bezighoudt met de vragen van de sociaal gerontologen. Demografie blijft een fundamentele kennisbasis voor de studie van veroudering. De studie van de 'demografie van de veroudering' is gericht op het bepalen wat de staat van de oudere populaties is, veranderingen in die getallen, proportionele grootte en samenstelling van deze subpopulatie; de invloeden van vruchtbaarheid, sterfelijkheid, ziekte, migratie en emigratie; en de invloeden van deze demografische veranderingen op de onderwerpen die met de sociale, economische en gezondheidsstatus van de ouderen in een ouder wordende populatie samenhangen.[1,2]

De subgroepen die zich binnen de ouderen populatie van elkaar laten onderscheiden en die in het verleden vrijwel genegeerd werden, hebben de afgelopen jaren ook meer demografische nadruk gekregen.[3] Deze ontwikkeling lijkt de toenemende maatschappelijke zorg over de manier waarop aan de welzijns- en gezondheidsbehoeften van alle onderdelen van een verouderende maatschappij voldaan kan worden, weer te geven.[4]

Op 1 januari 1996 bestond 13,2 procent van de Nederlandse bevolking uit mensen van 65 jaar of ouder.[14] Bestaande demografische informatie vertoont echter ernstige hiaten.[5] Eén hiaat in de informatie is geïdentificeerd bij de subgroep van de zogenaamde oudste ouderen, dat wil zeggen: de ouderen boven de 85 jaar. In 1995 waren er in Nederland 203.196 mensen van 85 jaar of ouder (1,32 procent van de bevolking) .[14] Vanwege de speciale zorgen voor de relatief hoge aantallen zieken en hulp vragenden met de daarbij horende gevolgen voor de gezondheidszorg en de sociale voorzieningen in deze leeftijdsgroep, wordt deze groep door demografen gezien als het geriatrisch vraagstuk voor toekomstig onderzoek.[6] De trend naar specifieke demografische studies is ook te zien voor analyses van specifieke vraagstukken over de situaties van etnische minderheden[3] en oudere vrouwen. In 1995 waren er in totaal 10.178 vrouwen van niet-Nederlandse origine die 65 jaar of ouder waren, maar deze aantallen nemen in de toekomst sterk toe.

Een historisch perspectief op de studie van de verouderende bevolking

De studie van de verouderen van de bevolking kent een relatief lange geschiedenis. Aandacht voor de bevolkingsveroudering ontstond in Frankrijk aan het eind van de negentiende eeuw, toen het bevolkingsaandeel van mensen van 65 jaar en ouder groter dan vijf procent werd. Tegen 1900 steeg dit aantal tot acht procent.[7] Zweden was een ander land dat een behoorlijke bevolkingsveroudering meemaakte in de negentiende eeuw.[8] Sundabarg[9] benadrukte als eerste de relatieve proporties van oudere individuen in een samenleving en was de eerste demograaf die de systematische verschillen in de leeftijdssamenstellingen tussen de verschillende landen opmerkte. Hij voorspelde dat er een demografische verschuiving in de tijd naar een verouderende bevolkingsstructuur in alle landen zou plaatsvinden.[9]

Voor de meeste westerse landen is de veroudering van de bevolking een twintigste-eeuws verschijnsel. In de Verenigde Staten werd er al in de jaren '20 demografische aandacht getoond voor het verouderingsproces[10] en in de jaren '30 werd men bezorgd over de afnemende vruchtbaarheid tijdens de Depressie, die ertoe leidde dat de demografen de snelle veranderingen projecteerden op de leeftijdsstructuur van de Verenigde Staten.[11-13,17] Het heeft er ook toe geleid dat demografen meer interesse kregen voor het verkrijgen van inzicht in de dimensies van dit verschijnsel. Na de Tweede Wereldoorlog was er een grote toename in de hoeveelheid literatuur op het gebied van bevolkingsveroudering zowel in de Verenigde Staten als in andere westerse landen.

Men is zich er ook meer van bewust dat bevolkingsveroudering een belangrijk onderwerp is in onderontwikkelde landen die op het moment een snelle sociale en economische ontwikkeling doormaken. Het fenomeen van een verouderende bevolking wordt vandaag de dag gezien als een wereldwijd verschijnsel dat onmiddellijke aandacht vraagt zodat zo effectief mogelijke maatschappelijke maatregelen genomen kunnen worden om op de veranderende demografische realiteit te kunnen reageren. Als resultaat van deze snelle groei van het aantal ouderen zal in veel landen de mate waarin de maatschappij bereid en in staat is middelen te bestemmen voor sociale voorzieningen en gezondheidszorg een belangrijk punt van de maatschappelijke en politieke discussie gaan of blijven vormen.

Demografische processen en leeftijdsopbouw van de bevolking

De demografie ziet het ouder worden als een cumulatief proces dat de bevolkingsopbouw verandert. Het wordt gedefinieerd in termen van de gemiddelde of mediane leeftijd van de bevolking, de omvang van de verschillende leeftijdscategorieën binnen de bevolking en hun relatieve aandeel in de leeftijdsopbouw en de verhoudingen tussen de diverse leeftijdscategorieën.[1] Hoewel dit relatief statische begrippen zijn, blijkt dat wanneer men ze over langere tijd beschouwt, demografische patronen en tendensen zichtbaar worden. Bij het voorspellen van veranderingen in de bevolkingsopbouw concentreren demografen zich op het tempo waarin gebeurtenissen plaatsvinden gedurende het hele leven en de tijdstippen waarop ze gebeuren. Hierbij gebruiken ze de kalenderleeftijd als een maatstaf waarop ze belangrijke sociale veranderingen kunnen uitzetten en waarmee ze demografische tendensen kunnen onderkennen.

De verandering van de bevolkingsomvang hangt af van de mate waarin individuen aan de bevolking worden toegevoegd door geboorte of immigratie en de mate waarin individuen de bevolking verlaten door overlijden of emigratie. Individuen die in hetzelfde jaar geboren worden (dat wil zeggen: die op grond van hun leeftijd in dezelfde categorie worden ingedeeld), worden vaak aangeduid als een 'geboortecohort'.[17] Dergelijke cohorten kunnen gedurende langere tijd gevolgd worden om zo het verloop van de bevolkingsopbouw te reconstrueren en toekomstige veranderingen daarin te voorspellen.

Van oudsher leggen demografen de grens van de ouderdom bij het 65ste levensjaar. Dit vergemakkelijkt niet alleen het maken van gestandaardiseerde analyses, maar er liggen ook maatschappelijke gewoonten (pensionering, sociale zekerheidswetgeving) aan ten grondslag. Ook onderscheiden demografen gewoonlijk naar geslacht bij het construeren van modellen die de verandering van de bevolkingsopbouw beschrijven, aangezien er iets meer mannelijke dan vrouwelijke kinderen geboren worden en de mortaliteit van mannen en vrouwen verschilt in de tijd.[3]

Het aantal personen die op een bepaalde leeftijd nog leven, hangt af van het aantal personen die in dat bepaalde cohort geboren zijn, de mate waarin ze overleefd hebben en de mate waarin hun aantallen veranderd zijn door de cumulatieve verschillen tussen het aantal immigranten en emigranten. Het aantal personen die 65 werden in 1990, bijvoorbeeld, hing af van het aantal personen geboren in 1925, de cumulatieve waarschijnlijkheid dat ze elk de 65 jaar daarna overleefd hadden en het migratiesaldo van personen uit dat cohort die zich tussen 1925 en 1990 in de Verenigde Staten vestigden of het land verlieten. Het aantal personen van 65 jaar of ouder in 1990 nam toe in vergelijking met het aantal ouderen in 1989, omdat de toevoeging van dit nieuwe cohort aan de populatie ouderen groter was dan de afname van alle cohorten van 65 jaar of ouder gedurende dat jaar door overlijden.[3]

De populatie ouderen kan toenemen doordat de omvang van het toetredende geboortecohort veel groter is dan de omvang van vroegere cohorten of doordat een verbeterde overlevingskans het aantal sterfgevallen onder ouderen heeft doen afnemen in vergelijking met vroeger. Demografen gebruiken de 'leeftijdspiramide' om de verdeling van de cohorten van jaar tot jaar grafisch weer te geven. Figuur 1.1 is een grafische weergave van de leeftijdsopbouw van de bevolking van de Verenigde Staten in 1910.[18] Vergelijk deze piramide eens met de Amerikaanse leeftijdsopbouw in 1980 zoals afgebeeld in figuur 1.2, toen het geboortecohort van 1900-1910 de categorie zeventig jaar of ouder uitmaakte.[18] Er wordt onderscheid gemaakt tussen 'veroudering aan de top' (dat wil zeggen: wanneer het aandeel van de ouderen in een populatie toeneemt) en 'veroudering vanuit de basis' (dat wil zeggen: wanneer het aandeel van de jongeren in een populatie afneemt).

Voor de demografische studie van de populatie ouderen zijn het absolute aantal ouderen, de mate waarin het aantal ouderen verandert en het aandeel van de ouderen in de

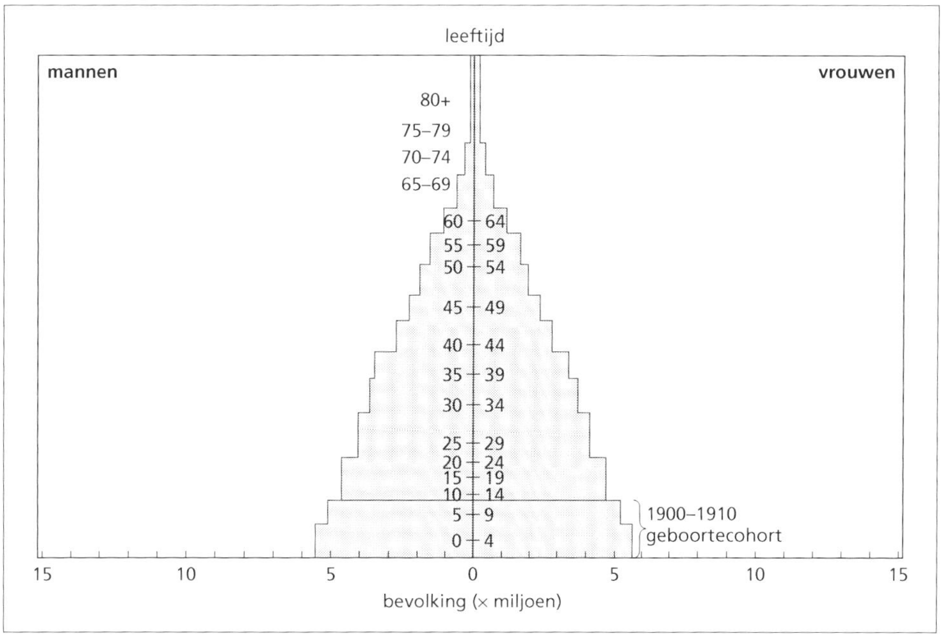

Figuur 1.1 Leeftijdsopbouw van de bevolking van de Verenigde Staten: volkstelling van 1910.

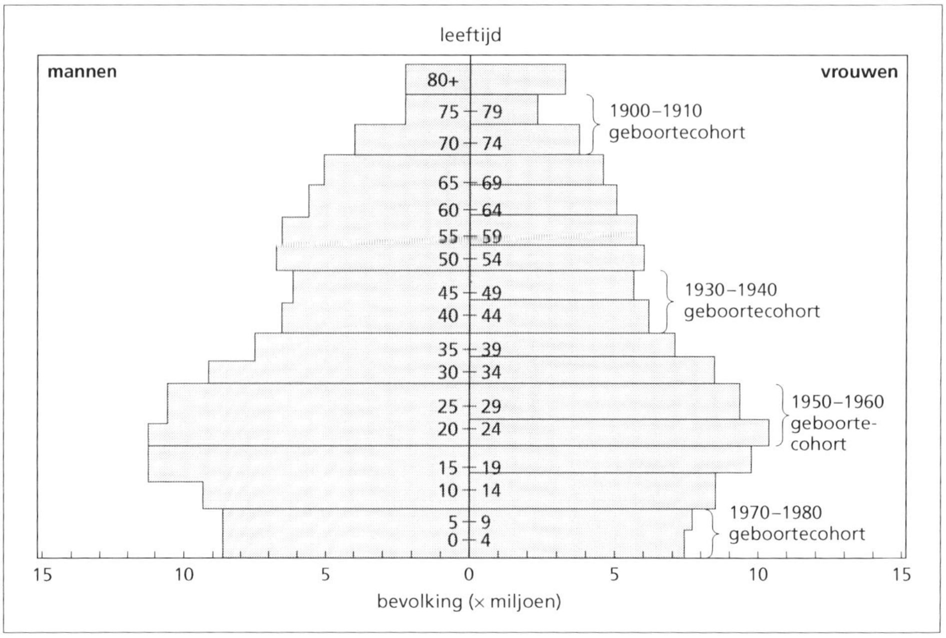

Figuur 1.2 Leeftijdsopbouw van de bevolking van de Verenigde Staten: volkstelling van 1980.

totale bevolking belangrijke gegevens. De cumulatieve populatie ouderen is een bevolkingsgroep die individuen omvat van wie de leeftijdsverschillen ongeveer 45 jaar bedragen.[1] Het relatieve aantal mannen en vrouwen op elke leeftijd en de leeftijdskenmerken van ouderen zijn ook belangrijke factoren voor de samenstelling van deze groep. Wanneer men expliciet aandacht schenkt aan de samenstelling van de populatie ouderen, moet men erkennen dat er belangrijke veranderingen plaatsvinden die de bevolkingsopbouw wijzigen, zoals de relatief grote toename van het aantal zeer oude individuen, een afname van de verhouding tussen de geslachten en veranderingen in burgerlijke staat, samenlevingsvormen, etnische kenmerken, en gezondheidstoestand. Om de demografie van een verouderende bevolking te begrijpen, moet men rekening houden met deze aspecten van de demografie van het ouder worden, teneinde een algemeen beeld te geven van de kenmerken van de leeftijdsgroep van 65 jaar of ouder in een bepaald jaar.

Historisch gezien is de vruchtbaarheid de belangrijkste determinant van de bevolkingsgroei en de leeftijdsopbouw van de bevolking. Demografen zien de vruchtbaarheid als het demografische proces van vernieuwing. Wanneer het vruchtbaarheidspercentage hoog is, telt elk jaarcohort meer leden dan de cohorten van de jaren daarvoor. Indien het sterftecijfer dan matig of laag is, zal het aantal pasgeborenen groter zijn dan het aantal ouderen die overlijden; het aandeel van de jongeren in de bevolking groeit en de mediane leeftijd wordt lager. Wanneer het geboortecijfer laag is, neemt het aandeel van ouderen in de bevolkingsopbouw toe en de mediane leeftijd wordt hoger.

Een afname van de mortaliteit van een hoog naar een matig niveau, zoals dat plaatsvond in de Verenigde Staten aan het einde van de negentiende eeuw en in het begin van de twintigste eeuw, zorgt er merkwaardig genoeg voor dat de bevolking jonger wordt.[19] De reden voor dit verband tussen mortaliteit en leeftijdsopbouw is dat de grootste stijging van de overlevingskans tijdens deze periode plaatsvond in de leeftijdscategorie van zuigelingen en kinderen. Recente verbeteringen in de preventie en behandeling van cardiovasculaire aandoeningen hebben echter de overlevingskans van ouderen vergroot. Sinds 1940 is de belangrijkste oorzaak voor de toename van het aantal oudste ouderen (individuen van 85 jaar of ouder) de verhoogde overlevingskans van ouderen.[20] Ongeveer twee derde van de toename van het aandeel van de ouderen in de totale bevolking tussen 1980 en 1985 is toe te schrijven aan een afname van het sterftecijfer.[21] De verwachte enorme toename van het aantal oudere en zeer oude personen gedurende de komende vijftig jaar is het gevolg van de omvangrijke cohorten die tijdens de 'baby boom' van na de Tweede Wereldoorlog geboren zijn die dan oud zullen worden én de toegenomen overlevingskans in alle leeftijdscohorten, met name in de groep oudste ouderen.[19]

De groei van de totale bevolking reageert vooral sterk op een afname van het sterftecijfer, terwijl de populatie ouderen, en met name hun aandeel in de totale bevolking, toeneemt wanneer de vruchtbaarheid daalt.[22] In feite kan een daling van de mortaliteit in de jongere leeftijdscategorieën die niet gepaard gaat met een afname van de vruchtbaarheid leiden tot een gemiddeld jongere bevolking. De blijvende afname van de mortaliteit, ook op oudere leeftijd, is de voornaamste oorzaak van de huidige veroudering van de bevolking.[21]

Verwachte demografische tendensen in de ouder wordende samenleving

De voornaamste demografische krachten die de omvang en de leeftijdsopbouw van de bevolking kunnen veranderen, zijn de vruchtbaarheid en de mortaliteit. Demografische maten voor het bepalen van deze twee factoren zijn respectievelijk het vruchtbaarheidscijfer (dat wil zeggen: het aantal levendgeborenen per duizend vrouwen per jaar) en de levensverwachting bij de geboorte. Bij het opstellen van hun toekomstverwachtingen gebruiken demografen gewoonlijk lage, hoge en middenvarianten van hun schattingen. In dit hoofdstuk wordt gebruikgemaakt van de middenvarianten, tenzij anders aangegeven.

De verwachte demografische tendensen geven aan dat in het jaar 2050 69 miljoen Amerikanen bejaard zullen zijn.[19] In 1960 waren er volgens het Amerikaanse Census Bureau (Bureau voor de Volkstelling) 16,6 miljoen personen van 65 jaar of ouder; voor 1990 verwacht men naar schatting 31,6 miljoen mensen van die leeftijd.[23] Het aandeel van de ouderen in de Amerikaanse bevolking was 9,2 procent in 1960; in 1990 was dit toegenomen tot 12,6 procent. Indien de voorspellingen van het Census Bureau correct zijn, zal dit aantal groeien tot 17,7 procent in 2020 en 22,9 procent tegen het jaar 2050.

De levensverwachting voor mannen in Nederland was in 1990 73,8 jaar en bedraagt volgens de middenvariant in 2010 75,0 jaar. Voor Nederlandse vrouwen bedragen deze cijfers in 1990 80,1 jaar en in 2010 81,5 jaar.[15] Voor schattingen na 2010 wordt er in Nederland van uitgegaan dat de levensverwachting gelijk blijft.

Tussen 1960 en 1990 groeide de totale populatie ouderen met twee procent per jaar. Men verwacht dat deze tendens zal afnemen tot ongeveer één procent rond het jaar 2010 als gevolg van de kleine leeftijdscohorten van de crisis in de jaren '30 en de Tweede Wereldoorlog, die dan 65 jaar worden. Na 2010 zal de groei groter zijn dan twee procent, aangezien de 'baby boom' cohorten dan 65 jaar worden. Men verwacht dat deze tendens zich zal voortzetten tot 2030. Tussen 2030 en 2050 verwacht men dat de groei van de populatie oudere Amerikanen zich zal stabiliseren tot één procent per jaar.[19]

In de Nederlandse situatie tonen de cijfers een vergelijkbare trend. In 1960 waren er 1.011.320 65-plussers, in 1990 1.906.000 en in 2020 worden er 3.076.820 verwacht.[16]

Tabel 1.1 Levensverwachting bij de geboorte van de Amerikaanse bevolking, uitgesplitst naar etnische afkomst en geslacht in 1900, 1950 en 1978.

Etnische afkomst en geslacht	**Levensverwachting bij de geboorte** 1900	1950	1978
Blank			
Mannen	47	67	70
Vrouwen	49	72	78
Niet-blank			
Mannen	33	59	65
Vrouwen	34	63	74

Het aandeel 65-plussers in de Nederlandse samenleving steeg van zes procent in 1900 tot meer dan dertien procent nu. De verwachting is dat Nederland in het jaar 2030 17,1 miljoen inwoners zal tellen, van wie 21 procent boven de 65 zal zijn.[15]

Deze voorspelde demografische tendensen zijn gebaseerd op de aanname dat er een scherpe daling zal optreden in het vruchtbaarheidscijfer in samenhang met een afname van het sterftecijfer tot het jaar 2050.[19] Deze voorspelde veranderingen geven aan dat er een afname van de groei van de totale bevolking zal plaatsvinden tot één procent per jaar.[1] Zelfs bij een groei van één procent per jaar zal de totale bevolking echter in de komende zestig jaar verdubbelen.[19]

Tabel 1.1 geeft aan hoe spectaculair de levensverwachting van de Amerikaanse bevolking is toegenomen sinds het begin van deze eeuw.[18] Men verwacht dat de levensverwachting bij de geboorte zal toenemen van 74,3 jaar in 1982 tot 76,7 jaar in 2000 en 81,0 jaar in 2050.[19] De levensverwachting van mannen zal toenemen van 70,6 jaar in 1982 tot 72,9 jaar in 2000 en tot 76,7 jaar in 2050. Vrouwen, die onder de huidige omstandigheden gemiddeld 78,1 jaar oud worden, zullen in 2000 volgens deze voorspelling een levensverwachting hebben van 80,5 jaar en in 2050 van 85,2 jaar. Andere onderzoekers denken dat de levensverwachting zelfs nog meer zal stijgen dan de projecties van het Census Bureau aangeven.[24-26] De levensverwachting zal dus volgens deze cijfers 12,8 jaar hoger worden indien de huidige demografische tendensen in de komende zestig jaar ongewijzigd blijven.

Sinds 1970 is de levensverwachting van vrouwen ongeveer 7,5 jaar hoger dan die van mannen.[19] Hoewel er grote meningsverschillen bestaan over de vraag of dit verschil groter of kleiner zal worden, menen diverse demografen dat het met een aantal jaren zal afnemen.[27-29] Anderen denken echter dat het rond de eeuwwisseling opgelopen zal zijn tot 10 of 12 jaar.[25,26] G. Spencer[19] voorspelt dat het verschil in levensverwachting tussen mannen en vrouwen geleidelijk zal oplopen tot 8,5 jaar in 2050.

Aspecten die invloed hebben op het ouder worden van de bevolking

Vruchtbaarheidspatronen

Binnen de middenvariant voor de totale bevolking van de Verenigde Staten verwacht men dat het aantal geboorten groter zal blijven dan het huidige niveau van 3,7 miljoen per jaar, zoals dit was tijdens de vroege jaren '90. De piek in het aantal geboorten (3,9 miljoen) heeft wellicht reeds plaatsgevonden aan het einde van de jaren '80.[19] Na het begin van de jaren '90 verwacht men dat het geboortecijfer niet hoger zal zijn dan 3,7 miljoen vanwege een afname van het aantal vrouwen in de vruchtbare leeftijd. In plaats daarvan voorspelt men dat het aantal geboorten zal schommelen tussen 3,4 en 3,7 miljoen.

In Nederland loopt het aantal geboorten terug. Vrouwen van de generatie van 1945 kregen gemiddeld 2,0 kinderen, vrouwen die geboren werden in 1955 kregen gemiddeld 1,85 kind. Bedroeg het aantal kinderen die geboren werden in 1990 nog 197.965, in 1995 was het nog slechts 189.408.[14] De middenvariant verwacht een gemiddeld aantal kinderen van 1,8 voor vrouwen die in de jaren '70 geboren zijn. Dit houdt in dat de daling van het kindertal van de afgelopen decennia zich voortzet.

Mortaliteitspatronen

Het eerste jaar waarin twee miljoen Amerikanen overleden, was 1983, en men voorspelt dat er slechts een kleine kans is dat er nog ooit een jaar zal voorkomen waarin de sterfte kleiner zal zijn dan twee miljoen.[19] Het aantal sterfgevallen zal in de volgende eeuw naar verwachting gestaag toenemen tot 2,4 miljoen rond de eeuwwisseling en 3,8 miljoen in het jaar 2040. Daarna zullen jaarlijks tussen de 3,8 en 4,0 miljoen Amerikanen sterven.

Zoals we reeds opgemerkt hebben, wordt de bevolking relatief ouder. Daarom is het niet verwonderlijk dat het aandeel van de oudere leeftijdscategorieën in het totale sterftecijfer in de toekomst zal stijgen. Op het ogenblik vindt rond zeventig procent van alle sterfgevallen plaats in de leeftijdsgroep van 65 jaar of ouder. Men verwacht dat dit percentage zal stijgen tot tachtig in 2030 en daarna relatief stabiel zal blijven tot het einde van de 21ste eeuw. Opvallender is de waarschijnlijke verandering in het percentage sterfgevallen in de leeftijdscategorie 85 jaar of ouder. Op het ogenblik is achttien procent van alle personen die overlijden van een dergelijke leeftijd. Men verwacht dat dit percentage zal stijgen tot dertig procent in 2010 en tot meer dan 43 procent na 2050.[19]

Het sterftecijfer voor Nederland bedroeg in 1994 109.850. Van deze sterfgevallen had 79,8 procent betrekking op mensen van 65 jaar of ouder. In 26,5 procent van deze gevallen betrof het mensen van 85 jaar of ouder.[14]

Migratiepatronen

Een belangrijk deel van de huidige interesse voor het toekomstige immigratieoverschot betreft de invloed van de immigratie op de toekomstige bevolkingsomvang van de Verenigde Staten. Dit is de enige demografische factor waarvan we de voorspellingen zullen bespreken die voortvloeien uit zowel de hoge, de lage als de middenvarianten, berekend op grond van de gegevens uit de volkstelling, aangezien het onzekere immigratiecijfer grote invloed kan hebben op de omvang van de Amerikaanse bevolking. Indien er geen netto-immigratie zou plaatsvinden, zal de Amerikaanse bevolking volgens G. Spencer[19] groeien tot 258 miljoen in het jaar 2000 en het hoogste punt bereiken bij ongeveer 275 miljoen rond 2030. Indien de netto-immigratie in de toekomst relatief laag is (dat wil zeggen: 250.000 mensen per jaar), zal de bevolking toenemen tot 264 miljoen in het jaar 2000 en zich dan rond 2040 stabiliseren op 294 miljoen. In vergelijking met een migratiecijfer van nul zal de bevolking ongeveer 2,1 procent (5,5 miljoen mensen) groter zijn in het jaar 2000, zes procent groter in 2030, en tien procent groter in 2050. De middenvariant, een gematigde netto-immigratie (dat wil zeggen: 450.000 mensen per jaar), heeft een interessante invloed op de bevolkingsomvang na 2050. In wezen zal de bevolking dan niet meer groeien na het jaar

2050. Indien de middenvarianten van de vruchtbaarheid en mortaliteit dus correct blijken te zijn, zal een netto-immigratie die aanzienlijk kleiner is dan 450.000 mensen per jaar uiteindelijk resulteren in een stabiele of afnemende bevolking.[19] De hoogste schattingen van de netto-immigratie (750.000 mensen per jaar) geven een groei van de bevolking te zien die de gehele 21ste eeuw doorgaat.

De Nederlandse bevolkingsprognose van het CBS voor 2010 bedraagt 16,7 miljoen mensen. De maximale bevolkingsomvang zal volgens deze prognose rond het jaar 2030 bereikt worden. Nederland zal dan 17,1 miljoen inwoners tellen. Het CBS voorziet dat het vestigingsoverschot zal gaan dalen van 47.000 personen in 1990 naar 25.000 in het jaar 2000, uitgaande van een afnemende mogelijkheid voor een langdurig verblijf in Nederland (sterk afhankelijk van politieke omstandigheden). Verondersteld wordt dat het migratiesaldo daarna gelijk blijft.[15]

Leeftijdsopbouw van de verouderende bevolking van de Verenigde Staten

Op grond van de middenvarianten van het Census Bureau verwacht men dat het percentage van de totale bevolking van 65 jaar of ouder zal toenemen van het huidige niveau van 12,6 procent tot dertien procent in 2000 en tot 21,2 procent in 2030 (bijna het dubbele aantal).[19]

De leeftijdscategorie van 85 jaar of ouder zal sneller groeien dan de totale categorie van 65 jaar of ouder indien men aanneemt dat de uitzonderlijk oude categorie zal profiteren van de toekomstige afname van het sterftecijfer.[23] Volgens G. Spencer[19] zijn er op het ogenblik 2,4 miljoen Amerikanen van 85 jaar of ouder. Men verwacht dat dit aantal zal zijn verdubbeld tot ongeveer 4,9 miljoen aan het begin van de 21ste eeuw, en zal groeien tot 8,6 miljoen in 2030. Op het ogenblik is ongeveer één procent van de bevolking 85 jaar of ouder. In het jaar 2050 zal 5,2 procent van de bevolking zo oud zijn. Mensen van 85 jaar of ouder maken nu 9,1 procent uit van de leeftijdscategorie van 65 jaar of ouder.[23] Volgens de voorspellingen zal in 2050 een kwart van de totale populatie ouderen 85 jaar of ouder zijn.[25]

Ook de groep ouderen van honderd jaar of ouder zal aanzienlijk groeien. Volgens het Census Bureau rapport uit 1990[23] zijn er op het ogenblik ongeveer 32.000 honderdjarigen. In het jaar 2000 zal dit aantal gegroeid zijn tot ongeveer 108.000 en in 2030 zullen naar schatting 492.000 mensen honderd jaar of ouder zijn. Op het ogenblik worden dagelijks ongeveer dertig mensen honderd jaar; in 2030 zullen naar schatting dagelijks 280 mensen beginnen aan de tweede eeuw van hun leven.[19]

Geslachtsverdeling van de verouderende bevolking in de Verenigde Staten

Het ouder worden van de bevolking gaat gepaard met een groeiend aandeel van vrouwen op hogere leeftijd in vergelijking met het aantal mannen. Er zijn drie oudere vrouwen voor elke twee oudere mannen, als gevolg van de verschillen in sterftecijfers die gunstiger zijn voor vrouwen van alle leeftijden. De groep van 85 jaar of ouder omvat tweeënhalf keer zo veel vrouwen als mannen.[30] Met andere woorden: een hoger percentage vrouwen dan mannen bereikt een hoge leeftijd. Men verwacht dat dit verschil geleidelijk groter zal worden tot het eind van deze eeuw en daarna sterk zal toenemen tot het midden van de volgende eeuw, omdat grote cohorten waarin zich meer vrouwen dan mannen bevinden dan 65 jaar of ouder worden.[1]

Burgerlijke staat van de verouderende bevolking in de Verenigde Staten

Een andere demografische factor die bestudeerd moet worden, is de burgerlijke staat van ouderen. Het belang van dit kenmerk ligt in de betekenis ervan voor het oudere individu en het effect ervan op de samenlevingsvorm, de levensomstandigheden en de aanwezige zorgverbanden.[31] De samenstelling van de oudere populatie met betrekking tot de burgerlijke staat wordt beïnvloed door complexe patronen van gezinsvorming en gezinsontbinding die binnen de verschillende culturen anders zijn en ook door de grote invloed van de verschillende sterftecijfers voor mannen en vrouwen.[32] De afgenomen mortaliteit die het kenmerk is van de demografische veranderingen die naar verluidt aan de gang zijn, verlengt de duur van het huwelijk omdat zowel mannen als vrouwen langer leven. Aangezien het verschil in de levensverwachting tussen mannen en vrouwen echter ook groter wordt, neemt het aantal oudere weduwen toe. Van het aantal mannen van 65 jaar of ouder is op het ogenblik 75 procent getrouwd, maar van de vrouwen van dezelfde leeftijd is 65 procent weduwe.[33]

Huwelijksontbinding door echtscheiding en hertrouwen op latere leeftijd zijn factoren die ook in beschouwing genomen moeten worden. Daar komt bij dat degenen die nooit getrouwd zijn geweest of ongehuwd samenwonen een gedegen onderzoek naar de samenlevingsvormen en zorgsystemen voor ouderen veel moeilijker maken. Minder dan zeven procent van de ouderen is gescheiden. De groep mannen en vrouwen die nooit getrouwd zijn, is vrij groot: ongeveer 12,5 procent.[1] Hertrouwen op latere leeftijd speelt slechts een relatief kleine rol binnen de veranderingen van de burgerlijke staat van ouderen.[33]

Projecties van de burgerlijke staat in de Verenigde Staten geven aan dat in de volgende eeuw het aandeel van oudere getrouwde mannen en weduwnaars enigszins kleiner zal zijn en dat er naar verhouding minder weduwen zullen zijn.[34] Men verwacht echter dat binnen de cohorten die na 1990 65 jaar worden meer individuen gescheiden zullen zijn als gevolg van het aanzienlijk hogere percentage echtscheidingen in jongere cohorten.

Samenlevingsvormen binnen de verouderende bevolking in de Verenigde Staten

In samenhang met deze veranderingen in burgerlijke staat hebben zich grote veranderingen voltrokken in de samenlevingsvormen van oudere vrouwen. De opvallendste verandering is de scherpe stijging van het percentage oudere vrouwen die alleen wonen en een scherpe daling van het percentage oudere vrouwen die samenwonen met familieleden.[31] Er is relatief weinig verandering opgetreden in de samenlevingsvormen van oudere mannen die alleen of met familieleden leven. In 1990 leefde ongeveer één op de zeven mannen alleen; meer dan vier vijfde van de oudere mannen leefde samen met familieleden.[23] Het is veel waarschijnlijker dat een oudere man samenwoont met zijn vrouw dan dat hij weduwnaar is of samenwoont met andere familieleden.[33]

De tendens waarbij oudere vrouwen, met inbegrip van zeer oude vrouwen, alleen wonen zal zich waarschijnlijk doorzetten. Men verwacht dat in 1995 meer dan zestig procent van de vrouwen van 75 jaar of ouder alleen zal wonen. Het percentage oudere alleenstaande mannen zal niet veel veranderen.[31] De projecties van het Census Bureau laten zien dat in 1995 ongeveer 52 procent van de huishoudens onderhouden door personen van 75 jaar of ouder gevormd zal worden door vrouwen die op zichzelf wonen of samenwonen met anderen dan familieleden; het huidige percentage is ongeveer 46.[35]

De tendens naar zelfstandig wonen is gedeeltelijk het resultaat van verbeteringen in de welstand en gezondheid van ouderen, gedeeltelijk van het verlangen niet afhankelijk te willen zijn van anderen en gedeeltelijk, voor een aantal mensen, het simpele feit dat ze geen alternatief hebben.[36]

De gezondheid van de verouderende bevolking in de Verenigde Staten

Klinisch onderzoek duidt zonder meer op een slechter worden van de gezondheidstoestand op hogere leeftijd. Ouderen hebben vaker last van chronische klachten die hun activiteiten inperken. In vergelijking met de bevolking als geheel moeten ze ongeveer twee keer zo vaak hun activiteiten beperken vanwege ziekte.[37] Toch wil dit niet zeggen dat ouderen in de Verenigde Staten noodzakelijkerwijs behept zijn met talloze, complexe handicaps. Het leven na het 65ste jaar hoeft niet onvermijdelijk gepaard te gaan met ingrijpende lichamelijke aftakeling.[38] Niettemin heeft de toegenomen levensverwachting van personen die 65 jaar worden grote gevolgen voor het aantal beperkingen binnen de populatie ouderen. De National Health Interview Survey, die in 1981 gehouden werd door het National Center for Health Statistics, heeft landelijke cijfers opgeleverd over het vaardigheidsniveau van Amerikaanse ouderen die niet zijn opgenomen in een zorginstelling.[38] Tabel 1.2 geeft een samenvatting van het materiaal dat is verzameld in dit onderzoek. In 1981 gaf ongeveer twintig procent van de ouderen van 65 jaar of ouder die nog op zichzelf woonden aan dat hun mobiliteit op enigerlei wijze beperkt was. Een soortgelijke tendens is waarneembaar met betrekking tot de activiteiten van het dagelijks leven. Van de ouderen gaf 43 procent aan dat ze hun dagelijkse activiteiten op enigerlei wijze moeten beperken.[38] Als groep gezien heeft de meerderheid van de ouderen geen last van handicaps, en voor de meesten geldt dat hun latere levensjaren gekenmerkt worden door een vrij goede lichamelijke gesteldheid.[39]

Tabel 1.2 Functionele belemmeringen met betrekking tot basis-ADL[a] en instrumentele ADL[b] bij ouderen van 65 jaar of ouder in de Verenigde Staten.

	Leeftijd		
Functiebeperkingen	65-74(%)	75-84(%)	85+(%)
Behoeft hulp bij één of meer basis-ADL	5,3	11,4	34,8
Behoeft hulp bij één of meer instrumentele ADL	5,7	14,2	40,0

a *Basis-ADL omvat lopen, buiten komen, baden, aankleden, gebruik van het toilet, in en uit bed komen en eten.*
b *Instrumentele ADL omvat winkelen, dagelijkse huishoudelijke karweitjes, koken en omgaan met geld.*

Leeftijdsopbouw, geslachtsverdeling, burgerlijke staat en gezondheid in de Nederlandse situatie

De trends die voor de Amerikaanse bevolking zijn beschreven, zijn vergelijkbaar met die in Nederland. Zoals reeds genoemd, bestond de Nederlandse bevolking in 1995 voor meer dan dertien procent uit 65-plussers en de verwachting is dat dit percentage snel zal toenemen. Ook in Nederland ontstaan grote verschillen in geslachtsverdeling door de langere levensverwachting van vrouwen. De groep van 75 jaar of ouder omvat bijna twee keer zoveel vrouwen als mannen.[15] Van het aantal Nederlandse mannen van 65 jaar of ouder is op het ogenblik 75,5 procent getrouwd, maar van het aantal vrouwen van die leeftijd is 47,3 procent weduwe.[14] Dit weerspiegelt zich ook in het soort huishoudens dat 65-plussers voeren. Waar slechts 137.000 mannen boven de 65 een éénpersoonshuishouden voerden, waren dat 538.000 vrouwen. Tot tachtig jaar woont 57 procent van de mensen nog als (echt)paar Voor de tachtig plussers bedraagt dit nog 32 procent. In 1990 bevond 21 procent van de tachtig-plus-mannen en 34 procent van de tachtig-plus-vrouwen zich in een zorginstelling.[16] Wat de gezondheidstoestand betreft, valt het volgende op te merken. In 1994/1995 gaf 19,4 procent van de ouderen aan problemen te ondervinden met de ADL (eten, drinken, wassen, aankleden en dergelijke). Dit percentage werd veel hoger (41,4) als ook gevraagd wordt naar iets uitgebreidere dagelijkse activiteiten (bukken om iets van de grond te rapen, 400 meter lopen, krant kunnen lezen met bril, gesprek kunnen volgen in gezelschap met gehoorapparaat, boodschappentas kunnen dragen, enzovoort).[14]

Demografische tendensen en verwachtingen met betrekking tot allochtonen/etnische minderheden

Ouderdom wordt soms 'de grote gelijkmaker' genoemd. De ouderen van vandaag de dag zijn echter een uiterst diverse groep, waardoor een simpele analyse moeilijk te maken is.

Leeftijd, geslacht, ras en etniciteit bepalen mede de status van een individu binnen een samenleving en hebben grote invloed op iemands levenswandel en ervaringen. Verschillen in inkomen, gezondheid en sociale steun onder de ouderen beïnvloeden de kwaliteit van het leven van de oudere. Elk van deze demografische variabelen is van belang om de betekenis van sociale relaties, de relaties binnen families en verschillende generaties, de maatschappelijke status en een lange levensduur en gezondheid van de oudere te begrijpen. De status en de mogelijkheden van een oudere met een andere sociaal-culturele achtergrond zijn vaak een afspiegeling van sociale en economische discriminatie in het verleden.

Bij het zoeken naar gegevens over etnische minderheden (letterlijk: bevolkingsgroepen die qua afstamming en qua sociaal-culturele achtergrond anders zijn dan de meerderheid van de bevolking) wordt men geconfronteerd met het feit dat dit onderscheid in officiële publicaties zoveel mogelijk vermeden wordt. Immers, in de lijn van afstamming kan men onderscheid maken op basis van ras, religie, nationaliteit en samenlevingsvorm. Op grond van de geschiedenis en uit angst voor discriminatie vermijdt men onderscheid te maken in bijvoorbeeld woonwagenbewoners, mensen van joodse afkomst, Turken en Marokkanen, hoewel zij allen verschillen in sociaal-culturele achtergrond. Men spreekt liever van allochtonen en autochtonen.

Allochtonen zijn strikt genomen mensen die elders geboren zijn: buitenlanders die in Nederland hun woonplaats hebben. Zo vormen Duitsers een belangrijke migrantengroep die slechts enkele tienduizenden kleiner is dan de meer zichtbare groep van Nederlanders met een Indonesische achtergrond. Duitse en Indonesische Nederlanders zijn echter niet de mensen aan wie in de eerste plaats wordt gedacht als men het heeft over 'allochtonen'. Dan gaat het eerder om groepen als Surinamers, Turken en Marokkanen.[40] In de demografische literatuur met betrekking tot de allochtonen in Nederland worden twee definities gehanteerd, afhankelijk van het specifieke doel waarvoor de beschrijving wordt gebruikt. De beide definities zijn gebaseerd op dezelfde criteria: het geboorteland van de persoon zelf, het geboorteland van de moeder en het geboorteland van de vader. In de 'ruime definitie' is iemand allochtoon, indien één van de drie personen niet in Nederland geboren is. Iedereen die niet zelf of van wie één of beide ouders in het buitenland zijn geboren, wordt tot de allochtone bevolking gerekend. De 'beperkte definitie' rekent iemand tot de allochtone bevolking, indien twee van de drie personen in het buitenland geboren zijn.[48]

Het ouder worden van de Nederlandse bevolking zal consequenties hebben voor alle instellingen en elk individu binnen onze samenleving. De verwachting is dat het percentage van de populatie dat 65 jaar en ouder is, in de komende zestig jaar zal toenemen van dertien tot twintig. Deze toename is van bijzonder belang voor de groep van allochtonen.

Er bestaat een groot verschil in veroudering tussen de Nederlandse bevolking in het algemeen en de groep van allochtonen. Dit verschil heeft betrekking op aspecten als vruchtbaarheid, mortaliteit en migratie en men verwacht dat de raciale en etnische diversiteit binnen de oudere bevolking bij het binnentreden van de 21ste eeuw sterk zal toenemen. Met andere woorden: met het toenemen van het percentage ouderen ten opzichte van de totale bevolking zal ook een groter deel van de ouderen gaan bestaan uit allochtonen en leden van etnische minderheden. Deze verschuiving binnen de samenstelling van de oudere bevolking zal een grote invloed hebben op maatschappelijke beleidsontwikkelingen op het terrein van de welzijns- en de gezondheidszorg. Dit deel van het hoofdstuk belicht de demografische tendensen en de veranderingen in de samenstelling van de groep allochtonen in Nederland.

Veel allochtonen worden geconfronteerd met culturele verschillen met de Nederlandse bevolking en hebben problemen met de taal. Demografische gegevens vormen een gedegen vertrekpunt van waaruit onderzoek naar gezondheidstoestand, levensverwachting, sociaal-maatschappelijke status, familiebanden, structuur van de samenlevingsvormen en ondersteuningssystemen voor de oudere allochtonen kan plaatsvinden.

Toekomstverwachtingen binnen de groep oudere allochtonen

In 1996 bedroeg het aantal allochtonen binnen de Nederlandse samenleving 1,714 miljoen. De verwachting is dat in 2015 dat aantal zal zijn gestegen naar 2,7 miljoen, indien de beperkte definitie van allochtoon wordt gebruikt.[48] Dat wil dus zeggen dat Nederland bijna één miljoen meer allochtonen zal tellen. Van de in Nederland wonende allochtonen is zes procent ouder dan 55 jaar, 2,5 procent is ouder dan 65 jaar. In 1996 was 23 procent van de Nederlandse bevolking ouder dan 55 jaar, en dertien procent ouder dan 65 jaar.[41] Overigens is het aantal allochtone 65-plussers absoluut gezien gering. Het gaat in het totaal om 113.000 in 1996 en 227.000 in 2015.[48]

Omdat er binnen de allochtonen groepen zijn die een eigen migratiegeschiedenis kennen en verschillen vertonen in demografisch gedrag, zoals vruchtbaarheid en relatievorming, worden zeven deelpopulaties onderscheiden. Men onderscheidt vier 'klassieke' allochtone subpopulaties: Antillianen, Surinamers, Marokkanen en Turken. Een aparte categorie vormt de groep personen afkomstig uit Indonesië of voormalig Nederlands-Indië. Personen uit de rijke OESO-landen (Organisatie voor Economische Samenwerking en Ontwikkeling) rekent men tot de zesde groep. De restgroep bestaat uit personen uit de overige (vaak arme) landen. Numeriek zijn personen afkomstig uit voormalig Joegoslavië, Polen, China en Somalië het sterkst binnen deze restgroep vertegenwoordigd. Binnen elke groep maakt men onderscheid in een eerste (in het buitenland geboren) en een tweede (in Nederland geboren) generatie.[48]

Vooral de groep uit de armere landen zal zeer sterk toenemen als gevolg van een veronderstelde toestroom van asielzoekers en hun familieleden; van 354.000 in 1996 tot meer dan één miljoen personen in 2015. Deze groep allochtonen wordt hiermee de grootste.[48] De gemiddelde leeftijd van deze groep vooral eerste-generatiepersonen is relatief laag en levert een geringe bijdrage aan het deel van de bevolking ouder dan 65 jaar. Onder deze groep vallen echter ook de Chinezen. In 1993 waren er in Nederland 6.000 Chinezen ouder dan 55 jaar, en naar schatting 3.000 hiervan waren ouder dan 65 jaar.[41]

De groep personen afkomstig uit de rijke OESO-landen zal naar verwachting in 2015 de op één na grootste groep allochtonen zijn. Deze groep zal groeien tot iets minder dan een half miljoen personen. Ook hier betreft het vooral eerste-generatiepersonen en deze groep is en blijft door frequente emigratie van relatief jonge leeftijd, waardoor ook hierbij de bijdrage aan de groep ouderen relatief gering zal zijn. Een uitzondering hierop vormt de groep vrouwen. In 1996 is ruim twintig procent van de vrouwen afkomstig uit de rijke OESO-landen 65 jaar en ouder.[48] Het betreft hier migratie vanuit de ontwikkelde landen en deze groep zal qua sociaal-culturele achtergrond niet sterk afwijken van de gemiddelde Nederlandse bevolking.

De enige groep die naar verwachting in grootte zal afnemen, is de groep afkomstig uit Indonesië en voormalig Nederlands-Indië; van 220.000 in 1996 tot 165.000 in 2020. Deze afname met 55.000 komt vrijwel geheel voor rekening van het aantal sterfgevallen in de eerste generatie binnen deze periode. Een kwart van de mannen en een derde van de vrouwen uit de eerste generatie in deze groep is in 1996 reeds 65 jaar of ouder en dit aantal zal in de komende jaren ondanks het aantal sterfgevallen blijven toenemen, zodat in 2015 verwacht wordt dat meer dan de helft van deze populatie bestaat uit 65-plussers.[48]

In de periode 1996-2015 zal de Turkse populatie zijn toegenomen van 264.000 naar 354.000 personen. In 1993 waren er 6.500 personen boven de 55 jaar en slechts 700 personen van de eerste generatie Turken boven de 65 jaar.[41] Dit deel zal aanzienlijk stijgen in de loop der jaren. De grootste toename zal echter pas na 2015 plaatsvinden.

Voor de Marokkaanse populatie geldt een verwachte stijging van het aantal personen in de periode 1996-2015 met 115.000 tot 333.000. In 1993 waren er 6.000 personen in de Marokkaanse populatie boven de 55 jaar, 650 hiervan waren de leeftijd van 65 jaar gepasseerd.[41] Ook hier is het aantal personen boven de leeftijd van 65 jaar relatief klein en de prognoses zijn vrijwel hetzelfde als voor de Turkse populatie: binnen korte tijd zal het aantal personen boven de 55 jaar zich verdubbelen.

De Surinaamse en Antilliaanse bevolkingsgroepen telden in 1996 respectievelijk 250.000 en 68.000 personen. Dit zal naar verwachting in 2015 toegenomen zijn tot 350.000 Surinaamse respectievelijk 91.000 Antilliaanse personen.[48] In 1993 bestond de populatie Surinamers boven de 55 jaar uit 16.000 personen, 7.000 hiervan waren de leeftijd van 65 jaar reeds gepasseerd. De bevolking Antillianen boven de 55 jaar telde in 1993 3.500 personen, 1.100 hiervan waren ouder dan 65 jaar.[41]

Aspecten die invloed hebben op het ouder worden van de allochtone bevolking

De demografische processen binnen de allochtone bevolking verschillen op een aantal aspecten van die van de meerderheid van de bevolking, bijvoorbeeld demografische dimensies als vruchtbaarheid, mortaliteit, immigratie en emigratie. Zo is het sterfterisico van de allochtone bevolking groter dan dat van de Nederlandse bevolking.

Vruchtbaarheidspatronen

In Nederland loopt het aantal geboorten terug. Vrouwen van de generatie van 1945 kregen gemiddeld 2,0 kinderen, vrouwen die geboren werden in 1955 kregen gemiddeld 1,85 kind.[14] De middenvariant verwacht een gemiddeld aantal kinderen van 1,8 voor vrouwen die in de jaren '70 geboren zijn. Dit houdt in dat de daling van het kindertal van de afgelopen decennia zich voortzet. Voor het allochtone deel van de populatie ziet men met betrekking tot de vruchtbaarheid een soortgelijke trend, zij het dat voor de Marokkaanse en de Turkse populatie het vruchtbaarheidscijfer gemiddeld iets hoger ligt. Het vruchtbaarheidscijfer voor de Marokkaanse populatie daalde van 5,0 in 1990 naar 3,4 in 1995. Voor de Turkse populatie daalde het vruchtbaarheidscijfer van 3,2 in 1990 naar 2,5 in 1995. Onder de Surinaamse bevolking kreeg men in 1986 nog gemiddeld twee kinderen, in 1995 was dat aantal gedaald tot gemiddeld 1,5. Eind jaren '80 was het vruchtbaarheidscijfer voor de Antilliaanse bevolking ongeveer gelijk aan dat van de Nederlandse. In 1995 was er een kleine stijging waarneembaar tot 1,7. Voor de uit Indonesië en Nederlands-Indië afkomstige mensen daalde het cijfer van 1990 tot 1995 van 1,7 naar 1,6. De vruchtbaarheid van personen afkomstig uit de rijke OESO-landen is al jaren constant en is verantwoordelijk voor gemiddeld 1,3 kinderen.[48]

Mortaliteitspatronen

Het sterftecijfer voor Nederland bedroeg in 1994 109.850. Van deze sterfgevallen betrof het voor 79,8 procent mensen van 65 jaar of ouder. In 26,5 procent van deze gevallen betrof het mensen van 85 jaar of ouder.[14] Op de omvang van de populatie allochtonen heeft volgens het CBS sterfte slechts een gering effect, zowel wat de eerste als de tweede generatie betreft. Een uitzondering hierop vormen de personen geboren in Indonesië en voormalig Nederlands-Indië of afkomstig uit één van de rijke OESO-landen, doordat deze populaties relatief ouder zijn dan de andere allochtone groepen. Het is onduidelijk of het niveau van sterfte onder de allochtone bevolking hoger dan wel lager ligt dan onder de autochtone Nederlandse bevolking. Mogelijk is het sterfterisico hoger, indien ze afkomstig zijn uit landen met een hoog sterfteniveau, ze terechtkomen in zwaardere of gevaarlijkere beroepen en als ze een lagere sociale positie innemen of er een andere leefwijze op nahouden. Anderzijds is het mogelijk dat het sterftecijfer lager uitvalt, doordat degenen die als gastarbeider naar Nederland zijn gekomen relatief gezond zijn geweest en omdat een gezondheidstest vaak deel uitmaakte van de selectieprocedure. Voor hen die in het kader van de gezinshereniging naar Nederland zijn gekomen, zou dit weer niet opgaan.[48]

Migratiepatronen

Sinds de jaren '60 zijn grote groepen veelal jonge mannen, vanuit landen rondom de Middellandse Zee naar Nederland getrokken, gerekruteerd door bedrijven die op de Nederlandse markt geen personeel konden krijgen. Veel ongeschoolde mannen uit Marokko, Turkije, Griekenland, (voormalig) Joegoslavië, Italië, Spanje en Portugal, veelal werkloos en afkomstig van het platteland, kwamen op deze wijze in Nederland aan het werk, aangetrokken door het grote geld, waarmee zij hun gezin of familie in het land van herkomst konden onderhouden en tegelijkertijd voldoende konden sparen om bijvoorbeeld later in eigen land een zaak te kunnen beginnen. In de jaren '70 werd er echter een wet aangenomen die het mogelijk maakte voor de buitenlandse werknemers om hun gezin over te laten komen. Aanvankelijk werd hier matig gebruik van gemaakt, maar geleidelijk aan werd deze mogelijkheid steeds vaker benut.[43] Dit had tot gevolg dat velen veel langer dan aanvankelijk gedacht werd in Nederland bleven en er ook een tweede generatie allochtonen ontstond. De remigratie die had moeten volgen, bleef uit. Doordat de kinderen van de eerste generatie gastarbeiders in Nederland opgroeiden en veel minder een band met het vaderland voelen, zijn ze minder geneigd om met hun ouders mee terug te keren naar het land van herkomst, temeer daar de economische situatie in Nederland meestal rooskleuriger is dan die van het land van herkomst en ze door de maatschappelijke vrijheden waaraan ze in Nederland zijn gewend, in het land van herkomst geweldige aanpassingsproblemen zouden ondervinden. Dit is vooral van betekenis voor de Turkse en Marokkaanse deelpopulaties. Voor een deel gelden dezelfde overwegingen voor de eerste generatie. Remigratie betekent bovendien dat het directe contact met de kinderen verbroken wordt. In de periode 1990-1995 daalde de nettomigratie van Turken en Marokkanen ten opzichte van de periode 1985-1990 voor beide groepen van 7.000 naar 4.000 personen per jaar. Wanneer remigratie van immigratie wordt afgetrokken, stijgt hiermee het aantal allochtonen binnen de Turkse en Marokkaanse populatie jaarlijks met 4.000 personen.[47] Door het afnemen van de remigratie zal vanaf het begin van de komende eeuw het aantal ouderen binnen deze groepen allochtonen sterk gaan toenemen.

Voor de Surinaamse bevolking geldt dat vóór de onafhankelijkheid van Suriname grote groepen Surinamers naar Nederland kwamen met name om hier een verdere opleiding te volgen en daarna weer terug te gaan naar Suriname of omdat de economische vooruitzichten in Nederland die van Suriname overtroffen. Een groot deel van hen is in Nederland gebleven. Tussen 1983 en 1993 steeg de immigratie van Surinamers flink. In 1994 volgde een forse daling, die mede in verband gebracht wordt met het aanscherpen van het toelatingsbeleid, vooral ten aanzien van gezinsvormende migratie en het verkrijgen van een machtiging tot voorlopig verblijf. De slechte economische situatie in Suriname vormt een sterke 'push'-factor, terwijl de aanwezigheid van een omvangrijke Surinaamse bevolking een grote 'pull'-factor is. Voor de nabije toekomst wordt een positief migratiesaldo van 4.000 personen per jaar verwacht.[47]

Eenzelfde migratiegeschiedenis geldt voor de Antilliaanse en Arubaanse bevolkingsgroep. De eerste groep immigranten is gemiddeld van hoog opleidingsniveau en in veel van de gevallen was er sprake van een huwelijk met een autochtone Nederlander. Een ander deel heeft zich in Nederland gevestigd omdat hun kinderen hier studeerden. Weer een ander deel is naar Nederland gekomen vanwege de slechte economische vooruitzichten op de Antillen en vanwege de betere levensomstandigheden en sociale zekerheid alhier. Dit laatste heeft met name in de laatste jaren de migratiecijfers bepaald. Vanwege het structurele welvaartsverschil tussen de Antillen en Nederland wordt voor de toekomst een positief migratiesaldo van duizend personen verwacht.[47]

Voor de groep personen afkomstig uit Indonesië en voormalig Nederlands-Indië heeft de immigratie naar Nederland grotendeels plaatsgevonden in de periode tot 1951. De migratietendensen in die tijd lijken veel op die van de andere delen van het Koninkrijk der Nederlanden. Een uitzondering hierop vormt de immigratie in 1951 van ruim 4.000 Molukse KNIL-militairen en hun gezinnen, die in de voorafgaande jaren in het toenmalige Nederlands-Indië voor Nederland hadden gevochten tijdens de onafhankelijkheidsoorlog van de Indonesische Republiek. De Molukse bevolkingsgroep is één van de langst in Nederland verblijvende groepen allochtonen. De verwachting was dat deze groep na verloop van tijd weer zou terug keren naar een rustig Indonesië of naar een Zuid-Molukse republiek. Die verwachting is echter nooit uitgekomen.[44] Het migratiesaldo van de groep personen afkomstig uit Indonesië en voormalig Nederlands-Indië is nul.[48]

Personen uit de rijke landen zijn voornamelijk arbeidsmigranten. Vanwege de toenemende arbeidsmobiliteit tussen de landen van de OESO is het aannemelijk dat zowel de immigratie als de emigratie zal stijgen. Voor de lange termijn wordt een positief migratiesaldo van 9.000 verondersteld.[48]

Voor personen afkomstig uit de overige landen wordt een positief saldo van 26.000 op de lange termijn verondersteld. Door de stijging van het aantal asielzoekers is dit saldo in de afgelopen jaren fors gestegen. In de periode 1986-1990 was het migratiesaldo 15.000, maar dit nam in de periode 1991-1995 toe tot 26.000.[47]

Leeftijdsopbouw, geslachtsverdeling, burgerlijke staat en gezondheid van de oudere allochtonen in Nederland

Op dit moment is het grootste percentage ouderen te vinden onder de groep personen afkomstig uit Indonesië en voormalig Nederlands-Indië, de Chinese bevolkingsgroep en onder de groep vrouwen afkomstig uit de OESO-landen. In 1993 was het aantal personen van 65 jaar en ouder onder de Surinamers 7.000, onder de Chinezen 3.000, onder de Antillianen 1.100, onder de Turken 700 en onder de Marokkanen 650.[41] Op 1 januari 1996 was het aantal allochtonen van 65 jaar en ouder in ons land: van Turkse afkomst 900 mannen en 1.300 vrouwen, van Marokkaanse afkomst 1.300 mannen en 600 vrouwen, van Surinaamse afkomst 3.300 mannen en 5.700 vrouwen, van Antilliaanse afkomst 400 mannen en 900 vrouwen, afkomstig uit Indonesië en voormalig Nederlands-Indië 16.800 mannen en 27.400 vrouwen, uit de OESO-landen afkomstig 9.300 mannen en 34.100 vrouwen en afkomstig uit de overige landen 4.000 mannen en 7.100 vrouwen.[48]

De indeling in allochtonen zoals het CBS die hanteert, geeft geen onderscheid aan in etnische groepen. Zo kan de groep Surinamers in Nederland onderverdeeld worden in Indianen, Bosnegers, Creolen, Chinezen, Hindoestanen en Javanen, de Marokkanen in een Berbers-sprekend en een Arabisch-sprekend deel. Onder de Turkse gemeenschap vindt men islamieten en katholieken. Onder de Chinese bevolkingsgroep kent men zes totaal verschillende bevolkingsgroepen: Chinezen afkomstig uit de Volksrepubliek China (ongeveer 8.500), afkomstig uit Hongkong (7.000), afkomstig uit Singapore, Maleisië en Taiwan (ongeveer 2.000), afkomstig uit Indonesië (ongeveer 12.000), een groep Chinezen afkomstig uit Suriname (ongeveer 4.000) en een groep afkomstig uit Vietnam (ongeveer 3.000).[45]

Binnen de groep ouderen afkomstig van de Nederlandse Antillen kan onderscheid gemaakt worden in een groep die hier oud is geworden en meer dan 25 jaar in Nederland heeft gewoond en die vrijwel volledig is geïntegreerd in de samenleving. Deze groep heeft een hoger opleidingsniveau en is in veel gevallen gehuwd (geweest) met een autochtone Nederlander. Een tweede groep ouderen heeft zich tien tot vijftien jaar geleden in Nederland gevestigd omdat hun kinderen hier studeerden, heeft een goede opvang gehad, behoort vaak tot de betere sociale klasse en heeft voor korte of langere tijd werk kunnen vinden. Een derde groep ouderen heeft zich vijf tot tien jaar geleden in Nederland gevestigd vanwege de betere levensomstandigheden en de sociale zekerheid. Deze groep komt vaak uit een lagere sociale klasse, is laag geschoold en heeft veelal van een bijstandsuitkering geleefd. Als laatste laat zich een groep ouderen onderscheiden die om de betere medische voorzieningen naar Nederland zijn gekomen en van wie sommigen in verpleeghuizen terecht zijn gekomen.[46] Het laat zich aanzien dat er voor de Surinaamse bevolkingsgroep eenzelfde soort opbouw is.

Van de groep oudere Marokkanen en Turken is het merendeel als ongeschoold naar Nederland gekomen. Een groot deel hiervan spreekt slecht Nederlands omdat lange tijd het idee bestond dat men naar het geboorteland zou terugkeren en men dus geen noodzaak zag de nieuwe taal te leren.

Ten aanzien van de verschillen met de autochtone bevolking waarmee men bij de zorg voor allochtone ouderen rekening moet houden, is er een aantal aandachtspunten zoals de taal, de voeding, de recreatiemogelijkheden (inclusief boeken en audiovisuele hulpmiddelen), godsdienstbeleving en viering van feestdagen en 'religieuze zondagen'. Verder zal met betrekking tot de gezondheidszorg, met name wanneer het gaat om een verpleeghuis, rekening gehouden moeten worden met de verschillen in aard van ziekten, beperkingen en participatie, de houding ten opzichte van ziekte, beperkingen en participatie, de houding ten opzichte van therapie en geneesmiddelen, welke gewoonten er zijn bijvoorbeeld op grond van godsdienstige voorschriften met betrekking tot intense lichamelijke verpleging en verzorging, en de wijze van stervensbegeleiding. Op veel punten bestaan hierin verschillen met Nederlanders, maar ook tussen de allochtone groepen onderling.[42]

Conclusie

In de komende zestig jaar zal het aantal Amerikanen van 65 jaar of ouder toenemen van het huidige niveau van iets minder dan twaalf procent tot bijna twintig procent van de totale bevolking. Naarmate de bevolking ouder wordt, zal het toenemen van de beperkingen binnen de groeiende groep ouderen revalidatie-instellingen noodzaken om meer thuiszorg en zorg binnen verpleeghuizen te verschaffen. Binnen de groep ouderen van 85 jaar of ouder zal een groeiend aantal mensen een 'uitzonderlijk' hoge leeftijd bereiken. Het is met name deze laatste groep die grote invloed zal hebben op de behoeften aan gezondheidszorg en de kosten daarvan.

Op het ogenblik bevindt 22 procent van de ouderen van 85 jaar of ouder zich in een zorginstelling, en het is niet waarschijnlijk dat dit percentage zal veranderen. Men verwacht dat deze groep ouderen acht keer zo groot zal worden, waardoor er een grotere vraag zal komen naar thuiszorg, zorg in verpleeghuizen en de diensten van alle mogelijke soorten gezondheidszorg. Zorgverleners moeten zich reeds nu voorbereiden op deze verwachte toename, om ervoor te zorgen dat wanneer de vraag naar thuiszorg en bedden in verpleeghuizen stijgt, er voldoende revalidatie- en convalescentiefaciliteiten, voldoende verpleegkundige zorg en de benodigde financieringsmechanismen aanwezig zullen zijn.

Gegevens uit de volkstelling en ander onderzoek over ouderen uit minderheidsgroepen zijn schaars. Sommige onderzoekers spreken zelfs over een 'statistische onzichtbaarheid' van deze ouderen.[3] De gegevens uit de volkstelling geven de situatie binnen etnische minderheden vaak onvoldoende weer en geven geen informatie over hun gezondheid en validiteitsstoornissen, essentiële indicatoren van het welzijn van ouderen.[48] De meeste onderzoeken verschaffen gegevens over blanken, zwarten en Amerikanen van Latijns-Amerikaanse afkomst. Er is zeer weinig bekend over andere subgroepen binnen de Amerikaanse cultuur.

Het moge duidelijk zijn dat de gerontologie zich meer bewust moet worden van de toenemende etnische diversiteit van de Amerikaanse ouderen, en dat met deze diversiteit serieus rekening gehouden moet worden bij het ontwerp en de uitvoering van onderzoek binnen deze groep. Ouderen worden te vaak gezien als een homogene groep. De Amerikaanse ouderen vormen echter een mengelmoes van individuen uit verschillende sociale klassen, met uiteenlopende etnische achtergronden en samenlevingsvormen. Deze diversiteit zal leiden tot tegenstrijdige aanspraken op de sociale instellingen en creatieve politieke oplossingen vereisen.

Het is niet waarschijnlijk dat de sociale status van ouderen uit minderheden in de nabije toekomst radicaal zal verbeteren. Het is echter nodig dat voorspellingen over de groep ouderen uit minderheden – niet alleen wat de totale omvang van deze groep betreft, maar ook wat de sociale kenmerken van de diverse subgroepen betreft – gebruikt worden voor het ontwikkelen en implementeren van doelmatig beleid, om zo tegemoet te komen aan hun behoeften. Een grotere gegevensbank zal het mogelijk maken 'interactieve voorspellingen' te doen, waarmee analyses gemaakt kunnen worden van de sociale en economische gevolgen van demografische ontwikkelingen die inherent zijn aan het proces van het ouder worden van zowel de meerderheid van de bevolking als de minderheden in de Verenigde Staten. Dit zal een belangrijk effect hebben op het beleid en de besluitvorming die nodig zijn voor een constructief antwoord op het probleem van een verouderende bevolking.

Vanuit demografisch perspectief gezien, zullen de patronen die zichtbaar worden met betrekking tot de veranderende omvang en samenstelling van de oudere bevolking hun weerslag hebben op de consumptieve behoeften, de politieke verhoudingen, de economische omstandigheden en de sociale structuren. Door het bestaan van ouderen als een deelpopulatie onder de aandacht te brengen, wordt nadruk gelegd op de behoeften die ontstaan als gevolg van het totale aantal ouderen en de verschillende typen ouderen alsmede hun aandeel in de totale bevolking. Dit is bijzonder belangrijk voor de ontwikkeling en de implementatie van beleidsprogramma's en het vraagt aandacht voor de noodzaak de gedifferentieerde behoeften aan publieke en private diensten en middelen te onderkennen die voortvloeien uit de groei en de veranderende samenstelling van de oudere populatie binnen de bevolking.

Ter recapitulatie

- De veroudering van de bevolking werd voor het eerst onderwerp van studie in Europa in de negentiende eeuw. Het wordt nu gezien als een wereldwijd, twintigste-eeuws fenomeen.
- Veranderingen in de bevolkingsomvang hangen af van geboorten, immigratie, sterfgevallen en emigratie. De groei van de totale bevolking wordt het sterkst beïnvloed door een afname van het sterftecijfer, terwijl de groei van de populatie ouderen het gevolg is van een afname van de vruchtbaarheid.
- In 1990 maakten ouderen 12,6 procent van de bevolking van de Verenigde Staten uit, en men verwacht dat hun aandeel zal toenemen tot 17,7 procent in 2020.
- Het geboortecijfer in de VS zal afnemen of onder de 3,7 miljoen per jaar blijven, terwijl het sterftecijfer gestaag zal afnemen.
- Op het ogenblik zijn er drie oudere vrouwen op elke twee oudere mannen, en vijf vrouwen op twee mannen in de groep van 85 jaar of ouder. Men verwacht dat deze verschillen geleidelijk groter zullen worden tot het eind van deze eeuw en daarna sterk zullen toenemen tot het midden van de volgende eeuw.
- Als groep gezien heeft de meerderheid van de ouderen geen last van handicaps.
- Men verwacht dat het aantal ouderen uit etnische minderheden in de komende zestig jaar sneller zal groeien dan het aantal blanke ouderen.

Literatuur

1. Myers GC. Demography of aging. In: Binstock RH, George LK, red. *Handbook of Aging and the Social Sciences.* Derde druk. San Diego:Academic Press, Inc.; 1990.
2. Zofp PE, Jr. *America's Older Population.* Houston: Cap & Gown Press; 1986.
3. Angel JL, Hogan DP. The demography of minority aging populations. In: *Minority Elders: Longevity, Economics and Health: Building Public Policy Base.* Washington, DC: Gerontological Society of America; 1991.
4. Committee on an Aging Society, Institute of Medicine/National Research Council. In: *Health in an Older Society.* Washington, DC: National Academy Press; 1985.
5. Gilford DM, red. *The Aging Population in the Twenty-First Century.* Washington, DC: National Academy Press; 1988.
6. Rosenwaike I, Logue B. *The Extreme Aged in America: A Portrait of an Expanding Population.* Westport, CT: Greenwood Press; 1985.
7. United Nations. *The Aging of Populations and Its Economic and Social Implications.* New York: United Nations; 1956. (ST/SOA/SER.A/26).
8. Sundbarg G. *Grunddragen of befolkningslaren.* Stockholm. 1894.
9. Sundbarg G. Sur la repartition de la population par age et sur les taux de mortalité [On the separation of the population by age and the rates of mortality]. *Bul Internat Institute Statistics.* 1900; 12(99):89-94.
10. Dublin LI. *Health and Wealth: A Survey of the Economics of World Health: The Problem of Age.* New York: Harper; 1928; 149-168.
11. Pearl R. The aging of populations. *J Am Statistical Assoc Am.* 1940; 209:277-297.
12. Dublin LI, Lotka AJ. *Length of Life: A Study of the Life Table.* New York: Ronald Press; 1937.
13. Thompson WS, Whelpton PK. *Population Trends in the United States.* New York: McGraw-Hill; 1933.
14. Vademecum gezondheidsstatistiek Nederland 1996. Voorburg: Centraal Bureau voor de Statistiek, 1996.
15. Volksgezondheid Toekomst Verkenning. Ruwaard D, Kramers PGN (red): De gezondheid van de Nederlandse bevolking in de periode 1959-2010. Den Haag: RIVM, 1993.
16. Rapportage Ouderen, 1993.
17. Winsborough HH. A demographic approach to the life cycle. In: Back KW, red. *Life Course Integrative Theories and Exemplary Populations.* Boulder, CO: Westview; 1980. (AAAS Selected Symposium 41).
18. Soldo BJ. America's elderly in the 1980's. *Population Bull.* 1980; 35(4):1-48.
19. Spencer G. *Projections of the Population of the United States by Age, Sex, and Race: 1982 to 2050.* Washington, DC: US Bureau of the Census. Current Population Reports, Series P-25, No. 1007; 1989.
20. Rosenwaike I. A demographic portrait of the oldest-old. *Milbank Memorial Fund Quarterly Health and Society.* 1985; 63:187-205.
21. Preston SH, Himes C, Eggers M. Demographic conditions responsible for population aging. *Demography.* 1989; 26:691-704.
22. Grigsby JS. *The Demographic Components of Population Aging.* University of Michigan and Pomona College; 1988. Working paper.
23. US Bureau of the Census. *Population Estimates by Age, Sex, Race, and Hispanic Origin: 1980 to 1988.* Washington, DC: US Government Printing Office; 1990. Current population reports, series P-25, No. 1045.
24. Bourgeois-Pichat J. *Future Outlook for Mortality Decline in the World.* United Nations, Population Bulletin of the United Nations, 1978. No. 11; 12-41.
25. Crimmins EM. Implications of recent mortality trends for the size and composition of the population over 65. *Rev Public Data Use.* 1983; 11(1):37-48.
26. Rice DP. Long life to you. *American Demographics.* 1979; 1(9):9-15.
27. Siegel JS, Davidson M. *Demographic and Socioeconomic Aspects of Aging in the United States.* Washington, DC: US Bureau of the Census. Current Population Reports, Series P-23, 1991.
28. Verbrugge LM. Recent trends in sex mortality differentials in the United States. *Women and Health.* 1980; 5(3):17-37.
29. Waldon I. Sex differences in longevity. In: Haynes SG, Feinleib M, red. *Second Conference on the Epidemiology of Aging.* 1980; 163-186. Washington, DC: NIH Publication No. 80-969.

30. Taeuber C. Diversity: the dramatic reality. In: Bass SA, Kutza EA, Torres-Gil FM, red. *Diversity in Aging.* Glenview, Ill: Scott, Foresman & Co.; 1990.
31. Soldo BJ, Agree EM. America's elderly. *Population Bull.* 1988; 43(3): 1-51.
32. Myers G, Nathanson C. Aging and the family. *World Health Stat Quart.* 1982; 35: 225-238.
33. Ryder N. Effects on the family of changes in the age distribution. In: *Economic and Social Implications of Population Aging.* New York: United Nations; 1988; (ST/ESA/SER.R/85, pp. 98-120).
34. Myers GC, Manton KG, Bacellar H. Sociodemographic aspects of future unpaid productive roles. In: *Productive Roles in an Older Society* Washington, DC: National Academy Press. Committee on an Aging Society, Institute of Medicine and National Research Council; 1986; 110-147.
35. US Bureau of the Census. *Projections of the Number of Households and Families: 1979 to 1995.* Washington, DC: US Government Printing Office; 1989. Current population reports, Series P-25, No. 805.
36. Riley AG. *Aging and Society: Notes on the Development of New Understandings.* Ann Arbor: University of Michigan Press; 1983; 13-17.
37. Jette AM, Branch LG. The Framingham disability study: II. physical disability among the aging. *Am J Public Health.* 1981; 71: 1211-1216.
38. National Center for Health Statistics. *Current Estimates from the National Health Interview Survey: United States, 1981.* Washington, DC: US Government Printing Office; 1982. US Department of Health and Human Services Publication No. 10-141.
39. Jette AM, Bottomley JM. The graying of America. *Am J Phys Ther.* 1987; 67 (10): 1527-1542.

Geraadpleegde literatuur met betrekking tot allochtonen in Nederland

40. Bergvelt, DA. Woonvormen voor allochtone ouderen (1). In: Allochtone ouderen: t(h)uis in Nederland? A van Berlo en P van Anrooij (red). De akon-serie 'Ouder worden in deze tijd' deel 6. Knegsel: Akontes Publishing, 1993: 15-19.
41. Lingen, A van der. Woonvormen voor allochtone ouderen (2). In: Allochtone ouderen: t(h)uis in Nederland? A van Berlo en P van Anrooij (red). De akon-serie 'Ouder worden in deze tijd' deel 6. Knegsel: Akontes Publishing, 1993: 21-27.
42. Waveren, L van. Allochtonen en verpleeghuiszorg. In: Allochtone ouderen: t(h)uis in Nederland? A van Berlo en P van Anrooij (red). De akon-serie 'Ouder worden in deze tijd' deel 6. Knegsel: Akontes Publishing, 1993: 29-38.
43. Cherribi, O. Het management van oudere allochtonenzorg in de Nederlandse maatschappij. In: Allochtone ouderen: t(h)uis in Nederland? A van Berlo en P van Anrooij (red). De akon-serie 'Ouder worden in deze tijd' deel 6. Knegsel: Akontes Publishing, 1993: 43-47.
44. Derks, BJL. Huisvesting en zorg voor Molukse ouderen in Nederland. In: Allochtone ouderen: t(h)uis in Nederland? A van Berlo en P van Anrooij (red). De akon-serie 'Ouder worden in deze tijd' deel 6. Knegsel: Akontes Publishing, 1993: 67-72.
45. Verlaan, AC. Demografie, leefsituatie en woonzorgproblematiek van oudere Chinezen in Nederland. In: Allochtone ouderen: t(h)uis in Nederland? A van Berlo en P van Anrooij (red). De akon-serie 'Ouder worden in deze tijd' deel 6. Knegsel: Akontes Publishing, 1993: 77-89.
46. Henderson, Y. Tempo perdi (verloren tijd inhalen op oudere leeftijd). In: Allochtone ouderen: t(h)uis in Nederland? A van Berlo en P van Anrooij (red). De akon-serie 'Ouder worden in deze tijd' deel 6. Knegsel: Akontes Publishing, 1993: 121-126.
47. Beer, J de. Internationale migratie: recente ontwikkelingen, achtergronden en veronderstellingen over de toekomst. CBS Maandstatistiek van de bevolking. 1997, 45-3: 12-29.
48. Manting, D. en Butzelaar, E. Allochtonenprognose 1996-2015. CBS Maandstatistiek van de bevolking. 1997, 45-3: 30-46.

HOOFDSTUK 2

Gerontologische theorieën

De zoektocht naar de sleutel tot het duistere mysterie genaamd 'ouderdom' heeft vele wetenschappers aangezet tot theorievorming over dit verschijnsel en een speurtocht naar de mogelijke oorzaken ervan. Gerontologie is een relatief jonge wetenschap en menig wetenschapper heeft de uitdaging ervaren die het onderzoek op dit gebied met zich meebrengt. Diverse theorieën over het ouder worden zijn in de loop der tijd geformuleerd, en de belangrijkste daarvan worden in dit hoofdstuk besproken en met elkaar vergeleken. Deze kritische kijk op 'hedendaagse' theorieën verschaft een basis voor het kunnen begrijpen en kritisch evalueren van de volgende hoofdstukken, waarin het normaal en pathologisch verouderen en de klinische observaties en strategieën voor het inrichten van de zorg voor ouderen aan de orde komen.

Historisch overzicht

Het onderzoek naar veroudering kent een lange geschiedenis. Vaak werd in het onderzoek naar de biologie van het verouderen het verlengen van het leven als uitgangspunt genomen in plaats van de mechanismen van het ouder worden. Freeman[1] heeft het onderzoek op het gebied van veroudering in de laatste 2.500 jaar uitputtend beschreven en de lezer wordt verwezen naar zijn boek voor een uitgebreide historie van het onderzoek op dit gebied.

Wetenschappelijk onderzoek naar het ouder worden begon rond de eeuwwisseling.[1] In 1908 ontving Metchnikoff de Nobelprijs voor zijn werk op het gebied van de biologie en het onderzoek naar veroudering. Hij stelde dat veroudering veroorzaakt wordt door een continue absorptie van toxines geproduceerd door bacteriën in de ingewanden. Systematisch onderzoek naar de invloed van het ouder worden op het gebied van de celmorfologie, fysiologie en biochemie begon rond 1950.[2] De onderzoeksopzet van deze onderzoeken was beter, waardoor valide en betrouwbare hypothesen geformuleerd konden worden. Uit deze onderzoeken zijn twee belangrijke groepen verouderingstheorieën voortgekomen. Comfort[2] heeft de eerste groep beschreven als 'fundamentalistische' of genetische ontwikkelingstheorieën. Deze theorieën zijn gebaseerd op het begrip 'slijtage',[3] aangezien ze veroudering toeschrijven aan een pathologische achteruitgang die specifiek is voor de diverse weefsels (bijvoorbeeld bindweefsel, zenuwweefsel, vaatweefsel en klierweefsel). De tweede groep theoretici die zich bezighoudt met veroudering ziet het ouder worden als een afgeleid verschijnsel, dat veroorzaakt wordt door schadelijke invloeden vanuit de omgeving, zoals de zwaartekracht, gifstoffen en kosmische straling. Deze theorieën worden 'niet-genetische' of stochastische theorieën genoemd. Een groot aantal andere theorieën, die niet binnen deze twee theorieclusters vallen (hoewel ze waarschijnlijk met enig geweld wel ondergebracht zouden kunnen worden bij één van de twee), ziet veroudering als een endogeen onderdeel van ontwikkeling en morfogenese,[4] terwijl weer andere het ouder worden in verband brengen met het stoppen van de celgroei[5] en energetische uitputting.[6]

Huidige – aangepaste – versies van deze theorieën gaan uit van het immuunsysteem, het neuro-endocriene systeem, onvolmaakte DNA-reparatiemechanismen, toevallige mutaties in cellen, fouten tijdens de eiwitsynthese en toevallige beschadigingen veroorzaakt door vrije radicalen. Hoewel deze theorieën vaak gepresenteerd worden als aparte theorieën, sluiten ze elkaar niet uit. Het zal duidelijk zijn dat er niet één theorie is die alle oorzaken, mechanismen of achtergronden van het ouder worden verklaart. De processen die de mate van veroudering bepalen, kunnen verschillend zijn voor de verschillende cel- en weefseltypen en het ontdekken van een mogelijk fundamenteel verouderingsmechanisme wordt verder bemoeilijkt door het gecombineerde effect van schade veroorzaakt door omgevingsfactoren en doorgemaakte ziekten. Verouderingsmechanismen zijn duidelijk gebaseerd op verscheidene variabelen en oorzaken die op elkaar inwerken.

Vanuit historisch oogpunt is de opvatting dat veroudering zich in wezen op cellulair niveau afspeelt en niet een verschijnsel van het totale organisme is betrekkelijk nieuw. Weissman[5] benadrukte als eerste het onderscheid tussen lichaamscellen die verouderen en kiemcellen die niet verouderen. Hij veronderstelde dat de beperkte levensduur van de mens veroorzaakt wordt door het feit dat de lichaamscellen zich niet onbeperkt kunnen delen. Deze theorie werd ernstig in twijfel getrokken na een serie ondeugdelijke experimenten uitgevoerd door Carrel.[7-9] Deze experimenten, die veel opschudding veroorzaakten onder biologen, hebben het onderzoek naar de celveroudering aanzienlijk vertraagd. In 1912 voerden Carrel en Ebeling[8] een serie in-vitro-experimenten uit met fibroblasten uit normale kuikenembryo's, die tot de conclusie leidden dat fibroblasten zich onbeperkt kunnen delen en dus onsterfelijk zijn. Dit resultaat werd gezien als het overtuigende bewijs dat afzonderlijke cellen eeuwig kunnen leven. Deze hypothese beheerste de gerontologie tot de jaren '50; de gangbare mening was dat cellen gewoonlijk geen verouderingsproces ondergaan. Men geloofde dat geïsoleerde cellen onsterfelijk zijn en dat veroudering in weefsels optreedt. Later werd ontdekt dat bij de door Carrel gehanteerde methode voor het prepareren van het weefsel voortdurend verse embryocellen aan het preparaat werden toegevoegd. Dit zorgde voor onregelmatige meiotische activiteit die samenviel met de regelmatige toevoeging van vers embryomateriaal.[10] In het kort kwam het erop neer dat de cellen eeuwig leken te leven omdat deze jonge embryocellen gemengd werden met het oudere preparaat.

In 1961 zorgde een historisch onderzoek van Hayflick en Moorehead,[11] twee (toen nog onbekende) celbiologen, voor een complete revolutie in het onderzoek naar de veroudering van cellen in celkweken. In-vitro-experimenten met foetale fibroblastcellen (uit longen, huid, spieren en hart) toonden aan dat humane fibroblasten in een celkweek een beperkte levensduur hebben. Hayflick en Moorehead[11] beschreven een periode van snelle en krachtige proliferatie van cellen die altijd gevolgd werd door een afname van de proliferatieactiviteit en kenmerkende verouderingsverschijnselen (een afname van de celdeling en het aantal cellen). Zij stelden dat veroudering zich zowel op cel- als op orgaanniveau afspeelt. In de afname van de functionele capaciteit van de ouder wordende mens weerspiegelt zich de optelsom van het verlies aan essentiële functionele mogelijkheden van afzonderlijke cellen. Het verlies van type-II-vezels in de ouder wordende spier heeft bijvoorbeeld atrofie en een afname van de spierkracht tot gevolg, waardoor de functionele belastbaarheid afneemt. Het experiment van Hayflick en Moorehead gaf het onderzoek naar veroudering en de celbiologie in het algemeen een andere wending. In feite maakten zij deel uit van een wetenschappelijke voorhoede die een grote invloed had op de grondbeginselen van de moderne biologie en gerontologie.

Fundamentele uitgangspunten

Een bespreking van theorieën over veroudering kan niet zonder een overzicht van een aantal meer elementaire bespiegelingen over het verouderingsproces. Er is veel wat we niet weten over de mechanismen die een rol spelen bij het ouder worden. Daarom is het bestuderen van het ouder worden in beginsel moeilijk.

Er zijn talrijke manieren waarop veroudering zich in de natuur manifesteert en veranderingen in de omgeving en in het individu kunnen in verschillende combinaties voorkomen. Deze variëteit gecombineerd met zowel het gebrek aan meetbare overgangsmomenten of mijlpalen die het ritme van het verouderingsproces aangeven (behalve de dood) als het gebrek aan instrumenten om het verouderen te meten, vertroebelt het zicht op mogelijke grondbeginselen van het ouder worden, zo deze al bestaan. Het is zelfs niet eenvoudig 'veroudering' te definiëren, ook al wordt dit verschijnsel gekenmerkt door een grotere kwetsbaarheid voor veranderingen in de omgeving en hoewel het bekend is dat een hogere chronologische leeftijd gepaard gaat met een grotere kans op overlijden.

De theoretische gerontologie gaat uit van een aantal fundamentele uitgangspunten die hieronder genoemd worden. Deze vormen een basis waarop de ontwikkeling van verdere kennis over het verouderingsproces gegrondvest kan worden.

Veroudering is een ontwikkelingsproces. Dit is een uiterst simpele aanname: we worden niet onmiddellijk oud. Onze 'tijdcapsules' beginnen niet plotseling te werken wanneer we 65 worden. We ontwikkelen ons tot volwassen individuen en verouderen daarna volgens een ontwikkelingspatroon en niet langs chronologische lijnen. Het ouder worden is uniek ten opzichte van alle andere ontwikkelingsstadia. Een individu met een chronologische leeftijd van zeventig kan een fysiologische leeftijd van vijftig hebben. Tegelijkertijd kan iemand van vijftig die lijdt aan chronische ziekten de fysiologische aftakeling van een negentigjarige vertonen.

Een hoge leeftijd is te danken aan de ontwikkeling van wetenschap en techniek in de twintigste eeuw. De gerontoloog James Birren heeft opgemerkt dat de hoge levensverwachting die we tegenwoordig koesteren in feite een geschenk is van de moderne medische wetenschap en de technologie. Sommige biologen beweren dat de 'overlevingsdynamiek' van biologische veroudering een artefact is van beschaving en domesticatie. In de natuur leven populaties van soorten (inclusief de mens) pas sinds kort zo lang dat ze de karakteristieke dynamiek van het ouder worden kunnen vertonen. De ontdekking van insuline, de ontwikkeling van vaccins tegen besmettelijke ziekten, verbeterde hygiënische omstandigheden, de verlaging van de kindersterfte en de ontwikkeling van moderne chirurgische technieken en geavanceerde behandelmethoden voor ziekten die vroeger dodelijk waren, hebben ervoor gezorgd dat mensen tegenwoordig langer leven. We blijven ook langer *oud* (en niet langer jong) in de twintigste eeuw. Ouderdom is een recent fenomeen.

Indien mogelijk moeten we onderscheid maken tussen normale veroudering enerzijds en pathologische veroudering anderzijds. Het begrijpen van het ouder worden wordt bemoeilijkt door het feit dat er een enorm breed scala is van veranderingen die optreden door veroudering. Het verouderingsproces wordt waarschijnlijk door vele factoren bepaald. Het is echter vrijwel onmogelijk een onderscheid te maken tussen veranderingen die primair zijn aan een verouderingsverschijnsel en secundaire veranderingen. We nemen vaak aan dat functionele achteruitgang het gevolg is van het ouder worden. Ziekten kunnen echter ook een functionele achteruitgang tot gevolg hebben en dit is geen normaal verouderingsverschijnsel. Een individu met ouderdomssuikerziekte heeft bijvoorbeeld meer kans op hart- en vaatziekten als gevolg van die suikerziekte. Het is niet 'normaal' dat iemand suikerziekte krijgt; het is een gevolg van levensstijl en erfelijkheid. Er bestaat verwarring over veroudering, ziekte en overlijden. Ouder worden brengt altijd een afname met zich mee van het vermogen om de homeostasis te handhaven en daardoor een grotere kans op ziekten, waarvan sommige de dood tot gevolg zullen hebben. Het overlijden wordt vaak gezien als het eindpunt van het verouderingsproces, maar de dood kan door veel factoren veroorzaakt worden. Sommige hiervan zijn slechts secundaire gevolgen van het verouderingsproces en soms hebben ze er helemaal niets mee te maken, zoals in het geval van een ongeluk.

Er is geen algemeen aanvaarde verouderingstheorie. Veroudering geschiedt niet op precies dezelfde wijze bij verschillende soorten of binnen dezelfde soort. Een bepaald weefsel kan zijn functionele capaciteit relatief snel verliezen, terwijl andere functioneel gezien relatief 'jong' blijven. (Dit verschijnsel wordt uitgebreider besproken in hoofdstuk 3.) Hoewel veroudering een universeel verschijnsel is, weet niemand precies waardoor het veroorzaakt wordt of waarom we in een verschillend tempo ouder worden. De chronologische leeftijd is een veel minder nuttige en betrouwbare maatstaf voor de functionele capaciteit dan veel wetenschappers wel zouden wensen.

Te midden van al deze verwarring over het ouder worden, blijkt er toch een aantal constante verouderingskenmerken te zijn. Ten eerste neemt het sterftecijfer toe als de leeftijd hoger wordt.[12] Ten tweede zijn er goedgedocumenteerde leeftijdsgebonden veranderingen in de biochemische samenstelling van het lichaam,[13] waaronder een vermindering van het vetvrije lichaamsgewicht en een toename van het vetpercentage. Kenmerkend voor het ouder worden is ook een toename van lipofuscine in bepaalde weefsels en toenemende dwarsverbindingen in matrixmoleculen, zoals collageen.[12] Ten derde blijkt uit veel transversale en longitudinale onderzoeken dat een grote verscheidenheid aan progressieve degeneratieve veranderingen optreedt.[14] (Deze veranderingen worden diepgaand besproken in hoofdstuk 3.) Ten vierde zijn ouderen minder goed in staat zich aan te passen aan veranderingen in de omgeving (dit is wellicht het voornaamste kenmerk van het ouder worden). Dit verschijnsel kan aangetoond worden op alle niveaus, van individuele moleculen tot het complete organisme.[15] Hieruit blijkt dat leeftijdsgebonden veranderingen niet zozeer de polsslag in rust of de nuchtere glucosespiegel zelf betreffen, maar meer raken aan het vermogen deze waarden terug te brengen tot hun normale niveau na een fysiologische belasting. Ten slotte gaat het ouder worden gepaard met een verhoogde kans op allerlei ziekten.[14] Deze verhoogde, leeftijdsgebonden vatbaarheid treedt op celniveau op. Veroudering is een proces dat verschilt van ziek zijn. De fundamentele ouderdomsveranderingen zijn de voedingsbodem waarop leeftijdsgebonden ziekten welig kunnen tieren.

Verouderingstheorieën kunnen in twee brede categorieën worden onderverdeeld: genetische ('fundamentalistische') en niet-genetische (omgevingsgebonden) theorieën. Genetische theorieën richten zich op de verouderingsmechanismen die plaatsvinden in de celkern, terwijl niet-genetische theorieën de nadruk leggen op gebieden elders in het lichaam, zoals organen, weefsels of orgaansystemen of op omgevingsfactoren. Om deze twee soorten verouderingstheorieën te kunnen begrijpen, is enige kennis van drie celtypen nodig, aangezien niet alle lichaamscellen verouderen met dezelfde snelheid en ze ook niet allemaal dezelfde verouderingskenmerken hebben.

Lichaamscellen worden verdeeld in drie categorieën: 1) zich continu vermeerderende mitotische cellen; 2) reversibele postmitotische cellen; 3) permanente postmitotische cellen.[16] Zich continu vermeerderende mitotische cellen houden nooit op zich te delen en beschadigde cellen worden door regeneratie van nieuwe cellen vervangen. Cellen van dit type zijn bijvoorbeeld cellen van de opperhuid, rode bloedcellen, de epitheelcellen van de ingewanden en beenmergcellen. Reversibele postmitotische cellen vermeerderen zich langzamer dan de mitotische cellen, maar wanneer er een beschadiging optreedt wordt de celdeling sneller en is regeneratie mogelijk. Voorbeelden van dergelijke cellen zijn lever- en niercellen. Het laatste type lichaamscellen, de permanente postmitotische cellen, vermeerderen zich nooit meer nadat de cellen volgroeid zijn.[10,16] Spier- en zenuwcellen zijn voorbeelden van permanente postmitotische cellen.

Bij de volwassen mens kunnen spier- en zenuwcellen zich dus alleen in vorm en functie aanpassen en herstellen van schade indien de celkern intact is. Aangezien postmitotische cellen zich niet meer delen, zullen na afsterven van deze cellen geen nieuwe vitale cellen meer worden geproduceerd. Hierdoor is het voor het welzijn en de levensverwachting van het individu essentieel dat de overgebleven permanente postmitotische lichaamscellen vitaal blijven.

Historisch gezien, is één van de grootste problemen binnen de gerontologie het gemak en de frequentie waarmee nieuwe theorieën het licht hebben gezien. Op dit moment is er niet één theorie die het verouderingsproces volledig verklaart. Onderzoekers hebben veroudering opgevat als een 'gebeurtenis' die optreedt in plaats van een periode in het leven van organismen die begint bij de volwassenheid (of de conceptie?) en voortduurt tijdens de rest van het leven. Het lijkt erop dat veroudering opgevat moet worden als een ontwikkelingsproces. Tijdens ontwikkeling en veroudering treden talrijke primaire en secundaire veranderingen op. Sommige veranderingen zijn geprogrammeerd en voltrekken zich binnen het lichaam, andere worden veroorzaakt door de omgeving. Om het verouderingsproces te kunnen begrijpen en samenhangende, toetsbare hypothesen te formuleren, is het nodig diverse aspecten van het ouder worden van elkaar te scheiden en kritisch te onderzoeken. Verschillende auteurs hebben verschillende classificatieschema's gebruikt voor hun verouderingstheorieën. Elk daarvan is nuttig, maar brengt ook problemen met zich mee. Een effectieve manier om dit veelvoud aan theorieën te presenteren, is ze in te delen in twee klassen op basis van hun meest fundamentele uitgangspunt zoals eerder uiteengezet is, en vervolgens enkele prominente voorbeelden van elke categorie te beschrijven. Er moet op gewezen worden dat dit slechts een operationele classificatie is en dat noch de categorieën noch de theorieën zelf elkaar volledig uitsluiten.

Genetische ontwikkelingstheorieën

De genetische ontwikkelingstheorieën beschouwen veroudering als een onderdeel van een continu ontwikkelingsproces dat genetisch bepaald is. Deze hypothese ligt van twee kanten onder vuur. Sommige kritische onderzoekers menen dat de evolutie selecteert op verouderingsmechanismen. Met andere woorden: verouderingsprocessen worden exogeen gestuurd door omgevingsinvloeden. De tweede bron van kritiek komt voort uit een gevoel dat de diverse verouderingsscenario's en -trajecten waarschijnlijk niet gestuurd worden door een proces waarvan de mechanismen de ontwikkelingsprocessen nauwkeurig regelen.[13] Dat wil zeggen: veroudering hangt niet zozeer af van een enkelvoudig ontwikkelingsproces maar wordt beïnvloed door velerlei factoren.

Er bestaat geen twijfel dat omgevingsfactoren invloed hebben op het sterftecijfer en in een aantal gevallen op de mate van veroudering (de huid veroudert bijvoorbeeld sneller naarmate deze meer blootstaat aan zonlicht). Er zijn echter goede gronden om aan te nemen dat bepaalde aspecten van het ouder worden gestuurd worden door genetische processen. Gerontologen zijn het erover eens dat de maximale levensduur en de mate van veroudering endogeen bepaald zijn. Het voornaamste bewijs hiervoor is de maximale levensduur, die specifiek is voor elke soort. Verschillen in levensduur zijn veel groter tussen de diverse soorten dan binnen één soort. Aangezien de maximale levensduur een kenmerk is van de soort, lijkt het logisch dat dit genetisch bepaald is. Een ander bewijs voor de genetische basis van veroudering en de maximale levensduur zijn de erfelijke ziekten die resulteren in voortijdige veroudering, zoals genetisch bepaalde progeria-achtige syndromen (progeria= complex van vroegtijdige seniele verschijnselen),[17] als de 'klassieke' progeria – het syndroom van Werner, het syndroom van Hutchinson-Gilford en mongolisme. Hoewel ze niet leiden tot een versneld verouderingsproces in alle opzichten, is het wel zo dat veel van de normale leeftijdsgebonden veranderingen eerder optreden bij lijders aan deze ziekten. Dergelijke ziekten zijn daarom belangrijk voor het onderzoek naar veroudering.

Interessant in dit verband zijn onderzoeken die de levensduur van eeneiige en twee-eiige tweelingen vergelijken met die van broers en zusters die geen tweelingen zijn. Het blijkt dat er een opmerkelijke overeenkomst bestaat tussen de levensduur van celkweken van fibroblasten van eeneiige tweelingen, die niet aangetoond kan worden in de andere twee groepen.[17,18] Er is een grotere overeenkomst in celgedrag en de periode waarin de cellen zich kunnen delen bij dergelijke tweelingen dan bij controlegroepen gevormd door niet-tweelingen van gelijke leeftijd.[19] Men zou kunnen stellen dat het genoom de vatbaarheid voor bepaalde ziekten regelt maar niet het verouderingsproces als zodanig. Aan de andere kant zouden individuen een zekere 'levenskracht' kunnen erven die hen beschermt tegen de ontwikkelingsbepaalde vatbaarheid voor een groot aantal ziekten. Het zal duidelijk zijn dat het moeilijk is een onderscheid te maken tussen deze twee mechanismen. Niettemin zijn er indirecte bewijzen dat er genetisch bepaalde verouderingsmechanismen bestaan die mogelijk op dezelfde wijze werken als ontwikkelingsprocessen.

De limiettheorie van Hayflick

Hayflick en Moorehead[11] hebben aangetoond dat aftakeling van de cellen (dat wil zeggen: verminderde mitotische en mitochondrische activiteit) niet afhangt van omgevingsinvloeden, maar dat veroudering een intrinsieke celeigenschap is. Ze lieten zien dat celdeling slechts een beperkt aantal keren kan plaatsvinden, namelijk tussen veertig en zestig keer, met een gemiddelde van vijftig delingen in de levenscyclus van een cel. Het verouderingsproces van cellen in een celkweek omvat drie fasen. Fase I is het beginstadium van het leven van de cel, fase II omvat een snelle vermeerdering van cellen, en de laatste celdelingen vinden plaats in fase III. Hayflick en andere auteurs hebben herhaaldelijk aangetoond dat in het geval van embryocellen fase III vrijwel altijd plaatsvindt ergens tussen veertig en zestig populatieverdubbelingen. Hayflick merkte op dat er veranderingen en degeneratie in de organellen, de membranen en het genetisch materiaal optreden, voordat de cellen hun groeilimiet hebben bereikt.[20] Hij liet zien dat functionele veranderingen binnen cellen verantwoordelijk zijn voor het ouder worden en dat het cumulatieve effect van het gebrekkig functioneren van cellen en het uiteindelijke verlies van cellen in organen en weefsels waarschijnlijk verantwoordelijk is voor het verouderingsproces. Transformatie van cellen kan echter plaatsvinden op elk tijdstip gedurende het leven van de cel. Cellen ontwikkelen dan een geheel aan abnormale eigenschappen, zoals afwijkingen in de chromosomen en een onbepaalde levensduur (eigenschappen van bijvoorbeeld tumorcellen). Waar het Hayflick-fenomeen op neerkomt, is dat wanneer er geen transformaties in de cel plaatsvinden veroudering altijd optreedt.

Hayflicks limiet aan het leven van de cel heeft gediend als een model voor andere onderzoekers die hebben aangetoond dat het vermogen tot celdeling een functie is van de leeftijd van de donor.[21,22] Met andere woorden: er bestaat een negatieve correlatie tussen de donorleeftijd en het vermogen tot populatieverdubbeling[22] en deze correlatie hangt samen met de maximumlevensduur van de soort.[23] Aanwijzingen voor het bestaan van de Hayflick-limiet zijn ook gevonden in celkweken van individuen met progeria (syndroom van Hutchinson-Gilford en syndroom van Werner). Voorzover progeria een voortijdig verouderingssyndroom is, zorgt de kortere levensduur van de donorcellen zoals verwacht voor een lagere Hayflick-limiet.[16] De maximale levensduur van exemplaren van een bepaalde soort en het aantal celdelingen vertonen een positieve correlatie. De Galapagos-schildpad heeft bijvoorbeeld een maximale levensduur van 175 jaar en een maximum aantal van 125 celdelingen, terwijl de maximale levensduur van de mens 110 jaar is bij een maximum van zestig verdubbelingen.[24]

De relatie tussen de veroudering van cellen in celkweken en het ouder worden van individuen geldt niet alleen voor fibroblasten. Deze is ook aangetoond in gladde spiercellen, endotheelcellen, gliacellen en lymfocyten. Diverse veranderingen die plaatsvinden tijdens de veroudering in vitro zijn vergelijkbaar met de veranderingen die op hoge leeftijd plaatsvinden in vivo. Het is echter niet duidelijk of de veroudering die gezien wordt in celkweken feitelijk bijdraagt aan datgene wat we beschouwen als het verouderen van het organisme in vivo. Er is geen bewijs dat de periode waarin mesenchymcellen in vitro in staat zijn zich te vermeerderen iets te maken heeft met de levensduur van het organisme. Daar staat tegenover dat levende cellen gedurende lange tijd hun functionele capaciteit op peil kunnen houden door middel van reparatie- en vervangingsprocessen. De celdelingshomeostasis moet dus bekeken worden in het licht van het vermogen van organismen om te reageren op uitdagingen vanuit de omgeving. Ook mag men niet vergeten dat het ouder worden van zich delende of mitotische cellen wellicht heel anders verloopt dan het ouder worden van permanente of reversibele postmitotische cellen. De resultaten van de genoemde onderzoeken duiden erop dat alle cellen een 'klok' hebben die uiteindelijk hun levensduur beperkt, en dat dit fenomeen de basis vormt van de hypothetische 'centrale klokken' die een rol spelen in diverse theorieën.[24]

Neuro-endocriene en hormonale theorieën

Deze groep theorieën ziet het functieverlies van neuronen en de daarmee samenhangende hormonen als de belangrijkste oorzaak van het verouderingsproces. Dit is een aantrekkelijke benadering van het probleem, gezien de kardinale rol van het neuro-endocriene systeem binnen de fysiologie. D. Donner Denckla, een gerontoloog die zijn carrière begon als endocrinoloog, meent dat het verouderingscentrum gelegen is in de hersenen.[25] Hij baseert zijn theorie op onderzoeken naar hypothyroïdie, een ziekte die sterk lijkt op veroudering (met als verschijnselen bijvoorbeeld een minder goed werkend immuunsysteem, rimpels, grijs haar en een tragere stofwisseling). Hypothyroïdie kan, wanneer alle mogelijke ouderdomsverschijnselen zich hebben geopenbaard, dodelijk zijn als de ziekte niet behandeld wordt met thyroxine.

Een ander aspect van de neuro-endocriene basis van het ouder worden hangt samen met de rol van de hormonen afgescheiden door de hypofyse.[26,27] De hypofysevoorkwab regelt de werking van de schildklier door middel van het thyroïd stimulerend hormoon (TSH) en daardoor de afscheiding van thyroxine. Thyroxine is het belangrijkste hormoon dat de snelheid van de stofwisseling en de eiwitsynthese regelt. De nadruk binnen deze theorie ligt op de veronderstelling dat de voorkwab van de hypofyse een remmend hormoon afscheidt genaamd DECO (decreasing oxygen consumption hormone), dat verhindert dat de celmembraan thyroxine opneemt en fungeert als tegenwicht van thyroxine in het handhaven van het homeostatisch evenwicht. Denckla heeft geen antidotum tegen de ouderdom uitgevonden, maar hij heeft ons wel een nieuw gezichtspunt geschonken voor de theoretische gerontologie: de controverse in vivo versus in vitro. Denckla meent dat in-vitro-veroudering een artefact is en op geen enkele zinvolle wijze in verband staat met het echte verouderingsproces. Hij merkt op: 'Het kan me niet schelen wat er gebeurt met cellen in een kweek. Waar het om gaat is waar mensen aan dood gaan.' Denckla gelooft dat waar de evolutie in het geding is – het op elkaar volgen van de generaties zodat mutaties kunnen plaatsvinden die ervoor zorgen dat een soort zich kan aanpassen aan een veranderende omgeving – de natuur zich niet kan verlaten op het toeval (slijtage). Er moet daarom een absoluut betrouwbaar eliminatiemechanisme bestaan. Zonder zo'n mechanisme zou de soort niet kunnen overleven.[25]

Denckla[28] heeft aangetoond dat oudere ratten een lager zuurstofverbruik hebben en een verminderde toename van het zuurstofverbruik vertonen als reactie op het schildklierhormoon T_4. Dit effect wordt tenietgedaan door verwijdering van de hypofyse en de toediening van hormonen. Denckla ziet hierin het bewijs voor het bestaan van het tot nu onbekende hypofysehormoon DECO, dat waarschijnlijk bij het begin van de puberteit voor het eerst aangemaakt wordt onder invloed van het schildklierhormoon. DECO wordt gezien als de stof die verantwoordelijk is voor het verminderde zuurstofverbruik en het minder sterke effect van het schildklierhormoon bij ouderen.[28]

Er zijn ook andere theorieën geformuleerd die betrekking hebben op de afname in functionele capaciteit van verouderende organen en orgaansystemen. Zo merkt Hayflick[29] op dat veranderingen veroorzaakt door veroudering wellicht het gevolg zijn van meer fundamentele zaken of dat het betreffende orgaansysteem wellicht niet in alle ouder wordende dieren universeel aanwezig is.

Een belangrijke variant van Denckla's theorie stelt dat de hypothalamus-hypofyse-bijnier-as de centrale klok is van het organisme en het primaire regelsysteem van het verouderingsproces. Functionele veranderingen in dit systeem gaan gepaard met of worden geregeld door functieverlies in het gehele organisme. Dit cascade-effect van afname in functionaliteit in bijvoorbeeld de hypothalamus en de potentiële gevolgen ervan zijn aangetoond bij mensen.[30] Het neuro-endocriene systeem regelt de vroege ontwikkeling, de groei, de puberteit, de voortplanting, de stofwisseling en, voor een deel, de activiteiten van alle belangrijke orgaansystemen. Bewijs voor de neuro-endocriene en hormonale verouderingstheorieën wordt gevonden in de afname van het vermogen tot voortplanting als gevolg van een verminderde afscheiding van gonadotrope hormonen door de hypothalamus, wat het resultaat is van een verminderde activiteit van de catecholaminen in de hypothalamus.[30] Zo is er ook een verminderde afscheiding van het pulserend afgegeven groeihormoon bij het stijgen van de leeftijd aangetoond.[31] Deze veranderingen hebben grote invloed op de afscheiding van oestrogeen en progesteron en dientengevolge ook op de functionele capaciteit. Wise[31] stelt dat in specifieke gebieden in de hersenen er neuronen verloren gaan en dat de overblijvende neuronen minder goed reageren op neurotransmitters.

Er is geen overtuigend bewijs dat endocriene klierfuncties een belangrijke rol spelen in het verouderingsproces.[32] De respons van de bijnierschors en de schildklier op belasting en trope hormonen blijft onveranderd. Bij vrouwen is de menopauze een aangelegenheid die door hormonen teweeggebracht wordt. De menopauze is weliswaar een teken van veroudering, maar regelt de veroudering niet.[32] De eierstok is de enige endocriene klier waarvan de functionele capaciteit voorspelbaar minder wordt bij normale veroudering. Aan de andere kant is de productie van androgenen in de testes niet zo voorspelbaar, omdat er individuele verschillen bestaan.

Het belang van neuro-endocrien onderzoek kan niet genoeg benadrukt worden. Critici van deze theorieën wijzen er echter op dat de centrale verouderingsklok (het neuro-endocriene systeem) niet universeel voorkomt. Niet alle organismen die verouderen, hebben een gecompliceerd neuro-endocrien systeem. Ook kan gesteld worden dat de veranderingen die plaatsvinden in het neuro-endocriene systeem fundamentele veranderingen zijn die zich voordoen in alle weefsels. Het ouder worden van de hersenen veroorzaakt echter bijkomende secundaire effecten die, hoewel ze niet essentieel zijn voor het ouder worden, wel bijdragen aan het voortschrijden van het verouderingsproces. De bijdrage van het neuro-endocriene systeem aan het verouderingsproces blijkt uit de effecten van een gebrek aan oestrogeen op de botdichtheid en het vaatnetwerk. Mogelijke bijdragen van het systeem aan andere verouderingsprocessen moeten nog onderzocht worden.

De theorie van de intrinsieke mutagenese

Een andere genetische ontwikkelingstheorie wordt de theorie van de intrinsieke mutagenese genoemd. Dit idee werd voor het eerst geopperd door Burnett[33] en vormt een poging de stochastische verouderingstheorieën te verzoenen met de genetische regeling van de maximale levensduur. Burnett stelt dat elke soort uitgerust is met een specifieke genetische aanleg die de zuiverheid van het genetische materiaal en de precisie van de reproductie ervan regelt. De mate van precisie heeft invloed op de mate waarin mutaties of fouten optreden en dit beïnvloedt op zijn beurt de levensduur. Een andere mogelijkheid is het optreden van nieuwe 'replicatieregulatoren' in verschillende stadia van het leven van een dier. Elke nieuwe set regulatoren zal minder efficiënt zijn dan de vorige, waardoor het aantal mutaties zal toenemen. Een ander aspect van de intrinsieke mutagenese heeft te maken met de toename van de reparaties van DNA-beschadigingen die geassocieerd worden met de maximale levensduur.[34] Er zijn aanwijzingen dat de nauwkeurigheid van de DNA-polymerase afneemt op hogere leeftijd,[35-37] maar de onderzoekingen die deze twee hypothesen ondersteunen, zijn nogal controversieel.

Het blijkt dat de rol van de methylisering van het DNA als regelmechanisme bepaalde implicaties kan hebben voor de theorie van de intrinsieke mutagenese. Diploïde fibroblasten in een celkweek zijn bijvoorbeeld niet in staat een constante 5-methylcytosinespiegel op peil te houden,[38-40] en in andere systemen zijn de patronen van methylisering van het DNA in verband gebracht met de in- en uitschakeling van X-chromosomen.[41] Deze hypothesen kunnen van belang zijn, maar moeten verder onderzocht worden voordat ze betrouwbaar en valide bewijsmateriaal opleveren.

De immunologische theorie

De immunologische verouderingstheorie wordt ook gezien als een genetische ontwikkelingstheorie. Deze theorie is geformuleerd door Walford[42] en is gebaseerd op twee belangrijke feiten: 1) de functie van het immuunsysteem neemt af bij het ouder worden als gevolg van een verminderde functie van de T-cellen[43] en een verminderde weerstand tegen infectieziekten; 2) de betrouwbaarheid van het immuunsysteem neemt af op latere leeftijd, zoals blijkt uit de opvallende leeftijdsgebonden toename van auto-immuunziekten. Walford[44] heeft deze veranderingen in het immuunsysteem in verband gebracht met de genen van het 'major histocompatibiliteitscomplex' (MHC) in ratten en muizen. Dieren van dezelfde stam die alleen verschillen in de genen die coderen voor het major histocompatibiliteitscomplex, blijken een verschillende maximale levensduur te hebben. Dit is een aanwijzing dat de levensduur tenminste gedeeltelijk geregeld wordt door deze genen. Het is interessant dat deze genen ook de afscheiding van superoxide dismutase en andere oxidasen met gemengde functies regelen. Deze bevinding legt een verband tussen de immunologische verouderingstheorie en de vrije-radicalentheorie, die hierna besproken wordt.

De immunologische theorie heeft net als de neuro-endocriene theorie haar aantrekkelijke kanten. Het immuunsysteem speelt een uiterst belangrijke rol bij het op peil houden van de gezondheid. Aan de andere kant kunnen de verschillen in maximale levensduur ook simpelweg veroorzaakt worden door de preventie van ziekten. De immunologische theorie kan met hetzelfde argument bestreden worden als de neuroendocriene theorie. Ze is niet universeel toepasbaar en het valt daarom niet mee het immuunsysteem te zien als de voornaamste biologische klok bij alle organismen. Het feit dat het onmogelijk is een onderscheid te maken tussen de primaire en de secundaire effecten van dit systeem op het ouder worden en de mogelijkheid dat de veranderingen in het immuunsysteem niet verschillen van de veranderingen in andere celtypen zorgen ervoor dat de interpretatie van deze theorie problematisch is.

De vrije-radicalentheorie

Een ander voorbeeld van een genetische ontwikkelingstheorie legt de nadruk op vrije radicalen. Deze theorie wordt toegeschreven aan Harman,[45-47] die stelt dat veranderingen door veroudering het gevolg zijn van beschadigingen door vrije radicalen. Simpel gesteld zijn vrije radicalen ionen met een grote elektrische lading waarvan de buitenste schil een ongepaard elektron bevat. Chemisch gezien zijn deze ionen zeer reactief en worden ze gewoonlijk voortgebracht door stofwisselingsreacties die gepaard gaan met enkelvoudige elektronenoverdracht. Aangetoond is dat vrije radicalen celmembranen, lysosomen, mitochondria en kernmembranen kunnen beschadigen door middel van een chemische reactie die lipide peroxydase wordt genoemd. Zowel beschadiging van celmembranen als intermoleculaire cross-linking kunnen het resultaat zijn van kettingreacties met vrije radicalen.[48] Het nettoresultaat van vrije-radicalenreacties is volgens Leibovitz en Siegel[48a] een achteruitgang van de celintegriteit, veroorzaakt door verminderde enzymactiviteit, een nucleïnezuurstofwisseling met een grote kans op fouten, gestoorde membraanfuncties en een stapeling van ouderdomspigment (lipofuscine) in lysosomen.

Vrije radicalen worden snel onschadelijk gemaakt door enzymatische verdedigingssystemen, zoals superoxide dismutase. Volgens de vrije-radicalentheorie zullen sommige vrije radicalen echter aan afbraak ontkomen en een steeds grotere schade veroorzaken aan belangrijke biologische structuren. Deze steeds grotere schade zal geleidelijk een negatieve invloed krijgen op de functie en uiteindelijk resulteren in overlijden. De genoemde opeenhoping van ouderdomspigment heeft geen betrekking op de donkerbruine vlekken op de handen van ouderen. Ouderdomspigment (lipofuscine) kan op microscopisch niveau aangetroffen worden in bepaalde weefsels, zoals zenuw- en spiervezels. Lipofuscine is het oxidatieproduct van de inwerking van vrije radicalen op meervoudig onverzadigde vetzuren. De mate waarin ouderdomspigment zich ophoopt, is een goede indicator van de chronologische leeftijd en wellicht één van de weinige ouderdomsverschijnselen die universeel zijn aangetoond bij zoogdieren. Ouderdomspigment op zich kan worden gezien als een voorbeeld van een degeneratieve verandering. Wanneer het zich in weefsels ophoopt, belemmert het de toevoer van zuurstof en voedingsstoffen naar het omgevend weefsel, waardoor verdere achteruitgang en uiteindelijk het afsterven van het weefsel wordt veroorzaakt.

Er zijn veel aanwijzingen voor het bestaan van vrije-radicalenreacties en hun relatie met het verouderingsproces, alsmede voor de mogelijke pathologische gevolgen ervan (kanker en atherosclerose). De vrije-radicalentheorie is een aantrekkelijke theorie omdat ze een verouderingsmechanisme beschrijft dat niet afhangt van weefselspecifieke eigenschappen maar in alle aërobe weefsels optreedt. Hoewel de theorie ook het optreden van een willekeurig schade-aspect beschrijft, wordt ze toch niet opgevat als een niet-genetische, stochastische theorie, omdat sommige aspecten van de rol van vrije radicalen meer thuishoren bij een genetische ontwikkelingstheorie. Rubner[6] concludeert bijvoorbeeld dat hoe groter een dier is, hoe langzamer de stofwisseling ervan verloopt. Het evolutionaire belang hiervan is dat naarmate dieren groter worden de verhouding tussen hun oppervlak en hun volume verandert, waardoor het moeilijker wordt voor het dier om de warmte die vrijkomt bij stofwisselingsreacties af te geven. Op die manier zou een snelle stofwisseling bij een groot zoogdier kunnen leiden tot oververhitting. Een ander feit is dat levensduur en lichaamsgrootte samenhangen.[49] Grotere dieren leven langer. Dit lijkt te duiden op een negatieve correlatie tussen de stofwisselingssnelheid en de levensduur. Sommige onderzoekers veronderstellen dat exemplaren van een bepaalde soort slechts in staat zijn tot het verbruiken van een bepaald aantal calorieën tijdens hun leven.

De stofwisselingssnelheid houdt direct verband met de productie van vrije radicalen en is omgekeerd evenredig met de levensduur. De hypothese lijkt voor de hand te liggen dat de mate waarin vrije radicalen geproduceerd worden op enigerlei wijze verband houdt met de levensduur of met veroudering. Onderzoekers die deze theorie aanhangen, stellen dat een caloriebeperking de gemiddelde en maximale levensduur van een soort kan verlengen. Hun opvatting is dat caloriebeperking de snelheid van de stofwisseling verlaagt en daardoor de productie van vrije radicalen.

De theorie van de caloriebeperking

Walford[50] is een groot voorstander van caloriebeperking ofwel energierestrictie. Walford zelf is een levend in-vivo-experiment en het bewijs dat een levensstijl met daarin een hoog/laagdieet gecombineerd met een matige suppletie van vitaminen en mineralen en regelmatige lichaamsbeweging positieve effecten heeft. Caloriebeperking en de invloed ervan op een langere levensduur is wellicht één van de meest veelbelovende richtingen in het onderzoek naar de mechanismen van het verouderingsproces. Wellicht heeft caloriebeperking gevolgen omdat het inwerkt op het neuro-endocriene systeem. Everitt[51] heeft aangetoond dat er een opmerkelijke overeenkomst bestaat tussen de effecten van een dieet en verwijdering van de hypofyse (zoals hierboven besproken).

Het hoog/laagdieet, dat een hoge voedingswaarde paart aan weinig calorieën, is het resultaat van jarenlange dierproeven die tot doel hadden de maximaal haalbare levensduur te onderzoeken. De experimenten van Walford worden alom gerespecteerd, en andere bekende onderzoekers, onder wie Leonard Hayflick, hebben de waarde van Walfords werk erkend.[52]

Het caloriebeperkingsprogramma van Walford houdt in dat een mens gedurende een aantal jaren geleidelijk gewicht verliest tot het punt bereikt is waarop de stofwisseling zo efficiënt mogelijk is voor het bereiken van de beste gezondheidstoestand en de maximale levensduur.[52] Hoewel er recentelijk af en toe gesteld wordt dat een geringe mate van overgewicht 'gezonder' is dan ondergewicht, wordt in de meeste rapporten van het Health Nutrition Committee en de Centers for Disease Control in de Verenigde Staten geconcludeerd dat de langste levensduur voorkomt bij mensen die minder wegen dan het gemiddelde gewicht van de Amerikaanse bevolking, althans voorzover een dergelijk gewicht niet te maken heeft met ziekten.[52] Het volgen van een dieet met hoge voedingswaarde en weinig calorieën vertraagt het verouderingsproces in die zin dat degene die het dieet volgt chronologisch gezien weliswaar oud is maar jonger vanuit functioneel oogpunt.

Een caloriearm dieet beïnvloedt zowel de mate van veroudering als de vatbaarheid voor ziekten. Er is wel gesteld dat het immuunsysteem de 'pacemaker' is van het verouderingsproces[32] en het is bekend dat caloriebeperking invloed heeft op het immuunsysteem. Deze vertraagt bijvoorbeeld de achteruitgang van dit systeem en remt de toename van auto-immuunreacties.[43] Onderzoek bij muizen heeft bovendien aanwijzingen opgeleverd dat caloriebeperking ook de achteruitgang van het DNA-reparatiesysteem kan vertragen[53] en invloed heeft op de productie of afbreekbaarheid van vrije radicalen.[54] Recent onderzoek naar de vrije-radicalenhypothese heeft aangetoond dat er minder lipide peroxydase en meer catalasereacties optreden in muizen die caloriearm voedsel krijgen dan in controlegroepen die een dergelijk dieet niet volgen.[55]

Hoe verhoudt de energierestrictietheorie zich tot andere verouderingstheorieën? Caloriebeperking heeft invloed op een groot aantal verschijnselen, in het bijzonder die waarvan de mechanismen mogelijk invloed hebben op het immuunsysteem, de basale toestand van de cel en het vermogen tot celdeling, de stofwisselingssnelheid, de DNA-reparatie, het aantal vrije-radicalenverdelgers, de chromatinestructuur en de eiwitsynthese en -turnover.

Zoals blijkt uit de andere theorieën die in dit hoofdstuk besproken worden, kan veroudering veroorzaakt worden door één factor of door vele factoren. Daarom kan het model van de energierestrictie nuttig zijn bij het analyseren van unifactoriële verouderingstheorieën. Het kan ook meer licht werpen op het belang van fysiologische verouderingsindicatoren die een correlatie vertonen met verschillen tussen soorten ten aanzien van de maximale levensduur.[50]

Een simplistische extrapolatie van de vrije-radicalentheorie leidt tot de conclusie dat actieve individuen een kortere levensduur zouden moeten hebben dan niet-actieve individuen. Er is geen bewijs voor deze stelling. Het gevoel dat lichaamsbeweging goed is voor een mens maakt deze logische extrapolatie onaanvaardbaar. Pfaffenberg[56] heeft aangetoond dat een groter verbruik van calorieën een positieve correlatie vertoont met een langere levensduur en met de gezondheidstoestand. Hierbij moet wel – net als bij soortgelijke uitspraken – het voorbehoud gemaakt worden dat lichaamsbeweging weliswaar een gunstig invloed kan hebben op het voorkómen van ziekten, maar tegelijkertijd het verouderingsproces zou kunnen versnellen doordat het de productie van vrije radicalen opvoert. Aan de andere kant zou de preventie van ziekten door lichaamsbeweging de effecten van vrije radicalen volledig kunnen maskeren.

Er is intensief onderzoek gedaan naar het verband tussen antioxidantia en vrije radicalen. Vitamine E, vitamine C, selenium, glutathion peroxydase, en superoxide dismutase zijn gebruikt voor het remmen van vrije radicalen en de lipide peroxydase.[48] De conclusie uit dergelijk onderzoek is dat er effectieve vrije-radicalenremmers lijken te bestaan, die het voortschrijden van de celafbraak kunnen tegenhouden, zoals bijvoorbeeld blijkt uit verminderde stapeling van lipofuscine.

Stochastische verouderingstheorieën

De tweede groep verouderingstheorieën is de groep van de stochastische theorieën. Deze theorieën stellen dat veroudering veroorzaakt wordt door de accumulatie van beschadigingen veroorzaakt door omgevingsfactoren. Het uiteindelijke resultaat van deze beschadigingen is dat het organisme een toestand bereikt die onverenigbaar is met het leven.

De foutentheorie

De foutentheorie, die ook wel de foutencatastrofetheorie wordt genoemd, werd in 1963 geformuleerd door Orgel.[57] De theorie komt erop neer dat hoewel onwillekeurig fouten optreden tijdens de eiwitsynthese, de eiwitmoleculen die deze fouten bevatten gemetaboliseerd zullen worden, waarna de volgende kopie weer foutloos zal zijn. Als het molecuul dat de fout bevat echter deel uitmaakt van het mechanisme dat het genetisch materiaal produceert of van het eiwitsynthesemechanisme zelf, dan zal deze molecuul op zijn beurt fouten gaan veroorzaken. Als dit het geval is zal het aantal eiwitten dat fouten bevat toenemen, totdat er een 'foutencatastrofe' optreedt, die goed functioneren en uiteindelijk het leven zelf onmogelijk maakt. De theorie stelt dat een willekeurige onregelmatigheid of fout in hetzij het mechanisme hetzij het proces van eiwitsynthese een domino-effect heeft.[58] Eén van de hypothesen die voortvloeit uit deze theorie is dat een lagere betrouwbaarheid van de eiwitsynthese het gevolg is van fouten die optreden tijdens het beginstadium van de koppeling van een codon van boodschapper RNA (MRNA) met een anticodon van transport-RNA (TRNA). Het zou echter wel eens niet mogelijk kunnen blijken te zijn in het proces van celveroudering onderscheid te maken tussen het aandeel van fouten tijdens de eiwitsynthese en het aandeel van de opeenhoping van somatische mutaties.[29] Het is de vraag of een onjuiste eiwitsynthese onderscheiden kan worden van een onjuiste DNA-synthese en of de betrouwbaarheid van het ene proces afhangt van de betrouwbaarheid van het andere proces. Deze onderlinge afhankelijkheid en de cumulatieve effecten van fouten hangen zeer nauw samen en zijn tot op zekere hoogte niet van elkaar te onderscheiden.

Recent onderzoek weerlegt Orgels ideeën en geeft geen steun aan de foutentheorie. In humane celkweken waaraan tijdens het begin van de levensduur van de cellen twee aminozuren worden toegevoerd (p-fluorofenylalanine en ethionine) hebben zowel de kweken waaraan gedurende korte tijd een hoge dosis wordt toegevoerd als de kweken waaraan gedurende lange tijd een lage dosis wordt toegevoerd dezelfde levensduur.[59] Dit resultaat lijkt onverenigbaar met de foutentheorie. Het is een aantrekkelijke theorie omdat ze direct toetsbaar lijkt door het al dan niet aantonen van foutief gesynthetiseerde eiwitten. Onderzoek heeft aangetoond dat niet alle oudere cellen foutief gesynthetiseerde eiwitmoleculen stapelen en dat de veroudering niet noodzakelijkerwijs sneller verloopt wanneer dergelijke moleculen van buitenaf worden ingebracht in de cel.[29] Hoewel gewijzigde eiwitten veelvuldig zijn aangetroffen in oudere individuen,[60] is er tot nu toe geen direct bewijs geleverd voor het bestaan van leeftijdsafhankelijke foutieve eiwitsynthese. Gewijzigde eiwitten vindt men inderdaad in oudere cellen en vezels, maar het lijkt erop dat de nauwkeurigheid van het eiwitsynthesemechanisme niet afneemt met het klimmen der jaren. Het is veeleer het systeem voor het opruimen van eiwitten dat in oudere cellen gebreken vertoont.[61] Dit zou ertoe kunnen leiden dat oudere cellen die veel gewijzigde kopieën van functioneel belangrijke eiwitten bevatten een verminderde functionele belastbaarheid kunnen hebben. Vanuit historisch oogpunt was de foutentheorie belangrijk omdat hij leidde tot het toetsen van deze hypothesen, waardoor de weg vrijgemaakt werd voor een betere theorie.

De redundante-DNA-theorie

Een ander aspect van de foutentheorieën is de aanname dat het vermogen om schade aan het genetisch materiaal te repareren op één of andere manier verbonden is met veroudering of met de mate van veroudering.[62] Medvedev[62] heeft geopperd dat de biologische leeftijdsgebonden veranderingen het gevolg zijn van fouten die zich ophopen in functionele genen. Naarmate het aantal fouten toeneemt, neemt genetisch materiaal met een identieke informatie-inhoud de taak van de 'foute' genen over, totdat de redundantie van het systeem haar grenzen bereikt heeft. Deze theorie staat bekend als de redundante boodschaptheorie. Medvedev[62] stelt dat de verschillende levensduur van soorten mogelijk een functie is van het aantal *herhaalde* genetische sequenties. Als er een fout optreedt in een niet-herhaalde gensequentie, wordt de kans kleiner dat het uiteindelijke gen tijdens de evolutie of tijdens een lang leven onbeschadigd blijft. Hart en Setlow[34] toonden aan dat het vermogen om het DNA te repareren na beschadiging door UV-licht in celkweken van soorten met een verschillende levensduur een positieve correlatie vertoont met de maximaal mogelijke levensduur.

Redundantie schijnt zoogdieren tijdens hun leven te beschermen tegen het verlies van essentiële genetische informatie.[62] De belangrijkste kritiek op Medvedevs theorie is dat deze niet in staat is andere mogelijke verouderingsfactoren te verklaren, zoals veroudering veroorzaakt door straling en kwantitatieve aspecten van de normale veroudering. Hoewel het idee dat verschillen in het DNA-reparatiemechanisme aan de basis liggen van de verschillen in levensduur van de soorten plausibel lijkt, is het experimentele bewijsmateriaal dat tot op heden voor deze theorie is aangedragen niet overtuigend.[61] Het lijkt erop dat als DNA-reparatie iets te maken heeft met de maximale levensduur, dit eerder afhankelijk is van de plek van de schade dan dat het een algemeen fenomeen is.[13]

De somatische-mutatietheorie

Eén van de meest vooraanstaande theorieën in de groep stochastische verouderingstheorieën is de zogenaamde somatische-mutatietheorie.[63,64] Deze theorie werd na de Tweede Wereldoorlog geformuleerd als uitvloeisel van onderzoek op het gebied van de stralingsbiologie. Deze theorie stelt dat straling mutaties of genetische schade veroorzaakt en dat radioactief materiaal zich ophoopt in de cellen, wat op de lange duur zal leiden tot functieverlies en uiteindelijk tot de dood van het organisme. De somatische-mutatietheorie is gebaseerd op de experimentele bevinding dat blootstelling aan ioniserende straling de levensduur verkort. Szilard[64] toonde aan dat blootstelling aan radioactieve straling recessief is. Er zijn twee of meer 'treffers' door straling nodig om een bepaalde locus uit te schakelen, en een voldoende aantal cellen moet aan de straling blootstaan voordat de schade merkbaar wordt. Een vergelijking van chromosoomafwijkingen in zich delende levercellen van muizen ondersteunt deze opvatting.[65] Curtis en Miller[65] vonden meer van deze chromosoomafwijkingen in kortlevende muizenstammen dan in langlevende stammen, wat een aanwijzing is voor de juistheid van de somatische-mutatietheorie. Er zijn verschillende argumenten aan te voeren tegen de somatische mutatie-theorie. Ten eerste, de verkorting van de levensduur door straling is geen aanwijzing dat het levensduurmechanisme iets te maken heeft met het normale verouderingsmechanisme.[13] Talrijke behandelingen die de levensduur kunnen verkorten (bijvoorbeeld bestraling bij kanker) hebben niets van doen met normale veroudering. Ten tweede, door inteelt voortgebrachte dieren zouden een langere levensduur moeten hebben dan gekruiste dieren, omdat inteeltdieren homoloog zijn met betrekking tot de meeste genetische loci en daardoor beter bestand zouden moeten zijn tegen toevallige beschadigingen. In feite is het omgekeerde waar, zoals blijkt uit het bekende verschijnsel van de levenskracht van hybriden. Maynards-Smith[66] toonde aan dat inteelt de levensduur van muizen zelfs verkort. Een aantal van de overtuigendste experimenten aangaande somatische mutatie lagen op het terrein van de relatie tussen bestraling en levensduur. Hierbij werden haploïde en diploïde dieren met elkaar vergeleken.[67] Hoewel de haploïde dieren veel gevoeliger waren voor ioniserende straling, bleken zowel de haploïde als de diploïde dieren dezelfde levensduur te hebben wanneer er niet bestraald werd. Dit gegeven valt moeilijk te rijmen met de somatische-mutatietheorie.

De transcriptietheorie

Andere wetenschappers hebben theorieën ontwikkeld die zich specifiek richten op bepaalde fasen in het benutten van genetische informatie. Eén van deze fasen, de transcriptie, vormt de eerste stap in het overbrengen van informatie vanuit het DNA voor de eiwitsynthese. Deze stap bestaat uit de vorming van mRNA door het 'aflezen' van de DNA-keten. De lineaire sequentie van de nucleotiden van het mRNA bevat dan de genetische informatie die is opgeslagen in de DNA-keten. De theorie van Hayflick[29] stelt dat bij het stijgen van de leeftijd schadelijke veranderingen optreden in de stofwisseling van gedifferentieerde postmitotische cellen. Hij stelt ook dat de veranderingen het gevolg zijn van primaire gebeurtenissen binnen het chromatine in de celkern. Dit houdt in dat er een regelmechanisme bestaat in het chromatinecomplex van de celkern dat verantwoordelijk is voor het optreden van de primaire verouderingsmomenten en de volgorde daarvan.

Er is te weinig onderzoek gedaan om deze hypothese te toetsen, hoewel dit volgens Hayflick[29] niet hoeft in te houden dat hij onjuist is. Bij het beschouwen van de theorieën die tot nu toe de revue gepasseerd zijn, moeten we ons afvragen hoe het komt dat sommige cellen, zoals kiemcellen en bepaalde kankercellen, niet verouderen of afsterven. Hayflick[29] stelt dat genetisch materiaal tussen deze cellen wordt uitgewisseld om ze eeuwig in leven te houden, net zoals de genetische kaarten geschud worden wanneer de eicel en de spermacel met elkaar versmelten. De versmelting van het genetisch materiaal in de eicel en de spermacel kan leiden tot een vooraf vaststaande levensduur. Het lijkt erop dat elke soort een specifieke periode heeft van verval die eindigt met de dood. Hayflick[29] en andere auteurs noemen dit de 'gemiddelde levensduur voor uitval'. Wellicht raakt het op de juiste wijze geprogrammeerde genetisch materiaal op den duur uitgeput en zijn de genetische reparatiemechanismen van sommige soorten beter dan die van andere omdat ze een langere levensduur hebben.

De cross-linkingtheorie

Een theorie die verwant is met de redundante-DNA-theorie gaat uit van cross-linking (de vorming van dwarsverbindingen) in macromoleculen. In 1942 bracht Johan Bjorksten het begrip cross-linking voor het eerst in verband met het verouderingsproces.[68,69] In de jaren daarvoor was cross-linking gebruikt om macromoleculen te stabiliseren voor bepaalde doeleinden, zoals de fabricage van gevulcaniseerd rubber. Hoewel cross-linking niet uitsluitend voorkomt bij eiwitten, is het meeste onderzoek gedaan aan collageen en elastine omdat deze moleculen goed toegankelijk zijn, hun vervangingssnelheid laag is en zij meer cross-linking vertonen naarmate ze ouder worden. Bjorksten[68] bestudeerde grote reactieve eiwitmoleculen in het lichaam, zoals collageen, elastine en DNA-moleculen, en stelde dat cross-linking in deze moleculen verantwoordelijk is voor secundaire en tertiaire oorzaken van veroudering. Volgens Bjorksten 'leiden reacties waarbij cross-linking optreedt tot een verbinding tussen ten minste twee macromoleculen. Een brug of link tussen deze moleculen wordt gewoonlijk gevormd door een cross-linking-agens, een klein beweeglijk molecuul of een vrije radicaal met een reactief uiteinde of een ander mechanisme aan beide uiteinden dat in staat is te reageren met ten minste twee macromoleculen. Ook kunnen twee macromoleculen dwarsverbindingen vormen door de werking van hun eigen zijketens of reactieve groepen die aanwezig zijn bij één of beide moleculen, of op pathologische wijze door ioniserende straling.'[69]

Matrixmoleculen maken meer dan twintig procent van het lichaamsgewicht van zoogdieren uit. De vitale fysiologische processen die plaatsvinden in de matrixmoleculen kunnen niet effectief verlopen omdat de cross-linking toeneemt met de leeftijd. De opvattingen waarop deze theorie gebaseerd is, zijn waarschijnlijk te simpel. Hoewel het collageen van oudere individuen meer dwarsverbindingen heeft, houdt de stofwisseling van de matrixmoleculen waarschijnlijk meer in dan alleen het optreden van cross-linking. Sommige typen collageen worden door andere typen vervangen tijdens de ontwikkeling en het ouder worden. Cross-linking is een rijpingsproces, waarbij de dwarsverbindingen op sommige plaatsen zorgen voor een verbeterde functie, terwijl ze op andere plaatsen de functie doen afnemen.[70] Meer onderzoek is nodig om meer te weten te komen over de matrixmoleculen.

Bjorksten[68] veronderstelt dat cross-linking de voornaamste oorzaak is van sclerose, het falen van het immuunsysteem en het verlies van elasticiteit. Het verouderen van de huid is misschien wel het duidelijkste voorbeeld van cross-linking, en blootstelling aan zonnestraling versnelt cross-linking. De afname van de souplesse van het ouder wordende lichaam werd vroeger gezien als een gevolg van het optreden van cross-linking in pezen, ligamenten en spieren. We zien echter tegenwoordig veel ouderen die vrij lenig blijven ondanks een voortdurende blootstelling aan stoffen die cross-linking bevorderen (bijvoorbeeld onverzadigde vetzuren, straling en polyvalente ionen van metalen zoals aluminium, magnesium en zink) en er zijn dan ook bijna geen onderzoekers meer die cross-linking in collageen zien als een belangrijke oorzaak van het ouder worden.

Conclusie

De theorieën op het gebied van veroudering worden ingedeeld in twee categorieën: de genetische en de niet-genetische (stochastische) theorieën. De gerontologie is uitgegroeid tot een hoogontwikkelde wetenschap die het mogelijk maakt een onderscheid te maken tussen logische, plausibele verklaringen van de ouderdom en idealistische speurtochten naar de bron van de eeuwige jeugd. Maar de vraag blijft hoe komt het dat we ouder worden?

Frolkis, een gerontoloog uit de voormalige Sovjet-Unie, heeft eens opgemerkt dat het aantal hypothesen in het algemeen omgekeerd evenredig is met de inzichtelijkheid van het probleem.[25] Het bovenstaande overzicht van de diverse verouderingstheorieën illustreert de complexiteit van de theoretische gerontologie.

Het moge duidelijk zijn dat geen enkele theorie in staat is het verouderingsproces geheel te verklaren. Verouderingsprocessen zouden wellicht beter verklaard kunnen worden als een aantal van deze theorieën geïntegreerd kon worden. De theorieën over de programmering van de veroudering, bijvoorbeeld, verklaren de verschillen tussen de soorten wat het ouder worden betreft. Het genoom van een soort bepaalt de vroege ontwikkeling van een individueel lid van die soort en bepaalt de snelheid van de groei en de stofwisseling, wat een directe invloed heeft op de veroudering. Theorieën die andere verklaringen aandragen voor het ouder worden dan de genetische structuur kunnen bijdragen aan de verklaring van het feit dat alle leden van een soort niet op dezelfde manier verouderen. Het kan zijn dat geprogrammeerde veroudering zorgt voor de veranderingen op jonge leeftijd die kenmerkend zijn voor alle exemplaren met eenzelfde genetische structuur, maar dat de veranderingen in het lichaam ten gevolge van ziekte, te hoge concentraties van bepaalde stoffen in de cellen, fouten in de eiwitsynthese en dergelijke uiteindelijk het algemene verouderingsprogramma modificeren. Omdat verwacht mag worden dat dergelijke factoren verschillen per individu, zullen individuen op verschillende wijzen verouderen, zelfs binnen dezelfde soort.

Gerontologie is een wetenschap in opkomst die steeds meer mensen in staat zal stellen gezonder en bevredigender te leven en bij zal dragen aan een beter begrip van de factoren die de levensduur van de mens bepalen.

Ter recapitulatie

- Het onderzoek naar het verouderingsproces begon rond de eeuwwisseling. De twee belangrijkste groepen van verouderingstheorieën die uit dit onderzoek naar voren zijn gekomen, zijn de genetische ontwikkelingstheorieën en de stochastische theorieën, die de rol van de omgeving benadrukken.
- Hayflick en Moorehead deden een cruciaal experiment dat aantoonde dat humane fibroblasten in een celkweek een beperkte levensduur hebben.
- De theoretische gerontologie gaat uit van de volgende fundamentele uitgangspunten: 1) veroudering is een ontwikkelingsproces; 2) toename van de ouderdom is het gevolg van de moderne technologie; 3) er moet onderscheid gemaakt worden tussen normale en pathologische veroudering; 4) er is geen algemeen aanvaarde theorie van het ouder worden.
- De neuro-endocriene en hormonale theorie beschouwt functieverlies in neuronen en de afname van daarmee samenhangende hormonen als het belangrijkste aspect van het ouder worden.
- De theorie van de intrinsieke mutagenese stelt dat opeenvolgende genetische regelmechanismen steeds minder goed functioneren, wat een toenemend aantal mutaties tot gevolg heeft.
- De immunologische theorie stelt dat het immuunsysteem minder goed werkt naarmate mensen ouder worden.
- Volgens de vrije-radicalentheorie neemt het aantal vrije radicalen toe bij het ouder worden. Deze vrije radicalen vernietigen belangrijke biologische structuren.
- De theorie van de caloriebeperking raadt om de beste gezondheidstoestand en de maximale levensduur te bereiken mensen aan om geleidelijk te vermageren totdat ze een gewicht bereiken waarop de stofwisseling zo efficiënt mogelijk is.
- De foutentheorie stelt dat fouten die optreden tijdens de eiwitsynthese zullen cumuleren en uiteindelijk vele gevolgen zullen hebben.
- De redundante-DNA-theorie stelt dat naarmate het aantal fouten in genetische sequenties toeneemt, reservekopieën met een identieke informatie-inhoud de taken ervan zullen overnemen, totdat de redundantie van het systeem uitgeput is.

- De somatische-mutatietheorie stelt dat genetische schade het gevolg is van straling en dat radioactief materiaal zich ophoopt in het organisme, hetgeen uiteindelijk leidt tot functieverlies en de dood.
- De transcriptietheorie beschrijft schadelijke veranderingen in postmitotische cellen in de transcriptiefase van de eiwitsynthese.
- Volgens de cross-linkingtheorie is de cross-linking tussen macromoleculen verantwoordelijk voor secundaire en tertiaire verouderingsverschijnselen.

Literatuur

1. Freeman JT. *Aging, Its History and Literature.* New York: Human Science Press; 1979.
2. Comfort A. *The Biology of Senescence.* Derde druk. New York: Elsevier; 1979.
3. Pearl R. *The Rate of Living.* New York: Vropfu; 1928.
4. Warthin AS. *Old Age, the Major Revolution: The Philosophy and Pathology of the Aging Process.* New York: Hoeber; 1929.
5. Weissman A. *Uber die dauer des lebens.* Duitsland: Jena; 1882.
6. Rubner M. *Das problem der lebensdauer und seine beziehungen zum wachstum und ernahrung.* Munich: Oldenbourg; 1908.
7. Carrel A, Burrows MT. On the physiochemical regulation of the growth of tissues. *J of Experimental Med.* 1911; 13:562-569.
8. Carrel A, Ebeling T. On the permanent life of tissues outside the organism. *J of Experimental Med.* 1912; 15:516-522.
9. Carrel A. Present condition of a strain of connective tissue twenty-eight months old. *J of Experimental Med.* 1914; 20:1-13.
10. Hayflick L. Senescence and cultured cells. In: Shock N, red. *Perspectives in Experimental Gerontology.* Springfield, Ill.: Charles C Thomas; 1966.
11. Hayflick L, Moorehead PS. The serial cultivation of human diploid all strains. *Exp Cell Res.* 1961; 25:585-593.
12. Strehler BL. *Time, Cells and Aging.* Tweede druk. New York: Academic Press; 1977.
13. Cristofalo VJ. Overview of biological mechanism of aging. *Annual Review of Gerontology and Geriatrics.* 1991; 6:1-22.
14. Shock NW. Longitudinal studies of aging in human. In: Finch CE, Schneider EL, red. *Handbook of the Biology of Aging.* New York: Van Nostrand Reinhold; 1985; 721-739.
15. Adelman RC. Hormone interaction during aging. In: Schimke RT, red. *Biological Mechanisms in Aging.* Washington, DC: US Department of Health and Human Services; 1980.
16. Fries I, Crapo L. *Vitality and Aging.* San Francisco: WH Freeman; 1981.
17. Martin GM, Turker M. Genetics of human disease, longevity and aging. In: Hazzard EG, red. *Textbook of Genetic Medicine.* New York: McGraw-Hill; 1990.
18. Kallman JF, Jarvik LF. Twin data on genetic variations in resistance to tuberculosis. In: Gedda L, red. *Genetica Della Tuberculosi e dei tumori.* Rome: Gregorio Mendel; 1957; 15-41.
19. Jarvik LF. Survival trends in a senescent twin population. *Am J of Human Genetics.* 1960; 12:170-181.
20. Hayflick L. The cellular basis for biological aging. In: Finch C, Hayflick L, red. *The Handbook of the Biology of Aging.* New York: Van Nostrand Reinhold; 1977.
21. Martin GM, Sprague CA, Epstein CJ. Replicative lifespan of cultivated human cells. *Lab Invest.* 1970; 23:26.
22. Schneider EL, Mitsui Y. The relationship between in vitro cellular aging and in vivo human age. *Proceedings of the National Academy of Sciences.* 1976; 73:3584-3597.
23. Rohme D. Evidence for a relationship between longevity of mammalian species and lifespan of normal fibroblasts in vitro and erythrocytes in vivo. *Proceedings of the National Academy of Sciences of the USA.* 1981; 78:3584-3591.
24. Stanley JF, Pye D, MacGregor A. Comparison of doubling numbers attained by cultural animal cells with life span of species. *Nature.* 1975; 255:158.
25. Walford RL. The immunologic theory of aging: current status. *Fed Proc.* 1974; 33:2020.

26. Brody H, Jayashankar N. Anatomical changes in the nervous system. In: Finch CE, Hayflick L, red. *Handbook of the Biology of Aging*. New York: Van Nostrand Reinhold; 1977.
27. Everitt AV. The hypothalamic pituitary control of aging and age-related pathology. *Experimental Gerontol*. 1973; 8:265-269.
28. Denckla WD. Role of the pituitary and thyroid glands in the decline of minimal O_2 consumption with age. *J of Clin Investigation*. 1974; 53:572-577.
29. Hayflick L. Theories of aging. In: Cape R, Coe R, Rodstein M, red. *Fundamentals of Geriatric Medicine*. New York: Raven Press; 1983.
30. Finch CE, Landfield PW. Neuroendocrine and autonomic functions in aging mammals. In: Finch CE, Schneider EL, red. *Handbook of the Biology of Aging*. New York: Van Nostrand Reinhold; 1985: 567-579.
31. Wise PA. Aging of the female reproductive system. *Rev Biol Res Aging*. 1983; I: 15-26.
32. Rosenfeld A. Are we programmed to die? *Saturday Rev*. 1976; 10(2):10.
33. Burnett M. *Intrinsic Mutagenesis: A Genetic Approach for Aging*. New York: Wiley; 1974.
34. Hart RW, Setlow RB. Correlation between DNA excision repair and life span in a number of mammalian species. *Proceedings of the National Academy of Sciences of the USA*. 1974; 71:2169-2183.
35. Krauss SW, Linn S. Studies of DNA polymerases alpha and beta from cultured human cells in various replicative states. *J of Cellular Physiol*. 1986; 126:99-107.
36. Linn S. Decreased fidelity of DNA polymerase activity isolated from aging human fibroblasts. *Proceedings of the National Academy of Sciences of the USA*. 1976; 13:2818-2826.
37. Murray V, Holliday R. Increased error frequency of DNA polymerases from senescent human fibroblasts. *J of Mol Biology*. 1981; 146:55-82.
38. Fairweather S. The in vitro lifespan of MRC-5 cells is shortened by 5-azacytidine induced demethylation. *Experimental Cell Research*. 1987; 168:153-158.
39. Holliday R. Strong effects of 5-azacytidine on the in vitro lifespan of human diploid fibroblasts. *Experimental Cell Research*. 1986; 166:543-548.
40. Wilson VL, Jones PA. DNA methylation decreases in aging but not in immortal cells. *Science*. 1983; 220:1054-1071.
41. Wareham VA. Age related reactivation of an X-linked gene. *Nature*. 1987; 327:725-732.
42. Walford RL. Immunopathology of aging. In: Eisdorfer C, red. *Annual Review of Gerontology and Geriatrics*. New York: Springer Publishing Co.; 1981:2.
43. Walford RL. *The Immunologic Theory of Aging*. Copenhagen: Munksgaard; 1969.
44. Walford RL. Multigene families, histocompatibility system, transformation, meiosis, stem cells and DNA repair. *Mechan Ageing and Develop*. 1979; 9:19-28.
45. Harmon D. Aging: a theory based on free radical and radiation chemistry. *J of Gerontol*. 1956; 11:298-311.
46. Harmon D. Prolongation of life: roles of free radical reactions in aging. *J Am Geriatr Soc*. 1969; 17:721.
47. Harmon D. The aging process. *Proceedings of the National Academy of Sciences of the USA*. 1981; 78:7124-7141.
48. Tappel AL. Lipid peroxidation damage to cell components. *Fed Proc*. 1973; 32:1870.
48a. Leibovitz BE, Siegel B. Aspects of free radical reactions of biological systems: aging. *J Gerontol*. 1980; 35(1):45.
49. Sacher GA, Duffy PH. Genetic relation of life span to metabolic rate for inbred mouse strains and their hybrids. *Federal Proceedings*. 1979; 38:184-198.
50. Walford RL, Harris S, Weindruch R. Dietary restriction and aging: historical phases, mechanisms and current directions. *J Nutr*. 1987; 117:1650-1654.
51. Everitt AV. The effects of hypophysectomy and continuous food restriction, begun at ages 70 and 400 days, on collagen aging, proteinuria, incidence of pathology and longevity in the male rat. *Mechan Ageing and Develop*. 1980; 12:161-169.
52. Walford RL. *The 120-Year Diet*. New York: Pocket Books; 1986.
53. Weindruch R, Chia D, Barnett EV, Walford RL. Dietary restriction in mice beginning at 1 year of age: effects in serum immune complex levels. *Age*. 1982; 5:111-112.
54. Harmon D. Free radical theory of aging: role of free radicals in the origination and evaluation of life, aging, and disease processes. In: Johnson JE, Walford RL, Harmon D, Miguel J, red. *Free Radicals, Aging, and Degenerative Diseases*. New York: Alan Liss; 1986:3-50.

55. Koizumi A, Weindruch R, Walford RL. Influence of dietary restriction and age on live enzyme activities and lipid peroxidation in mice. *J Nutr.* 1987; 117:361-367.
56. Paffenberger RS. Physical activity, all-cause mortality, and longevity of college alumni. *N Engl J of Med.* 1986; 314:605-609.
57. Orgel LE. The maintenance of the accuracy of protein synthesis and its relevance to aging. *Proceedings of the National Academy of Sciences of the USA.* 1963; 49:517-531.
58. Sonneborn T. The origin, evolution, nature and causes of aging. In: Behnke J, Fince C, Moment G, red. *The Biology of Aging.* New York: Plenum Press; 1979; 341.
59. Ryan JM, Duda B, Cristofalo VJ. Error accumulation and aging in human diploid cells. *J of Gerontol.* 1974; 29:616-627.
60. Holliday R, Tarrant GM. Altered enzymes in aging human fibroblasts. *Nature.* 1972; 238:26-34.
61. Rothstein M. Age-related changes in enzyme levels and enzyme properties. In: Rothstein M, red. *Review of Biological Research in Aging.* New York: Alan Liss; 1985; 1:421-444.
62. Medvedev Z. Possible role of repeated nucleotide sequences in DNA in the evolution of life spans of differential cells. *Nature.* 1972; 237-453.
63. Failla G. The aging process and carcinogenesis. *Annuals of the NY Academy of Sciences.* 1958; 71:1124-1130.
64. Szilard L. On the nature of the aging process. *Proceedings of the National Academy of Sciences of the USA.* 1959; 45:30-51.
65. Curtis HF, Miller K. Chromosome aberrations in lower cells of guinea pigs. *J of Gerontol.* 1971; 26:292-299.
66. Maynard-Smith J. Review lecturer on senescence: I. the causes of aging. *Proceedings of the Royal Society of London.* 1962; (B): 157:115-124.
67. Clark AM, Rubin MA. The modification of X-irradiation of the life span of haploid and diploid Hagrogracon. *Radiation Research.* 1961; 14:244-251.
68. Bjorksten J. Crosslinkage and the aging process. In: Rockstein M, red. *Theoretical Aspects of Aging.* New York: Academic Press; 1974:43.
69. Bjorksten J. The crosslinkage theory of aging: clinical implications. *Compr Ther.* 1976; II:65.
70. Hall DA. *The Aging of Connective Tissue.* New York: Academic Press; 1976.

HOOFDSTUK

3

Biologische, fysiologische en anatomische veranderingen als gevolg van het ouder worden

Het verouderingsproces gaat door tijdens het gehele leven. Vanaf de conceptie tot aan de dood vinden bepaalde biologische, anatomische, fysiologische en functionele veranderingen plaats die te beschouwen zijn als overgangen die het verouderingsproces kenmerken. Veroudering wordt gezien als een karakteristiek proces van geleidelijke achteruitgang dat geen scherpomlijnde omslagpunten kent maar wel lineair toeneemt in de tijd.[1]

Het begrip 'maximaal haalbare levensduur' is inherent aan de ideeën rond veroudering.[2-4] Het onderkennen en beschrijven van de functionele veranderingen die alle mensen gemeen hebben en die niet veroorzaakt worden door ziekte is zeer moeilijk. De term 'eugenetisch' wordt gebruikt om veranderingen die te maken hebben met het natuurlijke verouderingsproces te onderscheiden van pathologische veranderingen.[5] De hypothese van de eugenetische dood is dat de functieafname lineair voortschrijdt tot aan het punt waarop het handhaven van een inwendig milieu waarin cellen kunnen voortbestaan niet langer mogelijk is.

De veranderingen die mensen ondergaan tijdens hun leven kunnen op verschillende manieren getypeerd worden. In dit hoofdstuk zullen deze leeftijdsgebonden veranderingen beschreven worden in termen van de biologische, anatomische, fysiologische en functionele veranderingen die op eugenetische wijze plaatsvinden in de orgaansystemen van het menselijk lichaam. Hoewel het verouderingsproces zeer complex is en de functie niet bij iedereen op dezelfde wijze achteruitgaat,[6] is deze inventarisatie van de orgaansystemen gebaseerd op de aanname dat de achteruitgang die het verouderingsproces met zich meebrengt, veroorzaakt wordt door een verminderde biologische functie van de cellen. Sommige functionele veranderingen gaan gepaard met anatomische of structurele veranderingen. In dergelijke gevallen gaan sommige functionele eenheden verloren, maar blijven de overgebleven eenheden normaal functioneren. De nieren zijn hier een goed voorbeeld van – de functie ervan neemt af naarmate meer nefronen verloren gaan. Skeletspieren zijn een ander voorbeeld. Hoewel de spiermassa kleiner wordt als gevolg van de afname van het aantal spiervezels, blijft deze kleinere spiermassa wel in staat in dezelfde mate zuurstof en stofwisselingssubstraten op te nemen. Bij sommige verouderingsprocessen is er geen sprake van een anatomische achteruitgang, maar wordt elke eenheid fysiologisch minder efficiënt. De lagere geleidingssnelheid van ouder wordende zenuwvezels is hier een voorbeeld van. De duidelijkste veranderingen als gevolg van het ouder worden zijn die waarbij de functie geheel wegvalt. De mogelijkheid om kinderen te baren is hier een uitstekend voorbeeld van. Een ander voorbeeld is het vermogen om tonen te horen boven een bepaalde frequentie.

Het begrip homeostasis wordt gebruikt om 'het vermogen om de constantheid van het inwendige milieu te handhaven' aan te duiden.[7] Dit vermogen maakt het mensen mogelijk in zeer verschillende omgevingen te overleven en een groot aantal biologische en fysiologische uitdagingen succesvol het hoofd te bieden. Hierdoor leven er mensen op vrijwel elke plek op aarde. Het meest in het oog springende leeftijdsgebonden verschil is wellicht het afgenomen vermogen van het lichaam om te reageren op lichamelijke en emotionele belasting en daarna terug te keren naar de normale toestand.[8,9] Deze achteruitgang van de homeostasis vindt plaats in alle orgaansystemen, maar het meest uitgesproken in de interactie tussen het zenuwstelsel en het hormonale systeem en de reflexactiviteit binnen deze systemen.[7]

De veranderingen die plaatsvinden tijdens de volwassenheid en de ouderdom voltrekken zich geleidelijk. Indien er geen ziekten optreden, nemen de functies tijdens de volwassenheid langzaam af. De homeostasis blijft gehandhaafd, maar op een lager peil. Het blijkt ook dat de achteruitgang groter is naarmate de functie complexer is. Functies die een aantal verbindingen tussen zenuwen onderling, zenuwen en spieren, en zenuwen en klieren omvatten, gaan het meest achteruit. Vergelijk bijvoorbeeld de afname van de geleidingssnelheid van zenuwen met de afname van de maximale longcapaciteit. In het eerste geval is één systeem betrokken bij de functie, in het tweede geval moeten verschillende zenuw- en spieractiviteiten gecoördineerd worden.

Tot slot moet niet uit het oog worden verloren dat individuen in verschillende mate verouderen. Ook kunnen de weefsels en systemen van één persoon sneller of minder snel verouderen. Hoewel het nuttig is het gemiddelde functieverlies te beschrijven, is het daarom ook belangrijk te bedenken dat mensen onderling zeer kunnen verschillen.

Veranderingen op celniveau

Het verouderingsproces heeft algemene veranderingen in celgroei, -deling, -reparatie en -regeneratie tot gevolg. De cellen verouderen niet allemaal op dezelfde wijze of in dezelfde mate. In het algemeen neemt het totale aantal cellen in het lichaam echter af, terwijl de structuur van de overgebleven cellen steeds meer verschillen gaat vertonen en de organisatiegraad van hun functies afneemt. Binnen de celkernen nemen het aantal en de grootte van de nucleoli toe, vertonen de losjes spiralende chromatinevezels de neiging tot klonteren en krijgt het kernmembraan instulpingen. Veranderingen in het aantal mitochondria en de vorm ervan, vervormingen van de chromosomen en fragmentatie van het Golgi-apparaat zijn waargenomen. Hoewel dit ook voorkomt in jongere cellen, vindt een toegenomen afzetting plaats van een autofluorescerende, chemisch inerte stof genaamd lipofuscine. Lipofuscine wordt niet in gelijke mate afgezet in alle weefsels. Dit gebeurt met name in cruciale organen zoals het hart en de hersenen. Het verband tussen de opeenhoping van lipofuscine en ziekten van de orgaansystemen is op dit moment nog niet erg duidelijk. Hoewel er geen twijfel meer bestaat over het bestaan van deze veranderingen, is de discussie over het belang ervan voor het functioneren van de cellen tijdens het normale verouderingsproces nog in volle gang.[10]

Cellen kunnen op diverse manieren geclassificeerd worden. Een voor ons doel geschikte indeling is die tussen 'mitotische' cellen, dat wil zeggen: cellen die in staat zijn zich te delen (epitheelcellen, bloedvormende stamcellen), en 'postmitotische' cellen die zich niet kunnen delen (neuronen, myocardcellen). Mitotische cellen sterven af doordat ze zich slechts beperkt kunnen delen, terwijl postmitotische cellen afsterven door ouderdom of de dood van het organisme (bij afwezigheid van traumata).

Vroeger werd ten onrechte gedacht dat mitotische cellen zich onbeperkt konden delen. Aan de hand van humane fibroblasten toonde Hayflick[11] echter aan dat mitotische cellen in staat zijn zich ongeveer vijftig keer te delen. Naarmate de cel ouder wordt, neemt het tempo van de celdeling af en wordt deze onregelmatiger. Uiteindelijk is de cel niet meer tot deling in staat en sterft hij. Hayflick ontdekte ook dat de celdeling een aantal jaren opgeschort kan worden door de cel te bewaren in vloeibare stikstof. Na het ontdooien verloopt de celdeling weer volgens het oorspronkelijke patroon en in het oude tempo totdat de ouderdom intreedt. Deze bevindingen suggereren dat veroudering en celdood mogelijk voorgeprogrammeerd zijn door ouderdomsgenen.[7]

Aangezien enzymen de celfunctie besturen, zijn ze uitgebreid bestudeerd met het oog op mogelijke leeftijdsgebonden veranderingen. Hoewel dergelijke veranderingen gerapporteerd zijn, is de hoeveelheid enzymen gewoonlijk toereikend, mits het systeem niet onder grote druk komt te staan. In het algemeen neemt de functionele doelmatigheid van de meeste enzymen niet af op hogere leeftijd, hoewel de aanmaak ervan beperkt kan zijn bij belasting.[12]

Hart en bloedvaten

Veranderingen op celniveau

Morfologisch onderzoek heeft aangetoond dat slechts weinig veranderingen op celniveau in het ouder wordende hart veroorzaakt worden door uitsluitend biologische veranderingen.[13,14] De leeftijd van individuen kan niet nauwkeurig bepaald worden door pathologisch onderzoek van hun hartspiercellen. De enige consistente spiervezelverandering die aangetoond is, is de opeenhoping van lipofuscine bij de polen van de kernen van hartspiercellen.[14] Baker[15] constateerde dat de diameter van de hartspiercellen aanzienlijk groter wordt op latere leeftijd en dat de eiwitproductie toeneemt in de regio van de celkern. Een toename van de degeneratieve veranderingen binnen de cel is ook waargenomen op hogere leeftijd. Deze gaan gepaard met een toename van de afzetting van lipofuscine in de spiercellen, de afzetting van lipiden, en verwijding van de tubuli in de hartspiercellen. Een aanzienlijke afname van het aantal pacemakercellen in de sinusknoop vindt plaats vanaf het zestigste levensjaar, en op 75-jarige leeftijd is het aantal pacemakercellen met meer dan negentig procent afgenomen ten opzichte van het gezonde volwassen hart.[13-15] Een toename van losmazig bindweefsel is ook aangetoond, vooral in de internodale bundels.[14]

Leeftijdsgebonden veranderingen in de bloedvaten zijn onder andere het dikker worden van de basale membranen van de vaten, met inbegrip van de capillairen, het uitrekken van de arteriën, die kronkeliger worden en verkalken, en een verhoogde amyloïdose (afzetting van overtollig zetmeelachtig materiaal in de vaten).[16] Het verouderingsproces werkt op verschillende wijzen in op de diverse componenten van het vaatstelsel. Yin[16] geeft aan dat veranderingen in de vaatstructuur groter zijn in de thoracale aorta en kleiner in de nierarterie. De veranderingen vinden het eerst plaats in de proximale vaten, waarna ze zich uitbreiden naar de distale vaten. De distale vaten ondergaan de ingrijpendste veranderingen.[16,17] Veranderingen in de kransslagaders worden het eerst waargenomen in de linker takken. Veranderingen in de rechter coronaire arterie en de achterste afdalende tak treden pas ruim na het vijftigste levensjaar op.[17]

De afmetingen en de vorm van de endotheelcellen van de intima worden onregelmatig en de cellen liggen niet langer evenwijdig aan de lengteas van het vat.[16-18] Tijdens het ouder worden neemt het aantal multinucleaire reuscellen in de intima toe. Het bindweefsel van de subendotheellaag wordt dikker, de elastische laminae worden dunner, rafeliger en fragmentarischer en de vet- en kalkafzettingen rond de lamina elastica interna nemen toe.[16,19]

De duidelijkste leeftijdsgebonden veranderingen in de media zijn toegenomen kalkafzetting en verdikking en fragmentatie van het elastische bindweefsel.[16,19,20] De media van de aorta wordt ongeveer veertig procent dikker (van 1,21 naar 1,67 millimeter) na het zestigste levensjaar. De verdikking van de thoracale aorta is voornamelijk het gevolg van een toename van de elastische bindweefsel laminae.[21] In de buikaorta is de verdikking het gevolg van de proliferatie van glad spierweefsel.[21] De media van de aorta van 98 procent van alle individuen vertoont aanzienlijke calcificatie rond het veertigste levensjaar. De binding van calcium aan decarboxylzuur bevattende aminozuren stijgt op overeenkomstige wijze bij het toenemen van de leeftijd.[21,22]

Anatomische veranderingen

Op latere leeftijd wordt de wand van de linker ventrikel iets dikker, maar er zijn geen significante veranderingen in de afmetingen van de hartkamers.[13] Pomerance merkte op dat het aantal proximale bundeltakken die de linker bundel verbinden met de hoofdbundel van het geleidingssysteem kleiner kan worden, en dat er een kleine leeftijdsgebonden vermindering plaatsvindt in de dichtheid van de distale geleidingsvezels.[13] Er vinden relatief kleine veranderingen plaats in de bundel van His en de AV-knoop. Het percentage elastisch bindweefsel, vet en collageen in het myocard stijgt slechts licht tijdens de laatste levensfase en er worden meer kleine fibrosegebieden in het myocard gevormd. Het atriale oppervlak van de atrioventriculaire en tricuspidaalkleppen wordt dikker. Als gevolg van mechanische spanningen opgeroepen door veelvuldig contact worden vaak nodulaire verdikkingen gevormd langs de randen waar de atrioventriculaire klepslippen contact maken.

Zoals reeds opgemerkt, treedt er een toename op van de diameter van het lumen en de dikte van de aorta.[16] In de aa. renalis en carotis wordt de wanddikte groter ten opzichte van de diameter van het vat. In de aorta en de a. femoralis neemt deze verhouding af.[18] De verhouding tussen aortadikte en diameter vertoont een stijgende toename in de perifere vaten en de vaatkronkelingen nemen aanzienlijk toe tijdens het ouder worden.[23]

Fysiologische veranderingen

Al deze biologische en structurele veranderingen hebben fysiologische en functionele veranderingen in het hart- en vaatstelsel tot gevolg. In het algemeen vermindert het hartminuutvolume in rust, reageert het systeem minder goed op belasting, neemt de systolische bloeddruk toe en neemt de hemodynamische weerstand van de perifere vaten progressief toe.

Hartslag, belasting, het intrinsieke spiergedrag en de neurohumorale efficiëntie beïnvloeden allemaal het hartminuutvolume. De maximaal bereikbare hartslag bij maximale inspanning neemt lineair af met de leeftijd.[24,25] De hartslag bij submaximale inspanning verandert gewoonlijk niet. De aanpassing van de hartslag wordt wel kleiner bij diverse fysiologische stimuli, zoals hoesten, houdingsveranderingen of tijdens de proef van Valsava.[26] Het duurt ook langer voordat de hartslag zijn maximale waarde bereikt.[24] De vulling van het hart en de vaatweerstand zijn belastingscondities die het hartminuutvolume beïnvloeden. De diastolische vulling neemt af tijdens het ouder worden.[27] Dit effect wordt toegeschreven aan een langere isometrische relaxatiefase, de verdikking en verharding van de mitralisklep - waardoor het vullen van het ventrikel moeilijker wordt - en een leeftijdsgebonden afname van de rekbaarheid van het linker ventrikel.[27] De vaatweerstand wordt beïnvloed door de stijfheid of weerstand van de centrale aorta, de weerstand van de perifere vaten en de traagheidseigenschappen van het bloed.[16] De systolische druk in de aorta en de polsdruk nemen toe op latere leeftijd.[14,16] De systolische einddruk is groter dan de systolische begindruk bij ouderen en ook de elasticiteitsindex (kenmerkende weerstand) en perifere weerstand nemen toe.[28] Deze veranderingen geven aan dat de compliance van de aorta afneemt, evenals de diameter van de perifere vaten, waardoor de polsgolf sneller wordt en de polsgolfreflectie toeneemt. Wei[16,24] nam aan dat de hieruit voortvloeiende vergroting van de vaatbelasting een verklaring vormt voor de leeftijdsgebonden afname van het slagvolume en het hartminuutvolume alsmede de ontwikkeling van een lichte hypertrofie van het linker ventrikel en een langer durende relaxatie van het myocard bij ouderen.

Het intrinsieke spiergedrag wordt beoordeeld aan de hand van de echografisch bepaalde snelheid van afname van de ventrikeldiameter als gevolg van contractie van de hartspiervezel. Deze verandert niet tijdens het ouder worden.[27] De isometrische relaxatiefase en de beginfase van de diastole worden langer.[29] De dikte van de linker ventrikelwand kan het gevolg zijn van de langer durende relaxatie.[27]

Het hartminuutvolume wordt ook beïnvloed door neurohumorale regulatie. In het myocard en de perifere vaten is sprake van een verminderde reactie van de eindorganen op bèta-adrenerge stimuli.[16] De vegetatieve tonus is verhoogd op basis van de catecholaminespiegels in het plasma.[30] De reflexactiviteit van het hart- en vaatstelsel (bijvoorbeeld tijdens de proef van Valsava, orthostasis of hoesten) is zwakker bij ouderen, wat gedeeltelijk veroorzaakt wordt door een verminderde gevoeligheid van de barosensoren. De zwakkere reflexen houden verband met veranderingen in het cardiopulmonale systeem.[14,26,31]

Het vermogen van het lichaam om de bloeddruk adequaat te regelen, is afhankelijk van de functie van het vegetatieve zenuwstelsel, de arteriële barosensorreflex, neurohumorale factoren in de bloedsomloop, de lokale vaattonus en het extracellulaire vloeistofvolume. Tijdens het ouder worden verandert de bloeddrukregulatie als gevolg van een verandering in het vegetatieve zenuwstelsel.[16,31] Volgens Shimada wordt een verhoging van de bloeddruk bij ouderen veroorzaakt door een verhoging van de noradrenalinespiegels in het plasma, die leiden tot een verhoging van de orthosympathische reflexactiviteit.[31] De arteriële barosensorreflex functioneert slechter.[14,31] Ook atherosclerose en hypertensie hebben een negatieve invloed op de barosensorreflex.[31] Catecholaminen en neurohumorale factoren in de bloedsomloop dragen bij aan de regeling van de bloeddruk.[32] Deze factoren zijn renine, aldosteron, vasopressine, atriaal natriuretische peptide, en angiotensine II. Het renine niveau in het plasma blijft gelijk of vermindert met het klimmen der jaren. Waarschijnlijk is dit het gevolg van een verminderde concentratie van actief renine en niet van de concentratie van reninesubstraat in het plasma.[32] De verminderde renineactiviteit in het plasma houdt verband met een even sterke verlaging van de aldosteronspiegel en de angiotensine-II-spiegel in het plasma op hogere leeftijd.[32] Het vasopressinegehalte blijft gelijk of vermindert. Een afname van de vasopressineactiviteit houdt meestal verband met bloedverlies of dehydratie.[33] De hoeveelheid atriaal natriuretische peptide in het plasma verandert niet tijdens het ouder worden. Een lokale verhoging van de vaattonus kan optreden bij ouderen, maar de mate van vaatvernauwing veroorzaakt door noradrenaline verandert niet op latere leeftijd.[16]

Het effect van deze veranderingen op het hart- en vaatstelsel blijkt uit veranderingen in hartminuutvolume, slagvolume, bloeddruk in rust en de reactie op belasting. Veranderingen van de hartslag in rust zijn niet specifiek leeftijdsgebonden.[14] De hartfrequentie en het hartminuutvolume in rust blijven vrijwel gelijk, hoewel de perifere weerstand (bloeddruk) groter wordt.[34] Het gewicht van het myocard neemt gewoonlijk toe op latere leeftijd en er wordt meer lipofuscine afgezet in de myocardcellen. De mitochondria worden groter en de myocardcellen worden minder gevoelig voor catecholamineprikkels. De minder effectieve barosensorreflex gecombineerd met de afname van de vaso-elasticiteit zorgt ervoor dat oudere mensen vaak leiden aan orthostatische hypotensie.[7,35] Het hartminuutvolume tijdens zitten in rust verandert niet tijdens het ouder worden, maar in ruglig is er vaak wel een leeftijdsgerelateerde afname van het hartminuutvolume.[14] Er vindt ook een overeenkomstige houdingsgebonden verandering van het slagvolume plaats. Dit wordt verklaard uit de leeftijdsgebonden veranderingen in de hartcompliance en het vullingsvolume.[14,16] De bloeddruk in rust, zowel de diastolische als de systolische, wordt gewoonlijk hoger op latere leeftijd.[24] Het is niet duidelijk of deze verhoging van de bloeddruk het gevolg is van eugenetische veroudering of van erfelijke en omgevingsfactoren, of van beide.

Als belasting optreedt, is de versnelling van de hartslag trager, en bij lichamelijke inspanning is de ejectiefractie kleiner.[14] Zoals eerder is beschreven, hebben houdingsveranderingen ook invloed op het hartminuutvolume en de bloeddruk. Na een doorsneemaaltijd volgt bij ouderen vaak een verlaging van de gemiddelde bloeddruk.[14] Naarmate de inspanning toeneemt, wordt de gemiddelde bloeddruk hoger. Deze verhoging wordt toegeschreven aan veranderingen in de voorbelasting tijdens de vulling van het hart.[14] Bij gezonde ouderen treden de beschreven reacties van het hart- en vaatstelsel bij toenemende inspanning altijd op; aërobe training kan hierop echter invloed hebben. Lichaamsbeweging heeft een positieve invloed op het hart- en vaatstelsel. Dit wordt in een volgend hoofdstuk besproken.

De longen

In dit hoofdstuk worden leeftijdsgebonden veranderingen in het cardiopulmonale systeem besproken. Deze veranderingen worden door Butler gedefinieerd als 'universeel, intrinsiek, progressief en onomkeerbaar'.[36] De ziekten van de long worden besproken in hoofdstuk 5.

In het pulmonale systeem hebben de leeftijdsgebonden veranderingen invloed op mechanische eigenschappen, de luchtstroom, het volume, de gasuitwisseling en stoornissen van de longafweer. De verminderde compliance van de borstwand en elasticiteit van het longweefsel zijn leeftijdsgebonden veranderingen van een tweetal mechanische eigenschappen. Een verhoogde calcificatie van de ribben, een vermindering van de spierkracht van de intercostale spieren en veranderingen in de kromming van de wervelkolom resulteren in een verminderde compliance en een grotere ademhalingsarbeid.

Bij een normaal longvolume neemt de weerstand van de luchtwegen bij veroudering niet toe. Normale veroudering leidt echter wel tot een vermindering van het maximale ademminuutvolume, de maximale expiratie en de één-secondewaarde (op zichzelf staand en in verhouding tot de vitale capaciteit). Hoewel het ademteugvolume vrij constant blijft gedurende het gehele leven, neemt de vitale capaciteit af terwijl het restvolume toeneemt.

Longventilatie, diffusie en longcirculatie zijn de drie voornaamste componenten van het ademhalingssysteem die minder effectief worden met het klimmen der jaren. De basale membranen tussen de alveoli en de capillairen worden dikker, de totale longcapaciteit wordt kleiner, het restvolume wordt groter, de vitale capaciteit vermindert, en de elasticiteit van de longen wordt kleiner. Het is moeilijk pulmonale veranderingen veroorzaakt door het ouder worden geheel te scheiden van de veranderingen die te maken hebben met emfyseem of chronische bronchitis. Roken en blootstelling aan stoffen ingeademd tijdens het werk en in de omgeving kunnen gaandeweg chronische pulmonale veranderingen en longaandoeningen veroorzaken. Deze ziektebeelden lijken sterk op de toestand die het gevolg is van het verouderingsproces en komen ook vaker voor op hogere leeftijd.[37] 'Normale' pulmonale veroudering geeft een verlies aan elastische weefsels te zien, wat leidt tot expiratoire collaps van de grotere luchtwegen, problematische expiratie en verwijding van de bronchioli.[36]

Als gevolg van het ouder worden verandert de efficiëntie van de diffusie in het perifere vaatstelsel. In de longen komt de vermindering van de gasuitwisseling tot uiting in een verminderde koolmonoxidediffusie, een lagere arteriële zuurstofspanning in rust, en een toegenomen alveolair-arteriële zuurstofgradiënt. Het alveolaire oppervlak en het bloedvolume in de longcapillairen worden kleiner op hogere leeftijd. Kleine veranderingen in de stofwisseling van de rode bloedcellen leiden tot een vermindering van 2,3-difosfoglycerinezuur (DPG). Als gevolg hiervan verschuift de zuurstofdissociatiekromme naar links, waardoor minder zuurstof beschikbaar komt voor de weefsels.[38]

Doordat het normale verouderingsproces het cardiopulmonale systeem op diverse wijzen beïnvloedt, verandert het vermogen van het systeem om de weefsels die arbeid verrichten van zuurstof te voorzien. Bij de gezonde mens kunnen het hart en de longen in het algemeen voldoen aan de behoeften van het lichaam, maar de reservecapaciteit wordt kleiner. Als het systeem op de proef gesteld wordt, kan de behoefte aan zuurstof en doorbloeding groter worden dan de aanwezige reserve.

Bij een ouder individu leiden normale veranderingen tot een vermindering van de longafweer. Het aantal ciliën neemt af en de overblijvende ciliën worden zwakker. De 'mucuslift' en de wijze waarop de alveolaire macrofagen ingeademde deeltjes verwijderen, worden minder doeltreffend. Bij afwezigheid van fysiologische provocaties handhaaft het systeem een redelijk doelmatige afweer. Wanneer oudere individuen echter voortdurend blootgesteld worden aan deeltjesrijke lucht, lopen ze het risico van een verminderde longfunctie.[7,39]

De herstelperiode volgend op lichamelijke inspanning is langer bij ouderen. Dit wordt onder andere veroorzaakt door een relatief grotere arbeidsbelasting, een verhoogde anaërobe stofwisseling, een lagere warmteafvoer, en een slechtere lichamelijke conditie. Als gevolg hiervan moet de cooling-down na lichamelijke inspanning langer zijn voor ouderen zodat hun vitale functies langer de gelegenheid krijgen terug te keren naar hun normale waarden. Plotseling stoppen met lichaamsbeweging zonder een passende herstelperiode kan negatieve effecten hebben op elke leeftijd. In het geval van ouderen is het echter bijzonder belangrijk voldoende hersteltijd in te bouwen.

Het bewegingsapparaat

Extracellulaire en bindweefselveranderingen hebben te maken met het watergehalte van de weefsels en de elasticiteit van collageen en elastine. Er zijn veel verschillende typen bindweefsel in het lichaam (losmazig, adipeus, vezelig, enzovoort). Het 'losmazige' bindweefsel houdt de organen bij elkaar, houdt weefselvloeistoffen vast en maakt de intracellulaire diffusie van moleculen mogelijk. Losmazig bindweefsel vindt men onder de meeste epitheellagen. Ook vult het de ruimten tussen de spieren (fascia). Het meest voorkomende type cel in losmazig bindweefsel wordt fibroblast genoemd. Fibroblasten produceren eiwitvezels genaamd collageen en elastine.[35]

Bij jonge mensen zijn de collageenvezels sterk en buigzaam en lopen ze in kruisende bundels die samen een structuur vormen. Als het individu ouder wordt, verlopen de bundels in toenemende mate gekruist en vormen ze onderling verbindingen (cross-links), waardoor de extracellulaire matrix een grotere dichtheid krijgt. De collageenstructuur wordt stijver naarmate de dichtheid toeneemt. Deze hogere dichtheid belemmert het moleculaire transport van voedings- en afvalstoffen op celniveau.[35]

Elastinevezels vertonen ook meer cross-links naarmate het individu ouder wordt. Het watergehalte en de elasticiteit nemen af. De elastinevezels worden stijver, kunnen gaan rafelen en worden in sommige gevallen geheel vervangen door collageen.[7]

Bindweefselcellen ontwikkelen zich uit de embryonale mesenchymcel. Als gevolg van deze gemeenschappelijke oorsprong hebben alle bindweefsels vergelijkbare celkenmerken. Alle bindweefselcellen produceren collageen, elastine, glycoproteïne, hyaluronzuur en contractiele eiwitten.[40] De verhouding tussen deze stoffen varieert in de diverse weefseltypen. Collageen wordt bijvoorbeeld het meest afgescheiden in wit vezelig bindweefsel, elastine in geel elastisch bindweefsel en glycoproteïne in kraakbeen. Het productiepatroon van deze stoffen door de bindweefselcellen verandert wanneer de omstandigheden in het inwendige milieu veranderen. In dit gedeelte van het hoofdstuk zal de invloed van het ouder worden op de productie en het functionele belang van elk van deze stoffen besproken worden.

Collageen is de basisproteïne van vezelig bindweefsel met inbegrip van botten, pezen, ligamenten en kraakbeen.[41,42] Procollageen, een eiwitmateriaal, wordt afgescheiden door de ribosomen van bindweefselcellen. Afzonderlijke procollageenmoleculen verbinden zich tot tropocollageenstrengen. Op hun beurt gaan deze strengen samen tot spiraalvormige bundels en vormen zo de volgroeide collageenvezel.[43] De diameter van de collageenvezel neemt toe door aanhechting van extra tropocollageenstrengen aan het vezeloppervlak, wat resulteert in een samengeperste kernvezel met toenemende cross-links.[44] Het aantal cross-links neemt toe zelfs nadat de vezel volgroeid is. De diameter van collageenvezels is groter bij oudere individuen dan bij jongere.[45] In het algemeen is de treksterkte van het bindweefsel bij oudere individuen groter dan bij jongere. De toename van het aantal cross-links van de collageenvezels wordt gezien als een 'normale' leeftijdsgebonden verandering.

Het klinisch belang van deze toegenomen cross-linking ziet men in de eruit voortvloeiende collageencontracturen. De verbindingen tussen aangrenzende collageenstrengen kunnen leiden tot verkorting en vervorming van de collageenvezels. Deze verkorting kan contracturen tot gevolg hebben met een progressieve afname van de weefselmobiliteit.[42] Collageenvezels zijn taai en inelastisch en hun verbindingen kunnen niet verbroken worden door mechanische rekkrachten. Klinisch gezien is het echter van belang dat sommige van deze chemische bindingen temperatuurgevoelig zijn. Lehman et al.[46] ontdekten dat bij een temperatuur van 42,5 °C of hoger de bindingen tussen de collageenvezels onstabiel worden, waardoor de weefsels gemobiliseerd kunnen worden. Voortdurend rekken onder gelijktijdige verwarming van de vezels gevolgd door dertig minuten continu rekken tijdens de afkoelingsperiode wordt aangeraden.[46]

De bindweefselcellen scheiden elastine af gedurende de groei- en ontwikkelingsfase.[40] De elastinemoleculen verbinden zich in de lengterichting en vormen vertakkingen waardoor een roosterachtig netwerk gevormd wordt. Deze structuur zorgt ervoor dat elastine zijn oorspronkelijke lengte terugkrijgt na rekking.[45] Als gevolg van het ouder worden vermindert de hoeveelheid elastine in de huid, de arteriewanden en de bronchiaalboom gestaag.[6,7] Wanneer de elastinevezels overrekt worden tot het punt waarop ze scheuren, worden littekens gevormd die de elasticiteit van de weefsels verder doen afnemen.

De glycoproteïnen vormen een groep relatief kleine moleculen van oplosbaar eiwitmateriaal. De aanwezigheid van glycoproteïne in de extracellulaire ruimte zorgt voor de osmotische kracht die een grote rol speelt bij het op peil houden van de weefselvloeistof.[40] Hoe hoger de glycoproteïneconcentratie, hoe groter de hoeveelheid vloeistof die vastgehouden wordt in de weefsels door osmotische aantrekkingskrachten. Glycoproteïnen worden op vele manieren afgescheiden. Dit verschil hangt samen met het weefseltype en de plaats in het lichaam waar de secretie plaatsvindt.[40] De productie en secretie van glycoproteïne in de bindweefsels wordt minder naarmate het individu ouder wordt. Als gevolg hiervan wordt het handhaven van een normale vloeistofbalans in de weefsels steeds moeilijker. Dehydratie vindt veelvuldig plaats in de weefsels van ouderen.[40]

Hyaluronzuur draagt bij aan de regeling van de weefselviscositeit. Het wordt geproduceerd door sommige ribosomen in de bindweefselcellen, vooral die in het kraakbeen. Hyaluronzuur vermindert de wrijving tussen celcomponenten tijdens bewegingen. De hoeveelheid hyaluronzuur die wordt afgescheiden, neemt af op hogere leeftijd, waardoor de beweeglijkheid (viscositeit) van de bindweefsels afneemt, wat resulteert in weefselafbraak.[48] De productie van hyaluronzuur wordt gestimuleerd door activiteit. Lichaamsbeweging is daarom zeer belangrijk voor het handhaven van de weefselviscositeit bij ouderen. Gebrek aan lichaamsbeweging heeft een negatieve invloed op de productie van hyaluronzuur, waardoor verkleving van weefsels en een verdere afname van de mobiliteit zullen optreden.

Contractiele eiwitten van de fibroblasten verzorgen de motiliteit binnen het bindweefsel. Ze zorgen voor de verwijdering van afvalstoffen en vergroten de mobiliteit van cellen binnen de weefselruimten en vergemakkelijken de passage van celproteïnen door de wanden van capillairen of lymfevaten.[40] Op hogere leeftijd nemen de secretie en de organisatiegraad van de contractiele eiwitten af, wat leidt tot een vermindering van de motiliteit.[47] De geproduceerde hoeveelheid contractiele eiwitten is relatief klein in normale fibroblasten. Bindweefselcellen die een grote hoeveelheid contractiel eiwit produceren, worden myofibroblasten genoemd.[48] Ryan vond deze in uitzonderlijk grote aantallen in chronisch beperkte weefsels, zoals een Dupuytrencontractuur en de rotatoren-manchet bij een schouder-handsyndroom.[48] Lichaamsbeweging speelt ook een grote rol bij het voorkomen van het ontstaan van myofibroblasten en de daarmee gepaard gaande afname in bewegingsmogelijkheid en contracturen van weke delen op latere leeftijd.

Klinisch gezien is fibrineuze adhesievorming een zeer belangrijke factor bij het werken met ouderen. Fibrinogeen, een in het plasma oplosbaar eiwit, is een normaal moleculair exsudaat van capillairen. Wanneer deze stof door de capillairwand getransporteerd wordt naar de omringende vezels, wordt hij omgezet in strengen onoplosbaar fibrine.[49] Fibrinestrengen kunnen verkleven met weefselstructuren en de bewegingen van deze structuren belemmeren. Gewoonlijk wordt fibrine als afval verwijderd door reticulo-endotheliale cellen. Op hogere leeftijd alsmede door inactiviteit neemt de exsudatie van fibrinogeen in de omringende weefsels toe.[47] Bij afgenomen activiteit is het mogelijk dat een deel van het fibrine niet afgebroken wordt, wat leidt tot een opeenhoping van deze substantie en dus tot afname in de bewegingsmogelijkheid en wellicht adhesies. Fibrinogeen kan zich ook ophopen na letsel (als gevolg van een trauma of operatie) op de plaats van de weefselbeschadiging. Wanneer de lichamelijke activiteit gering is, kunnen deze strengen zich stabiliseren en een adhesie vormen.[40] Lichaamsbeweging stimuleert de afvoer van fibrinogeen en moet zo snel mogelijk na het optreden van het letsel hervat worden, teneinde onomkeerbare weefselbeschadigingen en contracturen te voorkomen. Vroegtijdige interventie en mobilisatie zijn dus zeer belangrijk bij de behandeling van ouderen.[48]

Het kraakbeen

Andere bindweefsels die veranderingen ondergaan als gevolg van het ouder worden zijn bot, hyalien kraakbeen, elastisch kraakbeen en vezelig kraakbeen. Veranderingen in het bot worden in een apart gedeelte van dit hoofdstuk beschreven.

Hyalien kraakbeen wordt gevonden in de neus, de kraakbeenringen van de luchtwegen en in de gewrichten. Elastisch kraakbeen wordt gevonden in delen van de larynx en in de oorschelp. Vezelig kraakbeen wordt gevonden in de tussenwervelschijven, tussen de botten van de bekkengordel en in de meest oppervlakkige delen van het kraakbeen van gewrichten.[50] Op latere leeftijd droogt het kraakbeen uit, wordt het stijver en wordt het dunner in gebieden onderhevig aan belasting.

Kraakbeen wordt gevormd wanneer de embryonale mesenchymcellen blootgesteld worden aan compressiekrachten in een omgeving met een lage zuurstofconcentratie. De voornaamste afscheidingsproducten van de chondroblasten zijn glycoproteïne, chondroïtine-sulfaat en hyaluronzuur. Collageen wordt in mindere mate geproduceerd. Kraakbeen is een uniek bindweefsel in die zin dat het geen directe bloedtoevoer kent. De bloedstroom in aangrenzende botten en de synoviale vloeistof zorgen voor de toevoer van voedingsstoffen naar de chondroblasten. De chondroblasten scheiden glycoproteïne af aan de omringende matrix. Dit wekt een sterke osmotische kracht op die water met de daarin opgeloste gassen, anorganische zouten en organisch materiaal aantrekt naar de matrix, waardoor de substanties benodigd voor een normale stofwisseling beschikbaar komen. De concentratie van glycoproteïne in de matrix bepaalt de hoeveelheid vloeistof die naar het kraakbeen stroomt. Een normaal verouderingsproces gaat gepaard met een verminderde productie van chondroïtine-sulfaat[51] en een vermindering van de osmotische aantrekkingskrachten, waardoor de matrix minder goed in staat is vloeistoffen aan te trekken en vast te houden.

Voedingsstoffen kunnen de kraakbeenmatrix alleen binnenkomen wanneer er geen compressiekrachten optreden.[51,52] In een toestand waarin belasting of compressie optreedt, worden vloeistof en voedingsstoffen uit de matrix geperst. Om een regelmatig transport van stoffen van en naar het kraakbeen te verkrijgen, is het noodzakelijk dat compressiekrachten afwisselend optreden en afwezig zijn. Wanneer er geen compressie optreedt, blijven metabolieten achter in de matrix. De aanwezigheid van metabolieten vermindert het zuurstofgehalte, waardoor de secretie van glycoproteïne afneemt en de hoeveelheid procollageen die geproduceerd wordt, toeneemt. Bij afwezigheid van activiteit wordt hyalien kraakbeen omgezet in vezelig kraakbeen.[51,52] Belast oefenen is daarom bijzonder belangrijk voor ouderen. Het transport van stoffen van en naar het kraakbeen door lichaamsbeweging kan de gezondheid van het kraakbeen en het functioneren van de gewrichten ten goede komen.[51]

De gewrichtsvlakken van synoviale gewrichten zijn bekleed met hyalien kraakbeen. De smering van het grensvlak van het hyaliene kraakbeen wordt verzorgd door de secretie van hyaluronzuur door de chondroblasten. Hyaluronzuurmoleculen vormen een viskeuze laag die het hyaliene kraakbeen bedekt. Compressie stimuleert de productie van hyaluronzuur, zodat het gewricht voortdurend gesmeerd wordt tijdens bewegingen.[52] Zoals hierboven opgemerkt, vermindert de secretie van hyaluronzuur op hogere leeftijd, waardoor de doelmatigheid van de gewrichtssmering afneemt.[51] Degeneratieve veranderingen van het kraakbeen zijn niet omkeerbaar. De rehabilitatie moet gericht zijn op het regelmatig afwisselen van compressie en de afwezigheid van compressie in het ouder wordende gewricht. Normaal belast oefenen wordt aangeraden om de gezondheid van het kraakbeen op peil te houden.

Het kraakbeen waarmee de gewrichten gewoonlijk bekleed zijn, wordt op latere leeftijd dunner en slechter van kwaliteit. Dit gebeurt vooral in gewicht dragende gebieden. Omdat kraakbeen geen bloedvoorziening kent en niet geïnnerveerd is, is de slijtage vaak ver voortgeschreden voordat symptomen als pijn, crepitaties en bewegingsbeperkingen optreden. Een afgenomen watergehalte, verminderde elasticiteit en verhoogde fibreuze afzettingen rond botuitsteeksels dragen bij aan een grotere stijfheid en een slechtere functie. Vergevorderde degeneratie van vezelig kraakbeen wordt gewoonlijk arthrosis deformans genoemd.[7,12,53]

Aangezien bepaalde soorten bindweefsel vrijwel overal in het lichaam voorkomen, is de invloed van het ouder worden omvangrijk. De grotere stijfheid van collageen- en elastinevezels betekent dat meer energie benodigd is voor dezelfde mate van rekking. De huid wordt minder soepel en krijgt meer rimpels. De longen verliezen iets van hun vroegere retractiekracht, bloedvaten worden harder en het hart kan minder uitzetten. Gewrichten worden stijver en door het lagere watergehalte van de tussenwervelschijven wordt de discushoogte kleiner en de wervelkolom compacter, waardoor de lichaamslengte afneemt. De celreparatie en het transport van voedings- en afvalstoffen van en naar de cellen worden minder efficiënt.[7,54] Andere effecten van veranderingen in bindweefsels worden besproken in de gedeelten van dit hoofdstuk over de diverse orgaansystemen.

De lichaamssamenstelling

Een korte bespreking van de veranderingen in de lichaamssamenstelling en het lichaamsgewicht mag hier niet ontbreken. De meest zichtbare veranderingen hebben te maken met het vet- en het watergehalte van het lichaam. Hoewel de hoeveelheid extracellulair water constant blijft, neemt de hoeveelheid intracellulair water af, wat aangeeft dat hetzij de cellen uitdrogen hetzij de celmassa kleiner wordt bij aanwezigheid van voldoende vocht.[55-57] Dehydratie is een bijzonder veelvoorkomend gevolg van ouderdom, vooral tijdens lichaamsbeweging. Ouderen moeten voldoende drinken en bij lichaamsbeweging moet de vochtinname van ouderen goed in de gaten gehouden worden.

In het algemeen neemt het percentage vetvrij spierweefsel af terwijl het vetpercentage toeneemt. Het gewicht en de massa van vrijwel alle organen nemen af, met uitzondering van de prostaat, die soms twee keer zo groot kan worden bij oudere mannen.[57,58]

De spieren

Veranderingen op celniveau

Spieren zijn samengesteld uit postmitotische cellen. Om de spieren te laten functioneren en in stand te houden, is een adequate innervatie door motorneuronen nodig. Het verlies aan spiermassa tijdens het ouder worden wordt veroorzaakt door een afname van het aantal spiervezels en de afmetingen ervan.[59] Aangezien minder spiervezels verloren gaan in de tonische spieren dan in de antagonisten hiervan,[60] vertonen de gewrichten een grotere flexieneiging. De afzet van lipofuscine neemt toe. De dichtheid van de capillairen van de overgebleven motoreenheden neemt af, evenals de activiteit van myosine ATP-ase.[61] De voortgeleiding van spierimpulsen vergt meer tijd en de coördinatie wordt slechter. Het eindresultaat van deze veranderingen is een vermindering van de spierkracht en de lichaamsstabiliteit. Deconditionering en eenzijdige voeding versterken vaak de effecten van de normale leeftijdsgebonden veranderingen. Hoewel training de spierfunctie kan verbeteren, geschiedt dit op hogere leeftijd minder snel en in mindere mate.[62]

Leeftijdsgebonden veranderingen in de skeletspieren lijken op de veranderingen als gevolg van denervatie. De klassieke 'cross-innervation'-studies van Buller et al.[63] illustreren de trofische invloed van zenuwen op de functie van skeletspieren en laten zien dat het metabolische en fysiologische profiel van een spiervezel (dat wil zeggen: het vezeltype) voornamelijk bepaald wordt door de aard van de innervatie en de daarmee samenhangende soort stimulatie (fasische of tonische prikkeling en andere trofische factoren). Volwassen skeletspieren zijn samengesteld uit drie vezeltypen: type I (slow-twitch, aërobe vezel), type IIA (fast-twitch, aërobe vezel) en type IIB (fast-twitch, anaërobe vezel). Histochemisch kan met behulp van kleuringstechnieken voor het myofibrillair ATP-ase en het mitochondriale enzym barnsteenzuur-dehydrogenase worden aangetoond dat dit heterogene vezelpatroon op latere leeftijd verdwijnt en de vezels worden met betrekking tot hun fysiologie en stofwisseling homogener.[60,61,63]

Het is bekend dat de spiermassa bij ouderen afneemt, waarbij de proximale spieren van de onderste extremiteiten het meest getroffen worden. Deze afname van de spiermassa is het gevolg van een afname van zowel het aantal vezels als de diameter ervan. Het aantal motorische zenuwvezels neemt niet af, maar de motoreenheid wordt wel kleiner als gevolg van het verlies van spiervezels. De afname van het aantal vezels komt voornamelijk voor rekening van de rode aërobe vezels, maar de conclusies van de meeste studies op het gebied van de enzymhuishouding en de fysiologische eigenschappen wijzen in de richting van een grotere afname van de snelle type-II-vezels. Het aantal vezels van zowel type IIA als type IIB neemt af, in zodanige mate dat de verhouding tussen de aantallen van beide typen ongewijzigd blijft bij toenemende leeftijd. Als gevolg van dit selectieve verlies van type-II-vezels neemt het percentage type-I-vezels toe van ongeveer veertig procent bij individuen tussen twintig en dertig jaar tot 55 procent bij individuen tussen zestig en 65 jaar.[64]

Behalve atrofie en een afname van het aantal vezels vertoont de microstructuur van oudere skeletspieren nog een aantal veranderingen:

1. verdikking van het sarcolemma, dat uit gaat stulpen in de extracellulaire ruimte;
2. een toename van collageenmateriaal in de extracellulaire ruimte;
3. ongeorganiseerde en verstoorde myofilamenten aan de celperiferie;
4. een proliferatie van de T-tubuli, het sarcoplasmatisch reticulum en de laterale cisternen;

5. vergrote mitochondria met een matrix die vacuolen, korte cristae en een afname van granulae met grote dichtheid vertoont;
6. opeenhoping van ribosomen en polysomen onder het sarcolemma;
7. een groter aantal lysosoomblaasjes en verhoogde pinocytose.

De meeste van deze leeftijdsgebonden veranderingen vinden plaats aan het vezeloppervlak, waar aanzienlijke hoeveelheden afvalstoffen uit de cel (die samenhangen met proteolytische activiteit) waargenomen kunnen worden.

Leeftijdsgebonden veranderingen vindt men in de cellen van alle organen. Sommige van de meest zichtbare verschijnselen van het ouder worden zijn veranderingen in de huid en de ontwikkeling van bewegingsstoornissen. Als mensen ouder worden, nemen de spierkracht en de coördinatie af en worden hun bewegingen vaak trager. Bewegingsstoornissen worden door veel factoren veroorzaakt. Een aantal van deze factoren zijn veranderingen in perifere en centrale synapsmechanismen, motivatie, skeletafwijkingen (zoals arthrosis deformans of structurele balansstoornissen veroorzaakt door tonusveranderingen na een beroerte (CVA) of andere neurologische aandoening), en veranderingen in de spieren. Verscheidene factoren kunnen gelijktijdig optreden. Krachtverlies dat tot uiting komt in een afname van spierhypertrofie en veranderingen in de spierfunctie is het resultaat van een complexe interactie van factoren. Een voorbeeld is het afgenomen vermogen van het hart en vaatstelsel om grondstoffen te leveren aan spieren die arbeid leveren en veranderingen in de chemische samenstelling van spiervezels.[64a,65] Kwantitatief gezien nemen alle parameters van de spierfunctie (fysiologische, anatomische, histochemische en enzymatische) af na het veertigste levensjaar. Naar schatting is de maximale spierkracht van een 65-jarige die niet aan lichaamsbeweging doet twintig tot veertig procent afgenomen.[66] De algemene reactie op het ouder worden is een afname van de spierkracht die gepaard gaat met verschijnselen van atrofie. Metingen van veranderingen van de spierfunctie geven aan dat het verlies aan vetvrije massa primair de skeletspieren betreft. Vanuit klinisch oogpunt is het duidelijk dat veroudering sommige spieren meer treft dan andere. De flexoren van de onderste extremiteiten, bijvoorbeeld, vertonen leeftijdsgebonden veranderingen op een relatief jonge leeftijd in vergelijking met andere spiergroepen.

'Verouderingsverschijnselen' zijn onder andere de afname van het aantal actieve functionele eenheden (motoreenheden of spiervezels) en een lagere concentratie van specifieke enzymen of vezeltypen. De voornaamste vezeltypen reageren verschillend op het ouder worden. Gutmann en Hanzlikova[67] hebben de wezenlijke kenmerken van de 'oudere motoreenheid' gekarakteriseerd en lieten daarmee zien dat deze leeftijdsgebonden veranderingen een opzichzelfstaand biologisch fenomeen vormen. Deze veranderingen zijn vergelijkbaar met de veranderingen die waargenomen worden in gedenerveerde en geïmmobiliseerde spieren. In oudere en gedenerveerde spieren vindt men:

- een afname van zowel het aantal spiervezels als de afmetingen daarvan;
- een proliferatie van T-tubuli en sarcoplasmatisch reticulum;
- zwaarwegende histochemische aanwijzingen voor 'type-grouping'.

Biochemische veranderingen op celniveau[61] zijn onder andere:

- een afname van de activiteit van enzymen die zorgen voor oxidatie en de afbraak van glucose;
- een verminderde concentratie van adenosinetrifosfaat (ATP);
- een minder snelle resynthese van creatinefosfaat.
- veranderingen in de motorische eindplaatjes die de trofische interacties tussen de

spier en de zenuw beïnvloeden, wat een snelle neuromusculaire transmissie belemmert (lagere eindplaatpotentialen).

Sommige veranderingen in de ouder wordende spier kunnen het gevolg zijn van andere leeftijdsgebonden veranderingen, zoals gewichtsverlies. De meeste veranderingen in de ouder wordende motoreenheid komen echter tot stand voordat een leeftijdsgebonden gewichtsverlies optreedt. Het is onwaarschijnlijk dat spierstoornissen het gevolg zijn van gewichtsverlies op latere leeftijd tenzij dit het gevolg is van ondervoeding.

Er zijn vele pathologische oorzaken van een mogelijk verlies aan spierkracht, bijvoorbeeld arthritis, beroerten, hart- en vaatziekten en dergelijke. Deze worden uitvoerig besproken in hoofdstuk 5. Functionele oorzaken van een verlies aan spierkracht hebben te maken met het principe 'rust roest' ('use it or lose it'). Onderzoek bij astronauten in gewichtloze toestand en studies naar de gevolgen van immobilisatie van het gehele lichaam of delen daarvan laten significante overeenkomsten zien met de spierveranderingen die beschouwd worden als normale gevolgen van het ouder worden.[7]

Het uithoudingsvermogen is een andere factor van de spierfunctie die beïnvloed wordt door veroudering. Larsson et al.[66] bestudeerden de fysiologische, anatomische en histochemische effecten van leeftijdsgebonden veranderingen in een onderzoek bij 55 gezonde mannen in de leeftijd van 22 tot 65 jaar – allen administratief medewerkers die een zittend leven leidden.

Om erachter te komen of deze veranderingen een correlatie vertoonden met spiergedrag, spierkracht en uithoudingsvermogen werden metingen verricht met de Cybex-machine.[68] Het isometrische uithoudingsvermogen werd vastgesteld door de tijd te meten waarin de proefpersonen in staat waren vijftig procent van hun maximale isometrische kracht op te brengen; het dynamische uithoudingsvermogen werd gemeten door de proefpersonen vijftig maximale isokinetische contracties bij 180 graden per seconde te laten verrichten. Het veranderingspercentage werd bepaald door het gemiddelde koppel van de laatste drie contracties te delen door het gemiddelde koppel van de eerste drie contracties. Het bleek dat bij elke snelheid een leeftijdsgebonden afname van de isometrische kracht en de piekwaarde van het isokinetisch koppel optrad. Ook werd een kleinere maximale knie-extensie gemeten. Er was geen leeftijdsgerelateerd verschil in spiermassa zoals vastgesteld aan de hand van de dijomtrek. Het uithoudingsvermogen, zowel dynamisch als isometrisch, was vergelijkbaar in alle leeftijdscategorieën. De spierkracht neemt lineair af met de leeftijd, evenals de verhouding tussen de type-II-vezels en de oppervlakte ervan. Op basis van regressie-analyse stelde Larsson[68] echter dat de atrofie van de type-II-vezels niet de totale afname van de spierkracht kon verklaren. Andere factoren, zoals leeftijd en activiteitsniveau, hadden ook invloed op de resultaten. Een combinatie van factoren, zoals een toegenomen hydroaldoasedexokinase (HAD), een verschuiving in de lactaat dehydrogenase (LDH) patronen, een hoger percentage type-I-vezels en een lagere leeftijd van de type-II-vezels, vormt een aanwijzing dat op hogere leeftijd het aërobe vermogen van de spier over de gehele linie toeneemt. Een ander gegeven dat mogelijk klinisch van belang kan zijn, is de verhoogde enzymactiviteit in de oudere, actieve groep ten opzichte van de groep jongere proefpersonen die uitsluitend een zittend leven leidden. De toegenomen enzymspiegels roepen de vraag op hoe 'trainbaar' de oudere motoreenheid is.[69] Specifieke metingen van het isometrische en isokinetische gedrag van de spieren lieten zonder uitzondering een verslechtering zien. Interessant is dat geen enkele verandering van het uithoudingsvermogen correleerde met de leeftijd.

Elektromyografische patronen geven aan dat op hogere leeftijd meer motoreenheden worden ingeschakeld door de skeletspieren voor een bepaalde taak. Met andere woorden: een grotere inspanning is vereist terwijl minder tot stand gebracht wordt.[69] Dit effect is het gevolg van een algemene denervatie van de spiervezels. Hierdoor zijn meer motoreenheden nodig om een bepaalde kracht te ontwikkelen. Deze fysiologische veranderingen in de skeletspieren hebben te maken met het verouderingsproces.

Anatomische veranderingen

Anatomisch gezien vertonen ouderen een patroon van aanzienlijk functieverlies van de spieren. Op microscopisch niveau lijken de veranderingen die optreden in de spieren als gevolg van het ouder worden op de veranderingen als gevolg van myopathie, onvoldoende gebruik en neurogene atrofie.

De microstructuur van het sarcoplasma ondergaat ook een aantal leeftijdsgerelateerde veranderingen. Men neemt aan dat de hypertrofie van het reticulum van het sarcoplasma verband houdt met een toename van het transport of de absorptie van calciumionen door het reticulum. Dit effect kan op zijn beurt leiden tot een disfunctioneren van de contractiele eiwitten vanwege een tekort aan calciumionen nodig voor normale contractie. De verdikking van het basaalmembraan van de spiervezel wordt gezien als een mogelijke verklaring voor de verminderde depolarisatiegevoeligheid van de celmembranen van oude spiercellen.[70]

Histologische veranderingen

Histologische veranderingen treden op als gevolg van het ouder worden alsmede door denervatie en het niet-gebruiken van spieren. Ouder wordende spieren vertonen een algemene toename van type-I-spiervezels. De oorzaak hiervan is waarschijnlijk tweeledig: enerzijds treedt een selectief verlies aan type-II-spiervezels op, anderzijds vindt een reïnnervatie plaats van de gedenerveerde type-II-motoreenheden door type-I-motorvezels. In de 'uitzonderlijk oude' spier ziet men veel 'type-grouping', een proces dat te maken heeft met denervatie en de daaropvolgende reïnnervatie. Gutmann[67] vond geen bewijs voor de desintegratie van de eindplaatjes in oud spierweefsel, maar hij vond wel aanzienlijke veranderingen in de eindplaatjes die spieratrofie tot gevolg hadden. Deze veranderingen bestonden uit een toename en agglutinatie van de presynaptische blaasjes, het verschijnen van neurotubuli en neurofilamenten in de eindtakjes, vergroting van de synapsspleet, verdikking van het basale membraan, en een sterkere vertakking van de synapsplooien. Deze veranderingen zorgen voor een langzame afname van het synaptische contact in oude spieren en resulteren in een 'functionele denervatie'. Bovendien vertonen de eindplaatjes in oude spieren een verminderde frequentie van de miniatuureindplaatpotentialen en een verminderde voortgeleidingssnelheid in de presynaptische axonen.

De afname van de spiermassa van oude spieren wordt in verband gebracht met een afname van de totale eiwit- en stikstofconcentratie en een toename van het bindweefsel- en vetgehalte. Het gehalte aan intracellulair water en kalium verandert niet of neemt af, terwijl de aminozuurconcentratie hoger wordt in oudere spieren. Het gehalte aan extracellulair water, natrium en chloride is hoger bij ouderen.

Het moleculaire mechanisme van leeftijdsgebonden spieratrofie is niet duidelijk, maar het proces heeft waarschijnlijk te maken met de neurologische en neuromusculaire veranderingen die reeds besproken zijn.

Het vermogen van spieren om energie te leveren, neemt lineair af met de leeftijd.

Er is een duidelijk verband tussen ouder worden en een progressieve afname van het arbeidsvermogen. De maximale zuurstofopname (liter/minuut, $VO_{2\,max}$) neemt gestaag af met het klimmen der jaren. Dit gebeurt ook wanneer spieren niet gebruikt worden en in gewichtloze omstandigheden. De leeftijdsgebonden afname van de maximale $\dot{V}O_2$ heeft te maken met veranderingen in het hart en vaatstelsel, de ademhaling en de perifere skeletspieren.

Het effect van ouder worden op het oxidatievermogen van de mitochondria van het hart en de skeletspieren lijkt substraatafhankelijk te zijn. Het hart en vaatstelsel wordt minder efficiënt op hogere leeftijd. Het gevolg hiervan is dat een aantal eiwitten niet in dezelfde hoeveelheid aan de spier wordt toegevoerd als toen de spier jonger was. Het aantal glycoproteïnen, de kleine moleculen die een osmotische kracht opwekken en die belangrijk zijn voor het op peil houden van het vloeistofgehalte in weefsels, neemt af op hogere leeftijd, waardoor de weefsels het steeds moeilijker krijgen hun normale vloeistofniveau te handhaven.

De belangrijkste verandering in de spierchemie is de afnemende efficiëntie van het selectief permeabele membraan van de spiercellen.[70] Kalium-, magnesium- en fosfaationen bevinden zich gewoonlijk in een hoge concentratie in het sarcoplasma, terwijl het binnendringen van andere stoffen, zoals natrium-, chloride- en bicarbonaationen, wordt verhinderd wanneer het individu in rust is. Een opmerkelijke eigenschap van de ouder wordende spier is een verschuiving van dit patroon. Vooral het kaliumgehalte gaat omlaag. Er is een gebrek aan kaliumionen in oudere spieren, waardoor de maximale contractiekracht die de spier kan ontwikkelen kleiner wordt. In de klinische setting zijn klachten als vermoeidheid en sloomheid vaak het gevolg van een laag kaliumgehalte. Lichaamsbeweging zal iemand met een kaliumdepletie alleen maar meer vermoeien. Het is daarom belangrijk de elektrolytenbalans in de gaten te houden.

Het skelet

Het skelet ondersteunt, beschermt en geeft vorm aan het lichaam. Daarnaast heeft het metabolische functies – het produceren van bloedcellen en het opslaan van calcium – en speelt het een rol in het zuur-base-evenwicht.

De bekendste leeftijdsgebonden verandering in botten is een calciumgerelateerd verlies aan massa en dichtheid. Dit verlies veroorzaakt uiteindelijk de ziekte osteoporose, waarbij de botdichtheid kleiner wordt door een proces dat reabsorptie genoemd wordt. Naarmate mensen ouder worden, raakt het evenwicht tussen de activiteiten van de osteoblasten (botopbouw) en de osteoclasten (botafbraak) verstoord, waarbij de osteoclasten de overhand krijgen. Op hogere leeftijd neemt de concentratie van vitamine D_3 in het bloed af.[71] Hierdoor wordt minder calcium geabsorbeerd uit de darmen en moet meer calcium geabsorbeerd worden uit de botten om aan de behoeften van het lichaam te voldoen. Bij vrouwen na de menopauze heeft de lagere oestrogeenspiegel invloed op het parathormoon en de calcitonine, waardoor de botreabsorptie toeneemt, zodat de botmassa afneemt. Het is bekend dat bepaalde factoren, waaronder immobiliteit, een lagere oestrogeenspiegel, de toediening van steroïden, hyperthyroïdie en vele andere, de botafbraak kunnen versnellen tot een pathologisch niveau. Het gemakkelijk optreden van fracturen is het meest voorkomende gevolg daarvan.[7,35]

Osteoporose is een belangrijke botaandoening bij ouderen. Osteoporose zorgt voor een afname van de hoeveelheid botmineraal, waardoor de botmassa en de sterkte van het bot afnemen op hogere leeftijd. In het geval van osteoporose is het moeilijk een grens te trekken tussen normaal en pathologisch botverlies. Botverlies blijkt een normaal verouderingsproces te zijn dat gekenmerkt wordt door een afnemende mineralisatie, een vergrote medullaire holte, een normale mineraalsamenstelling en normale biochemische omstandigheden in het plasma en de urine. De botmassa neemt met ongeveer één procent per jaar af. Bij vrouwen begint dit proces tussen het dertigste en 35ste levensjaar en bij mannen tussen het vijftigste en 55ste levensjaar. Bij oudere proefpersonen zijn gebieden met gedevitaliseerd weefsel beschreven met osteocytlacunae en Havers-kanalen die amorfe mineraalafzettingen bevatten.[7] Dit blijken micropetrosale gebieden te zijn en deze komen vaker voor in het skelet naarmate men ouder wordt. Dit illustreert dat er kwalitatieve veranderingen optreden in het botmineraal die verband houden met de leeftijd.

Kwalitatief gezien, zorgt de afname van de botmassa in osteoporotisch bot voor een overeenkomstige afname van de sterkte van het bot en er zijn aanwijzingen dat veranderingen plaatsvinden in de samenstelling en de structuur van het oudere bot. De treksterkte van humaan bot houdt verband met het aantal osteonen en de afmetingen daarvan. Uit onderzoek is gebleken dat ouder bot kleinere osteonen en fragmenten bevat en meer cementlijnen dan jonger bot. Dit zou een deel van de afname van de sterkte van de oudere botspecimens kunnen verklaren. Het resterende verschil in sterkte is het gevolg van de geometrische structuur van het bot, waarbij de verdeling van botmineraal per oppervlakte-eenheid als reactie op belasting van het bot een rol speelt. Osteoporose wordt uitvoeriger behandeld in hoofdstuk 5.

Tijdens het gehele leven van de mens worden de rode bloedcellen na ongeveer 120 dagen vervangen, maar op latere leeftijd treden er wel enkele morfologische veranderingen in de bloedcellen op. Ze zijn bijvoorbeeld enigszins kleiner en kwetsbaarder. Het bloedvolume blijft echter op voldoende hoog peil tot ongeveer het tachtigste levensjaar. Bij afwezigheid van ziekten treden er weinig veranderingen op in de witte bloedcellen en de hoeveelheid bloedplaatjes. Wel verliezen ouderen de functionele productiecapaciteit waarmee de hoeveelheid rode bloedcellen snel verhoogd kan worden als dit nodig is.[7,72]

Neuromusculaire aspecten van het ouder worden

Kwalitatief gezien nemen alle eigenschappen van de spieren - waaronder de biologische, anatomische en fysiologische eigenschappen - na het veertigste levensjaar af.[73] Veel van de veranderingen die te maken hebben met het ouder worden duiden op een vermindering van het aantal actieve functionele eenheden (dat wil zeggen: motoreenheden of spiervezels) en een verlaagde concentratie van specifieke enzymen of vezeltypen.

Het centrale zenuwstelsel

De hersenen bereiken hun grootste massa (gewicht) in de eerste tientallen jaren van het leven. Daarna neemt de hersenmassa langzaam af, zodat deze op tachtigjarige leeftijd zes tot zeven procent kleiner is. Hoewel de hersenstam nauwelijks te lijden heeft van het verlies aan hersencellen, is de mate van verlies in de kwabben van de cerebrale cortex en het cerebellum weliswaar variabel maar zeker niet onbelangrijk. Hersencellen zijn postmitotische cellen. Het aantal neuronen neemt gestaag af en de werking ervan wordt minder efficiënt.

Het aantal cellen neemt af en de samenstelling ervan wordt slechter. Naarmate men ouder wordt, degenereren de cellen van de hippocampus door toename van het aantal vacuolen die dichte centrale granulae omringen. Er ontstaan amyloïdvlekken; in veel van de overgebleven neuronen wordt lipofuscine afgezet. Na het zestigste levensjaar kan het aantal neuronale microtubuli afnemen; deze worden vaak vervangen door zogenaamde 'neurofibrilaire vormsels'. Hoewel de amyloïdvlekken en de vormsels deel uitmaken van het normale verouderingsproces, worden ze algemeen in verband gebracht met het optreden van dementie van het type Alzheimer (SDAT).

De impulsgeleiding en de neurotransmissie worden trager op hogere leeftijd, waardoor het verwerkingsvermogen van het centrale zenuwstelsel afneemt. Een specifieke verklaring hiervoor wordt gevonden in de algemene afname van de beschikbare neurotransmitters. Serotonine, catecholaminen en gamma-aminoboterzuur (GABA) komen minder voor in oudere hersenen. Ook de hoeveelheid dopamine – een andere neurotransmitter – is afgenomen bij normale ouderen, maar deze afname wordt eveneens in verband gebracht met de ziekte van Parkinson.[74]

Uit onderzoek is gebleken dat de voortgeleidingssnelheid in het centrale zenuwstelsel afneemt op latere leeftijd. Door verlies van de myelineschede en de afname van het aantal dikke gemyeliniseerde vezels zijn de axonen minder goed in staat impulsen voort te geleiden, vooral in de achterstrengen van het ruggenmerg. Deze zijn onder andere betrokken bij de oprichtreflexen. Als men bedenkt dat evenwichtsstoornissen gedeeltelijk veroorzaakt worden door celverlies in het cerebellum (gekoppeld met het trager reageren van het centrale zenuwstelsel), zal het duidelijk zijn waarom ouderen sneller vallen en minder goed in staat zijn hun evenwicht te hervinden voordat letsel optreedt.[75]

De lichaamshomeostasis

Regulatie van de lichaamstemperatuur

De rol die de hypothalamus speelt bij de homeostasis vormt een belangrijke factor bij de leeftijdsgebonden achteruitgang van lichaamsfuncties. Op hogere leeftijd wordt de hypothalamus minder gevoelig voor fysiologische feedback en is daardoor minder goed in staat de stabiliteit van het inwendige milieu te handhaven. Dit heeft bijvoorbeeld een gewichtstoename, een verhoogd cholesterolgehalte en een verminderde glucosetolerantie tot gevolg. Hierdoor kunnen ziekten optreden.[76] De thermostaat in de hypothalamus is het voornaamste centrum voor de regeling van de reacties van het lichaam op veranderingen in de omgevingstemperatuur en op lokaal optredende en inwendige temperatuurverschillen. Veel onderzoekers schrijven de stijging van het aantal gevallen van hitteberoerte, hypothermie en klimaatgerelateerde sterfgevallen bij ouderen toe aan een falende warmteregulatie.[77]

Behalve verlies aan kwaliteit van de thermostaat in de hypothalamus en een afname in de snelheid van het basaalmetabolisme neemt ook de totale reactiviteit van het autonome zenuwstelsel af, waardoor de vochtigheidsgraad van de huid en de circulatie veranderingen ondergaan.[78] Het vasomotorische systeem reageert minder goed op verwarming en afkoeling en de normale tijdelijke pieken in vasomotorische activiteit worden kleiner. Het is niet duidelijk of de thermosensoren in de huid veranderingen ondergaan. Aangezien de koudesensoren afhankelijk zijn van een goede zuurstofvoorziening, zou men kunnen aannemen dat een verminderde bloedtoevoer de waarneming van kou zou kunnen aantasten vanwege de kwetsbaarheid van de koudesensoren voor hypoxie.

Veranderingen in de thermoregulatie bij ouderen zijn klinisch relevant in verband met het vermogen van ouderen om de homeostasis te handhaven bij toenemende inspanning; de benodigde cooling-down-periode na inspanning is vaak langer. Ook is de verminderde gevoeligheid voor temperatuurverschillen van invloed op de toepassing van koude en warmte als behandelmodaliteiten. Men moet rekening houden met deze veranderingen bij de behandeling van oudere patiënten.

Het hormonale evenwicht

Veroudering wordt niet alleen gekenmerkt door de achteruitgang van functies van afzonderlijke cellen en organen, maar ook door het falen van mechanismen die de functies van delen van het lichaam op elkaar afstemmen en coördineren. Een minder goede werking van zowel de neurale als de hormonale besturingsmechanismen verzwakt het vermogen van het lichaam om zich aan te passen aan inwendige en uitwendige belasting.[77] De hormonen leveren onder andere een bijdrage aan: 1) de regulering van het vochtvolume en de cardiovasculaire prestaties; 2) het beschikbaar stellen van brandstof bij inspanning (op peil houden van het bloedsuikergehalte, vrijmaken van vet en afbreken van eiwitten); 3) het repareren van lichaamsstructuren door de synthese van eiwitten (anabolisme). Alle veranderingen van deze functies hebben invloed op de belastbaarheid bij inspanning en het genezingsproces bij ouderen. Tijdens inspanning duurt het langer voordat de verstoringen in bioconstanten gecompenseerd zijn en ook het terugkeren naar het homeostatisch evenwicht na afloop van de inspanning duurt langer.[73] Bovendien duurt het genezingsproces na ziekte of letsel langer vanwege de afgenomen eiwitsynthese.

In een klein aantal neuronen in het centrale zenuwstelsel wordt in het cellichaam van het neuron het adrenocorticotroop hormoon (ACTH) geproduceerd.[74] Het vrijmaken van dit peptide uit de zenuwuiteinden van deze neuronen heeft diverse gevolgen voor verschillende groepen postsynaptische cellen. ACTH en een aantal andere transmitters die men geïsoleerd heeft, zijn stoffen die buiten het zenuwstelsel afgescheiden worden door cellen van het endocriene systeem. Indien ze worden afgescheiden door endocriene cellen worden deze stoffen hormonen genoemd.

Bij verbindingen tussen neuronen onderling worden de neurotransmitters in bescheiden hoeveelheden geproduceerd en afgescheiden door de presynaptische cel aan de zenuwuiteinden. De kleine hoeveelheid transmitterstof die uit het zenuwuiteinde wordt vrijgemaakt, verliest snel zijn werking op de plaats waar hij wordt afgescheiden. Het effect van neurotransmitters is zeer lokaal en is van slechts korte duur.[74]

Het transport van moleculen tussen capillairen en extracellulaire ruimtes in het centrale zenuwstelsel verloopt moeizamer dan in andere weefsels. Zenuwcellen zijn om de werking van een groot aantal specifieke transmittermechanismen te vergemakkelijken gevoeliger voor hun onmiddellijke chemische omgeving dan andere celtypen.[77]

Het dikker worden van de capillairwand is gedeeltelijk het gevolg van een verdikking van het basale membraan van de endotheelcellen die deze wand vormen en gedeeltelijk het gevolg van de activiteit van gliacellen. Gliacellen zijn bindweefselcellen die verantwoordelijk zijn voor de productie van het bindweefselmateriaal dat de zenuwcellen en zenuwvezels omringt. De uit eiwit gevormde gliamembranen bevatten vezels die fijner zijn dan de vezels waaruit andere bindweefsels bestaan, en de aanwezigheid van een gliamembraan rond de bloedvaatjes en capillairen in de hersenen zorgt voor de zogenaamde bloed-hersenbarrière.[73] Hoewel alle verbindingen tussen neuronen in de hersenen beschermd worden door de bloed-hersenbarrière, zijn sommige zenuwcellen als neurosecretorische cellen verbonden met bloedvaten buiten het zenuwstelsel; deze verbindingen vormen het neurohormonale systeem. De verbindingen tussen de hypothalamus en de achterkwab van de hypofyse behoren tot dit systeem. De activiteiten van de vele endocriene klieren zijn gewoonlijk in delicaat evenwicht en zeer goed op elkaar afgestemd, maar bij ouderen raakt de coördinatie in toenemende mate verstoord.[74]

Een groot deel van deze verstoring is het gevolg van de reactie van het lichaam op overbelasting. Wanneer een individu te sterk wordt belast – of dit nu van fysieke, emotionele of sociale aard is – vinden er reacties plaats in het lichaam om deze overbelasting op te vangen. Veel van deze reacties verstoren het normale hormonale evenwicht. De ouderdom kan een periode zijn van een chronische toenemende overbelasting. In dat geval is het mogelijk dat de afweermechanismen van het lichaam falen door een dysbalans in het hormonale systeem.

Bloedsomloop

Een stroomsnelheid van ongeveer 40 ml/min/100 g hersenweefsel wordt gezien als de minimale stroomsnelheid voor het op peil houden van de doorbloeding in de hersenen. In vergelijking met de stroomsnelheid bij jonge individuen (50-60 ml/min/100 g) kan de circulatie in de hersenen rond het zeventigste levensjaar met twintig procent zijn afgenomen. Hoewel de cerebrale doorbloeding voldoende is als het lichaam niet wordt belast, kunnen ouderen in geval van ziekte (arteriosclerose, verminderd hartminuutvolume) een verhoogd risico lopen op hersenbeschadigingen.[7]

Het perifere zenuwstelsel

Het ouder worden wordt vaak gekenmerkt door een achteruitgang van de sensibiliteit, de coördinatie en de cognitieve vermogens, alsmede een afname van het vermogen om te reageren op veranderende omstandigheden. Men neemt algemeen aan dat het verlies van zenuwweefsel (dat wil zeggen: een kleiner aantal cellen) één van de voornaamste kenmerken van het ouder worden is.[75] In werkelijkheid is de mate waarin dit verlies optreedt minder groot dan gewoonlijk wordt aangenomen, hoewel er wel verlies van zenuwcellen plaatsvindt als men ouder wordt. Het lagere niveau waarop het zenuwstelsel functioneert bij ouderen kan beter gezien worden als een gevolg van biochemische veranderingen die optreden in de neuronen tijdens het ouder worden en de ouderdom.

Het ouder worden gaat gepaard met een opeenhoping van lipofuscinekorrels in de cellichamen van de neuronen. Hierdoor wijzigt de celsamenstelling.[73] Vroeger werd dit gezien als het resultaat van slijtageprocessen in cellen waarin veel oxidatieve activiteit plaatsvindt. Lipofuscine blijkt gevormd te worden uit lysosomaal materiaal in de cel. Er zijn geen aanwijzingen dat de aanwezigheid van lipofuscinegranulae in het cytoplasma een schadelijke invloed heeft op het normale functioneren van de cel. Het is zelfs zo dat één van de grootste opeenhopingen van lipofuscine vóórkomt in de nucleus olivaris inferior, die normaal blijft functioneren tijdens het ouder worden, terwijl het aantal neuronen niet afneemt.

Men heeft ook andere veranderingen waargenomen in de celsamenstelling. Veranderingen in het Golgi-apparaat, de afname van de ribosoomconcentratie in het endoplasmatisch reticulum en de kleinere hoeveelheid celvloeistof beperken zich niet tot de zenuwcellen, maar zijn algemene kenmerken van alle typen degenererende en oude cellen.[73]

In rust vindt men in het inwendige van de zenuwcel veel kaliumionen en weinig natriumionen; deze ionen spelen een rol bij de celprocessen. Buiten de cel is de verhouding tussen deze aantallen omgekeerd. Vanwege deze ongelijke verdeling van ionen en het feit dat het membraan in rust veel makkelijker gepasseerd kan worden door kalium- dan door natriumionen, heeft de zenuw een rustpotentiaal van ongeveer zeventig mV, waarbij de omgeving elektrisch positief is ten opzichte van het inwendige van de cel.[35,49] Een zenuwimpuls ontstaat door tijdelijke depolarisatie van het zenuwmembraan. Er worden kanalen gevormd in het membraan waardoor natriumionen naar het inwendige van de cel kunnen stromen. Vlak hierna zorgt een tweede stel kanalen ervoor dat kaliumionen uit de cel stromen. Een depolarisatiegolf wordt over het gehele oppervlak van het neuron voortgeleid vanaf het punt waar hij werd opgewekt. In gemyeliniseerde zenuwvezels springt een zenuwimpuls snel van de ene knoop van Ranvier naar de andere. De voortgeleidingssnelheid van zenuwimpulsen langs gemyeliniseerde vezels is tot 25 maal groter dan langs niet-gemyeliniseerde vezels met een vergelijkbare dikte. De voortgeleidingssnelheid van perifere zenuwen neemt gestaag af tijdens het ouder worden.[49]

De ionuitwisseling door het zenuwmembraan voor het opwekken van een zenuwimpuls is een betrekkelijk simpel mechanisme dat weinig veranderingen ondergaat door het verouderingsproces. Er is geen significant verschil in de voortgeleidingssnelheid langs een bepaald gedeelte van een zenuwbaan tussen ouderen en jongvolwassenen. Bij ouderen zowel als jongeren kan men aannemen dat een eventuele afname van de geleidingssnelheid veroorzaakt wordt door een afknellen van zenuwvezels waardoor de werking ervan wordt verstoord of door een lokale belemmering in de doorbloeding van de zenuw.[70]

De sensoriek

In het lichaam wordt informatie verzameld, geïnterpreteerd en overgedragen door de integratie van het neurosensorische systeem. Het 'neurosensorische systeem' omvat het zenuwstelsel en de vijf zintuigen (tastzin, reukzin, smaak, gezichtsvermogen en gehoor). Elk van deze systemen is zeer complex en onderhevig aan structurele veranderingen als gevolg van het ouder worden. Het eindresultaat van deze veranderingen is een achteruitgang van de neurosensorische functie.[79]

De tastzin

De tastzin komt tot stand door middel van perifere sensoren. Net als de andere zintuigen vermindert de tastzin tijdens het ouder worden. In de dermis en epidermis bevinden zich specifieke sensoren voor aanraking, druk, pijn en temperatuur. Sensoren kunnen bestaan als vrije zenuwuiteinden of in de vorm van kleine lichaampjes. Net als perifere zenuwvezels vertonen de lichaampjes van Meissner (sensoren voor aanraking en textuur), Pacini (druk- en trillingssensoren) en Krause (temperatuursensoren) een achteruitgang als gevolg van het ouder worden. Hierdoor zal de gevoeligheid voor aanraking, temperatuur en trilling vaak achteruitgaan bij ouderen. Hoewel kwantitatief onderzoek niet tot eensluidende resultaten heeft geleid, zou het vermogen om pijn te voelen intact moeten blijven, omdat nocisensorische vrije zenuwuiteinden verbonden aan de ongemyeliniseerde zenuwvezels relatief weinig veranderingen ondergaan.

Ouderen moeten er echter wel voor zorgen dat ze geen letsel oplopen door de huid bloot te stellen aan een te hoge druk of temperatuur (bijvoorbeeld druk door te kleine schoenen, te heet badwater en dergelijke).[12,50]

De huid speelt een zeer belangrijk rol bij de tastzin. In het algemeen krijgt de huid meer rimpels als men ouder wordt, maar of en op welke wijze de dikte van de epidermis verandert, is een onderwerp van discussie. De dermis wordt dunner, minder elastisch en bevat minder capillairen.[79] Het verlies van steunweefsels van de overgebleven capillairen maakt ze kwetsbaarder en leidt snel tot blauwe plekken (purpura senilis). Hoewel de normale pigmentvorming afneemt, verschijnen bij ouderen vaker platte, gepigmenteerde ouderdomsvlekken (lentigo senilis) bij blootstelling aan zonlicht. Een dergelijke blootstelling maakt ook de kans op het optreden van neoplasmata door keratose actinica groter. De reeds besproken tragere celdeling zorgt voor langzamere en minder efficiënte reparatie van weefsels na traumata.[58]

De epidermale appendices (dat wil zeggen: het haar) ondergaan ook leeftijdsgerelateerde veranderingen. De mate waarin het haar grijs wordt, is vooral een erfelijke kwestie, maar in het algemeen zorgt een afname van het aantal haarfollikels voor het dunner worden van de beharing. Daarentegen neemt bij vrouwen na de menopauze de gezichtsbeharing vaak toe. De nagels groeien langzamer en krijgen richels in de lengterichting. Het aantal zweetklieren neemt af en de overgebleven klieren worden kleiner, waardoor minder zweet geproduceerd wordt.[58]

Hulpverleners in de gezondheidszorg moeten zich bewust zijn van het feit dat sommige van deze veranderingen het zelfrespect van de oudere persoon kunnen aantasten. Als dat het geval is, moet men op de juiste wijze emotionele steun bieden bij elk contact.

Het gezichtsvermogen

Hoewel de mens een sterk visueel ingesteld wezen is, is het oog kwetsbaar voor vele leeftijdsgerelateerde veranderingen. Uitwendig vertonen de oogleden een toename van het aantal rimpels en ptosis als gevolg van de afname van elastisch weefsel en orbitaal vet en een lagere spiertonus.[79] Vaak zullen ouderen last krijgen van een entropion (naar binnen draaien van het ooglid) of ectropion (verslapping en naar buiten draaien van het ooglid), wat vooral optreedt bij het onderste ooglid. De productie van traanvocht neemt af als gevolg van het ouder worden, waardoor bij sommige ouderen oogontsteking of ooginfecties kunnen optreden wanneer geen kunstmatig traanvocht toegediend wordt.[80]

Arcus senilis, de afzetting van lipiden rond de buitenrand van het hoornvlies is een bekend leeftijdsgebonden verschijnsel. Het heeft geen invloed op het gezichtsvermogen.[81] Arcus senilis is in verband gebracht met hyperlipoïdemie bij jongeren; een dergelijk verband is bij ouderen echter niet aangetoond.

Behalve dat de pupil kleiner wordt op hogere leeftijd, reageert hij ook minder snel op licht en is hij minder goed in staat snel van veraf naar dichtbij scherp te stellen. Deze vermindering van het accommodatievermogen wordt 'presbyopie' genoemd.[81] Het vermogen om scherp te stellen, is afhankelijk van het vermogen van de ooglens om indien nodig van vorm te veranderen. Presbyopie wordt gedeeltelijk veroorzaakt door een verminderde werking van m. ciliaris, maar ook doordat de ooglens blijft groeien en op hogere leeftijd een grotere dichtheid krijgt en minder elastisch wordt. Door de grotere stijfheid is de lens minder goed in staat van vorm te veranderen en scherp te stellen op hetgeen men wil zien. Verzien gaat gemakkelijker, omdat m. ciliaris zich dan ontspant, waardoor de lens dunner wordt.[81] Om dichtbij te kunnen zien, moet m. ciliaris zich samentrekken om de lens dikker te laten worden. Om deze reden hebben ouderen veelal een dubbelfocusbril nodig, die vaak een minder sterk gedeelte heeft voor veraf en een 'dikker' gedeelte voor dichtbij. Naast het verminderde accommodatievermogen zijn ouderen minder goed in staat zich snel en gemakkelijk aan te passen aan wisselingen tussen licht en donker. Veel ouderen moeten stoppen met autorijden in het donker vanwege deze leeftijdsgebonden verandering van het gezichtsvermogen.

Het oudere oog heeft sneller last van een verhoogde intraoculaire druk.[80] Aangezien de lens blijft groeien in de voorste oogkamer, wordt deze kamer kleiner, waardoor de circulatie van kamerwater afneemt. Hoewel het gezonde oudere oog deze verandering kan verdragen, is het mogelijk dat tegelijkertijd een pathologisch glaucoom ontstaat. Als gevolg van de grotere dichtheid van de lens kan een type cataract ontstaan dat leidt tot een volledig verlies van het gezichtsvermogen.[81] Minder ernstig is de vorming van gelig pigment in het kamerwater waardoor men problemen krijgt bij het waarnemen van groene en blauwe tinten.

Ouderen kunnen klagen over mouches volantes in hun gezichtsveld. Op latere leeftijd vermindert het glasvocht en vormen zich daarin vlokjes collageenmateriaal. Deze vlokjes veroorzaken schaduwen of donkere vlekken door de projectie ervan op de wand van het netvlies. Deze donkere vlekken zijn een normaal verschijnsel, maar een toename ervan kan een aanwijzing vormen voor een netvliesbloeding of netvliesloslating.[81]

Een achteruitgang van de gezichtsscherpte kan het resultaat zijn van vele leeftijdsgerelateerde veranderingen. Zelfs wanneer de refractieanomalieën bij ouderen gecorrigeerd zijn, kan de afname van de visuele sensoren in de oudere retina of macula leiden tot een verminderde gezichtsscherpte. Hiervoor bestaat op het moment geen behandeling. Gelukkig kan het gezichtsvermogen van het merendeel van de ouderen met behulp van moderne technieken op peil gehouden worden, waardoor ze hun zelfstandigheid op dit gebied kunnen behouden.[80,81]

Het gehoor

Hoewel gehoorverlies op elke leeftijd kan optreden, geschiedt dit vaker op hogere leeftijd. Een 'neurosensorisch' gehoorverlies (meestal presbyacusis genoemd) komt het meest voor bij ouderen. Bij een neurosensorisch gehoorverlies wordt het geluid goed door de uitwendige gehoorgang en het middenoor voortgeleid, maar zorgen leeftijdsgerelateerde stoornissen van het binnenoor of de gehoorzenuw ervoor dat het geluid de hersenen niet bereikt. Leeftijdsgebonden veranderingen die bij kunnen dragen aan een neurosensorisch gehoorverlies zijn onder andere sclerose van het trommelvlies, otosclerose van het slakkenhuis, het verlies van haarcellen in het orgaan van Corti en degeneratie van de gehoorzenuw.[79]

Presbyacusis leidt tot een achteruitgang van het vermogen gesproken taal te horen en te verstaan, vooral wat de hoogste en laagste frequenties betreft.[79] Aangezien de normale spraak een breed frequentiegebied bestrijkt, zullen ouderen met presbyacusis wellicht wel beseffen dat men tegen hen praat, maar zullen ze niet alles wat gezegd wordt begrijpen. Dit wordt nog moeilijker wanneer de spreker te snel praat of wanneer de gehoorgestoorde luisteraar het gezicht van de spreker niet kan zien.

Hoewel dit algemeen wordt aangenomen, sluit een neurosensorisch gehoorverlies het gebruik van een gehoorapparaat niet altijd uit. Teneinde de visuele spraakherkenning optimaal te laten functioneren, moet een eventuele stoornis van het gezichtsvermogen gecorrigeerd worden. Wanneer men praat met een oudere met presbyacusis moet men langzaam spreken op normale toonhoogte en moet het oogcontact te allen tijde gehandhaafd blijven.

Proprioceptie/kinesthesie

De proprioceptie of kinesthesie wordt verzorgd door sensorische zenuwen die informatie verschaffen over bewegingen en de houding van het lichaam. Deze sensoren bevinden zich voornamelijk in de spieren, de pezen en banden, de gewrichtskapsels en het evenwichtsorgaan.[7] Hoewel de achteruitgang van de zintuigen grotendeels het gevolg is van veranderingen in lokale systemen (bijvoorbeeld een slechter gezichtsvermogen door de grotere dichtheid van het oog), kan het verlies van cellen in de hersenschors ertoe leiden dat minder cellen beschikbaar zijn voor het interpreteren van zintuiglijke informatie.[82] Dit is van groot klinisch belang, aangezien er tegelijkertijd een overeenkomstige afname van de proprioceptie kan optreden. In combinatie met de achteruitgang van andere zintuigen bij ouderen (bijvoorbeeld het gezichtsvermogen) kan dit de gewaarwording van de houding van lichaamsdelen of van het lichaam zelf in belangrijke mate aantasten en de veiligheid tijdens transfers en het lopen in gevaar brengen.

Het vestibulaire systeem

Tijdens het verouderingsproces treden veranderingen op in het vestibulaire systeem. De sensorcellen in zowel de otolieten als de halfcirkelvormige kanalen degenereren. Het vestibulaire systeem dient ervoor de houding van het hoofd te registreren en hoofdbewegingen waar te nemen.[82] Wanneer een individu het moet stellen zonder visuele informatie en somatosensorische informatie vanuit de onderste extremiteiten, zijn de prikkels voor het handhaven van het evenwicht uitsluitend afkomstig uit het vestibulaire systeem. Gezonde jongvolwassenen zijn in staat hun evenwicht te bewaren zonder relevante visuele informatie of propriosensorische informatie over het steunvlak. Gezonde ouderen verliezen hun evenwicht echter en kunnen zelfs vallen wanneer het evenwichtsorgaan de enige bron van informatie over de oriëntatie in de ruimte vormt. Alle belangrijke informatiebronnen over de positie in de ruimte gaan achteruit tijdens het ouder worden, en ziekten verergeren dit probleem.

Smaak- en reukzin

De smaak- en de reukzin worden minder gevoelig op hogere leeftijd. Vier vijfde van alle smaakpapillen kunnen door atrofie verloren gaan en de waarneming van smaaksensaties (dat wil zeggen: zoet, zout, bitter en zuur) wordt minder scherp. Ouderen produceren minder speeksel, waardoor de reeds verminderde smaakzin nog verder achteruit kan gaan. Het aantal cellen in de bulbus olfactorius neemt af op hogere leeftijd en dit lijkt verband te houden met de verminderde waarneming van allerlei geuren. Men neemt aan dat de achteruitgang van deze functies bijdraagt aan de vermindering van de eetlust die men bij het merendeel van de ouderen waarneemt.[58]

Het spijsverteringssysteem

Het spijsverteringskanaal is aan vele veranderingen onderhevig tijdens een mensenleven. Hoewel het normale verouderingsproces niet verantwoordelijk is voor al deze veranderingen, is het soms moeilijk het aandeel van het ouder worden te scheiden van de gevolgen van levenslange slechte gewoonten op het gebied van hygiëne, voeding, medicijngebruik, drankmisbruik en druggebruik. Epidemiologisch onderzoek wijst steeds duidelijker op de invloed van de levensstijl op sommige veranderingen in het darmkanaal.

De achteruitgang van de speekselproductie en de smaak- en reukzin is reeds besproken, maar het is niet zo dat het ouder worden gepaard moet gaan met het verlies van tanden en kiezen. De verbeterde mondhygiëne en gezondere voeding kunnen aandoeningen die leiden tot het verlies van gebitselementen (cariës en periodontitis) voorkomen. De oudere tand heeft wel minder glazuur op het kauwoppervlak. De intermaxillaire ruimten worden kleiner en het tandmerg kan atrofiëren en zich terugtrekken. Wanneer een ouder individu gebitselementen verliest, kunnen elementen die gewoonlijk tegenover elkaar staan zich verplaatsen, waardoor een lokaal oraal trauma optreedt.[83]

De oudere slokdarm vertoont een verminderde motiliteit en de onderste sphincter kan zich moeilijker ontspannen tijdens het kauwen. De term 'presbyo-oesophagus' is ingevoerd om deze veranderingen te benoemen.[84] Tijdens het eten kan een oudere een – vaak onprettig – vol gevoel onder het borstbeen ervaren, omdat de doorgang van het voedsel naar de maag vertraagd is. In tegenstelling hiertoe neemt de 'rustdruk' in het onderste deel van de slokdarm af. Deze verslapping zorgt ervoor dat een gastro-oesofagale reflex gemakkelijker kan optreden, waardoor pyrosis ontstaat. Een hernia hiatus oesophagi ontwikkelt zich vaak bij ouderen als de onderste sphincter een verminderde rustdruk heeft.[85]

De leeftijdsgerelateerde afname van de motiliteit heeft ook invloed op de maag, de dikke darm en waarschijnlijk ook op de dunne darm. De maagontledigingstijd is vaak langer.[86] Degeneratie van het maagslijmvlies treedt op bij een klein percentage ouderen en kan een afname van de intrinsieke factor van vitamine B_{12}, spijsverteringsenzymen en zoutzuur veroorzaken. Gewoonlijk is deze 'gastritis atrophicans' niet de enige oorzaak van de slechte opname van vitamine B_{12} en de daaruit voortkomende pernicieuze anemie; de spijsvertering in maag en darmen kan echter afnemen. Geneesmiddelen die geactiveerd worden door het zure milieu in de maag kunnen minder effectief worden in het meer alkalische milieu van de oudere maag. Een verminderde bloedtoevoer naar de darmen en de afname van het aantal absorberende cellen kunnen leiden tot een minder effectieve absorptie van voedingsstoffen in de dunne darm. De verminderde motiliteit van de dikke darm zorgt ervoor dat ouderen sneller last hebben van constipatie. Als het oudere individu vergaand immobiel of gedehydreerd is, kan de constipatie gemakkelijk leiden tot ernstiger stoornissen, zoals faecale impactie en darmobstructie. Diverticulose komt ook vaak voor bij ouderen, maar dit is waarschijnlijk eerder het gevolg van een vezelarm dieet dat rijk is aan geraffineerd slakkenarm voedsel dan van veroudering.[7,85,87]

In hoofdstuk 7 worden de veranderingen in het spijsverteringskanaal uitgebreider behandeld.

Lever, nieren en urinewegen

Algemeen wordt aangenomen dat zowel de massa van de lever als de doorbloeding ervan afneemt op hogere leeftijd. De metabolisatie van geneesmiddelen wordt minder effectief en de regeneratie van levercellen na letsel verloopt trager. In vergelijking met jongere individuen zijn geen significante verschillen gevonden wat de serumindicatoren van de toestand van de lever betreft. Deze indicatoren zijn onder andere de bepaling van de bilirubineklaring, serum-glutaminaat-oxaalacetaat-transaminase (SGOT), serum-glutaminaat-pyruvaat-transaminase (SGTP) en de productie van alkalische fosfatase. Hoewel de totale hoeveelheid serumeiwitten relatief stabiel blijft, leidt de vermindering van de hoeveelheid albumine ten opzichte van de hoeveelheid globulines (A/G-verhouding) tot een afname van de colloïd-osmotische druk. Ook kunnen geneesmiddelen zich mogelijk minder goed binden aan eiwitten. Veranderingen in de eiwitbinding en de langere werkingsduur van geneesmiddelen in het lichaam zijn twee voorbeelden van ernstiger gevolgen van de normale leeftijdsgerelateerde veranderingen in de lever.[7,12,88]

Bij de bespreking van deze systemen moeten ook de galblaas en de pancreas worden genoemd, omdat deze ook functionele veranderingen vertonen als gevolg van het ouder worden. Galstenen komen bijvoorbeeld vaker voor bij ouderen, iets wat waarschijnlijk te maken heeft met een verminderde efficiëntie van de cholesterolhuishouding in het lichaam. Er is geen overeenstemming over een eventuele leeftijdsgerelateerde afname van de massa van de pancreas. De afname kan gemaskeerd worden door een toegenomen vetafzetting in de pancreas. De pancreascellen worden minder homogeen en uit onderzoek blijkt een vermindering van de totale hoeveelheid enzymen en de concentratie ervan; de beschikbare hoeveelheden zijn echter toereikend voor een normale spijsvertering.[12,58] Een andere belangrijke leeftijdsgebonden endocriene verandering is dat de perifere weefsels minder goed in staat zijn de door de pancreas aangemaakte insuline te gebruiken.[89] De belangrijkste leeftijdsgerelateerde verandering in de pancreas is echter dat de ß-cellen minder goed in staat zijn om de insulineproductie op te voeren als reactie op een verhoogde bloedsuikerspiegel.[12,88]

De oudere nier vertoont een afname van zowel de parenchymale massa als de totale massa. Op 85-jarige leeftijd kan de hoeveelheid nog functionerende nefronen met dertig tot veertig procent zijn afgenomen in vergelijking met de hoeveelheid die beschikbaar was op jeugdige leeftijd. Veranderingen in de bloedvaten, zoals een afname van het aantal lussen van de glomeruluscapillairen en een toegenomen kronkeling van de aa. arcuatae en interlobulares, zijn waargenomen. De doorbloeding van de nier kan tot vijftig procent afnemen in de laatste tientallen jaren van het leven. Het basale membraan van het kapsel van Bowman wordt dikker, de filtratie in de glomerulaire capillairen vermindert en de 'blood urea nitrogen'-(BUN)-spiegel wordt meestal hoger. De afscheidings- en reabsorptiecapaciteit van het tubulaire apparaat wordt kleiner, en de nieren zijn minder goed in staat de urine te concentreren. Oudere nieren kunnen de zuur-base homeostasis in stand houden in een rustige omgeving, maar zijn niet in staat grotere hoeveelheden zuur of base te verwerken.

De blaas vertoont een toenemend aantal ongeremde contracties, die vaak te maken hebben met arteriosclerotische veranderingen in de hersenen. Door de toename van het urineresidu en de toenemende reflex naar de urethra ontstaat een ideale omgeving voor bacteriegroei. Zowel symptomatische als asymptomatische bacteriën worden veel bij ouderen aangetroffen.[7,90,91]

Endocriene aspecten

Het goed functioneren van het endocriene systeem is essentieel voor het in stand houden van het merendeel van de regelprocessen in het lichaam. In sommige gevallen (geslachtshormonen) zijn de veranderingen die met het ouder worden verbonden zijn, bekend. In andere gevallen ontbreekt specifieke informatie of is de informatie onduidelijk. Veel van wat bekend is, is in hoge mate controversieel.

Hoewel leeftijdsgebonden structurele veranderingen in de schildklier wel voorkomen, is de werking ervan bij gezonde ouderen veelal toereikend voor de behoeften van het lichaam. Een afname van het basaalmetabolisme (BM) komt voor bij ouderen, maar dit schijnt in verband te staan met de vermindering van de vetvrije massa. Ouderen lopen het gevaar hypo- of hyperthyroïdie te krijgen. Deze stoornissen houden echter geen verband met veranderingen die optreden door het normale verouderingsproces.[7,58,92]

Onderzoek naar de bijnierfunctie laat zien dat het gehalte aan glucocorticoïden in het plasma van jongeren en ouderen vergelijkbaar is. Het stimuleren van de bijnierschors door ACTH blijft intact, evenals de afscheiding van ACTH door de hypofyse als reactie op spanningen; wel wordt de aldosteronspiegel lager op hogere leeftijd.[7]

In de hypofyse daalt het aantal bloedvaten en er wordt meer bindweefsel afgezet.[7] Het is niet duidelijk of de massa van de hypofyse afneemt. Naarmate men ouder wordt, verdwijnen de nachtelijke pieken in het gehalte aan groeihormoon (GH). De ACTH- en GH-spiegels in het serum veranderen niet als gevolg van het ouder worden, en bij de meeste ouderen blijft het gehalte aan thyreotroop hormoon (TSH) normaal. Een klein percentage ouderen heeft een iets verhoogd TSH-gehalte, wat echter niet leidt tot duidelijke symptomen.[93] Bij vrouwen na de menopauze nemen de hoeveelheden follikel stimulerend hormoon (FSH) en luteïniserend hormoon (LH) toe.

Veranderingen met betrekking tot de geslachtshormonen vinden het meest uitgesproken plaats bij oudere vrouwen. Na de menopauze worden de oestrogeen- en progesteronspiegels aanzienlijk lager, maar de androgeenspiegels in het serum blijven relatief onveranderd. Bij oudere mannen wordt de testosteronspiegel in het bloed waarschijnlijk lager, maar de discussie hierover is nog niet afgesloten.[58]

Baarmoeder, eierstokken en eileiders van oudere vrouwen worden disfunctioneel en kleiner tijdens de menopauze. Een verlaging van de oestrogeenspiegel veroorzaakt het krimpen en dunner worden van de vagina en het verlies van beschermend slijmvlies. De borsten, schaamlippen en clitoris verliezen onderhuids weefsel, en op hoge leeftijd gaat schaamhaar verloren. De oudere man daarentegen blijft zijn gehele leven sperma produceren. De spermaproductie en het aantal lozingen nemen echter af en het sperma vertoont meer afwijkingen. De testes vertonen weliswaar weinig gewichtsverlies, maar de afzetting van vezelrijk weefsel in de intertubulaire ruimten neemt toe. Met het ouder worden wordt het basaalmembraan van de tubuli seminiferi contorti dikker. De leeftijdsgebonden veranderingen in de prostaat beginnen omstreeks het veertigste levensjaar en werken door op hoge leeftijd. De ingrijpendste verandering heeft te maken met de vervanging van glad prostaatweefsel door dicht bindweefsel. Naarmate het bindweefsel zich ophoopt hypertrofieert de prostaat, waardoor de uitscheiding van urine steeds moeilijker wordt.[7]

Slaap, geheugen en intelligentie

Het verschijnsel slaap wordt op het moment nog niet geheel begrepen. Men onderscheidt vier steeds diepere slaapniveaus en de REM-slaap, een tussenliggende fase met snelle oogbewegingen ('rapid eye movements'). Jongere individuen zullen, wanneer ze eenmaal in slaap zijn, zelden wakker worden en verkeren in de diepere slaapniveaus 3 of 4. Ouderen slapen minder lang aan één stuk, worden vaker wakker en brengen minder tijd door in slaapniveau 3 of 4, maar de totale slaapperiode is slechts weinig korter. Het gebruik van slaapmiddelen moet ontraden worden bij ouderen vanwege de mogelijke bijwerkingen (zoals sufheid en verwarring). De feitelijke vermindering van de nachtrust is meestal minimaal. Andere maatregelen, zoals meer activiteit overdag en minder 'dutjes', kunnen de verstoring van de nachtrust bij ouderen tegengaan.[12,94]

De werking van het geheugen is moeilijk te scheiden van het totale leerproces. Nadat informatie is geregistreerd, wordt deze opgeslagen in het korte- of lange-termijngeheugen. Ouderen hebben gewoonlijk meer moeite zich recente ervaringen die opgeslagen zijn in het korte-termijngeheugen te herinneren. Om informatie goed te laten doordringen bij ouderen, moet deze minder snel aangeboden en vaker herhaald worden. Informatie wordt veel beter onthouden als deze wordt aangeboden op een manier die rekening houdt met de leeftijdsgerelateerde sensorische veranderingen (verminderd gezichtsvermogen en gehoor), en als het aangebodene relevant is voor de oudere persoon.

De 'intelligentie' kan aangetast worden door ziekte, maar blijkt tot op hoge leeftijd niet beïnvloed te worden door de normale fysiologische veranderingen die optreden als gevolg van het ouder worden.[7]

Het geheugen en de intelligentie zullen uitgebreider besproken worden in hoofdstuk 17.

Conclusie

Het ouder worden als universeel verschijnsel wordt gezien als een biologisch, anatomisch en fysiologisch of 'normaal' proces dat losstaat van pathologische processen. Hoezeer het ouder worden ook beïnvloed kan worden door een verhoogde kans op ziekte, het is geen 'abnormaal' proces. Vanuit theoretisch oogpunt lijkt dit onderscheid duidelijk, maar het wordt vager wanneer het wordt toegepast op specifieke gevallen. Door de veroudering treedt een zekere mate van achteruitgang op in alle biologische, anatomische, fysiologische en functionele componenten van het menselijk lichaam, maar dit wordt niet gezien als iets pathologisch. Het ouder worden is afgegrensd van het domein van ziekten omdat het als normaal beschouwd wordt. De ouderdom wordt gezien als het eindresultaat van een aaneenschakeling van niet-geheelde letsels als gevolg van meestal onvermijdelijke, universele veranderingen. Wanneer ziekte gedefinieerd wordt als een 'reactie op het optreden van letsel', is het de vraag of er een specifiek verouderingsproces bestaat. Wanneer een gestage aaneenschakeling van microtraumata een lineaire functieafname veroorzaakt, laat de redundantie van het systeem zich dan vertalen in een lineair verlies van de functionele capaciteit, en is veroudering een versneld leeftijdsgerelateerd falen van elk systeem? Het onderscheid tussen veroudering en ziekte wordt arbitrair. Zeer veel degeneratieve processen worden gewoonlijk als normaal beschouwd totdat ze zo ver voortgeschreden zijn, dat ze klinisch significante stoornissen geven. Dan is degeneratie overgegaan in 'ziekte'. In dergelijke gevallen is het onderscheid tussen veroudering en ziekte veeleer semantisch bepaald dan biologisch, anatomisch, fysiologisch of functioneel. De vraag blijft: bestaat er zoiets als een normaal verouderingsproces?

Ter recapitulatie

- Individuen worden in verschillend tempo ouder, waarbij de homeostasis helpt het inwendige milieu constant te houden.
- Er vinden in het cardiovasculaire systeem vele leeftijdsgebonden veranderingen plaats, van op celniveau de opeenhoping van lipofuscine aan de polen van de kernen van de hartspiercellen tot een toenemende calcificatie van de wanden van de bloedvaten.
- In het pulmonale systeem hebben de leeftijdsgebonden veranderingen invloed op mechanische eigenschappen, de luchtstroom, de gasuitwisseling en stoornissen van de longafweer.
- Normaal belast oefenen wordt aangeraden om de gezondheid van het kraakbeen op peil te houden.
- De achteruitgang van de ouder wordende spier hangt samen met een afname van eiwit en stikstof en een toename van bindweefsel en vet.
- Vanwege de veranderingen in de thermoregulatie bij ouderen hebben ze een langere cooling-down-periode na inspanning en zijn ze minder gevoelig voor warmte en koude.
- Alle vijf zintuigen, alsmede de proprioceptie/kinesthesie gaan achteruit naarmate mensen ouder worden.

Literatuur

1. Eveleth PB, Tanner JM. *Worldwide Variation in Human Growth.* Cambridge, England: Cambridge University Press; 1976.
2. Cutler RG. Evolution of longevity in primates. *J Hum Evol.* 1976; 5:169-202.
3. Fries JF. Aging, natural death and the compression of morbidity. *N Engl J Med.* 1968; 303:113-123.
4. Kent S. The evolution of longevity. *Geriatrics.* 1980; 35:98-104.
5. Korenchevksy V. *Physiological and Pathological Aging.* New York: Hafner; 1961.
6. Andres R. Normal aging versus disease in the elderly. In: Andres EL, Bierman EL, Hazard WR, red. *Principles in Geriatric Medicine.* New York: McGraw-Hill; 1985:38-41.
7. Kenney RA. *Physiology of Aging.* Symposium of the Aging Process Clinics in Geriatric Medicine. Februari 1985; 1(1).
8. Shock NW. Physiological theories of aging. In: Rothstein JL et al., red. *Theoretical Aspects of Aging.* New York: Academic Press; 1974:119-136.
9. Seyle HA. Stress and aging. *J of Am Geriatrics Society.* 1970; 18(9):669-690.
10. Rowlatt C, Franks LM. Aging in tissues and cells. In: Brocklehurst JC. *Textbook of Geriatric Medicine and Gerontology.* New York: Longman Group Ltd.; 1978.
11. Hayflick L. The cellular basis for biological aging. In: Finch C, Hayflick L, red. *The Handbook of the Biology of Aging.* New York: Van Nostrand Reinhold; 1977.
12. Goldman R. Decline in organ function with age. In: Rossman I, red. *Clinical Geriatrics.* Tweede druk. Philadelphia: Lippincott; 1979.
13. Pomerance A. Pathology of the myocardium and valves. In: Caird FI, Dalle JLC, Kennedy RD, red. *Cardiology in Old Age.* New York: Plenum Press; 1976:11-53.
14. Wei JY. Heart disease in the elderly. *Cardiovasc Med.* 1984; 9:971-982.
15. Baker PB, Arn AR, Unverferth DV. Hypertrophic and degenerative changes in human hearts with aging. *J Coll Cardiol.* 1985; 5:536A.
16. Yin FCP. The aging vasculature and its effects on the heart. In: Weisfeldt ML, red. *The Aging Heart.* New York: Raven Press; 1980:2.
17. Cotton R, Wartman WB. Endothelial patterns in human arteries, their relation to age, vessel site and atherosclerosis. *Arch Pathol.* 1961; 2:15-24.
18. Movat HZ, More RH, Haust MD. The diffuse intimal thickening of the human aorta with aging. *Am J Pathol.* 1958; 34:1023-1030.

19. Milch RA. Matrix properties of the aging arterial wall. *Monogr Surg Sci.* 1965; 2:261-341.
20. Auerbach O, Hammond EC, Garfinkel L. Thickening of wall of arterioles and small arteries in relation to age and smoking habits. *N Engl J Med.* 1968; 278:980-984.
21. Wolinsky H, Glagov S. Structural basis for the static mechanical properties of the aorta media. *Circ Res.* 1964; 14:301-309.
22. Schlatman TJM, Becker AE. Histologic changes in the normal aging aorta: implications for dissecting aortic aneurysm. *Am J Cardiol.* 1977; 39:13-20.
23. Hutchins GM. Structure of the aging heart. In: Weisfeidt ML, red. *The Aging Heart.* New York; Raven Press; 1980: 269-295.
24. Wei JY. Cardiovascular anatomic and physiologic changes with age. *Topics in Ger Rehab.* 1986; 2(1):10-16.
25. Rodeheffer RJ, Gerstenblith G, Becker LC, et al. Exercise cardiac output is maintained with advancing age in health human subjects: cardiac dilatation and increased stroke volume compensates for diminished heart rate. *Circulation.* 1984; 69:203-213.
26. Shannon RP, Wei JY, Rosa RM, et al. The effect of age and sodium depletion on cardiovascular response to orthostasis. *Hypertension.* 1986; 4:229-242.
27. Gerstenblith G, Frederikson J, Yin FCP, et al. Echocardiographic assessment of a normal adult aging population. *Circulation.* 1977; 56:273-278.
28. Nichols WW, O'Rourke MF, Avolio AP, et al. Effects of age on ventricular-vascular coupling. *Am J Cardiol.* 1985; 55:1179-1184.
29. Miyatake K, Okamoto M, Kinoshita N, et al. Augmentation of atrial contribution to left ventricular inflow with aging as assessed by intracardiac Doppler flowmetry. *Am J Cardiol.* 1984; 53:586-589.
30. Ziegler MG, Lake CR, Kopin IJ. Plasma noradrenalin increase with age. *Nature.* 1976; 261:333-334.
31. Shimada K, Kitazumi T, Sadakne N, et al. Age related changes of baroreflex function, plasma norepinephrine, and blood pressure. *Hypertension.* 1985; 7:113-117.
32. Tsunoda K, Abe K, Goto T, et al. Effect of age on the renin-angiotensin-aldosterone system in normal subjects: simultaneous measurement of active and inactive renin, renin substrate, and aldosterone in plasma. *J Clin Endocrinol Metab.* 1986; 62:384-389.
33. Shannon RP, Minaker KL, Rowe JW. Aging and water balance in humans. *Semin Nephrol.* 1984; 4:346-353.
34. Weisfeldt ML, Gerstenblith G, Lakatta EG. Alterations in circulatory function. In: Andres R, red. *Principles of Geriatric Medicine.* New York: McGraw-Hill Co.; 1985.
35. Ham RS, Marcy ML. *Normal Aging: A Review of Systems/The Maintenance of Health in Primary Care Geriatrics.* Boston: John Wright, PSG, Inc.; 1983.
36. Butler RN. Current definitions of aging. In: *Epidemiology of Aging.* Bethesda, Md: National Institutes of Health Publication No. 80-969; 1980:7-8.
37. Zadai CC. Cardiopulmonary issues in the geriatric population: implications for rehabilitation. *Topics in Ger Rehab.* 1986: 2(1):1-9.
38. Cummings G, Semple SG. *Disorders of the Respiratory System.* Oxford, England: Blackwell; 1973.
39. Wynne JW. Pulmonary disease in the elderly. In: Rossman I, ed, *Clinical Geriatrics.* Tweede druk. Philadelphia: Lippincott, 1979.
40. Pickles LW. Effects of aging on connective tissues. *Geriatrics.* 1983; 38(1):71-78.
41. Goldberg AL, Goodman HM. Effects of disuse and denervation on amino acid transport by skeletal muscle. *Am J Physiol.* 1975; 216:1116-1119.
42. Hamlin CR, Luschin JH, Kohn RR. Aging of collagen: comparative rates in four mammalian species. *Exp Gerontol.* 1980; 15:393-398.
43. Chapman EA, DeVries HA, Swezey R. Joint stiffness: effects of exercise on young and old men. *J Gerontol.* 1972; 27:218-221.
44. Viidik A. Function properties of collagenous tissue. *Int Rev Conn Tissue Res.* 1982; 6:127-215.
45. Klein FA, Rajan RK. Normal aging: effects on connective tissue metabolism and structure. *J Gerontol.* 1985; 40(5):579-585.
46. Lehman J, Warren C, Scham S. Therapeutic heat and cold. *Clin Orthop.* 1974; 99:207-209.
47. Meyer K. Mucopolysacchrides of costal cartilage. *Science.* 1958; 128:896.
48. Ryan AJ. The role of tissue viscosity in injury prevention. In: Ryan AJ, Allman FL, red. *Sports Medicine.* New York: Academic Press; 1974.
49. Astrand PO, Rodahl K. *Textbook of Work Physiology.* San Francisco, London: McGraw-Hill; 1970.
50. Hole JW. *Human Anatomy and Physiology.* Wm. C. Brown Co.; 1988.

51. Walker J. Connective tissue plasticity: issues in histological and light microscopy studies of exercise and aging in articular cartilage. *JOSPT.* 1991; 14(5):189-197.
52. Donatelli R, Owens-Burkart H. Effects of immobilization on the extensibility of periarticular connective tissue. *JOSPT.* 1981; 3(2):67-71.
53. Gardner DL. Aging of articular cartilage. In: Brocklehurst JC, red. *Textbook of Geriatric Medicine and Gerontology.* New York: Longman Group Ltd.; 1978.
54. Akeson WH, Amiel D, Abel MF, et al. Effects of immobilization on joints. *Clin Ortho & Rel Res.* 1987; 219:28-36.
55. Steen, B. Body composition and aging. *Nutr Rev.* 1988; 46:45-51.
56. Borkan GA, Norris AH. Assessment of biological age using a profile of physical parameters. *J Gerontol.* 1980; 35:177-184.
57. Borkan GA, Hults DE, Gerzof SG, et al. Age changes in body composition revealed by computed tomography. *J Gerontol.* 1983; 38:673-677.
58. Jacobs R. Physical changes in the aged. In: O'Hara-Devereaux M, Andrus LH, Scott CD, red. *Eldercare.* New York: Grune & Stratton; 1981.
59. Brown M, Rose SJ. The effects of aging and exercise on skeletal muscle – clinical considerations. *Top Ger Rehabil.* 1985; 1:20-30.
60. Brown M. Resistance exercise effects on aging skeletal muscle in rats. *Phys Ther.* 1989; 69(1): 46-53.
61. Albert NR, Gale HH, Taylor N. The effect of age on contractile protein ATPase activity and the velocity for shortening. In: Tanz RD, Kavaler F, Roberts J, red. *Factors Influencing Myocardial Contractility.* New York: Academic Press; 1967.
62. Cress ME, Schultz E. Aging muscle: functional, morphologic, biochemical and regenerative capacity. In: Smith EL, red. *Top Geriatr Rehabil.* 1985; 1(1):11-19.
63. Buller AJ, Eccles JC, Eccles RM. Interaction between motoneurons and muscles in respect of the characteristic speeds of their responses. *J Physiol.* 1960; 150:417-439.
64. Larsson L. Physical training effects on muscle morphology in sedentary males at different ages. *Med Sci Sports Exerc.* 1982; 14:203-206.
64a. Aniansson A, Grimby G, Hedberg M, Krotkiewske M. Muscle morphology, enzyme activity and muscle strength in elderly men and women. *Clin Physiol.* 1981; 1:73-86.
65. Aniansson A, Hedberg M, Henning GB, et al. Muscle morphology, enzyme activity, and muscle strength in elderly men: a follow-up study. *Muscle Nerve.* 1986; 9:585-591.
66. Aniansson A, Sperling L, Rundgren A, et al. Muscle function in 75-year-old men and women: a longitudinal study. *Scand J Rehabil Med.* 1983; 9(suppl):92-102.
67. Gutmann E, Hanzlikova V. Basic mechanisms of aging in the neuromuscular system. *Mech Ageing Dev.* 1972; 1:327-349.
68. Larsson L, Grimby G, Karlsson J. Muscle strength and speed of movement in relation to age and muscle morphology. *J Appl Physiol.* 1979; 46:451-456.
69. Gollnick PD, Armstrong RB, Saltin B, et al. Effect of training on enzyme activity and fiber composition of human skeletal muscle. *J Appl Physiol.* 1973; 34:107-111.
70. Grimby G. Physical activity and muscle training in the elderly. *Acta Med Scand* 1986; 711(suppl):233-237.
71. Bidlack WR, Kirsch A, Meskin MS. Nutritional requirements of the elderly. *Food Technology.* 1988; 40:61-70.
72. Batata M, Spray GH, Bolton FG, Higgins G, Wollner L. Blood and bone marrow changes in elderly patients, with particular reference to folic acid, vitamin B12, iron and ascorbic acid. *Brit Med J.* 1967; 2:667-669.
73. Jokl E. *Physiology of Exercise.* Springfield, Ill: Charles C Thomas Publishers; 1984; 108-112.
74. Burchinsky SG. Neurotransmitter receptors in the central nervous system and aging: pharmacological aspects (review). *Experimental Aging.* 1984; 19:227-239.
75. Bohannon RW, Larkin PA, Cook AC, et al. Decrease in timed balance test scores with aging. *Phys Ther.* 1984; 64:1067-1070.
76. Besdine RW, Harris TB. Alterations in body temperature (hypothermia and hyperthermia). In: Andres R, Bierman EL, and Hazzard WR, red. *Principles in Geriatric Medicine.* New York: McGraw-Hill; 1985: 209-17.
77. Asmussen E. Aging and exercise. In: Horvath SM, Yousef MK, red. *Environmental Physiology, Aging, Heat and Altitude.* New York: Elsevier/North Holland; 1981.

78. Ajiduah AO, Paolone AM, Wailgum TD, Irion G, Kendrick ZV. The effect of age on tolerance of thermal stress during exercise. *Med Sci Spts Exerc.* 1983; 15:168. Abstract.
79. Corso JF. Sensory processes and age effects of normal adults. *J Gerontol.* 1971; 26:90-105.
80. Kasper RL. Eye problems of the aged. In: Reichel PE, red. *Clinical Aspects of Aging.* Baltimore: Williams and Wilkins Co.; 1988.
81. Boyer GG. Vision problems. In: Carnevali P and Patrick B, red. *Nursing Management for the Elderly.* Philadelphia: Lippincott; 1989.
82. Woollacott MH, Shumway-Cook A, Nasner LM. Aging and posture control: changes in sensory organization and muscular coordination. *Int J Aging Hum Dev.* 1986; 23:97-114.
83. Bennet J, Creamer H, Fontana-Smith DJ. Dentistry. In: O'Hara-Devereaux M, Andrus LH, and Scott CD, red. *Eldercare.* New York: Grune & Stratton; 1981.
84. Khan TA, Shragge BW, Crispen JS, et al. Esophageal mobility in the elderly. *Am J Digestive Dis.* 1977; 22:1049-1054.
85. Bartol MA, Heitkemper M. Gastrointestinal problems. In: Carnevali P and Patrick B, red. *Nursing Management for the Elderly.* Philadelphia: Lippincott; 1989.
86. Horowitz M, Maddern GT, Chateron BE, et al. Changes in gastric emptying rates with age. *Clin Sci.* 1984; 67:213-218.
87. Morgan W, Thomas C, Schuster M. Gastrointestinal system. In: O'Hara-Devereaux M, Andrus LH, Scott CD, red. *Eldercare.* New York: Grune & Stratton; 1981.
88. Hyans DE. The liver and biliary system. In: Brocklehurst JC, red. *Textbook of Geriatric Medicine and Gerontology.* New York: Longman Group Ltd.; 1978.
89. Fink RL. Mechanisms of insulin resistance in aging. *J Clin Invest.* 1983; 71:1523-1535.
90. Brocklehurst JC. The bladder. In: Brocklehurst JC, red. *Textbook of Geriatric Medicine and Gerontology.* New York; Longman Group Ltd.; 1978.
91. Sourander LB. The aging kidney. In: Brocklehurst JC, red. *Textbook of Geriatric Medicine and Gerontology.* New York: Longman Group Ltd.; 1978.
92. Sundwall DN, Ralond J, Thorn GW. Endocrine and metabolic. In: O'Hara-Devereaux M, Andrus LH, Scott CD, red. *Eldercare.* New York: Grune & Stratton; 1981.
93. Savin CT, Deepak C. The aging thyroid: increased prevalence of elevated serum thyrotrophin levels in the elderly. *JAMA.* 1989; 242(3):247-250.
94. Guilleminault C. Sleep and sleep disorders. In: Cassel S, Walsh B, red. *Geriatric Medicine.* New York: Springer-Verlag; 1984:II.

HOOFDSTUK 4

Psychosociale aspecten van het ouder worden

Het menselijke verouderingsproces in al zijn aspecten is niet eendimensionaal. Naast de vanzelfsprekende fysieke elementen heeft het verouderingsproces psychologische, emotionele en spirituele elementen. Dit hoofdstuk gaat over deze psychosociale aspecten. Hoewel een goede lichamelijke gezondheid zeer belangrijk is, geeft zowel wetenschappelijk onderzoek als de levenservaring van eenieder aan dat de cognitieve verwerking van gebeurtenissen invloed heeft op het welbevinden en de gezondheid.[1,2] Een onderzoek naar de nasleep van heupfracturen bij ouderen liet zien dat de belangrijkste factor voor een succesvolle revalidatie de aanwezigheid of afwezigheid van depressie was.[1] Alleen al dit onderzoek heeft grote implicaties voor de fysiotherapeut, omdat het aantoont dat fysieke inspanningen slechts een minimaal effect zullen hebben tenzij rekening gehouden wordt met de emotionele en mentale toestand van de oudere.

Hoe moet de fysiotherapeut te werk gaan op het psychosociale vlak? Fysiotherapeuten zijn geen psychologen en ze hebben geen uitgebreide scholing gehad in de sociale wetenschappen en de psychologie. Niettemin kunnen ze specifieke informatie gebruiken ter ondersteuning van hun behandeling. Het kritisch onderzoek met behulp van de diverse psychosociale verouderingstheorieën kan bijvoorbeeld inzicht verschaffen in de mate van tevredenheid of motivatie van een patiënt en kan de vaardigheid van de fysiotherapeut om te communiceren met een oudere vergroten. Aangezien het doel van fysiotherapie een optimaal functioneren is, moet de fysiotherapeut bovendien in staat zijn situaties te herkennen waarin 'coping'-mechanismen (strategieën om moeilijke situaties het hoofd te bieden) nodig zijn en een zekere mate van hulp kunnen bieden in dergelijke situaties.

In dit hoofdstuk worden de verouderingstheorieën en de cognitieve veranderingen in de late levensfase besproken. Er wordt ingegaan op zowel normale als pathologische situaties die coping-mechanismen vereisen, op de manier waarop maatschappelijk tegen het ouder worden wordt aangekeken en op de noodzakelijke aanpassingen in de levensstijl van ouderen.

Verouderingstheorieën

In de laatste drie decennia zijn veel psychologische theorieën over het ouder worden geformuleerd. Vóór die tijd waren er slechts weinig van dergelijke theorieën. De meeste aandacht ging uit naar de theorieën van Freud en Piaget, maar deze theorieën hebben vrijwel uitsluitend oog voor de psychologische ontwikkeling van het kind en verwaarlozen de volwassen mens. De theorieën die hier besproken worden, gaan over de levensloop of over de psychologische ontwikkeling in de late levensfase.

Levenslooptheorieën

Erikson

Eric Erikson was één van de eerste theoretisch psychologen die een persoonlijkheidstheorie ontwikkelde die doorliep tot in de ouderdom. Erikson ziet het proces van de menselijke ontwikkeling als een opeenvolging van fasen die men moet doorlopen om het ego ten volle te ontwikkelen.[3] Hij onderscheidt acht van dergelijke fasen, die in tabel 4.1 zijn opgenomen. Elk van deze fasen vertegenwoordigt een keuze in de ontwikkeling van het zich uitbreidende ego. De laatste twee fasen zijn bijzonder belangrijk voor mensen die werken met ouderen.

Een succesvolle keuze voor ontwikkeling uit zich in ouderschap en het toezicht houden op en begeleiden van een nieuwe generatie. Als een volwassene geen groei doormaakt, zal stagnatie de overhand krijgen. Dit uit zich in woede, pijn en een terugtrekken in zichzelf. Vanuit de theorie van Erikson brengt de laatste levensfase met zich mee dat men het leven moet accepteren, in de zin van: 'Als ik alles nog eens over zou mogen doen, dan zou ik alles grotendeels hetzelfde doen'.[4] In deze fase zijn mensen actief betrokken bij het leven, zelfs op de drempel van de dood, en worden ze zich bewust van de wijsheid die ze verworven hebben.

Tabel 4.1 Levensloopfasen en ego-ontwikkeling volgens Erikson.

Levensfase	**Fase volgens Erikson**
0-12 maanden	vertrouwen versus wantrouwen
2-4 jaar	autonomie versus schaamte
4-5 jaar	initiatief versus schuldgevoel
6-11 jaar	vlijt versus minderwaardigheid
12-18 jaar	identiteit versus identiteitsverwarring
vroege volwassenheid	intimiteit versus isolement
volwassenheid	groeivermogen versus stagnatie
late levensfase	integriteit versus wanhoop

Maslow

Maslows hiërarchie van de menselijke behoeften is geen theorie die zich speciaal richt op het ouder worden, maar het is een uitstekend raamwerk voor het exploreren van fenomenen als groei, ontwikkeling en motivatie.[5] Maslows hiërarchie van de behoeften is een piramide waarbij een hogere behoefte steeds voortbouwt op de behoefte die zich daaronder bevindt. De persoon bevindt zich op het laagste niveau, 'biologische en fysiologische integriteit', wanneer hij of zij bezig is met het verkrijgen van voedsel, warmte en kleding. Op het volgende niveau, 'veiligheid en geborgenheid', beschermt de persoon zich tegen de elementen en tegen andere mensen. Deze behoefte kan alleen worden bevredigd, als er gezorgd is voor voedsel en kleding. Op het derde niveau, 'de behoefte erbij te horen en liefde te ontvangen', gaat de persoon op zoek naar liefde, van bijvoorbeeld ouders of levenspartner. Wanneer deze behoefte vervuld is, kan de persoon toegang krijgen tot het volgende niveau, 'zelfrespect', waarbij hij of zij zichzelf koestert, respect heeft voor de eigen waarden en normen, en zich goed voelt over zichzelf. Ten slotte is er het niveau van de 'zelfverwerkelijking', waarop de persoon zich niet langer zorgen maakt over de lagere behoeften en in staat is tot geven. Op dit niveau transcendeert de persoon het lagere niveau van de behoeften die te maken hebben met zelfrespect. Individuen die dit stadium bereikt hebben, ondersteunen en stimuleren anderen, ontwikkelen hun eigen ideeën, volgen hun eigen waarden en normen, en staan midden in de maatschappij. Volgens Maslow leven slechts zeer weinig mensen op dit niveau. Sommige gezaghebbende figuren, zoals Martin Luther King, Winston Churchill en Golda Meir, waren individuen die zichzelf verwerkelijkt hadden.

De lagere behoeften moeten vervuld zijn voordat iemand naar het niveau erboven kan reiken. Wanneer men zich op een bepaald niveau bevindt, dan wordt de energie die men heeft op dat niveau verbruikt.[6] Het gebeurt niet vaak dat iemand op een hoger niveau blijft. Meestal valt men terug naar lagere niveaus wanneer de lagere behoeften niet vervuld worden. Een vrouw die bijvoorbeeld recentelijk haar man verloren heeft, kan zich geïsoleerd of eenzaam voelen en niet in staat zijn de hogere niveaus van zelfrespect of zelfverwerkelijking te ervaren totdat haar verdriet is afgenomen.

Deze theorie is vooral nuttig op het gebied van de motivatie. Aangezien ouderen vaker te maken hebben met lichamelijke achteruitgang, zullen hun behoeften eerder op de lagere niveaus van Maslows hiërarchie liggen. Daarom zouden motivatiestrategieën gericht moeten zijn op het niveau van de persoonlijke behoeften. Wanneer iemand bijvoorbeeld instabiel is tijdens het lopen, zal een strategie die erop gericht is die persoon aan te moedigen om oefeningen te doen aan moeten sluiten bij de behoefte aan veiligheid als de persoon zich op dat behoeftenniveau bevindt. Wanneer dezelfde persoon zich tijdens een behandelsessie echter meer bewust is van een hongergevoel, dan zal hij of zij zich niet kunnen concentreren op de oefeningen.

Maslow meent echter ook dat het vooral de oudere is die over voldoende kennis en levenservaring beschikt om zelfverwerkelijking – het hoogste niveau van zijn behoeftenpiramide – te ervaren.[6]

Theorieën over de late levensfase

Peck

Pecks theorie beschrijft de taken die volbracht moeten worden om een volledig mens te zijn in de ouderdom. Volgens deze theorie is het de opgave van de oudere om zichzelf opnieuw te definiëren, de arbeidsidentiteit van zich af te schudden en uit te stijgen boven egocentrisme. De taken die Peck onderscheidt, liggen op de volgende terreinen:

1. *egodifferentiatie versus preoccupatie met de arbeidsrol.* Mensen die gepensioneerd worden, moeten hun leven opnieuw zin geven en uitstijgen boven de rollen die ze vervulden toen ze nog werkten;
2. *overstijgen van het lichaam versus preoccupatie met het lichaam.* Aangezien de ouderdom gepaard kan gaan met een slechte gezondheid, moet de oudere nieuwe manieren leren om zich mentaal, fysiek, sociaal en spiritueel wel te bevinden om boven de lichamelijke problemen uit te stijgen;
3. *overstijgen van het ego versus preoccupatie met het ego.* Dit laatste stadium is een manier om minder bezig te zijn met de naderende dood, door bijvoorbeeld schenkingen te doen aan de kinderen of aan liefdadigheidsinstellingen, om zodoende een blijvende herinnering aan zichzelf te creëren.[7]

Neugarten

Ook Bernice Neugarten heeft taken beschreven die volbracht moeten worden om op een bevredigende wijze oud te worden. De volgende lijst geeft een deel van de taken die zij noemt weer die direct verband houden met herstel en rehabilitatie.

1. het accepteren van de onontkoombaarheid en nabijheid van de dood;
2. het omgaan met de ziekte;

3. het coördineren van de hulp die men nodig heeft en het nauwkeurig inschatten van de keuzen die nog wel zelf gemaakt kunnen worden teneinde zo veel mogelijk welbevinden te realiseren;
4. het geven en krijgen van emotionele bevestiging.[8]

Disengagement

De controversiële disengagementstheorie, die in de jaren '50 geformuleerd werd door Cummings en Henry, stelt dat ouderen en de maatschappij zich wederzijds van elkaar losmaken. Deze terugtrekking wordt gekenmerkt door een positieve verandering in het welbevinden van de oudere persoon.[9] Hoewel ze tegenwoordig niet meer algemeen aanvaard wordt, heeft deze theorie veel discussie losgemaakt over de aanpassing aan de late levensfase.

Continuïteit en activiteit

Twee bekende theorieën die ontwikkeld werden als reactie op de terugtrekkingstheorie zijn de continuïteitstheorie en de activiteitentheorie. De continuïteitstheorie stelt dat de activiteiten op hogere leeftijd een voortzetting zijn van eerdere levenspatronen,[10] terwijl de activiteitentheorie juist stelt dat een goede aanpassing aan de ouderdom een zo hoog mogelijk activiteitsniveau vereist. Ouderen zouden moeten zoeken naar alternatieven wanneer ze moeten stoppen met een zinvolle activiteit, zoals het werk. Ze zouden een actieve in plaats van een passieve rol moeten spelen in hun dagelijks leven en ten opzichte van de biologische en sociale veranderingen die ze ondergaan.[11]

Havighurst

De verouderingstheorie van Havighurst brengt een bevredigende ouderdom in verband met sociale competentie en flexibiliteit bij het aannemen van nieuwe rollen. Hij gelooft dat het belangrijk is dat ouderen nieuwe en zinvolle rollen vinden, terwijl ze zich ook op hun gemak moeten voelen bij de gewoonten van de tijd waarin ze leven.[12,13] Later stelden Neugarten en Havighurst dat een succesvolle aanpassing aan de ouderdom niet zozeer te maken heeft met de leeftijd als zodanig maar met de persoonlijkheid. Ze onderscheiden de volgende persoonlijkheidstypen:
1. *geïntegreerd:* Een geïntegreerde persoonlijkheid is zeer goed in staat de dagelijkse bezigheden te verrichten en heeft een complex geestelijk leven. Dit type personen is over het algemeen het best in staat zich aan te passen;
2. *passief-afhankelijk:* Een passief-afhankelijke persoonlijkheid heeft anderen nodig om zijn of haar emotionele behoeften te bevredigen;
3. *gepantserd:* De gepantserde persoonlijkheid probeert zijn of haar omgeving en impulsen te beheersen en wordt vaak gekenmerkt door een hoge prestatiedrang;
4. *niet-geïntegreerd.* Een niet-geïntegreerde persoonlijkheid heeft weinig controle over zijn of haar emoties en onvoldoende intellectuele vaardigheden. Dit persoonlijkheidstype is over het algemeen het minst in staat zich aan te passen aan de late levensfase.[10]

Cognitieve veranderingen in de late levensfase

De ouderdom heeft invloed op diverse belangrijke cognitieve functies: het geheugen, het leervermogen, het gevoelsleven en de intelligentie. Hierna worden de normale en de pathologische mechanismen die te maken hebben met deze functies besproken.

Het geheugen

Het geheugen wordt reeds lange tijd zeer intensief bestudeerd, maar dit onderzoek heeft nog niet geleid tot vaststaande conclusies.[14,15] Sommige onderzoeken laten zien dat het geheugen afneemt bij het ouder worden, terwijl andere geen verandering laten zien.[14,15] Wel is er overeenstemming dat ouderen minder goed in staat zijn nieuwe informatie op bruikbare wijze te organiseren zodat deze gemakkelijk terug te roepen is.[16] Bovendien presteren ouderen beter op geheugentaken waarmee ze bekend zijn.[17]

Er zijn diverse problemen inherent aan het onderzoek naar de geheugenfunctie bij ouderen. De totale populatie zou bijvoorbeeld kunnen lijden aan een onbekende aandoening die het geheugen aantast. Bovendien presteren ouderen slechter dan jongeren in testsituaties waarmee ze niet vertrouwd zijn.[17] Zodoende is het niet mogelijk harde gegevens te verkrijgen over de normale afname of toename van de geheugenfunctie bij ouderen. Een recentelijk gedefinieerd ziektebeeld genaamd 'age-associated memory impairment' (AAMI: leeftijdsgebonden geheugenstoornis) beschrijft het verlies aan geheugenfunctie bij gezonde personen die ouder zijn dan vijftig jaar. Het ziektebeeld is zeer mild. Toch komt AAMI zo vaak voor, dat het gezien wordt als een kenmerk van het ouder worden. Ook de neurochemische grondslag van geheugenverlies wordt tegenwoordig bestudeerd.[18]

Op het pathologische vlak heeft geheugenverlies diverse gevolgen. Ten eerste zijn klachten over geheugenverlies – dus niet het geheugenverlies zelf – gerelateerd aan depressiviteit.[19,20] Daarom moet een patiënt die klaagt over geheugenverlies altijd onderzocht worden op depressieverschijnselen. Een reëel geheugenverlies is een klassiek symptoom van dementie of een hersenziekte. (Meer informatie over dementie en hersenziekten wordt gegeven in het gedeelte over dementie later in dit hoofdstuk.)

Behandeling van het subjectief-benigne geheugenverlies kan bestaan uit cursussen en leerstrategieën om het geheugen te ondersteunen. Cursussen die het zelfvertrouwen versterken, het maken van nauwkeurige aantekeningen en het gebruik van geheugensteuntjes kunnen helpen. Twee andere mogelijkheden om het geheugen te ondersteunen zijn het zo vertrouwd mogelijk houden van taken en het ontwikkelen van één of ander beloningssysteem (zie hoofdstuk 17).

Intelligentie en leren

Het feitelijk meten van intelligentie is niet mogelijk. Wat wordt gemeten, is de uiting, het resultaat, van iemands intelligentie. Dit resultaat kan gemakkelijk beïnvloed worden door de gezondheid, de motivatie en de scherpte van de zintuigen. Hoewel gewoonlijk het woord 'intelligentie' gebruikt wordt, is deze vaardigheid niet enkelvoudig. Intelligentie kan onderverdeeld worden in 'vloeibare (fluid) en 'gekristalliseerde' (crystallized) intelligentie.[21]

De gekristalliseerde intelligentie wordt beïnvloed door sociaal-culturele omstandigheden en heeft te maken met het vermogen om bepaalde verbanden te ontdekken, formeel te redeneren en het intellectuele en culturele erfgoed te begrijpen.[22] De gekristalliseerde intelligentie kan toenemen door zelfstudie en scholing, zelfs na het zestigste levensjaar.[23]

De vloeibare intelligentie hangt voornamelijk af van de erfelijke aanleg van het individu en zijn of haar gebruik van het korte-termijngeheugen en het vermogen om begrippen te formuleren, complexe verbanden te zien en abstract te redeneren. Deze vaardigheden zijn vaak neuropsychologisch van aard en kunnen afnemen na het zestigste levensjaar.[24]

Deze kennis over intellectuele vaardigheden en leren heeft de volgende implicaties voor fysiotherapeuten:

1. Houd er rekening mee dat de intellectuele prestaties van ouderen variëren.
2. Slecht presteren wil nog niet zeggen dat er sprake is van een slecht leervermogen.
3. Zorg ervoor dat nieuwe kennis past binnen datgene wat reeds geleerd is.[24]
4. Laat de patiënt zich concentreren op één taak en ga na of deze taak geleerd is voordat begonnen wordt met de volgende.[24]
5. Zorg dat er zo weinig mogelijk kans is op afleiding.
6. Zorg voor voldoende tussenpozen tussen leerervaringen.
7. Zorg dat de patiënt zoveel mogelijk zelf het tempo kan bepalen.
8. Help ouderen de leerinhoud te organiseren.
9. Presenteer de leerinhoud op de manier waarop deze gebruikt zal gaan worden.[26]
10. Maak de leerervaring zo concreet mogelijk.
11. Geef instructie op een zorgzame in plaats van een neutrale manier.
12. Schakel zoveel mogelijk zintuigen in om het leren makkelijker te maken.
13. Geef zoveel mogelijk feedback.[27]

Deze suggesties komen voort uit diverse onderzoeken[21-27] op het gebied van veranderingen in de intelligentie en de prestatie en zijn bedoeld als suggesties voor het verbeteren van de prestatie.

Het gevoelsleven en het vermogen tot redeneren veranderen niet op latere leeftijd.[23,24] Dementie en bijwerkingen van medicijngebruik blijken de belangrijkste oorzaken te zijn van achteruitgang op deze gebieden. [23,24] (Zie het gedeelte over dementie later in dit hoofdstuk voor de veranderingen die te maken hebben met dementie; zie ook hoofdstuk 8 voor veranderingen die te maken hebben met farmacotherapie.)

Situaties die coping-mechanismen vereisen

Depressie

Onderzoek naar de mate waarin depressie voorkomt, heeft verschillende resultaten opgeleverd, maar het volgende citaat geeft goed weer wat veel hulpverleners in de gezondheidszorg denken: 'Depressie wordt wel gezien als de verkoudheid van ouderen.'[28] Veel ouderen hebben te maken met symptomen van depressie, en de statistiek is veelzeggend. In diverse bronnen wordt het voorkomen van depressie gemeld bij vijf tot 65 procent van alle ouderen.[29,30] Onderzoek laat echter zien dat het niet zozeer de leeftijd is die depressies veroorzaakt, maar secundaire variabelen als cognitieve stoornissen, incontinentie, chronische ziekten en beperkingen.[31]

De Diagnostic and Statistical Manual of Mental Disorders (DSM-III) beschrijft vijf depressiecategorieën, die elk voorkomen bij geriatrische patiënten. Dit zijn: 1) depressie in engere zin; 2) organisch stemmingssyndroom met depressie; 3) aanpassingsstoornis met depressieve stemming; 4) depressieve neurose; 5) primair degeneratieve dementie van het Alzheimer-type met depressie. De symptomen die bij deze depressieve aandoeningen horen, zijn vermeld in tabel 4.2.

(DSM-IV maakt onderscheid in:

1. depressie in engere zin
   a) met psychotische kenmerken;
   b) met vitale kenmerken

2. dystymie (zonder psychotische kenmerken, verder hetzelfde)
3. bipolaire stoornissen.)

Depressie in engere zin wordt gekenmerkt door ten minste vijf van de symptomen uit tabel 4.2 gedurende ten minste twee weken. Dit type stoornis ontstaat vaak zeer plotseling. De symptomen zijn zeer ernstig en monden vaak uit in een zelfmoordpoging.[31] De stoornis kan eenmalig optreden of recidiverend zijn, waarbij gehele of gedeeltelijke remissie optreedt tussen de episoden. Manie of euforie kan voorkomen tussen de episoden, maar dit gebeurt vaker bij een bipolaire stoornis, die nog ernstiger is.

Het organisch stemmingssyndroom met depressie is gerelateerd aan een specifieke organische oorzaak. Patiënten die een cerebrovasculair accident hebben gehad (in het bijzonder patiënten met een laesie in de linker hemisfeer) kunnen lijden aan dit type depressie. Endocrinopathieën, hypo- of hyperthyroïdie en een teveel aan psychotrope medicijnen zijn ook typische organische factoren die kunnen leiden tot een organisch stemmingssyndroom met depressie.[32]

Een aanpassingsstoornis met depressie is gewoonlijk het gevolg van een depressieve reactie op een psychosociale stressfactor, bijvoorbeeld een lichamelijke beperking. Deze stoornis wordt alleen gezien als een depressie wanneer de symptomen langer duren dan zes maanden. Het voornaamste symptoom is een depressieve gemoedstoestand die het lichamelijk en sociaal functioneren meer belemmert dan verwacht zou mogen worden op grond van de lichamelijke stressfactor.

Een depressieve neurose is het moeilijkst te behandelen van de vijf depressietypen. Patiënten met een dergelijke stoornis hebben ten minste twee van de symptomen opgenomen in tabel 4.2 gedurende een periode van ten minste twee jaar. Bovendien hebben dergelijke patiënten zich langer dan twee maanden niet in een normale gemoedstoestand bevonden. Deze stoornis kan een gevolg zijn van een al langer bestaande aandoening, zoals reuma.

Een depressie kan bij ouderen voorkomen als een symptoom in een vroeg stadium van een dementeringsproces, zoals in de beginfase van een primair degeneratieve dementie van het Alzheimer-type met depressie, wanneer de patiënt zich nog realiseert dat zijn of haar cognitieve functies afnemen. Deze depressie kan de eerste symptomen van de dementie maskeren. De vergeetachtigheid kan immers een symptoom zijn van zowel de dementie als de depressie.

Uit deze beschrijving van de verschillende typen depressies zal duidelijk zijn hoe belangrijk de anamnese is. De anamnese is het eerste en belangrijkste aspect van de beoordeling van depressieve syndromen. Tijdens de anamnese vraagt de behandelend arts naar het ontstaan van de huidige en vroegere episoden, de reacties van de patiënt op behandelingen tijdens de vroegere episoden, het gebruik van alcohol en drugs en

Tabel 4.2 Symptomen van depressie.

Cognitieve symptomen	Somatische symptomen	Affectieve symptomen
slecht concentratievermogen	vermoeidheid	verlies van interesse
weinig zelfvertrouwen	veranderd slaappatroon	verdriet
besluiteloosheid	gewichtsverandering	ongerustheid
schuldgevoel	huilerig	angst
hopeloosheid	opwinding	boosheid
onvermogen tot concentratie	hartkloppingen	depersonalisatie
zelfmoordgedachten	zwakheid	afstandelijkheid
	libidoverlies	zich waardeloos voelen

het sociaal en lichamelijk functioneren. De volgende stap is een volledig klinisch onderzoek met inbegrip van de gebruikelijke laboratoriumtests. De behandelend arts zal wellicht ook het cognitief functioneren willen onderzoeken. (Zie hoofdstuk 6 voor een uitgebreide beschouwing over gebruik en implicaties van cognitieve diagnostische instrumenten en depressieschalen.)

De behandelend arts kan ook kiezen voor aanvullend laboratoriumonderzoek of andere onderzoeken, zoals een MRI-scan. Wel moet opgemerkt worden dat er op het ogenblik nog twijfel bestaat over het nut van deze onderzoeken voor het stellen van een differentiële diagnose,[31] omdat ze geen uitsluitsel geven bij het diagnosticeren van andere psychische problemen. Schriftelijke tests en psychodiagnostische gesprekken blijken even effectief te zijn bij de opsporing van de verschillende dementie- en depressiesyndromen als deze veel duurdere onderzoeken. Daarom is enige scepsis op zijn plaats wanneer men deze onderzoeken gebruikt om de differentiële diagnose dementie of depressie te stellen.

De behandeling van depressie heeft vier aspecten: psychotherapie, farmacotherapie, elektroshocktherapie (ECT) en gezinstherapie. De voordelen van psychotherapie, die een beroep doet op het inzicht van de patiënt, lijken minder duidelijk dan die van gedrags- en leertherapieën, waarmee goede resultaten behaald zijn bij oudere depressieve patiënten.[33]

In wezen bedrijft iedereen die met een patiënt praat psychotherapie. Daarom moet de fysiotherapeut kennis hebben van het behandelplan en het behandeldoel van elke patiënt. Bovendien moet de fysiotherapeut zich bewust zijn van de thematiek die een rol speelt bij het werken met depressieve ouderen. Depressies bij ouderen kunnen het gevolg zijn van een nieuwe rol binnen het gezin, een nieuw lichaamsbeeld en een zekere mate van afhankelijkheid. In ieder geval moeten ouderen leren deze veranderingen te accepteren zonder zich ervoor te schamen en op intieme voet te blijven met degenen van wie ze houden. Ook kunnen patiënten betere coping-mechanismen aanleren. Anticiperen op toekomstig ongemak is bijvoorbeeld een gezondere keuze dan het ontkennen van moeilijkheden die zullen optreden. Humor, sublimatie en altruïsme kunnen helpen de patiënt zich minder te richten op ziekte en depressie en meer op andere situaties.

De farmacotherapie bij depressie bestaat voornamelijk uit het voorschrijven van antidepressiva. (Zie hoofdstuk 8 voor meer informatie over het gebruik van antidepressiva.) Twee vuistregels bij het voorschrijven van antidepressiva zijn dat begonnen moet worden met een dosis die één derde tot twee derde is van de dosis bij volwassenen en dat arts en patiënt zich moeten realiseren dat het drie tot vier weken kan duren voordat de medicijnen echt effect hebben. De arts moet zich ook bewust zijn dat het verschil tussen een therapeutische en een toxische dosis bij dit soort medicijnen gering is. Bij het optreden van ongebruikelijke bijwerkingen moeten de fysiotherapeut, de patiënt of beiden onmiddellijk een apotheker of arts raadplegen. Bijwerkingen die aandacht behoeven, zijn onder andere valneiging, extreme moeheid en concentratiestoornissen.

Elektroshocktherapie stijgt op het ogenblik weer in aanzien. Deze therapie kan nuttig zijn bij de behandeling van zware depressies die niet reageren op medicijnen. Hij kan nuttig zijn bij oudere patiënten, aangezien hij geen bijwerkingen heeft op hart en bloedvaten. De voornaamste neveneffecten van elektroshocktherapie zijn geheugenverlies en verwarring, maar deze zijn minder bij de moderne toepassingmethoden.[34]

Gezinstherapie blijkt een tweesnijdend zwaard te zijn. Het gezin moet meehelpen het hoofd te bieden aan de depressie van de patiënt en de gezinsleden moeten leren de oudere patiënt doelmatig te helpen. Een gezinstherapie verloopt volgens verschillende lijnen, zoals conflictoplossing, het aanbieden van probleemoplossingsstrategieën en het evalueren van de rollen binnen het gezin. Gezinsleden kunnen diverse fouten maken, vooral wanneer ze te behulpzaam zijn en daardoor de autonomie van de patiënt inperken. Ze kunnen ook het probleem ontkennen en de patiënt overdonderen met hun optimisme.

Sociale isolatie

Sociale isolatie of vereenzaming kan onderverdeeld worden in vier typen.[35,36] Het eerste type is geografische isolatie, die het gevolg is van een inperking van het leefgebied. Het tweede type, aanschouwelijkheidsisolatie, is het gevolg van een onacceptabel uiterlijk, terwijl het derde type, gedragsisolatie, het gevolg is van onacceptabel gedrag. Normatieve isolatie, ten slotte, komt voort uit cultuurafhankelijke of persoonlijke normen en waarden. Elk van deze typen of een combinatie ervan zorgt ervoor dat een ouder individu niet volledig geaccepteerd wordt door anderen. Hierdoor zal de oudere een gevoel van vervreemding krijgen en dit zal zijn of haar zelfrespect aantasten.

Geografische isolatie

Geografische isolatie is gewoonlijk het gevolg van het weduwe of weduwnaar zijn, de drukte van de grote stad, een landelijke levensstijl of opname in een zorginstelling. Ouderen die in de stad leven, kunnen bijvoorbeeld geconfronteerd worden met een snelle, onpersoonlijke levensstijl die hun weinig gelegenheid geeft echte vrienden te maken. (Opname in een instituut wordt later in dit hoofdstuk besproken.) De behandelmogelijkheden voor geografische isolatie zijn gebaseerd op formele en informele zorgnetwerken.[36]

Ouderen moeten ook de gevolgen die een verhuizing voor kortere of langere tijd kan hebben voor hun sociale netwerk zorgvuldig afwegen. De winst in de zin van de grootte en het belang van het nieuwe netwerk moet vergeleken worden met het verlies van het netwerk dat men achterlaat.

Aanschouwelijkheidsisolatie

Helaas wordt het oordeel over mensen in onze maatschappij vaak gebaseerd op het uiterlijk en naarmate ons lichaam ouder wordt, gaat dit uiterlijk steeds minder lijken op de stereotypen die ons door de reclame worden voorgeschoteld. Bovendien komen bij het ouder worden steeds vaker misvormingen voor als gevolg van fysieke beperkingen. De therapeut kan ouderen op diverse manieren helpen om te gaan met deze vorm van isolatie:

1. door hen te leren niet te veel om te gaan met mensen die eenzelfde soort probleem hebben, aangezien de oudere zich dan wellicht meer in de zwakheden van deze mensen gaat herkennen in plaats van in hun sterke kanten;
2. door hen te helpen nieuwe relaties aan te gaan met mensen die hen accepteren zoals ze zijn;
3. door hen veel positieve feedback te geven over hun sterke kanten;
4. door hen vragen te stellen om erachter te komen hoe ze werkelijk over zichzelf denken en wat voor ervaringen ze hebben met soortgelijke problemen;
5. door hen te leren realistische verwachtingen te koesteren.[35]

Gedragsisolatie

Gedragsisolatie treedt op wanneer ouderen gedrag vertonen dat onacceptabel is. Veelvoorkomend gedrag in deze categorie omvat excentriciteit, verwarring, incontinentie en afwijkend gedrag. De fysiotherapeut kan hierin een rol spelen door de oudere te helpen het gedrag te benoemen en naar de juiste soort hulp te verwijzen om de ernst van het probleem te verminderen.

Normatieve isolatie

Normatieve isolatie ligt diep verankerd in de houding van de maatschappij ten opzichte van ouderen. (Deze houding wordt later in dit hoofdstuk besproken.) Leeftijdsdiscriminatie en de mening dat het acceptabel en normaal is dat oudere mensen eenzaam zijn, worden aanvaard door zowel ouderen als hulpverleners in de gezondheidszorg. Dit verschijnsel kan bestreden worden door beide partijen hun misvattingen en vooroordelen kritisch te laten bekijken. Bovendien moet de fysiotherapeut nagaan of het in feite wel gewenst is dat de oudere alleen is. Om dit te kunnen doen, moet de fysiotherapeut zich bewust zijn van het verschil tussen eenzaamheid en alleen zijn. Eenzaamheid is een gevoel van onvervuld verlangen en leegheid, terwijl iemand die alleen is apart staat, solitair is en zich niet gestoord weet. In figuur 4.1 zijn de factoren die Maslow noemt bij eenzaamheid en isolatie opgenomen.[36] Deze kunnen nuttig zijn bij een beoordeling van dit fenomeen.

Opname in een instituut

Opname in een instituut lijkt een nogal overbodig onderdeel van een bespreking van situaties die coping-mechanismen vereisen. Toch kan de structuur van een organisatie een ingrijpend effect hebben op het gedrag van individuen. Het klassieke boek over

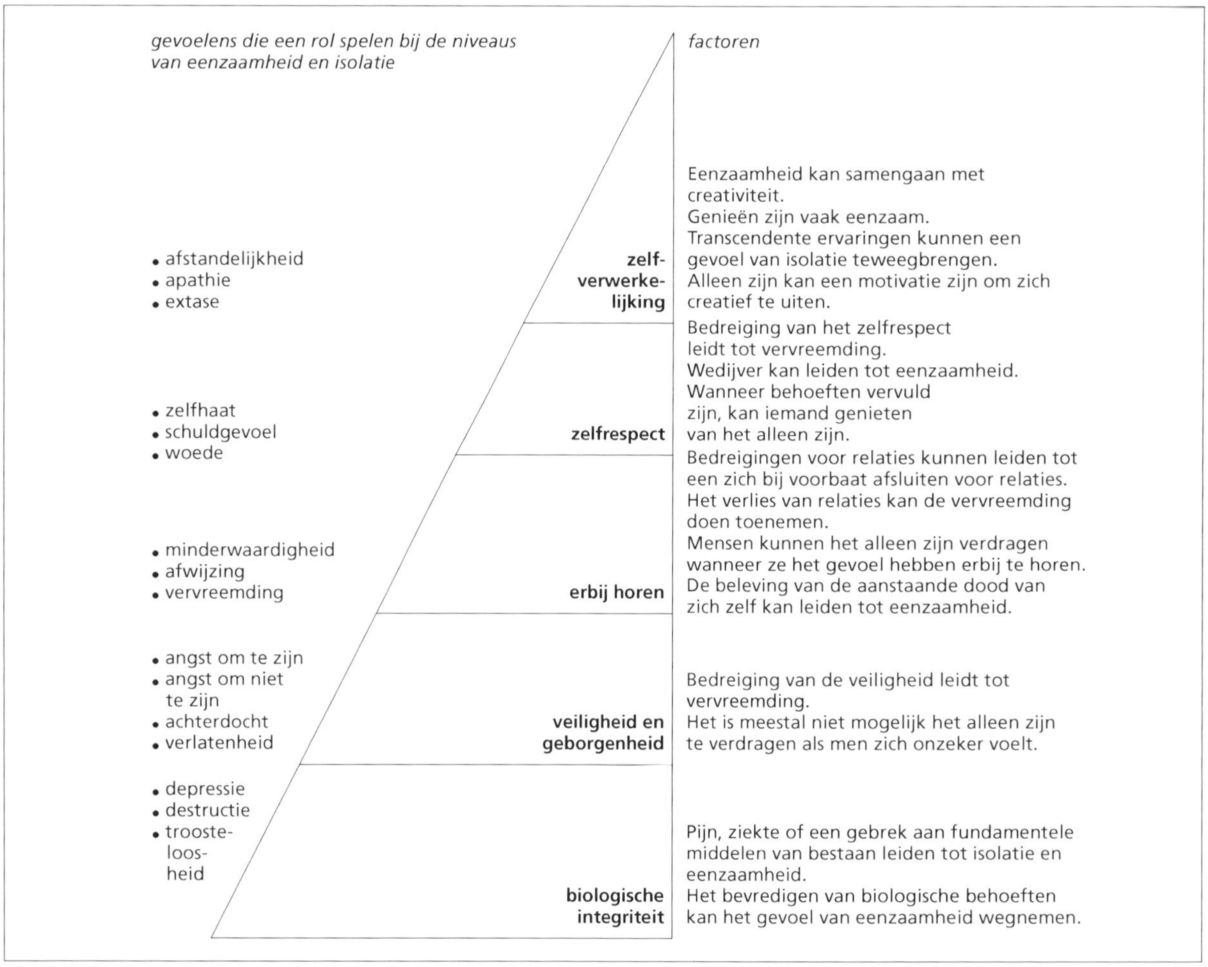

Figuur 4.1 Factoren die een rol spelen bij eenzaamheid en isolatie.

de gedragseffecten van opname is *Asylums* van Goffman.[37] Goffman onderscheidt vijf aspecten van opname in een 'totaalinstituut' (een instelling waar het individu permanent verblijft als bewoner). Deze aspecten zijn:

1. Een hiërarchische gezagsstructuur, met de bewoner op de laagste trede. Dit soort gezagsstructuur leidt tot situaties waarin de staf altijd gelijk heeft en waarin bewoners gestraft of terechtgewezen worden.
2. Een totaalinstituut regelt de gewoonten van de bewoners. De maaltijden vinden bijvoorbeeld altijd op dezelfde tijd plaats en de gang naar het toilet is evenzeer aan tijd gebonden. Dit maakt het moeilijk voor de bewoners om hun behoeften op een doelmatige manier te bevredigen.
3. Bewoners van een dergelijke instelling voelen zich vaak vernederd. Een goed voorbeeld hiervan is dat bewoners vaak hun deur niet dicht mogen doen.
4. De situatie binnen de instelling maakt het bewoners vaak onmogelijk hun waardigheid te behouden. Een defensieve houding die men aanneemt nadat een reprimande is uitgedeeld, kan dan snel een nieuw doelwit worden van de afkeuring van de staf. Als bewoners bijvoorbeeld kwaad worden omdat ze hun deur niet dicht mogen doen, zal de staf hen berispen vanwege misplaatste woede.
5. De status van bewoners is alleen gebaseerd op hun status binnen de instelling. Wat zij vroeger gedaan hebben, is zelden belangrijk. Een fysiotherapeut die jarenlang hard gewerkt heeft om mensen te helpen, zal dan op dezelfde manier benaderd worden als iemand die een misdadiger is geweest.

De hulp die men kan bieden om ouderen te helpen het hoofd te bieden aan de opname in een zorginstelling – anders dan het veranderen van het complete systeem – moet beginnen bij het individu. De onderstaande lijst geeft mogelijkheden om de sfeer binnen instellingen persoonlijker te maken.

1. Ga echte, warme relaties aan met bewoners.
2. Geef correcte informatie.
3. Betrek de familie erbij.
4. Honoreer prestaties met behulp van posters, prikborden en dergelijke.
5. Noem mensen bij de naam die ze zelf het liefst horen.
6. Vergeet verjaardagen niet.
7. Zorg voor gedenktekens voor bewoners die gestorven zijn.
8. Ga samen met de bewoner zijn of haar levensloop na.
9. Zorg voor contacten met planten, huisdieren en kinderen.
10. Bewoners moeten een aantal persoonlijke spulletjes kunnen behouden.
11. Als er kamers gedeeld moeten worden, dan alleen door bewoners die elkaar verdragen.
12. Zorg voor rechtskundige bijstand zodat bewoners voor hun rechten kunnen opkomen.
13. Zorg ervoor dat bewoners altijd een keuze hebben.[36]

Angststoornissen

Angststoornissen bij ouderen worden vaak over het hoofd gezien en te weinig gerapporteerd.[38] Angststoornissen komen vaker voor naarmate men ouder wordt, en vaker bij vrouwen dan bij mannen.[39,40] Ze gaan gepaard met symptomen als angst, zorgen of nervositeit, of het is een somatisch probleem zonder bekende lichamelijke oorzaak. De DSM-III-classificatie van de American Psychiatric Association onderscheidt drie typen stoornissen die alle drie gekenmerkt worden door angst.[41] Deze typen zijn:

1) aanpassingsstoornissen met angstige stemming; 2) angstneurosen; 3) fobische neurosen.

(De DSM-IV maakt onderscheid in: 1) diffuse angststoornis; voortdurende vage, niet te verklaren intense angst; 2) paniekstoornis, onverwachte paniekaanvallen (niet-rationeel) voor voorwerp of situatie; 3) fobieën, angst zonder oorzaak en onvrijwillig, bij ouderen Alzheimer-fobie of vergeetachtigheidfobie; 4) obsessief compulsieve stoornis, dwangstoornis, handeling wordt vaker dan nodig herhaald.)

Tabel 4.3 geeft een overzicht van de meest voorkomende angststoornissen en hun voornaamste kenmerken.

Bij het diagnosticeren van angststoornissen moet de arts rekening houden met de beschrijvingen opgenomen in tabel 4.3 en sommige van de veelvoorkomende symptomen die te maken hebben met angststoornissen bij ouderen. Hoewel de lijst met dergelijke symptomen lang is, is er een aantal symptomen die de fysiotherapeut vaker zal zien: tremor, hoofdpijn, pijn in de borst, zwakheid en vermoeidheid, nek- en rugpijn, een droge mond, duizeligheid, paresthesieën en droge hoest.[42] De aanwezigheid van dergelijke symptomen betekent echter niet dat de oudere persoon lijdt aan een angststoornis, aangezien ze ook lichamelijke of organische oorzaken kunnen hebben, zoals cafeïne, hypoglykemie of een aandoening van de schildklier. Bovendien moet de fysiotherapeut ook nagaan of de patiënt de reeds beschreven symptomen van depressie vertoont, omdat depressie sommige van de symptomen van angststoornissen met zich mee kan brengen.

Tot slot moet de fysiotherapeut ook proberen meer informatie te verzamelen. Een patiënte verbergt wellicht dat ze lijdt aan een ongecompliceerde fobie, maar wanneer de fysiotherapeut haar thuis opzoekt, vertelt ze dat ze bespioneerd wordt, dat de buren haar afluisteren en dat haar telefoongesprekken worden opgenomen. Doorvragen brengt aan het licht dat ze als kind een traumatische ervaring heeft gehad, bijvoorbeeld dat haar ouders haar in de steek hebben gelaten of dat ze opgejaagd en misbruikt is in een oorlogssituatie. In dit geval kan de patiënte een 'enkelvoudige' fobische

Tabel 4.3 Angststoornissen en hun voornaamste kenmerken.

Stoornis	Voornaamste kenmerken
aanpassingsstoornis met angstige stemming	nervositeit/angst als gevolg van herkenbare psychosociale stressfactor
angststoornissen	aanhoudende of terugkerende angsten die niet opgewekt worden door een herkenbare stimulus, meestal niet afhankelijk van de situatie
obsessieve-compulsieve stoornis	gedachten die zich opdringen en/of herhalingsgedrag als gevolg van een gevoel van druk
	pogingen het erger worden van de angst tegen te gaan
posttraumatische stressstoornis	acute en vertraagde reacties op een traumatische gebeurtenis
	de gebeurtenis wordt 'herbeleefd'; emotionele verlamming; somatische symptomen
paniekstoornis	plotselinge, onvoorspelbare paniekaanvallen gepaard gaand met intense vrees en lichamelijke symptomen
non-specifieke angststoornis	non-specifieke, aanhoudende angst die langer dan één maand duurt omvat ten minste drie van de volgende symptomen: gespannen motoriek, autonome hyperactiviteit, vrees, en hyperalertheid
fobieën	aanhoudende, irrationele angst opgewekt door een stimulus in de vorm van een voorwerp, activiteit of gebeurtenis
ontwijken van de stimulus	de patiënt erkent dat de angst irrationeel of buitensporig is
agorafobie	komt voor met of zonder paniekaanvallen
	angststimulus: alleen zijn in een openbare gelegenheid waaruit ontsnappen moeilijk is of hulp niet bij de hand is
sociale fobie	angststimulus: een sociale situatie die gêne of vernedering met zich mee kan brengen
enkelvoudige fobie	angststimulus: situaties die lijken op een angstaanjagende vroegere ervaring

Tabel 4.4 De behandeling van angststoornissen.

Stoornis	Behandeling
Aanpassingsstoornis met angstige stemming	kortstondige ondersteunende psychotherapie technieken voor het omgaan met stress assertiviteitstraining interventies teneinde stressfactoren te elimineren of te verminderen
Angststoornissen	
obsessieve-compulsieve stoornis	tricyclische antidepressiva vermijd het gebruik van benzodiazepinen psychotherapie
posttraumatische stressstoornis	crisisinterventie kortstondige ondersteunende psychotherapie
paniekstoornis	benzodiazepinen met kortstondig effect; frequente evaluatie van de effecten van de medicatie; vermijd abrupt stoppen vermijd blootstelling aan TL-licht technieken voor het omgaan met stress
non-specifieke angststoornis	benzodiazepinen met kortstondig effect; frequente evaluatie vermijd abrupt stoppen kortstondige ondersteunende psychotherapie technieken voor het omgaan met stress
Fobieën	vermijd de meeste benzodiazepinen
agorafobie	dagelijks tricyclische antidepressiva of MAO-remmers vermijd blootstelling aan TL-licht bij paniekaanvallen
sociale fobie	gedragstherapie
enkelvoudige fobie	gedragstherapie

reactie ontwikkeld hebben: ze denkt dat er altijd mensen om haar heen zijn, zodat ze haar diepgewortelde angst voor het alleen zijn niet hoeft te voelen. Het kunnen echter ook symptomen zijn van een waanstoornis of psychotische stoornis.

De behandeling van angststoornissen is samengevat in tabel 4.4. Bij deze behandeling kan de fysiotherapeut op diverse manieren een rol spelen. Ten eerste kan men de behandelend arts wijzen op het bestaan van het probleem. Ten tweede kan de fysiotherapeut informatie inbrengen die verzameld is tijdens de vele fysiotherapeutische behandelingen. Ten derde kunnen fysiotherapeuten een belangrijke rol spelen in een gedragstherapie. Als laatste mogelijkheid kan de fysiotherapeut de patiënt technieken leren om stress te hanteren of te verminderen en zich assertiever op te stellen. Deze technieken worden besproken in het laatste deel van dit hoofdstuk.

Chronische aandoeningen

Zoals reeds vermeld, is het goed kunnen omgaan met chronische aandoeningen uiterst belangrijk voor een bevredigende oude dag. Het percentage ouderen die aan een lichamelijke aandoening lijden, is ongelooflijk hoog. Volgens Weg heeft zeventig procent van de mensen boven de 65 last van één of andere vorm van een chronische aandoening.[43] De drie meest voorkomende aandoeningen bij ouderen zijn hartaandoeningen, visusstoornissen en artrose.[43] Deze chronische aandoeningen hoeven niet ernstig te zijn, waardoor slechts minimale aanpassingen of veranderingen van levensstijl noodzakelijk zijn, of kunnen zeer ernstig zijn en diep ingrijpen in de beleving van de persoon,[44] wat vaak een verschuiving in de levensdoelen, relaties en waarden en normen van de persoon met zich mee zal brengen.

Fysiotherapeuten kunnen een rol spelen op dit gebied door nieuwe inzichten en denkwijzen bij de oudere patiënt te stimuleren. De volgende suggesties kunnen hierbij helpen:

1. Houd er rekening mee dat de patiënt door een veranderde beleving meer oog kan hebben voor het belang en de waarde van zorgrelaties.
2. Maak het de patiënt mogelijk te praten over zijn of haar veranderde waarden en normen.
3. Moedig de patiënt aan en vertel hem of haar dat dit soort gedachten deel uitmaken van het groeiproces.
4. Bevorder de communicatie tussen de patiënt en zijn of haar familie, vooral in het licht van de nieuwe inzichten van de patiënt.
5. Stel herstellende patiënten voor deel te nemen aan discussiegroepen.

Overlijden en dood, leed en meervoudig verlies

Deze gebeurtenissen van de laatste levensfase die coping-mechanismen vereisen, passen bij elkaar, omdat de manier waarop ze zich manifesteren, de inzichten die ze opleveren en de wijze waarop mensen ermee omgaan veel gelijkenis vertonen. De juridische en ethische aspecten van overlijden en dood worden besproken in hoofdstuk 11.

De meeste mensen zien ouderdom als een periode van verlies. In feite is het echter een periode waarin niet één, maar meer verliezen optreden. Enkele van de meest voorkomende verliezen zijn het verlies aan mobiliteit, productiviteit, nut, lichaamsbeeld, resterende tijd van leven, gezondheid, inkomen en status. Deze en andere verliezen treden tijdens het gehele leven op, maar komen vaker voor op hogere leeftijd en het cumulatieve effect in de ouderdom zorgt voor een grotere emotionele schok. Een andere, zeer belangrijke variabele die te maken heeft met verlies is de persoonlijkheidsstructuur en het vermogen om te gaan met verlies. Sommige mensen zien een verlies als het opgeven van iets wat ze ooit hadden, terwijl anderen tevreden terugkijken.

De fysiotherapeut heeft voortdurend te maken met mensen die iets verloren hebben, bijvoorbeeld hun gezondheid, mobiliteit, lichaamsbeeld of onafhankelijkheid. De rol van de fysiotherapeut is zeer belangrijk. Bij het beoordelen van de mate van verlies moet de fysiotherapeut nagaan of het verlies simpel, samengesteld of symbolisch van aard is. Het verlies van een kettinkje, bijvoorbeeld, kan simpel zijn als de persoon het verlies uitsluitend waardeert in relatie tot de waarde in geld. Als het kettinkje echter een cadeau is van een overleden partner en het doet de betrokkene herinneren aan één van de mooiste momenten in hun leven, dan is het verlies meer samengesteld en emotioneel. Bij het beoordelen van een verlies moet eerst het type ervan vastgesteld worden door de ingrijpendheid ervan te bepalen en erover te praten met de patiënt en de familie.

Om de patiënt te kunnen helpen, moet het verlies doorgepraat worden met de patiënt en, indien mogelijk, met familieleden en vrienden. Geef de patiënt voortdurend een reëel beeld van de situatie, doe geen valse beloften en stel geen irreële doelen (zie hoofdstuk 14 voor suggesties om patiënten die een amputatie hebben ondergaan te helpen). Wees realistisch en formuleer haalbare doelen voor de korte termijn. Wees alert op signalen die duiden op chronisch leed.

De symptomen van een enkelvoudig verlies moeten na ongeveer zes weken afnemen, maar het leren hanteren van leed kan langer duren bij ouderen.[45] De symptomen zijn zwakheid, vermoeidheid, zuchten en spijsverteringsproblemen. De patiënt kan woede voelen, een gemis ervaren of een schuldgevoel hebben, maar bij ouderen is chronisch verlies soms veel subtieler aanwezig. Ze zullen bijvoorbeeld niet huilen, maar vaak zuchten of klagen over permanente vermoeidheid. Het beste dat een fysiotherapeut die een bedroefde patiënt behandelt, kan doen, is naar de patiënt luisteren en echt om hem of haar geven. Dit kan helpen de isolatie van de patiënt te doorbreken. Ga ook altijd na of de patiënt wellicht de mogelijkheid van psychotherapeutische hulp aangeboden moet worden.

Sommige mensen zien de dood van een oudere persoon als een zegen of als het laatste hoofdstuk van een rijk, bevredigend leven. Helaas is dit niet zo voor alle ouderen, aangezien veel ouderen het gevoel hebben dat ze niet klaar zijn voor de dood en dat ze hun leven nog niet voltooid hebben. Volgens Kalish neemt de angst voor de dood echter af naarmate men ouder wordt.[46] Dit kan het gevolg zijn van het feit dat men meer met de dood in aanraking komt naarmate familie en vrienden ook ouder worden.

Het sterven heeft een speciale betekenis voor de oudere patiënt. In de nu volgende opsomming worden vijf verschillen aangegeven tussen oudere en jongere patiënten:

1. Ouderen hebben de behoefte terug te kijken op hun leven om het zo tot een afgerond geheel te maken.
2. Ouderen hebben minder vaak iemand die het voor hen opneemt. Dit geldt vooral voor oudere vrouwen, aangezien die vaak hun echtgenoot overleven.
3. Ouderen die sterven zijn vaak minder mededeelzaam dan jongere patiënten vanwege hersenziekten of verwarring. Deze afgenomen communicatieve vaardigheid maakt het moeilijk voor het behandelteam om goede zorg te verlenen door het uitblijven van reacties van de patiënt.
4. Het kan zijn dat ouderen niet de best mogelijke zorg krijgen omdat men denkt dat ze toch spoedig zullen sterven.
5. De maatschappelijke waarde van het leven van een oudere wordt gezien als minder groot dan die van het leven van een jongere.[46]

Er is veel geschreven over het stervensproces. De bekendste auteur in dit verband is Kubler-Ross. Het bekendste aspect van haar denkbeelden zijn de vijf fasen van het stervensproces: ontkenning, woede, marchanderen, depressie en aanvaarding.[47] Hoewel niet gebleken is dat deze fasen consistent zijn, zijn ze in brede kring aanvaard. Bij de interpretatie ervan is het belangrijk in het oog te houden dat niet alle mensen alle fasen doormaken. Iemand hoeft bijvoorbeeld geen woede te voelen en kan meteen overgaan van ontkenning naar marchanderen. Ook zijn de fasen niet in de tijd begrensd. Andere auteurs hebben ook fasen van het stervens- of verwerkingsproces geformuleerd. Bowlby en Engel beschrijven bijvoorbeeld overeenkomstige fasen, maar bij hen eindigt elke fase met een reorganisatieproces.[48,49]

Fysiotherapeuten die stervende patiënten behandelen, kunnen hen helpen waardig te sterven en hun groeiproces af te ronden en dit kan gebeuren door obstakels die groei in de weg staan te identificeren. (Deze obstakels zijn reeds besproken in de gedeelten over isolatie en opname in een zorginstelling.)

Bovendien kan de fysiotherapeut meehelpen onbevredigde behoeften van de stervende te bevredigen. De meest voorkomende onbevredigde behoeften zijn de bevrijding van pijn en eenzaamheid, het behoud van energie en het handhaven van het zelfrespect. Fysiotherapeuten kunnen een bijdrage leveren bij pijnbestrijding (zie hoofdstuk 14 voor meer informatie over pijnbestrijding). Eenzaamheid is reeds besproken in het gedeelte over vereenzaming.

Fysiotherapeuten kunnen ook de omgeving en de ergonomische omstandigheden rond de patiënt onder de loep nemen door de dagelijkse routine van de patiënt te evalueren en tips te geven om overmatige krachtsinspanningen van patiënt en hulpverlener te voorkomen. Ten slotte zijn er ook mogelijkheden om het zelfrespect van de stervende oudere te bevorderen. Zorg ervoor dat de patiënt geen lichamelijk ongemak ondervindt (dat wil zeggen: let op properheid, uiterlijk, geurtjes). Geef zoveel mogelijk sensorische feedback op visueel, auditief en tactiel terrein. Leg de nadruk op de nabije toekomst en de vooruitzichten op de korte termijn en dring de eigen waarden en normen niet op aan de patiënt. Sterven is een zeer individueel proces en iedereen ondergaat het op een andere wijze.

Het laatste onderwerp dat in dit gedeelte over sterven en dood, leed en verlies besproken moet worden, is de hulpverlener in de gezondheidszorg. Het is uiterst belangrijk dat mensen die werken met stervende patiënten zich bewust zijn van de grote mate van stress die aanwezig is in dit soort situaties. B. Harper onderscheidt vijf stadia die hulpverleners kunnen doormaken als ze gedurende een periode van één tot twee jaar werken met stervende patiënten. Deze stadia zijn:

1. *Rationalisatie.* Deze treedt gewoonlijk op in het begin van de genoemde periode. De hulpverlener heeft een goed beeld van zijn of haar werk, maar gaat discussies over sterven en dood uit de weg.
2. *Vlucht voor gevoelens.* Dit stadium wordt gekenmerkt door een begrip voor de pijn en het lijden. In dit stadium is de hulpverlener mogelijk niet in staat zijn of haar eigen sterfelijkheid onder ogen te zien, of trekt deze in twijfel.
3. *Depressie* is een stadium waarin de hulpverlener hetzij de realiteit van de dood onder ogen ziet, hetzij ontslag neemt. Verdriet is een algemeen symptoom in deze fase.
4. *Aanvaarden van gevoelens.* In dit stadium heeft de hulpverlener meer begrip voor de stervende persoon, en is hij of zij gevoeliger voor diens noden.
5. *Diep mededogen* wordt gekenmerkt door volwassenheid. In dit stadium kan de hulpverlener echt helpen en is hij of zij zich bewust van de gevoelens omtrent de eigen dood en die van anderen.[50]

Dementie

Vele ouderen lijden aan dementie of cognitieve stoornissen. Hierdoor is dementie bij ouderen de belangrijkste oorzaak van een verminderd functioneren. De statistieken zijn overweldigend: in de Verenigde Staten lijden 1,5 tot 2,3 miljoen mensen aan lichtere of zwaardere vormen van dementie.[51,52] (In Nederland lijden 102.600 mensen aan dementie.[80]) In een onderzoeksrapport wordt dit cijfer als volgt toegelicht: 'In één op de drie gezinnen krijgen de gezinsleden te maken met dementie bij één of beide ouders.'[51] Dementie komt meer voor op hogere leeftijd. Naar schatting lijdt vijf procent van de mensen ouder dan 65 aan een bepaalde cognitieve stoornis; voor degenen boven de 75 wordt dit geschat op twintig procent.[53] (In Nederland is de prevalentie van dementie in de leeftijd tussen 65 en 74 voor de mannen 2,1 procent en voor de vrouwen 0,58 procent. Vanaf 75 jaar en ouder is de prevalentie voor mannen 8,2 procent en voor vrouwen 12,3 procent.[80]) In verpleeghuizen lijdt naar schatting 50 procent van de bewoners aan dementie.[53] (In 1994 lijdt 84,5 procent van de bewoners van psychogeriatrische verpleeghuizen in Nederland aan dementie.[81]) Naast het enorme geestelijk lijden dat deze ziekte veroorzaakt, heeft hij ook een groot economisch effect. De zorg voor patiënten met de ziekte van Alzheimer kostte de Verenigde Staten in 1983 alleen al 31 miljard dollar.[54] (Voor Nederland zijn wat dit betreft geen cijfers gevonden.)

Het feit dat de ziekte van Alzheimer gerekend wordt tot de aandoeningen met cognitieve stoornissen laat zien dat de beschrijving en classificatie van deze aandoeningen een grotere precisie behoeft. Deze classificatie en beschrijving is waarschijnlijk het belangrijkste aspect van de beoordeling en de behandeling van cognitieve stoornissen bij ouderen. Helaas zijn er diverse beschrijvingen en classificaties in omloop, die elkaar niet precies dekken. Hier wordt in grote lijnen een classificatieschema gevolgd dat gebaseerd is op werk van Rossman, Eisdorfer en Cohen:[55,56]

1. *Acute aandoeningen.* Deze zijn in principe reversibel. Acute stoornissen zijn het delier en depressie of zijn het gevolg van bijvoorbeeld medicatie en ongevallen.
2. *Chronische aandoeningen.* Deze geven irreversibele cognitieve stoornissen, zoals bij de ziekte van Alzheimer, of bij multi-infarctdementie als gevolg van vasculaire aandoeningen of als gevolg van subcorticale stoornissen.
3. *Preseniele dementiesyndromen.* Deze aandoeningen zijn zeldzamer en komen meer voor bij jongere mensen. Ze zijn ook irreversibel.

Er bestaat een romantisch beeld van acute cognitieve aandoeningen in de Amerikaanse samenleving. Hoewel acute cognitieve aandoeningen reversibel zijn, komt dit niet zo vaak voor als wel eens is aangenomen.[57] In het artikel 'The Reversible Dementias: Do They Reverse?' werd gerapporteerd dat slechts drie procent van de dementiesyndromen volledig verdwijnt en acht procent gedeeltelijk.[58]

Ondanks de vrij povere behandelingsresultaten is het toch belangrijk deze dementiesyndromen te bestuderen, juist omdat ze reversibel zijn. Acute aandoeningen hebben vaak meer dan één oorzaak, waaronder medicijngebruik, translocatie, infecties, neoplasie, trauma's, ondervoeding, gifstoffen, metabole stoornissen en depressie. Volgens Carfield zijn de meest voorkomende reversibele oorzaken medicijngebruik (28,2 procent), depressie (26,2 procent) en veranderingen in de stofwisseling (15,5 procent).[58]

De symptomen van dit type cognitieve stoornis (behalve van het acute delier dat opgewekt wordt door een depressie) worden gekenmerkt door een zich snel ontwikkelende toestand van verwarring. De patiënt zal vaak een benevelde, snel wisselende bewustzijnstoestand hebben die gepaard gaat met opwinding. Bovendien zal de patiënt veranderingen vertonen op de volgende gebieden:

1. *perceptie.* De patiënt kan overgevoelig zijn voor licht of geluiden en visuele, auditieve of tactiele hallucinaties hebben;
2. *geheugenfunctie.* Deze kan aanzienlijk gestoord zijn, waarbij het korte-termijngeheugen meer aangetast wordt dan het lange-termijngeheugen. De patiënt kan problemen hebben met het opnemen van nieuwe informatie, wellicht vanwege de kortere concentratieperiode van de delirante patiënt;
3. *denkvermogen.* Delirante patiënten hebben vaak onlogische en onsamenhangende gedachten. Ze hebben soms moeilijkheden bij het oplossen van problemen en het vinden van het juiste woord. Ook kunnen deze patiënten achtervolgingswanen hebben die ze vergeten wanneer ze hersteld zijn;
4. *oriëntatievermogen.* Een klassiek symptoom van een delier is een gestoorde oriëntatie in tijd. Delirante patiënten kunnen ook hun oriëntatie in plaats verliezen bij het voortschrijden van de stoornis, maar verliezen slechts zelden hun oriëntatie op personen;
5. *waakzaamheid.* De delirante patiënt kan zowel een verhoogde als een verlaagde alertheid vertonen. Ze kunnen een snellere polsslag of een verhoogde bloeddruk hebben of verminderd waakzaam zijn.[59]

Het optreden van een delier als gevolg van depressie verschilt in een aantal belangrijke opzichten van het voorafgaande. Bij een depressieve patiënt duurt het langer voordat deze symptomen zich manifesteren. Ook hebben ze een langere voorgeschiedenis van lichamelijke klachten en minder zelfrespect. Een depressieve patiënt is vaker eerder verminderd dan verhoogd waakzaam. De grootste achteruitgang in cognitieve functies bij de depressieve patiënt ligt op het gebied van de informatieverwerking (zie het voorafgaande gedeelte voor meer informatie over depressie in het algemeen).

Er zijn talrijke chronische oorzaken van dementie en cognitieve achteruitgang, waarvan de ziekte van Alzheimer ongeveer vijftig procent uitmaakt.[54] De ziekte van Alzheimer is het gevolg van neurale degeneratie en wordt gekenmerkt door neurofibrillaire degeneratie en seniele plaques. Hoewel de oorzaak ervan nog onbekend is, menen sommige onderzoekers dat de ziekte van Alzheimer erfelijk is; anderen wijzen op een mogelijke rol van de stofwisseling of een langzaam werkend virus. De afname van de cognitieve functies verloopt zeer langzaam en geleidelijk. Dit dementiesyndroom treft driemaal zoveel vrouwen als mannen.

De tweede categorie chronische dementiesyndromen is het gevolg van vasculaire aandoeningen, de multi-infarctdementie. Dit type dementie treft tweemaal zoveel mannen als vrouwen. De afname van de cognitieve functies kan het gevolg zijn van kleine cerebrale infarcten, arteriosclerose, grote cerebrovasculaire accidenten, vertebrobasilaire insufficiëntie, achteruitgang van de bloedvaten door diabetes, atherosclerose van de halsslagader en diffuse cerebrovasculaire ischemie. De afname van de cognitieve functies verloopt stapsgewijs.

Het derde type chronische dementiesyndromen zijn de subcorticale stoornissen. Het syndroom van Korsakoff is één van de oorzaken van subcorticale stoornissen en wordt veroorzaakt door een langdurig vitamine-B_1-tekort, dat gewoonlijk veroorzaakt wordt door alcoholisme. De encefalopathie van Wernicke is een verder gevorderd stadium van dit vitamine-B_1-tekort. Het dopaminetekort dat optreedt bij de ziekte van Parkinson kan ook irreversibele dementie veroorzaken. Als laatste kan de ziekte van Huntington genoemd worden, die erfelijk is en zware dementie kan veroorzaken.

Het vierde type chronische dementiesyndromen zijn de preseniele syndromen. De ziekte van Creutzfeldt-Jakob is hierbij van bijzonder belang voor de geriater. Hoewel deze ziekte reeds kan optreden na het twintigste levensjaar, gebeurt dit meestal pas na het vijftigste levensjaar. Het is een dementiesyndroom met een snel beloop, waarvan wordt aangenomen dat het veroorzaakt wordt door een immuunreactie tegen 'prionen'. Deze prionen zijn kleine eiwitten die geproduceerd worden door een langzaam werkend virus. Voor het krijgen van deze ziekteverschijnselen zou een erfelijke predispositie bestaan. De ziekte van Pick is een uiterst zeldzame vorm van dementie, die de frontale en temporale hersenschors aantast en gepaard gaat met symptomen die lijken op die van de ziekte van Alzheimer, waarmee de ziekte van Pick dan ook vaak verward wordt. Een definitieve diagnose kan alleen gesteld worden na lijkschouwing.

De chronische dementiesyndromen onderscheiden zich van de acute syndromen door hun eerste symptomen en de duur ervan. Alle chronische dementiesyndromen gaan gepaard met symptomen van een cognitieve stoornis die een aantal maanden duren. De familie kan een langzame afname van de functie van het korte-termijngeheugen beschrijven met de daarbij behorende angst of depressie. Anders dan bij de acute dementiesyndromen vertoont het bewustzijnsniveau geen fluctuaties.

De algemene kenmerken van chronische cognitieve stoornissen kunnen samengevat worden met behulp van het JAMCO-ezelsbruggetje[60]:

J– 'Judgment' (oordeelsvermogen). De patiënt kan onaangepast gedrag vertonen als gevolg van een haperende informatieverwerking. De patiënt kan bijvoorbeeld zijn of haar kamer verlaten zonder zich aangekleed te hebben.

A– 'Affect' (gevoelsleven). Het gevoelsleven van de patiënt is labieler, waardoor hij of zij sneller geneigd zal zijn te lachen of te huilen, of zich hierbij niet kan inhouden. Een voorbeeld is de patiënt die voortdurend giechelt of huilt.

M– 'Memory' (geheugen). De patiënt verliest zijn of haar geheugen, eerst het korte-termijngeheugen en daarna het lange-termijngeheugen. Een voorbeeld is de patiënt die vragen over het hier en nu uit de weg gaat door anekdotes op te halen, en niet in staat is deze vragen te beantwoorden wanneer hij of zij daartoe gedwongen wordt.

C– 'Cognition' (cognitie). Het denken is onsamenhangend en onlogisch en de patiënt heeft wanen en hallucinaties. Bij een gesprek over de oefeningen die de fysiotherapeut de patiënt wil laten doen, kan de patiënt bijvoorbeeld vertellen dat de politie het verpleegtehuis onder bewaking heeft.

O– 'Orientation' (oriëntatie). Over het algemeen heeft de patiënt een laag bewustzijnsniveau. Wanneer de patiënt alleen gelaten wordt bij het oefenen, kan het voorkomen dat hij of zij in slaap valt of begint te dagdromen.[60]

We gaan hier iets dieper in op de verschijnselen van de ziekte van Alzheimer. J. Hayter heeft diverse stadia van deze ziekte beschreven.[61] Het eerste stadium duurt twee tot vier jaar en wordt gekenmerkt door humeurigheid, hypochondrie, desoriëntatie in tijd, afwezigheid van spontaniteit, een slecht oordeelsvermogen, anderen de schuld geven en zich hulpeloos en waardeloos voelen. In het algemeen heeft de patiënt moeite zich aan te passen en kan hij of zij catastrofaal reageren op spanningen.

De tweede fase kan enkele jaren duren en wordt gekenmerkt door een verergering van de symptomen. Op dit punt is de patiënt gewoonlijk opgenomen in een zieken- of verpleeghuis vanwege onveilig gedrag, zoals constante beweeglijkheid, achterdocht, hallucinaties en lichamelijke verwaarlozing. De patiënt kan aan slaapstoornissen lijden en incontinent zijn. Het derde en laatste stadium is niet begrensd in de tijd en wordt gekenmerkt door geïrriteerdheid, toevallen, desoriëntatie op alle gebieden, onlogische communicatie, ernstige anorexia, starre lichaamshouding en plotselinge uitbarstingen.

De diagnostiek van dementie kan zeer moeilijk zijn als gevolg van de verschillende typen en verschijnselen. Het beoordelen van de oriëntatie alleen (dat wil zeggen: de patiënt is al dan niet gedesoriënteerd in plaats, tijd en persoon) is niet voldoende; vaak wordt een cognitieve stoornis over het hoofd gezien of worden dementie en depressie met elkaar verward. Uit een bekend onderzoek blijkt bijvoorbeeld dat 64 procent van de bewoners van een revalidatieafdeling leed aan een gevorderde cognitieve stoornis, terwijl dit in vijftien procent van de gevallen niet was opgevallen bij de artsen.[62] Lazerus et al. geven aan dat depressie en dementie vaak samen voorkomen bij oudere patiënten en beschrijven methoden voor het stellen van een differentiële diagnose in dergelijke gevallen.[63]

Welke vragen zijn aan de orde bij de beoordeling van de geestestoestand en wat moet het doel zijn van een dergelijke onderzoek? Sommige doelstellingen die voorgesteld zijn, omvatten het vaststellen van een ondergrens, het screenen op dementie of depressie, het vaststellen van de geschiktheid van de patiënt voor een revalidatieprogramma, het identificeren van de cognitieve stoornis of het beoordelen van de motorische en taalvaardigheden.[59] De onderdelen van een instrument voor het beoordelen van de cognitieve functies dat in de dagelijkse praktijk gebruikt kan worden door een fysiotherapeut zijn:

1. *corticaal functioneren.* Beoordeel oriëntatie, aandacht, concentratie, geheugen, oordeelsvorming, redeneren en rekenen. Stel vragen over de huidige situatie van de patiënt;
2. *zintuiglijk functioneren.* Beoordeel het functieverlies van de zintuigen. Presenteer informatie op verschillende sensorische niveaus (dat wil zeggen: praat eerst luid en dan zacht en beoordeel de reacties van de patiënt);
3. *functioneren van de spraak en het denkvermogen.* Beoordeel de toepasselijkheid van de vragen en uitspraken van de patiënt. Stel zelf vragen en ga nauwkeurig na of de antwoorden voldoende toepasselijk en complex zijn;
4. *emotioneel functioneren.* Beoordeel het gevoelsleven, de stemming en de flexibiliteit van de patiënt. Bespreek emotioneel beladen onderwerpen en let op de reactie daarop;
5. *algemene indruk.* Let op lichaamshouding, kleding, hygiëne, gelaatsuitdrukkingen, motorisch functioneren en het gedrag in het algemeen.[59]

Er zijn vele simpele en korte vragenlijsten die voldoen in dit opzicht, van de Blessed Dementia Scale[64] tot de Pfieffer Short Portable Mental Status Questionnaire.[65] Eén van de meest gebruikte instrumenten voor het beoordelen van cognitieve stoornissen in de klinische setting is de Mini-Mental State Examination.[66] Deze kan gemakkelijk binnen een half uur afgenomen worden en voldoet aan de bovengenoemde criteria. (Zie hoofdstuk 6 voor een beschrijving van afname en scoring van deze test.)

Helaas kan de aanwezigheid van een cognitieve stoornis niet uitsluitend beoordeeld worden met een simpele vragenlijst. Het afnemen van een dergelijke vragenlijst bij een dementerende patiënt kan zeer moeilijk zijn, aangezien deze patiënten vaak argwanend of verwijtend zijn. Bovendien kunnen ze afleidingstactieken ontwikkeld hebben die een onervaren vragensteller om de tuin kunnen leiden. Om dit soort complicaties tot een minimum te beperken, moet degene die de vragenlijst afneemt duidelijk en eerlijk uitleggen waarom de lijst wordt afgenomen, en dat, hoewel sommige van de vragen onzinnig lijken, het toch belangrijk is dat de patiënt ze probeert te beantwoorden. Ook moet erop gewezen worden dat de patiënt alle tijd heeft voor zijn of haar antwoorden. Als het erop lijkt dat de patiënt sommige vragen ontwijkt of raadt naar het antwoord, moeten deze vragen op een later tijdstip herhaald worden, wellicht in een andere vorm.

Het laatste aspect dat een rol speelt bij de beoordeling van cognitieve stoornissen is het herkennen van de fysiologische verschijnselen. Aangezien de fysiotherapeut de patiënt waarschijnlijk regelmatig ziet, is het mogelijk dat hij of zij deze afwijkingen opmerkt. De verschijnselen omvatten: veranderde vitale functies, zoals een verhoogde of verlaagde bloeddruk of een snellere of langzamere hartslag of ademhaling. De kleur, vochtigheidsgraad en temperatuur van de huid kunnen veranderd zijn. Ook kunnen bij de patiënt veranderingen optreden in een neurologische functie, de cardiorespiratoire functie, de maag-darmfunctie of de nierfunctie. Opgemerkt moet worden dat al deze verschijnselen het resultaat kunnen zijn van een infectie, de bijwerkingen van medicijnen of een verborgen aandoening die genezen kan worden, waarna de cognitieve stoornis kan afnemen of verdwijnen.[63]

Welke rol speelt de fysiotherapeut bij het werken met patiënten met een cognitieve stoornis? Als de diagnose ziekte van Alzheimer gesteld is, wordt dit vaak als argument gebruikt om fysiotherapie niet te vergoeden. Soms wordt het onvermogen van Alzheimer-patiënten om iets te leren als reden opgegeven om hen fysiotherapie te ontzeggen, omdat revalidatie gebaseerd is op leren en het nut ervan in deze gevallen dus minimaal zou zijn. Therapie omvat echter meer dan alleen leren. Revalidatie betekent ook het aanpassen van de omgeving en het veranderen van lichamelijke aspecten. Wanneer een Alzheimer-patiënt bijvoorbeeld naar de fysiotherapeut gestuurd wordt vanwege spierzwakte in de benen en een vergrote kans op vallen, doet de fysiotherapeut er goed aan een dagelijks oefenschema op te stellen teneinde de functie van de verzwakte spieren te versterken. Ook kan een beoordeling van de omgeving van de patiënt met het oog op het risico van vallen nodig zijn. Het is daarom een goede zaak om programma's op te stellen en uit te voeren voor cognitief gestoorde ouderen met een behandelbare functieafname. Bovendien is het voorlichten en oefenen van de familie essentieel voor het welslagen van revalidatie die thuis moet gebeuren.

Nu volgen enkele richtlijnen voor het werken met cognitief gestoorde ouderen.

1. *Vereenvoudig zaken.* Dit geldt voor instructies, programma's, de omgeving en dergelijke.
2. *Leg dingen uit.* Dit moet grondig en vaak gebeuren. Desnoods moeten dingen vaak herhaald worden.
3. *Geef de patiënt oriëntatiepunten.* Herinner de patiënt indien nodig aan tijd, plaats en activiteit. Zorg ervoor dat de patiënt klokken, kalenders en plaatjes met aanknopingspunten kan zien.
4. *Werk langzaam.* Neem voor alles de tijd. Praat langzaam en met een lage stem.
5. *Vermijd veranderingen.* Vermijd indien mogelijk veranderingen met betrekking tot de omgeving, de staf en alle aspecten van het revalidatieprogramma.
6. *Maak de patiënt vertrouwd met dingen.* Er moeten zoveel mogelijk vertrouwde voorwerpen aanwezig zijn in de omgeving; oefeningen moeten vertrouwde bezigheden nabootsen en personen met wie de patiënt vertrouwd is, moeten aangemoedigd worden op bezoek te komen.
7. *Aanrakingen.* Moedig aanrakingen zoveel mogelijk aan. Ze geven aan dat men om de patiënt geeft en hem of haar steunt. De patiënt, die een verandering doormaakt waarop hij of zij geen invloed heeft, heeft deze steun wellicht heel hard nodig.
8. *Bevorder de onafhankelijkheid van de patiënt.* Hiervoor is het misschien nodig instructies te vereenvoudigen en dingen van een label te voorzien om ze gemakkelijker herkenbaar te maken.
9. *Respecteer de patiënt.* Moedig de patiënt aan te praten over zijn prestaties en successen en ze te laten zien. Plak foto's op die gemaakt zijn van de patiënt op gedenkwaardige ogenblikken. Respecteer zijn of haar bescheidenheid en waardigheid.
10. *Instrueer en steun de familie.* Wees voorbereid op ontkenning van het probleem bij patiënt en familie. Geef informatie over aanvullende zorg voor cognitief gestoorde patiënten. Praat veelvuldig over de mogelijkheden op dit gebied (de familie is vaak geneigd dit in het begin af te wijzen). Benadruk dat het gedrag van de patiënt niet onderworpen is aan zijn of haar wil. Geef suggesties over de wijze waarop familieleden met anderen over de ziekte kunnen praten wanneer zij daar aan toe zijn.
11. *Luister naar de patiënt.* Probeer dit zelfs wanneer de patiënt wartaal praat.
12. *Zorg goed voor jezelf.* Het werken met cognitief gestoorde patiënten kan emotioneel uitputtend zijn. Als een patiënt ruzie zoekt of beledigingen uit, geef dan aan dat dit soort gedrag u van streek maakt en laat de patiënt een tijdje met rust.

Het verouderingsproces als maatschappelijk probleem

R. Butler bedacht de term 'age-ism' ('leeftijdsdiscriminatie') om vooroordelen over individuen of groepen op basis van hun leeftijd aan te duiden.[68] Een mythe is een overtuiging die aangehangen wordt om greep te krijgen op een onduidelijke situatie. Het maakt daarbij niet uit of deze overtuiging gebaseerd is op feiten of niet. Er bestaan vele van dergelijke mythen in onze samenleving. De huidige mythe die de voorkeur geeft aan jeugd boven ouderdom is ontstaan in de periode na de Tweede Wereldoorlog. De hoop werd toen gevestigd op de kinderen uit de geboortegolf met hun stralende toekomst, in plaats van op de oudere generatie. De ouders die zelf niets hadden tijdens de oorlogsjaren konden wel alles geven aan hun kinderen, in de hoop dat zij een betere wereld zouden creëren. Ouderen werden naar de zijlijn verwezen. Deze wending viel samen met de opkomst van de moderne technologie en het ik-tijdperk en heeft geleid tot een laag zelfrespect en een negatieve houding ten opzichte van ouderen.

De door Erdman Palmore opgestelde vragenlijst over de 'Mythen over de Ouderdom' (figuur 4.2) is een goed instrument voor het beoordelen van vooroordelen ten opzichte van ouderen.[67] Alle oneven uitspraken in deze lijst zijn niet waar en alle even vragen zijn waar. Aldus kan men een score berekenen. De lijst kan gebruikt worden om de mythen, vooroordelen en informatie die mensen hebben, te toetsen.

Het probleem van de leeftijdsdiscriminatie of de negatieve houding ten opzichte van ouderen komt nadrukkelijk naar voren in de gezondheidszorg. Ouderen kunnen

Vul a.u.b. deze korte vragenlijst over het ouder worden in.

1.	De meerderheid van de ouderen (mensen ouder dan 65) zijn seniel (dat wil zeggen: hebben een slecht geheugen, zijn gedesoriënteerd of dement).	waar/onwaar
2.	Alle zintuigen worden slechter als men ouder wordt.	waar/onwaar
3.	De meeste ouderen zijn niet geïnteresseerd in, of in staat tot, seksuele relaties.	waar/onwaar
4.	De longfunctie neemt af op oudere leeftijd.	waar/onwaar
5.	De meeste ouderen voelen zich meestal ellendig.	waar/onwaar
6.	De lichaamskracht neemt meestal af op oudere leeftijd.	waar/onwaar
7.	Ten minste één tiende van alle ouderen leeft in zorginstellingen (dat wil zeggen: verpleeghuizen, psychiatrische inrichtingen, bejaardenhuizen, enzovoort).	waar/onwaar
8.	Oudere automobilisten krijgen gemiddeld minder ongelukken dan automobilisten jonger dan 65.	waar/onwaar
9.	De meeste oudere werknemers werken niet zo efficiënt als jongere werknemers.	waar/onwaar
10.	Ongeveer tachtig procent van alle ouderen is gezond genoeg om hun normale bezigheden uit te voeren.	waar/onwaar
11.	De meeste ouderen hebben vaste gewoonten en zijn niet in staat tot verandering.	waar/onwaar
12.	De meeste ouderen hebben meer tijd nodig om iets nieuws te leren.	waar/onwaar
13.	Het is bijna onmogelijk voor ouderen om iets nieuws te leren.	waar/onwaar
14.	De reactiesnelheid van de meeste ouderen is langzamer dan die van jongeren.	waar/onwaar
15.	In het algemeen lijken ouderen heel erg op elkaar.	waar/onwaar
16.	De meeste ouderen vervelen zich slechts zelden.	waar/onwaar
17.	De meerderheid van de ouderen is sociaal geïsoleerd en eenzaam.	waar/onwaar
18.	Oudere werknemers krijgen minder ongelukken dan jongere werknemers.	waar/onwaar
19.	Meer dan vijftien procent van de Amerikaanse bevolking is 65 jaar of ouder.	waar/onwaar
20.	De meeste artsen geven een lage prioriteit aan de behandeling van ouderen.	waar/onwaar
21.	De meerderheid van de ouderen leeft onder de armoedegrens.	waar/onwaar
22.	De meerderheid van de ouderen werkt of zou graag op één of andere manier willen werken (met inbegrip van het huishouden en vrijwilligerswerk).	waar/onwaar
23.	Naarmate mensen ouder worden, worden ze geloviger.	waar/onwaar
24.	De meeste ouderen zijn slechts zelden geïrriteerd of boos.	waar/onwaar
25.	De gezondheid en de sociaal-economische status van ouderen (in vergelijking met jongeren) zal in het jaar 2000 waarschijnlijk ongewijzigd zijn.	waar/onwaar

Figuur 4.2 Mythen over de ouderdom.

gezien worden als patiënten die klagen, somatiseren en ongeïnteresseerd of hulpeloos zijn. Bovendien is het mogelijk dat ze niet dezelfde behandeling krijgen als jongeren. In de Verenigde Staten zijn artsen bijvoorbeeld meer geneigd diagnostische tests los te laten op ouderen, maar minder geneigd hen aan te bevelen voor revalidatie[69] en het is gebleken dat fysiotherapeuten gemakkelijker haalbare doelstellingen kunnen formuleren voor oudere patiënten.[70]

Het is niet gemakkelijk de maatschappelijke vooroordelen ten opzichte van ouderen en ouderdom te beoordelen en te bestrijden. Zowel de beoordeling als de bestrijding moet beginnen op individueel niveau. Het kritisch onderzoeken van de eigen mythen, waarden en normen en het op persoonlijke wijze beoordelen van individuele patiënten moet iets zijn van elke dag.

Een gemakkelijke manier om zelf iets te doen, is het goede voorbeeld geven door op een heilzame en positieve manier om te gaan met ouderen. Het einddoel is niet het ontmaskeren van negatieve houdingen die sommigen koesteren ten opzichte van ouderen, maar het scheppen van een maatschappij waarin alle leeftijdsgroepen op een goede manier met elkaar omgaan en elkaar respecteren. Zo'n maatschappij bestaat uit enthousiaste en slimme jongeren, zelfstandige volwassenen en wijze oudere personen.

Verandering van levensstijl en stress

Pensionering, ziekte en veranderingen in de levensomstandigheden zijn voorbeelden van de veranderingen van de levensstijl die zich op latere leeftijd kunnen voordoen. Zijn dit goede of slechte zaken? Zorgen ze voor persoonlijke groei of achteruitgang? Een simpele manier om sommige van deze aanpassingen van de levensstijl te beschouwen, is door te kijken naar het stressmechanisme. Stress, zoals gedefinieerd door Hans Selye, is de reactie van het lichaam op eisen die eraan gesteld worden.[71] Stress heeft zowel een lichamelijke als een psychische component.

De lichamelijke effecten van stress zijn onder andere een verhoogde afscheiding van adrenaline en cortisol, een lagere gevoeligheid voor insuline en het minder goed verdragen van koolhydraten.[72] Deze fysiologische veranderingen kunnen een verhoging van de bloeddruk veroorzaken en een verminderde weerstand tegen diverse ziekten. Chronische stress bij ouderen kan leiden tot een vermindering van het aantal calorieën die ze tot zich nemen, een verlies aan lichaamsgewicht en een kleiner aantal lymfocyten. Bovendien hebben ouderen die last hebben van chronische stress zowel een hogere systolische bloeddruk als een hogere gemiddelde arteriële bloeddruk, en een zekere mate van hypertrofie van het linker ventrikel.[73]

Stress kan zowel positief als negatief zijn. Selye beschrijft beide typen. Goede stress kan bijdragen aan de groei. Een voorbeeld van een gebrek aan positieve stress is de oudere persoon die de gehele dag in huis zit, weinig interesses heeft en weinig initiatief toont. Een dergelijk individu heeft geen behoefte of verlangen om te veranderen of zich aan te passen aan de omgeving. Een mogelijke interventie in dit geval is het geven van een jong katje aan deze oudere. Wanneer de oudere begint te zorgen voor het katje zal hij of zij zich aanpassen aan de nieuwe situatie. Het katje geeft de oudere iets te doen. Aldus kan het katje gezien worden als een positieve stressfactor.

Hetzelfde katje kan een voorbeeld worden van een negatieve stressfactor als het een maand later overreden wordt. In dat geval zal de oudere persoon een verlies voelen en een negatieve aanpassing moeten ondergaan.

Voordat de beoordeling van stress besproken wordt, willen we aandacht schenken aan de pensionering. De pensionering is ook een voorbeeld van een verandering in levensstijl die positief of negatief kan uitvallen. De pensionering is een emotioneel geladen verandering, omdat werk vele sociale behoeften bevredigt en – misschien wel het belangrijkst – status geeft. Een fysiotherapeut, bijvoorbeeld, kent zijn of haar status op een feestje, in de omgang met patiënten en binnen de medische wereld. Maar wat is de status van een gepensioneerde? Het werk zorgt ook voor veel relaties. De fysiotherapeut weet bijvoorbeeld dat hij of zij op een normale werkdag te maken zal krijgen met Peter, de verpleger, Jannie, de sociaal werkster, enzovoort. Maar wie ziet een gepensioneerde met enige regelmaat?

Het werk reguleert ook de activiteiten van de persoon. De fysiotherapeut weet dat de werkdag loopt van negen tot vijf, en dat vijf dagen per week. Het werk zorgt ook voor een doel in het leven. De fysiotherapeut helpt mensen hun onafhankelijkheid terug te krijgen of te vergroten en de kwaliteit van hun leven te verbeteren. Maar wat moet een gepensioneerde doen om zin te geven aan het leven? Dit soort vragen en kwesties heeft aanleiding gegeven tot het ontstaan van professionele aandacht voor de voorbereiding op de pensionering en de invulling van het leven daarna. De bovengenoemde kenmerken van de werkomgeving moeten blijven bestaan, wil het leven na de pensionering zinvol zijn. Dit kan betekenen dat de gepensioneerde zich opgeeft voor veelomvattende sociale programma's om aan deze behoeften te voldoen.[74]

De beoordeling van stress

Stress kan op diverse manieren beoordeeld worden. In hoofdstuk 6 worden de Life Events Scale en de Geriatric Social Readjustment Scale gedetailleerd besproken. Deze instrumenten geven enig inzicht in de mate van stress waaraan ouderen kunnen blootstaan. Stress kan ook worden aangetoond aan de hand van een breed scala van symptomen. Fysiologische symptomen zijn bijvoorbeeld een verhoogde temperatuur van de huid, hogere bloeddruk of lichaamstemperatuur, snellere hartslag of ademhaling en activiteit van het autonome zenuwstelsel. Cognitieve veranderingen zijn onder andere het minder goed in staat zijn tot het oplossen van problemen en een afname van het sociaal aanpassingsvermogen, de oordeelsvorming, de perceptie van de werkelijkheid en het denkvermogen. Motorische veranderingen onder invloed van stress zijn het optreden van tremor, spraakmoeilijkheden en spierspanningen. Ten slotte kan een oudere die lijdt onder stress ook woede, schuldgevoel, depressie of angst vertonen.[73]

De meest voorkomende signalen van stress bij ouderen zijn: verminderde productiviteit, zich minder goed bewust zijn van de omgeving, verminderde interesse, peinzen, gebrekkige concentratie, geïrriteerdheid en woede-uitbarstingen, zich terugtrekken, een neiging tot huilen of snikken, achterdocht en een te kritische houding ten opzichte van zichzelf en anderen.[75]

Manieren voor het omgaan met stress of technieken voor het aanpassen van de levensstijl die geschikt zijn voor ouderen verschillen van de methoden die aangeraden worden aan jongeren. Aangezien ouderen een veelvoud aan stressfactoren meegemaakt kunnen hebben, moet de interventie zelf zo weinig mogelijk veranderingen met zich meebrengen. De fysiotherapeut kan de persoon te zwaar belasten door bijvoorbeeld vanuit een oogpunt van energiebesparing, naast een medicatieregime en een oefenprogramma ook nog een complete verandering van levensstijl voor te stellen. Overwegingen die gemaakt kunnen worden bij het plannen van aanpassingen voor oudere personen zijn:

1. Als ouderen in de nabije toekomst in een stresssituatie terecht zullen komen (bijvoorbeeld de trouwdag van een kleinkind) raad hun dan aan beter te eten en meer te rusten.
2. Houd rekening met de persoonlijke klok. Voer veranderingen door op momenten dat mensen op hun best zijn.
3. Probeer het aantal hulpverleners waarmee de patiënt te maken heeft zo klein mogelijk te houden.
4. Geef ouderen informatie over het verschijnsel stress. Vertel hun dat het langer kan duren voor ze iets merken van maatregelen om stress te hanteren wanneer ze blootstaan aan meer dan één stressfactor of gedurende lange tijd blootgestaan hebben aan een bepaalde stressfactor.
5. Als iemand lijdt aan chronische stress of onderbelasting kan dat een teken zijn dat er verandering nodig is (zie het voorbeeld over positieve stress en het katje).

Er zijn diverse factoren die de coping-mechanismen van ouderen beïnvloeden waarmee rekening gehouden moet worden voordat specifieke methoden om stress te hanteren aangereikt kunnen worden. De eerste factor is sociale ondersteuning. Ouderen die geloven dat ze geliefd zijn en gewaardeerd worden en die opgenomen zijn in een structuur voor wederzijdse ondersteuning hebben betere coping-mechanismen.[76] De geestelijke veerkracht is ook een factor. De belangrijkste exponenten hiervan zijn flexibiliteit, ervaringen met het succesvol hanteren van problemen, betrokkenheid en het zo snel mogelijk hervatten van de dagelijkse bezigheden.[77] Als laatste kan genoemd worden dat ouderen met een hoog probleemoplossend vermogen beter bestand zijn tegen stress dan slechte probleemoplossers.[78]

Technieken voor het hanteren van stress kunnen cognitief of fysiek zijn. Voorbeelden van cognitieve technieken zijn meditatie, concentratieoefeningen en systematische desensitisatie. Progressieve neuromusculaire relaxatie, biofeedback, lichaamsbeweging en adembeheersing zijn voorbeelden van fysieke technieken. (Zie noten 72 en 79 voor literatuur over deze technieken).

De techniek die het gemakkelijkst aan te leren is en het nuttigst voor andere activiteiten is adembeheersing. Adembeheersing om ontspanning te bereiken, vereist diepe buikademhaling. De oudere persoon moet langzaam ademhalen en zich bij elke in- en uitademing concentreren op een beeld dat kalmte en rust oproept. Dit moet drie tot vier keer per dag herhaald worden gedurende twee tot drie minuten.

Een laatste opmerking over de beheersing van stress komt van H. Selye. Dr. Selye zelf was een goed voorbeeld van een gezonde oudere persoon. Hij werd meer dan negentig jaar, zwom en fietste elke dag, en gaf les, deed onderzoek en schreef tot aan zijn dood. Zijn persoonlijke recept voor stressbeheersing was dat ieder mens moet proberen te streven naar het hoogst bereikbare, maar nooit tevergeefs. Ten tweede zou iedereen elke dag een bepaalde, niet te hoge, dosis stress moeten ondergaan, aangezien hij stress zag als iets wat smaak gaf aan het leven. Ook was hij een voorstander van 'altruïstisch egoïsme', dat wil zeggen: zorgen voor jezelf door voor anderen te zorgen.[75]

Conclusie

Dit hoofdstuk biedt een overzicht van de psychosociale theorieën over het ouder worden, de cognitieve veranderingen in de late levensfase en de situaties waarin coping-mechanismen nodig zijn. Belangrijke problemen, zoals depressie en dementie, en de implicaties voor hun behandeling door de fysiotherapeut komen ook aan de orde. Het slot van het hoofdstuk bespreekt aspecten van veranderingen in de levensstijl en de maatschappelijke normen en waarden over ouder worden en ouderen.

Ter recapitulatie

- Levenslooptheorieën, zoals die van Erikson en Maslow, bespreken de dingen die tijdens het gehele leven gedaan moeten worden om op een bevredigende wijze oud te worden.
- Theorieën van de late levensfase, zoals die van Peck, Neugarten en Havighurst, benadrukken het laatste deel van het leven en de rol van de oudere mens bij de aanpassing aan deze fase.
- Benigne geheugenverlies kan met behulp van geheugentraining beïnvloed worden.
- Het intellectueel functioneren van ouderen kan op veel manieren ondersteund worden door de fysiotherapeut, bijvoorbeeld door de manier waarop informatie gepresenteerd wordt, het tempo waarin gewerkt wordt en feedback.
- Veel ouderen hebben last van één of andere vorm van depressie. Dit kan invloed hebben op hun functioneren. De behandeling varieert van gedragsbeïnvloeding en farmacotherapie tot elektroshocktherapie.
- Sociale isolatie, die onderverdeeld kan worden in geografische isolatie, aanschouwelijkheidsisolatie, gedragsisolatie en normatieve isolatie, kan verhinderen dat ouderen op effectieve wijze interacteren met hun omgeving.
- Opname in een instituut leidt tot gedragsveranderingen en kan de prestaties beïnvloeden. Deze gevolgen kunnen bestreden worden door de symptomen ervan te herkennen en interventies op het gebied van gedrag en omgeving.
- Angststoornissen, zoals aanpassingsstoornissen, angstneurosen en fobieën, worden bij ouderen vaak over het hoofd gezien of niet gerapporteerd.
- Dood en sterven, leed en meervoudig verlies kunnen bij ouderen heel anders uitwerken dan bij jongeren. Het toepassen van andere gedragsinterventies kan bijdragen aan een waardig sterven.
- Vele mensen lijden aan dementie. Dementie kan onderverdeeld worden in acute dementie, chronische dementie en preseniele dementie. De beoordeling en de aanpassing van de behandeling van dergelijke patiënten zijn gebaseerd op door de therapeut geïnitieerde veranderingen in het gedrag en de omgeving.
- Het onderkennen van de eigen normen en waarden met behulp van de 'Mythen over de ouderdom'-vragenlijst kan de fysiotherapeut helpen beter om te gaan met oudere patiënten.
- Er zijn veel signalen die op stress wijzen, zoals onoplettendheid en een verminderde interesse en productiviteit. Stress kan verminderd worden door bijvoorbeeld verandering van levensstijl en technieken om met stress om te gaan.

Literatuur

1. Mossey J, Murtan E, Knott K, et al. Determinants of recovery 12 months after hip fracture: the importance of psychosocial factors. *Am J Public Health.* Maart 1989; 79:279-286.
2. Magaziner J. Predictions of functional recovery one year following hospital discharge for hip fracture: a prospective study. *J Gerontology.* 1990; 45:101-107.
3. Erikson EH. *Identity, Youth & Crisis.* New York: Norton; 1968.
4. Lewis C. Psychological aspects of aging. In: *Aging: Health Care's Challenge.* Philadelphia: Davis; 1985.
5. Maslow A. *Motivation and Personality.* New York: Harper & Row; 1954.
6. Maslow A. *Toward a Psychology of Being.* Princeton, Van Nostrand Co., Inc.; 1962.
7. Peele B. Psychological developments in the second half of life. In: Neugarten B, red. *Middle Age and Aging.* Chicago: University of Chicago Press; 1975.
8. Neugarten B. *Middle Age & Aging.* Chicago: University of Chicago Press; 1975.
9. Cummings E, Henry W. *Growing Old: The Process of Disengagement.* New York: Basic Books; 1961.
10. Havighurst R, Neugarten B, Tobin S. Disengagement and patterns of aging. In: Neugarten B, red. *Middle Age & Aging.* Chicago: University of Chicago Press; 1975.
11. Butler R, Lewis M. Aging and Mental Health. St. Louis: Mosby-Year Book, Inc.; 1982;33-35.
12. Havighurst RJ. Flexibility and the social role of the retired. *Am J Sociol.* 1954; 59:399.
13. Neuhaus R, Neuhaus R. *Successful Aging.* New York: John Wiley & Sons; 1982;9-12.
14. Cockburn J, Smith P. The relative influence of intelligence and age on everyday memory. *J Gerontology.* 1991; 46(1):31-35.
15. Hultoch D, Masson M, Small B. Adult age differences in direct and indirect test of memory. *J Gerontology.* 1991; 46(1):22-30.
16. Craik F, Masani P. Age differences in the temporal integration of language. *Brit J Psychology.* 1967; 58:291-299.
17. Botwinck J. *Aging and Behavior.* Tweede druk. New York: Springer; 1978.
18. McEnte W, Crook T. Age associated memory impairment: a role for catecholamines. *Neurology.* 1990; 40:526-530.
19. Kahn R, Miller N, Zarit S, et al. Memory complaint and impairment in the aged. *Arch Gen Psychiatry.* 1975; 32:1569-1573.
20. Gurland B. The comparative frequency of depression in various adult age groups. *J Gerontology.* 1976; 31:283-292.
21. Labouvie-Vief G. Intelligence and cognition. In: Birren JE, Schaie KW, red. *Handbook of the Psychology of Aging.* New York: Van Nostrand Reinhold; 1985.
22. Cattell RB. Theory of fluid and crystallized intelligence: a clinical experiment. *J Educ Psychol.* 1963; 54:1.
23. Knox AB. *Adult Development and Learning.* San Francisco: Jossey-Bass; 1977.
24. Botwinick J. *Aging and Behavior: A Comprehensive Integration of Research Findings.* New York: Springer Publishing; 1978.
25. Hayslip B, Kennelly KJ. Cognitive and non-cognitive factors affecting learning among older adults. In: Lumsden BD, red. *The Older Adult as a Learner.* Washington, DC: Hemisphere Publishing; 1985.
26. Eisdorfer C, Nowlin F, Wilke F. Improvement of learning in the aged by modification of autonomic nervous system activity. *Science.* 1970; 170:1327.
27. Schultz NR, Hoyer WJ. Feedback effects on spacial egocentrism in old age. *J Gerontol.* 1976; 31:72.
28. Bettes S. Depression: the 'common cold' of the elderly. *Generations.* Voorjaar 1979; 3:15.
29. Epstein L. Symposium of age differentiation in depressive illness: depression in the elderly. *J Gerontology.* 1976; 31:278.
30. Gurland B. The comparative frequency of depression in various adult age groups. *J Gerontology.* 1976; 31:283-292.
31. Ferucci L, Guralnik J, Marchionni N, et al. Aging and prevalence of depression. *Gerontologist.* Oktober 1990; 30:314A.
32. Starksteen S, Robinson R, Rice T. Comparison of patients with and without major stroke depression matched for size and location of lesion. *Arch Gen Psychiatry.* 1988; 45:247.
33. Nemiroff R, Colarusso C. *The Race Against Time: Psychotherapy and Psychoanalysis in the Second Half of Life.* New York: Plenum Press; 1985.

34. Pettinati H, Bonner K. Cognitive functioning in depressed geriatric patients with a history of ECT. *Am J Psychiatry.* Januari 1984; 141:1.
35. Goffman E. *Stigma: Notes on the Management of Spoiled Identity.* Englewood Cliffs, NJ: Prentice-Hall, Inc.; 1963.
36. Ebersole P, Hess P. *Towards Healthy Aging: Human Needs and Nursing Response.* St. Louis: Mosby Co.; 1981:382.
37. Goffman E. *Asylums: Essays on the Social Situations of Mental Patients and Other Inmates.* Garden City, NY: Doubleday; 1961.
38. Shader R, Goodman M. Panic disorders: current perspectives. *J Clin Psychopharmacol.* 1982; 2:2-105.
39. Carey G, Gottesman I, Robins E. Prevalence and rates for the neurosis: pitfalls in the evaluation of familiality. *Psychol Med.* 1980; 10:437-443.
40. Kleen D, Robkin J, red. *Anxiety: New Research and Changing Concepts.* New York: Raven Press; 1981.
41. American Psychiatric Association. *Diagnostic and Statistical Manual of Mental Disorders.* Derde druk. Washington, DC: American Psychiatric Association; 1980:225-239.
42. Turnball J, Turnball S. Management of specific anxiety disorders in the elderly. *Geriatrics.* Augustus 1985; 40:8, 75-81.
43. Weg R. *The Aged: Who, Where, How Well.* Los Angeles: Ethel Percy Andrus Gerontology Center; 1979.
44. Frankle V. *Man's Search for Meaning.* Boston: Beacon Press; 1959.
45. Ebersole P, Hess P. *Towards Healthy Aging: Human Needs and Nursing Response.* St. Louis: Mosby Co.; 1981:384.
46. Kalish R. *Death, Grief and Caring Relationships.* Monterey, Calif.: Brooks/Cole; 1981.
47. Kubler-Ross D. *On Death and Dying.* New York: Macmillan; 1969.
48. Bowlby J. Process of mourning. *Int J Psychoanal.* 1961; 42:317.
49. Engel G. Grief and grieving. *Am J Nursing.* 1964; 64:93.
50. Harper B. *Death: The Coping Mechanisms of the Health Professional.* Greenville, NC: Southeastern University Press; 1977.
51. Glenner G. Alzheimer's disease (senile dementia) a research update and critique with recommendations. *J Am Ger Soc.* 1982; 30:59-62.
52. Rocca W, Amaducci LA, Shoenberg BS, et al. Epidemiology of clinically diagnosed Alzheimer's disease. *Ann Neurol.* 1981; 19:415.
53. Gurland B, Cross P. Epidemiology of psychopathology in old age: some implications for clinical services. *Psychiatric Clinics in N Am.* 1982; 5:11-26.
54. Hay J, Ernst R. The economic costs of Alzheimer's disease. *Am J Public Health.* 1987; 77:1169.
55. Rossman J. *Clinical Geriatrics.* Tweede druk. Philadelphia: Lippincott Co.; 1979.
56. Eisdorfer C, Cohen D. The cognitively impaired elderly: differential diagnosis. In: Storandt M, Seigler I, Elias M, red. *The Clinical Psychology of Aging.* New York: Plenum Publishing Corp.; 1985.
57. Delaney P. Dementia: the search for reversible causes. *South Med Journal.* 1982; 75:707-709.
58. Clarfield A. The reversible dementias: do they reverse? *Annals of Internal Medicine.* September 1988; 476-486.
59. Teschendorf B. Cognitive impairment in the elderly: delirium, depression, or dementia? *Focus on Geriatric Care and Rehab.* September 1987; 1:4.
60. Lewis C. Psychosocial aspects of aging. In: Lewis C, red. *Aging: The Health Care Challenge.* Philadelphia: Davis; 1985.
61. Hayter J. Patients who have Alzheimer's disease. *Am J Nurs.* 1974; 74:1460.
62. Luxemborg J, Feigenbaum L. Cognitive impairment on a rehabilitative service. *Arch Phys Med Rehab.* 1986; 67:796-798.
63. Lazarus LW, Newton N, Cohler B, et al. Frequency and presentation of depressive symptoms in patients with primary degenerative dementia. *Am J Psychiatry.* Januari 1987; 41-45.
64. Blessed G, Tominson BE, Roth M, et al. The association between quantitative measures of dementia and of senile change in the grey matter of elderly subjects. *Br J Psychiatry.* 1968; 114:797.
65. Pfieffer E. A short portable mental status questionnaire for the assessment of brain deficit in elderly patients. *J Am Ger Soc.* 1975; 23:433.
66. Folstein M, Folstein S. Mini-Mental State. A practical method for grading the cognitive state of patients for the clinician. *J Psychiatric Res.* 1975; 189-198.
67. Palmore E. Facts on aging – a short quiz. *Gerontologist.* 1977; 17:4.

68. Butler R. Age-ism: another form of bigotry. *Gerontologist.* 1969; 9:243.
69. Kemp B. The psychosocial context of geriatric rehabilitation. In: Kemp B, Brummel-Smith K, Ramsdell JW, red. *Geriatric Rehabilitation.* Boston: Little, Brown & Co.; 1990.
70. Kvitek S, Dr Shaver BJ, Blood H, et al. Age bias: physical therapists and older patients. *J Gerontol.* 1986; 41:702.
71. Selye H. *The Stress of Life.* New York: McGraw-Hill; 1959.
72. Allen R, Hyde D. *Investigations in Stress Control.* Minneapolis: Burgess Publishing; 1982.
73. Lakatta E. Hemodynamic adaptions to stress with advancing age. *Acta Med Scand.* 1986; 711(suppl):39-52.
74. Neres M. Coping with stress in nursing. *Am Nurse.* September 15, 1977; 9:4.
75. Selye H. Stress and aging. *J Am Ger Soc.* September 1970; 18:9.
76. Cobb S. Social support as a moderator of life stress. *Psychosom Med.* 1976; 38:300.
77. Henry J, Stephans P. *Stress, Health and the Social Environment.* New York: Springer-Verlag; 1977.
78. Fry P. Mediators of perceptions of stress among community-based elders. *Psychological Reports.* 1989; 65:307-314.
79. Iglars H. Stress and aging. In: Lewis C, red. *Aging: Health Care's Challenge.* Philadelphia: Davis Co.; 1990.
80. Volksgezondheid Toekomst Verkenning. Ruwaard D. Kramers PGN (red): De gezondheid van de Nederlandse bevolking in de periode 1959-2010. Den Haag: RIVM, 1993.
81. Vademecum gezondheidsstatistiek Nederland 1996. Voorburg: Centraal Bureau voor de Statistiek, 1996.

HOOFDSTUK 5

Pathologische verschijnselen van het ouder worden

Omdat het een universeel fenomeen is, wordt veroudering gezien als een normaal fysiologisch proces. Hoewel het verouderingsproces de kans op ziekte doet toenemen, wordt veroudering op zichzelf niet beschouwd als iets pathologisch. Begripsmatig lijkt dit een duidelijk onderscheid, maar de haarfijne scheidslijn tussen veroudering en ziekte wordt vaak onduidelijk wanneer hij toegepast wordt op individuele gevallen. De biologische, fysiologische, anatomische en functionele belastbaarheid nemen af op hogere leeftijd (zie hoofdstuk 3). Ook is een zekere mate van atrofie aanwezig in alle lichaamsweefsels. Een groot aantal degeneratieve processen wordt 'normale veroudering' genoemd totdat ze zo ver voortgeschreden zijn dat ze duidelijke klinische beperkingen veroorzaken.

Veel ziekten komen aanzienlijk vaker voor op hogere leeftijd (figuur 5.1). Het sterftecijfer als gevolg van atherosclerose, ischemische hartziekten, hypertensie en kanker

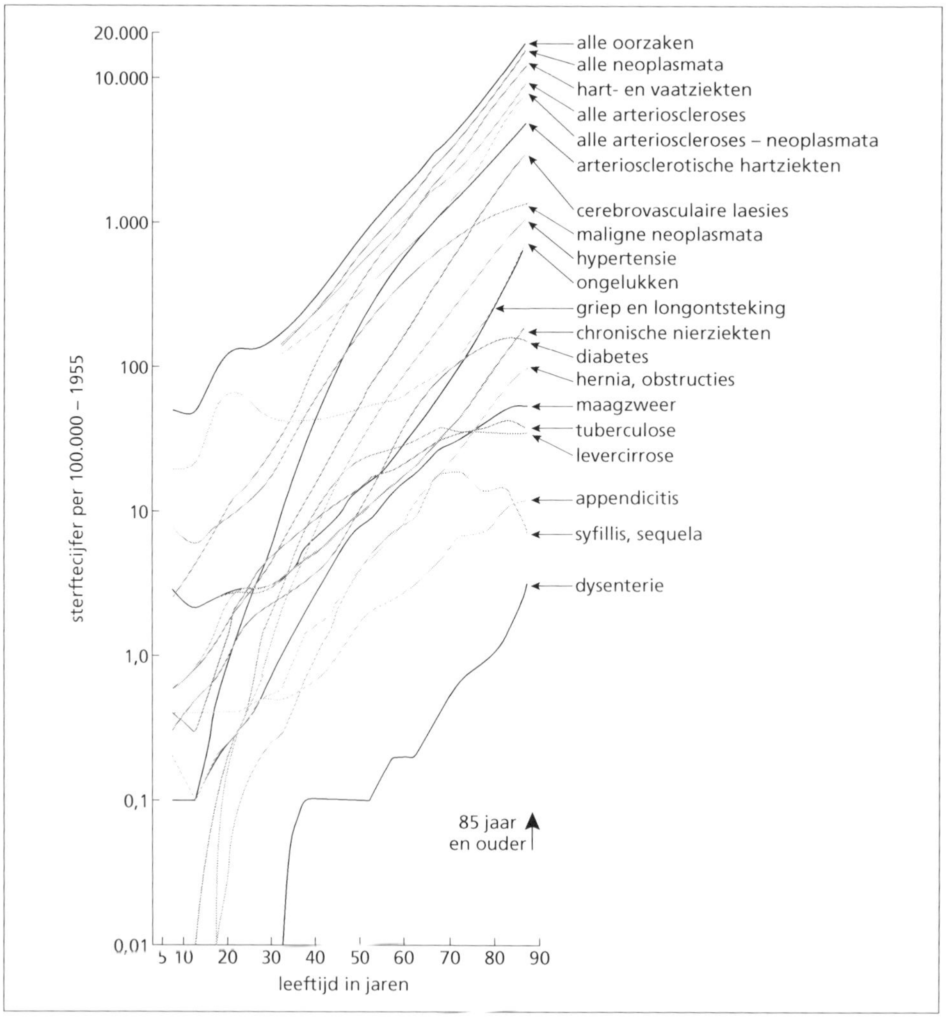

Figuur 5.1 Leeftijdsgebonden sterftecijfers.

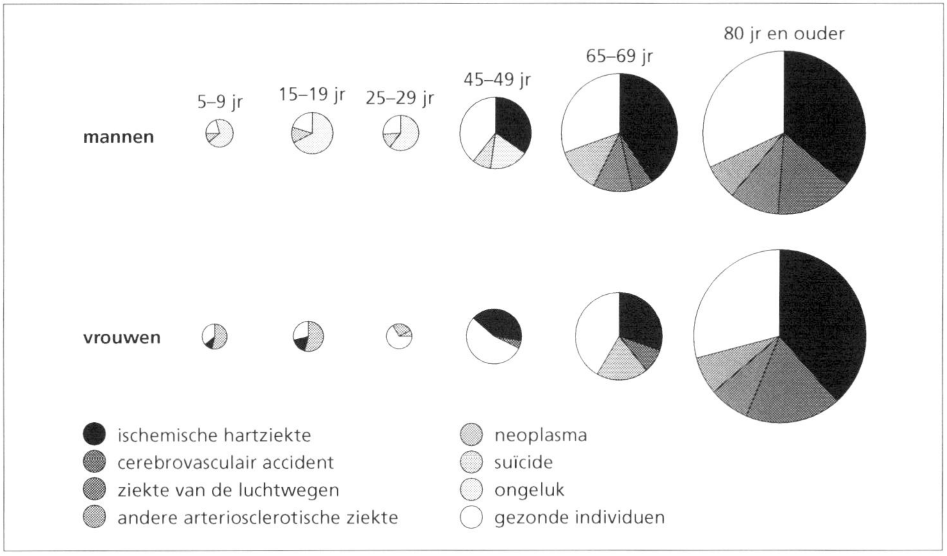

Figuur 5.2 Voornaamste doodsoorzaken bij mannen en vrouwen op verschillende leeftijden.

stijgt sneller bij oudere patiënten dan het gemiddelde sterftecijfer, wat erop zou kunnen wijzen dat het ouder worden bijdraagt aan de ontwikkeling van het ziektebeeld of een fatale afloop ervan. Sommige ziekten, zoals infecties van de luchtwegen, komen niet vaker voor bij ouderen, maar de kans dat de ziekte fataal is, is groter dan bij jongeren.[1] Bij kinderen en jongvolwassenen is de belangrijkste doodsoorzaak een ongeluk (figuur 5.2); de belangrijkste doodsoorzaken bij ouderen zijn ischemische hartziekten, cerebrovasculaire accidenten, ziekten van de luchtwegen, diabetes, perifere vaataandoeningen en neoplasmata.[2]

Dit hoofdstuk geeft een overzicht van de aandoeningen en ziekten die zich gewoonlijk manifesteren in de populatie ouderen, maar het is geen gedetailleerde beschrijving van alle mogelijke geriatrische ziekten. Het is veel meer een opsomming van de meer algemeen voorkomende aandoeningen waaraan ouderen lijden die hun functionele activiteiten en hun dagelijkse leven beïnvloeden. De opzet van het hoofdstuk is gelijk aan die van hoofdstuk 3, zodat gemakkelijk een vergelijking gemaakt kan worden tussen 'leeftijdsgebonden' en pathologische veranderingen die optreden bij het ouder worden.

Ouder worden als ziekte

Hoewel men stilzwijgend kan aannemen dat veroudering, net als groei en ontwikkeling, een normaal fysiologisch proces is dat niets te maken heeft met ziekten, is het toch zo dat de door de tijd veroorzaakte afname van structuur en functie in alle orgaansystemen leidt tot een pathologisch eindresultaat. Bij het ouder worden vindt een algemene achteruitgang plaats van het aantal, de structuur en de functie van vele soorten cellen. De veroudering van de cel gaat gepaard met denaturatie van extracellulaire eiwitten. Het collageen en het elastine van de huid worden kristallijn en gaan kapot. Dit proces is irreversibel. Het hyaliene kraakbeen op gewrichtsvlakken wordt fibrillair en raakt verbrokkeld en de prachtig geordende structuur van de ooglens wordt bros en chaotisch naarmate de eiwitten van de lens langzaam denatureren.

Het verouderingsproces verloopt langzaam maar gestaag en leidt tot een verlies van structuur en functie binnen elk orgaan of weefsel. Ontelbare microtrauma's vinden in toenemende mate plaats en veroorzaken – in eerste instantie onmerkbare – schade. Tijdens iemands leven staat het elastine in de huid bloot aan microtrauma's veroorzaakt door ultraviolette stralen in het zonlicht, herhaalde mechanische belasting zorgt voor degeneratie van gewrichtskraakbeen, en de helderheid van de ooglens vermindert als gevolg van reacties met metabolieten. De belangrijkste leeftijdsgebonden veranderingen vinden plaats op moleculair niveau (zie hoofdstuk 2). Kleine beschadigingen in de cel resulteren in het verlies van het genetisch materiaal en beschadigingen buiten de cel hebben een toenemende mate van cross-linking van collageen, het voornaamste structurele eiwit in het lichaam, tot gevolg.

Wiley Forbus, een patholoog, heeft ziekte gedefinieerd als de reactie op letsel.[3] Als veroudering een geleidelijke opeenhoping is van slechts gedeeltelijk gerepareerd letsel als gevolg van microtrauma's die optreden tijdens het gehele leven, dan is dit mogelijk niet normaal, ondanks de alomtegenwoordigheid ervan. Misschien is 'veroudering' een pathologisch proces dat voortvloeit uit de reacties van weefsels op onmerkbare beschadigingen die vermeden hadden kunnen worden.

Fysiotherapeuten kunnen een belangrijke rol spelen bij de preventie van de beperkingen die het gevolg zijn van deze sluipende microtrauma's. Preventief oefenen voor spierversterking en verbeteren van de conditie, houdingsverbetering, mobilisatie van gewrichten en weefsels en de vele hulpmiddelen die gebruikt kunnen worden, hebben allemaal hun invloed op de functionele belastbaarheid, vooral in de populatie ouderen. Vanuit klinisch oogpunt verbetert het voorkomen van beperkingen die voortvloeien uit pathologische processen, het functioneren en de kwaliteit van het leven in aanzienlijke mate. Bepaalde veranderingen die plaatsvinden op hogere leeftijd hoeven beslist niet onvermijdelijk te zijn.

Cardiovasculaire verschijnselen van het ouder worden

Er zijn geen klinisch relevante gevolgen voor de hartfunctie die volledig aan het ouder worden toegeschreven kunnen worden. Stoornissen in hart en bloedvaten als gevolg van het ouder worden lijken zeer veel op de afname van de hartfunctie als gevolg van inactiviteit.[4-6] Arteriosclerose is de term die meestal gebruikt wordt om de vorm van degeneratie van de bloedvaten te beschrijven die samenhangt met een verdikking van de vaatwand en de afname van de veerkracht ervan.[7] Atherosclerose is een specifiekere vorm van degeneratie, die samenhangt met de opeenhoping van vet in de intima van de vaten en een toename van bindweefsel in de daaronder liggende subintima.[7] Vrijwel alle diersoorten vertonen een zekere mate van atherosclerose, vandaar dat het gezien wordt als een onvermijdelijk verouderingsverschijnsel. De pathologische consequenties van arteriosclerose hangen af van de plaats waar het optreedt. Een zwakke plek in de aorta kan een aneurysma veroorzaken. Een ischemische hartziekte kan voortkomen uit atherosclerose van de kransslagaders en cerebrovasculaire accidenten kunnen het gevolg zijn van veranderingen in de bloedvaten van de hersenen.[8]

Buiten de ischemische hartziekten zijn er nog andere aandoeningen van hart en bloedvaten die vaker voorkomen op latere leeftijd, zoals cardiomyopathieën, ritme en geleidingsstoornissen, hartklepstoornissen en perifere vaataandoeningen.[9] Het gevolg hiervan is dat de hartpomp minder efficiënt werkt en minder reserves heeft om het hoofd te bieden aan extra inspanningen. De functionele belastbaarheid van het individu neemt af naarmate de ernst van de hartziekte toeneemt. Stoornissen in de bloedvaten in de hersenen als gevolg van hart- en vaatziekten verdienen extra aandacht en worden besproken in het gedeelte over neuromusculaire aandoeningen.

Ischemische hartziekte

Ischemische hartziekten of aandoeningen van de kransslagaders zijn het gevolg van obstructie van de bloedtoevoer naar de hartspier. Ongeveer veertig procent van de ouderen tussen 65 en 74 jaar en vijftig procent van degenen ouder dan 75 jaar lijden aan een hartziekte.[7] Een reversibel gebrek aan zuurstof in de hartspier als reactie op een verhoogde lichamelijke inspanning of psychische stress komt voort uit atherosclerose in de kransslagaders. Dit kan leiden tot angineuze klachten. De gevolgen van de ischemie kunnen reversibel zijn en de cellen van de hartspier kunnen geleidelijk hun vermogen tot samentrekken terugkrijgen nadat de bloedsomloop weer hersteld is. Een snelle vermindering van de bloedtoevoer die dertig tot zestig minuten duurt, kan de dood van myocardcellen veroorzaken.[8] Irreversibele schade aan een deel van de hartspier als gevolg van vaatvernauwing kan optreden door de vorming van plaques, met als gevolg een embolus of thrombus, die de kransslagader volledig afsluit en een hartinfarct veroorzaakt. De degeneratie van het myocard kan geleidelijk voortschrijden door herhaald optreden van kortstondige, irreversibele zuurstoftekorten in de hartspier. Naarmate de degeneratie voortschrijdt, functioneert de hartspier minder goed; decompensatio cordis kan hiervan het resultaat zijn. Bovendien heeft een spier die afgesneden wordt van de bloedtoevoer de neiging zich chaotisch en onregelmatig samen te trekken, waardoor levensbedreigende hartritmestoornissen kunnen ontstaan.

De zuurstofopname in de kransslagaders is relatief hoog, zelfs in rust.[7] Wanneer het hart harder moet werken, is meer zuurstof nodig om tegemoet te komen aan de energiebehoefte van de hartspiercellen. Deze zuurstof wordt verkregen door de verwijding van de kransvaten. Wanneer deze vaten stijf en atherosclerotisch zijn, verloopt deze vaatverwijding traag en wordt de vaatweerstand hoger door vermindering van de elasticiteit en door belemmering van de bloedtoevoer door plaques.

Een omvangrijke vernauwing van de grote kransvaten geeft angineuze klachten die gewoonlijk optreden bij grote lichamelijke inspanning.[10] Bij ouderen is angina pectoris echter niet altijd het symptoom dat onvoldoende doorbloeding van het hartweefsel aangeeft. Ouderen zeggen vaker dat ze last hebben van dyspnoea (kortademigheid). Klinisch gezien is bij oudere individuen kortademigheid een veel betrouwbaarder signaal van ischemie dan angineuze klachten.[11] Er bestaat een positieve correlatie tussen een ST-depressie op het ECG en het begin van angineuze symptomen,[7] maar bij ouderen gaat een opmerkelijk grotere ST-depressie gepaard met dyspnoea zonder dat de karakteristieke angineuze klachten optreden.[11]

Een vroege interventie bij aandoeningen van de kransslagaders kan diverse vormen aannemen. De belangrijkste is het verkleinen van de 'risicofactoren' die de kans op een ischemische hartziekte verhogen, zoals roken, hoge bloeddruk en een hoog cholesterolgehalte. Secundaire preventie van hartaanvallen nadat een ischemische hartziekte is geconstateerd, vereist het verkleinen van de risicofactoren, alsmede het gebruik van aspirine en bètablokkers. Aspirine voorkomt de aggregatie van bloedplaatjes die een verstopping van een kransslagader in gang kunnen zetten en bètablokkers beperken de omvang van het spierletsel. De behandeling van een symptomatische ischemische hartziekte is dezelfde voor alle leeftijdsgroepen en bestaat uit medicatie en chirurgisch ingrijpen. Aangezien de pathofysiologie van de ischemische hartziekte bestaat uit de wanverhouding tussen de metabole behoefte van de hartspier en het vermogen van de kransslagaders om bloed toe te voeren, is de behandeling gericht op het verkleinen van de metabole behoefte van de hartspier óf het vergroten van het vermogen van de kransslagaders om het hart van bloed te voorzien. De metabole behoefte van de hartspier kan verkleind worden door het verlagen van de druk waarmee het hart het bloed moet voortstuwen, het verlagen van het tempo waarin het hart moet samentrekken en het verlagen van de algemene metabole behoefte van het lichaam door het verhelpen van hyperthyroïdie, anemie, een laag zuurstofgehalte of een verhoogde lichaamstemperatuur. Calciumantagonisten en bètablokkers verkleinen de metabole eisen die aan de hartspier gesteld worden en nitroglycerine vermindert de druk die het hart moet overwinnen door de kransvaten te verwijden. Bètablokkers[12] en calciumantagonisten[13] verbeteren vaak de hartfunctie door het verminderen van de contractiliteit van het myocard, maar dit kan ertoe lijden dat oudere patiënten kwetsbaar worden voor hartfalen. Er bestaat verschil van mening over in hoeverre de doeltreffendheid en toxiciteit van deze middelen anders worden als ze aan ouderen toegediend worden.[14]

Er is een aantal redenen waarom lichaamsbeweging goed is voor patiënten met angina pectoris.[7] De ontwikkeling van een vergrote 'collaterale' bloedtoevoer kon niet worden vastgesteld door onderzoek,[15] maar de zuurstofbehoefte van het hart wordt minder wanneer zowel de hartslag als de bloeddruk afneemt bij een gegeven inspanning. Het langer worden van de diastole verbetert de doorbloeding van het hart.[7] Hoewel de verbetering bij ouderen slechts langzaam gaat, kan een zeer aanzienlijke vergroting van de maximale zuurstofopname bereikt worden als er voldoende vaak en voldoende lang bewogen wordt.[7,16] Veel van de activiteiten van het dagelijkse leven kunnen onder de anginadrempel blijven door lichamelijke oefening. Versterking van de skeletspieren kan bijdragen aan een verlaging van de bloeddruk, waardoor de kans op het ontwikkelen van angineuze symptomen tijdens functionele activiteiten van het dagelijkse leven kleiner wordt.

Een chirurgische ingreep is gericht op het vergroten van de capaciteit van de kransslagaders. Gevaarlijk vernauwde gedeelten van arteriën kunnen opgespoord worden met behulp van hartkatheterisatie en angiografie. Transplantaten kunnen gebruikt worden voor het maken van omleidingen rond verstoppingen. Verstoppingen kunnen ook verwijderd worden door middel van transluminale angioplastiek, indien de vernauwing zich in grotere takken van de kransslagaders bevindt. Het succes van een bypass-operatie aan de kransslagaders of een Dotter-behandeling hangt meer af van de toestand van het hart van de patiënt voor aanvang van de operatie dan van diens leeftijd.[17] Als ouderen niet lijden aan een andere ernstige ziekte, komen ze zeker in aanmerking voor hartchirurgie.

De behandeling van acute hartinfarcten bij ouderen loopt van het zorgen voor voldoende comfort voor de patiënt tot het verkleinen van het infarct – bijvoorbeeld met behulp van enzymen zoals streptokinase – en spoedangioplastiek. Welke behandeling uiteindelijk het meest geschikt is voor de patiënt wordt gezamenlijk beslist door de patiënt, de arts en de familie. Er zijn weinig gebieden binnen de moderne geneeskunde waar zo'n groot contrast bestaat tussen in potentie ontmenselijkende technologieën en de noodzaak om de behandeling af te stemmen op de wensen en behoeften van de patiënt. Er zijn zeker grenzen aan de behandeling, maar deze worden vaak uit het oog verloren in een poging de modernste technieken toe te passen. Dit onderwerp wordt verder uitgediept in hoofdstuk 16.

Revalidatie na een hartinfarct vraagt om een integratie van fysiotherapie en ergotherapie teneinde het maximaal haalbare lichamelijk functioneren te bereiken, aangevuld met een aangepast dieet en medicatie om de hartaandoening onder controle te houden. Er is veel onderzoek gedaan naar het verband tussen lichaamsbeweging en hartinfarcten, maar het meeste hiervan heeft plaatsgevonden bij mannen van middelbare leeftijd, ook al komen hartaanvallen vaker voor in oudere leeftijdscategorieën.[7,16,18] Twee belangrijke risicofactoren, diabetes en hypertensie, komen ook vaker voor op latere leeftijd.[7]

Sommige van de mechanismen waarvan wordt aangenomen dat ze een rol spelen bij een infarct (bloeding in een atherosclerotische plaque, het verstoppen van een bloedvat door een embolus ontstaan uit een uiteenvallende plaque en het ontstaan van een ernstig relatief zuurstoftekort) zouden opgewekt kunnen worden door zware lichamelijke inspanning.[17] Andere aandoeningen, zoals de vorming van een thrombus op een ulcererende plaque, lijken echter vaker voor te komen als mensen slapen. De anamneses die afgenomen zijn na niet-fatale hartinfarcten suggereren dat ongeveer 25 procent wordt opgewekt door lichamelijke activiteit, waarbij lichamelijke oefening het onmiddellijke risico vergroot met een factor 6 tot 12.[19-21] Het potentiële risico tijdens lichaamsbeweging is kleiner dan de voordelen van lichaamsbeweging.[16] In oudere leeftijdscategorieën is het percentage acute gevallen van fatale ischemische hartziekten kleiner en in alle leeftijdsgroepen tezamen komt overlijden tijdens zware lichamelijke inspanning slechts zelden voor.[7,22] Een uitgebreidere beschouwing van de toepassing van lichaamsbeweging na een hartinfarct is opgenomen in hoofdstuk 13.

Cardiomyopathie

Cardiomyopathieën zijn aandoeningen waarbij de hartspier hypertrofie vertoont en de hartfunctie aangetast is.[8] De hartspier verzwakt door slechte voeding, gifstoffen, infecties of genetische factoren.[3] Deze verzwakking leidt tot verwijding van het hart en kan uiteindelijk leiden tot decompensatio cordis, omdat het hart zich niet sterk genoeg kan samentrekken om een hoeveelheid bloed naar de perifere vaten te stuwen die voldoende is om aan de behoefte van het lichaam te voldoen. Hypertrofie van spierweefsel van het hart kan het gevolg zijn van hypertensie, obstructies in het uitstroomgebied of genetische factoren.[8] De veranderingen in hart en bloedvaten die het resultaat zijn van cardiomyopathieën verslechteren de hartfunctie op basis van diverse mechanismen. Het hypertrofische hart is stijf en vult zich maar moeilijk met bloed. Hierdoor zal het hart zich wel krachtig samentrekken maar is er desondanks slechts weinig pompfunctie, waardoor niet tegemoetgekomen wordt aan de behoefte van het lichaam aan zuurstof en energie. In het geval van hypertrofische cardiomyopathie trekt de spier zich op abnormale wijze samen, waardoor een obstructie ontstaat die de uitstroming van bloed uit het hart belemmert. Hoe sterker het hart samentrekt, hoe groter de obstructie wordt.

Lichaamsbeweging is vaak een contra-indicatie bij patiënten met cardiomyopathieën. De behandeling is gericht op het wegnemen of verlichten van de pathofysiologie van de onderliggende oorzaak van de decompensatio cordis. De revalidatie moet gericht zijn op het op peil houden van de maximale functionele belastbaarheid van het oudere individu en het voorkomen van de ondermijnende effecten van immobiliteit.

Bij cardiomyopathieën die gepaard gaan met verwijding is het hart niet sterk genoeg om de druk te overwinnen die in de bloedvaten heerst, waardoor het niet goed in staat is het bloed voort te stuwen.[23] Als gevolg hiervan komt er steeds meer vloeistof in de pulmonale circulatie en ontstaan pulmonaal oedeem, ademhalingsmoeilijkheden, een laag zuurstofgehalte in het bloed en andere problemen die het voorzien in de metabole behoeften van de zich samentrekkende hartspier bemoeilijken. De behandeling is gericht op het versterken van de hartcontractie met medicijnen, zoals digoxine. Een betere lediging van het hart kan bereikt worden als de druk die het hart moet overwinnen om het bloed te kunnen voortstuwen verlaagd wordt. Dit noemt men het verminderen van de nabelasting of afterload.[24] Middelen die de afterload verminderen zijn nitraten, perifere vasodilatantia (bijvoorbeeld prazocine, hydralazine) en andere middelen ter verlaging van de bloeddruk. Diuretica, die de hoeveelheid vloeistof systematisch verlagen (dit noemt men vermindering van de voorbelasting of preload), dragen ook bij aan het verkleinen van het pulmonale oedeem en het verbeteren van de efficiëntie van het hart.[16] Bij hypertrofische cardiomyopathie is het probleem dat het hart zich niet voldoende kan vullen. De snelle, wormvormige contracties van het hypertrofische hart belemmeren de uitstroom van het bloed. Een diastolische stoornis treedt op wanneer het hart zich niet voldoende vult tijdens de relaxatiefase of diastole.[8] Twee soorten medicamenten blijken effectief te zijn voor het verbeteren van de efficiëntie van de hartpomp. Bètablokkers (bijvoorbeeld propranolol, metoprolol, timolol) en calciumantagonisten (bijvoorbeeld diltiazem, nifedipine, verapamil) verlagen de intensiteit en de snelheid van de contracties van de hartspier en vergroten aldus de efficiëntie van de spiercontractie. De werking van de bètablokkers berust op de neutralisatie van het effect van adrenaline op de hartspier, aangezien adrenaline snelle en krachtige contracties bevordert. De calciumantagonisten beïnvloeden de manier waarop calcium in en uit de hartspier stroomt. Calcium speelt een belangrijke rol bij de regulatie van de contractiekracht.[25]

Geleidingsstoornissen

Geleidingsstoornissen zijn aandoeningen die de frequentie en het ritme van de contracties van het hart beïnvloeden.[8] De voortgeleide actiepotentialen die zorgen voor het gecoördineerd samentrekken van de hartspier worden opgewekt in de twee groepen pacemakercellen in het hart en planten zich voort langs speciale bundels die de impuls door het hart voeren. Dit noemt men ook wel het impulsgeleidingssysteem. De pacemakercentra en het geleidingssysteem kunnen beschadigd raken door vele factoren, waaronder ook de factoren die leiden tot cardiomyopathieën en hartinfarcten.[25] De meest voorkomende gevolgen van stoornissen van de pacemakerfunctie zijn extreem snelle contracties (tachycardie), slecht gecoördineerde contracties (aritmie) of extreem langzame contracties (bradycardie) die minder goed in staat zijn het bloed voort te stuwen en een kleiner hartminuutvolume tot gevolg hebben.[7] Een klein hartminuutvolume kan leiden tot verwardheid, vermoeidheid, een geringe inspanningstolerantie en decompensatio cordis. Een snel optredende vermindering van het hartminuutvolume kan syncope veroorzaken.

Tachycardie en slecht gecoördineerde ritmen, zoals boezemfibrilleren, worden gewoonlijk behandeld met medicijnen om de snelheid te verlagen en het ritme weer normaal te maken. Af en toe is cardioversie vereist.[8] Bradycardie wordt meestal behandeld door het implanteren van een pacemaker waarmee de snelheid van de hartslag op een bepaalde frequentie kan worden ingesteld. Leeftijd als zodanig is geen contraindicatie voor pacemakertherapie en de ingreep is relatief licht en wordt goed verdragen.

Hartklepgebreken

De hartkleppen, die ervoor zorgen dat het bloed in één richting blijft stromen, krijgen veel microtrauma's te verduren tijdens hun bestaan. Er zijn twee typen defecten aan de hartkleppen: stenose of de vernauwing van de klep waardoor de bloedtoevoer wordt beperkt [8] en insufficiëntie of regurgitatie, waardoor een terugstroming van bloed naar het hart veroorzaakt wordt. Beide aandoeningen vergroten de arbeid die het hart moet verrichten en verminderen de hartefficiëntie in hoge mate.[7] Twee kleppen zijn het meest betrokken bij hartklepaandoeningen: de mitralisklep tussen het linker atrium en het linker ventrikel en de aortaklep die toegang geeft tot de grote bloedsomloop.

Een reumatische klepaandoening veroorzaakt door een vroeger doorgemaakt acute reuma is de meest voorkomende oorzaak van mitralisstenose en insufficiëntie bij ouderen.[25] Decompensatio cordis, aritmieën en embolisatie van bloedstolsels vanuit het hart naar de hersenen en andere organen zijn de meest voorkomende complicaties bij stoornissen van de mitralisklep. De behandeling bestaat uit zorgvuldig voorgeschreven medicatie bestaande uit anticoagulantia om embolisatie tegen te gaan, diuretica om eventuele decompensatio cordis te beheersen en digitalis of andere medicijnen om de hartfrequentie te regelen.[8] Adviezen op voedingsgebied zijn vaak nodig om de patiënt zich te laten houden aan een natriumarm dieet. Vanwege de mogelijk ernstige bijwerkingen van een teveel aan anticoagulantia (bloedingen, CVA's) en digoxine (aritmieën), de geringe therapeutische breedte en de nadelige effecten van te lage doses moet een oefenprogramma geleidelijk en langzaam opgebouwd worden. De behandeling moet gericht zijn op het op peil houden van optimale functionele belastbaarheid, waarbij de vitale functies van de oudere patiënt en de manier waarop hij of zij reageert op een toename van de activiteit goed in de gaten gehouden moeten worden.

Chirurgische ingrepen om mitralisstenose te corrigeren, moeten gebeuren vóór het ontstaan van een permanente pulmonale hypertensie en voordat een decompensatie van de rechter harthelft heeft kunnen optreden.[8] Vervanging van de klep en valvotomie (waarbij de klep wordt verwijd maar niet vervangen) vinden plaats door middel van open hartchirurgie. Transluminale valvotomie, waarbij de klep verwijd wordt door middel van kathetergeleide ballonnetjes, brengt vaak minder risico's met zich mee bij geselecteerde patiënten. Vrijwel alle patiënten blijven aangewezen op medicijnen om de hartfrequentie te regelen, embolie te voorkomen en de decompensatio cordis te behandelen. De reactie op geleidelijk opgevoerde lichamelijke inspanning na een hartklepoperatie is meestal gunstig.[8]

Aandoeningen van de aortaklep komen vaak voor bij ouderen en zijn het gevolg van een reumatische aandoening van de klep, toenemende beschadiging van een erfelijk misvormde klep of de progressie van een leeftijdsgebonden beschadiging van een verder normale klep.[25] De laatstgenoemde aandoening is het resultaat van een geleidelijke toename van littekenweefsel en kalkafzetting op de klepslippen als gevolg van de normale veroudering van de klep. De klinisch belangrijkste aandoening is stenose van de aortaklep. Aortastenose resulteert in een geleidelijke verhoging van de weerstand tegen de bloedstroom uit het hart en als gevolg daarvan moet het hart bij het rondpompen van het bloed een steeds grotere afterload overwinnen.[8] Patiënten kunnen angineuze klachten krijgen – zelfs zonder dat er sprake is van een aandoening van de kransslagaders – omdat bij een overbelaste hartspier zelfs gezonde kransslagaders niet in staat zijn voldoende bloed toe te voeren om te voorzien in de metabole behoefte. Als de stenose erger wordt, kunnen kortstondige afnamen van het hartminuutvolume als gevolg van aritmieën of ischemie leiden tot syncope.[7] Uiteindelijk zal decompensatio cordis optreden wanneer het hart niet langer in staat is de toegenomen weerstand tegen de bloedstroom te compenseren door middel van hypertrofie. In tegenstelling tot de eerder besproken aandoeningen waarbij decompensatio cordis optreedt waarvan de behandeling meestal succes heeft, is de prognose bij decompensatio cordis als gevolg van aortastenose niet gunstig. Deze aandoening kan alleen effectief behandeld worden door vervanging van de beschadigde klep.[8] De fysiotherapeut kan bijdragen aan het op peil houden van de optimale functionele belastbaarheid door oefenprogramma's waarbij activiteiten van het dagelijkse leven gebruikt worden als oefenstof.

Infectie van de hartklep, of endocarditis, is een zeldzame maar belangrijke ziekte bij ouderen.[8] Dit is niet alleen zo vanwege het feit dat deze aandoening de dood of zware invaliditeit kan veroorzaken, maar ook vanwege zijn subtiele presentatie. Lethargie, vermoeidheid, anorexia, algehele malaise, anemie, verergerende decompensatio cordis, progressief falen van de nierfunctie, verhoging, beroerte of TIA (transient ischemic attack), minder goed in de hand te houden diabetes en de ontwikkeling van een nieuwe hartruis kunnen allemaal veroorzaakt worden door bacteriële endocarditis.[25] Bijtijds toedienen van antibiotica kan het leven van de patiënt redden. Lichamelijke oefening is een contra-indicatie tijdens de acute fase van endocarditis, maar een geleidelijke hervatting van de activiteiten van het dagelijkse leven kan beginnen wanneer de infectie met medicijnen onder controle is gebracht.[7]

Hypertensie

Hypertensie is een andere veelvoorkomende aandoening van het hart en vaatstelsel. Ouderen met een systolische bloeddruk hoger dan 160 mm Hg en een diastolische bloeddruk boven 95 mg Hg lopen een verhoogd risico met betrekking tot CVA's, decompensatio cordis (cardiomyopathie als gevolg van hypertensie) en falen van de nierfunctie. Geïsoleerde systolische hypertensie brengt soortgelijke risico's met zich mee,[8] omdat een groot gedeelte van de morbiditeit en mortaliteit als gevolg van hart- en vaatziekten bij ouderen te maken heeft met hypertensie.[26] Dit geldt zowel voor geïsoleerde systolische hypertensie als voor verhoging van de gemiddelde bloeddruk.[27] Hypertensie leidt niet alleen tot versnelde atherogenese (hartinfarct en decompensatio cordis), maar heeft ook een negatieve invloed op de prestaties van het hart, de nierfunctie en de circulatie in de hersenen. Het vergroot de kans op een aortaruptuur of het ontstaan van een aneurysma dissecans in de aorta en cerebrovasculaire bloedingen.[28]

Maatregelen om de bloeddruk te verlagen, verminderen de kans op deze complicaties aanzienlijk. Medicatie en het houden van een dieet zijn belangrijke componenten van een dergelijke behandeling. Bij ouderen is medicatie het meest gebruikte middel om een bloeddruk hoger dan 160/95 te behandelen.[28] Er zijn slechts weinig aanwijzingen dat bij ouderen met een asymptomatische geïsoleerde systolische hypertensie zonder eindorgaanbeschadigingen antihypertensiva enige invloed hebben op het beloop van de hypertensie.

Niettemin verdubbelt geïsoleerde systolische hypertensie de kans op cardiovasculaire complicaties, zodat het risico, de kosten en het ongemak van medicatie afgewogen moeten worden tegen de voordelen van een verlaging van de systolische bloeddruk. De vraag of de patiënt de medicijnen regelmatig inneemt en het vroeg opsporen en vermijden van bijwerkingen van de medicatie, zoals duizeligheid, hypokaliëmie, depressie, syncope en verwardheid, zijn de problemen waar het behandelteam mee te maken kan krijgen. Complicaties van de behandeling van hypertensie komen vaker voor bij oudere patiënten, omdat de slechtere nierfunctie de kans op medicijnvergiftiging vergroot en omdat oudere patiënten met minder gevoelige barosensoren meer last hebben van de orthostatische gevolgen van het verlies aan volume. Langzaam opstaan kan duizeligheid en syncope voorkomen. Lichaamsbeweging blijkt positieve effecten te hebben op een verlaging van hoge bloeddruk en wordt uitgebreid besproken in hoofdstuk 13. De behandeling van hypertensie kan de morbiditeit en de mortaliteit ten gevolge van hart- en vaatziekten terugdringen.

Degeneratie van het myocard

De algehele afname van de prestaties van het hart door veroudering en inactiviteit heeft een negatieve invloed op het vermogen van het individu om op de toppen van zijn of haar kunnen te functioneren. De veranderingen in de hartfunctie omvatten een verminderd arbeidsvermogen van het rechter ventrikel en een variabele verandering van het arbeidsvermogen van het linker ventrikel die afhangt van de relatieve omvang van de afname van het maximale hartminuutvolume en de verhoging van de gemiddelde bloeddruk.[7,29] Jonge mensen verdragen een langdurige verhoging van de werklast van het hart zonder problemen. Een relatief even grote belasting bij ouderen kan echter aanleiding geven tot decompensatio cordis, vooral wanneer er andere circulatieproblemen zijn, zoals hoge bloeddruk, een geringe hartklepstoornis of een overmatige vloeistofinname. Kortademigheid bij ouderen is vaak een teken dat onvoldoende zuurstof toegevoerd wordt naar de werkende spier vanwege een minder goed werkende bloedsomloop.

De precieze oorzaak van de verminderde myocardfunctie is nog niet vastgesteld. Sommige auteurs menen dat het een onderdeel is van het normale verouderingsproces en toegeschreven kan worden aan de atrofie van de hartspier, het verlies aan elasticiteit door het langer worden van de relaxatiefase,[30] de fibrosering van de hartkleppen en een verandering van de productie van catecholamine of een veranderde gevoeligheid voor deze stof.[29] Anderen menen dat amyloïdose (proteïnose in de weefsels) de degeneratie van het hartspierweefsel veroorzaakt en leidt tot hartfalen. Pomerance[31] vond amyloïdmateriaal in de harten van twaalf procent van individuen van tachtig jaar of ouder die gestorven waren aan een hartaanval. Andere auteurs hebben aangevoerd dat zuurstofgebrek door talloze microtrauma's in het myocard de degeneratie van het myocard veroorzaakt.[32] Ze constateren dat de hartfunctie op peil blijft bij degenen die een goede zuurstoftoevoer naar het myocard hebben. Een hoog percentage van hun steekproef voldeed echter niet aan dit criterium en vertoonde chronische problemen met de zuurstoftoevoer, zoals bleek uit ECG en scintigrafie. Bij lijkschouwing bleken de meeste ouderen zowel atheromatische plaques te hebben als kleine littekens in het myocard, wat erop wijst dat ischemische veranderingen die gedurende het gehele leven plaatsvinden verantwoordelijk kunnen zijn voor de slechtere hartfunctie.[31]

Individuen met een aanzienlijk gereduceerde hartreserve geven aan dat ze veel behoefte hebben aan rust, zelfs na een matige lichamelijke inspanning.[33] Naast een langdurige en overmatige vermoeidheid veroorzaakt een onvoldoende reactie van het hart op inspanning meestal acute kortademigheid (dyspneu d'effort); een beperking van de bloedtoevoer naar het hart zelf kan aanleiding geven tot angineuze klachten. Onvoldoende bloedtoevoer naar de perifere weefsels kan de huid een blauwachtige tint geven (perifere cyanose). De pols wordt gewoonlijk sneller naarmate de dag vordert en herstelt zich slechts langzaam en niet volledig tijdens rustpauzes.[7] Activiteiten van het dagelijkse leven zijn zeer moeilijk voor deze ouderen. Wanneer ze gaan liggen, kan dit een snelle terugkeer of een toename van de dyspnoea veroorzaken en aldus een 'slaapangst' teweegbrengen die verder bijdraagt aan het gevoel van extreme vermoeidheid dat onder invloed van minimale inspanning optreedt bij ouderen met degeneratie van het myocard.

Het enkeloedeem ten gevolge van decompensatio cordis moet onderscheiden worden van het enkeloedeem dat ontstaat als gevolg van veneuze insufficiëntie. Onjuiste toepassing van hulpmiddelen, zoals een steunkous of het ondersteunen van de onderste extremiteiten boven het horizontale vlak, kunnen schadelijk zijn voor ouderen met decompensatio cordis, terwijl ze vrij effectief kunnen zijn bij het behandelen van de stoornissen die optreden bij veneuze insufficiëntie. Bij decompensatio cordis is een vertraging van de S_3 toon, een zogenaamd 'galopritme', een signaal van een vertraagde vulling van het linker ventrikel.[8]

De negatieve reacties op lichamelijke inspanning bij individuen die aan decompensatio cordis (hartfalen) lijden, omvatten een uitblijven van de verwachte stijging van de gemiddelde bloeddruk, het ontstaan van een aanzienlijke zuurstofschuld en een langzaam herstel van de hartslag en ademhaling na beëindiging van de inspanning.[7] Het slagvolume van het hart daalt eerder dan dat het stijgt als de hoeveelheid arbeid die verricht moet worden, toeneemt. De contractiliteit van het myocard neemt ook af.

Hoewel het waarschijnlijk nuttig is patiënten met een diffuse myocardaandoening aan te raden hun huidige functieniveau op peil te houden door middel van voorzichtig gedoseerde lichaamsbeweging, mag de intensiteit van dergelijke activiteiten niet uitstijgen boven het niveau waarbij de decompensatio cordis van het linker ventrikel begint op te treden. Wanneer de decompensatio cordis eenmaal een feit is, kan men weinig méér doen dat het voorschrijven van rust en de traditionele medicijnen totdat het hart weer werkt met het goede (gecompenseerde) gedeelte van de druk/volumecurve.[7] De afname van de spiermassa en van de nierfunctie verlengt de biologische halfwaardetijd van digoxine,[34] hoewel de inotrope werking op het hart minder wordt op hogere leeftijd.[35] Bètablokkers kunnen een neiging tot decompensatio cordis vergroten, evenals alcoholmisbruik.[36]

Perifere vaataandoeningen

Perifere vaataandoeningen zijn vaak het gevolg van niet-behandelde hypertensie, roken, diabetes mellitus en een verhoogd cholesterolgehalte.[25] Atherosclerose en andere vormen van perifere vaataandoeningen kunnen leiden tot gedeeltelijke of algehele obstructie van de grote arteriën van de extremiteiten. De gevolgen hiervan zijn claudicatio intermittens tijdens het lopen en huidletsels die kunnen leiden tot amputatie.[7] Wanneer een vroege interventie gericht op het verminderen van de risicofactoren onsuccesvol blijkt, kan de behandeling bestaan uit een verandering van dieet om het gewicht en het cholesterolgehalte te verminderen, medicijnen om de doorbloeding te verbeteren en de bloeddruk te verlagen en gedragstherapie om het roken tegen te gaan. Lichaamsbeweging is een zeer goede preventieve maatregel bij de behandeling van perifere vaatziekten.[7] Lichaamsbeweging verbetert de vitaliteit van het perifere vaatstelsel en werkt gunstig op de lenigheid en de kracht van de rug en de onderste extremiteiten. Ze vermindert ook de negatieve effecten van orthostatische hypotensie doordat het de aanpassing aan houdingsveranderingen gemakkelijker maakt. Chirurgische ingrepen zijn doelmatig in geval van symptomatische perifere vaatziekten die pijn in rust, claudicatio intermittens of persisterende ulcera veroorzaken.[8] Net als bij aandoeningen van de kransslagaders kunnen gedeeltelijke obstructies van de perifere arteriën, die het vaakst voorkomen in de onderste extremiteiten, verholpen worden door een bypass of door het verwijden van het geblokkeerde gedeelte van de arterie door transluminale angioplastiek.

Claudicatio intermittens is spierpijn die net als angina pectoris wijst op een acuut zuurstofgebrek in de werkzame spieren. De mate van ongemak hangt af van het niveau van de obstructie in de perifere vaten.[37] De aandoening komt het meest voor bij ouderen en de mortaliteit van patiënten met claudicatio intermittens is hoog. Een kleine orthopedische onregelmatigheid, bijvoorbeeld een hamerteen, kan leiden tot een wond die gangreneus kan worden door de onvoldoende circulatie in de aangedane extremiteit.[37] Immobiliteit als uitvloeisel van een gangreneuze wond kan leiden tot depressie en renale complicaties, en vaak sterven patiënten aan de gevolgen van een coronaire trombose of bloeding.[38]

Bij patiënten die niet in aanmerking komen voor een ander type operatie moet amputatie volgen om de pijn weg te nemen en verspreiding van de infectie (gangreen) tegen te gaan. Iemand die lijdt aan zowel diabetes als een perifere vaatziekte heeft jaarlijks ongeveer vijf procent kans op een amputatie.[37] De amputatie moet zo distaal mogelijk plaatsvinden, omdat het niveau waarop de amputatie geschiedt een grote invloed heeft op het vermogen van de patiënt om zich voort te bewegen na de operatie. Het niveau moet echter ook zodanig gekozen worden dat voldoende bloed wordt toegevoerd om genezing te waarborgen. Herhaald amputeren en een hoge mate van immobiliteit zijn het gevolg wanneer de amputatie plaatsvond onder het gebied waar de bloedtoevoer voldoende is, waardoor de amputatiewond zich niet sluit. Hierdoor moet de patiënt dus opnieuw de risico's van een operatie ondergaan.

Het verlies van een ledemaat is een traumatische gebeurtenis. Het verwerkingsproces moet al beginnen vóór de operatie zelf en kan ondersteund worden door maatschappelijk werkers, psychiaters, psychologen, verpleegkundigen en fysiotherapeuten. Depressie staat een succesvolle revalidatie van deze patiënten in de weg en moet behandeld worden om de intensieve verpleging en fysiotherapie kans van slagen te geven.

Pulmonale verschijnselen van het ouder worden

Het ademhalingssysteem zorgt ervoor dat in de longen zuurstof en kooldioxide worden uitgewisseld tussen de lucht en het bloed. Dit systeem kan gezien worden als een samenstel van diverse samenhangende maar gescheiden componenten: de beweging van de lucht van en naar de longen, de uitwisseling van zuurstof en kooldioxide en de afweer tegen longinfecties. Leeftijdsafhankelijke veranderingen hebben invloed op elk aspect van het ademhalingssysteem.

De borstwand wordt op hogere leeftijd minder efficiënt als blaasbalg. De anteroposterieure diameter van de borst wordt groter en de ribbenkast wordt stijver naarmate de kromming van de ruggegraat, de calcificatie van het costale kraakbeen en de osteoporose toenemen. Hierdoor wordt de compliance van de borstwand kleiner. De borstspieren atrofiëren op hogere leeftijd, hetgeen ook bijdraagt aan de geleidelijke afname van de doelmatigheid waarmee lucht van en naar de longen wordt bewogen. De collaps van kleine luchtwegen door het verlies aan elasticiteit van het longweefsel dat optreedt op latere leeftijd zorgt voor een toenemende weerstand tegen de luchtstroom. Als gevolg van dit alles wordt de inspanning die nodig is om adem te halen twintig procent groter tussen het twintigste en zeventigste levensjaar.[23]

Hoewel de bronchi gewoonlijk niet aangetast worden door het normale verouderingsproces, neemt het oppervlak van de alveoli per tien jaar met vier procent af.[18] De wanden van de alveoli worden ook dunner en het aantal capillairen voor het bloedtransport wordt kleiner. De alveoli worden ook groter door het verlies aan elasticiteit en retractiekracht. De afname van de retractiekracht is de oorzaak van de toegenomen vatbaarheid voor een samenklappen van de alveoli, hetgeen de voornaamste oorzaak is van de veranderde distributie van de lucht in de longen.

In het ideale geval wordt elk gebied binnen de longen waar bloed beschikbaar is voor de gasuitwisseling geventileerd, waardoor de longventilatie en de doorbloeding perfect op elkaar zouden aansluiten. Naarmate men ouder wordt, zijn steeds grotere gebieden van de long echter weliswaar doorbloed maar worden ze niet van zuurstof voorzien, vanwege de collaps van alveoli en de herverdeling van de bloedtoevoer.[7] Hierdoor keert ongeoxygeneerd bloed terug in de grote bloedsomloop, waardoor de doelmatigheid van de ademhaling vermindert. Op hogere leeftijd kan ook de longcirculatie afnemen, waardoor het vermogen van het systeem om te reageren op een grotere vraag naar zuurstof door de weefsels verder afneemt.

Naarmate men ouder wordt, maken de veranderingen in de mechanismen van de longen en de borstwand de long ook kwetsbaarder voor infecties. De slikreflex wordt minder, waardoor het aspiratierisico toeneemt. Tegelijkertijd neemt de hoestreflex ook af en wordt het hoesten minder effectief vanwege de verminderde compliance van de borstwand en de verminderde spierkracht van de borstspieren. De activiteit van de trilhaartjes, die ongerechtigheden uit de longen naar de keelholte transporteren, neemt ook af, vooral bij rokers. Deze factoren dragen allemaal bij aan een vermindering van de afweer tegen longinfecties. Sommige geneesmiddelen spelen een belangrijke rol bij de vermindering van de doelmatigheid van het ademhalingssysteem. Middelen die kalmerend en pijnstillend werken, zoals alcohol en drugs, maken de ademhaling minder diep en zwakken de hoest- en slikreflexen af, zodat ouderen een verhoogd risico lopen op het krijgen van hypoxie en aspiratiepneumonie.

De twee meest voorkomende aandoeningen die het ademhalingssysteem aantasten, zijn longontstekingen, die een negatieve invloed hebben op de gasuitwisseling en een bron zijn van sepsis, en aandoeningen die de hoeveelheid lucht in de longen verminderen, zoals aandoeningen door chronische bronchusobstructie (COPD: chronic obstructive pulmonary disease) en emfyseem.

Longontsteking

Longontsteking is de meest voorkomende doodsoorzaak door infectie bij ouderen[39] en de infectie die het meest leidt tot opname in het ziekenhuis. Het is vaak de doodsoorzaak bij patiënten met andere ernstige aandoeningen, zoals diabetes, kanker, beroerte, decompensatio cordis, dementie en een falende nierfunctie. Het vaker voorkomen van longontsteking bij ouderen is gedeeltelijk het gevolg van de verzwakking van de lokale afweer tegen infecties. De hoge mortaliteit door longontsteking is echter vooral toe te schrijven aan de subtielere presentatie ervan bij ouderen. Karakteristieke symptomen, zoals slijmopwekkende hoest, koorts en pijn in de borst bij ademhalen, zijn vaak afwezig bij ouderen, dit in tegenstelling tot veel vaker optredende subtielere signalen, zoals verwardheid, verstoringen in het slaapwaakritme, verslechterende decompensatio cordis, anorexia en algehele malaise. Foutieve en late diagnosen komen vaak voor en dragen bij aan het hoge sterftecijfer als gevolg van longontsteking bij ouderen.[39]

Een succesvolle behandeling van longontsteking vereist een vroege diagnose en het voorschrijven van de juiste antibiotica. De opsporing van de bacteriën die de ziekte veroorzaken in een sputummonster is het belangrijkste diagnostische instrument voor het bepalen van de juiste antibioticakuur. Helaas is het vaak moeilijk dergelijke monsters te verzamelen bij een gedehydreerde en verwarde oudere patiënt en als gevolg hiervan is de behandeling vaak empirisch en niet zo specifiek of effectief als mogelijk is. Naast de antibioticakuur zijn herstel van de vochtbalans, voedingssupplementen, fysiotherapie gericht op de ademhaling en de behandeling van complicaties vaak nodig als aanvullende maatregelen.

Obstructieve longaandoeningen

Aandoeningen die een belemmering geven van de luchtstroom in de longen worden wel samengevat onder de noemer chronische obstructieve longaandoeningen (COPD). Ze hebben als gemeenschappelijk kenmerk dat de luchtstroom in de luchtwegen een verhoogde weerstand ondervindt.[23] Astma is een reversibele aandoening van de luchtwegen die gekenmerkt wordt door een periodieke toename van de respiratoire weerstand door spasmen en het vernauwen van de luchtwegen als gevolg van infectie, allergische reacties en omgevingsfactoren. COPD is een verzamelnaam voor aandoeningen die een verhoogde weerstand in de luchtwegen met zich mee brengen die irreversibel zijn als gevolg van permanente schade veroorzaakt door roken, infecties en blootstelling aan gifstoffen, of een combinatie van deze factoren.

Emfyseem is de naam van een aandoening die het gevolg is van de vernietiging van alveoli, waardoor de overgebleven alveoli zich verwijden. Eén van de gevolgen van emfyseem is een vermindering van het gebied waar de gasuitwisseling plaats kan vinden, waardoor doorbloeding en ventilatie niet langer op elkaar afgestemd zijn en hypoxie optreedt. Emfyseem brengt een verhoogde weerstand in de luchtwegen met zich mee door de collaps van bronchioli.

Chronische bronchitis is een ander soort aandoening die gepaard gaat met een chronische ontsteking van de bronchiën, wat leidt tot een verhoogde slijmproductie, verstopping van de luchtwegen en vernietiging van bronchioli.[39] Als gevolg hiervan vermindert de luchtstroom door de permanente vernauwing van de bronchioli. De bronchusobstructie heeft vaak behalve de chronische component een reversibele component. Roken is de belangrijkste oorzaak van chronische bronchitis. Het vergroot de schadelijke effecten van andere omgevingsfactoren, zoals asbest, siliciumdioxide, kolenstof en vezeltjes. Veel mensen lijden zowel aan chronische bronchitis als aan emfyseem.

Patiënten die lijden aan chronische luchtwegobstructie hebben gewoonlijk last van de beperkingen die voortvloeien uit hypoxie, hypercapnie of dyspnoea. Hypoxie en hypercapnie kunnen verwardheid, vermoeidheid en een verslechterende decompensatio cordis veroorzaken. Kortademigheid, of dyspnoea, is meestal het symptoom van COPD dat de patiënt de meeste last bezorgt. Het functieverlies als gevolg van COPD kan ernstig zijn en COPD kan fatale gevolgen hebben. Meer dan de helft van de COPD-patiënten sterft binnen twee jaar na de eerste keer dat zij wegens falen van het ademhalingssysteem kunstmatig beademd moesten worden.[40,41] Dergelijke patiënten hebben een intensieve behandeling en veel steun nodig.

De behandeldoelen bij individuen met COPD zijn het stoppen met roken en het zo lang mogelijk op peil houden van de optimale functie. Dit vereist gewoonlijk fysiotherapie, medicatie, zuurstoftherapie en veranderingen in de omgeving van de patiënt om inspanningen te vermijden. De depressie die bij alle chronische ziekten kan optreden, is zeer duidelijk aanwezig bij COPD-patiënten, omdat deze vaak vinden dat ze de ziekte zelf veroorzaakt hebben door het roken. Vanwege de complexiteit ervan is COPD een goed voorbeeld van een gezondheidsprobleem dat een interdisciplinaire aanpak vereist.

Musculaire verschijnselen van het ouder worden

Het bewegingsapparaat is samengesteld uit spieren, pezen, fascia, het skelet en gewrichten (met inbegrip van ligamenten en kraakbeen). Naarmate de onderdelen van het bewegingsapparaat ouder worden, verliest het individu langzaam aan kracht, coördinatie en mobiliteit.

Veranderingen in de spieren als gevolg van het ouder worden

De veranderingen die plaatsvinden in de spieren zijn complex en niet precies bekend, omdat de samenstelling van de spieren gaandeweg verandert als gevolg van de vervanging van myofibrillen door vet, collageen en littekenweefsel. De individuele spierfibrillen veranderen ook. De permeabiliteit ervan voor water, natrium en chloor wordt groter naarmate de leeftijd vordert.[7] De bloedtoevoer naar de spieren wordt kleiner op hogere leeftijd, waardoor de hoeveelheid voedingsstoffen en energie die de spieren ter beschikking hebben, afneemt. Dit vermindert de spierkracht.[42] Dit proces begint al op jonge leeftijd en gaat sneller na het vijftigste levensjaar, vooral wanneer er sprake is van inactiviteit. Op zestigjarige leeftijd is door de afname van de vetvrije spiermassa nog maar tien tot twintig procent van de maximale spierkracht op dertigjarige leeftijd over.[7]

Myopathie en myositis

Een gestoorde spierfunctie bij ouderen is vaker het gevolg van giftige of metabole factoren die op de spieren inwerken dan van een ziekte van de spier zelf.[43] De symptomen waarbij aan myopathie gedacht moet worden, omvatten zwakte van de spieren van de bekkengordel, die duidelijk wordt uit de steeds grotere moeite die iemand heeft om op te staan uit een stoel, de ontwikkeling van een waggelende loop of een zwakte van de schoudergordel, die zich manifesteert in het onvermogen voorwerpen tot boven schouderhoogte op te tillen. Spierpijn is geen gebruikelijke klacht bij myopathie en komt men vaker tegen bij gevallen van myositis, waarbij de spieren ontstekingsverschijnselen vertonen.[44] Polymyositis kan idiopathisch zijn of veroorzaakt worden door de aanwezigheid van een carcinoom. Myositis reageert gewoonlijk goed op steroïden of andere anti-inflammatoire middelen.

Spierzwakte kan het gevolg zijn van diverse corrigeerbare oorzaken, zoals hyperthyroïdie, alcoholisme, verhoogde ACTH-productie (als gevolg van de ziekte van Cushing of de toediening van steroïden) en hypocalciëmie (veroorzaakt door diarree of het gebruik van diuretica). Het wegnemen van de achterliggende oorzaak zorgt gewoonlijk voor het verdwijnen van de spierzwakte.[42]

Verschijnselen in het skelet als gevolg van het ouder worden

De ouderdom brengt vele complexe en slechts gedeeltelijk begrepen veranderingen in de botstructuur met zich mee. Tot ongeveer het 35ste levensjaar neemt de botmassa toe bij zowel mannen als vrouwen, maar in de 25 jaar daarna neemt de botmassa aanzienlijk af, waarbij vrouwen ongeveer 25 procent en mannen ongeveer twaalf procent verliezen.[45] Hoewel de botgroei doorgaat tot op hoge leeftijd, neemt de resorptie van het inwendige van de lange en platte botten (spongieuze botten) toe, zodat de resorptie groter is dan de vorming van nieuw bot. Als gevolg hiervan nemen de sterkte en de stabiliteit van de botten af. Dit geldt in het bijzonder voor spongieus bot, dat vooral gevonden wordt in wervellichamen, polsen en heupen. Deze bevinding correleert met het klinische gegeven dat breuken van deze botten meer voorkomen op hogere leeftijd.[46]

Osteoporose en osteomalacie

Osteoporose is een heterogene aandoening die gekenmerkt wordt door een absolute afname van de hoeveelheid normaal bot (dat wil zeggen: botverlies). Osteoporose ontstaat wanneer de productie van nieuw botmateriaal kleiner is dan de resorptie van botmateriaal. Met andere woorden: osteoporose is het onvermogen van de botproductie om de botresorptie bij te houden. Het resultaat is dat het bot structureel verzwakt. Osteoporose is niet het gevolg van een gebrek aan kalk in de voeding, noch van een lage mineralisatiegraad van het bot,[45] maar van endostale resorptie, die groter is dan de vorming van nieuwe osteons of boteenheden.[47] Het leeftijdsafhankelijke verlies van spongieus bot begint rond het 35ste levensjaar en van compact bot rond het veertigste jaar. Het verlies bedraagt ongeveer 0,5 procent per jaar, maar na de menopauze verloopt het sneller bij vrouwen: tussen twee en acht procent per jaar. Dit is een direct of indirect gevolg van een verlaagde oestrogeenproductie.[45] Hoe meer bot aangemaakt is voordat de botresorptie de botproductie begint te overtreffen, hoe langer het duurt voordat zich significante structurele veranderingen voordoen. Dit verklaart voor een deel waarom vrouwen vaker last hebben van klinisch relevante osteoporose dan mannen: de botmassa van mannen is groter.

Er is geen duidelijke verklaring voor het feit dat de demineralisatie van de botten bij mannen langzamer verloopt dan bij vrouwen, maar er zijn diverse factoren die een rol blijken te spelen in dit proces. De verminderde oestrogeenproductie na de menopauze leidt tot een versneld botverlies. Dit kan gedeeltelijk geneutraliseerd worden door oestrogeensubstitutie.[45] Andere factoren die meespelen bij botzwakheid zijn een slechte absorptie van calcium. Dit leidt tot een slechte mineralisatie van het bot (osteomalacie) Deze aandoening treft beide seksen. Een negatieve calciumbalans kan vele oorzaken hebben, zoals te weinig calcium in het voedsel, slechte calciumabsorptie en een versneld calciumverlies. Een gestoorde calciumabsorptie in de ingewanden kan het gevolg zijn van een vitamine-D-gebrek door verkeerd eten, of een nier- of leverziekte. De calciumabsorptie kan gestoord zijn als onderdeel van een resorptiestoornis in de ingewanden, zoals coeliakie of een lokale enteritis.[48] Endocriene aandoeningen die de calciumbalans aantasten, zijn onder andere hyperthyroïdie, een teveel aan corticosteroïden (bijvoorbeeld veroorzaakt door de ziekte van Cushing of toediening van steroïden) en hyperparathyroïdie (wat leidt tot een overmatige botresorptie) alsmede hypoparathyroïdie (wat leidt tot een slechte calciumabsorptie). Immobiliteit, om welke reden dan ook, kan op elke leeftijd leiden tot een aanzienlijke negatieve calciumbalans. Wanneer een arm of been geïmmobiliseerd is, treedt lokale osteoporose op.[6]

Bij ouderen komt een verminderde mobiliteit dus bovenop de vele bestaande factoren die de ontwikkeling van osteoporose bevorderen. Osteoporose vereist een grondige evaluatie van de mogelijk behandelbare oorzaken. De behandeling moet bestaan uit een zorgvuldig afgewogen combinatie van lichaamsbeweging, medicatie en dieet.

Calciumsuppletie draagt niet bij tot de preventie van botverlies na de menopauze bij vrouwen die de menopauze op het moment van behandelen ondergaan of hadden ondergaan in de vijf jaar voor de behandeling. Bij vrouwen bij wie de menopauze zes jaar of langer geleden was, kan calciumcitraatmalaat in doses van 800 milligram per dag het botverlies aanzienlijk reduceren.[46] Riis et al.[49] menen dat calciumsuppletie een bescheiden invloed kan hebben op het verlies van compact bot, maar geen effect heeft op spongieus bot.

De relevantie van osteoporose blijkt uit het aantal fracturen bij vrouwen na de menopauze. Veertig procent van het leven van vrouwen speelt zich af na de menopauze. Symptomatische osteoporose treft één op de drie vrouwen in de oudere leeftijdscategorie en leidt tot meer dan 175.000 heupfracturen en 500.000 wervelfracturen per jaar bij vrouwen in de Verenigde Staten.[50] (In Nederland werden in 1990 bij personen boven de 65 11.820 opnames als gevolg van een heupfractuur geregistreerd.[135]) Heupfracturen hebben een belangrijk aandeel in de mortaliteit bij ouderen. (In een studie in Nederland bleek dat een jaar na de heupfractuur respectievelijk 24 procent van de mannen en 33 procent van de vrouwen was overleden.[135]) Lichaamsbeweging (in het bijzonder belast oefenen), calcitonine, natriumfluoride, een calciumopname van 1500 milligram per dag en 400-600 IE vitamine D per dag kunnen mogelijk verder botverlies vertragen.[50] Boriumsuppletie kan de hoeveelheid calcium en magnesium die via de urine wordt uitgescheiden, verminderen en de 17-bèta-oestradiolspiegel verhogen[51] en daardoor het normale botverlies bij ouderen tegengaan. Aangenomen wordt dat calciumsuppletie de afscheiding van parathormoon (PTH) remt, aangezien de PTH-spiegel hoger wordt op latere leeftijd als reactie op de verminderde hoeveelheid calcium in de extracellulaire vloeistof. Oestrogeensubstitutie kan het normale leeftijdsgebonden botverlies bij ouderen vertragen, maar de beschermende werking ervan duurt waarschijnlijk niet langer dan twee tot drie jaar na het stoppen van de behandeling.[52]

Hoewel het gehele skelet botmassa verliest door veroudering, is de verdeling van dit verlies niet uniform. In de delen van het skelet met het hoogste percentage spongieus bot, zoals de wervellichamen en de botten in polsen en heupen, is het verlies aan botmassa het sterkst.[47]

Leeftijdsgebonden veranderingen in de gewrichten

Degeneratieve veranderingen in de gewrichten beginnen al op te treden na het twintigste levensjaar en gaan sneller na het veertigste levensjaar.[53] Deze veranderingen treden voornamelijk op in de gewichtdragende gewrichten, zoals enkels, knieën, heupen en de lumbale wervelkolom. Het gewichtdragende oppervlak in deze gewrichten is gevormd uit kraakbeen. Na het dertigste levensjaar begint dit kraakbeen te scheuren, te schilferen en te rafelen, en na verloop van tijd ontstaan diepe verticale kloven. De cellen die het kraakbeen produceren, sterven af of worden minder effectief. Uiteindelijk slijten de kraakbeenlagen geheel af, waardoor het bot eronder aan de oppervlakte komt en direct contact maakt met de gewrichtspartner.[54] Dit contact is pijnlijk en leidt tot crepitaties (knarsen) wanneer het gewricht bewogen wordt. De vorming van nieuw botmateriaal wordt gestimuleerd, maar deze botgroei is onregelmatig, en vermindert vaak de mobiliteit van het gewricht als deze osteofyten groter worden. De synoviale membranen die de gewrichten omringen en beschermen vertonen ook veranderingen als gevolg van het ouder worden. Het membraan wordt dikker en de synoviale vloeistof wordt stroperiger. Een andere leeftijdsgebonden verandering die optreedt, is het slinken van de tussenwervelschijven in de lumbale wervelkolom als gevolg van de afname van het vochtgehalte in de schijven.[54] In combinatie met het inzakken van het wervellichaam kan het afnemen van de hoogte van de tussenwervelschijf een aanzienlijke verkorting van de lichaamslengte veroorzaken. De leeftijdsgebonden veranderingen in bot, kraakbeen en synoviale membranen zijn uitgebreid behandeld in hoofdstuk 3.

Arthrosis deformans

Arthritis is een ontsteking in de gewrichtsholte die pijn, verlies van mobiliteit en vervorming van het gewricht met zich meebrengt. Er zijn diverse typen arthritis, maar ze hebben allemaal een degeneratieve gewrichtsaandoening tot gevolg die arthrosis deformans (AD) of osteoartrose genoemd wordt.[55] Herhaaldelijke gewrichtstrauma's leiden tot intra-articulaire beschadigingen en de afscheiding van proteolytische enzymen die vaak bloedingen veroorzaken. Er vormt zich een cyclus van vergrote beschadiging van het kraakbeen, bloedingen en de afscheiding van potentieel destructieve enzymen. Het kraakbeen slijt geleidelijk weg en de botgroei wordt gestimuleerd. Het gewricht verliest geleidelijk het vermogen om te reageren op een trauma, waardoor er nog meer kans is op bijkomende trauma's en beschadigingen.[54] De pijn ontstaat door irritatie van het periost en het gewrichtskapsel en fibrotische veranderingen in de periarticulaire spieren. Anders dan bij reumatoïde arthritis is het synoviale membraan niet het meest aangedane gebied, maar dit membraan kan wel geleidelijk fibrotisch worden als gevolg van het primaire degeneratieproces.[55]

De gewrichten die het meest getroffen worden door AD zijn die in handen, knieën, heupen, de lumbale wervelkolom en de cervicale wervelkolom. De klinische verschijnselen zijn stijfheid en pijn, die erger wordt bij gebruik van het gewricht. De afgenomen mobiliteit bemoeilijkt het uitvoeren van activiteiten van het dagelijkse leven (ADL).[56]

De ontwikkeling van effectieve anti-inflammatoire geneesmiddelen en verbeterde chirurgische technieken voor gewrichtsaandoeningen hebben de behandeling van het laatste stadium van AD verbeterd. Vervangen van het gewricht kan een zeer effectieve maatregel zijn om de functie te herstellen en de pijn te verminderen en artrodese en anti-inflammatoire geneesmiddelen zijn vaak doelmatige instrumenten voor pijnbestrijding.

Reumatoïde artritis

Reumatoïde artritis kan optreden op elke leeftijd en wordt gekenmerkt door een abrupt optreden van vaak symmetrische gewrichtszwelling, erythema en pijn. De ontsteking van het synoviale membraan leidt tot de afscheiding van proteolytische enzymen die de ontsteking en de gewrichtsbeschadiging bestendigen.[54] De optredende ochtendstijfheid is erger en duurt langer dan bij AD. De aangedane gewrichten zijn meestal de kleine gewrichten van de handen en voeten, de polsen, schouders, ellebogen, heupen, knieën en enkels. Feitelijk is elk gewricht betrokken bij deze systemische auto-immuunziekte. Uiteindelijk zal het gewricht vervormd raken, wat de mobiliteit aantast en het dagelijks functioneren belemmert. Reumatoïde artritis is een systeemaandoening en zal vaak andere symptomen met zich meebrengen zoals koorts, vermoeidheid, malaise, weinig eetlust, gewichtsverlies, voedingstekorten, zwakheid, anemie, vergrote milt en lymfadenopathie (een aandoening van de lymfeklieren).[55] De reactie op behandeling is meestal vrij goed. Aangezien ouderen snel last krijgen van spieratrofie wanneer de spier niet gebruikt wordt, moet tijdens remissieperioden voortvarend fysiotherapie gegeven worden om de spierkracht en de mobiliteit van het gewricht op peil te houden. Als de aandoening verergert, moet de fysiotherapie gericht zijn op pijnbestrijding door het verminderen van de zwelling in het gewricht (met ijs of elektrotherapie), het op peil houden van de mobiliteit van het gewricht en het verminderen van de stijfheid (via ritmische mobilisatietechnieken en actieve bewegingen) en door de patiënt aan te moedigen functionele activiteiten van het dagelijkse leven te verrichten.

Jicht

Jicht is een vorm van artritis die meestal slechts een klein aantal gewrichten aantast. Naaldachtige urinezuurkristallen worden afgezet in gewrichten, pezen en bursae, waar ze een snel om zich heen grijpende ontstekingsreactie veroorzaken. Het resultaat is een acute hevige pijn en de ontwikkeling van een zeer gevoelig en ontstoken gewricht waardoor de patiënt zeer snel tot immobiliteit gedwongen wordt. Op middelbare leeftijd is de jicht episodisch, maar op latere leeftijd treedt hij gewoonlijk vaker op en in meer gewrichten.[23] Jicht komt vaker voor bij mannen dan bij vrouwen. Een jichtaanval ontstaat spontaan of is het gevolg van andere ziekten of een medische behandeling. Sommige diuretica die gebruikt worden om decompensatio cordis of hypertensie te behandelen, kunnen jicht teweegbrengen omdat ze aangrijpen op de secretie van urinezuur door de nieren, waardoor ze een verhoogde urinezuurspiegel veroorzaken. Andere oorzaken van jicht zijn snelle weefselomzetting (bijvoorbeeld door lymfomen), leukemie, thalassemie, psoriasis en pernicieuze anemie. Acidose veroorzaakt door diabetes, alcohol, het falen van de nierfunctie of een andere oorzaak kan ook een jichtaanval teweegbrengen. De behandeling geschiedt met medicijnen. De vooruitzichten op het vermijden van permanente gewrichtsmisvormingen zijn goed, mits in een vroeg stadium van de chronische jicht met de behandeling wordt gestart.[53]

Arteriitis temporalis/polymyalgia rheumatica

Door ontsteking van kleine en middelgrote arteriën die hun oorsprong hebben in de aorta ontstaat een aandoening die reuscelarteriitis of arteriitis temporalis (AT) wordt genoemd. Het is één van de aandoeningen – waaronder ook polymyalgia rheumatica (PMR) – die alleen voorkomen bij individuen boven de vijftig.[23] Stijfheid en pijn in nek en heupgordel, een verhoogde bloedbezinkingssnelheid, lichte anemie, koorts, gewichtsverlies, een verhoogd globulinegehalte en een snelle reactie op steroïden zijn de kenmerken van polymyalgia rheumatica. Klinisch zeer belangrijk is het hoge percentage eenzijdige blindheid. Dit symptoom kan plotseling optreden als gevolg van de afsluiting van de a. ophthalmica door de arteriitis.[57] Dit mogelijke gevolg van de ziekte vereist een vroege diagnose en een agressieve behandeling van individuen van wie vermoed wordt dat ze PMR/AT hebben. De diagnose kan worden gesteld door a. temporalisbiopsie. De biopsie is positief in ongeveer vijftig procent van de gevallen;[9] een negatieve uitslag sluit PMR/AT echter niet uit. PMR/AT is een recidieve systeemaandoening, die gewoonlijk reageert op steroïden en in een à twee jaar verdwijnt. Het is een van de meest voorkomende oorzaken van blindheid bij ouderen die verholpen kunnen worden.

Neuromusculaire verschijnselen van het ouder worden

Centraal zenuwstelsel

Stoornissen van het centrale zenuwstelsel hebben een belangrijk aandeel in het verminderd functioneren van ouderen.[25] Het normale verouderingsproces zorgt voor een geleidelijke afname van het aantal en de afmetingen van cellen in alle gebieden van het centrale zenuwstelsel.[9] De afmetingen en het gewicht van de hersenen nemen af, zoals blijkt uit lijkschouwing en CAT-scans.[58] De metabole activiteit neemt af, zoals blijkt uit de zuurstofopname en de bloedtoevoer, en de geleidingssnelheid van de perifere zenuwen vermindert gestaag.[7] Er moet echter met nadruk gewezen worden op het feit dat de veranderingen die optreden als gevolg van normale veroudering niet leiden tot duidelijke neurologische stoornissen.[25] Hoewel de componenten van het centrale zenuwstelsel geleidelijk steeds verder achteruitgaan, gaat dit niet gepaard met een neurologische deficiëntie die op het conto van de veroudering geschreven kan worden.

De meeste ouderen ondergaan een normale veroudering zonder dat stoornissen optreden. Bij bijna dertig procent van de mensen ouder dan tachtig jaar, echter, treden ernstige, chronische stoornissen op.[25] De functievermindering die het gevolg is van stoornissen in het centrale zenuwstelsel kan groot zijn. Het kan nuttig zijn dit te zien als een gevolg van veranderingen in cognitie (oordeelsvorming, begrip, geheugen en dergelijke), in de zintuigen (blindheid, doofheid, neuropathie) en in het vermogen tot het uitvoeren van activiteiten (verlamming, loopstoornissen, verlies van coördinatie, incontinentie, afasie). Veranderingen op elk van deze terreinen kunnen zowel een gevolg zijn van als invloed hebben op veranderingen van de geestesgesteldheid.

Uiteindelijk hebben vrijwel alle neurologische stoornissen invloed op de transcorticale verbindingen, die bij het cognitief functioneren, de beweging, de gewaarwording en de sensorische integratie van bewegingen betrokken zijn. Een veelheid aan specifieke aandoeningen leidt tot stoornissen op deze terreinen. Sommige daarvan kunnen voorkomen worden, waarbij vroege toediening van medicatie essentieel is. Andere zijn zonder meer progressief en reageren niet op een specifieke behandeling. In dat geval moet de behandeling gericht zijn op het bereiken van het maximaal haalbare functieniveau. De nu volgende gedeelten van dit hoofdstuk geven een kort en zeer vereenvoudigd overzicht van de meest voorkomende neurologische aandoeningen bij ouderen.

Verwardheid/delier

Cognitieve stoornissen zijn de oorzaak van bijna twee derde van alle opnamen in verpleeghuizen en zijn verantwoordelijk voor meer dan de helft van alle gezondheidsproblemen bij ouderen.[59] Ernstige cognitieve stoornissen hoeven geen invloed te hebben op de levensduur, vooral wanneer complicaties met zorg behandeld worden. Als gevolg hiervan bestaat het merendeel van de ouderen met een functionele beperking uit individuen met een cognitieve stoornis.

Deze aandoeningen die leiden tot veranderingen in het cognitief functioneren kunnen ingedeeld worden op basis van hun reversibiliteit en hun al dan niet chronische karakter. Een acute cognitieve stoornis bij afwezigheid van onderliggende schade aan hersenweefsel geeft de beste kans op herstel. Deze aandoening is meestal het gevolg van dysfuncties veroorzaakt door gifstoffen of stofwisselingsproducten die het normale functioneren van de hersenen beïnvloeden of van een psychiatrische ziekte, zoals een depressie, die ook een metabole oorzaak heeft. De term delier wordt gebruikt om dit acute psychiatrische syndroom te beschrijven. Hoewel het toxische of metabole delier (toxische encefalopathie) niet exclusief voorkomt bij ouderen, is het wel zo dat de verminderde metabole spankracht van de oudere hersenen ouderen gevoeliger maakt voor kleine verstoringen van het evenwicht dan jongeren.

Verwardheid, rusteloosheid, opwinding, verminderd concentratievermogen, een verstoord slaapwaakritme, hallucinaties en paranoia zijn symptomen van het delier. Subtiele veranderingen die het gevolg zijn van corrigeerbare toxische of metabole afwijkingen kunnen gedurende langere tijd voorkomen, voordat ze herkend worden als de gevolgen van in principe reversibele oorzaken. De juiste behandeling wordt vaak pas laat gegeven. Het is bijzonder belangrijk dat het behandelteam deze reversibele oorzaken herkent, aangezien te laat ingrijpen een permanente cognitieve stoornis tot gevolg kan hebben. Even belangrijk is het risico dat een verkeerde behandeling de functiestoornis verergert of een verhoogd letselrisico met zich meebrengt. De pro-

Tabel 5.1 Belangrijkste oorzaken van toxische/metabole verwardheid/ delier bij ouderen.

Drugs/geneesmiddelen	**Metabole afwijkingen**
alcohol	hypoglykemie
psychotrope middelen (kalmeringsmiddelen, antipsychotica, antidepressiva)	hyponatriëmie
vrij verkrijgbare slaapmiddelen en medicijnen tegen verkoudheid en allergie	hypocalciëmie
analgetica	hypothermie
antihypertensiva	hyothyroïdie
bètablokkers (propranolol)	hypoxie
anti-Parkinsonmiddelen	vitamine-B_{12}-deficiëntie
anticonvulsiva (fenobarbital, fenytoïne, carbamazepine)	cortisoldeficiëntie
digoxine	falen van de leverfunctie (verhoogd ammoniagehalte)
H_2-remmers (cimetidine)	falen van de nierfunctie (verhoogd bloed-ureumgehalte, creatine)
amfetaminen	verhoogd cortisolgehalte
	falen van de longfunctie (verhoogd kooldioxidegehalte)

gnose bij hersenziekten die toxische of metabole oorzaken hebben, is vaak goed wanneer de oorzaak weggenomen wordt. Tabel 5.1 geeft een overzicht van de meest voorkomende oorzaken van toxische verwardheid of delier bij ouderen.

De behandeling is gericht op het identificeren en corrigeren van de onderliggende metabole afwijking. Hoewel de prognose voor een terugkeer naar de vroegere functie van het centrale zenuwstelsel goed is wanneer de afwijking gecorrigeerd wordt, wordt de algemene prognose vaak bepaald door de ziekte die de metabole afwijking veroorzaakte en niet door de mate van cognitieve stoornis. Tijdens een delierepisode heeft het individu een grotere kans op letsel door ongelukken, complicaties zoals aspiratiepneumonie en een toename van de cognitieve dysfunctie door verkeerd gebruik van sedativa die de opwinding eerder erger maken dan dempen. Het optreden van elk van deze complicaties kan het algemene herstel bemoeilijken. Een acuut toxisch/metabool delier kan samengaan met een chronisch progressieve cognitieve stoornis zoals bij de ziekte van Alzheimer.

Dementiesyndromen

Dementiesyndromen worden gekenmerkt door een langzame toename van de cognitieve stoornissen, zoals desoriëntatie, geheugenverlies, een verminderd redeneer- en oordeelsvermogen, het verlies van sociale vaardigheden en de ontwikkeling van regressief of asociaal gedrag.[60] Dementie gaat vaak gepaard met depressie die ontstaat als reactie op het gevoelde verlies van de intellectuele vaardigheden. Deze depressie leidt tot een verdere afname van de cognitieve functies.[61]

De ziekte van Alzheimer en multi-infarctdementie zijn de twee meest voorkomende vormen van irreversibele dementie. Ze hebben beide een vrij karakteristiek patroon van ontstaan en symptomen. De ziekte van Alzheimer is meestal langzaam progressief en begint sluipend. Hij gaat niet gepaard met focale neurologische afwijkingen of plotselinge schommelingen in het verloop van de ziekte. Gewoonlijk openbaart de ziekte zich in de vorm van een teruglopend korte-termijngeheugen om uit te monden in ernstig regressief gedrag, het onvermogen nieuwe dingen te leren of te onthouden en het onvermogen de activiteiten van het dagelijkse leven te verrichten.[62] Multi-infarctdementie treedt gewoonlijk sneller op de voorgrond, komt met name bij jongere personen voor en verergert stapsgewijs, waarbij abrupte verslechtering afgewisseld wordt door perioden waarin de functie stabiel blijft. Multi-infarctdementie gaat vaak gepaard met focale neurologische afwijkingen, zoals parese en paresthesieën.[63] Patiënten lijden vaak aan hypertensie of diabetes, of aan beide aandoeningen. Ze kunnen ook verschijnselen van algemene atherosclerose vertonen.[64]

Het is belangrijk de ziekte van Alzheimer te onderscheiden van multi-infarctdementie. Preventie van cerebrale infarcten kan de progressie van multi-infarctdementie stopzetten, aangezien deze aandoening veroorzaakt wordt door irreversibele hersenbeschadigingen als gevolg van herhaald ischemisch letsel door embolie of bloedingen. De effectiefste behandeling is normalisering van de bloeddruk. Andere typen reversibele dementiesyndromen, zoals aandoeningen veroorzaakt door hypothyroïdie, vitamine-B_{12}-gebrek en normal pressure hydrocephalus, kunnen 'permanent' worden en reageren niet op behandelingen tenzij ze in een vroeg stadium herkend en behandeld worden. Een vroege diagnose is essentieel bij deze corrigeerbare dementiesyndromen. Helaas werkt dit recept niet bij de ziekte van Alzheimer, waarvan de oorzaak nog niet precies bekend is en die op het ogenblik nog onbehandelbaar is.

Wanneer eenmaal duidelijk is dat reversibele oorzaken uitgesloten kunnen worden (ongeacht het ontstaan van de dementie), zijn de belangrijkste taken van het behandelteam als volgt:

- tegemoetkomen aan de emotionele behoeften van de patiënt;
- de patiënt helpen het functieverlies te dragen;
- de omgeving van de patiënt zodanig te wijzigen dat de overgebleven functies goed benut kunnen worden;
- de patiënt helpen de activiteiten van het dagelijkse leven beter te verrichten;
- de familie voorlichten;
- emotionele en fysieke steun verlenen aan de familie en andere zorgverleners;
- geven van een realistische prognose aan de patiënt en de familie.

Een ziekte naast de dementie kan een snelle en langdurige verslechtering van de geestesgesteldheid met zich meebrengen, maar dit effect kan geheel verdwijnen als deze ziekte behandeld wordt.

Cerebrovasculaire aandoeningen

In tegenstelling tot de dementiesyndromen die een 'globale' cognitieve stoornis teweegbrengen, veroorzaken de cerebrovasculaire aandoeningen vaker een focale stoornis in de hersenen.[64] Er zijn diverse typen cerebrovasculaire aandoeningen, elk met zijn eigen pathofysiologisch mechanisme, prognose en behandeling. De mechanismen omvatten het barsten van een klein bloedvat door hypertensie, een acute obstructie van bloedvaten door een embolie vanuit het hart of atheromale plaques in de grote slagaders die naar de hersenen lopen en trombose in de vaten door plaatselijke toename van de stollingsgraad. De pathofysiologie van cerebrovasculaire aandoeningen bestaat uit de onderbreking van de bloedtoevoer naar hersenweefsel waardoor cellen beschadigd raken of afsterven door ischemie.[7] Ischemie kan ook veroorzaakt worden door een verminderde pompfunctie van het hart, door obstructie van bloedvaten naar of in de hersenen door atheromateuze plaques, door een embolie of een ontsteking van de intima van de bloedvaten. Niet-gereguleerde hypertensie, diabetes mellitus, roken en een verhoogd cholesterolgehalte vergroten de kans op cerebrovasculaire aandoeningen doordat ze de gehele bloedsomloop aantasten.

De preventie van cerebrovasculaire aandoeningen moet gericht zijn op de onderliggende pathofysiologie. Hypertensie kan gereguleerd worden door medicijnen, een dieet en lichaamsbeweging. De preventie van een embolie vereist meestal het voorschrijven van anticoagulantia, zoals aspirine, dipyridamol en warfarine. Het risico van bloedingen, zowel in de hersenen als in andere organen, neemt toe bij gebruik van deze middelen en stelt vaak een grens aan hun gebruik bij bepaalde patiënten. Wanneer embolie het gevolg is van hartritmestoornissen, neemt de preventie de vorm aan van het herstellen van het normale sinusritme door defibrillatie of middelen tegen hartritmestoornissen, zoals quinidine, procaïnamide en digoxine.[25] Vanwege de verhoogde kans op intracerebrale bloedingen moet het gebruik van anticoagulantia vermeden worden bij hypertensie en bij cerebrovasculaire accidenten die het gevolg zijn van hersenbloedingen.

Kleine cerebrovasculaire accidenten die meermaals optreden, kunnen multi-infarctdementie tot gevolg hebben. Vaker worden echter beperkte gebieden van de hersenen beschadigd, wat leidt tot meer focale stoornissen, zoals het verlies van de motorische of sensorische functie aan de linker of rechter zijde van het lichaam en veranderingen in visus, spraak en het vermogen sensorische signalen te interpreteren. De ernst van de stoornis na een beroerte hangt af van de locatie en de functie van het aangedane deel van de hersenen, de omvang van de beschadiging en het beschikbaar zijn van niet-aangedane delen van de hersenen die de functie kunnen overnemen. De restverschijnselen kunnen zo subtiel zijn dat ze verwaarloosbaar zijn vanuit functioneel oogpunt, of zo omvangrijk dat slechts de meest fundamentele hersenfuncties, zoals het regelen van de ademhaling en de bloeddruk, behouden blijven.

De ziekte van Parkinson

De ziekte van Parkinson is een progressieve degeneratieve aandoening waarvan de oorzaak onbekend is. Een gevolg van deze ziekte is een verlies aan hersencellen in de substantia nigra en een vermindering van de hoeveelheid dopamine in de nucleus caudatus en het putamen. De naam 'ziekte van Parkinson' wordt alleen gebruikt voor die aandoeningen die een onbekende etiologie hebben.[65]

De term 'syndroom van Parkinson' wordt gebruikt om dezelfde constellatie van anatomische, motorische en intellectuele stoornissen te beschrijven die voortvloeien uit bekende oorzaken. Deze oorzaken kunnen postencefalitisch (encefalitis lethargica), posttraumatisch (boksersparkinsonisme) en toxisch (Haldol) zijn. Vergelijkbare motorische aandoeningen zijn vaak het gevolg van het gebruik van neuroleptica of reserpine maar gaan niet gepaard met anatomische veranderingen.

Parkinsonisme is een veelvoorkomend syndroom bij ouderen.[65] Wanneer de ziekte zich geheel geopenbaard heeft, ziet men de karakteristieke toegenomen stijfheid van de ledematen, een gebogen houding, waggelende loop, verminderde scherpzinnigheid, aarzelingen bij het beginnen met lopen en tremor, die meestal symmetrisch en ritmisch is en verdwijnt bij doelgerichte bewegingen. In een vroeg stadium kan parkinsonisme echter gepaard gaan met een asymmetrische tremor, een licht verhoogde spiertonus met de daarbij behorende vermindering van spontane bewegingen, een gelaatsuitdrukking met verminderde expressie en een algemene rigiditeit. Naarmate deze belemmeringen voor het spontaan bewegen erger worden, wordt de functiestoornis steeds ernstiger. Incontinentie en obstipatie kunnen ook optreden, wat de behandeling van patiënten met parkinsonisme verder bemoeilijkt.

Het beginstadium van de ziekte van Parkinson wordt vaak verward met benigne of essentiële familiaire tremor. Gewoonlijk is deze tremor sneller (zeven tot negen trillingen per seconde) en neemt hij toe bij bewegingen. Het is de oorzaak van de klacht van patiënten dat ze niet in staat zijn hun vork of kopje naar de mond te brengen zonder te knoeien. De aandoening gaat niet gepaard met hypokinesie of een loopstoornis. Alcohol, sedativa en bètablokkers (zoals propranolol) verminderen de amplitude van de tremor.[66]

Medicatie en intensieve fysiotherapie kunnen vaak helpen bij de ziekte van Parkinson, maar de behandeling verandert niets aan de gestage voortgang van het functieverlies. De medicamenteuze behandeling richt zich op het verminderen van de symptomen bij de laagste effectieve dosis. De gebruikte medicijnen vallen in drie categorieën: 1) middelen met een anticholinergische werking; 2) middelen die het effect van dopamine nabootsen (zoals bromocriptine); 3) middelen die het dopamine aanvullen (levodopa). Fysiotherapie met als doel het op peil houden van de spierkracht, het verbeteren van de houding, het voorkomen van contracturen en het behouden van de maximaal mogelijke functie is een wezenlijk onderdeel van de behandeling. Ondanks de progressieve aard van de ziekte kunnen veel patiënten gedurende tientallen jaren hun volledige functie behouden door de combinatie van geneesmiddelen en fysiotherapie.[67]

Normal pressure hydrocephalus

Normal pressure hydrocephalus komt vaak voor bij ouderen.[25] De verschijnselen zijn de klinische trias dementie, langzame, schuifelende loop en incontinentie voor urine. Aangenomen wordt dat de verwijding van de ventrikels bij hydrocephalus invloed heeft op de functie van het hersenweefsel eromheen dat de beweging van de onderste extremiteiten en de blaasfunctie regelt. Een CAT-scan van het hoofd kan de aanwezigheid van vergrote ventrikels aantonen maar kan niet laten zien of dit het gevolg is van atrofie van hersenweefsel of een vergroting van de ventrikels. In bepaalde gevallen waarin een verbetering van de toestand optreedt door herhaald aftappen van liquor, blijkt het aanbrengen van een drain soms het verdwijnen van de dementie, incontinentie en loopstoornis tot gevolg te hebben.[23]

Cervicale spondylogene myelopathie

Cervicale spondylogene myelopathie wordt veroorzaakt door het drukken van botuitwassen tegen het cervicale ruggenmerg. Deze botuitwassen zijn het gevolg van ernstige degeneratieve arthritis.[23] De patiënten hebben meestal last van een stuntelig, spastisch en stijf looppatroon, incontinentie en een verminderd gevoel in de onderste extremiteiten. CAT-scans van de nek, myelogrammen en MRI-scans kunnen de locatie en de uitgebreidheid van de afklemming van het ruggenmerg zichtbaar maken. Een operatie kan nodig zijn om het ruggenmerg te ontlasten, teneinde de progressie van de aandoening en de daarmee gepaard gaande ernstige beperkingen te stoppen.[25]

Het perifere zenuwstelsel

Als men ouder wordt, worden het aantal en de afmetingen van de perifere zenuwvezels kleiner. Dit gaat gepaard met een afname van de geleidingssnelheid.[68] Er is vaak een klinisch irrelevante afname van de tastzin en de vibratiezin. De perifere zenuwen worden echter gevoeliger voor voedingstekorten, gifstoffen en endocriene aandoeningen.[25] De neuropathieën die hiervan het gevolg zijn, kunnen het evenwichtsgevoel sterk verminderen, met als gevolg instabiliteit, vallen, chronische pijn en dysesthesie (een pijnlijk en aanhoudend gevoel veroorzaakt door een lichte aanraking van de huid).

De voedingstekorten die gewoonlijk tot een neuropathie leiden, zijn foliumzuurdeficiëntie (door slecht eten of foliumzuurantagonisten, zoals difenylhydantoïne en sulfonamiden), vitamine-B_{12}-deficiëntie (door pernicieuze anemie als gevolg van een onvoldoende opname van vitamine B_{12}) en tekorten aan thiamine, pyridoxine en andere B-vitaminen veroorzaakt door alcoholgebruik.[23,69] Toxische neuropathieen kunnen het gevolg zijn van blootstelling aan zware metalen (zoals lood en arsenicum), geneesmiddelen (zoals nitrofurantoïne, disulfiramine, difenylhydantoïne) of uremie. De behandeling bestaat voornamelijk uit het aanvullen van de tekorten en het verwijderen van de gifstof. De vooruitzichten op een volledig herstel zijn goed.[70]

Diabetische neuropathie kan verschillende vormen aannemen. Distale sensorische polyneuropathie tast de handen en voeten aan en geeft een verminderd gevoel en een brandende pijn; proximale motorische neuropathie leidt tot afname van de spierfunctie en spierzwakte; en diffuse autonome neuropathie leidt tot orthostatische hypotensie, een neurogene blaas, obstipatie (hardnekkige obstipatie) en immotiliteit van de ingewanden.[71] Naast deze diffuse neuropathieën kunnen ook afzonderlijke zenuwen aangetast zijn. Deze mononeuropathieën kunnen functieverlies van de oogspier veroorzaken en pijnlijke functiestoornissen in het innervatiegebied van een wortel en perifere zenuw.[72] De behandeling is symptomatisch en kan bestaan uit het toedienen van analgetica, bepaalde vormen van fysiotherapie en mogelijk spalken. In sommige gevallen kunnen pijnlijke dysesthesieën verlicht worden door gebruik van difenylhydantoïne, amitriptyline of carbamazepine. Het lijkt niet mogelijk diabetische neuropathie te voorkomen of te verlichten door nauwlettende regeling van de bloedsuikerspiegel.[73] Hypothyroïdie, een andere endocriene aandoening, gaat in zeldzame gevallen vergezeld van neuropathie. De aandoening reageert op suppletie van schildklierhormoon. Andere oorzaken van neuropathieën bij ouderen zijn onder andere paraneoplastische syndromen (in longen, ovarium, multipele myelomen) en amyloïdose.[74]

Neurosensorische verschijnselen van het ouder worden

Huidziekten

De huid is het grootste orgaan van het lichaam en beschermt het inwendige van het lichaam tegen de effecten van ziekteverwekkende micro-organismen, gifstoffen, extreme omstandigheden in de omgeving, trauma's en ultraviolette straling. Naarmate men ouder wordt, verandert de huid, vaak als gevolg van de cumulatieve effecten van herhaalde beschadigingen. De huid groeit langzamer en de reparatie ervan duurt langer, hij wordt gevoeliger voor de meeste gifstoffen en is minder goed in staat weerstand te bieden aan beschadigingen.[75] De barrière die door de huid wordt opgeworpen tegen infecties wordt minder effectief. De gespecialiseerde organen van de huid, zoals de zweet- en talgklieren, de druk- en tastsensoren en de haarzakjes, atrofiëren. Dit leidt tot een droge huid, een minder goede regeling van de lichaamstemperatuur door zweten en het verlies van haar. Er lopen minder bloedvaatjes in de huid. Deze verandering draagt bij aan de lagere doelmatigheid van de huid als barrière tegen infecties, de verminderde reparatiecapaciteit en de verminderde bijdrage van de huid aan de thermoregulatie.[76]

Er zijn verschillende huidziekten die veel voorkomen bij ouderen en ingrijpende gevolgen hebben voor hun functioneren, zoals maligne tumoren, herpes zoster en decubitus. Er is veel onderzoek gedaan naar het verband tussen de veroudering van de huid en de ontwikkeling van huidkanker, infecties en ulcera.[75] Veel van de factoren die de ontwikkeling van pathologische verschijnselen bij ouderen bevorderen, blijken ook bij te dragen aan de ontwikkeling van huidziekten.[77] Dit zijn onder andere een cumulatieve blootstelling aan kankerverwekkende stoffen, een verminderde DNA-reparatie en een minder goed werkend immuunsysteem. Bovendien speelt de minder grote dichtheid van de opperhuid bij ouderen waarschijnlijk een rol bij de ontwikkeling van huidwonden, infecties en zweren.

Maligne tumoren

Huidkanker is de bij de mens meest voorkomende kwaadaardige ziekte.[77] Zoals bij de meeste kwaadaardige ziekten neemt de kans op huidkanker exponentieel toe met de leeftijd, maar er zijn weinig vormen van kanker die zo leeftijdsafhankelijk zijn als maligne huidziekten. De drie belangrijkste maligne huidtumoren bij ouderen zijn het basaalcelcarcinoom, het plaveiselcelcarcinoom en het maligne melanoom.

Een basaalcelcarcinoom ontstaat in huid die aan de zon heeft blootgestaan en ontwikkelt zich onder invloed van de intensiteit en de duur van de blootstelling alsmede door genetische invloeden. Ongeveer vijftig procent van alle kankergevallen in de Verenigde Staten betreft dit type niet-melanome huidkanker,[78] en tachtig procent van alle vormen van huidkanker zijn basaalcelcarcinomen.[79] Hoewel basaalcelcarcinoom voorkomt bij alle rassen, komt het vaker voor bij mensen met een blanke huid en minder bij mensen met een meer gepigmenteerde huid. De plaatsen waar de ziekte het meest optreedt zijn het gezicht, de oorranden, nek, borst, armen en handen. De behandeling heeft vrijwel altijd succes, behalve wanneer de ziekte zich in belangrijke mate heeft uitgebreid naar spieren en botten in de omgeving. Deze tumoren metastaseren vrijwel nooit maar kunnen lokaal infiltreren en misvormingen veroorzaken als ze niet vroeg behandeld worden. Gelukkig groeien ze slechts langzaam en worden ze zelden zo groot dat ze meer dan een kosmetisch probleem vormen.

Plaveiselcelcarcinoom ontstaat in chronisch geïrriteerde huid. Actinische (ten gevolge van zonnestraling) schade is de meest voorkomende oorzaak, maar andere irriterende stoffen, zoals tabak (lippen en mond), snuiftabak (neus), koolteer, roet en röntgenstralen, kunnen ook een rol spelen. Chronisch getraumatiseerde littekens na brandwonden of operaties zijn andere gebieden met een verhoogd risico.[77] Deze vorm van kanker infiltreert lokale weefsels en metastaseert vaak naar omliggende lymfeklieren, hersenen en longen, waardoor hij een hoger sterftecijfer kent dan basaalcelcarcinoom. Vroege opsporing en radicale verwijdering geeft een betere kans op genezing. Excisie van alle omliggende lymfklieren en bestraling worden vaak toegepast bij dit type tumoren, dat slecht reageert op chemotherapie.[80]

Maligne melanomen zijn ook het gevolg van actinische schade.[81] Naar schatting 38.300 Amerikanen krijgen jaarlijks een primair maligne melanoom.[78] (In 1992 waren dat in Nederland 1679 nieuwe gevallen.[136a]) Dit betekent dat in de Verenigde Staten ongeveer één op de 185 individuen met gemiddelde levensduur een maligne melanoom zal krijgen.[82] Bovendien verdubbelt het aantal lijders aan deze ziekte elke tien tot vijftien jaar.[82] Ondanks een voortdurende stijging van het genezingspercentage is het sterftecijfer als gevolg van dit type kanker 7300 per jaar, en dit cijfer stijgt gestaag.[78] (In Nederland stierven in 1994 2374 mensen als gevolg van huidkanker inclusief als gevolg van het maligne melanoom.[136b]) Hoewel maligne melanomen voorkomen in alle leeftijdsgroepen, komen ze relatief het meest voor bij mensen van zestig jaar en ouder.[83] Melanosis precancerosa en acrolentigineus melanoom (op het plantaire oppervlak van de voet, veelal op de belaste gebieden van de hiel en voorvoet[84]) komen onevenredig vaak voor in de oudere leeftijdsgroep. Beide typen tumoren zien eruit als vlakke huidgebieden met een verhoogde, veelkleurige pigmentatie (bruin, zwart, rood en blauw). Soms zien we ook witte gebiedjes binnen de laesie, die vermoedelijk te maken hebben met een spontane lokale regressie van de tumor. Aangezien de kans op herstel in het geval van melanoom afhangt van de mate waarin de huid geïnfiltreerd is op het moment van excisie, is de kans op herstel bij deze melanomen groot wanneer ze tijdig verwijderd worden. Niettemin is melanosis precancerosa verantwoordelijk voor eenzelfde sterfte als andere melanomen wanneer de plaats van ontstaan en de dikte van de laesie in aanmerking genomen worden.[85] Andere typen melanomen komen ook voor bij ouderen en vereisen eveneens vroegtijdige opsporing en verwijdering vanwege de slechte prognose bij diepe laesies. Als de ziekte kan voortwoekeren en vooral wanneer er infiltratie plaatsvindt, kunnen knobbels ontstaan op het oppervlak van de laesie en kan de laesie gaan zweren. Deze nodulaire melanomen zijn agressiever en vormen ongeveer twintig procent van de maligne melanomen.[78] Melanomen metastaseren snel en uitgebreid naar de hersenen, longen, lever en botweefsel.

Huidkanker is een onderwerp van zorg wat de populatie ouderen betreft. Cumulatieve blootstelling aan kankerverwekkende stoffen alsmede leeftijdsgebonden factoren zorgen voor het veelvuldig voorkomen van kwaadaardige huidziekten bij ouderen. Hoewel de mortaliteit als gevolg van huidkanker relatief gering is, kan de morbiditeit hoog zijn, vooral wanneer de laesie genegeerd wordt. Fysiotherapeuten kunnen een grote rol spelen bij de vroege opsporing van huidkanker door de huid niet over te slaan tijdens het lichamelijk onderzoek. Hierbij moet niet alleen gekeken worden naar duidelijke ulcera of laesies, maar ook naar subtieler verschijnselen van veranderingen in de huid.

Herpes zoster

Herpes zoster is het gevolg van de reactivering van een sluimerend varicellavirus (waterpokkenvirus) dat gedurende lange tijd geïsoleerd is geweest in cellichamen van afferente zenuwvezels in de spinale ganglia in de achterwortel. Het opnieuw actieve virus veroorzaakt een zeer pijnlijke en jeukende huiduitslag in het gebied dat door de afferente zenuwvezels geïnnerveerd wordt. Herpes zoster komt vaker voor bij dragers van wie het immuunsysteem aangetast is (bijvoorbeeld door steroïden) en bij dragers die lijden aan een chronische ziekte die de immuunrespons beïnvloedt (zoals kanker en falen van de nierfunctie). Gezonde individuen kunnen ook herpes zoster krijgen. De redenen voor de reactivering van het virus zijn niet duidelijk.

De infectie leidt tot twee soorten problemen. Ten eerste ontstaan er tijdens het opvlammen van de infectie huidlaesies en heeft de patiënt last van pijn. De huidlaesies vergen lokale huidverzorging teneinde een secundaire bacteriële infectie te voorkomen. De pijn die met de uitslag gepaard gaat, belemmert de mobiliteit, vermindert de eetlust en verstoort de slaap. Ten tweede leidt herpes zoster bij ouderen vaak tot postherpetische neuralgie.[74] De hevige, brandende pijn kan maandenlang aanhouden, zelfs lang nadat de lokale huiduitslag verdwenen is. Hoewel er geneesmiddelen zijn die de hevige pijn als gevolg van de herpes zoster zelf kunnen bestrijden, hebben patiënten met postherpetische neuralgie vaak verdovende middelen nodig om de pijn te verzachten. Fysiotherapie bij herpes zoster is belangrijk om de mobiliteit op peil te houden door functionele oefentherapie en loopoefeningen. Bij ouderen kan een restrictie van de activiteiten door de pijn snel leiden tot de verwoestende effecten van bedrust, vooral wanneer er sprake is van een postherpetische neuralgie.

Decubitus

Decubitus is het gevolg van een langdurige druk op de huid en de daaruit voortvloeiende beschadiging van de huid als gevolg van schuifkrachten. Gewoonlijk treedt decubitus op in de huid boven botuitsteeksels, waar de aanwezige druk en schuifkrachten de circulatie naar dat gebied belemmeren. Hierdoor treden ischemische veranderingen op in de weefsels waardoor ulcera ontstaan.[87] Decubitus komt het meest voor in situaties waarbij het individu gedwongen is tot immobiliteit door ziekte of letsel, een hogere pijndrempel heeft door verminderde sensibiliteit of het onvermogen zich te bewegen en een slechte voedingstoestand heeft, meestal als gevolg van een andere ziekte of letsel. Chronisch gewichtsverlies leidt tot een afname van de onderhuidse vetlaag, een kwetsbare opperhuid, verminderde bloedtoevoer naar de huidvaatjes en een slechter functionerend immuunsysteem. Hoewel de ouder wordende huid andere genezingseigenschappen heeft, is decubitus het gevolg van andere ziekten en niet simpelweg het gevolg van veroudering. Het treedt slechts zelden op bij gezonde ouderen.

Decubitus kan ernstige vormen aannemen bij zwakke ouderen die chronisch ziek zijn. Degenen die het kwetsbaarst zijn, zijn vaak uitermate verzwakt en gebonden aan bed of stoel.

Een aanhoudende druk die groter is dan de druk in de capillairen, kan binnen een uur druknecrose veroorzaken.[87] Botpunten, zoals tuber ischiadicum, de trochanter, de stuit, hielen, enkels, ellebogen en schouderbladen, worden vaak blootgesteld aan een druk die groot genoeg is om ischemisch letsel te veroorzaken. Slechte voeding en een verminderde doorbloeding van de huid dragen ook bij aan het ontstaan van deze ulcera en hun chronische karakter. Wanneer de huid eenmaal aangetast is, zullen irritatie als gevolg van incontinentie, bacteriële verontreinigingen en de slechte doorbloeding van de huid het onderhuidse vet en de spieren verder aantasten.[88]

Decubitus is gemakkelijker te voorkomen dan te genezen. Preventie vereist zorgvuldige aandacht voor plekken waar de druk te hoog kan worden en een behandelplan dat ervoor zorgt dat de druk gelijkmatig verdeeld blijft en dat geen enkele plek te lang onder druk staat. Als decubitus toch optreedt, mag de aangedane plek niet meer blootgesteld worden aan enige druk, zodat hij kan genezen.

De behandeling omvat ook het verwijderen van dood huidmateriaal, hetzij door chirurgie, hetzij door verbandmiddelen die het necrotisch weefsel verwijderen. Om de decubitus te kunnen genezen, moet de ulcusbodem vrij gehouden worden van necrotisch afvalmateriaal en bacteriën, om een optimale omgeving te scheppen voor de groei van nieuw huidmateriaal. Er mag ook geen druk op staan. Verder moet de patiënt goed gevoed worden, waarbij sporenelementen en vitaminen, zoals zink en vitamine C, niet mogen ontbreken. Een evenwichtig dieet is bijzonder belangrijk bij de genezing van decubitus. Een belangrijk doel van de behandeling is het herstel van de stikstofbalans door de aanvoer van voldoende eiwitten om nieuw weefselmateriaal aan te kunnen maken (waarbij voldoende calorieën geconsumeerd moeten worden om te voorkomen dat het lichaam het eiwit als bron van energie gebruikt). Het is soms noodzakelijk de wond te sluiten door middel van een operatie. Gezien de intensiteit en de duur van de behandeling die nodig is om deze aandoening te genezen, moet het uiterste gedaan worden om te voorkomen dat decubitus optreedt. Maatregelen zijn onder andere een goede bedligging en wisselliggingen, het gebruik van antidecubitus matrassen om de druk te verdelen en aandacht schenken aan de voeding.

De fysiotherapeutische behandeling van decubitus omvat het gebruik van milde vormen van elektrotherapie en athermische toepassing van ultrageluid.[89] Het wondtoilet kan ondersteund worden door gebruik van het wervelbad. Met functionele activiteit en oefentherapie moeten de conditie en de fysieke vaardigheden van de patiënt op peil worden gehouden om zo de langdurige druk die gepaard gaat met bedrust te voorkomen.

Stoornissen in de tastzin

Aanrakingen geven veel informatie over de omgeving en zijn ook een belangrijk communicatiemiddel. Het verouderingsproces leidt vaak tot een algemene achteruitgang van de tastzin,[75] maar de mate waarin dit optreedt is zeer verschillend. Sommige gevallen zijn ernstiger dan andere vanwege een onderliggende ziekte, verminderde doorbloeding of letsel. Een verlies of achteruitgang van de tastzin vermindert het vermogen van ouderen om stimuli te lokaliseren en te herkennen. Dit verlengt de reactietijd en vertraagt reacties die gebaseerd zijn op de snelheid en accuratesse waarmee stimuli waargenomen worden.

De huid is een zeer belangrijke component van de tastzin. De dermis wordt dunner en minder elastisch en de doorbloeding ervan neemt af bij het ouder worden.[77] De capillairen worden minder goed ondersteund door omringend weefsel, waardoor ze kwetsbaarder worden en blauwe plekken (purpura senilis) eerder optreden.

De oudere huid is meestal droog, schilferig en ziet er geatrofieerd uit.[75] Hoewel deze veranderingen het gevolg kunnen zijn van systeemziekten of functionele problemen, worden ze gezien als normale uitingen van het verouderingsproces. Haaruitval is het gevolg van vasculaire insufficiëntie.[25] Deze veranderingen hangen samen met de verminderde activiteit van de talgklieren, een lager vochtgehalte van de hoornlagen, stoornissen in de keratinevorming en veranderingen die optreden in de metabole componenten en voedingsstoffen die samenhangen met de productie en reparatie van de huid.[77] De huid verliest zijn elasticiteit. De veranderingen in het perifere vaatstelsel zorgen voor pigmentveranderingen en een toegenomen afzetting van hemosiderine in de zachte weefsels, wat de keratinevorming nog meer verstoort. In het algemeen ziet de huid er droog, gelig, gerimpeld, niet soepel en perkamentachtig uit. De leeftijdsgebonden afname van de celdeling leidt tot een langzamere en minder efficiënte reparatie van weefsels na letsel.[77]

Evenals de andere zintuigen wordt de tastzin minder gevoelig naarmate men ouder wordt. De neurosensorische input van de tastzin wordt verzorgd door perifere sensoren. Deze sensoren zijn gevoelig voor aanraking, druk, pijn en temperatuur en bevinden zich in de dermis en de epidermis. De sensoren kunnen vrij liggen of in kleine corpusculaire eenheden gebundeld zijn. De gevoeligheid van de lichaampjes van Meissner (tastsensoren), de lichaampjes van Pacini (druk- en trillingssensoren) en de lichaampjes van Krause (temperatuursensoren), alsmede van perifere zenuwuiteinden neemt af. Het vermogen pijn waar te nemen, blijft intact, omdat er slechts weinig leeftijdsafhankelijke veranderingen plaatsvinden in de vrije zenuwuiteinden. De gevoeligheid voor aanraking, temperatuur en trilling neemt echter vaak af bij het klimmen der jaren, zodat ouderen extra voorzichtig moeten zijn bij het vermijden van huidletsels door hoge druk of extreme temperatuur.[89]

De vermindering van de vibratiezin wordt soms veroorzaakt door bepaalde neurologische aandoeningen. Er zijn echter goede aanwijzingen dat een aanzienlijke afname van de vibratiezin al op vijftigjarige leeftijd kan beginnen en dat hieraan geen ziekte ten grondslag ligt.[75] De afname blijkt groter te zijn in de onderste extremiteiten. Aangenomen wordt dat dit het gevolg is van onopgemerkte microscopische veranderingen in de benen of de lage wervelkolom.

Stereognosis is het vermogen een voorwerp te herkennen door het aan te raken en te manipuleren. Een afname van dit vermogen wordt niet gezien als een leeftijdsgebonden fenomeen maar eerder als een stoornis van processen in het centrale zenuwstelsel, bijvoorbeeld als gevolg van een cerebrovasculair accident.

Oogaandoeningen die optreden bij het ouder worden

Het gezichtsvermogen is het sensorisch systeem waarvan de mens het meest afhankelijk is, omdat onze maatschappij is ingericht op visuele signalen. Veel communicatie verloopt via beelden en non-verbale communicatie, zoals het geschreven woord, gelaatsuitdrukkingen en lichaamstaal, aanplakborden en televisiebeelden. Een groot deel van de omgeving wordt herkend met de ogen. Het gezichtsvermogen draagt zeer veel bij aan de onafhankelijkheid en de mobiliteit van mensen en aan hun gevoel van veiligheid.

Bij het ouder worden vinden diverse structurele veranderingen plaats in het oog die een verminderde gezichtsscherpte tot gevolg hebben en zich kunnen ontwikkelen tot enstige visusstoornissen. Veel van deze veranderingen beginnen op jonge leeftijd en worden langzaam maar gestaag erger bij het klimmen der jaren. De traagheid waarmee dit proces verloopt, zorgt ervoor dat patiënten zich kunnen aanpassen en kunnen blijven functioneren. Op een bepaald punt zullen de cumulatieve effecten van het proces echter een zeker verlies aan onafhankelijkheid en mobiliteit met zich meebrengen.

De lens veroudert vroeg, waardoor de meeste mensen rond het vijftigste levensjaar verschijnselen van veroudering in deze structuur zullen vertonen.[57] Het cytoplasma van de transparante kristallijne cellen waaruit de lens bestaat, verkleurt en wordt troebel en stijf naarmate men ouder wordt. Bovendien worden sommige ligamenten en spieren zwakker, waardoor de lens minder goed in staat is om zijn anteroposterieure diameter te vergroten.[90] De afmetingen van de lens veranderen niet meer en de lens wordt plat. Deze toestand, presbyopie genaamd, leidt tot een afname van zowel de gezichtsscherpte als het gezichtsveld. Naarmate de lens ouder wordt, wordt hij dikker. De kleur wordt geel en hij wordt enigszins troebel. Ook de kans op cataract neemt toe.[57] Omdat de lens vertroebeld is, worden lichtstralen die door de lens het oog binnentreden, verspreid als ze zich door het visuele systeem bewegen. Dit is de voornaamste oorzaak van de schittering die ouderen danig in verwarring kan brengen. Naarmate de lens dikker wordt, wordt ook de oogkamer ondieper. Het grootste gevaar dat dit met zich meebrengt is acuut glaucoom. Bij ouderen valt er minder licht op de retina, omdat de pupil kleiner is.[90] De hoeveelheid licht die de retina bereikt, neemt lineair af tussen het twintigste en zestigste levensjaar.[57] Hierdoor neemt de hoeveelheid licht die nodig is om goed te zien toe, evenals de tijd die het oog nodig heeft om zich aan te passen aan plotselinge veranderingen (van hel licht naar minder licht of duisternis). Men moet er rekening mee houden dat de benodigde hoeveelheid licht elke dertien jaar verdubbelt na het bereiken van de volwassen leeftijd.[57] Hierdoor is het gezichtsvermogen van ouderen bij zwak licht kleiner dan dat van jongeren, zelfs nadat de ogen gewend zijn aan de nieuwe situatie.

Het ouder worden beïnvloedt ook het vermogen kleuren te zien. Hoewel het mechanisme niet geheel begrepen wordt, neemt men aan dat de verkleuring van de lens leidt tot het uitfilteren van kleuren en een afname van de kleurintensiteit, met name van groen- en blauwtinten.[57] Naarmate de lens geler wordt, worden de kortere golflengten van de groen- en blauwtinten weggefilterd, terwijl de langere golven in de andere helft van het spectrum nog wel de lens kunnen passeren op weg naar de retina. Het is gebleken dat geel-, oranje- en roodtinten het orthosympathische zenuwstelsel van ouderen prikkelen.[91] Er hoeft dus geen diepliggende oorzaak te zijn voor het feit dat ouderen een voorkeur ontwikkelen voor kleuriger kleding.

Bij het ouder worden atrofieert het vet in de oogkas, overeenkomstig het algemene verouderingsproces.[57] Dit leidt tot het verlies van het normale vetkussen achter de oogbol en mogelijk tot een terugtrekken van het oog in de kas, waardoor enoftalmie (karakteristieke diepliggende ogen) ontstaat. Enoftalmie gaat vaak gepaard met een dieper worden van de vouw in het bovenste ooglid en een lichte mate van afdekking van het perifere gezichtsveld. Verslapping van de huid van het bovenste ooglid treedt ook vaak op, waardoor het bovenste ooglid op de wimpers zakt. Hierdoor komt dit ooglid enigszins in de verdrukking en kan ptosis van het bovenste ooglid ontstaan. Wanneer dit in ernstige mate optreedt, kan het gezichtsveld boven ooghoogte beperkt zijn, zodat bijvoorbeeld verkeerslichten en stopborden niet goed gezien worden.

De productie van traanvocht wordt ook kleiner op hogere leeftijd.[57] Als het ooglid ernstig verslapt is, zal de richting van de traanbuizen (de lacrima puncta) ook anders worden. Deze richting is gewoonlijk binnenwaarts (naar het oog toe), maar door de verslapping wijzen de traanbuizen weg van het oog en worden de traanpunten blootgesteld aan de lucht. Dit leidt tot overmatig tranen. Als deze toestand zeer ernstig is, kan hij leiden tot seniele ektropion, een toestand waarbij het onderste ooglid fysiek niet in staat is het onderste gedeelte van het oog te bedekken.[90] Hierdoor wordt de conjunctiva van het ooglid niet meer bevochtigd door traanvocht. Dit leidt tot chronische droogte van het oog en tot metaplasie en keratitis van het epitheel. De tegenovergestelde toestand (seniele entropion) kan ook ontstaan. Hierbij draait het onderste ooglid naar binnen, waardoor de wimpers de cornea en de lagere conjunctiva zullen irriteren. Ernstige gevallen van ektropion of entropion moeten verholpen worden door plastische chirurgie.

Het glasachtig lichaam verandert ook als gevolg van het ouder worden. De geleiachtige substantie krimpt enigszins na het zestigste levensjaar.[90] De voornaamste functie van het glasachtig lichaam is het steunen van de retina, en dit wordt moeilijker naarmate de hoeveelheid vloeistof afneemt. Rond het zeventigste of tachtigste levensjaar zit er bij de meeste mensen ruimte tussen het glasachtig lichaam en het achteroppervlak van de oogbol. Dit gaat vaak gepaard met het optreden van voorbijgaande lichtflitsen of een klein aantal donkere mouches volantes. Deze lichtflitsen worden meestal opgemerkt wanneer men zich omdraait in bed, en niet terwijl men rustig zit. Een plotseling optreden van veel donkere vlekken of mouches is vaak een teken van een laesie van de retina en moet als een spoedgeval behandeld worden om geheel loslaten van de retina te voorkomen. Vaak zal ter preventie een operatie aan het nietaangedane oog geadviseerd worden.[57]

Gehoorstoornissen die optreden bij het ouder worden

Leeftijdsafhankelijke veranderingen in de morfologische structuren in het oor kunnen leiden tot pathologische veranderingen. In het kort komen deze veranderingen neer op: atrofie en degeneratie van de haarcellen en de steuncellen in het basilaire membraan van de cochlea, waardoor sensorische presbyacusis optreedt; het verlies van gehoorneuronen, waardoor neurologische presbyacusis optreedt; atrofie van de stria vascularis in de scala media en de bijbehorende achteruitgang van de bio-elektrische en chemische eigenschappen van de endolymfatische vloeistof (metabole presbyacusis); atrofie van de structuren die betrokken zijn bij de trilling van de scheidingswand in de cochlea (cochleovestibulaire geleidingspresbyacusis); verlies van bloedvaatjes die de bloedtoevoer verzorgen naar het spiraalvormige ligament, de stria vascularis en het trommelvlies (vasculaire presbyacusis); en het verlies van neuronen in de scala media (centrale presbyacusis).[92] Hoewel deze aandoeningen als aparte aandoeningen zijn geïdentificeerd en bestudeerd, komen ze zelden geïsoleerd voor.

Het gehoorverlies dat optreedt bij presbyacusis betreft de hogere, zuivere tonen.[92] Dit leidt tot het moeilijker verstaan van het gesproken woord, omdat delen van woorden of zelfs hele woorden wegvallen door het niet meer horen van de hogere tonen en door storende achtergrondgeluiden. Het gebruik van hoortoestellen en implantaten kan soms het gehoor verbeteren, maar het probleem bij presbyacusis is dat deze maatregelen het ziekteproces hooguit vertragen. Zoals reeds opgemerkt, hebben de meeste gevallen van presbyacusis een gemengde etiologie, waardoor de behandeling het verlies niet volledig zal kunnen compenseren. Het klinisch uitgangspunt zal dus het zo goed mogelijk op peil houden en eventueel verbeteren van de bestaande capaciteit moeten zijn. Ook moeten de oudere persoon en zijn of haar familie geholpen worden zich aan te passen aan de beperkingen die voortvloeien uit het gebruik van andere vormen van communicatie en prikkels uit de omgeving om zo het gehoorverlies dat blijft bestaan, te compenseren.[93]

Degenen die de patiënt behandelen, moeten zich goed realiseren dat gehoorverlies invloed heeft op alle aspecten van het leven van de oudere patiënt. Als het gehoorverlies genegeerd wordt bij de beoordeling van stoornissen zoals depressie, verwardheid, verminderd concentratievermogen en vele andere klinische problemen, kan dit leiden tot een niet-optimale behandeling.

Tinnitus is de diagnose die gesteld wordt bij diverse soorten 'oorsuizingen'. Een klein percentage ouderen lijdt in verschillende mate aan deze aandoening,[92] die zeer vervelend is. Patiënten horen vaak constant of incidenteel storende geluiden, zoals zoemen, rinkelen of ruisen. Deze interferentie leidt tot een minder goed horen van omgevingsgeluiden en stemmen. Wanneer patiënten klagen over tinnitus moet de behandelkamer zo stil mogelijk gehouden worden, om het veelvoud van externe geluiden dat bovenop de inwendige geluidsbron komt zo veel mogelijk te dempen.

Proprioceptie en evenwichtsstoornissen

De proprioceptie of houdings- en bewegingszin wordt aangetast door veranderingen in het sensorisch systeem. Hoewel lokale veranderingen in orgaansystemen (bijvoorbeeld slechtziendheid door de grotere dichtheid van de ooglens) een grotere afname van de waarneming met zich meebrengen, leidt het verlies van cellen in de hersenschors tot een afname van de cellen die beschikbaar zijn voor de interpretatie van sensorische informatie. Dit is een belangrijk gegeven bij het beoordelen van het looppatroon en het evenwicht van ouderen. Perifere vaataandoeningen en diabetes kunnen de input van de proprioceptie aantasten. De waarneming van trillingen verslechtert of verdwijnt geheel in de vroege stadia van type-II-diabetes.

Er is slechts weinig onderzoek gedaan naar de proprioceptie bij ouderen. Skinner et al.[94] geven aan dat het vermogen om passieve bewegingen van de knie na te doen en het vermogen om beweging waar te nemen, verminderen op hogere leeftijd. Oudere onderzoekssubjecten nemen bewegingen minder goed waar als de bewegingsfrequentie laag is, hoewel ze bewegingen van gewrichten wel accuraat melden.[95] In vergelijking met jongere individuen hebben ouderen een tweemaal zo hoge waarnemingsdrempel voor passieve bewegingen in de onderste extremiteiten, maar er is geen verschil wat de bovenste extremiteiten betreft.[96] Stoornissen van de proprioceptie bleken zeldzaam te zijn in een neurologische screening van individuen tussen 67 en 87 jaar.[97] Wel bleek bij de waarneming van passieve kniebewegingen dat individuen van 65 jaar en ouder een leeftijdsafhankelijke afname vertoonden van de waarneming van posities in de ruimte. Wellicht is de afname van de proprioceptie gebonden aan specifieke gewrichten. Klinisch gezien is het relevant dat de proprioceptie in de onderste extremiteiten afneemt op hoge leeftijd. Dit is een belangrijk gegeven bij het werken met ouderen. Deze functieafname is gewoonlijk irreversibel, en draagt bij aan het hoge percentage vallen bij ouderen. Barrett et al.[98] geven aan dat de proprioceptie verbeterde met bijna veertig procent nadat een ace-bandage rond de knie was aangebracht. Zelf hebben we succes geboekt met lichte manchetgewichten (van ongeveer 500 gram) rond de enkels om de proprioceptie te verhogen wanneer de waarneming was aangetast als gevolg van een ziekte. Hoewel er slechts een kleine kans is dat de afname van de proprioceptie ongedaan gemaakt kan worden, kan men ouderen leren visuele informatie te gebruiken om het verlies aan lichaamshoudingsgevoel te compenseren.

De functie van het vestibulaire systeem wordt minder doordat de sensoren in zowel de otolieten als de halfcirkelvormige kanalen onderhevig zijn aan degeneratie. De functie van dit systeem is het controleren van de positie van het hoofd in de ruimte en het waarnemen van hoofdbewegingen. Wanneer iemand geen visuele informatie krijgt en geen informatie uit de propriosensoren van de onderste extremiteiten, blijft alleen het vestibulaire systeem over als regelorgaan van het evenwicht. Gezonde jongvolwassenen zijn in staat hun evenwicht te bewaren bij afwezigheid van zinvolle visuele en proprioceptieve informatie; gezonde ouderen bij wie een normale degeneratie van het vestibulaire systeem heeft plaatsgevonden, verliezen echter hun evenwicht en lopen het risico te vallen wanneer de vestibulaire input de enige informatie is over hun positie in de ruimte. Neuromusculaire aandoeningen kunnen dit probleem verergeren. Evenwichtsproblemen of de angst om te vallen, kunnen het vermogen van ouderen om zich voort te bewegen aanzienlijk aantasten. Patiënten met vestibulaire laesies kunnen in beginsel behandeld worden door middel van specifieke oefeningen om de vestibulaire functie te verbeteren of door hen te leren visuele informatie te gebruiken ter compensatie.[99,100]

Veranderingen van de reukzin

Het menselijk gedrag hangt nauw samen met het reukzintuig. Het olfactorisch geheugen is zeer goed en kan heftige emoties opwekken. Het reukzintuig is ook een instrument voor het herkennen van wat er gaande is in de omgeving. Het ouder worden op zichzelf heeft minimale gevolgen voor het reukzintuig. Als de werking van dit zintuig achteruitgaat, is dit dan ook waarschijnlijk te wijten aan een onderliggende ziekte. Onderzoek heeft aangetoond dat de gevoeligheid van het reukzintuig zeer uiteenloopt bij ouderen.[93] Het aantal vezels in de bulbus olfactorius blijkt achteruit te gaan met het klimmen der jaren en op tachtigjarige leeftijd is er nog ongeveer een kwart van het originele aantal over.[101] Vrouwen blijken een betere reukzin te hebben dan mannen;[101] na de menopauze ruiken vrouwen echter minder goed. Aangenomen wordt dat dit het gevolg is van de lagere oestrogeenspiegel na de menopauze. Eten is wellicht de activiteit waarbij de reukzin het meest direct betrokken is. Om de smaak van voedsel waar te kunnen nemen, moet men het kunnen ruiken. Zodoende is het mogelijk dat een ouder individu met een minder goede reukzin klaagt dat het eten smakeloos is. Mensen van wie de reukzin aangetast is, nemen warme gerechten en dranken gemakkelijker waar dan koude. Net als alle andere zintuigen is het reukzintuig een veiligheidsverhogende factor. Het verlies van de reukzin zal veiligheidsproblemen met zich meebrengen die opgelost kunnen worden door gebruik te maken van alternatieve methoden, zoals het aanbrengen van rookmelders om het onvermogen nog langer rook te ruiken te compenseren.

Veranderingen van de smaakzin

De smaakzin hangt nauw samen met het gezichtsvermogen en de reukzin. De aanblik van voedsel en de geur ervan kan het lekkerder of slechter doen smaken. De smaakpapillen nemen vier fundamentele smaken waar: bitter, zout, zoet en zuur. De papillen die verantwoordelijk zijn voor het waarnemen van elk van deze smaken bevinden zich op verschillende gebieden van de tong. Zodoende zal een aandoening die invloed heeft op de tong ook de smaakzin in één of meer van deze gebieden kunnen aantasten. Onderzoek heeft aangetoond dat de smaakzin achteruitgaat bij het ouder worden.[93,102] Hoewel dit proces niet volledig begrepen wordt, is er een duidelijke afname van het aantal smaakpapillen. Smaakpapillen kunnen snel regenereren, maar de snelheid waarmee dit gebeurt, neemt af op hogere leeftijd. Uiteindelijk zal het verlies van papillen sneller verlopen dan de vervanging ervan. Er zijn aanwijzingen dat het roken van sigaretten of een pijp een rol speelt bij deze afname.[101] Hoewel er meer leeftijdsafhankelijke veranderingen optreden, zoals een verminderde speekselproductie, zijn deze veranderingen niet relevant tenzij ze zeer ver voortgeschreden zijn. Het is onwaarschijnlijk dat leeftijdsgebonden veranderingen de smaakzin aantasten vóór het zeventigste levensjaar. Wanneer deze veranderingen echter wel optreden, lijken ouderen gevoeliger te worden voor bittere smaken en minder gevoelig voor zoet en zout.

Het verlies aan smaakzin kan eventueel gecompenseerd worden door andere zintuigen meer te prikkelen. Het helpt wanneer het eten er lekker uitziet, warme spijzen en dranken heet worden opgediend, meer kruiden en specerijen worden gebruikt en het eten plaatsvindt in een gezellige, plezierige omgeving. Zeer veel aandacht moet worden besteed aan tand- en mondhygiëne.

Leeftijdsafhankelijke aandoeningen van het spijsverteringssysteem

In het spijsverteringssysteem vinden ook leeftijdsafhankelijke functionele veranderingen plaats. Wanneer ze gepaard gaan met slechte voeding, kunnen deze veranderingen leiden tot ziekte.[86] Dit gegeven is belangrijk voor fysiotherapeuten, omdat de functiecapaciteit van mensen kleiner wordt en beperkt blijft als ze geen goede energiebron hebben. Het verlies van tanden en kiezen en de verminderde activiteit van de speekselklieren bij ouderen belemmert bijvoorbeeld het kauwen en slikken, waardoor de functie van het totale systeem achteruitgaat. Er zijn geen significante veranderingen in de darmfunctie die geheel voor rekening komen van het ouder worden.[103] Wel is het oudere spijsverteringssysteem gevoeliger voor kanker, vasculaire insufficiëntie en chronische degeneratieve aandoeningen. Veelvoorkomende aandoeningen van het spijsverteringssysteem bij ouderen zijn dysfagie, peptische ulcera, pernicieuze anemie, kanker van het pancreas, maag en dikke darm, obstipatie en cholelithiasis. Klachten over de spijsvertering komen zeer veel voor bij ouderen; maag-darmaandoeningen zijn verantwoordelijk voor meer dan 25 procent van het totale aantal opnames in ziekenhuizen.[104]

Dysfagie

Moeilijkheden met slikken worden gewoonlijk dysfagie genoemd. Dit is vaak een gevolg van neuromusculaire aandoeningen, zoals een cerebrovasculair accident, de ziekte van Parkinson, diabetes of andere neuropathieën. De verminderde voedselopname leidt tot ondervoeding en de aspiratie van voedsel uit de mond waarmee dysfagie vaak gepaard gaat, kan een longontsteking veroorzaken. Siebens et al.[105] geven aan dat slikproblemen waarbij de mond, farynx en de bovenste sphincter van de slokdarm betrokken zijn vaak voorkomen bij ouderen. Gewoonlijk wordt dysfagie veroorzaakt door laesies die de abnormale beweging van het voedsel door de mond, farynx en bovenste sphincter van de slokdarm veroorzaken orofaryngeale dysfagie genoemd. De problemen die optreden bij de passage van opgenomen voedsel door het gedeelte van de slokdarm met glad spierweefsel wordt slokdarmdysfagie genoemd.[106] Problemen bij de aanzet van het slikken vormen het klinische kenmerk van orofaryngeale dysfagie, terwijl het fysieke kenmerk het verminderde vermogen om voedsel vanuit de mond naar het bovenste gedeelte van de slokdarm te transporteren uitmaakt. Dit proces vergt een nauwkeurige coördinatie tussen de afferente zenuwvezels uit de mond en keelholte (in hersenzenuwen V, IX en X) en de motorische zenuwvezels (in V, VII, IX en XII) die de spieren in dit gebied innerveren. Orofaryngeale dysfagie kan veroorzaakt worden door vele aandoeningen van het centrale zenuwstelsel, de spieren van de mond en de bovenste sphincter van de slokdarm. Cerebrovasculaire accidenten en de ziekte van Parkinson veroorzaken vaak dysfagie. Ziekten die het motorische eindplaatje aantasten, zoals myasthenia gravis, kunnen een goede werking van de spieren onmogelijk maken. Spierfunctiestoornissen die optreden bij metabole myopathieën (bijvoorbeeld aandoeningen van de schildklier en bij de toediening van steroïden), primaire myositis of amyloïdose kunnen ook slikproblemen veroorzaken.[103] Tumoren of operatielittekens kunnen lokaal de doorgang van het voedsel belemmeren en stoornissen in de motiliteit zoals abnormale verslapping van de bovenste slokdarmsphincter of een gestoorde coördinatie van de farynxsphincter of de bovenste slokdarmsphincter, kunnen orofaryngeale dysfagie veroorzaken.

Bij dysfagie kan de fysiotherapeut binnen het behandelteam (behalve de fysiotherapeut ook een logopedist, diëtist en de verpleegkundigen) de behandeling hiervan coördineren door een alomvattend programma gericht op een goede lichaamshouding en goede voeding tot stand te brengen. De fysiotherapeut zelf beoordeelt en behandelt de beheersing van nek en romp, de zwakte van de nek, de zitbalans en eventuele abnormale posturale reflexen die de besturing van het hoofd, de zitbalans of beide verstoren. De fysiotherapeut test ook de grove gelaatsspieren, het vermogen om te gaan met secreties als speeksel en slijm, de willekeurige diepe ademhaling, de adembeheersing en het bewuste hoesten en de grove motoriek van de bovenste extremiteiten. Speciale nadruk moet gelegd worden op de houding in de (rol)stoel en in bed en de functionaliteit van de ademhaling.

Peptische ulcera

Peptische ulcera komen veel voor bij ouderen. De klachten zijn vaak atypisch,[103] en complicaties als obstructies, bloedingen en perforaties komen vaker voor bij ouderen dan bij jongere individuen. Twintig procent van de ouderen die een spoedoperatie voor een bloeding ondergaan, sterft.[86] Antacida zijn effectief bij ongecompliceerde gevallen, terwijl het gebruik van salicylaten, andere non-steroïde en steroïde anti-inflammatoire middelen en H_2-blokkers, zoals cimetidine, vermeden moet worden. Verwardheid opgeroepen door het gebruik van cimetidine is een veelvoorkomende complicatie bij ouderen. Een verlaging van de dosis zal de verwardheid doen verdwijnen.

De problemen die men tegenkomt bij de revalidatie van ouderen met peptische ulcera liggen op het terrein van hun slechte voedingstoestand en de afname van hun activiteiten. De nadruk moet liggen op het op peil houden van de maximaal mogelijke functiecapaciteit en de juiste voeding.

Pernicieuze anemie

Pernicieuze anemie wordt veroorzaakt door een bij ouderen veelvoorkomende verslechtering van de absorptie van vitamine B_{12}. Dit treedt meestal op bij een chronische ontsteking van de maagwand die atrofische gastritis wordt genoemd.[103] Een verstoring van de B_{12}-absorptie kan niet alleen leiden tot ernstige ziekten (onder andere dementie, neuropathie en anemie), maar gaat ook gepaard met een grotere kans op maagcarcinomen. Vitamine-B_{12}-suppletie door middel van maandelijkse injecties en het controleren van de B_{12}-opname uit het voedsel kunnen het tekort op effectieve wijze voorkomen of corrigeren. De klinisch meest relevante bevindingen bij patiënten met anemia perniciosa zijn een laag energieniveau, verwardheid en perifere neuropathieën die de proprioceptie aantasten.

Kanker

Kanker van het spijsverteringskanaal staat op de tweede plaats na longkanker als het gaat om het totaal aantal doden als gevolg van kanker.[86] Slokdarm, maag, pancreas en dikke darm zijn de locaties waar kanker het meest voorkomt. Maagkanker komt vaker voor op hogere leeftijd en het meest tussen het zeventigste en negentigste levensjaar. Het vijfjaarsoverlevingscijfer ligt laag. Pancreascarcinoom heeft een vergelijkbaar vijfjaarsoverlevingscijfer, maar komt het meest voor tussen vijftig en zestig jaar.[103] In de regel wordt de diagnose laat gesteld, als gevolg van atypische, vage of misleidende symptomen, zoals depressie of een veranderde geestestoestand. De helft van alle gevallen van kanker van het spijsverteringskanaal is coloncarcinoom. Omdat deze kankersoort niet symptoomloos is zoals de andere carcinomen, wordt hij meestal eerder en met meer succes behandeld. Rectale bloedingen, anemie, gewichtsverlies en een veranderde stoelgang zijn de verschijnselen die het meest optreden. Non-specifieke klachten als zwakheid, depressie, vermoeidheid, anorexia en een verminderde functionele belastbaarheid zijn echter ook vaak vroege aanwijzingen voor coloncarcinoom. Als het niet waarschijnlijk is dat de oudere patiënt spoedig zal sterven door andere oorzaken, is om de patiënt te genezen en darmobstructies te voorkomen een operatie noodzakelijk. Het vijfjaarsoverlevingscijfer bij coloncarcinoom loopt sterk uiteen en hangt af van de grootte van de tumor ten tijde van de behandeling. Volledige genezing en lange remissieperioden komen echter veel voor.

Obstipatie

Obstipatie komt steeds meer voor naarmate men ouder wordt. Hoewel de duur van de passage van de faecesmassa normaal is bij gezonde volwassenen, zijn er veel leeftijdsafhankelijke factoren die kunnen zorgen voor minder dan driemaal stoelgang per week. Inactiviteit, vezelarme voeding, uitdroging, bijwerkingen van geneesmiddelen (bijvoorbeeld verdovende middelen, ijzer, kalmeringsmiddelen en anticholinergica), te veel slaap en kalmeringsmiddelen, verwardheid en te veel laxeermiddelen kunnen allemaal obstipatie teweegbrengen. Veranderingen in de darm als gevolg van een lokale aandoening, zoals aambeien, vernauwingen, diverticula en kanker, kunnen ook obstipatie veroorzaken. Het wegnemen van de oorzaken, regelmatig gebruik van laxeermiddelen en patiëntenvoorlichting zijn gewoonlijk afdoende maatregelen. Bij patiënten die te verward zijn om de ontlasting te lozen als ze aandrang voelen, moet de faecale impactie regelmatig behandeld worden.

Aandoeningen van de galwegen

Cholelithiasis komt vaker voor op hogere leeftijd en treedt op bij ruwweg een derde van de ouderen boven de zeventig.[103] Hoewel de meeste galstenen vaak symptoomloos zijn, komen infecties en galobstructies als gevolg van galstenen veel voor bij ouderen. Spoedoperaties bij ouderen ter behandeling van galblaasontsteking leiden in 25 procent van de gevallen tot de dood. Op grond hiervan stellen sommige onderzoekers voor, de galblaas 'profylactisch' te verwijderen bij ouderen met verscheidene kleine stenen, omdat zij het grootste risico lopen dat een steen de galwegen inschiet en zo een obstructie veroorzaakt. Op het ogenblik worden niet-operatieve technieken (bijvoorbeeld endoscopische papillotomie) ontwikkeld waarbij de galweg met behulp van een endoscoop verwijd wordt via de ingewanden, zodat niet hoeft te worden overgegaan tot anesthesie en chirurgie. Deze techniek is nuttig bij ouderen voor wie het risico van een operatie te groot zou zijn.

Nierziekten

De nieren zijn de organen die het meest betrokken zijn bij de regulatie van de hoeveelheden water, natrium en kalium in de extracellulaire vloeistof. Zij vormen ook de voornaamste route waarlangs geneesmiddelen uitgescheiden worden en spelen een belangrijke rol bij het regelen van de bloeddruk.[102] Veranderingen in de nierfunctie hebben grote invloed op al deze essentiële levensfuncties.

Het bloedvolume dat door de nieren gefilterd kan worden, neemt gestaag af met het klimmen der jaren.[103] Dit wordt gedeeltelijk veroorzaakt door een afname van het bloedvolume dat de nieren te verwerken krijgen, als gevolg van een hartziekte of het vernauwen van de bloedvaten. Een andere – belangrijke – oorzaak is de afname van het aantal en de grootte van de glomeruli, de structuren in de nieren die het plasma filteren.[107] Het vermogen van de nieren om water en opgelost materiaal te resorberen uit het gefilterde plasma neemt ook af.[107] Hoewel deze terugresorptie blijft bestaan, is het niveau ervan bij ouderen aanzienlijk lager dan bij jongere individuen. Dit verklaart waarom ouderen minder goed in staat zijn een teveel aan water uit te scheiden of het verlies van water bij uitdroging te voorkomen.

Er zijn acht veelvoorkomende problemen bij ouderen bij wie een verandering in de nierfunctie een rol speelt: te veel of te weinig water, te veel of te weinig natrium, te veel kalium, medicijnvergiftiging en acuut en chronisch falen van de nierfunctie.[108] Al deze verstoringen van de homeostasis kunnen de geestesgesteldheid aantasten en levensbedreigend zijn.

De zout- en waterhuishouding

De oudere nier is minder goed in staat een grote hoeveelheid water uit te scheiden, omdat hij niet in staat is zeer verdunde urine te produceren.[109] Het teveel aan water dat hiervan het gevolg is, leidt tot een lagere natriumconcentratie in het plasma, wat op zijn beurt leidt tot vermoeidheid, lethargie, non-specifieke zwakheid en verwardheid. In extreme gevallen kunnen convulsies en coma optreden. Overtollig water wordt vaak vastgehouden als gevolg van de intraveneuze toediening van hypotone oplossingen. Een wateroverschot kan ook het gevolg zijn van het 'syndrom of inappropiate antidiuretic hormone' (SIADH), een syndroom waarbij de uitscheiding van antidiuretisch hormoon verstoord is, waardoor de nieren geconcentreerde urine uitscheiden. Hoofdtrauma's, beroerten, longontsteking en bepaalde geneesmiddelen kunnen SIADH veroorzaken. Diverse veelgebruikte geneesmiddelen, zoals acetylsalicylzuur, haloperidol, clomipramine, barbituraten en amitriptyline, kunnen ook hyponatriëmie veroorzaken.[110]

Ongeacht het mechanisme waardoor het veroorzaakt wordt, kan een lage natriumconcentratie levensbedreigend zijn. Maatregelen moeten onmiddellijk genomen worden om het zoutverlies te stoppen. Aangezien het probleem vaker een teveel aan water behelst dan een natriumtekort, bestaat de behandeling uit het beperken van de hoeveelheid water of het stimuleren van de uitscheiding van verdunde urine. Alleen in de ernstigste gevallen moet extra natrium worden toegediend door middel van hypertone oplossingen.[111]

Het andere uiterste van de waterbalans is uitdroging, waarbij de oudere nier slechter in staat is water vast te houden door extra geconcentreerde urine te produceren. Het gevolg van dit onvermogen is dat ouderen kwetsbaarder zijn voor uitdroging door koorts. Vanwege hun gevolgen voor de geestesgesteldheid kunnen koorts en een lichte vorm van uitdroging een vicieuze cirkel in gang zetten waardoor de oudere persoon steeds meer uitgedroogd raakt door de geestelijke verwardheid en het verdwijnen van het dorstgevoel.[111,112] Vergevorderde uitdroging vindt men vaak bij ouderen die andere ziekten hebben, zoals longontsteking, urineweginfecties en beroerten. Het onvoldoende regelen van de waterhuishouding is vaak de beslissende factor bij opname in het ziekenhuis van een ouder individu.

Intraveneuze vloeistofsuppletie is vaak nodig om de vloeistofbalans weer in evenwicht te krijgen. De gemoedstoestand verandert vaak als gevolg van uitdroging en de natriumconcentratie blijft hoog, lang nadat de vloeistofbalans weer in orde is.

Een verhoging van de hoeveelheid natrium die aan de oudere nier toegevoerd wordt, zorgt voor natriumretentie, omdat het teveel niet zo efficiënt weggewerkt kan worden als bij jongere individuen.[109] Omdat de natriumretentie gepaard gaat met waterretentie, is het gevolg van een verhoogde natriumbelasting een toename van de totale hoeveelheid extracellulaire vloeistof. Dit leidt tot decompensatio cordis, oedeem en verhoogde bloeddruk.[110]

De oudere nier is ook niet in staat een tekort aan natrium op te vangen. Als de nier te weinig natrium toegevoerd krijgt, zal hij natrium verliezen en daardoor minder goed in staat zijn de homeostasis te handhaven. Het gevolg is een gestadige afname van de totale hoeveelheid extracellulaire vloeistof en de daarmee gepaard gaande hypotensie, duizeligheid en vallen. De kleinere functionele reservecapaciteit van de oudere nier zorgt dat hij minder goed in staat is veranderingen in de natrium- en waterbalans op te vangen dan de jongere nier.[108] Een dergelijke abnormale balans vergezelt andere ziekten en verhoogt zowel de morbiditeit als de mortaliteit onder ouderen.

Kalium

Te veel kalium, of hyperkaliëmie, kan fatale hartritmestoornissen tot gevolg hebben.[113] Het komt vaker voor bij ouderen vanwege leeftijdsafhankelijke veranderingen in de nierfunctie. Het hormoon dat verantwoordelijk is voor de kaliumbalans is aldosteron, dat de nieren zodanig beïnvloedt dat ze in de urine natrium uitwisselen tegen kalium, waardoor het kalium wordt uitgescheiden terwijl het natrium vastgehouden wordt. Bij ouderen is de aldosteronspiegel lager en zijn de nieren minder goed in staat kalium uit te scheiden.[111] Het gebruik van geneesmiddelen die kaliumretentie tot gevolg hebben en de aanwezigheid van diabetes versterken deze effecten. In het geval van uitdroging – waarbij de nierdoorstroming afgenomen is en acidose optreedt – neemt de kaliumuitscheiding aanzienlijk af en vindt een omvangrijk transport van kalium vanuit de cellen naar de extracellulaire ruimte plaats. Het gevolg is ernstige hyperkaliëmie die levensbedreigende hartritmestoornissen kan veroorzaken.

Medicijnvergiftiging

De nieren spelen een belangrijke rol bij de ontgifting en uitscheiding van geneesmiddelen.[108] Een progressieve afname van de nierfunctie leidt tot een tragere klaring van vele typen geneesmiddelen. Bij ouderen leidt een bepaalde dosis tot hogere serumspiegels die langer blijven bestaan dan bij jongere individuen.[110] Dit betekent dat voor veel middelen geldt dat de standaarddosis bij ouderen een toxische concentratie in het bloed tot gevolg heeft. De belangrijkste middelen die langer worden vastgehouden zijn digitalis, diverse typen antibiotica en orale antidiabetica. Als gevolg hiervan moeten de doses bij toediening van geneesmiddelen aan ouderen naar beneden bijgesteld worden.

Acuut en chronisch falen van de nierfunctie

Acuut falen van de nierfunctie kan optreden op elke leeftijd, maar de verminderde bloedtoevoer naar de nieren bij ouderen maakt hen extra kwetsbaar voor deze aandoening.[108] Hypotensie is meestal de oorzaak en kan het gevolg zijn van uitdroging, te veel medicijnen, een operatie of sepsis. Acuut letsel door bepaalde antibiotica of de contrastvloeistof gebruikt bij radiologisch onderzoek kan ook acuut falen van de nierfunctie tot gevolg hebben.

Acuut falen van de nierfunctie gaat gepaard met een snelle opeenhoping van giftige afvalstoffen en geneesmiddelen, te veel lichaamsvocht en een verhoogde kaliumbalans. Elk van deze complicaties kan fataal zijn als er niet adequaat behandeld wordt. Bovendien wordt het immuunsysteem aangetast, waardoor patiënten met acuut nierfalen vaak overlijden aan infecties.[109]

Chronisch falen van de nierfunctie wordt gekenmerkt door een langzame achteruitgang van de nierfunctie en wordt gewoonlijk ontdekt wanneer een andere aandoening de nieren op de proef stelt en een verhoogd bloedureum, hyponatriëmie of een verhoogde vloeistofretentie aanleiding geven de nierfunctie te onderzoeken.[111] De functionele bijwerkingen van chronisch falen van de nierfunctie komen vooral voort uit anemie en decompensatio cordis. Patiënten met een nierziekte die zo ernstig is dat er aanzienlijke chronische veranderingen van de geestesgesteldheid teweeg worden gebracht, hebben een slechte prognose en hebben daarom dialyse of een transplantatie nodig – een moeilijk onderwerp in het licht van mogelijke bezuinigingen in de gezondheidszorg.

De klinische gevolgen van nierproblemen in relatie tot lichaamsbeweging en de mate van activiteit die verdragen kan worden, hangen samen met de elektrolytenbalans en de kans dat de nieren niet in staat zijn de homeostasis te handhaven. Een groter energieverbruik door lichaamsbeweging vertoont een positieve correlatie met een verbetering van de mortaliteit en morbiditeit op grond van diverse mechanismen.[114] Ondanks dit voordeel is men toch huiverig om fitnessprogramma's aan te raden, vooral bij ouderen met falende nierfuncties, omdat te inspannende lichaamsbeweging hartritmestoornissen, hartinfarcten of verhoogde bloeddruk zou kunnen veroorzaken.[115] Regelmatig oefenen kan de eiwitomzetting vergroten (37 procent hoger spierkatabolisme) bij ouderen en kan een grotere eiwitopname via het voedsel vereisen.[116]

In combinatie met een dieet met de juiste hoeveelheid calorieën houdt regelmatige lichaamsbeweging het lichaamsgewicht op een goed peil, wordt het verlies aan vetvrije spiermassa vertraagd en blijven de fysieke prestaties goed. De mate van lichamelijke activiteit is een indicator van de overlevingskans van individuen tussen zestig en negentig jaar.[117,118]

Endocriene aandoeningen

Het hormonale systeem omvat een gevarieerde groep organen en gespecialiseerde klieren die hormonen produceren. Hormonen zijn chemische boodschappers die cellen met complementaire receptoren opdracht geven een specifieke stofwisselingsactiviteit uit te voeren.[119] De schildklier produceert thyroxine, dat de stofwisselingssnelheid van cellen in het organisme regelt. De bijschildkliertjes produceren het parathormoon, dat een zeer belangrijke rol speelt bij de regeling van de calciumhuishouding. De eilandcellen van het pancreas produceren insuline, dat een rol speelt bij de glucosehuishouding. Drie hormonen dragen bij aan de regeling van de vloeistof en elektrolytenbalans in het lichaam: de hypofyseachterkwab scheidt antidiuretisch hormoon (ADH) af, de nieren produceren renine en de bijnierschors aldosteron.[120]

Hoewel het lichaam vele andere hormonen produceert, zorgt een overvloed of tekort aan de bovengenoemde hormonen voor de meeste klinisch relevante endocriene aandoeningen bij ouderen. Als men ouder wordt, blijken de te reguleren cellen minder gevoelig te worden voor de hormonale boodschap.[121] In sommige gevallen is dat het gevolg van een vermindering van het aantal hormoonreceptoren op de cel.

Aandoeningen van de schildklier

Klinisch gezien kunnen ziekteverschijnselen voortkomen uit zowel een teveel als een tekort aan schildklierhormoon. Bij zowel hypo- als hyperthyroïdie kan de symptomatologie van het syndroom bij ouderen zeer verschillen van die bij jongere patiënten. Zoals bij de meeste ziekten bij ouderen zijn de symptomen gewoonlijk subtieler en minder specifiek.[121] Op hogere leeftijd vindt geen verandering plaats van de totale hoeveelheid thyroxine of tri-jodothyronine of het gehalte aan ongebonden hormoon.[119] Bij ouderen is de productie van schildklierhormonen weliswaar afgenomen, maar dit wordt opgevangen door een langzamere afbraak ervan. Bovendien wordt de terugkoppeling van schildklierhormonen minder, wat leidt tot een geringe verhoging van de thyrotropinespiegel (=TSH), vooral bij vrouwen. Bij oudere mannen is er een grotere kans dat TSH (thyreoid stimulating hormone) niet meer reageert op TRH (TSH releasing hormone).

Hypothyroïdie komt vaak voor onder ouderen. Deze aandoening is het gevolg van het onvermogen van de schildklier om voldoende hormonen af te scheiden ondanks de maximale stimulering van de klier door TSH. Hypothyroïdie komt voor bij ongeveer één procent van de mensen onder de zestig en bij vier tot zeven procent van de ouderen boven de zestig.[122] De ziekte kan veel, vage, symptomen met zich meebrengen: droge huid, chronische pijn in spieren en gewrichten, lethargie, verwardheid, gewichtstoename, oedeem, depressie, apathie, gevoeligheid voor kalmeringsmiddelen en slecht tegen kou kunnen. Patiënten met ernstige hypothyroïdie krijgen last van hypothermie en cognitieve stoornissen die lijken op dementie. Deze hypofuncties ziet men bij oudere patiënten vooral na opname in het ziekenhuis wanneer ze blootstaan aan extra belasting door een operatie of een andere acute aandoening.[123] Subtielere afwijkingen, zoals pseudodementie, depressie en lethargie vindt men vaker bij ambulante patiënten.

Als hypothyroïdie niet behandeld wordt, loopt de patiënt een verhoogd overlijdensrisico door een bijkomende ziekte. De behandeling omvat geleidelijke suppletie van schildklierhormoon in een eenmalige dagelijkse dosis totdat de TSH-spiegel normaal is. Dit duurt meestal een aantal maanden, waarbij de dosis iedere maand wordt aangepast.

Hyperthyroïdie is bij ouderen meestal het gevolg van een teveel aan schildklierhormoon afgescheiden door een multinodulaire struma. Tussen zeven en twaalf procent van de patiënten met hyperthyroïdie zijn ouder dan zestig jaar.[119] Hoewel de meeste symptomen van hyperthyroïdie bij ouderen lijken op die bij jongere patiënten, zijn ze gewoonlijk subtieler. Veelvoorkomende symptomen zijn onder andere glucose-intolerantie (diabetes mellitus), decompensatio cordis, boezemfibrilleren, spierzwakte, gewichtsverlies, diarree en gejaagdheid. Een klein aantal ouderen lijdt echter aan 'apathische hyperthyroïdie', waarvan de symptomen radicaal afwijken van de gebruikelijke symptomatologie.[124] Bij deze patiënten komen depressie, apathie, lusteloosheid en obstipatie voor. Hoewel hun symptomen lijken op die van patiënten met hypothyroïdie, zorgt een daling van de verhoogde hormoonspiegel naar de normale waarde voor het verdwijnen van de symptomen.

Een operatie om de schildklier te verwijderen, wordt slechts zelden toegepast en eigenlijk alleen in gevallen waarbij de vergroting van de klier een bedreiging vormt voor de luchtwegen van de patiënt. Het gebruik van radioactief jodium, dat zich selectief ophoopt in de klier, zorgt voor de meest langdurige verlaging van de hormoonspiegel.[121] De behandeling is zo effectief dat vrijwel alle patiënten die radioactief jodium krijgen hypothyroïdie ontwikkelen, waarvoor ze vervolgens behandeld moeten worden met hormoonsuppletie. Geneesmiddelen als propylthiouracil, die de productie van schildklierhormoon afremmen, zijn goede alternatieven voor radioactief jodium. Het gebruik ervan wordt bemoeilijkt doordat ze de activiteit van het beenmerg onderdrukken en door het vrij hoge relapspercentage na staken van de behandeling. In de meeste gevallen geven beide behandelingen echter uitstekende resultaten te zien.

De glucosestofwisseling

Het aantal insulinereceptoren op de celmembranen neemt af op hogere leeftijd.[125] Als gevolg hiervan komt glucose-intolerantie vaker voor bij ouderen, tot bijna 25 procent rond het tachtigste levensjaar.[126] Het is belangrijk glucose-intolerantie vast te stellen bij ouderen, niet alleen om de complicaties van niet-behandelde diabetes (neuropathie, retinopathie, nefropathie en versnelde atherosclerose) te voorkomen, maar vooral om degenen met een verhoogd risico van hyperosmolair non-ketotisch coma of ernstige hyperglykemie op te sporen. Deze verschijnselen kunnen opgeroepen worden door infectie, uitdroging of een andere fysiologische belasting.

Hyperosmolair non-ketotisch coma is een verschijnsel dat alleen bij oudere diabetici voorkomt.[125] Het wordt gekenmerkt door een extreem hoog bloedsuikergehalte en extreem hoge osmolariteit (hyperosmolariteit). De patiënt heeft een veranderde geestesgesteldheid, die kan variëren van lethargie tot coma. Hij of zij is in ernstige mate uitgedroogd en lijdt vaak aan hypotensie. Het is vaak gemakkelijk de onmiddellijke oorzaak van deze aandoening (bijvoorbeeld longontsteking, urineweginfectie of hartinfarct) over het hoofd te zien, omdat de ernst van de neurologische problemen een primair neurologische oorzaak suggereert.

Uitdroging en hypotensie zijn relevantere klinische problemen dan hyperglykemie. De behandeling bestaat uit vloeistofsuppletie en zeer lage doses insuline om het verhoogde bloedsuikergehalte geleidelijk omlaag te brengen.[127] Preventie van dit syndroom vereist vroege opsporing van diabetische patiënten die het slachtoffer dreigen te worden van de vicieuze cirkel infectie, verminderde vloeistofopname, uitdroging, verhoogd bloedsuikergehalte en versnelde uitdroging als gevolg van de geforceerde uitscheiding van water wanneer de nieren niet al de glucose die ze te verwerken krijgen, kunnen terugresorberen en een gedeelte van de glucose dus uitgescheiden wordt in de urine. Normaliseren van de vochtbalans en behandeling van de primaire aandoening zullen gewoonlijk het optreden van hyperosmolair non-ketotisch coma kunnen voorkomen.

Antidiuretisch hormoon

Het antidiuretisch hormoon (ADH) verhoogt de terugresorptie van water uit de nieren. De afscheiding van ADH wordt gestimuleerd door een afname van het totale lichaamsvochtvolume of een toename van de osmolariteit. Het is een belangrijk onderdeel van het hormonale systeem dat de vloeistofbalans regelt.[119] Onder bepaalde omstandigheden produceert de hypofyse te veel ADH, waardoor SIADH optreedt. Diverse processen in de hersenen, waaronder beroerte, hersenvliesontsteking en subduraal hematoom, en ziektebeelden van de thorax, zoals longontsteking, tuberculose en bronchiëctasie, kunnen SIADH veroorzaken. Herhaald optreden van SIADH veroorzaakt door acute virusziekten is ook waargenomen. Dit syndroom veroorzaakt een onvermogen om een overmaat van water uit te scheiden, wat op zijn beurt leidt tot een ernstige verlaging van het natriumgehalte in het serum.[121] Dit heeft lethargie, verwardheid en convulsies tot gevolg. De aandoening kan intermitterend of chronisch zijn en reageert gewoonlijk op vochtbeperking en behandeling van de onderliggende oorzaken.

Aandoeningen van de bijschildklier

Het parathormoon regelt de calciumbalans door het stimuleren van de absorptie van calcium uit de ingewanden, de terugresorptie van calcium uit de urine en de vrijmaking van calcium uit de botten.[121] De hoeveelheid opgelost parathormoon wordt groter op hogere leeftijd door een leeftijdsgebonden afname van de hoeveelheid calcium die uit de ingewanden wordt geabsorbeerd. Een deel van deze afname komt voor rekening van kleinere hoeveelheden calcium en vitamine D in het voedsel (vitamine D is essentieel voor de absorptie van calcium) en een geringere omzetting van vitamine D in meer actieve stoffen door zonlicht.[128]

Een afname van het gehalte geïoniseerd calcium stimuleert de afscheiding van parathormoon. In bepaalde gevallen, zoals bij het falen van de nierfunctie, neemt het calciumgehalte in het serum af omdat het calcium gebonden wordt door vastgehouden fosfaten die bij gezonde individuen uitgescheiden worden in de urine. De afname van het calciumgehalte die hiervan het gevolg is, stimuleert de afscheiding van parathormoon. Vaak wordt hierdoor het parathormoongehalte hoger dan de normale waarde. Dit wordt secundaire hyperparathyreoïdie genoemd.[121] Het parathormoongehalte keert meestal terug naar de normale waarde wanneer de prikkel die de afname teweeggebracht heeft, verdwenen is. Soms blijven de bijschildkliertjes echter te veel hormoon afscheiden, zelfs nadat de prikkel verdwenen is. Het gevolg is een autonome hyperfunctie van de bijschildkliertjes die het calciumgehalte in het serum verhoogt waardoor een klinisch waarneembare hyperparathyreoïdie ontstaat. Een oorzaak van hyperparathyroïdie die vaker voorkomt, is adenoomvorming die gepaard gaat met overmatige hormoonproductie.[120,121] In beide gevallen kan het verhoogde calciumniveau aanzienlijke veranderingen van de geestesgesteldheid teweegbrengen, zoals verwardheid, lethargie en coma. Een verhoogd calciumgehalte is een reversibele oorzaak van een veranderde geestesgesteldheid bij ouderen. Hyperparathyroïdie kan ook gepaard gaan met osteomalacie, nierstenen en peptische ulcera. Deze verschijnselen komen bij ouderen echter minder vaak voor dan een veranderde geestestoestand.

Een operatie aan de bijschildkliertjes is een effectieve behandeling van dit syndroom. Een conservatieve behandeling omvat diëten met een hoog zoutgehalte, fosfaatsuppletie en diuretica (bijvoorbeeld furosemide). Een dergelijke behandeling is effectief bij patiënten die een operatie niet kunnen verdragen.[129] Hypoparathyroïdie kan het gevolg zijn van een operatie, maar kan ook spontaan optreden. Het is een zeldzame afwijking. Het voornaamste symptoom, tetanie, kan meestal voorkomen worden door calciumsuppletie en middelen (bijvoorbeeld hydrochlorothiazide) die het calciumverlies door de nieren vertragen.

Stofwisselingsziekten bij ouderen

Diabetes mellitus

Diabetes mellitus is een chronische ziekte waaraan in de Verenigde Staten ongeveer twaalf miljoen mensen lijden.[130] (In Nederland lijden 245.100 mensen aan diabetes mellitus, dat is 1,67 procent van de Nederlandse bevolking.[136c]) Insuline zorgt voor het transport van glucose van het bloed naar de spiercellen en vetcellen.[71] Mensen die lijden aan diabetes zijn niet in staat genoeg insuline te produceren (type I) of zijn niet in staat het insuline dat ze produceren adequaat te gebruiken (type II), waardoor ze hyperglykemie krijgen.[131]

De ingewikkelde aard van diabetes veroorzaakt een grote verscheidenheid aan fysieke complicaties en reacties die de ziekte bijzonder gevaarlijk maken. Diabetes is de voornaamste oorzaak van blindheid en kan leiden tot glaucoom en cataract. In vergelijking met de gehele populatie hebben diabetici een tweemaal zo grote kans op hartaanvallen en beroerten, zijn ze vijf keer zo kwetsbaar voor ulcus cruris waarbij gangreen optreedt en hebben ze zeventien keer meer kans op een nierziekte.[71] Complicaties van diabetes tasten ook de mond, de geslachtsorganen, de spieren, het zenuwstelsel, de bloedvaten en de huid aan en verzwakken de afweermechanismen tegen infecties.

De symptomen van diabetes zijn onder andere verhoogde mictie, dorst, honger, vermoeidheid en lethargie, gewichtsverlies en gevoelloosheid of tintelingen in handen en voeten. Hoewel de oorzaak van diabetes niet precies bekend is en genezing niet mogelijk is, kan de ziekte onder controle gehouden worden door het tot stand brengen en op peil houden van een normaal bloedsuikergehalte.[72] Dit vergt een zorgvuldig afgewogen inzet van vier kritische behandelingscomponenten: dieet, lichaamsbeweging, instructie, zodat de patiënt zelf zijn toestand in de gaten kan houden, en medicatie.

Per definitie is diabetes een ziekte waarbij voedsel onvoldoende gemetaboliseerd wordt, waardoor te veel glucose wordt aangemaakt. Zodoende is een goed dieet de basis van de beheersing van diabetes, vooral bij type-II-diabetes.[72] Patiënten met diabetes moeten aangemoedigd worden minder te eten, minder calorieën te gebruiken en minder vetten en geraffineerde suikers te consumeren.

Het tweede aangrijpingspunt van diabetesbeheersing is lichaamsbeweging.

Lichaamsbeweging verbetert de bloedsuikercirculatie en de beheersing van het bloedsuikerniveau, vermindert het risico van hart- en vaatziekten en houdt de conditie van de patiënt op peil.[132,133] Dagelijkse lichaamsbeweging verhoogt de gevoeligheid van weefsels voor insuline gedurende twee of drie dagen, waardoor minder insuline-injecties behoeven te worden gegeven.[133] In hoofdstuk 13 wordt meer aandacht besteed aan lichaamsbeweging bij diabetici.

Patiënten met diabetes moeten grondig voorgelicht worden over de ziekte, de complicaties en de stappen die genomen moeten worden om de ziekte onder controle te houden. Het zelfonderzoek omvat routinecontroles van het suikergehalte door bloed- of urineonderzoek. Het controleren van het bloedsuikergehalte verdient de voorkeur, aangezien dit een nauwkeurigere meting van het glucosegehalte is. Het leren controleren van de toestand van de huid, vooral van de onderste extremiteiten, is ook een uiterst belangrijke component van de patiëntenvoorlichting en educatie.

De medicatie bij diabetes omvat orale antidiabetica (alleen bij type II) en insuline. Insuline wordt verkregen uit dierlijke bronnen, zoals koeien en varkens, of door middel van een biosynthetisch proces waarbij insulinesoorten geproduceerd worden die niet verschillen van menselijk insuline.[131] Het gesynthetiseerde insuline wordt de laatste jaren populairder, omdat het de vorming van insulineantistoffen tegengaat en minder snel leidt tot allergische reacties. De benodigde hoeveelheid insuline kan veranderen wanneer patiënten ziek worden, vooral wanneer daarbij braken of koorts optreedt.

Symptomen van hyperglykemie kunnen optreden wanneer men vergeet een insulinedosis toe te dienen, door te veel eten, het niet-opvolgen van het diabetesdieet of door koorts of infectie. Deze symptomen omvatten overmatige dorst, overmatige mictie of beide, droge mond, slaperigheid, een rood aangelopen droge huid, een fruitige adem, buikpijn, misselijkheid, braken en ademhalingsmoeilijkheden.

Symptomen van hypoglykemie kunnen veroorzaakt worden door te veel insuline, het overslaan van een hapje tussendoor of een complete maaltijd, overmatige lichaamsbeweging, het drinken van alcohol of het innemen van geneesmiddelen die alcohol bevatten. De symptomen zijn onder andere angst, koude rillingen, koud zweet, een koele bleke huid, verwardheid, doezeligheid, overmatig hongergevoel, hoofdpijn, misselijkheid, nervositeit, beven, visusstoornissen en ongewone moeheid of uitputting. Wanneer deze symptomen optreden, zullen ze in de regel verdwijnen door het nuttigen van suikerhoudend voedsel (bijvoorbeeld sinaasappelsap of honing).

Conclusie

De kans op het krijgen van ziekten neemt toe naarmate men ouder wordt. Ziekten lijken het resultaat te zijn van microletsels die tijdens het gehele leven en in alle orgaansystemen optreden, hoewel de uiteindelijke stoornissen verschillend kunnen zijn en de ziekte een variabel verloop kan hebben. De vraag rijst of deze kleine, cumulatieve letsels te vermijden zijn. Vrije radicalen zijn onvermijdelijke bijproducten van onze eigen stofwisseling. Achtergrondstraling is een universeel verschijnsel (ongeveer een derde ervan wordt veroorzaakt door kalium aanwezig in de lichaamscellen).[3] Een temperatuur van 37°C is hoog in termen van moleculaire stabiliteit en er is geen enkele chemische binding die niet de kans loopt door temperatuurschommelingen verbroken te worden.[3] Gezien in dit licht is veroudering, net als de microletsels die deze teweegbrengen, wellicht alomtegenwoordig en onvermijdelijk en moet deze wel tot pathologische problemen leiden.[134,135]

Ter recapitulatie

- Het sterftecijfer als gevolg van bepaalde ziekten stijgt sneller dan het gemiddelde sterftecijfer. Hierdoor is het aannemelijker te veronderstellen dat veroudering de ontwikkeling van dergelijke ziekten of de fatale afloop ervan begunstigt.
- Er zijn geen klinisch significante gevolgen voor de hartfunctie die volledig aan het ouder worden toegeschreven kunnen worden. Zodoende zijn het eerder de talloze hart- en vaatziekten (bijvoorbeeld ischemische hartziekte, cardiomyopathie, hartklepstoornissen, hypertensie, degeneratie van het myocard en perifere vaatziekten) die verantwoordelijk zijn voor de afname van de capaciteit van dit orgaansysteem.
- De twee meest voorkomende typen aandoeningen van de luchtwegen zijn de longontsteking, waardoor de gasuitwisseling wordt aangetast en die een risico voor het ontstaan van sepsis met zich meebrengt, en 'chronic obstructive pulmonary disease' (COPD) en emfyseem, waardoor de luchtstroom in de longen wordt belemmerd.
- Spierfunctiestoornissen bij ouderen zijn eerder het resultaat van toxische of metabole factoren die inwerken op de spieren dan van ziekten die inherent zijn aan de spieren.
- Evenals hart- en vaatziekten hebben ziekten van het neuromusculaire systeem (stoornissen van het centrale en perifere zenuwstelsel, verwardheid, dementie en delier, cerebrovasculaire aandoeningen, de ziekte van Parkinson, normal pressure hydrocephalus en cervicale spondylogene myelopathie) een veel groter aandeel in het functieverlies dat men waarneemt bij ouderen dan de gevolgen van het ouder worden per se.
- Aandoeningen die de waarneming aantasten, beïnvloeden het algemene lichamelijk functioneren. Ze tasten de huid (het grootste orgaan van het lichaam) aan en verminderen de proprioceptie en de waarneming van pijn, temperatuur en trillingen.

Literatuur

1. Kohm RR. Human aging and disease. *J Chron Dis.* 1963; 16:5-21.
2. Timiras PS. Developmental Psychology and Aging, hoofdstuk 28. New York: Macmillan; 1972.
3. Johnson HA. Is aging physiological or pathological? In: Johnson HA, red. *Relations Between Normal Aging and Disease.* Aging Series Vol. 28. New York: Raven Press; 1985:239-247.
4. Dietrick JE, Whedon GD, Shorr E. Effects of immobilization upon various metabolic and physiologic functions of normal men. *Am J Med.* 1948; 4:3-9.
5. Lamb LE, Stevens PM, Johnson RL. Hypokinesia secondary to chair rest from 4 to 10 days. *Aerospace Med.* 1965; 36:755.
6. Miller PB, Johnson RL, Lamb LE. Effects of four weeks of absolute bed rest on circulatory functions in man. *Aerospace Med.* 1964; 35:1194.
7. Shepard RJ. *Physical Activity and Aging.* Tweede druk. Gaithersburg, Md: Aspen Publishers, Inc.; 1987.
8. Ragen PB, Mitchell J. The effects of aging on the cardiovascular response to dynamic and static exercise. In: Weisfelt ML, red. *The Aging Heart.* New York: Raven Press; 1980:269-296.
9. Ham RJ, Marcy ML, Holtzman JM. The aging process: biological and social aspects. In: Wright J, red. *Primary Care Geriatrics.* Boston: PSG, Inc.; 1983.
10. Ellestad MH. Stress testing – principles and practice. Tweede druk. Philadelphia: Davis; 1985.
11. Ewing DJ, Campbell IN, Clarke BF: Heart-rate response to standing as a test for automatic neuropathy. *Br Med J.* 1978; 1(6128):1700.

12. Thadani U, Davidson C, Singleton W,Taylor SH. Comparison of the immediate effects of five beta-adrenoceptor blocking drugs with different ancillary properties in angina pectoris. *N Engl J Med.* 1989; 300:750-755.
13. Cairns JA. Current management of unstable angina. *Can Med Assoc J.* 1988; 119:477-480.
14. Gerstenblith G,Weisfeldt ML, Lakatta EG. Disorders of the heart. In:Andres R, Bierman EL, Hazzard WR, red. *Principles of Geriatric Medicine.* New York: McGraw-Hill; 1985; 515-526.
15. Kattus A, Grollman J. Patterns of coronary collateral circulation in angina pectoris: relation to exercise training. In: Russek HI, Zohman BL, red. *Changing Concepts of Cardiovascular Disease.* Baltimore, Md:Williams and Wilkins; 1972; 352-376.
16. Larson EB, Bruce RA. Health benefits of exercise in an aging society. *Arch Intern Med.* 1987; 147:353.
17. Astrand PO. Exercise physiology and its role in disease prevention and in rehabilitation. *Arch Phys Med Rehabil.* 1987; 68:305.
18. Kohl HW, Moorefield DL, Blair SN. Is cardiorespiratory fitness associated with general chronic fatigue in apparently healthy men and women? *Med Sci Sports Exerc.* 1987; 19(S6).
19. Shepard RJ. Sudden death – a significant hazard of exercise. *Brit J Spts Med.* 1974; 8:101-110.
20. Shepard RJ. Do risks of exercise justify costly caution? *Phys Sports Med.* 1977; 5(2):58-65.
21. Shepard RJ. *Ischemic Heart Disease and Exercise.* Chicago: Croom Helm, London and Year Book Medical Publishers, 1981.
22. Romo M. Factors related to sudden death in acute ischemic heart disease. A community study in Helsinki. *Acta Med Scand.* 1972; 547(suppl):7-92.
23. Kenney RA. *Physiology of Aging: A Synopsis.* Chicago:Year Book Medical Publishers, Inc.; 1982.
24. Baker PB, Arn AR, Unverferth DV: Hypertrophic and degenerative changes in human hearts with aging. *J Coll Cardiol.* 1985; 5:536A.
25. Schneider EL, Reed JD. Modulations of aging processes. In: Finch CE, Schneider EL, red. *Handbook of the Biology of Aging.* New York: Academic Press; 1985.
26. US Bureau of the Census. *Statistical Abstract of the United States.* ed 110. Washington, DC: US Government Printing Office; 1990.
27. NIH. *National High Blood Pressure Education Program Coordinating Committee, 1989: Statement on Hypertension in the Elderly.* Bethesda, Md: National Institutes of Health; 1989.
28. Abrams WB. Pathophysiology of hypertension in older patients. *Am J Med.* 1988; 85(suppl 3b): 7-13.
29. Toscani A. Physiology of muscular work in the aged. In: Huet JA, red. *Work and Aging.* Second international course in social gerontology. International Centre of Social Gerontology, Paris, 1971.
30. Harrington TR, Dixon K, Russell RO, et al. The relation of age to the duration of contraction, ejection and relaxation of the normal human heart. *Amer Heart J.* 1984; 67:189-199.
31. Pomerance A. Pathology of the heart with and without failure in the aged. *Brit Heart J.* 1965; 27:697-710.
32. Weisfeldt ML, Gerstenblith ML, Lakatta EG. Alterations in circulatory function. In: Andres R, Bierman EL, Hazzard WR, red. *Principles of Geriatric Medicine.* New York: McGraw-Hill; 1985:248-279.
33. Bruce RA. Evaluation of functional capacity in patients with cardiovascular disease. *Geriatrics.* 1957; 12:317-328.
34. Triggs EJ, Nation RL. Pharmacokinetics in the aged: a review. *J Pharm Biopharmacol.* 1975; 3:387.
35. Gerstenblith G, Spurgeon HA, Froelich JP, et al. Diminished inotropic responsiveness to ouabain in aged rat myocardium. *Circ Res.* 1979; 44:517-523.
36. Reeves WC, Nanda NC, Gramiak R. Echocardiography in chronic alcoholics following prolonged periods of abstinence. *Amer Heart J.* 1978; 95:578-583.
37. Thiele BL, Strandness DE. Disorders of the vascular system: peripheral vascular disease. In: Andres R, Bierman EL, Hazzard WR, red. *Principles of Geriatric Medicine.* New York: McGraw-Hill; 1985:527-535.
38. Berman ND. *Geriatric Cardiology.* Lexington, Ky: Collamore Press; 1982:1-244.
39. Gladman JRF, Barer D, Venkatesan P, et al. The outcome of pneumonia in the elderly: a hospital survey. *Clin Rehab,* 1991; 5:201-204.
40. Cummings G, Semple SG. *Disorders of the Respiratory System.* Oxford, England: Blackwell; 1973.
41. Wynne JW. Pulmonary disease in the elderly. In: Rossman I, red. *Clinical Geriatrics.* Tweede druk. Philadelphia: Lippincott Co.; 1979.
42. Grimby G, Saltin B. The aging muscle. *Clin Physiol.* 1983; 3:209-218.

43. Cress ME, Schultz E. Aging muscle: functional, morphologic, biochemical, and regenerative capacity. *Top Geriatric Rehab.* 1985; 1(1):11-19.
44. Mense S. Physiology of nociception in muscles. Advances in pain research and therapy. In: Friction JR, Awad EA, red. *Myofascial Pain and Fibromyalgia.* New York: Raven Press; 1990; 17.
45. Dowd T. The female climacteric. *Nat OB-GYN Group.* 1990; 6(1):32-54.
46. Dawson-Huges B, Dallal G, Krall E. A controlled trial of the effect of calcium supplement on bone density in postmenopausal women. *NEJM.* 1990; 329(13):878-883.
47. Giansiracusa DF, Kantrowitz FG. Metabolic bone disease. In: Keiber JB. *Manual of Orthopaedic Diagnosis and Intervention.* Baltimore: Williams and Wilkins Co.; 1978.
48. Fujiswawa Y, Kida K, Matsuda H. Role of change in vitamin D metabolism with age in calcium and phosphorous metabolism in normal subjects. *J Clin Endocrinol Metab.* 1984; 59:719-726.
49. Riis B, Thomsen K, Christiansen C. Does calcium supplementation prevent postmenopausal bone loss? *N Engl J Med.* 1987; 316(4):173-177.
50. Harrington TR. Preventing osteoporosis in menopausal women. *J MSSK Med.* Juni 1990.
51. Nielson F, Hunt C, Mullen L, Hunt J. Effect of dietary boron on mineral, estrogen, and testosterone metabolism in postmenopausal women. *J FASEB.* 1987; 1:394-397.
52. Pogrund H, Bloom R, Menczel J. Preventing osteoporosis: current practices and problems. *Geriatrics.* 1986; 41(5):55-71.
53. Chesworth B, Vandervoort A. Age and passive ankle stiffness in healthy women. *Phys Ther.* 1989; 69(3):217-224.
54. Walker J. Connective tissue plasticity: issues in histological and light microscopy studies of exercise and aging in articular cartilage. *JOSPT.* 1991; 14(5):189-197.
55. Klein FA, Rajan RK. Normal aging: effects on connective tissue metabolism and structure. *J Gerontol.* 1985; 40(5):579-585.
56. Donatelli R, Owens-Burkart H. Effects of immobilization on the extensibility of periarticular connective tissue. *JOSPT.* 1981; 3(2):67-71.
57. Boyer GG. Vision problems. In: Carnevali E, Patrick C, red. *Nursing Management for the Elderly.* Philadelphia: Lippincott Co.; 1989.
58. Payton OD, Poland JL. Aging Process: Implications for clinical practice. *Phys Ther.* 1983; 63(1):41-48.
59. Wedgewood J. The place of rehabilitation in geriatric medicine: an overview. *Int Rehabil Med.* 1985; 7:107.
60. Molsa PK, Paljarvi L, Rinne JO, et al. Validity of clinical diagnosis in dementia: a prospective clinicopathologic study. *J Neurol Neurosurg Psychiatry.* 1985; 48:1085-1090.
61. Alexopoulos GS, Abrams RC, Young RC, Shamoian CA. Cornell scale for depression in dementia. *Biol Psychiatry.* 1988; 23:271-284.
62. Hughes CP, Berg L, Danziger WL, et al. A new clinical scale for the staging of dementia. *Br J Psychiatry.* 1982; 140:566-572.
63. Cummings JL, Miller B, Hill MA, Neshkes R. Neuropsychiatric aspects of multi-infarct dementia and dementia of the Alzheimer type. *Arch Neurol.* 1987; 44:389-393.
64. Hachinski VC, Illiff LD, Zilhka E, et al. Cerebral blood flow in dementia. *Arch Neurol.* 1975; 32:632-637.
65. Schoenberg BS. Epidemiology of movement disorders. In: Marsden CD, Fahn S, red. *Movement Disorders.* London: Butterworth; 1987:17-32.
66. Quinn NP, Rossor MN, Marsden CD. Dementia and Parkinson's disease – pathological and neurochemical considerations. *Br Med Bulletin.* 1986; 42:86-92.
67. Hornykiewicz O. Brain neurotransmitter changes in Parkinson's disease. In: Marsden CD, Fahn S, red. *Movement Disorders.* London: Butterworth; 1987:41-58.
68. Baloh RW. Neurology of aging: vestibular system. In: Albert ML, red. *Clinical Neurology of Aging.* New York: Oxford University Press; 1984.
69. Batata M, Spray GH, Bolton FG, et al. Blood and bone marrow changes in elderly patients, with particular reference to frolic acid, vitamin B_{12}, iron and ascorbic acid. *Brit Med J.* 1967; 2:667-669.
70. Burchinsky SG. Neurotransmitter receptors in the central nervous system and aging: pharmacological aspects (review). *Experimental Aging.* 1984; 19:227-239.
71. Gambert SR. *Diabetes Mellitus in the Elderly: A Practical Guide.* New York: Raven Press; 1990.
72. Bergman M. *Principles of Diabetes Management.* New York: Medical Examination Publishing Co.; 1987.

73. Riddle MC. Diabetic neuropathies in the elderly: management update. *Geriatrics.* 1990; 45(9): 32-36.
74. Gutmann E, Hanzlikova V. Basic mechanisms of aging in the neuromuscular system. *Mech Ageing Dev* 1972; 1:327-349.
75. Gilchrest BA. *Skin and Aging Processes.* Boca Raton, Fla: CRC Press, Inc.; 1984; 67-81.
76. Silverberg N, Silverberg L. Aging and the skin. *Postgrad Med.* 1989; 86:131-136.
77. Pollack SV. Skin cancer in the elderly. In: Cohen HJ, red. Cancer II: Specific Neoplasms. *Clin Geriatr Med.* 1987; 3(4):715-728.
78. Silverberg E. Cancer statistics, 1984. *CA.* 1984; 34:7-23.
79. Scotto J, Fears TR, Fraumeni JF, Jr. Incidence of nonmelanoma skin cancer in the United States. US Department of Health and Human Services Pub. No. (NIH) 82-2433, Washington, DC: US Government Printing Office; 1981.
80. Albright SD III. Treatment of skin cancer using multiple modalities. *J Am Acad Dermatol.* 1982; 7:143-171.
81. Kopf AW. Malignant melanoma in humans. In: *Causes and Effects of Changes in Stratospheric Ozone: Update 1983.* National Research Council, National Academy of Sciences. Washington, DC: National Academy Press; 1984.
82. Kopf AW. Prevention of malignant melanoma. *Dermatol Clin.* 1985; 3:351-360.
83. McLeod GR, Davis NC, Little JH. Melanoma: experience of the Queensland Melanoma Project. In: Balch CM, Milton GW, red. *Cutaneous Melanoma,* Philadelphia: Lippincott; 1985.
84. Feldman DE, Stoll H, Maize JC. Melanomas of the palm, sole, and nail bed: a clinicopathological study. *Cancer.* 1980; 46:2492-2504.
85. Koh HK, Michalik E, Sober AJ. Lentigo maligna melanoma has no better prognosis than other types of melanoma. *J Clin Oncol.* 1984; 2:994-1001.
86. Andres R. Normal aging versus disease in the elderly. In: Andres EL, Bierman EL, Hazzard WR, red. *Principles in Geriatric Medicine.* New York: McGraw-Hill; 1985:38-41m.
87. Bennett L, Lee B. Pressure versus shear in pressure sore causation. In: Lee B, red. *Chronic Ulcers of the Skin.* New York: McGraw-Hill; 1985:39-56.
88. Kosiak M. Prevention and rehabilitation of ischemic ulcers. In: Kottke F, Stillwell G, Lehman J, red. *Krusen's Handbook of Physical Medicine and Rehabilitation.* Derde druk. Philadelphia: Saunders; 1982:881-888.
89. McCulloch J, Hovde J. Treatment of wounds due to vascular problems. In: Kloth L, McCulloch J, Feedar J, red. *Wound Healing: Alternatives in Management.* Philadelphia: Davis; 1990:177-195.
90. Kasper RL. Eye problems of the aged. In: Reichel RJ, red. *Clinical Aspects of Aging.* Baltimore, Md: Williams and Wilkins; 1988.
91. Andreasen MK. Making a safe environment by design. *J Gerontol Nurs.* 1985; 11(6):18-22.
92. Zegeer LJ. The effects of sensory changes in older persons. *J Neuroscience Nurs.* 1986; 18:325-332.
93. Christenson MA. Designing for the older person by addressing the environmental attributes. *Phys Occup Ther Geriatrics.* 1990; 8:31-48.
94. Skinner HB, Barrack RL, Cook SD. Age-related decline in proprioception. *Clin Orthop.* 1984; Apr(184):208-211.
95. Kokmen E, Bossemeyer RW, Williams WJ. Quantitative evaluation of joint motion perception in an aging population. *J Gerontol.* 1978; 33:62.
96. Laidlaw RW, Hamilton MA. A study of thresholds in perception of passive movement among normal control subjects. *Bull Neurol Inst.* 1937; 6:268-340.
97. Benassi G, D'Alessandro R, Gallassi R, et al. Neurological examination in subjects over 65 years: an epidemiological survey. *Neuroepidemiology.* 1990; 9:27-38.
98. Barrett DS, Cobb AG, Bently G. Joint proprioception in normal, osteoarthritic and replaced knees. *J Bone Joint Surg.* 1991; 73B:53-56.
99. Herdman SJ. Exercise strategies in vestibular disorders. *Ear Nose Throat J.* 1989; 68:961-964.
100. Herdman SJ. Assessment and treatment of balance disorders in the vestibular deficient patient. In: Duncan P, red. *Balance.* Proceedings of the American Physical Therapy Association Forum. Alexandria, Va: APTA Publications; 1990:87-94.
101. Hayter J. Modifying the environment to help older persons. *Nurs Health Care.* 1983; 4:265-269.
102. Maloney CC. Identifying and treating the client with sensory loss. *Phys Occup Ther Geriatrics.* 1987; 5:31-46.

103. Bartol MA, Heitkemper M. Gastrointestinal problems. In: Carnevali, P and Patrick, B, red. *Nursing Management for the Elderly.* Philadelphia: Lippincott Co.; 1989.
104. Bidlack WR, Kirsch A, Meskin MS. Nutritional requirements of the elderly. *Food Technology.* 1988; 40:61-70.
105. Siebens H, Trupe E, Siebens A, et al. Correlates and consequences of eating dependency in Institutionalized elderly. *J Am Geriatr Soc.* 1986; 34(3):192-198.
106. Castell DO. Dysphagia in the elderly. *J Amer Ger Soc.* 1986; 34(3):248-249.
107. Goldman R. Decline in organ function with age. In: Rossman I, red. *Clinical Geriatrics.* Tweede druk. Philadelphia: Lippincott Co.; 1979.
108. Goyal VK. Changes with age in the human kidney. *Exp Gerontol.* 1982; 17:321-331.
109. Lindeman RD, Goldman R. Anatomic and physiologic age changes in the kidney. *Exp Gerontol.* 1986; 21:379-406.
110. Lindeman RD, Tobin JD, Shock NW. Longitudinal studies on the rate of decline in renal function with age. *J Amer Ger Soc.* 1985; 33:278-285.
111. Fine LG. Preventing the progression of human renal disease: have rational therapeutic principles emerged? *Kidney Int.* 1988; 33:116-128.
112. Phillips PA, Rolls BJ, Ledingham JJG. Reduced thirst after water deprivation in healthy elderly men. *N Engl J Med.* 1984; 311:753-759.
113. Lindeman RD. Hypokalemia: causes, consequences, and correction. *Am J Med Sci.* 1976; 272: 5-17.
114. Nieman DC. *The Sports Medicine Fitness Course.* Palo Alto, Calif.: Bull Publishing Co.; 1986.
115. Drinkwater BL: *The Role of Nutrition and Exercise in Health. Continuing Dental Education.* Seattle: University of Washington; 1985.
116. Suominen H, Heikkinen E, Liesen H. Effect of 8 weeks endurance training on skeletal muscle metabolism in 56-70 year old men. *Eur J Appl Physiol.* 1987; 37:173-180.
117. Kaplin GA, Seemah TE, Cohen RD. Mortality among the elderly in the Alameda County study: behavioral and demographic risk factors. *Am J Public Health.* 1987; 77(3):307-312.
118. Stones MJ, Dornan B, Kozma A. The prediction of mortality in elderly institution residents. *J Gerontol Psychol Sci.* 1989; 44(3):72-79.
119. Mooradian AD, Morley JE, Korenman SG. Endocrinology in aging. *Dis Mon.* 1988; 34:395-461.
120. Greenblatt RB. *Geriatric Endocrinology.* Aging Series Vol. 5. New York: Raven Press; 1978.
121. Morley JE. Geriatric endocrinology. In: Mendelsohn G, red. *Diagnosis and Pathology of Endocrine Disease.* Philadelphia: Lippincott Co.; 1988.
122. Robuschi G, Safran M, Braverman LE. Hypothyroidism in the elderly. *Endocr Rev.* 1987; 8:142-153.
123. Morley JE, Slag MF, Elson MK, et al. The interpretation of thyroid function tests in hospitalized patients. *JAMA.* 1983; 249:2377-2379.
124. Morley JE. The aging endocrine system. *Postgrad Med.* 1983; 73:107-120.
125. Lipson LG. Diabetes in the elderly: diagnosis, pathogenesis and therapy. *Am J Med.* 1986; 80(suppl 5A):10-21.
126. Morley JE, Mooradian AD, Rosenthal MJ, et al. Diabetes mellitus in elderly patients: is it different? *Am J Med.* 1987; 83:533-544.
127. Rosenthal MJ, Hartnell JM, Morley JE, et al. UCLA geriatric grand rounds: diabetes in the elderly. *J Am Geriatr Soc.* 1987; 35:435-447.
128. Chapuy MC, Chapuy P, Meunier PJ. Calcium and vitamin D supplements: effects of calcium metabolism in elderly people. *Am J Clin Nutr.* 1987; 46:324-328.
129. Chernoff R. *Geriatric Nutrition: The Health Professional's Handbook.* Gaithersburg, Md: Aspen Publishers, Inc.; 1991.
130. American Diabetes Association. Position statement: office guide to diagnosis and classification of diabetes mellitus and other categories of glucose intolerance. *Diabetes Care.* 1992; 15(suppl 2):4.
131. Jackson RA. Mechanisms of age-related glucose intolerance. *Diabetes Care.* 1990; 13(suppl 2): 9-19.
132. Jette DU. Physiological effects of exercise in the diabetic. *Phys Ther.* 1984; 64(3):339-342.
133. Kohl HW, Villegas JA, Gordon NF, Blair SN. Cardiorespiratory fitness, glycemic status, and mortality risk in men. *Diabetes Care.* 1992; 15(2):184-192.
134. Volksgezondheid Toekomst Verkenning. Ruwaard D, Kramers PGN (red.): De gezondheid van de Nederlandse bevolking in de periode 1959-2010. Den Haag: RIVM, 1993.
135. Vademecum gezondheidsstatistiek Nederland 1996. Voorburg: Centraal Bureau voor de Statistiek, 1996.

HOOFDSTUK 6

Instrumenten voor patiëntonderzoek

De noodzaak om binnen de gezondheidszorg te komen tot economisch verantwoorde zorg dwingt artsen en hulpverleners in de revalidatie ertoe de doelmatigheid en effectiviteit van de door hen verleende zorg aan te tonen. Een logisch beginpunt hiervoor is het patiëntonderzoek. De evolutie van de geneeskunde en de revalidatie is voortgekomen uit een mengsel van wetenschap, filosofie, sociologie en intuïtie. Sommigen van de beste behandelaars zijn wellicht de slechtste wetenschappers, maar ze kunnen wel een uitzonderlijk goed ontwikkelde intuïtie hebben. Vanwege dit delicate mengsel is het moeilijk het patiëntonderzoek, de behandeling en de behandelresultaten te kwantificeren. Toch moet dit gebeuren. In de laatste twintig jaar is het patiëntonderzoek in de gezondheidszorg exponentieel gegroeid. Er zijn veel nieuwe onderzoeksinstrumenten ontwikkeld; behandelingen en de resultaten daarvan worden steeds strenger geëvalueerd.

Dit streven komt goed van pas binnen de geriatrie. Zoals reeds opgemerkt in hoofdstuk 1 groeit het aantal ouderen gestaag. Daar komt bij dat volgens de Amerikaanse National Long-Term Care Survey drie miljoen ouderen in de Verenigde Staten beperkt zijn in één of meer algemene dagelijkse levensverrichtingen.[1] Van de Nederlanders van 65 jaar of ouder is ongeveer een kwart in één of meer dagelijkse levensverrichtingen beperkt (Vademecum, 1996). Het geriatrisch supplement van de National Interview Survey geeft aan dat zes miljoen ouderen in de Verenigde Staten lijden aan beperkingen[2] en volgens het *Journal of Gerontology: Medical Sciences* wordt de kwaliteit van het leven tegenwoordig meer gezien in het licht van het functioneren en de zelfstandigheid dan van specifieke aandoeningen zoals vastgesteld door de arts.[3]

De gevolgen van verbeterde, geschikte en gestandaardiseerde onderzoeksinstrumenten hebben ook gevolgen voor clinici, aangezien ze de communicatie tussen behandelaars verbeteren, leiden tot grotere consistentie en het belang van hun kennis en vaardigheden van clinici opnieuw onderstrepen.

In dit hoofdstuk worden drie belangrijke gebieden binnen het onderzoek van ouderen door de fysiotherapeut belicht. Het eerste gedeelte behandelt instrumenten voor het bepalen van de mentale toestand van ouderen. Het tweede gedeelte bespreekt de meest gebruikte instrumenten voor het vaardigheidsonderzoek, terwijl in het laatste gedeelte de aanpassingen van instrumenten voor lichamelijk onderzoek besproken worden die nodig zijn wanneer men ouderen onderzoekt met behulp van goniometrie en spiertests.

Onderzoek naar de mentale toestand

Mini-Mental State Examination

In 1975 publiceerden M. Folstein et al. de Mini-Mental State Examination (MMSE).[4] Deze test is talloze malen gebruikt om cognitieve veranderingen bij oudere patiënten te meten. De MMSE is ontwikkeld om patiënten te onderzoeken die stoornissen vertonen op het gebied van het geheugen, de taal of beide. Deze stoornissen correleren met de achteruitgang van intellectuele vaardigheden die onder andere kan duiden op de ziekte van Alzheimer. De test toont een stoornis aan, maar stelt geen diagnose.[5] De MMSE

Oriëntatie:	**score**	
1. Welke dag is het vandaag en wat is de datum?		
Jaar: seizoen: maand:		
datum: weekdag:		
(Eén punt voor elk goed antwoord)	0-5 punten	–
2. Kunt u mij vertellen waar u nu bent?		
Land: provincie: stad:		
ziekenhuis: afdeling:		
(Eén punt voor elk goed antwoord)	0-5 punten	–
Registratie:		
3. Ik noem nu drie woorden. Wilt u die herhalen?		
(Noem 'boek, plant, fiets', neem één seconde per woord)		
Antwoorden:		
(Eén punt voor elk goed antwoord; herhaal tot de patiënt de drie woorden weet)	0-3 punten	–
Aandacht:		
4. Wilt u van de 100 zeven aftrekken, dan daar weer zeven aftrekken en zo doorgaan?		
Antwoorden:		
Eén punt voor elk juist getal, niet verder doorgaan dan 65	0-5 punten	–
Geheugen:		
5. Noemt u nogmaals de drie woorden van zojuist.		
Antwoorden:		
(Eén punt voor elk goed antwoord)	0-3 punten	–
Taal:		
6. Wat is dit? En wat is dat? (Wijs een potlood of pen en een horloge aan)	0-1 punten	–
Antwoorden:		
(Eén punt voor elk goed antwoord)	0-2 punten	–
7. Wilt u de volgende zin herhalen: 'Geen als, en, of maar'		
(Eén punt als de complete zin goed is)	0-1 punten	–
8. Wilt u dit papiertje pakken, het opvouwen en het op tafel leggen?		
(Eén punt voor iedere goede handeling)	0-3 punten	–
9. Wilt u dit lezen en opvolgen?		
(Kaartje met daarop in grote letters: 'Sluit uw ogen')	0-1 punten	–
10. Wilt u voor mij een zin opschrijven?		
(Achterop dit papier. Eén punt wanneer de zin een onderwerp en een lijdend voorwerp bevat, en betekenis heeft)	0-1 punten	–
11. Wilt u deze figuur natekenen?		
(Figuur voortekenen achterop dit papier)	0-1 punten	–
	SOM SCORE	–

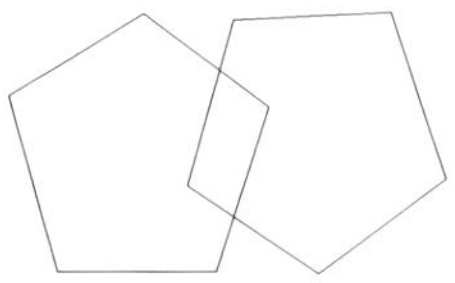

Interpretatie: sterke verdenking op een organisch-psychiatrische stoornis bij een score lager dan 24; het resultaat wordt beïnvloed door sensorische en motorische stoornissen en een laag IQ.

Figuur 6.1 De Mini-Mental State Examination.

correleert met de Wechsler Intelligence Scales en de Wechsler Memory Test, alsmede met laesies in de hersenen zoals aangetoond door CAT-scans.[4,5]

De test is relatief gemakkelijk af te nemen en duurt vijf tot tien minuten. De test en de instructies voor afname zijn opgenomen in figuur 6.1.

De maximale score op deze test is 30. Een score onder de 24 geeft aan dat er een cognitieve stoornis bestaat en wordt niet beschouwd als een normale score voor ouderen. Een score van 21 tot 24 duidt op een geringe afname van de intellectuele vaardigheden, een score van 16 tot 20 een matige stoornis en een score onder de 15 een ernstige stoornis.[4] De MMSE kijkt ook naar een eventuele depressie en een score van 19 of lager geeft het bestaan daarvan aan. Patiënten scoren beter op de MMSE wanneer hun depressie is afgenomen.[6]

Depressieschalen

Ondanks het feit dat depressie vaak voorkomt onder ouderen, is het mogelijk dat de diagnose niet gesteld wordt, ook al is de depressie aanwezig.[7,8] Door gebruik van tests of vragenlijsten wordt depressie vaker onderkend.[9]

De Zung Self-Rating Scale

De Zung Self-Rating Depression Scale wordt veel gebruikt voor het beoordelen van de aanwezigheid van een depressie. Wellicht is deze schaal echter niet de meest geschikte keuze voor ouderen. De validiteit van de test is gebaseerd op een populatie patiënten in universitaire poliklinieken[10] en ouderen blijken er hoger op te scoren. Hierdoor bestaat het gevaar dat men ouderen als 'in het risicogebied' beschouwt zelfs wanneer ze niet depressief zijn.[11]

De test bestaat uit tien negatieve en tien positieve uitspraken, waarbij de respondent moet kiezen uit vier mogelijke reacties (figuur 6.2). De scores worden uitgedrukt

1. (–) Ik voel me neerslachtig en gedeprimeerd.
2. (+) 's Ochtends voel ik me het best.
3. (–) Ik moet soms huilen of ik heb soms zin om te huilen.
4. (–) Ik heb moeite met slapen.
5. (+) Ik eet net zoveel als vroeger.
6. (+) Ik heb nog steeds plezier in seks.
7. (–) Ik merk dat ik gewicht verlies.
8. (–) Ik heb last van constipatie.
9. (–) Mijn hart slaat sneller dan normaal.
10. (–) Ik word moe zonder dat daar aanleiding toe is.
11. (+) Ik ben geestelijk nog net zo helder als vroeger.
12. (+) Ik heb geen moeite de dingen te doen die ik vroeger ook deed.
13. (–) Ik ben rusteloos en kan niet stilzitten.
14. (+) Ik heb vertrouwen in de toekomst.
15. (–) Ik ben sneller geïrriteerd dan vroeger.
16. (+) Ik heb geen moeite met het nemen van beslissingen.
17. (+) Ik voel dat anderen me nodig hebben en dat ik nuttig ben.
18. (+) Ik heb een behoorlijk druk leven.
19. (–) Ik geloof dat het beter zou zijn voor de anderen als ik dood was.
20. (+) Ik geniet nog net zo van het leven als vroeger.

De reacties waaruit de respondent moet kiezen, zijn 'zelden', 'af en toe', 'vaak' en 'meestal'. De scores lopen van 1 tot 4, waarbij een hogere score een grotere mate van depressie uitdrukt. De uitspraken met het plusteken krijgen een score van 1 als de reactie 'meestal' is, terwijl de uitspraken met een minteken een score van 4 krijgen bij de reactie 'meestal'.

Figuur 6.2 De Zung Self-Rating Depression Scale.

in een percentage van 80, waarbij 80 de hoogste score is (dat wil zeggen: de score waarbij de depressie het ernstigst is).[12]

Meten van stress

Het laatste gebied van psychosociaal onderzoek dat hier besproken wordt, is stress.

De Holmes and Rahe Life Events Scale

Het meest gebruikte onderzoeksinstrument voor het bepalen van het stressniveau is de Holmes en Rahe Life Events Scale.[21] Deze schaal is opgenomen in figuur 6.3. Bij

Nummer	Gebeurtenis	Gemiddelde waarde
1	Overlijden van de levenspartner	100
2	Echtscheiding	73
3	Scheiding van tafel en bed	65
4	Gevangenisstraf	63
5	Overlijden van een dierbaar familielid	63
6	Letsel of ziekte	53
7	Huwelijk	50
8	Ontslag	47
9	Verzoening met de levenspartner	45
10	Pensionering	45
11	Verandering in de gezondheidstoestand van een familielid	44
12	Zwangerschap	40
13	Problemen met de seksualiteit	39
14	Nieuw familielid	39
15	Aanpassingen op het werk	39
16	Veranderingen in de persoonlijke financiën	38
17	Overlijden van een goede vriend	37
18	Ander werk	36
19	Meer of minder ruzies met de levenspartner	35
20	Afsluiten van hypotheek van meer dan *f* 25.000	31
21	Hypotheek of lening wordt opgezegd	30
22	Andere verantwoordelijkheden op het werk	29
23	Zoon of dochter verlaat het ouderlijk huis	29
24	Problemen met de schoonfamilie	29
25	Leveren van een uitzonderlijke prestatie	28
26	Levenspartner vindt werk of stopt met werken	26
27	Beginnen of afronden van een opleiding	26
28	Verandering in de levensomstandigheden	25
29	Kritisch bekijken van persoonlijke gewoonten	24
30	Problemen op het werk met een superieur	23
31	Veranderingen in werktijden of werkomstandigheden	20
32	Verandering van woonplaats	20
33	Verandering van school of opleiding	20
34	Veranderingen in de vrijetijdsbesteding	19
35	Veranderingen in kerkelijke activiteiten	19
36	Veranderingen in sociale activiteiten	18
37	Afsluiten van hypotheek van minder dan *f* 25.000	17
38	Veranderingen in de slaapgewoonten	16
39	Veranderingen in het aantal keren dat de familie bij elkaar komt	15
40	Veranderingen in de eetgewoonten	15
41	Vakantie	13
42	Kerstmis	12
43	Lichte wetsovertredingen	11

Figuur 6.3 De Holmes en Rahe Scale voor onderzoek naar de sociale aanpassing.

afname vraagt men de patiënt de gebeurtenissen te omcirkelen die het afgelopen jaar plaatsgevonden hebben of waarvan hij of zij verwacht dat ze het komende jaar zullen plaatsvinden. De behandelaar telt de scores op en vergelijkt de totaalscore met de volgende schaal. Een score lager dan 180 punten duidt op een lichte mate van stress of een kans kleiner dan veertig procent dat de patiënt een ernstige ziekte zal krijgen in het komende jaar. Een score van 180 tot 300 duidt op een matig stressniveau en volgens de onderzoekers een kans van veertig procent op een ernstige ziekte in het komende jaar. Een score hoger dan 300, ten slotte, duidt op een hoge mate van stress en een kans van tachtig procent op een ernstige ziekte in het komende jaar.[21]

Onderzoek van de functie

Het woord 'functie' komt 88 keer voor in het gedeelte van de Amerikaanse regelgeving betreffende de financiering van de revalidatie.[22] Dit zou een aanmoediging moeten zijn voor hulpverleners in de revalidatie om te denken in termen van functie en vaardigheden en vervolgens het onderzoek daarop te baseren, aangezien deze regelgeving de basis vormt voor de financiering van de hulpverlening.

Vaardigheidsonderzoek is ook belangrijk omdat het nog vaak verschilt van de huidige methoden die door fysiotherapeuten en ergotherapeuten gebruikt worden om de toestand van de patiënt te beoordelen en die wellicht niet het feitelijke functioneren van de patiënt weergeven. Deze onderzoeken, die betrekking hebben op bewegingsuitslag, spierkracht en andere aspecten van het houdings- en bewegingsapparaat, zijn mogelijk belangrijk voor de beoordeling van voorwaarden van de gezondheidstoestand, maar ze hebben niet altijd direct te maken met de functie. Als hulpverleners in de revalidatie efficiënt te werk willen gaan, zullen ze deze aspecten van het houdings- en bewegingsapparaat moeten beoordelen in samenhang met de vaardigheid. Het combineren van deze twee facetten maakt een grondige evaluatie van de revalidatie mogelijk.

In een recent onderzoek heeft Mary Tinetti tests van het houdings- en bewegingsapparaat onder de loep genomen. Zij vond slechts een zeer gering verband tussen dergelijke tests en het beperkingenniveau van oudere patiënten.[23]

Een derde factor die bijdraagt aan het belang van vaardigheidsonderzoek is dat het zorgverleners in staat stelt een beginpunt en een eindpunt aan te geven die gebaseerd zijn op een resultaat in termen van functie, alsmede een verband tussen dit resultaat en de zelfstandigheid van de patiënt. De Barthel Index (figuur 6.4), bijvoorbeeld, kan gebruikt worden om de problemen die een patiënt ondervindt bij het baden of lopen te meten. Het niveau waarop de patiënt in staat is om deze taken uit te voeren, wordt aangeduid met een cijfer. Naarmate de behandeling van de patiënt vordert, wordt dit niveau hoger. Indien hij of zij terugvalt, wordt de score lager. Bovendien geeft de totaalscore op deze index de behandelaar een indicatie van het moment waarop de behandeling stopgezet kan worden of de patiënt hulp nodig heeft. De scores geven een indruk van het specifieke functioneringsniveau van de patiënt en kunnen zeer nuttig zijn bij het nemen van beslissingen over eventuele overplaatsing van de patiënt en de noodzaak van voortgezette zorg. Hier tegenover staat bijvoorbeeld een meting van de spierkracht die aangeeft dat deze normaal (5/5) is, maar die weinig waarde heeft indien het onderzochte individu niet in staat is in of uit een badkuip te komen of zelfstandig te eten. De combinatie van vaardigheidsonderzoek en spierkrachtmeting is zeer nuttig wanneer men de oorzaak van de klacht of ontbrekende voorwaarden wil achterhalen en het resultaat van de behandeling wil beoordelen.

Hieronder volgt een lijst van de items of taken die met de Barthel Index gescoord worden, met de scores voor het zelfstandig uitvoeren van de taken:

	'Kan ik zelf'	'Kan ik met hulp'	'Kan ik helemaal niet'
Zelfzorgindex			
1. Drinken uit een kopje	4	0	0
2. Eten	6	0	0
3. Aankleden (bovenlichaam)	5	4	0
4. Aankleden (onderlichaam)	7	4	0
5. Aangespen van orthese of prothese	0	–2	0 (n.v.t.)
6. Lichaamsverzorging	5	0	0
7. Wassen of baden	6	0	0
8. Ophouden van de urine	10	5 (ongelukjes)	0 (incontinent)
9. Ophouden van de ontlasting	10	5 (ongelukjes)	0 (incontinent)
Mobiliteitsindex			
10. Opstaan en gaan zitten (stoel)	15	7	0
11. Opstaan en gaan zitten (toilet)	6	3	0
12. In en uit bad of douche stappen	1	0	0
13. Vijftig meter lopen op vlakke ondergrond	15	10	0
14. Traplopen (van een etage naar de volgende)	10	5	0
15. Indien niet lopend: rolstoel voortbewegen	5	0	0 (n.v.t.)

Totaal Barthel Index: de beste score is 100, de slechtste score is 0.

N.B. De taken 1-9, de Zelfzorgindex (met inbegrip van het ophouden van urine en ontlasting), leveren een maximale score op van 53. De taken 10-15, de Mobiliteitsindex, leveren een maximale score op van 47. De twee groepen samen vormen de totale Barthel Index met een maximale score van 100.

Figuur 6.4 De Barthel Index.

In dit gedeelte van het hoofdstuk willen we hulpverleners in de gezondheidszorg aanmoedigen onderzoek dat onnodig en verspilling van tijd is achterwege te laten. Veel inventariserend vaardigheidsonderzoek kan met behulp van een vragenlijst door de patiënt zelf uitgevoerd worden voordat de behandeling begint en opnieuw bij ontslag, waardoor de kostbare tijd van de hulpverlener niet onnodig in beslag genomen wordt. De therapeut kan zich dan bezighouden met de functionele analyse van de vaardigheid.

Een laatste argument voor vaardigheidsonderzoek is ontleend aan een artikel van Robert Kane, Dean van de School of Public Health van de University of Minnesota.[24] Dr. Kane is een gerespecteerd onderzoeker op het gebied van de gerontologie en de gezondheidszorg. Hij is een groot voorstander van vaardigheidsgericht onderzoek binnen de geriatrie. In het artikel stelt hij dat een specialisme niet echt een specialisme is voordat het zijn eigen instrumentarium ontwikkeld heeft. Hij gebruikt de radiologie als voorbeeld. Deze discipline zou nooit zijn huidige status of grondslag hebben gekregen als de röntgenstraling niet was ontdekt. Ook de cardiologie zou nooit een specialisme geworden zijn als de hartkatheterisatie niet was ontwikkeld. Op basis hiervan stelt hij dat de geriatrie niet geaccepteerd zal worden als een apart specialisme totdat de beoefenaars ervan ook een dergelijk instrument tot hun beschikking zullen hebben. Hij gelooft dat het instrument voor de geriater het vaardigheidsonderzoek is.[24]

Als men verder denkt langs deze lijnen, zal het duidelijk worden dat de revalidatie een gebied is waarin het functiegericht onderzoek een belangrijk instrument is, vooral voor geriatrische revalidatiespecialisten. In de nu volgende gedeelten van dit hoofdstuk wordt dit argument verder uitgewerkt en breken we een lans voor het gebruik van functiegericht onderzoek door revalidatiespecialisten, vooral door degenen die werkzaam zijn in de geriatrie.

Wat is vaardigheidsonderzoek?

Vaardigheidsonderzoek verschilt op diverse manieren van het meer traditionele stoornisgerichte onderzoek. Het gaat bijvoorbeeld om specifieke gedragingen en taken die de patiënt wil uitvoeren. Als een fysiotherapeut een patiënt vraagt wat de patiënt verwacht van de fysiotherapie, dan zal deze niet antwoorden: 'Ik wil dat een meting van mijn spierkracht een uitkomst van 5/5 of normaal oplevert.' Hij of zij zal eerder het volgende zeggen: 'Ik wil graag de trap op kunnen,' of 'Ik wil vijf kilometer kunnen lopen zonder pijn.' Deze antwoorden worden te zelden weergegeven in klinische aantekeningen of opgenomen in de behandeldoelen voor de revalidatie. In plaats daarvan wordt vaak genoteerd dat het doel van de behandeling het vergroten van de spierkracht of de mobiliteit is. Dit is echter niet voldoende. Doelstellingen weergegeven in meer functionele termen zijn bijvoorbeeld: 'Vergroten van de spierkracht zodat de patiënt de vijf kilometer kan lopen zonder pijn,' of 'De patiënt is in staat zonder hulp en zonder te vallen of het evenwicht te verliezen de trap op te lopen.' Nog beter is een functionele doelstelling te kwantificeren, bijvoorbeeld: 'De patiënt scoort 80 op de Barthel Index en kan zich na ontslag zelfstandig thuis redden.'

In een artikel in het *International Journal of Rehabilitation Research* stelt Richard Bohannon dat de eerste prioriteit bij de revalidatie van CVA-patiënten het zelfstandig lopen is.[25] Fysiotherapeuten dreigen dit soms te vergeten wanneer ze de diverse stoornisgerichte meetinstrumenten en behandeltechnieken gebruiken. Als de nadruk echter ligt op de beperkingen, kunnen fysiotherapeuten de behoeften van hun patiënten niet uit het oog verliezen.

Het doel van revalidatie is individuen te helpen een voor hen maximaal functioneren te bereiken. Vaak is hier echter verwarring over. In plaats van zich op het doel te concentreren, richt men zich vooral op de symptomen. Bij de beoordeling en de behandeling van bewegingsuitslag, spierkracht of uithoudingsvermogen moet het functionele doel het uitgangspunt blijven. Het tweede gebied waarop verwarring heerst, is het gebruik van het begrip 'functie'. Het is een probleem als met de functie van de knie bijvoorbeeld alleen de bewegingsuitslag wordt aangeduid (bijvoorbeeld: 'De functie van de knie of de heup is voldoende'). De functie moet echter onderzocht worden in termen van vaardigheden of beperkingen van een specifiek individu.[26] Meer in het bijzonder moet men zich bijvoorbeeld de vraag stellen hoe de bewegingsuitslag van de schouder past binnen het functioneren van het individu als geheel.

Indien functie gedefinieerd wordt als de normale of karakteristieke prestaties van het individu,[27] dan is het individu het onderwerp van het onderzoek in plaats van een lichaamsdeel of orgaansysteem. Het is niet alleen maar de schouder of de nier die onderzocht wordt, het is een compleet individu. Kan de patiënt iets uit de kast pakken zelfs wanneer hij een ruptuur heeft gehad in de rotatoren-manchet en heeft hij dit eigenlijk wel nodig? Is er misschien een gedragsaanpassing die hij kan aanleren om zich aan te passen aan zijn omgeving?

Een goed begrip van de functie houdt meer in dan het begrijpen van de lichamelijke functie, omdat de functie vier componenten heeft.[28] De eerste is de lichamelijke functie, de component waarmee fysiotherapeuten het vaakst te maken hebben. Deze component omvat de motorische prestaties, lopen, traplopen en andere algemene dagelijkse levensverrichtingen. De tweede component is de mentale functie, die de intelligentie, de cognitieve vaardigheden en de geheugenfunctie omvat. De derde component is de emotionele functie, die gedefinieerd wordt als het omgaan met de stressfactoren, angsten en satisfactie die het leven met zich meebrengt. De laatste component is de sociale functie. Dit gebied omvat de interactie met de familieleden en de gemeenschap en de economische omstandigheden. Een goed overzicht van instrumenten voor functieonderzoek bij ouderen is *Assessing the Elderly,* van R.A en R.L. Kane.[26] In het nu volgende gedeelte van dit hoofdstuk worden voorbeelden van dergelijke instrumenten besproken. De meeste voorbeelden zijn gericht op de lichamelijke functie; een aantal omvat ook meer functiecomponenten.

Instrumenten voor vaardigheidsonderzoek

De Barthel Index

De Barthel Index is één van de bekendste en meest gebruikte instrumenten voor de beoordeling van parameters van de lichamelijke functie. De index beoordeelt de toiletgang, baden en lopen, en andere gedragingen (figuur 6.4).[29] De beste score op de Barthel Index is 100, de slechtste 0. De taken 1-9 leveren een maximale score op van 53, de taken 10-15 van 47, zodat de maximale totaalscore 100 bedraagt.

Een paar voorbeelden van items uit de index maken duidelijk hoe deze gescoord moet worden. Indien patiënten in staat zijn zelfstandig uit een kopje te drinken, krijgen ze vier punten. Als ze daarbij echter hulp nodig hebben of als ze hiertoe niet in staat zijn, krijgen ze nul punten. Deze manier van scoren lijkt misschien vreemd, maar is zo gekozen omdat de totaalscore een gewogen score is. Gewogen schalen zijn zodanig ontwikkeld dat ze correleren met andere metingen. In een gewogen schaal kan het volbrengen van het ene item belangrijker zijn voor een bepaalde meting dan andere items, waardoor het eerste item een hogere score krijgt. Vanwege deze weging is het daarom van groot belang dat de scores zoals opgenomen in figuur 6.4 gebruikt worden.

Om de test af te nemen, kan men de patiënt het formulier geven zonder de scores, en hem of haar vragen de juiste kolom aan te kruisen voor elk item. Later kan dan de totaalscore berekend worden. De test is echter het betrouwbaarst wanneer een behandelaar de uitvoering van elke taak beoordeelt en scoort nadat de patiënt deze heeft uitgevoerd.[29]

Wat betekenen de scores? De test geeft een beeld van het vermogen van de patiënt om algemene dagelijkse levensverrichtingen (ADL) uit te voeren zonder hulp.[29] De index vertoont een hoge correlatie met het klinisch oordeel en de mortaliteit, alsmede met beslissingen voor overplaatsing naar een minder beperkende omgeving.[29] Een score van 60 of meer betekent dat de patiënt wel ontslagen kan worden maar tenminste twee uur per dag geholpen zou moeten worden met ADL-activiteiten. Een score van 80 of meer betekent ook dat de patiënt naar huis kan, maar dat hij of zij twee uur of minder per dag hulp nodig heeft bij de zelfverzorging. Wanneer men werkt met een patiënt die als 'zelfstandig' beoordeeld is wat de zelfzorg betreft maar slechts een score van 50 heeft op de Barthel Index, moet men ervan uitgaan dat de patiënt in werkelijkheid niet zelfstandig is.

Beoordeling van ADL-functies

De Barthel Index meet de ADL-basisfuncties.[30,32] De instrumentele ADL-functies zijn ook belangrijk voor een zelfstandig leven, maar ze zijn complexer. Voorbeelden van dit type activiteit zijn telefoneren, winkelen en omgaan met geld. De Instrumentele Algemene Dagelijkse Levensverrichtingen Schaal (IADL) heeft zeven items en geeft de beoordelaar een instrument voor het beoordelen van de zelfstandigheid (zie tabel 6.1

Tabel 6.1 Instrumentele Algemene Dagelijkse Levensverrichtingen.[23]

1. Telefoneren
Z: Kan nummers opzoeken, draaien, de telefoon opnemen en gesprekken voeren zonder hulp.
H: Kan de telefoon opnemen of het alarmnummer draaien in noodgevallen, maar heeft een speciale telefoon of menselijke hulp nodig om een nummer op te zoeken of te draaien.
A: Is niet in staat te telefoneren.

2. Reizen
Z: Kan zelf autorijden of gebruikmaken van bus of taxi.
H: Is in staat te reizen maar niet alleen.
A: Is niet in staat te reizen.

3. Winkelen
Z: Kan zelf winkelen indien vervoermiddelen aanwezig zijn.
H: Is in staat te winkelen maar niet alleen.
A: Is niet in staat te winkelen.

4. Koken
Z: Kan volledige maaltijden klaarmaken.
H: Kan eenvoudige maaltijden klaarmaken, maar is niet in staat volledige maaltijden alleen klaar te maken.
A: Is niet in staat enige maaltijd klaar te maken.

5. Huishoudelijk werk
Z: Kan zwaar huishoudelijk werk doen (bijvoorbeeld de vloer schrobben).
H: Kan licht huishoudelijk werk doen, maar heeft hulp nodig bij zwaar werk.
A: Is niet in staat huishoudelijk werk te doen.

6. Medicijngebruik
Z: Kan medicijnen in de juiste dosering en op tijd innemen.
H: Is in staat medicijnen te nemen, maar moet daaraan herinnerd worden of heeft hulp nodig bij het innemen.
A: Is niet in staat medicijnen in te nemen.

7. Geld
Z: Kan dingen kopen en afrekenen, geld opnemen en de bank- of girorekening beheren.
H: Is in staat de dagelijkse aankopen te doen, maar heeft hulp nodig bij het beheer van bank- of girorekening.
A: Is niet in staat met geld om te gaan.

Z: zelfstandig; **H**: met hulp; **A**: afhankelijk

voor de items en de scores).[33] Ondanks het gebrek aan onderzoek naar de betrouwbaarheid en validiteit van deze schaal, kan hij nuttig zijn bij het bepalen van de hulp die de patiënt wellicht nodig heeft. Minder goed presteren op een bepaald gebied kan er bijvoorbeeld op wijzen dat het individu hulp nodig heeft bij het reizen of bij het klaarmaken van maaltijden.

PULSES

Het PULSES-profiel is een instrument voor de beoordeling van zes multidimensionele functiegebieden. PULSES is een letterwoord dat is samengesteld uit de beginletters van de Engelse namen van de zes gebieden:
P - *Physical condition:* lichamelijke toestand;
U - *Upper limb function:* functie bovenste extremiteiten;
L - *Lower limb function:* functie onderste extremiteiten;
S - *Sensory components:* sensorische componenten;
E - *Excretory function:* uitscheidingsfunctie;
S - *Support factors:* sociale componenten en mantelzorg.

Tabel 6.2 Aangepast PULSES-profiel.

P – *Lichamelijke toestand:* omvat cardiovasculaire, urologische en neurologische aandoeningen en spijsverteringsklachten
1. De klachten zijn zo stabiel dat medische of verpleegkundige zorg niet vaker dan eens per drie maanden nodig is.
2. Medische of verpleegkundige zorg is vaker nodig dan eens per drie maanden, maar niet iedere week.
3. De klachten zijn zodanig dat medische en/of verpleegkundige zorg minstens eenmaal per week noodzakelijk is.
4. De klachten zijn zodanig dat intensieve medische en/of verpleegkundige zorg minstens eenmaal per dag noodzakelijk is (uitgezonderd hulp bij de persoonlijke verzorging).

U – *Functie bovenste extremiteiten:* zelfzorgactiviteiten (eten/drinken, aankleden, aantrekken van orthese of prothese, persoonlijke verzorging, wassen, intieme hygiëne) die voornamelijk afhangen van de functie van de bovenste extremiteiten
1. Zelfstandig met betrekking tot zelfzorg; geen beperking van de functie van de bovenste extremiteiten.
2. Zelfstandig met betrekking tot zelfzorg; lichte beperking van de functie van de bovenste extremiteiten.
3. Afhankelijk van hulp of toezicht bij de zelfzorg, met of zonder beperking van de functie van de bovenste extremiteiten.
4. Volledig afhankelijk van hulp voor de zelfzorg, met aanzienlijke beperking van de functie van de bovenste extremiteiten.

L – *Functie onderste extremiteiten:* mobiliteit (transfers stoel/WC/badkuip of douche, lopen, traplopen, rolstoel) die voornamelijk afhangt van de functie van de onderste extremiteiten
1. Zelfstandig met betrekking tot mobiliteit; geen beperking van de functie van de onderste extremiteiten.
2. Zelfstandig met betrekking tot mobiliteit; lichte beperking van de functie van de onderste extremiteiten zodat hulpmiddelen, een orthese of een prothese nodig zijn, of volledige zelfstandigheid in een rolstoel waarbij de inrichting van gebouwen of de omgeving niet voor problemen zorgt.
3. Afhankelijk van hulp of toezicht bij de zelfzorg, met of zonder beperking van de functie van de onderste extremiteiten, of gedeeltelijk zelfstandig in een rolstoel, of met aanzienlijke barrières door de inrichting van gebouwen of de omgeving.
4. Volledig afhankelijk wat mobiliteit betreft, met aanzienlijke beperking van de functie van de onderste extremiteiten.

S – *Sensorische componenten:* communicatie (spreken en luisteren) en gezichtsvermogen
1. Zelfstandig wat communicatie betreft; geen beperking van het gezichtsvermogen.
2. Zelfstandig wat communicatie en gezichtsvermogen betreft; lichte beperkingen, zoals lichte dysartrie, lichte afasie, bril of gehoorapparaat nodig, of regelmatige medicatie voor oogklachten.
3. Afhankelijk van hulp, een 'vertaler' of toezicht wat communicatie of gezichtsvermogen betreft.
4. Volledig afhankelijk wat communicatie of gezichtsvermogen betreft.

E – *Uitscheiding* (blaas en darmen)
1. Volledige controle over de blaas en de anale sphincter.
2. Controle over blaas en anale sphincter maakt normale sociale activiteiten mogelijk ondanks aandrang of de noodzaak van een katheter, hulpmiddel, zetpillen en dergelijke. De cliënt is in staat zich te redden wat de uitscheiding betreft.
3. Afhankelijk van hulp wat de controle van blaas en sphincter betreft, of heeft anders af en toe ongelukjes.
4. Veelvuldig nat of vlekken door urine- of fecale incontinentie.

S – *Sociale componenten en mantelzorg:* intellectueel en emotioneel aanpassingsvermogen, steun vanuit de familie en financieel draagvlak
1. In staat de gebruikelijke rollen te vervullen en normale taken uit te voeren.
2. Enige aanpassing noodzakelijk wat gebruikelijke rollen en normale taken betreft.
3. Afhankelijk van hulp, toezicht, aanmoediging of steun vanuit een particuliere of publieke instelling door tekortschieten van (sommige van) de bovengenoemde elementen.
4. Afhankelijk van lange-termijnzorg in een instelling (chronische hospitalisatie, verpleeghuis en dergelijke). Hieronder valt niet een beperkte opname voor onderzoek, behandeling of actieve revalidatie.

Het PULSES-profiel is opgenomen in tabel 6.2. Elk van de zes items wordt gescoord met behulp van de beschrijvingen onder elk item. Het is niet aangetoond dat het PULSES-profiel betrouwbaar is, maar het correleert wel met andere instrumenten voor functieonderzoek.[34,35] Het instrument is gebruikt in diverse zorgsettingen en bij diverse groepen patiënten en is waarschijnlijk het meest op zijn plaats in een situatie waarin men aanzienlijke veranderingen verwacht.[36]

Functional Independence Measure

Het volgende te bespreken instrument is de Functional Independence Measure (FIM). De FIM valt onder het auteursrecht en is verkrijgbaar bij de Research Foundation van de State University of New York (SUNY).[36] De FIM is een zeer uitgebreid instrument dat diverse schalen bevat voor transfers, eten, aankleden, controle van de blaas en de anale sphincter, enzovoort.

Eén van de schalen van de FIM betreft de voortbeweging. De cijfers aan de linker kant (1 t/m 7) geven de behoefte aan hulp aan. Het cijfer 7, bijvoorbeeld, geeft volledige zelfstandigheid aan, gedefinieerd als: 'De patiënt loopt ten minste vijftig meter zonder hulp, hulpmiddel of rolstoel en doet dit op een veilige manier.' Een score van 6 of 7 geeft aan dat hulp niet nodig is. Een score van 5 of minder betekent dat de patiënt wel door iemand geholpen moet worden.

Denk eraan dat zorgverzekeraars niet altijd van mening zullen zijn dat iemand die assistentie verleent noodzakelijkerwijs een deskundige zorgverlener zoals een fysiotherapeut is. Men moet hiermee rekening houden wanneer men het formulier invult. Als men bijvoorbeeld een patiënt behandelt die een score 5 heeft, is het niet duidelijk of de deskundige zorg van een fysiotherapeut noodzakelijk is. Interpreteer een score van 4 of 5 als onduidelijk wat de noodzaak van specialistische hulp betreft, tenzij de fysiotherapeut specifieke diensten verleent die deskundigheid vergen. Een score van 4 of 5 is niet voldoende om zorg te rechtvaardigen. Een score van 1, 2, of 3 daarentegen rechtvaardigt zorgverlening waarschijnlijk wel.

Deze specifieke test is geschikt voor het zichtbaar maken van de vooruitgang die de patiënt maakt aan de hand van het percentage hulp die hij of zij nodig heeft. Als er verbeteringen optreden, moet dat weergegeven worden door de schaal. De fysiotherapeut kan ook doelstellingen baseren op de schaal. Een patiënt kan bijvoorbeeld aanvankelijk een score 2 hebben en zich verbeteren tot score 5. Geef dan simpelweg aan dat 'de patiënt van niveau 2 naar niveau 5 is gegaan op de FIM.' Dit geeft vertrouwen in de behandeling.

Zoals gezegd, is dit slechts één van de elementen van een uitgebreid instrument dat veel lichamelijke en sociale componenten meet. Het is een enorme testbatterij, die voor weinig geld beschikbaar is bij de SUNY[37] (figuur 6.5).

Functional Status Index

Het volgende onderzoeksinstrument is de Functional Status Index (tabel 6.3). Het verschilt van de hiervoor besproken instrumenten omdat het kijkt naar pijn – een belangrijke component bij veel behandelingen. De Functional Status Index meet de mate van zelfstandigheid, de moeite die de patiënt heeft met het verrichten van ADL-functies, en de pijn die daarbij optreedt.[37] De test is oorspronkelijk ontwikkeld voor patiënten met artrose en is daarom bij uitstek geschikt voor het onderzoek van deze patiënten. De test beoordeelt de grove mobiliteit, de handfunctie, persoonlijke verzorging en huishoudelijk werk. De beste manier om deze test af te nemen, is de vragen te laten stellen door de beoordelaar en de respondent een lijst met mogelijke antwoorden te geven.[38]

De beoordelaar zegt bijvoorbeeld: 'Kijkt u eens naar lijst I op het antwoordenblad en geef aan hoe goed u in huis loopt.' De respondent bekijkt de lijst en antwoordt wellicht: 'Mijn zoon moet me altijd helpen, maar ik gebruik geen stok. Volgens mij ben ik een 3.' De beoordelaar zegt dan: 'Als we kijken naar het lopen in huis, zou u dan zeggen dat dit zeer gemakkelijk, redelijk gemakkelijk –' en loopt zo verder het rijtje in lijst II af. Ten slotte wordt deze procedure herhaald met de pijnlijst (figuur 6.6). Dit kost de hulpverlener zeer veel tijd, maar met enig verlies aan validiteit kan de patiënt het formulier ook zelf invullen. Het voordeel van deze test is dat hij het element pijn omvat. Veel oudere patiënten zijn wellicht in staat de meeste activiteiten uit te voeren, maar hebben daarbij wel pijn. In veel gevallen is dit een grond voor behandeling. Geen van de reeds besproken instrumenten omvat een beoordeling van de pijn, zodat de FSI een nuttig instrument vormt.[38]

Voortbeweging Omvat het lopen of het gebruik van een rolstoel op een vlakke ondergrond.

Ga na wat de meest gebruikte manier van voortbeweging is. Indien beide ongeveer even vaak voorkomen, kruis dan beide vakjes (L én R) aan. Indien de test wordt afgenomen aan het begin van een revalidatieprogramma, test dan de manier van voortbewegen waarop het programma zich richt.

( ) L = lopen ( ) R = rolstoel

Zonder hulp

7. Volledige zelfstandigheid – De patiënt *loopt* minimaal *vijftig* meter zonder hulpmiddelen, gebruikt geen rolstoel en loopt op een veilige manier.

6. Aangepaste zelfstandigheid – De patiënt *loopt* minimaal *vijftig* meter, maar gebruikt een orthese (beugel) of beenprothese, speciaal schoeisel, een stok, krukken of een looprekje. Hij/zij gebruikt meer tijd dan normaal of er zijn veiligheidsproblemen.

   Indien de patiënt *niet loopt*, dan rijdt hij/zij minimaal vijftig meter met een gewone of elektrische rolstoel, draait rond, manoeuvreert de stoel naar tafel, bed of WC, rijdt een helling van ten minste drie procent op en rijdt over vloerkleden en drempels.

5. Uitzonderingen (lopen in huis) – De patiënt loopt slechts korte afstanden (minimaal vijftien meter) met of zonder hulpmiddelen. De patiënt heeft wellicht meer tijd dan normaal nodig, of loopt op een minder veilige wijze, of rijdt zelfstandig slechts korte afstanden (minimaal vijftien meter) in een gewone of elektrische rolstoel.

Met hulp

5. Toezicht – Als de patiënt *loopt,* dan heeft hij/zij toezicht, aanwijzingen of aandringen door de helper nodig om ten minste *vijftig* meter af te leggen.

   Indien de patiënt *niet loopt,* dan heeft hij/zij toezicht, aanwijzingen of aandringen door de helper nodig om ten minste *vijftig* meter af te leggen met de rolstoel.

4. Hulp met minimaal contact – De patiënt zorgt zelf voor ten minste 75 procent van de inspanning die nodig is voor het overbruggen van ten minste *vijftig* meter.

3. Matige hulp – De patiënt zorgt zelf voor 50-74 procent van de inspanning die nodig is voor het overbruggen van ten minste *vijftig* meter.

2. Maximale hulp – De patiënt zorgt zelf voor 25-49 procent van de inspanning die nodig is voor het overbruggen van ten minste *vijftig* meter. Er is slechts één helper nodig.

1. Totale hulp – De patiënt zorgt zelf voor minder dan 25 procent van de inspanning, of heeft de hulp van twee mensen nodig, of kan niet ten minste *vijftig* meter lopen of rolstoelrijden.

Figuur 6.5 De Functional Independence Measure (FIM).

Tabel 6.3 Functional Status Index.

Mogelijke antwoorden		
Lijst I	Lijst II	Lijst III
1. Geen assistentie nodig	1. Zeer gemakkelijk	1. Geen pijn
2. Gebruikt hulpmiddelen	2. Redelijk gemakkelijk	2. Lichte pijn
3. Heeft assistentie nodig	3. Niet gemakkelijk, niet moeilijk	3. Aanzienlijke pijn
4. Hulpmiddelen en assistentie nodig	4. Enigszins moeilijk	4. Hevige pijn
5. Onmogelijk uit te voeren	5. Zeer moeilijk	

Activiteit	Hulp	Moeilijkheidsgraad	Pijn	Opmerkingen
Mobiliteit				
Lopen in huis	☐	☐	☐	______
Traplopen	☐	☐	☐	______
Transfer van en naar WC	☐	☐	☐	______
In en uit bed komen	☐	☐	☐	______
Persoonlijke verzorging				
Haren kammen	☐	☐	☐	______
Broek aantrekken	☐	☐	☐	______
Knoopjes vastmaken	☐	☐	☐	______
Alle delen van het lichaam wassen	☐	☐	☐	______
Aantrekken van schoenen/slippers	☐	☐	☐	______
Huishoudelijk werk				
Stofzuigen van een vloerkleed	☐	☐	☐	______
Iets uit een hoge kast pakken	☐	☐	☐	______
De was doen	☐	☐	☐	______
De ramen zemen	☐	☐	☐	______
Karweitjes om het huis	☐	☐	☐	______
Manuele activiteiten				
Schrijven	☐	☐	☐	______
Verpakkingen openen	☐	☐	☐	______
Kranen open- en dichtdraaien	☐	☐	☐	______
Voedsel klein snijden	☐	☐	☐	______
Beroepsactiviteiten				
Alle taken die uit het beroep voortvloeien	☐	☐	☐	______
Bezigheden				
Hobby's die handvaardigheid vergen	☐	☐	☐	______
Naar de kerk gaan	☐	☐	☐	______
Omgaan met vrienden en familie	☐	☐	☐	______

Figuur 6.6 Functional Status Index.

Functional Status Questionnaire

Het laatste instrument voor functieonderzoek dat hier besproken wordt, is de Functional Status Questionnaire (FSQ). Dit instrument is betrouwbaar en heeft inhoudsvaliditeit.[38] Het biedt een uitgebreide beoordeling van lichamelijke, psychologische en sociale functies. De behandelaar kan het FSQ-rapport gebruiken om de toestand van de patiënt te beoordelen en te bewaken. Figuur 6.7 is een voorbeeld van één van de subschalen. Dit formulier kan gemakkelijk door ouderen worden ingevuld. De scoring is zeer gecompliceerd, maar levert wel een visuele schaal op die het functioneren uitdrukt in relatie tot de maximale functie en heeft een 'gevarenzone' die het bestaan van eventuele functiestoornissen laat zien. Deze informatie kan gemakkelijk opgevraagd worden met behulp van de bijbehorende software.[39]

Dagelijkse activiteiten

Deze groep vragen heeft betrekking op een groot aantal lichamelijke en sociale activiteiten. Geef alstublieft aan hoe *moeilijk* elk van deze activiteiten over het algemeen voor u was *gedurende de afgelopen maand*. Met moeilijk bedoelen we hoeveel moeite de activiteit u kostte of hoeveel lichamelijke inspanning deze vergde *als gevolg van uw gezondheidstoestand*.
Omcirkel nummer:

4 als u in het algemeen *geen moeite* had met de activiteit;
3 als u in het algemeen *enige moeite* had met de activiteit;
2 als u in het algemeen *veel moeite* had met de activiteit;
1 als u in het algemeen de activiteit *niet uitvoerde vanwege uw gezondheidstoestand*;
0 als u in het algemeen de activiteit *niet uitvoerde vanwege andere redenen*.

Hoeveel lichamelijke moeite had u in de afgelopen maand met ...	**In het algemeen geen moeite**	**In het algemeen enige moeite**	**In het algemeen veel moeite**	**In het algemeen niet gedaan vanwege gezondheids-redenen**	**In het algemeen niet gedaan vanwege andere redenen**
1. Voor uzelf zorgen, d.w.z. eten, aankleden of baden/douchen?	4	3	2	1	0
2. In en uit bed komen en in een stoel gaan zitten en weer opstaan?	4	3	2	1	0
3. *Ten minste 500 meter* lopen?	4	3	2	1	0
4. *Ten minste 100 meter* lopen of één trap oplopen?	4	3	2	1	0
5. Lopen binnenshuis, bijvoorbeeld in uw eigen huis?	4	3	2	1	0
6. Huishoudelijk werk doen, zoals schoonmaken, plaatsje of balkon een beetje opruimen of lichte onderhoudswerkzaamheden?	4	3	2	1	0
7. Boodschappen doen?	4	3	2	1	0
8. Autorijden of gebruik maken van het openbaar vervoer?	4	3	2	1	0
9. Op bezoek gaan bij vrienden of familie?	4	3	2	1	0
10. Meedoen met activiteiten in de gemeenschap, zoals kerkdiensten, sociale activiteiten of vrijwilligerswerk?	4	3	2	1	0
11. Zorgen voor anderen, bijvoorbeeld familieleden?	4	3	2	1	0
12. Energieke activiteiten, zoals hardlopen, optillen van zware voorwerpen of stevig sporten?	4	3	2	1	0

Figuur 6.7 Functional Status Questionnaire: subschaal dagelijkse activiteiten.

Tabel 6.4 Schalen en indexen voor vaardigheidsonderzoek.

Schaal/Index	Gebied	Beoordelaar	Type	Betr/Val[a]
Katz ADL	Eten Baden/douchen Aankleden Transfers Continentie Toiletgang	Deskundige	Zelfreportage van prestaties	betr/val
Modified ADL Scale	Eten Lopen Baden/douchen Aankleden Transfers Persoonlijke verzorging Continentie Toiletgang	Leek	Zelf, verzorger, prestatie	betr/val
PULSES	Lichamelijke toestand Bovenste extremiteiten Onderste extremiteiten Sensorisch Uitscheiding Sociale functie	Leek	Prestatie	betr
Kenny Self-Care	Verplaatsingen in bed Transfers Voortbeweging Continentie Aankleden Eten en drinken	Deskundige	Prestatie	betr
Philadelphia Geriatric Center Scale (PGC)	Toiletgang Eten en drinken Aankleden Persoonlijke verzorging Lopen Baden/douchen	Leek	Zelf, verzorger	betr/val
Philadelphia Geriatric Center Scale II (PGC II)	Telefoneren Winkelen Eten klaarmaken Huishoudelijk werk De was doen Openbaar vervoer Medicijngebruik Financiën	Beide	Zelf, verzorger	betr/val
Functional Health Scale	Zwaar werk Huidige ziekte Beperkingen van activiteiten Eén kilometer lopen Traplopen Met familie en vrienden verkeren	Leek	Zelf, vervanger	
PACE II	Telefoneren Financiën Winkelen Huishoudelijk werk Maaltijden klaarmaken	Beide	Zelf, verzorger	

Tabel 6.4 Vervolg.

Schaal/Index	Gebied	Beoordelaar	Type	Betr/Val[a]
OARS II	Telefoneren Winkelen Reizen Maaltijden klaarmaken Medicijngebruik Financiën	Beide	Zelf	betr
PACE II	7 ADL-functies 17 tests bewegingsuitslag 8 spierkrachttests Balans Coördinatie	Beide	Zelf, verzorger, prestatie	
OARS	Eten Aankleden Persoonlijke verzorging Lopen Transfers Baden/douchen Continentie Toiletgang	Beide	Zelf, verzorger	betr
Functional Health of the Institutionalized Elderly	Transfers Eten Lopen Baden/douchen Aankleden Toiletgang	Deskundige	Zelf, prestatie	betr/val
Functioning for Independent Living	Gezichtsvermogen Gehoor Spraakvermogen Continentie Gedrag Oriëntatie Communicatie Wandelen	Deskundige	Zelf, verzorger, prestatie	betr
Performance Activities of Daily Living (PADL)	Scheren Neus afvegen Drinken uit een kopje Haar kammen Nagels vijlen Eten met een lepel Kraan open/dichtdraaien Licht aan/uitdoen Knoop vast/losmaken Slippers aan/uitdoen Tanden poetsen Telefoneren Handtekening zetten Sleutel omdraaien Tijd van de dag aangeven Staan en zitten	Deskundige	Prestatie	betr

[a] *betr = betrouwbaar; val = valide.*

Schalen en indexen voor vaardigheidsonderzoek

Helaas hebben we niet voldoende ruimte om alle instrumenten voor onderzoek op beperkingenniveau te bespreken, maar tabel 6.4 geeft informatie over een groot aantal beschikbare instrumenten.[39] In deze paragraaf geven we een overzicht van de beschikbare instrumenten. Bij het bezien van deze instrumenten moeten we drie belangrijke vragen stellen:

1. Waarom is onderzoek op beperkingenniveau zo belangrijk?
2. Wat zijn de verschillen tussen deze instrumenten?
3. Wanneer moeten we ze gebruiken?

Beoordelingen van ADL-functies blijken ook te correleren met de volgende variabelen:

1. opname in een verpleeghuis;[40]
2. aantal bezoeken aan artsen;[41]
3. soort verzekering;[42]
4. huiselijke omstandigheden;[40]
5. gebruik van diensten van ziekenhuizen;[43]
6. gebruik van betaalde huishoudelijke hulp.[44]

Zoals in het begin reeds opgemerkt is, moeten fysiotherapeuten standaardmetingen zoals goniometrie combineren met vaardigheidsonderzoek om te komen tot een effectief gebruik van de gegevens.

Het grootste probleem bij het gebruik van deze instrumenten en gegevens uit onderzoek is dat de uitkomsten enorm kunnen variëren al naar gelang hetgeen gemeten wordt.[45] Na vergelijking van een aantal onderzoeken liet Wiener zien dat er een verschil is van zestig procent tussen de ADL-problemen die men signaleert.[46] De redenen hiervoor zijn:

1. de methoden gebruikt voor de dataverzameling;
2. vergelijking van leeftijden;
3. de classificatie van de ADL-functies in termen van moeilijkheidsgraad, duur en het type hulp;
4. welke ADL-functies gemeten worden;
5. de steekproeftrekking.[46]

De laatste vraag die beantwoord moet worden, is wanneer deze instrumenten gebruikt moeten worden. De meest efficiënte manier is wanneer men een specifiek doel voor ogen heeft, zoals het vaststellen van een basisniveau om vervolgens eventuele vooruitgang aan te kunnen tonen, het opsporen van problemen, het formuleren van revalidatiedoelen of het bewaken van de vooruitgang van de patiënt.[47]

Medici zijn in het algemeen zeer geïnteresseerd in vaardigheidsonderzoek. In een artikel in de *Annals of Internal Medicine* dringen Lachs en Williams erop aan dat artsen vaardigheidsonderzoeken gebruiken.[47,48] Bovendien geven zij aan dat verwijzing naar de fysiotherapeut een goede maatregel is wanneer men beperkingen heeft vastgesteld. Tabel 6.5 geeft een overzicht van de procedure voor het onderzoek op stoornis- en beperkingenniveau bij ouderen volgens Lachs en Williams.[48]

Fysiotherapeuten die werken in de geriatrie moeten zich bezighouden met onderzoek op zowel beperkingenniveau als (indien het gaat om beïnvloedbare voorwaardelijkheden) met onderzoek op stoornisniveau. Niet alleen vanwege het grote potentieel van dergelijke onderzoeken maar ook vanwege de continuïteit van de zorg van arts (hulpvraag van de patiënt) naar fysiotherapeut.

Tabel 6.5 Procedure voor screening van het functioneren van ouderen.

Doelgebied	Onderzoeksprocedure	Afwijkend resultaat	Suggesties voor behandeling
Gezichtsvermogen	Test beide ogen met de Jaegerkaart. Indien nodig draagt de patiënt corrigerende lenzen.	Lezen slechter dan 20/40.	Verwijs de patiënt naar een oogarts.
Gehoor	Stel fluisterend een korte, gemakkelijk te beantwoorden vraag, zoals 'Hoe heet u?' in elk oor. De patiënt mag uw gezicht niet zien.	Niet in staat te antwoorden	Controleer de gehoorgangen op de aanwezigheid van oorsmeer en maak ze eventueel schoon. Herhaal de test; indien het resultaat opnieuw niet goed is, verwijs de patiënt naar een audiometrist voor eventueel gehoorapparaat.
Arm	Proximaal: 'Raak met beide handen uw achterhoofd aan.' Distaal: 'Pak de lepel van de tafel.'	Niet in staat de taak uit te voeren.	Onderzoek de arm zorgvuldig (spieren, gewrichten en zenuwen). Schenk aandacht aan pijn, spierzwakte en bewegingsbeperkingen. Overweeg verwijzing naar de fysiotherapeut
Been	Observeer de bewegingen van de patiënt na de volgende instructie: 'Sta op, loop drie meter, kom dan terug naar de stoel en ga weer zitten.'	Niet in staat om te lopen of uit de stoel op te staan.	Doe een volledig onderzoek van het houdings- en bewegingsapparaat en een neurologisch onderzoek. Schenk aandacht aan spierkracht, pijn, bewegingsbeperkingen, balans en gang. Overweeg verwijzing naar de fysiotherapeut.
Incontinentie voor urine	Vraag de patiënt of hij/zij weleens urine verliest en in de broek plast.	Ja.	Vraag door over frequentie en hoeveelheid. Zoek naar oorzaken die verholpen kunnen worden, zoals lokale irritaties, sterk verhoogde urineproductie of medicatie. Overweeg verwijzing naar de uroloog.
Voeding	Weeg de patiënt en meet de lichaamslengte.	Het gewicht is te hoog of te laag voor de lengte.	Doe het vereiste medisch onderzoek.
Geestesgesteldheid	Instructie: 'Ik noem drie voorwerpen (potlood, vrachtwagen, boek). Ik vraag u zo meteen deze woorden te herhalen en daarna vraag ik dat over een paar minuten nog een keer.' [Zie onderstaande bespreking]	Niet in staat de drie woorden te herhalen na één minuut.	Neem de MMSE af. Indien de score lager is dan 24, ga de oorzaken van de cognitieve stoornis na. Bepaal het begintijdstip, de duur en de fluctuaties van de manifeste symptomen. Ga na welke medicijnen de patiënt neemt. Bepaal de bewustzijnstoestand en het affect. Neem de nodige laboratoriumtests af.
Depressie	Vraag: 'Voelt u zich vaak verdrietig of depressief?'	Ja.	Neem de Geriatric Depression Scale af. Indien positief (normale score: 0-10), ga dan na of de patiënt antihypertensiva, psychopharmaca of andere relevante medicijnen neemt. Overweeg medicatie of een psychiatrische behandeling.
ADL-IADL[a]	Vraag: 'Kunt u op eigen kracht uit bed komen?'; 'Kunt u uw eigen eten klaarmaken?'; 'Kunt u zelf boodschappen doen?'	'Nee' op één of meer vragen.	Probeer de juistheid van het antwoord tevens af te leiden uit non-verbale aspecten van de patiënt. Bevraag eventueel familieleden als u niet zeker bent. Bepaal de oorzaken van de validiteitsstoornis (vergelijk motivatie met lichamelijke beperkingen). Bepaal de juiste medische of sociale maatregelen en/of aanpassingen aan de omgeving van de patiënt.

Tabel 6.5 Vervolg.

Doelgebied	Onderzoeksprocedure	Afwijkend resultaat	Suggesties voor behandeling
Thuissituatie	Vraag: 'Heeft u problemen met traplopen in huis of buitenshuis?' Vraag naar mogelijke risico's in huis met betrekking tot bad-kuip/douche, vloerbedekking of verlichting.	Ja.	Beoordeel de veiligheid in huis en neem de nodige maatregelen. Overweg verwijzing naar ergotherapeut.
Sociaal netwerk	Vraag: 'Wie kan u helpen als u ziek bent of als een noodsituatie ontstaat?'	–	Noteer de genoemde personen in het dossier en controleer hun betrokkenheid. Stel uzelf op de hoogte van de plaatselijke voorziening voor hulp aan ouderen.

[a] *ADL: algemene dagelijkse levensverrichtingen;*
IADL: Instrumentele algemene dagelijkse levensverrichtingen.

Fysiotherapeutische metingen

Houdings- en bewegingsapparaat

Spierkracht

Het is algemeen bekend dat de spierkracht afneemt naarmate men ouder wordt. Er zijn echter geen onderzoekingen die een verschil in de leeftijdsgebonden afname van de spierkracht aantonen met behulp van eenvoudige manuele spiertests. Dit maakt het niet eenvoudig voor fysiotherapeuten om de huidige kennis over de leeftijdsgebonden veranderingen van de spierkracht in de klinische setting toe te passen.

Er is wel nuttige klinische informatie verzameld met de dynamometer en op het gebied van de hypertrofie van de spieren. De beste bronnen met informatie over hypertrofie van de spieren zijn Tomanek en Wool, en Goldspink en Howells.[49,50] In het algemeen geven deze bronnen aan dat oudere spieren omvangtoename vertonen, maar niet in dezelfde mate. Figuur 6.8 bevat enkele formules voor het bepalen van de spieromvangtoename en enkele grafieken waarin vergelijkingen hiervan bij oudere mannen afgebeeld zijn.[51]

Het moge duidelijk zijn dat de berekening van het verschil in spieromvangtoename nogal omslachtig is met deze formules en niet gemakkelijk zal zijn in de klinische situatie. De auteurs menen dat men voorzichtig moet zijn met het gebruik van omvangmetingen als criterium voor het bepalen van de leeftijdsgebonden toename van de spierkracht.

Onderzoek met behulp van de dynamometer kan in de klinische setting gerepliceerd worden. C. Rice heeft met behulp van een aangepaste bloeddrukmeter op een simpele manier de kracht bepaald die uitgeoefend wordt op een groot aantal gewrichten.[52] Tabel 6.6 geeft een overzicht van absolute en relatieve metingen van de spierkracht.[53]

Met behulp van de Cybex dynamometer hebben Borges et al. de leeftijdsgebonden veranderingen in het draaimoment van de knie gemeten (zie tabel 6.7).[53]

Vandervoort en Hayes, ten slotte, vonden een afname van de isometrische spierkracht van de plantairflexoren met 71 procent in een vergelijking tussen gezonde jonge en oude vrouwen.[54] De resultaten van het onderzoek geven aan dat de kracht die de jonge proefpersonen ontwikkelen gemiddeld 0,16 nm per seconde is, terwijl de oudere groep gemiddeld 0,09 nm/sec ontwikkelt.

Figuur 6.8 Spieromvangtoename bij oudere mannen.

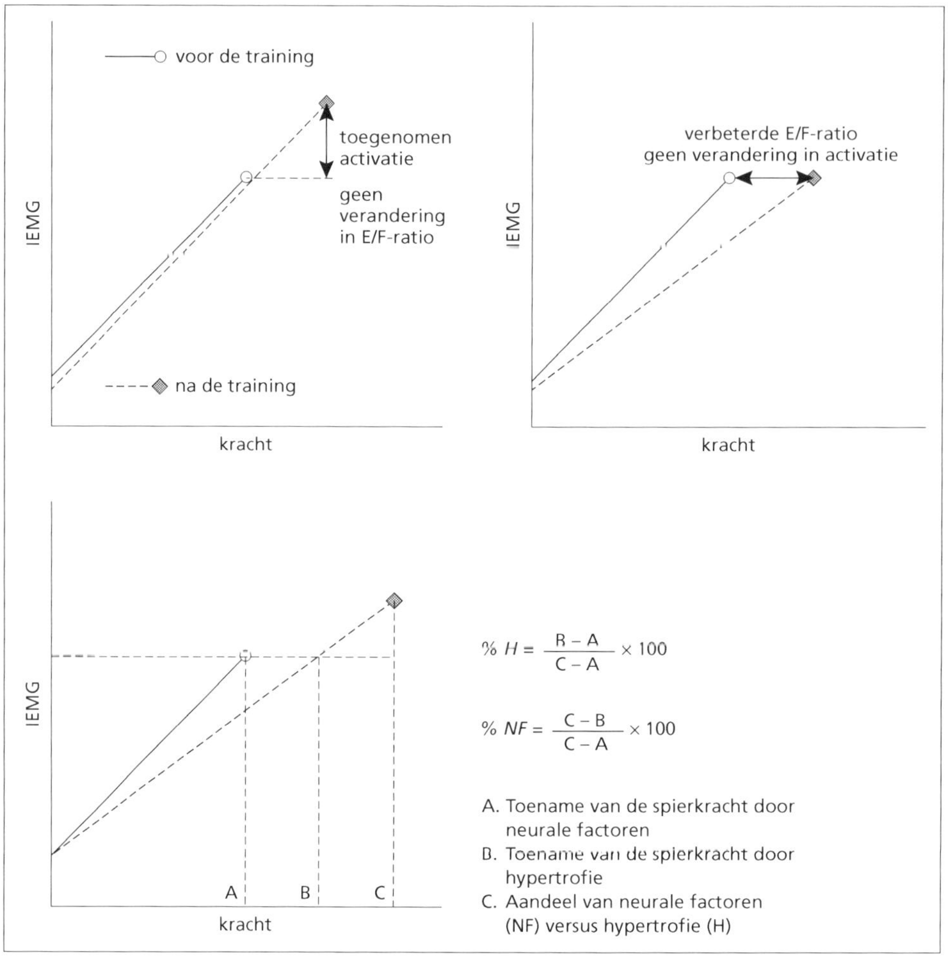

Tabel 6.6 Absolute en relatieve metingen van de spierkracht.

	Mannen			Vrouwen		
Spiergroep	**Kracht (kg)**	**Kracht/Lichaamsgewicht (kg/kg)**	***n***	**Kracht (kg)**	**Kracht/Lichaamsgewicht (kg/kg)**	***n***
Schouderabductoren	12,4±5,0[a]	0,17±0,07	37	9,3±3,3	0,15±0,05	81
Schouderflexoren	12,7±5,0[a]	0,17±0,07	37	9,3±3,4	0,14±0,05	81
Elleboogextensoren	14,9±4,6[a]	0,20±0,06	37	11,2±3,3	0,19±0,06	81
Elleboogflexoren	15,2±5,1[a]	0,21±0,07	37	10,9±3,9	0,18±0,06	81
Heupextensoren	14,4±5,8[a]	0,19±0,08	31 (2)	11,6±4,0	0,19±0,06	69 (1)
Heupflexoren	16,2±6,7[a]	0,23±0,09	31 (2)	10,8±3,3	0,18±0,06	74 (1)
Knie-extensoren	19,1±5,7[a]	0,27±0,09	31 (5)	16,7±4,8	0,28±0,08	77 (2)
Dorsaalflexoren	15,1±4,5[a]	0,21±0,07	37	12,6±4,1	0,21±0,06	79
AS-greep	23,2±4,4[a]	0,33±0,08	20 (17)	20,1±5,7	0,31±0,09	74 (7)
Dynamometergreep	30,8±6,6[a]	0,43±0,1[a]	37	21,6±6,1	0,36±0,08	64

De waarden zijn gemiddelden ± 1 SD. 1 kg = 9,806 Newton. AS = aangepaste sfygmomanometer. De getallen tussen haakjes geven het aantal metingen aan waarbij de bovengrens van de AS overschreden werd.

[a] Significant verschil (p ≤ 0,05) tussen mannen en vrouwen wat absolute of relatieve spierkracht betreft.

Tabel 6.7 Draaimoment van de kniestrekking met 90 graden per seconde.

	Leeftijd (Jaren)	**Draaimoment**
mannen	20	122
	70	78
vrouwen	20	68
	70	38

Concluderend kunnen we de volgende klinische implicaties van de hier genoemde gegevens over veranderingen van de spierkracht vaststellen:

1. Wees voorzichtig met het gebruik van de omvang van ledematen als indicatie voor een toename in spierkracht.
2. Vergelijk uitkomsten met de hierboven vermelde gestandaardiseerde metingen. Vergelijk het draaimoment van de kniestrekking bijvoorbeeld met de metingen van Borges bij oudere en jongere proefpersonen.
3. Vergelijk metingen van de spierkracht met de gestandaardiseerde metingen van Rice en met de klassieke manuele spiertests, zodat de resultaten beter vergelijkbaar worden.

Bewegingsuitslagen

De literatuur over bewegingsuitslagen is nog steeds enigszins controversieel. Zo vond Walker geen significante verschillen in de bewegingsuitslagen van 28 gewrichten tussen jonge en oudere proefpersonen[55] (tabel 6.8).

Tabel 6.8 Bewegingsuitslagen (gemiddelde en standaarddeviatie) bovenste en onderste extremiteiten voor leeftijdscategorieën (60-84 jaar) en de geslachten (afzonderlijk en gecombineerd).

	Mannen (leeftijden gecombineerd)		Vrouwen (leeftijden gecombineerd)		Verschil tussen M/V	Geslachten gecombineerd		
Armbewegingen	X	s	X	s		p[b]	X	s
Schouderabductie	155	22	175	16	–20 [c]	<0,001	165	21
flexie	160	11	169	9	–9	<0,001	165	11
extensie	38	11	49	13	–11 [c]	<0,001	44	13
endorotatie	59	16	66	13	–7	NS	62	15
exorotatie	76	13	85	16	–9	0,02	81	15
Elleboog begin van flexie	6	5[d]	1	3	5 [d]	<0,001	4	5
flexie	139	14	148	5	–9	0,002	143	11
Radio-ulnaire pronatie	68	9	73	12	–5 [d]	NS	71	11
supinatie	83	11	65	11	+18	<0,001	74	14
Flexie pols	62	12	65	8	–3	NS	64	10
extensie	61	6	65	10	–4	0,05	63	9
radiale deviatie	20	6	17	6	+3	NS	19	6
ulnaire deviatie	28	7	23	7	+5	0,01	26	7
Heup begin van flexie	11	3	11	5	0	NS	11	4
flexie	110	11	111	12	–1	NS	111	11
abductie	23	9	24	6	–1	NS	23	7
adductie	18	4	11	4	+7	<0,001	14	5
endorotatie	22	6	36	7	–14 [c]	<0,001	29	10
exorotatie	32	6	30	7	+2	NS	31	7
Knie begin van flexie	2	2	0	1	+2	<0,001	1	2
flexie	131	4	135	7	–4	0,01	133	6
Plantairflexie enkel	29	7	40	6	–11 [c]	<0,001	34	8
dorsaalflexie	9	5	10	5	–1	NS	10	5
Subtalaire inversie	31	11	29	10	+2	NS	30	10
eversie	13	6	12	5	+1	NS	12	6
Eerste metatarsofalangeaal								
extensie	62	17	59	8	+3	NS	61	17
flexie	5	7	8	16	–3	NS	6	8

[a] *Alle waarden in gehele getallen.*
[b] Univariate t-toets, df = 1,58 (t -waarden kunnen opgezocht worden in een willekeurig statistiekboek met een tabel met de significante waarden voor de t-toets.)
[c] Verschil > interbeoordelaarsfout.
[d] Één man buiten beschouwing gelaten wegens pathologische bewegingsbeperkingen, n = 29.

Figuur 6.9
Bewegingsuitslagen onderste extremiteit.

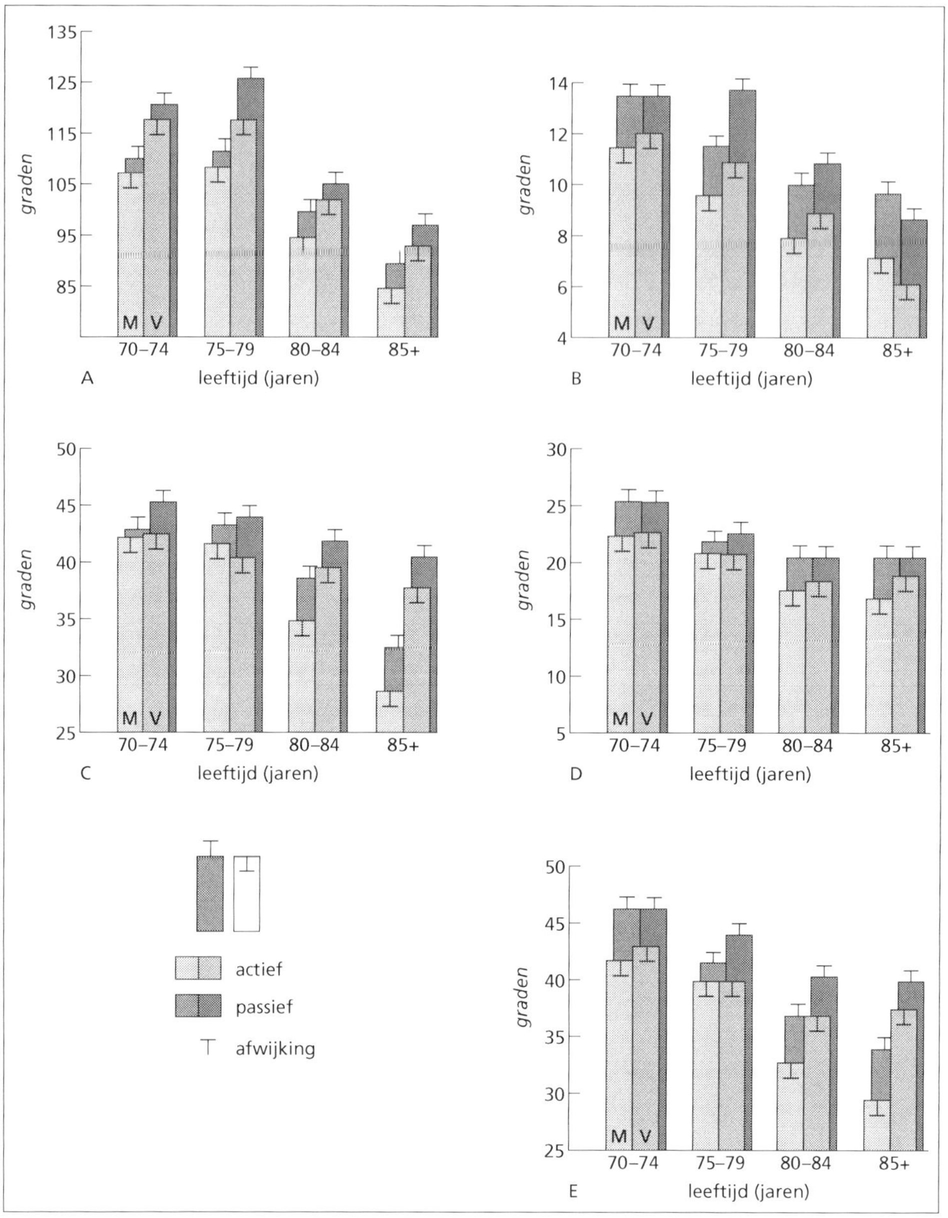

A. Flexie van de knie.
B. Dorsaalflexie van de enkel (met gestrekte knie).
C. Plantairflexie van de enkel (met gestrekte knie).
D. Dorsaalflexie van de enkel (met gebogen knie).
E. Plantairflexie van de enkel (met gebogen knie).

Tabel 6.9 Bewegingsuitslag van de lumbale wervelkolom: gemiddelden en standaarddeviaties in zes leeftijdscategorieën met een breedte van tien jaar[a].

Leeftijd	**Schöber (cm)**				**Extensie (°)**				**Lateroflexie rechts (°)**				**Lateroflexie links (°)**			
(jr)	X	s	CV	n[a]	X	s	CV	n	X	s	CV	n	X	s	CV	n
20-29	3,7	0,72	19,5	31	41,2	9,6	23,3	31	37,8	5,8	15,4	31	38,7	5,7	14,7	31
30-39	3,9	1,00	25,6	42	40,0	8,8	22,0	44	35,3	6,5	18,4	44	36,5	6,0	16,4	44
40-49	3,1	0,81	26,1	16	31,1	8,9	28,6	16	27,1	6,5	24,0	16	28,5	5,2	18,2	16
50-59	3,0	1,10	36,7	43	27,4	8,0	29,2	43	25,3	6,2	24,5	44	26,8	6,4	23,9	44
60-69	2,4	0,74	30,8	26	17,4	7,5	43,1	27	20,2	4,8	23,8	27	20,3	5,3	26,1	27
70-79	2,2	0,69	31,4	9	16,6	8,8	53,0	10	18,0	4,7	26,1	10	18,9	6,0	31,7	10

[a] *De n is verschillend in sommige leeftijdscategorieën omdat er meetproblemen waren bij patiënten met medische klachten (bijvoorbeeld uitslag).*

Frekany en Leslie lieten zien dat zelfs wanneer een groep ouderen bewegingsbeperkingen heeft, deze opgeheven kunnen worden door goede rek- en strekoefeningen.[56] James en Parker geven wellicht de meest complete en de meest recente informatie over de normale gewrichtsbewegingen van de onderste extremiteit (figuur 6.9).[57]

Er zijn ook gegevens bekend over de normale bewegingsuitslagen van de bovenste extremiteit en de wervelkolom. Deze zijn opgenomen in de tabellen 6.9 tot en met 6.12. Hoewel ze niet algemeen geaccepteerd worden, kunnen deze gegevens de fysiotherapeut helpen betere doelstellingen te formuleren. Als de gegevens van Bassey bijvoorbeeld aangeven dat de normale bewegingsuitslag van de schouderflexie/abductie 129° is, dan is 170° geen realistisch doel. Het raadplegen van deze tabellen kan helpen bij het opstellen van een goed behandelplan.

Leeftijdsgebonden veranderingen van de lichaamshouding

De houding verandert naarmate men ouder wordt. Bij een perfecte houding kan men een loodlijn trekken die het oor snijdt en verder loopt door een punt net vóór het acromion, door de trochanter major, door een punt net achter de patella tot een punt net vóór de malleolus lateralis (zie figuur 6.10).[58]

De leeftijdsgebonden veranderingen van de houding omvatten:[58]

1. een meer anteropositie van het hoofd;
2. protractie schouders;
3. een verandering van de lordose (hetzij minder, hetzij meer geprononceerd);
4. toegenomen flexie in de heup;
5. toegenomen flexie in de knie.

De normale manieren om de houding te beoordelen, kunnen ook gebruikt worden bij ouderen. Men moet er goed op letten dat de loodlijn werkelijk door de malleolus gaat, anders krijgt men een verkeerd beeld van de feitelijke houding.

Tabel 6.10 Bewegingsuitslagen wervelkolom/nek (Lind, 1989).

	Leeftijd		
	10	**30**	**80**
Flexie	35°	30°	27°
Lateroflexie	63°	50°	30°
Extensie	60°	50°	35°
Rotatie	165°	150°	130°

Tabel 6.11 Bewegingsuitslag schouder (Bassey, 1989).

Leeftijd	Mannen	Vrouwen
65-74 jaar	129°	124°
> 75 jaar	121°	114°

Tabel 6.12 Bewegingsuitslag schouder (Boyle, 1989).

60-74 jaar	**> 75 jaar**
Flexie: 159°	Flexie: 150°
Abductie: 159°	Abductie: 154°

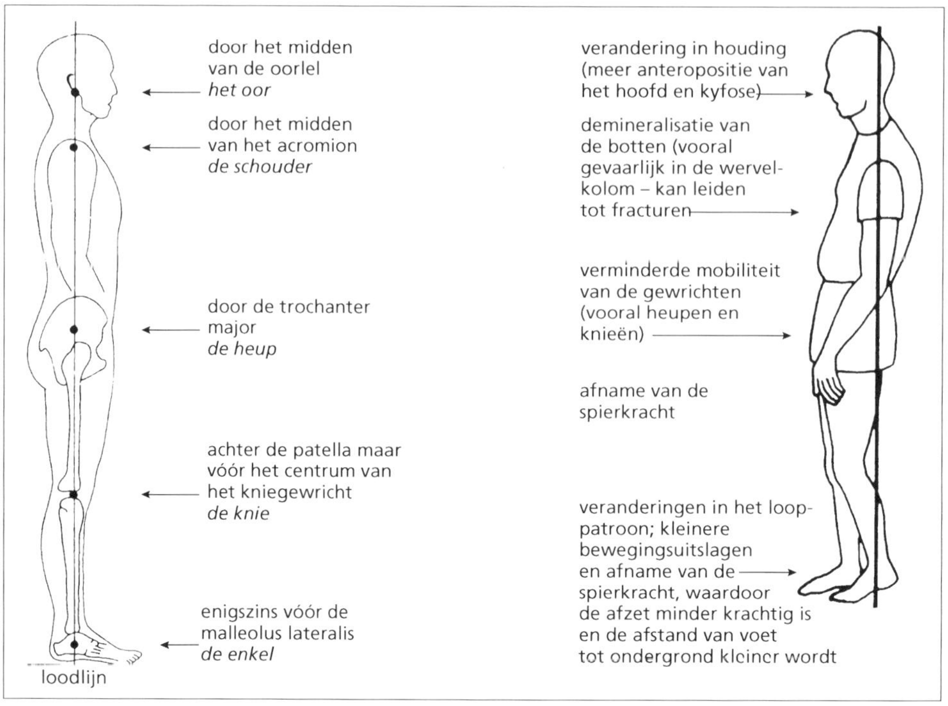

Figuur 6.10 Leeftijdsgebonden veranderingen van de lichaamshouding.

Een goed instrument voor het nagaan en beoordelen van de houding is het REEDCO-Posture Score Sheet (zie figuur 6.11). Dit instrument behoeft geen uitleg en het gebruik ervan is niet beperkt tot de oudere populatie. Het kan ook gebruikt worden bij jongere patiënten om te komen tot een kwantitatieve analyse van de houding. Aangezien de houding een belangrijke variabele is voor het bewegen, de balans en het looppatroon van ouderen is het essentieel dat de behandelaar deze zo objectief mogelijk beoordeelt.[59]

Analyse van het looppatroon

De veranderingen van het looppatroon die optreden als gevolg van het ouder worden zijn net zo gevarieerd als bij veel van de andere functies die hier genoemd zijn. Wat volgt, zijn dus normale of gemiddelde waarden.

We beginnen onze analyse van het looppatroon bij de beweging. Het eerste dat opvalt wanneer we het looppatroon van ouderen vergelijken met dat van jongeren is de voorwaartse zwaai. De plantairflexie bij ouderen is 5° minder dan bij jongeren (dat wil zeggen: 15° tegenover 20°).[60] De bewegingsuitslag van de knie vertoont geen verschil. Er is echter 5° meer flexie in de heup (dat wil zeggen: 35° tegenover 30°) dan bij jongere individuen.[61] De loopsnelheid is ook lager bij ouderen. De gemiddelde snelheid is 82,6 m/minuut bij jongere individuen, en 78,6 m/minuut bij ouderen tussen zestig en 87 jaar.[62] De paslengte is ook minder bij ouderen. Gezonde ouderen hebben een gemiddelde paslengte (een hele stapcyclus) van 1,39 meter, tegenover 1,50 meter bij jongere individuen.[63]

Deze veranderingen zijn de enige significante verschillen bij *gezonde* ouderen. Indien er ziekteprocessen in het spel zijn, vertoont het looppatroon ook andere afwijkingen. (Voor meer informatie hierover verwijzen we naar hoofdstuk 13.)

Functional Ambulation Profile

Twee instrumenten zijn bij uitstek geschikt voor de beoordeling van het looppatroon bij ouderen. Het eerste is het Functional Ambulation Profile (FAP) ontwikkeld door

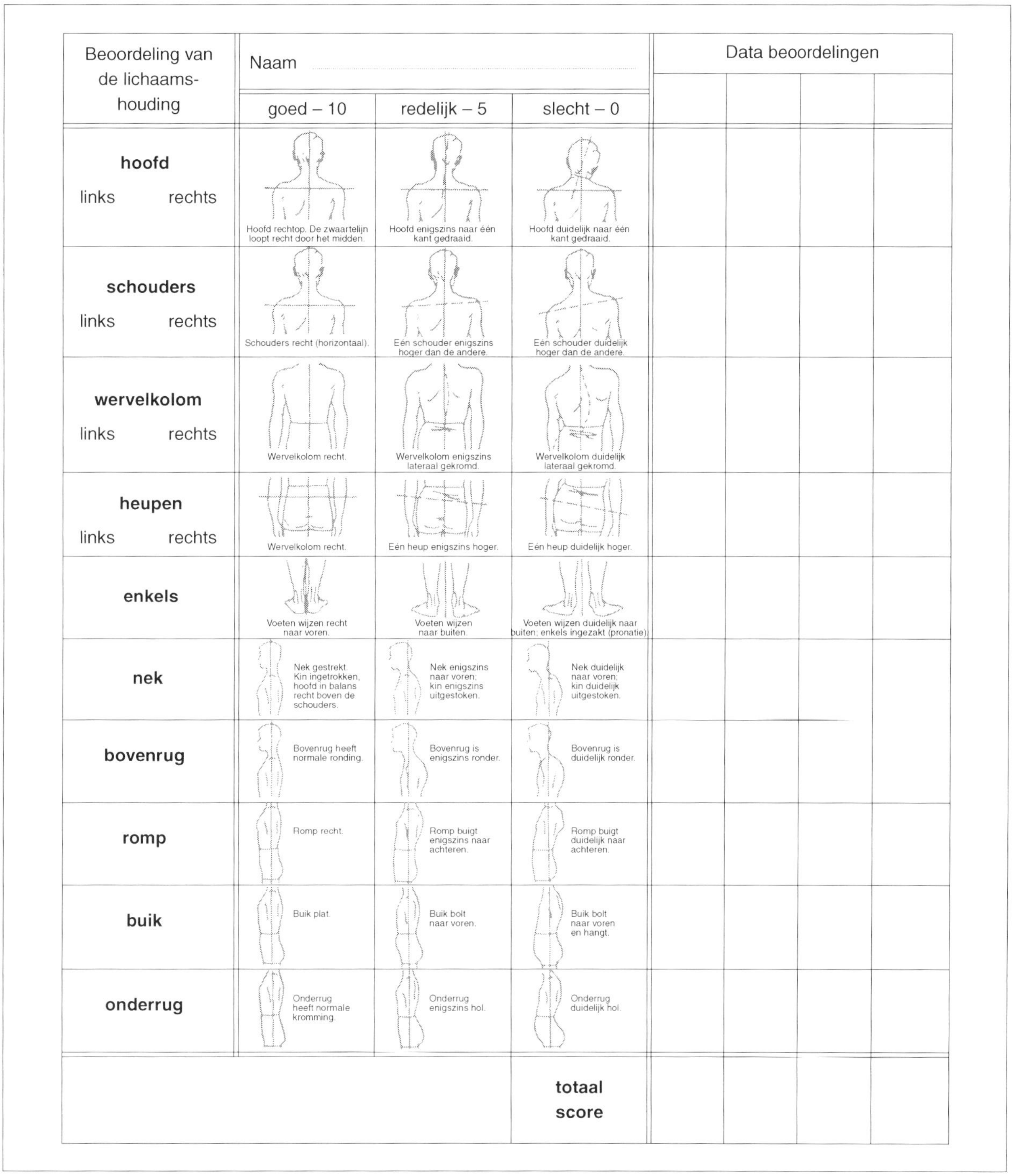

Beoordeling van de lichaamshouding	Naam			Data beoordelingen			
	goed – 10	redelijk – 5	slecht – 0				
hoofd links rechts	Hoofd rechtop. De zwaartelijn loopt recht door het midden.	Hoofd enigszins naar één kant gedraaid.	Hoofd duidelijk naar één kant gedraaid.				
schouders links rechts	Schouders recht (horizontaal).	Eén schouder enigszins hoger dan de andere.	Eén schouder duidelijk hoger dan de andere.				
wervelkolom links rechts	Wervelkolom recht.	Wervelkolom enigszins lateraal gekromd.	Wervelkolom duidelijk lateraal gekromd.				
heupen links rechts	Wervelkolom recht.	Eén heup enigszins hoger.	Eén heup duidelijk hoger.				
enkels	Voeten wijzen recht naar voren.	Voeten wijzen naar buiten.	Voeten wijzen duidelijk naar buiten; enkels ingezakt (pronatie).				
nek	Nek gestrekt. Kin ingetrokken, hoofd in balans recht boven de schouders.	Nek enigszins naar voren; kin enigszins uitgestoken.	Nek duidelijk naar voren; kin duidelijk uitgestoken.				
bovenrug	Bovenrug heeft normale ronding.	Bovenrug is enigszins ronder.	Bovenrug is duidelijk ronder.				
romp	Romp recht.	Romp buigt enigszins naar achteren.	Romp buigt duidelijk naar achteren.				
buik	Buik plat.	Buik bolt naar voren.	Buik bolt naar voren en hangt.				
onderrug	Onderrug heeft normale kromming.	Onderrug enigszins hol.	Onderrug duidelijk hol.				
			totaal score				

Figuur 6.11 Formulier voor kwantitatieve beoordeling van de lichaamshouding.

Dr. Arthur Nelson (figuur 6.12).[64] Dit instrument is bijzonder geschikt voor gebruik bij oudere patiënten die een CVA hebben gehad. Bij afname moet men de datum noteren en de bilaterale tijd; dat wil zeggen: de tijd die de patiënt op beide benen kan staan. Sommige patiënten kunnen geen dertig seconden staan zonder dat ze hun evenwicht dreigen te verliezen en steun nodig hebben. Er hoeft niet langer dan twee minuten getimed te worden. Het volgende item is de unilaterale tijd: de tijd die de patiënt op één been kan staan, eerst op het linker been, daarna op het rechter been. Daarna moet de patiënt de ogen sluiten, waarna de unilaterale tests herhaald worden. Volgens Bohannon zijn de normale waarden voor individuen ouder dan zeventig jaar 14,2 seconden met de ogen open en 4,3 seconden met de ogen gesloten.[65]

Patiënt: ______________________

STATISCH GEWICHTDRAGEND VERMOGEN

Datum ______________________
Bilaterale tijd ______________________
Linker unilaterale tijd ______________________
met gesloten ogen ______________________
Rechter unilaterale tijd ______________________
met gesloten ogen ______________________

DYNAMISCHE VERPLAATSING VAN HET GEWICHT (op de plaats)

Datum ______________________
Benodigde tijd ______________________
Vier gewichtsverplaatsingen ______________________
(acht stappen) ______________________

DOELMATIGHEID VAN HET LOPEN

Datum ______________________
Tussen de leggers van een ______________________
brug met gelijke leggers/ ______________________
tijd dat de leggers vast- ______________________
gehouden worden/stappen ______________________

Afstand van vier meter ______________________
Aan de buitenkant van ______________________
een brug met gelijke leggers/ ______________________
tijd dat de leggers vast- ______________________
gehouden worden/stappen ______________________

OPMERKINGEN

Figuur 6.12 Aangepast Functional Ambulation Profile.

Voor het afnemen van het loopgedeelte moet de afstand genoteerd worden die nodig is voor een zelfstandige functie van deze patiënt. Dit kan bijvoorbeeld de afstand zijn van het bed naar de WC (bijvoorbeeld vijftien meter). Tel wel het aantal stappen dat de patiënt neemt terwijl hij of zij de afstand aflegt. De afstand van vier meter die op het formulier genoemd wordt, is willekeurig. De afstand die men als norm neemt, moet elke keer afgelegd worden wanneer de test wordt afgenomen, zodat deze consistent en betrouwbaar blijft.

Een stopwatch of horloge met secondewijzer is nodig voor de afname van deze test. Als de patiënt een hulpmiddel gebruikt voor het lopen, kan men dit noteren in het gedeelte voor de opmerkingen. Ook pijn kan men aangeven met een sterretje of andere code.

Tabel 6.13 Onderdelen van de Gait Abnormality Rating Scale (GARS).

A. Algemene observatiepunten

1. Variabiliteit – meting van inconsistentie en ritmestoornissen van de tred en de armbewegingen.
   0 = vloeiende en voorspelbare bewegingen van de ledematen.
   1 = af en toe onderbrekingen (snelheidsfluctuaties), minder dan ongeveer 25 procent van de tijd.
   2 = ritme onvoorspelbaar gedurende ongeveer 25-75 procent van de tijd.
   3 = Onvoorspelbare timing van de bewegingen van de ledematen.
2. Behoedzaamheid – aarzelingen, langzame tred, lagere loopsnelheid en weinig doortastende tred en armzwaai.
   0 = goede voorwaartse snelheid en geen behoedzaamheid bij het lopen.
   1 = zwaartepunt van hoofd, armen en romp (HAR) ligt enigszins vóór het punt van afzet, maar de arm-been-coördinatie is goed.
   2 = HAR ligt boven het voorste deel van de voet; minder vloeiende coördinatie.
   3 = HAR ligt boven het achterste deel van de voet in de standfase; de patiënt is zeer behoedzaam.
3. Zwabberen – onregelmatige van het spoor afwijkende voortbeweging.
   0 = patiënt loopt recht vooruit en kijkt naar voren.
   1 = één afwijking van de rechte lijn.
   2 = twee of drie afwijkingen van de rechte lijn.
   3 = vier of meer afwijkingen van de rechte lijn.
4. Waggelen – breed looppatroon dat gekenmerkt wordt door een extreem kruisen van de mediaanlijn door de romp en zijwaarts buigen.
   0 = smal steunvlak; het lichaam blijft vrijwel recht boven de voeten.
   1 = iets breder steunvlak en nauwelijks waarneembare laterale bewegingen van hoofd en romp.
   2 = acht tot tien centimeter breder steunvlak en merkbaar zijwaarts buigen van de romp zodat de kruin tot voorbij de voet van het homolaterale standbeen zwaait.
   3 = extreem zwaaien van hoofd en romp (hoofd zwaait tot buiten de voet van het homolaterale standbeen) en nog breder steunvlak.
5. Wankelen – plotseling en onverwacht verlies van het evenwicht in zijwaartse richting.
   0 = geen zijwaarts evenwichtsverlies.
   1 = één keer dreigend evenwichtsverlies zijwaarts.
   2 = twee keer dreigend evenwichtsverlies zijwaarts.
   3 = drie of meer momenten van dreigend evenwichtsverlies zijwaarts.

B. Observatiepunten met betrekking tot de onderste extremiteiten

1. Percentage zwaaitijd – afname van het aandeel van de zwaaifase in het looppatroon.
   0 = verhouding stand-zwaaifase is ongeveer 3:2.
   1 = verhouding stand-zwaaifase is 1:1 of iets minder.
   2 = duidelijk langere standfase; een zwaaifase is nog wel zichtbaar.
   3 = nauwelijks waarneembaar gedeelte van het patroon wordt ingenomen door de zwaai.
2. Voetcontact – de mate waarin de hiel contact maakt met de ondergrond vóór de voorvoet contact maakt.
   0 = hiel raakt de ondergrond onder een duidelijke hoek
   1 = nauwelijks zichtbaar contact van de hiel vóór het neerkomen van de voorvoet.
   2 = de gehele voet wordt tegelijk neergezet.
   3 = de voorvoet raakt de grond vóór de hiel.
3. Bewegingsuitslag van de heup – meten van eventuele vermindering van de bewegingsuitslag van de heup tijdens het lopen.
   0 = duidelijke achterwaartse hoek (10°) tussen bovenbeen en ondergrond wanneer beide voeten op de grond staan.
   1 = achterwaartse hoek nauwelijks groter dan 0°.
   2 = het bovenbeen staat loodrecht ten opzichte van de ondergrond.
   3 = het bovenbeen staat naar voren bij de maximale achterwaartse uitslag.
4. Bewegingsuitslag van de knie – meten van eventuele vermindering van de bewegingsuitslag van de knie tijdens het lopen.
   0 = de bewegingsuitslag van de knie gaat van volledig gestrekt bij het hielcontact (en het laatste gedeelte van de standfase) naar vrijwel 90° tijdens de zwaaifase.
   1 = lichte flexie in de knie bij het hielcontact en het laatste gedeelte van de standfase; maximale flexie tijdens de zwaaifase ligt dichter bij 45° dan bij 90°.
   2 = de flexie in de knie is duidelijker tijdens het laatste gedeelte van de standfase dan bij het hielcontact, en de tenen blijven zeer dicht bij de ondergrond tijdens de zwaaifase.
   3 = de tenen raken de grond tijdens de zwaaifase; de flexie in de knie is constant tijdens de standfase, en de hoek die de knie maakt tijdens de zwaaifase is 45° of minder.

Tabel 6.13 Vervolg.

C. Observatiepunten met betrekking tot romp, hoofd en bovenste extremiteiten

1. Strekken van de elleboog – meten van eventuele afname van de bewegingsuitslag van de elleboog.
   0 = grote bewegingsexcursie van de onderarm (ongeveer 20°), met een duidelijke maximale flexie aan het eind van het voorwaartse traject.
   1 = afname van de extensie met 25 procent tijdens de maximale achterwaartse bewegingsexcursie van de arm.
   2 = vrijwel geen verandering in de hoek die de elleboog maakt.
   3 = geen merkbare verandering van de elleboghoek (blijft gebogen).
2. Extensie van de schouder – meten van eventuele afname van de bewegingsuitslag van de schouder.
   0 = duidelijke beweging van de bovenarm voorwaarts (15°) en achterwaarts (20°) ten opzichte van de verticale as van de romp.
   1 = schouder buigt enigszins voorwaarts van de verticale as.
   2 = tijdens de flexie komt de schouder slechts tot de verticale as of blijft daar enigszins achter.
   3 = de schouder blijft duidelijk achter de verticale as tijdens de gehele zwaai.
3. Abductie van de schouder – meten van eventuele pathologische toename van de laterale bewegingsuitslag van de schouder.
   0 = schouders blijven vrijwel in één lijn met de romp.
   1 = schouders komen 5-10° naar lateraal.
   2 = schouders komen 10-20° naar lateraal.
   3 = schouders meer dan 20° naar lateraal.
4. Coördinatie armzwaai-hielcontact – de mate waarin de contralaterale bewegingen van arm en been uit fase zijn.
   0 = voortdurend goede coördinatie van arm en contralateraal been bij maximale bewegingsuitslag van schouder en heup.
   1 = arm en been enigszins uit fase; 25 procent van de tijd.
   2 = arm en been duidelijk uit fase; 25-50 procent van de tijd.
   3 = weinig of geen coördinatie tussen arm- en beenbewegingen.
5. Hoofd vooruit – meten van eventueel pathologisch voorwaarts uitsteken van het hoofd ten opzichte van de romp.
   0 = de oorlel ligt op één verticale lijn met de punt van de schouder (acromion).
   1 = een loodlijn door de oorlel snijdt een punt 2,5 centimeter vóór het acromion.
   2 = een loodlijn door de oorlel snijdt een punt 5 centimeter vóór het acromion.
   3 = een loodlijn door de oorlel snijdt een punt 7,5 centimeter of verder vóór het acromion.
6. Opgetrokken schouders – de mate waarin de schoudergordel hoger opgetrokken is dan normaal.
   0 = de punt van de schouder (acromion) ligt duidelijk (2,5-5 centimeter) onder het niveau van de kin.
   1 = het acromion ligt enigszins onder het niveau van de kin.
   2 = het acromion ligt ter hoogte van de kin.
   3 = het acromion steekt boven de kin uit.
7. Anteflexie van bovenste deel van de romp – meten van eventuele kyfose van de romp.
   0 = normale houding lichte kromming TWK; de CWK is recht of vrijwel recht (normale houding).
   1 = de CWK is ronder; zeer licht toegenomen kyfotische kromming van de romp.
   2 = toegenomen kromming midden van de romp.
   3 = zeer duidelijke kromming in het midden van de romp.

Gait Abnormality Rating Scale

Een ander uitstekend instrument is de Gait Abnormality Scale (GARS) ontwikkeld door Wolfson et al.[66] Dit instrument werd ontwikkeld om mensen die vaak vallen op te sporen. Het is echter ook een zeer goed instrument om aspecten van het looppatroon van ouderen kwantitatief te analyseren (zie tabel 6.13).

De GARS is redelijk gemakkelijk te scoren. Voor elk item geeft men de juiste numerieke score, waarna de scores opgeteld worden om de totale GARS-score te krijgen. Wolfson en zijn medewerkers vonden dat individuen met een score hoger dan 18 meer kans hadden te vallen. Dit is niet alleen een goed instrument voor het beoordelen van het looppatroon, maar het kan ook gebruikt worden om te voorspellen welke patiënten kwetsbaarder zijn voor valpartijen.[66]

Daarnaast kunnen ook de klassieke methoden voor het beoordelen van het looppatroon gebruikt worden in de oudere populatie, zoals het onderzoeken van de schoenen en de standaardanalyse van het looppatroon. De FAP en de GARS zijn additionele instrumenten die toegesneden zijn op het gebruik bij ouderen.

Figuur 6.13 Normale leeftijdsgebonden veranderingen van het cardiopulmonale systeem.

Parameter		Verandering op hogere leeftijd
Vitale capaciteit (VC)	Afname	
Expiratoir reservevolume (ERV)	Toename	
Residuaal volume (RV)	Toename	Mate afhankelijk van lichaamsgrootte en geslacht
Maximale (geforceerd) expiratievolume in één seconde: $FEV_{1,0}$ liter)	Afname	
Maximale expiratie (geforceerde expiratie flow) ($FEF_{25\text{-}75\ procent}$ liter/sec)	Afname	
		Standaardwaarden/leeftijdsgebonden verandering
Partiële druk van de arteriële zuurstof (PaO_2)	Afname	80-100mm HG: 104-0,42 × leeftijd
Partiële druk van het arteriële kooldioxyde($PaCO_2$)	Onveranderd	35-45 mm HG
pH	Onveranderd	7,35-7,45

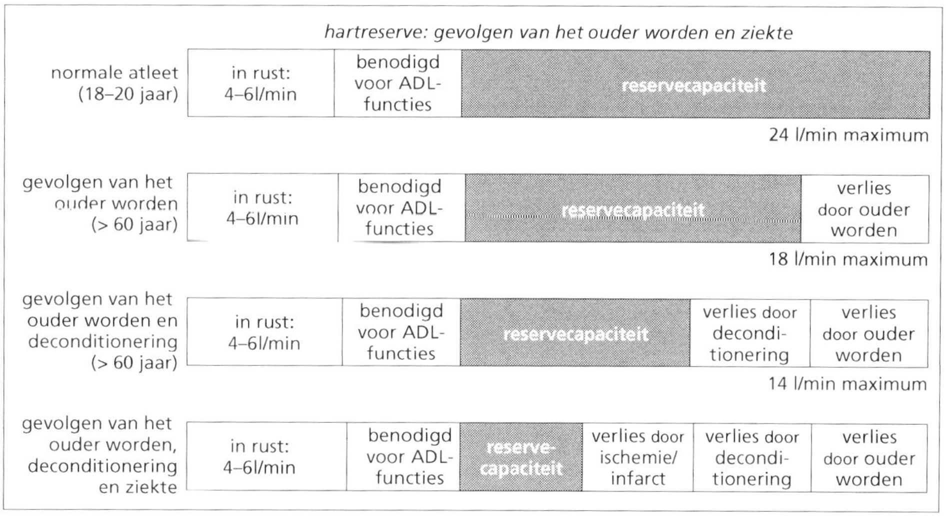

Cardiopulmonale tests

De hoofdstukken 3 en 4 gaan uitgebreid in op de complexe fysiologische veranderingen van het cardiopulmonale systeem als gevolg van het ouder worden. We zullen nu aanpassingen van de parameters bespreken die nodig zijn om deze veranderingen te onderzoeken. Het overzicht van de normale veranderingen in figuur 6.13 biedt aanknopingspunten voor het verklaren van de veranderingen die men tegenkomt bij het cardiopulmonale onderzoek.[67] Tabel 6.14 is een protocol voor een typische anamnese en lichamelijk onderzoek op dit gebied.[67]

Er zijn diverse veranderingen die men tegenkomt wanneer men dit onderzoek uitvoert bij de gemiddelde oudere persoon:

1. De anteroposterieure diameter van de borstkas kan groter worden op hogere leeftijd. De vergroting is echter minimaal. Een extreem grote toename kan wijzen op een ziekteproces (bijvoorbeeld emfyseem).
2. Andere spieren dan de ademhalingsspieren kunnen een bijdrage leveren aan de ademhaling. Een gering gebruik van dergelijke spieren is aanvaardbaar, maar een te grote inzet kan opnieuw wijzen op ziekte.

Tabel 6.14 Procedure voor anamnese en lichamelijk onderzoek.

Anamnese
Beleving van klacht/ziekteproces door patiënt
  Specifieke kennis
  Emotionele reactie
    schaamte
    angst
    piekeren
    ontkenning
  Beleving van klacht/ziekteproces door de familie
  Beschrijving van het ziekteverloop en de fysieke mogelijkheden door de patiënt
  Ervaringen van de patiënt met dyspneu/orthopneu

Status
Medische geschiedenis
  Vroegere opnamen en diagnose
  Huidige klacht: actief/inactief
    medicatie
    verwijsdiagnose/behandeldoelen/behandelplan
Laboratoriumtests
  longfunctietests/arteriële bloedgaswaarden
  stofwisselingsonderzoek/bloedonderzoek
  recent ECG
  relevante bevindingen radiologisch onderzoek

Werk/sociaal verleden
Huidige en vroegere werkzaamheden/werkomgeving
Huidige en vroegere woonplaatsen
Sociale gewoonten
  roken
  alcoholgebruik
  lichaamsbeweging

Observatie
Houding van de patiënt
  gebruik van de bovenste extremiteiten (steunen)
  gebruik van de (hulpademhalings)spieren
Borstkas
  symmetrie
  verhouding anteroposterieure-laterale diameter
Ademhaling
  frequentie en diepte
  ritme
  patroon

Palpatie
  subcostale hoek/anteroposterieure naar laterale diameter
  lokale expansie/symmetrie
  bewegingsexcursie/mobiliteit
  lokaliseren van pijnlijke gebieden

Auscultatie
  normale ademhalingsgeluiden
  abnormale ademhalingsgeluiden
  bijkomende ademhalingsgeluiden

3. Er zijn diverse symptomen die wijzen op een ziekteproces of deconditionering: versnelde hartslag (> 84 slagen per minuut) bij het begin van het onderzoek,[68] een toename van meer dan twintig slagen per minuut direct na het onderzoek, orthostatische hypotensie, angst, hartritmestoornissen of vermoeidheid tijdens het onderzoek of later op de dag.[68]

Tests van het cardiovasculaire systeem waarbij de patiënt lichamelijke inspanning moet leveren, zijn ontwikkeld voor gebruik bij jongere patiënten, maar kunnen aangepast worden aan de oudere populatie. Tabel 6.15 geeft een overzicht van vier van de meer gebruikelijke tests.

		Hartfrequentie/bloeddruk	**HF/BD**	**HF/BD**
15 cm	2 min	____	____	____
30 cm	2 min	____	____	____
45 cm	2 min	____	____	____
45 cm	2 min	____	____	____

Figuur 6.14 Stoel-steptest.

Tabel 6.15 Protocollen voor inspanningstests.

Twaalf minuten lopen[a]	Twaalf minuten lopen op een vlakke ondergrond. Noteer de afgelegde afstand.	Geen apparatuur nodig. Deze test vertoont een hoge correlatie met de resultaten van ingewikkelder tests. Hij kan gebruikt worden bij patiënten die noch op de loopband, noch op de fiets getest kunnen worden vanwege dyspnoea.
Laag-niveau functietest	Zie tabel 6.16.	Looptest met onderbrekingen voor gebruik bij patiënten met lichte tot zware aandoeningen. De belasting kan aangepast worden en men kan een accuraat beginniveau vaststellen.
Balke-test[b]	Loopband: constante snelheid van vijf kilometer per uur; helling aanvankelijk nul procent, daarna elke twee minuten opvoeren met 3,5 procent.	Een iets hogere snelheid zorgt voor pulmonale en cardiovasculaire belasting voordat de benen moe worden bij patiënten met een betere conditie.
Bruce[b]	Loopband: snelheid aanvankelijk 2,5 kilometer per uur; helling aanvankelijk tien procent; beide worden elke drie minuten op een bepaalde manier opgevoerd.	Kan gebruikt worden bij relatief fitte individuen om alle systemen te belasten. Een goede manier om eventuele door inspanning opgewekte bronchospasmen te onderkennen bij fitte individuen.
Fietstest[c]	De patiënt fietst eerst een bepaalde tijd bij een specifieke belasting (dat wil zeggen: Watt of kilogram per minuut); daarna wordt de belasting ingesteld op grond van de reactie van de patiënt.	Subjectieve test met onderbreking gebaseerd op de reactie van de patiënt. Vereist kracht in de benen en uithoudingsvermogen teneinde een aanzienlijke metabolische respons op te wekken.

a McGavin CR, Cupta SP, McHardy GJR. 'Twelve-minute walking test for assessing disability in chronic bronchitis.' *BR Med J.* 1976; 1:822.
b Uit: *Physician's handbook for evaluation of cardiovascular and physical fitness.* Tennessee Heart Association, 1972.
c Ellestad NH. *Stress Testing: Principles and Practice.* Philadelphia: F.A. Davis, 1979.

Tabel 6.16 Laag-niveau functietest.

Verzamel gegevens in rust in ruglig en zit	ECG, bloeddruk, ademfrequentie, hartfrequentie, zuurstofsaturatie, pulmonale functietests.
Stadium I	Objectieve meting van dyspnoea/2,5-3 km/u, 0 procent helling. Zes minuten lopen = vier minuten stabiliseren + twee minuten meting van gasvolume. Rust: patiënt keert terug naar het uitgangsniveau voor hartfrequentie, ademfrequentie en zuurstofverzadiging.
Stadium II	Beoordeling loopfunctie; snelheid en helling van loopband ingesteld op functionele belastingsniveau gebaseerd op de fysiologische en symptomatische reactie in Stadium I. Zes minuten lopen = vier minuten stabiliseren + twee minuten meting van gasvolume. Rust: patiënt keert terug naar het uitgangsniveau voor hartfrequentie, ademfrequentie.
Stadium III	Maximale inspanning; loopband ingesteld op het bewerkstelligen van een hartfrequentie van 70-85 procent van het maximum of de voorspelde maximale ademminuutvolume (35 × FEV_1). Zes minuten lopen = vier minuten stabiliseren + twee minuten meting van gasvolume. Rust: patiënt keert terug naar het uitgangsniveau voor hartfrequentie, ademfrequentie en arteriële bloedgaswaarden.
Criteria voor beëindiging van de test	85 Procent voorspelde of maximale hartfrequentie; zuurstofverzadiging van 85 procent of minder; bereiken van het voorspelde maximale ademminuutvolume (35 × FEV_1); optreden van ernstige hartritmestoornissen; optreden van ernstige symptomen.

Deze tests kunnen te zwaar zijn voor ouderen, zelfs wanneer ze aangepast worden en langzamer uitgevoerd mogen worden. In dat geval kan men de laag-niveau functionele test weergegeven in tabel 6.16 afnemen.

Een andere inspanningstest is ontworpen door Everett Smith.[69] Deze test is geschikt voor patiënten met een zeer slechte conditie die hetzij hun stoel niet uit kunnen komen, hetzij beter presteren in een stoel. Dit is de stoel-steptest weergegeven in figuur 6.14. De test is door Smith ontwikkeld om het cardiovasculaire systeem te belasten en toch patiënten te sparen die gevaar zouden kunnen lopen bij het uitvoeren van andere cardiovasculaire inspanningstests.[69] Bij uitvoering van de test zit de patiënt in een stoel en strekt hij of zij zich uit om kistjes van verschillende hoogte (zie figuur 6.14) aan te raken, eerst met de ene voet en dan met de andere. Elk stadium duurt vijf minuten; het laatste stadium omvat het afwisselend heffen van de armen tot schouderhoogte aan de homolaterale zijde. De fysiotherapeut beoordeelt de toestand van de patiënt na twee en na vijf minuten. Tijdens de test gaat de patiënt van 2,3 naar 3,9 metabolische equivalenten (METS).[68]

Tabel 6.17 Beoordelingscategorieën waarmee rituelen, geloofsovertuigingen en symbolen van zorgactiviteiten aan het licht gebracht kunnen worden.

Slapen

Toestand van de slaapkamer en de omgeving: het verblijf in kamers en de manier waarop men zich op of in het bed of slaapoppervlak bevindt; het type bed of slaapoppervlak en ander meubilair; de toestand van de kamer (temperatuur; verlichting; geur; ramen en deuren open of gesloten; andere voorwerpen en/of symbolen in de kamer).

Soorten beddengoed en comfort verhogende gebruiksvoorwerpen: kussen en/of hoofdsteun (dikte en aantal; type; houding); beddengoed (type deken; type laken; andere soorten).

Nachtgoed: bedekking van het hoofd, lichaam, benen, voeten (type en variatie naar gelang het seizoen of de gelegenheid).

Verschonen van het beddengoed: manier van verschonen; frequentie; hoe; door wie.

Rituelen bij het naar bed gaan: tijd; taken; andere betrokkenen; genuttigde spijzen of dranken; sensorische prikkeling; gebruikte symbolen en/of beelden.

Regels voor het slapen: wanneer; met wie; hoe; in welke houdingen; waar; geloofsovertuigingen gekoppeld aan regels.

Regels voor het wakker worden: door wie of wat; hoe; wekkers en dergelijke die men gebruikt.

Rituelen van het wakker worden: tijd; taken; andere betrokkenen; genuttigde spijzen of dranken; sensorische prikkeling; gebruikte symbolen en/of beelden.

Persoonlijke hygiëne

Lichaamsverzorging: rituelen voor mondhygiëne (gebruikte instrumenten en middelen; tijd; eventuele helpers); rituelen voor lichaams- en haarverzorging (hoe; wanneer; waar; hoe vaak; gebruikte middelen; taboes; geslachtsregels; symbolen; geloofsovertuigingen die geassocieerd worden met rituele aspecten).

Associaties met gezondheid en ziekte: zorg die geassocieerd wordt met lichaamsvloeistoffen en excreties; symbolen; lichaamstemperatuur; activiteiten voor lichaamsverzorging; substanties gebruikt bij rituelen; taboes die te maken hebben met het seizoen en/of het klimaat; typen activiteiten; tijd van de dag en/of het jaar; geslachtsregels; geloofsovertuigingen.

Eten

Soorten voedsel: voorkeuren; aversies; specifiek voor een bepaalde gelegenheid en/of ritueel; specifiek voor een bepaalde tijd van de dag, week, maand en/of jaar; seizoensgebonden; regels of taboes met betrekking tot hete spijzen en koude spijzen; regels voor de hoeveelheid, het type, de samenstelling; geloofsovertuigingen en symbolen die geassocieerd worden met specifieke soorten voedsel.

Planning: regels die aangeven wanneer wel en wanneer niet gegeten wordt; hoeveelheden in relatie tot de tijd van de dag; mate van gezond of ziek zijn; associaties met bepaalde rituelen, geloofsovertuigingen, symbolen; rituelen voor vóór en na het eten; symbolen/beelden die gebruikt worden of aanwezig zijn.

Eetomgeving: plaats; personen; houdingen; taboes en/of regels; symbolen en/of beelden die gebruikt worden of aanwezig zijn.

Eetgerei: soort; aantal; regels voor het gebruik; taboes; eetgerei dat gebruikt wordt als symbool.

Zoals bij onderzoek van andere functies het geval is, zijn ook de klassieke onderzoeksmethoden voor de cardiopulmonale functie geschikt voor gebruik bij ouderen. De onderzoeker moet zich echter bewust zijn van de veranderingen die van invloed zijn op deze tests en die tests gebruiken die het meest geschikt zijn voor ouderen.

Beoordeling van etnische aspecten

Het laatste gedeelte van dit hoofdstuk heeft betrekking op het beoordelen van etnische aspecten.[70] V. Rempusheski dringt er bij hulpverleners in de gezondheidszorg op aan dat ze het bestaan van vooroordelen en etnische verschillen in opvattingen van hulpverleners en zorgontvangers onderkennen. Tabel 6.17 geeft een overzicht van haar beoordelingscategorieën.[71] Deze categorieën kunnen gebruikt worden wanneer men probeert programma's zo te plannen en te evalueren dat ze maximaal relevant en acceptabel zijn voor ouderen.

Conclusie

Patiëntonderzoek is meer dan het afnemen van een test om een eventuele bewegingsbeperking vast te stellen. Voor het onderzoek van ouderen is niet alleen het aanpassen van de normen van klassieke instrumenten zoals goniometrie nodig maar ook een grondige beoordeling van, bijvoorbeeld, vaardigheden en functionele parameters. Bovendien moeten wellicht ook psychosociale en etnische factoren in de beoordeling betrokken worden. In dit hoofdstuk zijn verscheidene waardevolle instrumenten voor elk van deze gebieden aan de orde geweest. Het is de verantwoordelijkheid van fysiotherapeuten om de voor hun praktijk meest geschikte instrumenten te kiezen.

Ter recapitulatie

- Een voorbeeld van een instrument voor het beoordelen van cognitieve veranderingen van de geestestoestand van ouderen is de Mini-Mental State Examination (MMSE).
- De Zung Self-Rating Scale is een nuttig instrument voor het onderzoek naar depressie bij ouderen.
- De Holmes en Rahe Life Events Scale is één van de bekendste instrumenten voor het bepalen van stressniveaus.
- Functieonderzoek is een methode voor het meten van de prestaties van het individu.
- Er zijn zeer veel instrumenten beschikbaar voor vaardigheidsonderzoek bij ouderen. Kies het instrument dat het beste past bij de setting, de cliënten, de methode van afname en het functiegebied dat beoordeeld moet worden.
- Gewone fysiotherapeutische parameters, zoals spierkracht, bewegingsuitslag, houding en looppatroon, veranderen op latere leeftijd en kunnen beter onderzocht worden met tests en testnormen die specifiek op ouderen zijn afgestemd.
- Cardiopulmonale parameters veranderen op latere leeftijd. Bij het onderzoek van ouderen moeten daarom andere testnormen gebruikt worden.
- De beoordeling van etnische factoren zorgt ervoor dat hulpverleners vooroordelen en etnische verschillen onderkennen die de zorg zouden kunnen belemmeren.

Literatuur

1. Manton KG.A longitudinal study of functional change and mortality in the United States. *Gerontology: Soc Sciences.* 1988; 43:S153-161.
2. Kasper JD. Using the long-term care surveys: longitudinal and cross-sectional analyses of disabled older people. *Proceedings of the 1987 Public Health Conference on Records and Statistics.* DHHS Pub. No. 88-1214. Hyattsville, Md: National Center for Health Statistics; 1988: 353-358.
3. Guralnik JM, Branch LG, Cummings SR, et. al. Physical performance measures in aging research. *J Gerontology: Med Sciences.* 1989; 44:M141-146.
4. Folstein M. Mini-mental state: a practice of method for grading the cognitive state of patients for the clinician. *Psychiatric Res.* 1975; 12:189-198.
5. Folstein M, Rabins P. Psychiatric evaluation of the elderly patients. *Primary Care.* September 1979; 6(3):609-619.
6. Kane R, Kane R. Measuring Mental Status. In: Kane R, Kane R. *Assessing the Elderly* Lexington, Mass: Lexington Books, 1981.
7. Kahn RL, Coldfarb AI, Pollack M, et al. Brief objective measures for the determination of mental status in the aged. *Am J Psychiatry.* 1960; 117:326.
8. Prestidge B, Lalle C. Prevalence and recognition of depression among primary care outpatients. *J Family Pract.* 1987; 25:67-72.
9. German P, Shapiro S, Skinner EA. Use of health and mental health services. *J Am Ger Soc.* 1985; 33:246 252.
10. Zung W, Richard D, Shrot M. Self-rating depression scale in an outpatient clinic. *Arch Ger Psy.* 1965; 13:508-515.
11. Freedman N, Bucci W, Elkowitz E. Depression in a family practice elderly population. *J Am Ger Soc.* 1982; 30:372-377.
12. Zung A. A self-rating depression scale. *Arch Gen Psy.* 1965; 12:63-70.
13. Popoff S. A simple method for diagnosis of depression by the family physician. *Clin Med.* 1969; 76:24-29.
14. Okimoto J, Barnes R, Yoith R, et al. Screening for depression in geriatric medical patients. *J Am Psy.* 1982; 139:799-802.
15. Gallagher D. The Beck depression inventory and older adults review of its development and utility. In: Brink T, red. *Clinical Gerontology: A Guide to Assessment and Intervention.* New York: Haworth Press; 1986:149-163.
16. Nielson A, Williams T. Depression in ambulatory medical patients prevalence by selfreport questionnaire and recognition by non-psychiatric physicians. *Arch Gen Psy.* 1980; 37:999-1004.
17. Kamerow D, Campbell T. Is screening for mental health problems worthwhile in family practice? *Postgrad Med.* 1972; 1:37-43.
18. Beck A, Beck R. Screening depressed patients in family practice: a rapid technique. *Postgrad Med.* 1972; 52:81-85.
19. Brink T, Yesavage J, Lum D, et al. Screening tests for geriatric depression. *Clin Gerontologist.* 1982; 1:37-42.
20. Yesavage J. The use of self-rating depression scales in the elderly. In: Poon E, red. *Clinical Memory Assessment of Older Adults.* Washington, DC: American Psychological Association; 1986.
21. Holmes T, Rahe R. The social readjustment rating scale. *J Psychosomatic Res.* 1967; 11:213-218.
22. Intermediary Manual Part 3-Claims Process. Section 3904 Medical Review (MR) of Part 3 Intermediary Outpatient Physical Therapy (OPT) Bills [Edit], HCFA; 1988.
23. Tinetti M. Performance oriented assessment of mobility problems in elderly patients. *J Am Ger Soc.* 1986; 34(2):119-126.
24. Kane RL. Beyond caring: the challenge to geriatrics. *J Am Ger Soc.* 1988; 36(5):467-472.
25. Bohannon R, Andrews A, Smith M. Rehabilitation goals of patient with hemiplegia. *Int J Rehab Res.* 1988; 11(2):181-183.
26. Kane RL, Kane RA. *Assessing the Elderly.* Lexington, Mass: Lexington Books; 1981.
27. *Dorland's Medical Dictionary.* 26e druk. Philadelphia: Saunders; 1981.
28. Jette AM. State of the art of functional status assessment. In: Nothstein J, red. *Measurement in Physical Therapy.* New York: Churchill Livingstone; 1988.
29. Mahoney FI, Barthel DW. Functional evaluation: the Barthel Index. *Md State Med J.* 1965; 14(2): 61-65.

30. Katz S, Downs TD, Cash HR, et al. Progress in the development of the Index of ADL. *Gerontologist.* 1970; 10:20.
31. Katz S, Ford AB, Moskowitz RW, et al. Studies of illness in the aged. The Index of ADL: a standardized measure of biological and the psychosocial functions. *JAMA.* 1963; 185:914-919.
32. Schoening H, Anderson L, Bergstrom D, et al. Numerical scoring of self-care status of patients. *Arch Phys Med Rehab.* Oktober 1965; 46:689.
33. Filenbaum G. Screening the elderly: a brief instrumental activities of daily living measure. *J Am Ger Soc.* 1985; 33:698-706.
34. Moskovitz E, McCann C. Classification of disability in the chronically ill and aging. *J Chron Dis.* 1957; 5:342.
35. Granger C, Greer DS. Functional status measure and medical rehabilitation outcomes. *Arch Phys Med Rehab.* 1976; 57:103.
36. Functional Independence Measure (FIM). *Uniform Data System for Med Rehab.* Buffalo, NY: Research Foundation of SUNY; 1990.
37. Jette AM. Functional Status Index: reliability of a chronic disease evaluation instrument. *Arch Phys Med Rehab.* September 1980; 61(9):395-401.
38. Jette A, Cleary PD, Rubenstein LV, et al. Functional Status Questionnaire reliability and validity when used in primary care. *J Gen Med.* Mei/juni 1986; 1:143-149.
39. Branch LG, Meyers AR. Assessing physical function in the elderly. *Clin Geriatric Med.* 1987; 3(1):29-51.
40. Bishop C. Living arrangement choices of elderly singles. *Health Care Financing Review.* 1986; 7:65-73.
41. Wan TTH, Odell BG. Factors affecting the use of social and health services for the elderly. *Aging and Society.* 1981; 1:95-115.
42. Branch LG, Jette AM. A prospective study of long-term care institutionalization among the aged. *Am J Pub Health.* 1982; 72:1373-1379.
43. Branch LG, Jette AM, Evashwick C. Toward understanding elders' health service utilization. *J Comm Health.* 1981; 7:80-92.
44. Macken CL. A profile of functionally impaired elderly persons living in a community. *Health Care Financing Review.* 1986; 7:33-50.
45. Wiener JM, Hanley RJ, Clark R, et al. Measuring the activities of daily living: comparisons across national surveys. *J Gerton: Social Sciences.* 1990; 45(6):229-237.
46. Applegate W, Blass J, Williams F. Instruments for the functional assessment of older patients. *N Eng J Med.* April 26, 1990; 322(17):1207-1214.
47. Lachs M, Feinstein AR, Cooney LM, et al. A simple procedure for general screening for functional disability in elderly patients. *Annals of Int Med.* Mei 1990; 112(9):699-704.
48. Williams M. Why screen for functional disability in elderly persons? *Annals of Int Med.* Mei 1990; 112(9):639.
49. Tomanek R, Woo Y. Compensatory hypertrophy of the plantare muscle in relation to age. *J Gerontology.* 1970; 25(1):23-29.
50. Goldspink G, Howells K. Work induced hypertrophy in exercised normal muscles of different ages and the reversibility of hypertrophy after cessation of exercise. *Am J Physiol.* 1974; 239: 179-193.
51. Moritani T, Devries HA. Potential for gross muscle hypertrophy in older men. *J Geron.* 1980; 35(5):673.
52. Rice C. Strength in an elderly population. *Arch Phys Med Rehab.* Mei 1989; 70(5):391-397.
53. Borges O. Isometric and isokinetic knee extension and flexion torque in men and women aged 20-70. *Scand J Rehab Med.* 1989; 21:45-53.
54. Vandervoort A, Hayes K. Plantarflexor muscle function in young and elderly women. *Eur J Appl Physiol.* 1989; 58:389-394.
55. Walker JSD, Walker JM, Sue D, et al. Active mobility of the extremities in older subjects. *Phys Ther.* Juni 1984; 64(6):914-923.
56. Frekany G, Leslie D. Effects of an exercise program on selected flexibility measurements of senior citizens. *Gerontologist.* 1975: 182-183.
57. James B, Parker A. Active and passive mobility of lower limb joints in elderly men and women. *Am J Phys Med Rehab.* Augustus 1989; 68(4):162-167.
58. Lewis C. Musculoskeletal changes with age. In Lewis C, red. *Aging: The Health Care Challenge.* Philadelphia: Davis; 1990:135-160.

59. REEDCO Research. *REEDCO Posture Score Sheet* Auburn, NY; 1978.
60. Murray MP. Gait as a total pattern of movement. *Am J Phys Med.* 1976; 46:290.
61. Murray MP, Kory RC, Clarkson BH. Walking patterns in healthy old men. *J Gerontol.* 1969; 24:169.
62. Andriacchi TP, Ogle JA, Galante JO. Walking speed as a basis of normal and abnormal gait measurements. *J Biomech.* 1977; 10:261.
63. Findley FR, Cody KA, Finizie RV. Locomotion patterns in elderly women. *Arch Phys Med Rehab.* 1967; 50:140.
64. Nelson A. Function ambulation profile. *Physical Ther.* 1974; 54:1061-1064
65. Bohannon R, Larken PA, Cook AC, et al. Decrease in timed balance test scores with aging. *Physical Ther.* 1989; 64:1067.
66. Wolfson L, Whipple R, Amerman P. Gait assessment in the elderly. A gait abnormality rating scale and its relation to falls. *J Gerontol: Med Sciences.* 1990; 45(1):M14-M15.
67. Irwin S, Zadai C. Cardiopulmonary rehabilitation of the geriatric patient. In Lewis C, red. *Aging: The Health Care Challenge.* Tweede druk. Philadelphia: Davis; 1990; 181-210.
68. Siebens H. Deconditioning. In: Kemp B, Brummel-Smith K, Ramsdell JD, red. *Geriatric Rehabilitation.* Boston: Little, Brown & Co.; 1990:177-191.
69. Serfass RC, Agre JC, Smith E. Exercise testing for the elderly. *Top Geriatric Rehab.* Oktober 1985; 1(1):58-67.
70. Rempusheski V. The Role of Ethnicity in Elder Care. *Nursing Clinics of North America* 24(3): 717-724, September 1989.
71. Fitzgerald GK, Wynveen KJ, Rheult W, Rothschild B. Objective assessment with establishment of normal values for lumbar spine range of motion. *Phys Ther.* November 1983; 63(11):1778.

HOOFDSTUK 7

Voedingsaspecten van het ouder worden

De voeding is een aandachtsgebied dat slechts zelden in ogenschouw wordt genomen bij het voorschrijven van oefenprogramma's voor ouderen of het bepalen van hun functionele mogelijkheden voor lichaamsbeweging. Voedingsaspecten zijn vaak vervlochten met het normale verouderingsproces en met ziekten en kunnen het beloop daarvan verergeren. Problemen die te maken hebben met ondervoeding of te veel eten spelen een grote rol bij de precieze bepaling van de algemene conditie van ouderen en hun functionele mogelijkheden voor allerlei activiteiten. In het jaarlijkse rapport van de Amerikaanse Surgeon General uit 1979 werd als doel voor de jaren '80 het verbeteren van de gezondheid en de kwaliteit van het leven van alle individuen ouder dan 65 jaar genoemd.[1] Men hoopte dit te bereiken door ouderen te stimuleren zich op een gezonde manier te bewegen en gezond te eten. De verwachting was dat een goed uitgewerkt voorlichtingsprogramma op lokaal, regionaal en landelijk niveau ervoor zou kunnen zorgen dat het gemiddeld aantal dagen dat ouderen hun activiteiten moeten beperken vanwege acute en chronische gezondheidsproblemen in 1990 met twintig procent zou zijn afgenomen (dat wil zeggen: minder dan dertig van dergelijke dagen per jaar).[2]

In dit hoofdstuk worden de leeftijdsgerelateerde veranderingen die de voedingstoestand van ouderen beïnvloeden, beschreven aan de hand van veelvoorkomende voedingstekorten en risicofactoren. Richtlijnen voor goede voeding op hogere leeftijd en de invloed van slechte voeding op het lichamelijk, geestelijk en cognitief welbevinden van ouderen worden ook besproken. Bovendien worden onderdelen van voedingsprogramma's voor ouderen gepresenteerd als richtlijn voor het bepalen van een voedingsbeleid en worden inzichten weergegeven die noodzakelijk zijn voor het bepalen van de voedingstoestand van ouderen. Hiermee kan men de gezondheid van ouderen bevorderen, bepaalde ziekten voorkomen of de kans daarop verkleinen, andere behandelmethoden ondersteunen en de kwaliteit van het leven op hogere leeftijd verbeteren.

Er bestaat geen markant punt op het spectrum van veroudering waar met betrekking tot voeding een 'gezonde oude dag' begint of eindigt. Hoewel er duidelijk een gezondheidstoestand bestaat als gevolg van een normaal verouderingsproces, is het uiterst lastig om deze conceptueel 'gezonde' toestand te herkennen in afwezigheid van aangetoonde of verborgen aandoeningen. Bij het voortschrijden van het verouderingsproces, neemt binnen de populatie de variabiliteit in biologische efficiëntie toe. Deze variabiliteit is het resultaat van een combinatie van afzonderlijke invloed van aandoeningen, omgeving, tijd, genetische opmaak en voeding op het individuele verouderingsproces.

Leeftijdsgerelateerde veranderingen in de voedingstoestand ondersteunende orgaansystemen

Van de leeftijdsgerelateerde veranderingen hebben de veranderingen die optreden in het spijsverteringssysteem de meeste invloed op de voedingstoestand aangezien het maag-darmkanaal het meest direct betrokken is bij de opname, de vertering, het transport en de uitscheiding van voedselproducten.[3]

Er zijn diverse leeftijdsgebonden veranderingen die optreden in de mondholte, zoals de afname van de speekselproductie. In combinatie met het verlies van gebitselementen of een slecht passend kunstgebit geeft dit problemen bij het kauwen. Men schat dat ongeveer vijftig procent van alle mensen op 65-jarige leeftijd geen tanden en kiezen meer heeft.[4] Als gevolg van een slecht gebit en minder speeksel gaat het eten moeizamer en gaat men slechter kauwen. Hierdoor kiezen ouderen vaker voor voedsel dat zachter is en een hoger vochtgehalte heeft. Ze eten minder hard fruit en ongekookte groente en minder vlees dat goed gekauwd moet worden. Deze veranderingen in het voedingspatroon zorgen ervoor dat het eten merkbaar minder voldoening schenkt. Ouderen schamen zich vaak voor de problemen die ze hebben met kauwen, waardoor ze minder zin hebben met anderen de maaltijd te gebruiken en hun sociale leven armer wordt.

De zintuigen geven minder informatie op hogere leeftijd.[5-7] De atrofie van de smaakpapillen vermindert de smaakzin en de afname van de reukzin maakt geuren minder sterk. De slechtere smaak- en reukzin kunnen zorgen voor een afname van de eetlust. Het verlies van het gebit maakt niet alleen het kauwen moeilijker (wat invloed heeft op de eetlust), maar een kunstgebit leidt bovendien tot een minder goede waarneming van wat men eet en kan het verlangen naar bepaalde voedingsmiddelen doen afnemen. Ook depressies, roken en medicijngebruik kunnen invloed hebben op de zintuiglijke informatie, waardoor men minder genoegen beleeft aan het eten. Mulligan stelt dat veranderingen in de zintuiglijke waarneming het gevolg kunnen zijn van verkeerd gebruik, ongebruik of ziekten. Hij plaatst vraagtekens bij de opvatting dat de achteruitgang van de zintuigen een normale leeftijdsgerelateerde verandering is.[8]

In de slokdarm treden op hogere leeftijd weinig veranderingen op. De veranderingen die plaatsvinden, zijn meestal het gevolg van een aandoening, zoals een hernia hiatus esophagei. Het slikken en de peristaltiek blijven relatief intact. Khan[9] stelt dat de amplitude en de snelheid van de peristaltische golf in het bovenste derde deel van de slokdarm lager kan worden op hoge leeftijd.

Het maagslijmvlies atrofieert op latere leeftijd.[10] Als gevolg hiervan neemt het aantal hoofdcellen en wandcellen af, waardoor minder intrinsic factor, pepsine, zoutzuur en mucine gevormd wordt. Deze substanties zijn essentieel voor de opname van vitamine B_{12} en ijzer en zijn nodig om de vertering van eiwitten op gang te brengen.[10] Horowitz[10] toonde aan dat op hogere leeftijd de maagontledigingstijd voor zowel vast voedsel als vloeistoffen langer wordt, maar dat dit geen klinische implicaties heeft. De wandcellen van de maag zijn niet langer in staat zoutzuur af te scheiden en de secretie van maagsappen neemt af op hogere leeftijd. Bij experimenten met zeer grote hoeveelheden maag- en darmmateriaal zijn aanwijzingen gevonden dat veroudering leidt tot een relatief onvoldoende capaciteit voor de vertering van eiwitten.[11] De klinische relevantie van dit gegeven is dat er onvoldoende eiwitten beschikbaar zijn voor de energieproductie en het onderhoud van gezond spierweefsel. Het onvermogen van het lichaam om de ingenomen eiwitten efficiënt te gebruiken, heeft ook een negatieve invloed op wondgenezing en weefselherstel.

De darmmotiliteit en de hoeveelheid verteringsenzymen nemen af als gevolg van het ouder worden, waardoor een vermindering van de opname van koolhydraten gaat onstaan.[12] Door de mogelijke vertraging van de maagontlediging, de verminderde opname van koolhydraten en de afname van de lipasesecretie door de pancreas wordt de opname van vetten uit het voedsel zeer inefficiënt.[12] Deze afname van de algehele efficiëntie van het maag-darmkanaal kan leiden tot obstipatie en diverticulose met ontstekingen. De functie van de dikke darm blijft intact,[13] hoewel sommige veranderingen in dit orgaan het gevolg lijken te zijn van veroudering. Dit zijn onder andere een toename van het aantal diverticula, een afname van de motiliteit, een verminderde elasticiteit van de rectumwand en een afname van de sphinctertonus.[14] De invloed van het ouder worden op de voedselopname is onderzocht met behulp van xylose als indicatorstof. Hoewel de xyloseopname geleidelijk minder wordt na het zestigste levensjaar, zijn degenen die het meest getroffen worden de ouderen boven tachtig jaar, bij wie het vermogen xylose op te nemen duidelijk aangetast is. De calciumopname blijkt af te nemen op hogere leeftijd.[12] Ondervoeding of te veel eten kan deze fysiologische veranderingen in het maag-darmkanaal bevorderen.[15] De psychologische gevolgen van veranderingen in het maag-darmkanaal zijn onder andere overbezorgdheid en bovenmatige angst, vooral met betrekking tot de stoelgang. Dit kan zo ver gaan dat ouderen essentiële voedingsmiddelen uit hun dieet weglaten.

In de nieren treden leeftijdsgerelateerde veranderingen op die direct invloed hebben op de voedingstoestand van ouderen. Hoewel ze niet gezien worden als een onderdeel van het spijsverteringssysteem, zorgen de nefronen voor het handhaven van de concentratie van enkele essentiële voedingsstoffen in het bloed.[15] Op hogere leeftijd is de doorbloeding van de nier afgenomen, wat invloed heeft op de reabsorptie van voedingsstoffen. Bovendien nemen de glomerulusfiltratie, de zoutretentie, het vermogen de urine te concentreren (hierdoor ontstaat een verminderde hydratietoestand als gevolg van toegenomen waterafscheiding) en de creatininesecretie af. In combinatie met de afname van het aantal nefronen zorgen deze verschijnselen voor een verminderde efficiëntie van de nieren en mogelijk zelfs nierinsufficiëntie op latere leeftijd. De glucosereabsorptie neemt af en het zoutgehalte in het bloed is vaak uitzonderlijk laag of uitzonderlijk hoog. Dit wijst op een minder efficiënte werking van de nieren.

Nierinsufficiëntie komt vaak voor op hogere leeftijd. De glomerulusfiltratie, de doorbloeding van de nieren en het tubulaire apparaat worden minder efficiënt. Er treedt gewoonlijk atrofie op in de gehele nier en vooral in de schors door een afname van het aantal nefronen en hypertrofie en sclerose in de overgebleven nefronen. Bovendien leiden chronische degeneratieve ziekten, zoals hypertensie, diabetes mellitus en nierziekten ook vaak tot nierbeschadigingen. In het laatste stadium van nierziekten wordt vaak een dieet voorgeschreven om de symptomen te verlichten en biochemische stoornissen in het bloed tegen te gaan. Dit dieet houdt een beperking van eiwitten, zout en fosfor in.[16] De mogelijkheid dat de leeftijdsgebonden teruggang van de nierfunctie niet onvermijdelijk is maar gedeeltelijk te wijten is aan een chronisch overschot aan eiwit in het voedsel staat momenteel sterk in de belangstelling.[17,18] De hypothese dat een beperking van de eiwitinneming het voortschrijden van chronische nierinsufficiëntie kan vertragen, wordt ook bestudeerd.

De enzymactiviteit in de lever neemt af op hogere leeftijd. Dit heeft directe consequenties voor de koolhydraatstofwisseling en de afbraak van geneesmiddelen en alcohol in het lichaam.

Andere leeftijdsgebonden veranderingen of chronische aandoeningen die het bewegingsapparaat, het neuromusculaire systeem, het hart en vaatstelsel en het pulmonale systeem aantasten, kunnen ook invloed hebben op de voedingsgewoonten. Pijn, spierzwakte, verlammingsverschijnselen, ademhalingsmoeilijkheden of oververmoeidheid veroorzaken functiestoornissen die uitmonden in immobiliteit. Winkelen, het verwijderen van verpakkingsmateriaal en het koken worden hierdoor voor ouderen vaak onoplosbare problemen.

Veranderingen in de lichaamssamenstelling en het gewicht en de vermindering van lichaamsbeweging en fysieke activiteiten hebben ook invloed op de voedingsbehoefte. De veranderingen die evenzeer optreden bij veroudering als bij inactiviteit zijn een toename van het vetpercentage, een afname van de vetvrije massa, een afname van het basaal metabolisme (wat alleen al een probleem is vanwege de kans op vetzucht), een afname van de energiebehoefte en een afname van het lichaamsvochtvolume.[19]

De invloed van leeftijdsgerelateerde veranderingen op de voedingsbehoefte

De biologische, anatomische en fysiologische veranderingen die plaatsvinden als gevolg van het ouder worden zijn in hoofdstuk 3 besproken en komen hier alleen aan de orde voorzover ze invloed hebben op de voedingstoestand van ouderen. Zowel de gestage afname van de efficiëntie van veel fysiologische orgaanfuncties als het onvermogen de homeostasis te herstellen wanneer deze verstoord is, houdt verband met de ouderdom.[14] De voedingstoestand en het handhaven van de homeostasis worden bovendien negatief beïnvloed door diverse factoren, zoals leeftijd, het vaker optreden van ziekten en beperkingen, het gebruik van verscheidene medicijnen en erfelijke en genetische aanleg. Er is grote individuele variatie in de afname van de fysiologische functies, en het functieverlies varieert zelfs tussen cellen, weefsels en organen van hetzelfde individu.[3] Het lichaamsvochtvolume, bijvoorbeeld, vertoont een significante, maar normale, verandering op latere leeftijd. Dit kan verder worden beïnvloed door dehydratie of oedeem als gevolg van ontstekingsprocessen veroorzaakt door ziekte of door sociale factoren. Tabel 7.1 geeft een opsomming van de voornaamste fysiologische veranderingen waarmee het ouder worden gepaard gaat, de mogelijke invloed ervan op het functioneren en de te verwachten klinische verschijnselen die de voedingstoestand van ouderen kunnen beïnvloeden.

Tabel 7.1 Fysiologische veranderingen en voedingsaspecten.

Fysiologische veranderingen als gevolg van het ouder worden	Mogelijke functionele gevolgen	Te verwachten klinische gevolgen
Bewegingsapparaat		
Afname van het aantal en de afmetingen van spiervezels	Afname van de vetvrije massa	Afname van de spierkracht; verminderde mobiliteit
Afname van de botdichtheid	Osteoporose	Toegenomen kans op fracturen
Verminderde mobiliteit van gewrichten	Smaller worden van de gewrichtsspleet	Mobiliteitsstoornissen
Centraal zenuwstelsel		
Cerebrale atrofie; amyloïdvlekken; neurofibrilaire vormsels	Parkinson-achtige symptomen; supranucleaire verlamming	Verwarring; afname van reactievermogen en perceptie; geheugenverlies; achteruitgang ADL's; weinig betrouwbaar eetgedrag
Slechter functioneren van de zintuigen	Verminderd reageren op pijn, aanraking, warmte en koude	Letsel door ongelukken als gevolg van verminderde perceptie
Gestoorde proprioceptie	Slechtere evenwichtsreacties	Grotere kans op valpartijen
Huid		
Dunner worden van epitheel- en onderhuidse lagen	Kwetsbare weefsels en bloedvaten	Grotere kans op schaafwonden, blauwe plekken en brandwonden

Tabel 7.1 Vervolg.

Fysiologische veranderingen als gevolg van het ouder worden	Mogelijke functionele gevolgen	Te verwachten klinische gevolgen
Gezichtsvermogen		
Sclerose van de lens	Cataract; minder goed perifeer zien	Slechter perifeer zien; verhoogde kans op ongelukken
Degeneratie van spieren die de accommodatie verzorgen	Kleinere pupillen	Verminderde gezichtsscherpte; minder sociale contacten
Degeneratieve veranderingen in glasachtig lichaam, retina en vaatvlies	Minder goed onderscheiden van kleuren en verminderd nachtzicht	Verhoogde kans op ongelukken
Degeneratie van intrinsieke en extrinsieke oogspieren	Minder goed in staat zijn omhoog te kijken	Verhoogde kans op vallen
Gehoor		
Degeneratie van het orgaan van Corti	Verlies van het vermogen hoge tonen te horen	Verminderd gehoor; minder sociale contacten
Reukzin		
Atrofie van de reukorganen	Verminderde reukzin	Voedsel smaakt minder goed
Mondholte		
Kleinere speekselproductie	Droge mond	Slechte mondhygiëne; gingivitis; minder goede vorming van spijsbrokken
Terugtrekken van het tandvlees en het parodontaal botmateriaal	Verlies van gebitselementen; minder minder krachtige beet	Voorkeur voor zachter voedsel; slecht functionerend kunstgebit
Minder informatie afkomstig van de smaakpapillen	Hogere consumptie van zout en suiker	Dieet met veel zout en suiker
Maag-darmkanaal		
Afname van glad spierweefsel in de slokdarm; dysfunctioneren van de onderste sfincter	Verminderde slokdarmmotiliteit	Moeite met slikken; grote voedselbrokken; hernia hiatus esophagei
Verminderde darmdoorbloeding; kleinere lever	Gestoorde darmopname en leverstofwisseling	Subklinische ondervoeding
Verminderde contractie van glad spierweefsel van de darmspieren	Verminderde darmmotiliteit	Obstipatie
Verminderde HCL-secretie; vermindering van het aantal absorberende cellen	Onvoldoende opname van calcium en ijzer	Pernicieuze anemie; ijzergebreksanemie; osteoporose
Verminderde galblaasmotiliteit	Galstenen	Stoornissen in maag-darmkanaal; slecht verdragen van vet voedsel
Nieren		
Afname van het aantal nefronen; atherosclerose in combinatie met verminderd hartminuutvolume	Verminderde capaciteit voor het verdunnen en concentreren van urine; verminderde nierdoorbloeding	Nierinsufficiëntie; verhoogde kans op dehydratie
Endocrien systeem		
Verminderde functie van de bèta-cellen van de pancreas en verminderde reactiviteit van de insuline-eindorganen	Toenemende intolerantie voor glucose	Diabetes mellitus; verhoogde kans op hypoglykemie bij gebruik van insuline of orale hypoglycaemica
Geestestoestand		
Rolveranderingen	Pensionering; verlies van productiviteit; meer vrije tijd	Depressie; verminderde opname van voedingsstoffen; minder financiële armslag
Verlies	Meervoudig verlies op cognitief, financieel en sociaal terrein	Isolatie door depressie; verminderde opname van voedingsstoffen

Basaal metabolisme

Het basaal metabolisme (BM) neemt in snel tempo af vanaf de geboorte tot het twintigste levensjaar, waarna het geleidelijk verder afneemt tot het tachtigste levensjaar. De celmassa en de spiermassa nemen langzaam af met het klimmen der jaren en de spiermassa wordt gedeeltelijk vervangen door vet- en bindweefsel.[20,21] Het is niet bekend of de teruggang van het BM het gevolg is van de afname van de celmassa of van een feitelijke afname van de stofwisseling. Het is interessant dat de afname van de vetvrije massa weerspiegeld wordt in een afname met vijftien tot twintig procent van de hoeveelheid uitwisselbaar kalium per kilogram tussen het twintigste en 75ste levensjaar.[22,23] Dit uitwisselbare lichaamskalium wordt gezien als een indicator van de vetvrije massa. De teruggang van het BM op hogere leeftijd loopt gelijk op met de afname van de hoeveelheid uitwisselbaar kalium. Zodoende blijkt de verhouding tussen de energiebehoefte (als maat van het BM) en de vetvrije massa op elke leeftijd dezelfde te zijn.[24]

Naast de teruggang van het BM vindt er een geleidelijke afname plaats van de fysieke activiteiten tussen ongeveer het twintigste en het 75ste levensjaar.[20,21] Op nog hogere leeftijd blijkt het energieverbruik niet significant te veranderen, tenzij er bijkomende variabelen optreden, zoals arthritis, een cerebrovasculair accident, hart- en vaatziekten of longaandoeningen. Een oudere die aan niet al te inspannende lichaamsbeweging doet, heeft aanzienlijk meer energie nodig dan een jonger individu.[23] Men veronderstelt dat dit veroorzaakt wordt door de afname van de neuromusculaire coördinatie en de hieruit voortvloeiende toegenomen inefficiëntie van de spieren. Het gevolg is 'energieverspilling'. Dit mogelijk grotere energieverlies wordt gecompenseerd door minder overbodige bewegingen en een algehele afname van de activiteiten op hogere leeftijd. De minder grote energiebehoefte in combinatie met de minder hoge eisen die gesteld worden aan de kleinere vetvrije massa leidt tot een afname van de voedingsbehoefte op hogere leeftijd.

Andere leeftijdsgebonden veranderingen treden op in de lichaamssamenstelling en de lichaamsfunctie. Op celniveau neemt de opname van voedingsstoffen door de cellen af, evenals de glucose- en lipidestofwisseling en de eiwitsynthese.[25] Deze veranderingen grijpen direct in op het BM en hebben ook invloed op de energiebehoefte van ouderen bij lichamelijke activiteit.

De optimale hoeveelheid lichaamsbeweging varieert, omdat ouderen verschillen wat hun levensstijl en eventuele beperkingen of aandoeningen betreft. Er zijn steeds meer aanwijzingen dat een grote teruggang van de lichaamsbeweging bij ouderen ongewenst is vanuit gezondheidsoogpunt. Een redelijke hoeveelheid lichaamsbeweging verbetert de fysieke conditie en heeft een positieve invloed op een aantal aspecten van de hormoonhuishouding, de toestand van de botten, de zuurstofvoorziening naar de hersenen en de geestelijke alertheid en voorkomt atrofie van spieren.[26] Lichaamsbeweging kan het arbeidsvermogen en de cardiovasculaire functie verbeteren indien vaak en lang genoeg op een voldoende hoog niveau plaatsvindt. Het vetpercentage gaat omlaag en de vetvrije massa en het uithoudingsvermogen nemen toe wanneer als gevolg van aërobe training de opname en het gebruik van zuurstof beter wordt.[14] Lichaamsbeweging draagt bovendien bij aan de geestelijke en sociale gezondheid.

Leeftijdsgebonden veranderingen in het spiermetabolisme

De hoeveelheid spiermassa neemt af op hogere leeftijd. Dit loopt parallel met de afname van de totale RNA-concentratie in spierweefsel,[27] wat de eiwitstofwisseling en de productie van aminozuren die essentieel zijn voor de energiestofwisseling beïnvloedt. Bovendien heeft men waargenomen dat op hogere leeftijd de eiwitsynthese door de ribosomen in de spiercellen afneemt, evenals het gehalte aan polyribosomen en de pH-enzymfractie. Dit alles draagt bij aan de veranderingen die op hogere leeftijd optreden in de eiwitsynthese en de energiestofwisseling in het spierweefsel.[28]

De gegevens uit het onderzoek naar de eitwitstofwisseling op cel- en orgaanniveau zijn gerelateerd aan de eiwitstofwisseling in het gehele lichaam. In dit verband merken Waterlow en Stephen[29] op dat wanneer de leeftijd hoger wordt en het gewicht toeneemt, de omzetting van lichaamseiwit trager wordt, wat invloed heeft op zowel de lever- als de spiercellen. Ze concluderen dat de eiwitomzetting in het gehele lichaam aanzienlijk verminderd is bij oudere onderzoekssubjecten. Er is zeer veel onderzoek gedaan naar het humaan lichaamseiwit. Een aantal van deze onderzoeken was gericht op de veranderingen in het lichaamseiwitgehalte op hogere leeftijd. Belangrijke aspecten voor clinici zijn met name de katabole en de daarmee corresponderende anabole component van de stofwisseling in het geval van infectie. Anabole reacties treden niet alleen op tijdens de herstelperiode maar ook in de vroege fase van de aandoening, wanneer het anabolisme samenhangt met de verhoogde productie van fagocyten en andere leukocyten en de afscheiding van verscheidene weefselenzymen en immunoglobulines. Als reactie op een infectie wordt de eiwitsynthese in de lever opgevoerd en in de spiercellen vertraagd.[6]

Transversaal zowel als longitudinaal onderzoek heeft uitgewezen dat het kaliumgehalte en de hoeveelheid intracellulaire vloeistof in het lichaam gestaag achteruitgaan met het klimmen der jaren.[6] Door de mogelijk optredende veranderingen in de intracellulaire kaliumconcentratie als gevolg van het ouder worden is het fysiologische belang van het verlies aan lichaamskalium niet precies bekend. Het percentage weefsels met een hoog kaliumgehalte, zoals skeletspieren, kan afnemen, terwijl het percentage bindweefsel, dat weinig kalium bevat, kan toenemen. Het kaliumverlies in het lichaam op hogere leeftijd wordt echter in het algemeen gezien als een indicatie van de afname van de totale hoeveelheid celeiwitten en dit kan in belangrijke mate het gevolg zijn van een afname van de eiwitmassa in de skeletspieren.[22]

De motorische functie van het menselijk lichaam gaat achteruit als gevolg van het ouder worden. In hoofdstuk 3 is reeds opgemerkt dat het aantal nog functionerende motoreenheden daalt op latere leeftijd. De afname van het aantal spiervezels houdt ook verband met een afname van de contractiesnelheid en de myofibrillaire en myosine ATP-ase-activiteit. Op latere leeftijd gaat het transport van calcium door het sarcoplasmatisch reticulum sneller, wat wellicht een oorzaak is van spierfunctiestoornissen, omdat het hierdoor moeilijker wordt om voldoende calcium in het myoplasma te krijgen om aan de contractiele behoeften van het actomyosinesysteem te voldoen.[30] De leeftijdsgebonden afname van de botmassa (osteoporose) houdt sterk verband met het verlies van skeletspieren. Calcium is één van de belangrijkste elementen in het lichaam. Het vervult een centrale rol bij de spiercontractie, de voortgeleiding van impulsen en het membraantransport. Voor het goed functioneren van het lichaam is het handhaven van een serumcalciumgehalte van meer dan 6,0 milligram per deciliter veel belangrijker dan het op peil houden van de botmassa. Hoewel het calcium dat het lichaam nodig heeft vrijwel uitsluitend geleverd wordt door de botten, kan dit mineraal ook verkregen worden uit de voeding. De calciumbalans voor het handhaven van de homeostasis hangt zodoende af van de botmassa en de opname van calcium uit het voedsel.

De creatininesecretie is gebruikt als een maat voor de spiermassa bij kinderen en volwassenen en zou dezelfde betekenis moeten hebben bij ouderen, ook al neemt de creatineklaring af op latere leeftijd.[16] De totale eiwitsynthese per gram uitgescheiden creatinine is aanzienlijk hoger bij ouderen dan bij jongvolwassenen. Aangezien de spiermassa kleiner is, kan de grotere turn-over per eenheid uitgescheiden creatinine bij ouderen geïnterpreteerd worden als een indicatie van een groter aandeel van de actieve viscerale weefsels in de totale eiwitstofwisseling in het oudere lichaam. Onderzoek heeft aanwijzingen opgeleverd dat er niet alleen een verschuiving plaatsvindt in de verdeling van de eiwitsynthese over het lichaam op hogere leeftijd, maar dat de eiwitafbraak en -synthese in de spieren ook trager kunnen worden. Het resultaat van deze gelijktijdig optredende veranderingen is een toename van de totale eiwitsynthese per eenheid creatinine waarbij de totale eiwitsynthese per eenheid lichaamscelmassa op peil blijft.

Deze hypothese over de veranderingen in de kwaliteit en de kwantiteit van de totale eiwitstofwisseling wordt verder ondersteund door een vergelijking van het stikstofgehalte in de urine en de secretie van het daaraan gerelateerde aminozuur 3-methylhistidine bij jongvolwassenen en ouderen. Dit ongewone aminozuur (3-methylhistidine) bevindt zich in het actine van alle spieren en in het myosine van 'witte' spiervezels. Het wordt volledig door de nieren met de urine uitgescheiden en wordt in tegenstelling tot de normale aminozuren van lichaamseiwitten niet hergebruikt in het kader van de eiwitsynthese. Een voorlopige vergelijking van de dagelijkse hoeveelheid 3-methylhistidine die in de urine van jongvolwassenen en ouderen wordt uitgescheiden, maakt aannemelijk dat de dagelijkse secretie van 3-methylhistidine veel lager is bij ouderen. Dit is een weerspiegeling van de afgenomen spiermassa. Bovendien blijft er een aanzienlijk verschil in de secretie van 3-methylhistidine wanneer gecorrigeerd wordt voor de verschillen in de creatininesecretie. Op grond van deze bevinding is het aannemelijk dat de mate waarin spiereiwit wordt afgebroken per eenheid spiermassa aanzienlijk afneemt op hogere leeftijd.[6]

Reeds lang vermoedt men dat er een relatie bestaat tussen de voedingstoestand en het functioneren van skeletspieren. Wanneer mensen te weinig of helemaal niets te eten hebben, wordt het lichaamseiwit afgebroken om de benodigde aminozuren vrij te maken. Aangezien er geen buffervoorraad lichaamseiwit beschikbaar is voor dit doel, heeft al het eiwit dat afgebroken wordt hetzij een functionele, hetzij een structurele rol, waardoor de lichaamscelmassa afneemt. De lichaamscelmassa vertegenwoordigt de totale hoeveelheid levende, functionerende cellen, dat wil zeggen: de lichaamscomponent die actief bijdraagt aan de stofwisseling en dus de motor is van de zuurstofopname en de kooldioxideproductie. De skeletspieren nemen zestig procent van de lichaamscelmassa voor hun rekening en zijn daarmee de grootste bron van endogene aminozuren. Als gevolg hiervan gaat eiwitondervoeding onvermijdelijk gepaard met de afbraak van skeletspieren.[31] Men heeft aangetoond dat er een relatie bestaat tussen het functioneren van de skeletspieren en de voedingstoestand en ook dat de spierfunctie beschouwd kan worden als een valide functionele maat voor de voedingstoestand.[31-34]

Chronische aandoeningen en voeding bij ouderen

Verouderingsprocessen en levenslange eetpatronen gaan vaak gepaard met ziekten en aandoeningen die de levensduur verkorten, zoals atherosclerose, hypertensie, osteoporose, diabetes, kanker, nierziekten en vetzucht. Veel chronische degeneratieve aandoeningen komen vaker voor op hogere leeftijd. Deze ziektebeelden kunnen een versterkt negatief effect hebben op individuen van wie het fysiologisch functioneren reeds aangetast is door het verouderingsproces. Veel chronische aandoeningen hebben consequenties voor de voeding en leiden tot veranderingen in de behoefte aan voedingsstoffen, de fysieke en metabole vorm waarin de voedingsstoffen verschaft worden en de activiteiten van het dagelijks leven (ADL) die te maken hebben met voedsel en eten. Het aanpassen van het type energiedrager of de hoeveelheid energie of de mate waarin in voedingsstoffen, vitaminen en mineralen wordt voorzien, is wellicht nodig om de patiënt te helpen of de progressie van chronisch degeneratieve aandoeningen te verminderen. Helaas zijn ondervoedingsverschijnselen, zoals kloofjes in de mond of een helderrode tong, pas duidelijk zichtbaar wanneer het probleem reeds ver gevorderd is. De lichamelijke verschijnselen van dehydratie, bijvoorbeeld, zijn gewoonlijk niet merkbaar voordat de dehydratie reeds ver voortgeschreden is. Bij een verminderde opname van voedingsstoffen vinden sluipend weefselverlies en in toenemende mate abnormale biochemische omstandigheden plaats voordat deze toestand zich manifesteert als een duidelijk waarneembaar voedingstekort. Tabel 7.2 geeft een overzicht van de meest voorkomende ziektebeelden en de voedingsproblemen die deze met zich meebrengen.

Tabel 7.2 Chronische aandoeningen en de ermee samenhangende voedingsproblemen.

Chronische aandoening	Voedingsproblemen
Ziekte van Alzheimer; andere vormen van dementie	Cachexie en emaciatie (sterke vermagering) als gevolg van slechte eetgewoonten en onvoldoende zelfzorg
Coeliakie	Voedselopnamestoornis; diarree; gewichtsverlies; resorptiestoornis met secundaire vitaminetekorten
Cerebrovasculair accident	Onderdrukking van de hoestprikkel; verhoogde kans op verslikken; dysfagie
Chronische ischemia mesenteralis	Buikpijn na het eten; gewichtsverlies; voedselopnamestoornis
Obstipatie	Tragere darmpassage, vooral bij immobiliteit; verminderde colonmotiliteit
Gastro-enteritis	Onprettig gevoel in maag-darmkanaal; braken; diarree; verlies van eetlust; gewichtsverlies; dehydratie
Colitis	Verminderde elasticiteit van de rectumwand; onprettig gevoel in de buik; fecale impactie
Coronairlijden	Dyspnoea; medicatie leidt tot verminderde eetlust en obstipatie
Diabetes mellitus	Glucose-intolerantie; slecht energiegebruik
Diverticulose met ontstekingen	Pijn in maag en darmen; darmproblemen; mogelijk bloedingen; infectie; verlies van eetlust; gewichtsverlies
Emfyseem	Dyspnoea met als gevolg een gebrek aan eetlust en problemen bij het eten
Galaandoeningen	Galstenen; cholecystitis; pancreatitis; niet meer consumeren van bepaalde voedingsmiddelen; sommige voedingsmiddelen staan de patiënt tegen; ondervoeding
Gastritis/duodenitis	Onvoldoende opname van vitamine B_{12} en ijzer; niet meer consumeren van bepaalde voedingsmiddelen; andere voedingsmiddelen staan de patiënt tegen; ondervoeding
Hernia hiatus esophagei	Gastro-oesofagale reflux; pyrose; dysfagie
Leveraandoeningen	Voedsel staat de patiënt tegen; verminderde eiwitinneming; veranderingen in klaring van geneesmiddelen
Vetzucht	Energieopname meestal laag; noodzaak tot opname van essentiële voedingsstoffen
Arthrosis deformans	Problemen bij het winkelen en de voedselbereiding
Osteoporose	Dyspnoea in geval van collaps van wervellichamen; vervorming van de thorax en abdominale compressie; gebrek aan eetlust; problemen bij het eten; verminderde voedselopname
Ulcus pepticum	Maagafsluiting, -bloedingen, -perforatie; dysfagie; dyspepsie; onprettig gevoel achter het borstbeen; overmatig gebruik van antacida; ondervoeding
Pernicieuze anemie	Tekort aan vitamine B_{12}; degeneratie van de wervelkolom
Nieraandoeningen	Verminderde verwerkingscapaciteit van eiwitten, zout, kalium en water

Voeding en diabetes mellitus bij ouderen

Ongeveer achttien procent van de bevolking tussen 65 en 74 lijdt aan diabetes mellitus.[35] (Ongeveer 6,37 procent van de Nederlandse bevolking van 65-74 jaar heeft diabetes mellitus.[173]) In het algemeen hebben ouderen een lagere glucosetolerantie dan jongere individuen. Uit onderzoek blijkt dat slechts ongeveer tien procent van de variantie in het serumglucosegehalte na een orale glucosebelasting verklaard kan worden uit de leeftijd.[36] Het lichaamsgewicht en het niveau van de lichamelijke activiteit blijken een grotere rol te spelen bij het ontstaan van hyperglykemie op latere leeftijd. De belangrijkste factoren die een rol spelen bij het ontstaan van hyperglykemie en type-II-diabetes zijn een slechte tweede-fase-insulinesecretie, het onvermogen de glucoseproductie af te remmen, stoornissen in de insulinereceptor en de postreceptorfysiologie, vetzucht en een gebrek aan lichaamsbeweging. Hoe diabetes mellitus ook moge ontstaan bij ouderen, er zijn duidelijke aanwijzingen dat een goede regeling van het glucoseniveau de kwaliteit van het leven verhoogt en de morbiditeit en mortaliteit onder ouderen verlaagt.

Door middel van transversaal onderzoek is aangetoond dat de verminderde glucosetolerantie op hogere leeftijd verband houdt met het niveau van de lichamelijke activiteit en de conditie.[37] Uit een prospectief onderzoek uitgevoerd door Seals et al.[38] naar de effecten van lichaamsbeweging op de glucosetolerantie blijkt dat hoewel het glucosegehalte niet verandert, de insuline- en C-peptidegehalten wel lager worden. Bij oudere patiënten met type-II-diabetes geven kortlopende trainingsprogramma's geen bijzondere voordelen te zien ten opzichte van de regeling van de glucoseopname door middel van een dieet.[39] Langdurige trainingsprogramma's zorgen wel voor een verbetering van de glucosetolerantie.[40,41] Het staat buiten kijf dat de combinatie van lichaamsbeweging en een dieet goed is voor de glucosetolerantie. Bovendien heeft lichaamsbeweging ook een gunstige invloed op de cardiovasculaire functie, de lipideprofielen, hypertensie, osteopenie en de geestesgesteldheid van oudere diabetici.

Diabetes mellitus heeft een aantal effecten op de vitamine- en mineralenstatus.[42] Veel van deze veranderingen lijken op de veranderingen die optreden bij het verouderingsproces. Diabetes mellitus is in verband gebracht met de afname van de zinkopname en een toegenomen uitscheiding van zink met de urine.[43] Zinktekorten worden geassocieerd met slechte wondgenezing, een slecht werkend immuunsysteem, immuunstoornissen en anorexia.[44] Zinksuppletie blijkt de werking van het immuunsysteem te verbeteren[45] en de wondgenezing te bespoedigen[46] bij patiënten met een zinktekort.

Chroom speelt een rol bij de normale glucosehuishouding. Een chroomtekort is in verband gebracht met de glucose-intolerantie op latere leeftijd.[47] Het kopergehalte is verhoogd bij type-II-diabetes.[48] De klinische relevantie hiervan is niet geheel duidelijk, hoewel Klevay[48] heeft aangetoond dat een experimenteel opgewekt kopertekort leidt tot een verhoging van het cholesterolgehalte. Thiamine is essentieel voor het transport van gemetaboliseerd glucose in de Krebs-cyclus. Bij type-II-diabetes is de transketolaseactiviteit van de erytrocyten – een indirecte maatstaf voor het thiaminegehalte – verhoogd, wat verband kan houden met een verminderde beschikbaarheid van intracellulaire glucose. Diabetes mellitus wordt ook in verband gebracht met pernicieuze anemie. Veel diabetici hebben een vitamine-B_{12}-tekort, dat gepaard kan gaan met neuropathie van de achterstrengen van het ruggenmerg en dementie.

Vetzucht

Veel mensen van boven de 65 lijden aan vetzucht. Een dieet waarbij de energie-inneming hoger is dan de energiebehoeften van het lichaam leidt tot het opslaan van energie en vetafzetting. Te veel energie uit voedsel dat rijk is aan vetten, koolhydraten en eiwitten leidt tot vetzucht. Sommige geneesmiddelen wekken de eetlust op (hyperfage geneesmiddelen) en leiden tot vetzucht omdat ze de voedselopname vergroten. Alcoholconsumptie in combinatie met een dieet dat voldoende energie levert om aan de energiebehoefte te voldoen, kan ook leiden tot vetzucht. Zwaarlijvige mensen vallen vaak langzaam of helemaal niet af omdat ze geen zin hebben in lichaamsbeweging. De lichaamsbeweging die ze krijgen, kan ook beperkt zijn door de secundaire gevolgen van vetzucht, zoals lichamelijke beperkingen als gevolg van artrose.

Vetzucht houdt verband met talloze aandoeningen. Er is een causaal verband aangetoond tussen vetzucht en de ontwikkeling van ouderdomsdiabetes, essentiële hypertensie en hartaandoeningen als gevolg van hypertensie. Vetzucht vergroot de kans op hart- en vaatziekten. Uit de Framingham Heart Study bleek dat er een correlatie bestaat tussen vetzucht en de morbiditeit en mortaliteit als gevolg van hartaandoeningen (groter bij mannen dan bij vrouwen). Vetzucht houdt verband met verhoogde bloeddruk en het serumlipoproteïnegehalte.[49] Een verandering van het lichaamsgewicht heeft aanzienlijke gevolgen voor het bloedlipidegehalte. Het Framinghamonderzoek toonde aan dat vermageren een bescheiden verhoging van het gehalte aan high-density lipoprotein-(HDL)-cholesterol oplevert.[50] Het blijkt dat zowel het bloedlipidegehalte als de bloeddruk beïnvloed wordt door de mate van zwaarlijvigheid.

Vetzucht is het meest voorkomende voedingsprobleem met consequenties voor de volksgezondheid in de Verenigde Staten.[1] Hoewel zeer ernstige vetzucht niet veel voorkomt bij hoogbejaarden (omdat degenen die lijden aan pathologische vetzucht gewoonlijk op jongere leeftijd overlijden), is vetzucht toch een ernstige aandoening bij ouderen.

Vetzucht houdt ook verband met de ontwikkeling van herniae abdominales, en galaandoeningen en jicht komen vaker voor bij zwaarlijvige individuen. De belangrijkste consequentie van vetzucht is dat deze leidt tot een verergering van degeneratieve artrose. Andere complicaties zijn onder andere spataderen met stasis dermatitis en infecties tussen vetrollen veroorzaakt door bacteriën en schimmels.[49,50]

In het algemeen staat vetzucht het zelfstandig functioneren van ouderen in de weg. Ondanks de beperkingen van de huidige actuariële gegevens en de stand van zaken in het onderzoek, is er voldoende ondersteuning voor de stelling dat vetzucht de levensduur bekort en dat een beperking van de voedselopname of de energieinneming kan leiden tot een langer leven.[51]

Osteoporose

Osteoporose is een heterogene aandoening die gekenmerkt wordt door een absolute afname van de hoeveelheid normaal bot (dat wil zeggen: verlies van botmassa). Deze is het gevolg van het onvoldoende opwegen van de botvorming tegen de botresorptie. Het is noch het gevolg van een gebrek aan calcium in de voeding noch van een gestoorde botmineralisatie,[52] maar van de grotere endostale resorptie ten opzichte van de vorming van nieuwe osteons of boteenheden.[53] Leeftijdsgerelateerd verlies van spongieus bot begint rond het 35ste levensjaar en het verlies van compact bot rond het veertigste levensjaar. Het verlies bedraagt ongeveer 0,5 procent per jaar, maar bij vrouwen na de menopauze is het verlies groter: twee tot acht procent per jaar vanwege de (direct of indirect) verminderde oestrogeenproductie.[52]

Calciumsuppletie draagt niet bij aan de preventie van botverlies bij vrouwen die de menopauze ondergaan of tot vijf jaar geleden hebben ondergaan. Bij vrouwen bij wie de menopauze zes jaar of langer geleden was, kan calciumcitraatmalaat in doses van 800 milligram per dag het botverlies aanzienlijk beperken.[54] Riis[55] meent dat calciumsuppletie een bescheiden invloed kan hebben op het verlies van compact bot, maar geen effect heeft op spongieus bot.

De relevantie van osteoporose blijkt uit het aantal fracturen bij vrouwen na de menopauze. Veertig procent van het leven van vrouwen speelt zich af na de menopauze. Symptomatische osteoporose treft één op de drie vrouwen in de oudere leeftijdscategorie en leidt tot meer dan 175.000 heupfracturen en 500.000 wervelfracturen per jaar bij vrouwen in de Verenigde Staten.[56] (In Nederland werden onder de bevolking van 65 jaar en ouder in 1990 11.820 ziekenhuisopnamen als gevolg van een heupfractuur geregistreerd.[172]) Heupfracturen hebben een belangrijk aandeel in de mortaliteit bij ouderen. Lichaamsbeweging (in het bijzonder activiteiten waarbij belasting optreedt), calcitonine, natriumfluoride, een calciumopname van 1500 milligram per dag en 400-600 IE vitamine D per dag kunnen mogelijk verder botverlies vertragen.[56] Boriumsuppletie kan de hoeveelheden calcium en magnesium die via de urine worden uitgescheiden verminderen en de 17-bèta-estradiolspiegel verhogen,[57] en daardoor het normale botverlies bij ouderen tegengaan. Aangenomen wordt dat calciumsuppletie de afscheiding van parathormoon (PTH) remt, aangezien de PTH-spiegel hoger wordt op latere leeftijd als gevolg van de verminderde hoeveelheid calcium in de extracellulaire vloeistof. Oestrogeensubstitutie kan het normale leeftijdsgebonden botverlies bij ouderen vertragen, maar de beschermende werking ervan duurt waarschijnlijk niet langer dan twee tot drie jaar na het stoppen van de behandeling.[52]

De klinische beoordeling van de voedingstoestand

Er zijn diverse lichamelijke bevindingen die te maken hebben met de voedingstoestand en veel van de normale veranderingen die optreden als gevolg van het ouder worden lijken sterk op de klinische symptomen die kenmerkend zijn voor een bepaalde ziekte of voor ondervoeding bij ouderen.[59] Klinisch manifeste ondervoeding wordt zelden veroorzaakt door een primair tekort in de voedselopname, maar heeft veeleer te maken met stoornissen in het spijsverteringskanaal of één van de veelvoorkomende chronische aandoeningen waardoor ouderen functioneel achteruitgaan. Hier staat tegenover dat subklinische ondervoeding,[59] die per definitie niet onderkend kan worden aan de hand van klinische symptomen, waarschijnlijk vaak voorkomt bij bepaalde delen van de oudere populatie met een verhoogd risico. Deze deelpopulaties kunnen onder andere bestaan uit de ouderen die opgenomen zijn in instituten, individuen die lijden aan geestesziekten of ernstige aandoeningen van het centrale zenuwstelsel of mensen die leven op of onder de armoedegrens. Bij subklinische ondervoeding kan algemene malaise een teken zijn dat de nutriëntenreserves uitgeput zijn. Kleinere nutriëntenreserves kunnen leiden tot postoperatieve verwarring, vertraging van het herstel van de homeostasis, trage wondgenezing en een grotere gevoeligheid voor infecties.[60]

Sommige antropometrische variabelen kunnen gezien worden als schattingen van de lichaamssamenstelling en gebruikt worden als indicatoren van de voedingstoestand. De meest relevante antropometrische variabelen zijn in dit verband het gewicht en de dikte van huidplooien.[61] Het gewicht is een maatstaf voor alle bestanddelen van het lichaam.[62] Het geeft echter geen aanwijzingen over de veranderingen in de verhoudingen tussen de diverse bestanddelen van het lichaam die optreden als gevolg van het ouder worden, met name de toename van het vetpercentage en de afname van de vetvrije massa. Variabelen zoals de voedsel- of vloeistofopname, obstipatie of problemen die oedeem veroorzaken, onderkent men niet door het wegen van de patiënt. Om te komen tot 'ideale' gewichten zijn gecombineerde metingen van het gewicht en de lichaamslengte gestandaardiseerd. Een andere maat waarbij het gewicht een rol speelt, is een combinatie van gewicht en lichaamslengte. Deze maat vertoont een bescheiden correlatie met het vetpercentage en een hoge correlatie met de totale hoeveelheid vet in het lichaam van ouderen.[63] Een derde gewichtsmaat is het relatieve gewicht. De lichaamslengte neemt met ongeveer drie centimeter af tijdens de gemiddelde levensduur, als gevolg van houdingsveranderingen zoals kyfose, afname van de discushoogte of wervelfracturen. Vanwege mogelijke onnauwkeurigheden bij de meting van de lichaamslengte worden andere maten gebruikt die ermee verband houden. Zo is bijvoorbeeld de spanwijdte van de armen in ruglig vergeleken met de feitelijke lichaamslengte. Het blijkt dat de armspanwijdte op alle leeftijden een redelijke overeenkomst vertoont met de lichaamslengte, behalve bij ouderen. Het relatieve gewicht wordt dan bepaald door gebruik te maken van aangepaste tabellen voor de lichaamslengte die zijn gestandaardiseerd zodat ze rekening houden met een mogelijke vermindering van de lichaamslengte op latere leeftijd.[64]

Andere antropometrische variabelen zijn de dikte van de huidplooien op de triceps en onder de scapula en de omtrek van de bovenarm. Er bestaat twijfel over de nauwkeurigheid van de huidplooimeting bij ouderen vanwege de leeftijdsgerelateerde veranderingen van de huid en de veranderde samendrukbaarheid van de huid. De omtrek van de bovenarm is een goede maat van de totale hoeveelheid vet in het lichaam van patiënten met oedeem, bij wie het lichaamsgewicht een misleidende maat kan zijn. Er zijn echter progressieve leeftijdsgebonden veranderingen in de spieren – vooral de toename van vezelig bindweefsel, het verlies van spiervezels en de toename van het intramusculaire vet – die deze meting minder nauwkeurig kunnen maken. Het is belangrijk dat men inziet dat al deze antropometrische variabelen de voedingstoestand niet feitelijk weergeven maar hiervan slechts een indicatie vormen. Na vergelijking met gestandaardiseerde normen leveren deze metingen een percentielscore op die de voedingstoestand van de patiënt weergeeft.

Instrumenten voor het beoordelen van het functieniveau zijn ook nuttig voor het bepalen van de voedingstoestand van oudere individuen. In toenemende mate wordt het belang ingezien van het handhaven van essentiële activiteiten van het dagelijks leven. Er zijn simpele vragenlijsten ontwikkeld die voedingsrisico's goed blijken weer te geven.[65] Deze vragenlijsten zijn een ander type beoordelingsinstrument dat van belang kan zijn bij het beoordelen van het algehele voedingsgerelateerde functieniveau van een patiënt. Instrumenten voor functiebeoordeling, bijvoorbeeld voor het bepalen van de ADL- en IADL-functies, verschaffen belangrijke gegevens over het welbevinden van ouderen.[66]

Het klinisch of lichamelijk onderzoek kan bevindingen opleveren die verband houden met voedingstekorten. Tabel 7.3 geeft een overzicht van mogelijke klinische manifestaties van voedingstekorten die kunnen optreden bij ouderen. Bij het constateren van dergelijke lichamelijke bevindingen moet de clinicus zich altijd afvragen of ze overeenkomen met het beeld van het normale verouderingsproces of wellicht veroorzaakt zijn door een onderliggend ziektebeeld.

Tabel 7.3 Veel voorkomende voedingstekorten bij ouderen.

Voedingstekort	Lichamelijke manifestaties
Vitamine A	**Ogen:** fotofobie; minder traanvocht; ulcus corneae; verlies van de pupilreflex; Bitot-vlekken
	Tandvlees: gingivitis
	Huid: droge huid; hyperkeratose van follikels (kippenvel)
Vitamine C	**Tandvlees:** hypertrofie
	Huid: petechiae; purpura
	Spieren: intermusculaire hematoma
IJzer	**Ogen:** bleke conjunctivae
	Tong: geatrofieerd; glad; pijnlijke smaakpapillen
	Huid: bleek
	Nagels: koilonychie
	Vulva: vulvovaginitis
Foliumzuur	**Ogen:** bleke conjunctivae
	Mond: stomatitis
	Tong: glossitis
	Huid: bleek
Riboflavine	**Ogen:** blepharitis angularis
	Neus: nasolabiale exfoliatie
	Lippen: cheilose; ontsteking van de neusslijmvliezen
	Tandvlees: gingivitis
	Mond: stomatitis angularis
	Tong: atrofie van smaakpapillen
Magnesium	**czs:** tremor; convulsies; gedragsstoornissen
Niacine	**Tandvlees:** gingivitis
	Tong: pijnlijk; atrofie van smaakpapillen; kloven
	Huid: toegenomen pigmentatie; dikke huid; atrofie in intertrigineuze gebieden; dermatitis
	czs: dementie
	Maag-darmkanaal: diarree
Thiamine	**Spieren:** gevoeligheid en zwakte van kuitspieren
	czs: hyporeflexia; klapvoet en afhangende pols; hyperesthesie; paresthesie
Proteïne	**Haar:** droog; bros
	Huid: putjesoedeem
	Spieren: functieverlies; verlies van onderhuids vet
	Lever: hepatomegalie
	Maag-darmkanaal: diarree
Calcium	**Skelet:** osteoporose/osteomalacie; botbreuken
Lactose	**Lichaam:** laag lichaamsgewicht
	Maag-darmkanaal: diarree
Fluoride	**Gebit:** cariës
	Maag-darmkanaal: diarree
Vitamine B_{12}	**Ogen:** neuritis optica
	czs: dementie
	Spieren: spierzwakte
	Maag-darmkanaal: anorexia; diarree
Glucose	**Algemeen:** tachycardie; zweten; flauwvallen

Voedingsbehoeften van ouderen

Er is veel onderzoek gedaan naar de voeding van ouderen in zorginstellingen; onderzoek naar de voedingstoestand van ouderen die niet in een instelling zijn opgenomen, stuit echter op problemen. Er zijn zeer weinig gegevens beschikbaar voor het vergelijken van de kwaliteit van het voedsel dat door ouderen geconsumeerd wordt met dat van andere leeftijdsgroepen. In de Verenigde Staten zijn gegevens uit onderzoek op landelijke schaal, zoals de USDA Food Consumption Surveys, de Department of Health and Human Services Ten State Nutrition Survey en de Health and Nutrition Examination Survey (HANES), gebruikt om de voedingstoestand van ouderen te beoordelen. De bevindingen variëren al naar gelang de leeftijd, het geslacht en de sociaal-economische status van de onderzochte groep en de onderzoeksinstrumenten (dat wil zeggen: klinische verschijnselen, meting van biochemische parameters of vragenlijsten over de voedselopname). Deze onderzoeken lijden aan een gebrek aan antropometrische, biochemische en klinische normen die specifiek zijn voor ouderen.

Desalniettemin leveren ze een aantal algemene conclusies op. De voeding van ouderen die zelfstandig leven buiten een zorginstelling blijkt de behoefte aan voedingsstoffen beter te garanderen dan het dieet van ouderen die in een zorginstelling verblijven.[67] De gegevens over de voedselopname laten zien dat de voeding van een aanzienlijk deel van de ouderen minder vitamine C, vitamine A, thiamine, calcium, ijzer, folaat en zink bevat dan de aanbevolen dagelijkse hoeveelheid (ADH). Voedingsproblemen als gevolg van onvoldoende opname van voedingsstoffen blijken zeer veel voor te komen bij ouderen. Onderzoekingen op landelijk en plaatselijk niveau toonden aan dat vooral bij de armere bevolkingsgroepen de opname van eiwit, calcium, thiamine, vitamine D, foliumzuur, vitamine B_6 en zink laag was bij individuen van 65 jaar en ouder. Veel mensen bleken zeer weinig calorieën tot zich te nemen. Van de blanke bevolkingsgroep consumeerde 21 procent minder dan 4,2 MJ per dag en van de zwarte bevolkingsgroep 36 procent. Omgekeerd bleek 25 procent van de arme zwarte bevolkingsgroep en van de blanke vrouwen tussen 45 en 75 jaar zwaarlijvig te zijn. De eiwitinneming lag op of boven de ADH, behalve bij sommige lage inkomensgroepen. In feite blijken ouderen eiwitten, vet en koolhydraten in ongeveer dezelfde verhouding te consumeren als jongere cohorten, namelijk dertien tot dertig procent eiwitten, vijftig tot 55 procent koolhydraten en dertig tot 35 procent vet. Bij onderzoek waarbij biochemische parameters bepaald werden, bleken vitamine C, vitamine A, vitamine B_6, thiamine, riboflavine, ijzer, zink en calcium het vaakst onder de ADH te liggen.[68] Ondanks de gebleken onvoldoende opname van deze voedingsstoffen werden relatief weinig klinische symptomen gevonden die wezen op een tekort aan voedingsstoffen. Buiten ijzergebrek vond men relatief zelden andere klinische symptomen. Dit werpt de vraag op of de ADH-normen wel geschikt zijn als maatstaf voor gezonde voeding in de oudere populatie.

Ouderen zijn zeer gevoelig voor ondervoeding, omdat er weinig direct experimenteel bewijsmateriaal is waaruit voedingsnormen of de noodzakelijke voedselopname afgeleid kunnen worden, vooral voor individuen van 85 jaar en ouder. Gegevens over de voedingsbehoeften van ouderen zijn verkregen door extrapolatie uit onderzoek bij jongvolwassenen.[69] Tabel 7.4 geeft een opsomming van de ADH-normen voor individuen van 51 jaar en ouder.

Lowenstein[70] heeft de problemen die voortvloeien uit het gebrek aan voedingsnormen voor ouderen op een rijtje gezet. Het blijkt dat de kwaliteit van het voedsel dat ouderen nodig hebben hoger moet zijn. De energiebehoefte is lager, omdat de stofwisseling bij ouderen afgenomen is en ze zich lichamelijk minder inspannen, maar de

Tabel 7.4 Aanbevolen dagelijkse hoeveelheden (herzien in 1989).

	Mannen ouder dan 51 jaar	Vrouwen ouder dan 51 jaar
Gewicht (kg)	70	55
Lichaamslengte (cm)	178	163
Eiwit (g)	56	44
Calcium (mg)	800	800
Fosfor (mg)	800	800
Magnesium (mg)	350	300
IJzer (mg)	10	10
Zink (mg)	15	15
Jodium (µg)	150	150
Vitamine A (µg)	1000	800
Vitamine D (µg)	5	5
Vitamine E (µg)	10	8
Vitamine C (µg)	60	60
Thiamine (mg)	1,2	1,0
Riboflavine (mg)	1,4	1,2
Niacine (mg)	16	13
Vitamine B_6 (IE)	2,2	2,0
Foliumzuur (µg)	400	400
Vitamine B_{12} (IE)	3,0	3,0
Energiebehoefte (MJ)		
51-75 jaar	10,0	7,5
76+ jaar	8,6	6,7

behoefte aan eiwitten, vitaminen en mineralen blijft min of meer hetzelfde. Om de voedingsbehoeften van ouderen te bevredigen, moet de nutriëntendichtheid (dat wil zeggen: het gehalte voedingsstoffen per joule) daarom hoger zijn bij ouderen dan bij jongere volwassenen.[70] Het feit dat er geen aparte richtlijnen zijn voor de oudere leeftijdscategorie (met uitzondering van extrapolaties voor individuen ouder dan 51 jaar) geeft aan dat er een gebrek is aan betrouwbare kennis over de behoeften van ouderen. Bovendien is het zo dat: 1) de oudere populatie veel minder homogeen is in vergelijking met andere leeftijdscategorieën wat biologische, anatomische en fysiologische aspecten van het verouderingsproces betreft; 2) ouderen vatbaarder zijn voor bepaalde aandoeningen en chronische ziekten; 3) er een breed scala is aan sociale en psychologische aspecten die van invloed zijn op de voeding. Het lijkt onwaarschijnlijk dat een specifieke voedingsnorm opgesteld kan worden die rekening houdt met al deze factoren.

Ouderen zijn kwetsbaar en hebben veel kans op het ontwikkelen van voedingsproblemen op grond van diverse sociale, psychologische en lichamelijke factoren.[71] De sociale factoren zijn onder andere de leeftijd, het alleen staan (vooral wanneer men recentelijk dierbaren verloren heeft of een andere ingrijpende ervaring heeft ondergaan), het gebrek aan steun van familieleden of sociaal netwerk en een laag inkomen. Psychologische factoren, zoals depressies, achteruitgang van de geestelijke vermogens en een gestoord zelfconcept, vergroten de kans op voedingstekorten. Ook lichamelijke factoren zoals functionele afhankelijkheid, achteruitgang van zintuigen en beperkte mobiliteit (vooral wanneer deze het gevolg is van ernstige chronisch degeneratieve aandoeningen) hebben ook een negatieve invloed op de voedingstoestand. Instrumenten voor het bepalen van de kans op voedingstekorten waarin deze factoren verwerkt zijn, blijken nuttig te zijn bij het opsporen van ouderen die meer voedingstekorten hebben dan hun leeftijdsgenoten in ziekenhuizen of zorginstellingen.[72]

In het algemeen vertonen ouderen een gestage achteruitgang van de hoeveelheid lichaamsbeweging die ze krijgen en een evenredige afname van het energieverbruik. In combinatie met het afgenomen basaal metabolisme duidt dit op de noodzaak de energie-inneming gestaag te verminderen.

Veelvoorkomende voedingstekorten bij ouderen

De voedingsbehoefte volgens de ADH-normen blijft relatief constant met het klimmen der jaren. Onderzoek heeft echter aangetoond dat de calciumopname naar 1200 milligram per dag moet stijgen (meer dan de huidige ADH), vooral voor vrouwen.[54] Dit helpt osteoporose na de menopauze te voorkomen. Aangezien het calciumgehalte in het lichaam omgekeerd evenredig is met het fosforgehalte, moeten ouderen ook de consumptie van voedingsmiddelen met een hoog fosforgehalte (bijvoorbeeld koolzuurhoudende dranken) verminderen. Een vermindering van de hoeveelheid via het voedsel opgenomen fosfor kan leiden tot een hoger calciumgehalte en wellicht de ontwikkeling van osteoporose vertragen of de gevolgen ervan verminderen. Lichaamsbeweging blijkt ook een positief effect te hebben.

De kwalitatieve behoefte aan de 44 essentiële voedingsstoffen verandert niet tijdens de gehele levensduur van de mens. Er treden op latere leeftijd echter wel kwantitatieve veranderingen op in de behoefte aan sommige van deze voedingsstoffen. Wanneer voedingsgerelateerde stoornissen optreden, zijn wellicht ook aanpassingen voor andere voedingsstoffen noodzakelijk. Wanneer de gemiddelde opname van een voedingsstof in een bepaalde populatie onder de norm (bijvoorbeeld de ADH) ligt, spreken diëtisten van een 'probleemnutriënt'. Onderzoek onder ouderen heeft aangetoond dat de gemiddelde inneming van energie en calcium laag ligt en vaak problematisch is, en dat, hoewel de gemiddelde eiwitinneming voldoende is, ten minste een derde van de onderzoekspopulatie onder de norm zit, vooral in bepaalde subcategorieën van de populatie.[68,73] Andere vitaminen en mineralen geven specifieke problemen bij specifieke groepen ouderen en worden hierna apart besproken. Hoewel men aanneemt dat tekorten aan vitaminen en mineralen vaker voorkomen bij ouderen, zijn er weinig gegevens uit experimenteel onderzoek waarop men de exact benodigde dagelijkse hoeveelheid van dergelijke zogenaamde microvoedingsstoffen in de voeding zou kunnen baseren. De leeftijdsgerelateerde toename in de behoefte aan vitaminen en mineralen zou een gevolg kunnen zijn van een minder efficiënte opname ervan, de veranderde stofwisseling en uitscheiding en het toenemend gebruik van bepaalde medicijnen. Men moet zich er altijd rekenschap van geven dat er van elke voedingsstof een tekort of teveel kan bestaan dat problemen kan geven bij ouderen.

Energie-inneming

De ADH voor energie-inneming is de minimale hoeveelheid megajoules voor het handhaven van de energiebalans. Zoals blijkt uit tabel 7.4, is de aanbevolen hoeveelheid 10,0 MJ voor mannen van 51 tot 75 jaar en 7,5 MJ voor vrouwen. De niet-vermelde bandbreedte loopt van 8,4-11,7 MJ voor mannen en 5,0-8,4 MJ voor vrouwen. Voor individuen boven 76 jaar is de aanbevolen hoeveelheid 8,6 MJ voor mannen (bandbreedte 6,9-10,3 MJ) en 6,7 MJ voor vrouwen (bandbreedte 5,0-8,4 MJ).

De vier voornaamste factoren die invloed hebben op de energiebehoefte zijn: 1) het energieverbruik in rust; 2) lichamelijke activiteit; 3) groei; 4) de thermogenese (de warmteproductie als gevolg van voedselopname, lichaamsbeweging en ter compensatie van het warmteverlies door afkoeling). Het energieverbruik in rust en de lichamelijke activiteit nemen beide af op latere leeftijd, waardoor de energiebehoefte ook lager is. Lineaire groei vindt niet meer plaats in oudere individuen, maar wel kan energie nodig zijn voor de aanmaak van vetvrije massa en vet tijdens herstel-, genezings- en revalidatieprocessen. Het is niet bekend of de thermogenese – die een relatief klein deel van de energiebehoefte uitmaakt op elke leeftijd – verschilt bij oudere en jongere individuen. Als men ouder wordt, verandert de stofwisseling in rust voornamelijk vanwege de afname van de vetvrije massa (het metabool actieve weefsel) met ongeveer drie kilogram per tien jaar na het vijftigste levensjaar. De celstofwisseling neemt ook af op hogere leeftijd. Aangenomen wordt dat de energie-inneming met zes procent moet dalen tussen het 51ste en 75ste levensjaar en opnieuw met zes procent na het 76ste levensjaar om gelijk te blijven met de afname van de stofwisseling in rust. Het energieverbruik als gevolg van lichamelijke activiteit neemt eveneens af op latere leeftijd. Om hieraan tegemoet te komen, wordt aangeraden de energie-inneming te verminderen met 1,3 MJ voor mannen en 0,8 MJ voor vrouwen tussen 51 en 75 jaar. Boven het 75ste levensjaar moet nog eens 2,1 MJ voor mannen en 1,7 MJ voor vrouwen worden afgetrokken.

Uit onderzoek is gebleken dat de energie-inneming onder ouderen zo laag is dat dit voor een aanzienlijk deel van de populatie onvoldoende is.[73-75] Hieruit zou men kunnen concluderen dat een groot gedeelte van de ouderen mager of uitzonderlijk mager moet zijn. In feite echter ligt de mediaan van de verdeling van het gewicht van ouderen van 76 jaar vijf kilogram hoger voor mannen en zeven kilogram hoger voor vrouwen in vergelijking met jongere cohorten.[76]

Dit is beslist een sterk argument tegen het idee dat ouderen op grote schaal verhongeren. Een mogelijke verklaring voor deze discrepantie is dat de normen voor de energie-inneming te hoog zijn. Er zijn aanwijzingen dat bij gezonde individuen met een goed gewicht de aanbevelingen voor de energie-inneming en het energieverbruik in hoge mate zouden moeten overeenstemmen.[77] Veel ouderen zijn ziek en door hun hogere leeftijd en de ziekten die ze hebben, worden de verschillen tussen individuen wat energiebehoefte en lichaamsgewicht betreft groter.[78] Chronische aandoeningen, zoals artrose, heupfracturen, emfyseem, osteoporose, decompensatio cordis, cerebrovasculaire accidenten, vaatziekten en andere degeneratieve aandoeningen beperken de lichamelijke activiteit en verlagen zodoende de energiebehoefte van ten minste een tiende van de bevolking boven de 65 jaar.[67] De energiebehoefte van zeer oude individuen, vooral van degenen die opgenomen zijn in verpleeghuizen, ligt vaak slechts weinig boven het basaal metabolisme. Hoewel de energiebehoefte lager ligt bij sommige ouderen, is hij uitzonderlijk hoog bij anderen. Wanneer de neuromusculaire coördinatie afneemt, wordt de mechanische efficiëntie kleiner en wordt het handhaven van het evenwicht moeilijker, waardoor het energieverbruik bij bewegingen aanzienlijk toeneemt.

Eiwit/energietekort

De ADH voor eiwit is 0,8 gram hoogwaardige eiwitten per kilogram lichaamsgewicht, wat neerkomt op 56 gram voor mannen en 44 gram voor vrouwen.[70,79] De eiwitbehoefte kan snel veranderen onder invloed van stressfactoren, zoals ziekte, waardoor de behoefte aan eiwitten uit het voedsel met een factor twee of meer kan toenemen. Het afgenomen aandeel van de spieren in de eiwitstofwisseling bij ouderen kan een negatief effect hebben op het vermogen van de oudere om zich aan te passen aan een verminderde energie- of eiwitinneming, wanneer de eiwitsynthese in vitale organen op peil gehouden wordt door de mobilisering van aminozuren uit perifere organen.[27,80] De verminderde energie-inneming zal vaak leiden tot een verhoging van de eiwitbehoefte, aangezien de efficiëntie van het eiwitverbruik afhangt van de energiebalans. Twaalf tot veertien procent van de totale energiebehoefte van ouderen zou geleverd moeten worden door eiwitten.[27]

De indicatoren voor de eiwitinneming die gebruikt zijn in grootschalige onderzoeken zijn klinisch niet goed onderbouwd. Een geleidelijke afname van het serumalbuminegehalte is een normaal verouderingsverschijnsel,[81] maar het serumalbumine neemt gewoonlijk niet af in de eerste stadia van een eiwittekort; het daalt echter scherp wanneer een ernstig tekort reeds ver voortgeschreden is. Dit bemoeilijkt de interpretatie van bepalingen van het serumalbuminegehalte bij ouderen. Een serumalbuminegehalte lager dan de normale waarde voor volwassenen kan een indicatie zijn van hetzij een normale leeftijdsgebonden verandering hetzij een eiwittekort.

Een chronisch energietekort door onvoldoende eiwitinneming is synoniem met cachexie. Cachexie is meestal het gevolg van een geringe voedselopname als gevolg van anorexia. Bij ouderen zijn veelvoorkomende oorzaken van cachexie onder andere kanker, chronische neurologische aandoeningen met verlammingsverschijnselen, het laatste stadium van lever- of nierziekten en de behandeling van hartaandoeningen met hoge doses digitalis. Hoewel cachexie vooral veroorzaakt wordt door de verminderde inneming van energie en eiwitten, kan het ook het gevolg zijn van de katabole effecten van ziekten en een uitzonderlijk groot verlies aan voedingsstoffen door resorptiestoornissen of door enteropathieën (elke ingewandsziekte) waarbij eiwit verloren gaat.

Calcium/vitamine D

De calciumopname is laag bij ouderen en voldoet vaak niet aan de ADH-norm,[75] wat veroorzaakt kan worden door diverse factoren. Het calcium uit het voedsel wordt slecht opgenomen in de darmen,[82] en het vermogen om zich aan te passen aan een dieet dat weinig calcium bevat, neemt af op latere leeftijd.[83] Er is een aantal mogelijke verklaringen voor dit verschijnsel. De afgenomen gevoeligheid voor het parathormoon zorgt voor een afname van de productie van de vitamine calcitriol in de nieren, waardoor het serumgehalte van deze vitamine afneemt en op den duur ook de calciumopname in de darm.[84] Aangezien de passieve opname slechts verantwoordelijk is voor de helft van het calcium dat in de darm opgenomen wordt en calcitriol noodzakelijk is voor het transportmechanisme van de actieve calciumopname, leidt een afname van deze vitamine tot een afname van de calciumopname op hogere leeftijd.[85] Het calcium dat in de darmen uit het voedsel wordt opgenomen, draagt hierdoor minder bij aan het calciumgehalte in het serum, waardoor bot geresorbeerd moet worden om dit gehalte op peil te houden.

Andere factoren die het risico van een onvoldoende calciumopname verhogen, zijn grote hoeveelheden eiwit in het voedsel, waardoor de hoeveelheid calcium die in de urine wordt uitgescheiden toeneemt,[86] en een hoog fosforgehalte, waardoor de hoeveelheid calcium in de feces toeneemt.[87] Eiwitconsumptie heeft ingrijpende gevolgen voor het calciumgehalte in de urine en de calciumhuishouding. Bij een verdubbeling van de hoeveelheid eiwit in de voeding kan het calciumgehalte in de urine tot vijftig procent hoger worden.[86] Aangezien de nieren tot tien gram calcium per dag filtreren, kunnen deze verschillen grote invloed hebben op de calciumstofwisseling.[88] Eiwit vergroot het obligate calciumverlies in de nieren. Het zwavel van de zwavelhoudende aminozuren wordt geoxideerd tot sulfaat tijdens de stofwisseling, waarna deze sulfaten geneutraliseerd moeten worden door een evenredige vermindering van de reabsorptie van calcium in de niertubuli. Zelfs wanneer het voedsel grote hoeveelheden fosfor bevat, is gebleken dat de vermindering van de uitscheiding van calcium in de urine door de werking van het fosfor niet opweegt tegen het negatieve effect van eiwitten.[85]

Ook natrium vergroot het verlies van calcium in de niertubuli,[85] en de opname van zeer grote hoeveelheden voedingsvezels (bijvoorbeeld meer dan dertig gram) kan de opname van calcium eveneens beïnvloeden. Zowel voedingsvezels als mesoinosiethexafosforzuur (een stof die veel voorkomt in zemelen) verminderen de calciumopname, evenals oxaalzuur (dat voorkomt in rabarber en spinazie).

Cafeïne vergroot zowel de hoeveelheid calcium die uitgescheiden wordt in spijsverteringssappen als het calciumverlies in de nieren. Alcohol verhoogt het calciumgehalte in de urine eveneens; indien genuttigd in zeer grote hoeveelheden kan alcohol een negatief effect hebben de botcelstofwisseling.

De menopauze is een hormonale aangelegenheid die een zeer grote invloed heeft op de calciumhuishouding. Oestrogeen vergroot de calciumopname en vermindert het calciumverlies in de nieren, zodat bij eenzelfde calciuminneming vrouwen met een hoger oestrogeengehalte het calcium uit het voedsel beter gebruiken. Na de menopauze kan oestrogeensubstitutie bijdragen aan het voorkomen van een negatieve calciumbalans en osteoporose. Groeihormonen vergroten ook de calciumopname en verminderen het calciumverlies in de nieren.

Het botverlies is aanzienlijk groter in de wintermaanden, als gevolg van de verminderde hoeveelheid ultraviolette straling. Volgens een hypothese komt dit door een gebrek aan vitamine D, dat noodzakelijk is voor de calciumopname. Een vitamine-D-tekort wordt biochemisch gedefinieerd als een calcitriolgehalte van minder dan 3,8 µg/ml. Deze biochemische indicator van een vitamine-D-tekort vindt men relatief vaak bij ouderen in zorginstellingen en ouderen die aan huis gebonden zijn en geen vitamine-D-suppletie ontvangen.[89] Osteomalacie (door een tekort aan botmineralen) speelt soms een rol bij het vaker voorkomen van fracturen bij ouderen.[90] Aangezien in de Verenigde Staten (ook in Nederland) diverse voedingsmiddelen verrijkt zijn met vitamine D, is de opname van vitamine D er groter en hebben minder mensen er een vitamine-D-tekort dan in andere landen.[91] Het is gebleken dat melk voldoende vitamine D kan verschaffen. De oorzaken van osteomalacie zijn onder andere vitamine-D-tekorten door onvoldoende blootstelling aan zonlicht, een verkeerd dieet of een verandering in de opname of stofwisseling van deze vitamine door ziekten.

IJzer

De huidige ADH voor ijzer is tien milligram per dag voor individuen van 51 jaar of ouder. De behoefte aan ijzer daalt bij vrouwen na de menopauze, omdat er niet langer ijzer verloren gaat door bloedverlies bij de menstruatie en in het kraambed. Er zijn aanwijzingen dat het verminderde ijzerverlies wordt tenietgedaan door de minder efficiënte ijzeropname op hogere leeftijd. Dit is het gevolg van atrofische gastritis, waardoor het lichaam minder goed in staat is het beschikbare zoutzuur te benutten voor het reduceren van het ijzer dat aanwezig is in de geoxideerde (ferri)vorm tot de absorbeerbare (ferro)vorm. Andere factoren die kunnen leiden tot een verminderde ijzeropname bij ouderen zijn het veelvuldig gebruik van antacida, calciumsupplementen en thee. Deze stoffen vormen complexe verbindingen met het ijzer in de darmen en verminderen de ijzeropname. Sommige ouderen consumeren minder rood vlees en andere vleessoorten die rijk zijn aan biologisch absorbeerbaar ijzer vanwege gebitsproblemen of een laag inkomen. In plaats daarvan consumeren ze meer plantaardig voedsel, dat in het algemeen minder rijk is aan biologisch absorbeerbaar ijzer. Sommige ouderen consumeren ook minder voedingsmiddelen met hoge gehalten aan ascorbinezuur en eiwit, waardoor ze minder ascorbinezuur en aminozuren – substanties die de ijzeropname stimuleren – binnenkrijgen.

De zorg rond de ijzeropname door ouderen richt zich gewoonlijk op de rol van ijzer bij de aanmaak van bloed. IJzergebrek is één van de oorzaken van anemie. Er zijn echter weinig aanwijzingen dat ijzergebreksanemie een normaal onderdeel is van het verouderingsproces, hoewel anemie vaker voorkomt op hogere leeftijd. Proefdiermodellen leveren geen bewijs dat het ouder worden gepaard gaat met anemie; de hemopoëtische reservecapaciteit neemt echter af, zodat het langer duurt voor het hematocriet weer op peil is na belasting.[93] Een afname van het hematocriet die geen verband houdt met een ijzertekort in de voeding, een chronische ziekte of bloedverlies is meestal het gevolg van een abnormale celproliferatie.[94] Anemie door andere oorzaken komt veelvuldig voor. Het is zelfs zo dat in tegenstelling tot wat algemeen wordt aangenomen ijzergebreksanemie niet de enige of zelfs de voornaamste oorzaak is van anemie bij ouderen. Naast ijzergebrek zijn tekorten aan ascorbinezuur, vitamine B_6, vitamine B_{12}, foliumzuur en voeding met een slechte eiwit-calorieverhouding ook waargenomen als oorzaken van alimentaire anemie.[95] Verlies van ijzer in het bloed kan worden veroorzaakt door alcoholmisbruik, veelvuldig aspirinegebruik, infecties, neoplasmata en nierziekten.

Vitamine B_{12}

Uit diverse onderzoeken is gebleken dat het gehalte aan vitamine B_{12} bij ouderen niet verandert of lager wordt.[96,97] Vijftien tot twintig procent van de individuen boven de veertig lijdt aan achloorhydrie, waardoor de vitamine-B_{12}-opname vermindert.[98] Bij ouderen is een tekort aan vitamine B_{12} meestal het gevolg van een gebrek aan de intrinsieke factor van deze vitamine, waardoor de opname ervan verstoord is. Bij pernicieuze anemie, een aandoening die veel voorkomt bij ouderen, staakt de maag de productie van de intrinsieke factor en wordt er geen maagzuur meer aangemaakt (achloorhydrie).[99] Pernicieuze anemie is een auto-immuunziekte waarvan de megaloblastaire en neurologische symptomen veroorzaakt worden door het vitamine-B_{12}-tekort. De in het voedsel aanwezige vitamine B_{12} kan niet worden opgenomen als de intrinsieke factor ontbreekt. Het verouderingsproces brengt een verhoogde kans op auto-immuunziekten van de ingewanden met zich mee. Het vitamine-B_{12}-tekort veroorzaakt zowel megaloblastaire anemie als neurologische symptomen, zoals een lichte vorm van dementie, verlies van sensibiliteit in handen en voeten en een pijnlijke, rode, gladde en glanzende tong. Een lichtgelige huidskleur komt ook vaak voor bij mensen die lijden aan een vitamine-B_{12}-tekort. Pernicieuze anemie is één van de ziektebeelden die geassocieerd worden met multipele endocriene neoplasie (beschreven door Addison in 1955).[100] Bij oudere patiënten met een vitamine-B_{12}-tekort vindt men zodoende vaak andere, aanverwante aandoeningen, zoals hypothyreoïdie, diabetes mellitus en de ziekte van Addison (bijnierschorsinsufficiëntie).

Foliumzuur

Een laag gehalte aan foliumzuur is gevonden bij depressieve ouderen die opgenomen zijn in zorginstellingen en algemene ziekenhuizen, en bij ouderen die nog thuis wonen. Een serumfoliumzuurgehalte van minder dan 3,0 milligram per milliliter of een erytrocytfoliumzuurgehalte van minder dan 140 milligram per milliliter is een indicatie van een foliumzuurtekort. Dit kan veroorzaakt worden door een aantal factoren: onvoldoende opname uit het voedsel door een eenzijdige voeding zoals men vaak aantreft bij alcoholisten; het gebruik van medicijnen (bijvoorbeeld anticonvulsiva) die inwerken op de foliumzuuropname of -stofwisseling; hogere consumptie van gepasteuriseerd of gesteriliseerd voedsel met een lager foliumzuurgehalte; minder eten als gevolg van een slecht gebit; maag-darmoperaties die leiden tot een verminderde foliumzuuropname; of een gestoorde foliumzuurstofwisseling. Een opname van 400 µg per dag is gewoonlijk voldoende om de behoeften van oudere individuen te dekken. Garry et al.[96] hebben aangetoond dat een laag plasma- en erytrocytfoliumzuurgehalte veel voorkomt onder gezonde ouderen. De onderzochte ouderen vertoonden echter geen significant hoger gemiddeld erytrocytvolume, wat één van de pathologische gevolgen is van een foliumzuurtekort (bijvoorbeeld een verhoogde productie van rode bloedcellen). Andere onderzoeken onder ouderen die een laag inkomen hebben of lijden aan lichamelijke of geestelijke achteruitgang lieten zien dat een foliumzuurtekort niet ongewoon is bij deze groepen.[101] Elsborg[102] beschrijft dat bij ouderen met een foliumzuurtekort in het voedsel de foliumzuuropname gestoord is. Deze gestoorde foliumzuuropname blijkt verband te houden met het foliumzuurtekort zelf en kan ongedaan gemaakt worden door een behandeling met foliumzuur. Naast het effect op de rode bloedcellen heeft het foliumzuurtekort mogelijk ook negatieve gevolgen voor het geestelijk functioneren van ouderen.[103,104]

Vitamine C

Ascorbinezuur biedt een krachtige niet-enzymatische bescherming tegen de schade die aangericht wordt door vrije radicalen.[105] Onder invloed van de uitspraken (en het lange leven) van Linus Pauling zijn zeer hoge doses vitamine C aangeprezen als middel tegen het ontstaan van infecties van de luchtwegen[106] en neoplasmata.[107] Schorah et al.[108] hebben aangetoond dat ouderen die vitamine C toegediend krijgen een kleine maar statistisch significante toename vertonen wat lichaamsgewicht en plasmaalbumine betreft, en minder purpura seniles en petechiae krijgen. Er werden geen veranderingen waargenomen in de geestesgesteldheid en de mobiliteit. De risico's die zeer hoge doses vitamine C met zich meebrengen, zijn onder andere terugslagscorbutus wanneer de dosis verlaagd wordt tot de ADH, een verminderde vitamine-B_{12}-opname, calciumoxalaatnierstenen, vals-negatieve uitslagen van tests voor occult bloed in de feces (waardoor darmkanker later dan nodig gediagnosticeerd wordt) en een uitzonderlijk hoge opname van ijzer uit het voedsel. Men neemt aan dat het innemen van te veel vitamine C deze risico's niet waard is.[109]

Er is een verband gelegd tussen ascorbinezuur en arteriosclerose. Vroege veranderingen in de intima van arteriën van patiënten met atherosclerose zijn vergelijkbaar met de veranderingen die men vindt bij patiënten met scorbutus.[110] In combinatie met de bevinding van een laag ascorbinezuurgehalte in de leukocyten van patiënten met atherosclerose van de kransvaten en acute myocardinfecties, heeft deze constatering geleid tot de suggestie dat vitamine C wellicht betrokken is bij het ontstaan van atherosclerose.[109] Er zijn talloze onderzoeken die aantonen dat het gehalte aan ascorbinezuur in het plasma, de leukocyten en de bloedplaatjes van ouderen lager is.[108,111,112] Niet alleen het ascorbinezuurgehalte neemt af op latere leeftijd, maar ook het gehalte aan vrije radicalen die verbonden zijn met ascorbinezuur.[113] De leeftijdsgebonden afname van deze hoeveelheid aan ascorbinezuur gebonden radicalen kan een aanwijzing zijn voor een minder goed functioneren van het verdedigingsmechanisme tegen vrije radicalen.

Spindler[114] bestudeerde de vitamine-C-status van ouderen met en zonder cognitieve stoornissen. Het vitamine-C-gehalte in de leukocyten bleek onacceptabel laag te zijn bij de ouderen met stoornissen. Dit was minder het geval bij de groep ouderen zonder cognitieve stoornissen, maar ook hier lag het gehalte onder het aanbevolen niveau. Alle ouderen met lage vitamine-C-gehalten consumeerden ten minste honderd procent van de aanbevolen hoeveelheid vitamine C uit voedselbronnen. De vitamine-C-gehalten waren lager bij mannen dan bij vrouwen, maar alleen bij de vrouwen bestond er een relatie tussen de ernst van de cognitieve stoornis en een slechte vitamine-C-status. Spindler veronderstelde dat de ADH voor vitamine C lager ligt dan het innemingsniveau dat nodig is om een goede voedingstoestand voor gezonde ouderen te handhaven en dat de ADH wellicht risico's kan opleveren wanneer hij zonder meer als norm gehanteerd wordt bij ouderen met een cognitieve stoornis.[114]

Vitamine E

Uit onderzoek is reeds lang bekend dat het vitamine-E-gehalte afneemt op hogere leeftijd.[115] Vitamine E is nodig voor de werking van het enzym glutathion peroxidase dat de vorming van het hydroxylradicaal voorkomt door waterstofperoxide om te zetten in water. Behalve als antioxidant, is vitamine E ook genoemd als een stof die een zeker effect heeft bij de behandeling van claudicatio intermittens.[116]

Vitamine E blijkt een cruciale rol te spelen bij het handhaven van de structuur en de functie van het zenuwstelsel. Volgens Sokol[117] is een vitamine-E-tekort de oorzaak van progressieve neuromusculaire degeneratie met irreversibele neurologische consequenties indien behandeling te lang uitblijft.

Vitamine E kan ook nuttig zijn bij de behandeling van neurologische aandoeningen waarbij een vitamine-E-tekort geen rol speelt. Het gebruik ervan is onderzocht bij Alzheimer-patiënten en het blijkt dat vitamine E de degeneratie van zenuwen die het gevolg is van deze ziekte kan voorkomen of vertragen.[117]

Vitamine A

De voornaamste functie van vitamine A is de rol ervan bij het aanpassen van het oog aan het donker, het gezond houden van het epitheelweefsel en de hemoglobinesynthese. Aangetoond is dat de prikkeldrempel voor het onderscheiden van lichtprikkels significant hoger wordt op latere leeftijd; dit houdt echter geen verband met het vitamine-A-gehalte in het serum en wordt daarom niet beter door de toediening van vitamine A.[118] Ouderen hebben vaak last van hyperkeratose van de follikels – een klassiek symptoom van een vitamine A-tekort – maar dit blijkt geen verband te houden met een tekort aan dit vitamine.[119] Er zijn geen aanwijzingen dat het vitamine-A-gehalte in het plasma of de opname van vitamine A beïnvloed wordt door het ouder worden. Vitamine A is echter wel het op één na meest toegepaste voedingssupplement.[120]

Hoewel de symptomen van een vitamine-A-tekort slechts zelden voorkomen bij ouderen, ziet men een vitamine-A-vergiftiging veel vaker. De symptomen zijn onder andere malaise, hoofdpijn, leverstoornissen, leukopenie en hypercalciëmie.[121]

Zink

Een zinktekort kan leiden tot anorexia, een verstoorde immuunfunctie, slechte wondgenezing, minder krachtige spiercontracties en mogelijk een afname van de smaakzin. De ADH voor zink voor individuen boven 51 jaar is vijftien milligram. Op basis van literatuuronderzoek schatten Sandstead et al.[122] dat de gemiddelde dagelijkse zinkopname van ouderen in de Verenigde Staten tussen zeven en dertien milligram ligt. Uit de onderzoeksgegevens kan men concluderen dat het serumzinkgehalte daalt op latere leeftijd,[122-124] evenals het zinkgehalte in het haar.[122,125] Andere onderzoeken hebben aangetoond dat ook het zinkgehalte in botten[126] en nieren[127] afneemt na het vijftigste levensjaar.

Zink is noodzakelijk voor het goed functioneren van de T-lymfocyten.[128] Als men ouder wordt, neemt de functie van de T-lymfocyten gestaag af.[129] De rol die zink speelt bij de wondgenezing is afdoende bewezen[130] en men heeft ook aangetoond dat zinksuppletie de genezing van ulcus cruris bij ouderen versnelt.[46,131]

Zinksuppletie heeft een duidelijk aantoonbaar effect op het verhogen van de eetlust bij ouderen[132] en een zinktekort kan een rol spelen bij anorexia op latere leeftijd. Het vermindert de reactiviteit van bepaalde neurotransmitters (met inbegrip van dynorfine, een peptide met opiaatachtige werking) die de voedselopname krachtig stimuleren.[132,133]

Impotentie komt zeer veel voor bij oudere mannen en er blijkt een hoge correlatie te bestaan tussen een toegenomen uitscheiding van zink met de urine, een laag serumzinkgehalte en impotentie in deze populatie.[134] Zinksuppletie herstelde de potentie bij een aanzienlijk percentage van de onderzochte oudere mannen.

Het blijkt dat het zinkgehalte afneemt op hogere leeftijd, wat mogelijk het gevolg is van langdurige chronische marginale zinkinneming. Deze situatie kan verder verslechteren door het optreden van een toegenomen uitscheiding van zink met de urine bij bepaalde chronische aandoeningen waarvoor ouderen zeer gevoelig zijn, zoals diabetes mellitus. Burnet[135] heeft de hypothese geformuleerd dat een zinktekort een rol speelt bij het ontstaan van dementie, op basis van de essentiële rol die zink speelt bij de enzymproductie, bijvoorbeeld van de DNA-polymerasen die noodzakelijk zijn bij de replicatie, reparatie en transcriptie van DNA. Onderzoek naar mogelijk lagere zinkgehalten in het centrale zenuwstelsel van Alzheimer-patiënten is nog gaande.[135]

Koper

Koper speelt een rol als katalysator in de biochemie van elk orgaansysteem. In het bijzonder speelt koper een rol bij de ijzeropname en ijzermobilisatie, processen die, zoals reeds opgemerkt is, van bijzonder belang zijn op hogere leeftijd.[136] Koper is een katalysator voor lysyloxidase, een enzym dat een belangrijke rol speelt bij de cross-linking van collageen en elastine,[137] en is ook betrokken bij de omzetting van dopamine tot noradrenaline.[138] Klevay[48] ontdekte dat een kopertekort het serumcholesterolgehalte verhoogt, wellicht doordat het de hoeveelheid cholesterol die door de lever aan de bloedsomloop wordt afgestaan, verhoogt. Aangezien een hoog zinkgehalte in het voedsel het kopertekort versterkt, heeft Klevay[48] geopperd dat atherosclerose verband houdt met de zink-koperverhouding. Ondanks de grote theoretische belangstelling voor de rol van koper in het verouderingsproces, is er weinig bekend over het kopergehalte in de oudere populatie. Yunice et al.[124] vonden een kleine maar significante verhoging van het serumkopergehalte bij ouderen. Bunker et al.[124] vonden ook een verhoging van het plasmakopergehalte op hogere leeftijd, maar geen verandering in het leukocytkopergehalte. De koperopname blijkt hetzelfde te zijn bij jonge en oudere onderzoekssubjecten.[124,139]

Chroom

Een chroomtekort leidt tot hyperglykemie, hypercholesterolemie en troebelheid van delen van het hoornvlies.[140] Het chroomgehalte in de weefsels daalt op latere leeftijd. Dit gebeurt mogelijk sterker in westerse landen waar men veel geraffineerd voedsel eet dat te weinig chroom bevat.[141] Voorlopig onderzoek geeft aan dat brouwersgist, dat rijk is aan chroom, de glucosetolerantie en de insulinegevoeligheid kan verbeteren en het cholesterolgehalte bij ouderen kan verlagen.[142] Het serumchroomgehalte blijkt lager te zijn bij individuen met aandoeningen van de kransvaten.[143] Tot nu toe is de rol van chroom bij diabetes mellitus of atherosclerose niet bewezen, maar de beschikbare gegevens werpen intrigerende vragen op over de mogelijke rol van chroom bij een aantal degeneratieve welvaartsziekten.

Vocht

Dehydratie is de meest voorkomende verstoring van de vocht- en elektrolytenbalans bij ouderen.[144] Het duurt langer voordat ouderen merken dat ze dorst hebben. In veel gevallen maken cognitieve en lichamelijke aandoeningen het ouderen ook moeilijker om dorst te onderkennen, te laten merken dat ze dorst hebben of zich toegang te verschaffen tot een bron van vocht.[145] Bovendien lijken gezonde ouderen het dorstgevoel te kunnen verminderen als reactie op vochtdeprivatie.[144] Ouderen produceren ook minder geconcentreerde urine na vochtdeprivatie. Aangezien ouderen een hoger vasopressinegehalte hebben na dehydratie, is het het waarschijnlijkst dat de capaciteit van de nieren om de urine te concentreren, verminderd is.[144] Evenals vast voedsel is vocht essentieel om te blijven leven. Ongeveer anderhalve liter water of ander vocht per dag lijkt een redelijke hoeveelheid voor ouderen.

Een toename van het serumnatriumgehalte is het gevolg van een lichaamsvochtverlies dat groter is dan het zoutverlies. Onder oudere patiënten komt hypernatriëmie (dehydratie in combinatie met een verhoogd serumnatriumgehalte) het meest voor bij individuen die bedlegerig zijn en niet voldoende vocht krijgen om hun dorst te lessen of bij individuen van wie het dorstgevoel verminderd is door stoornissen van het centrale zenuwstelsel. Een vochttekort kan het gevolg zijn van braken, diarree, diabetes insipidus en hyperpyrexie (overmatig zweten). In het algemeen blijken oudere patiënten gepredisponeerd te zijn voor het ontwikkelen van hypernatriëmie. Een operatie, aandoeningen die met koorts gepaard gaan, lichamelijke zwakheid en diabetes mellitus zijn het vaakst verantwoordelijk voor het ontstaan van hypernatriëmie.[146]

Medicijngebruik en voeding

Het veelvuldig gebruik van geneesmiddelen door ouderen maakt hen extra kwetsbaar voor ondervoeding. Interacties tussen voeding en geneesmiddelen treden op elke leeftijd op, maar komen vaker voor bij ouderen, doordat ze regelmatig zowel voorgeschreven als vrij verkrijgbare medicijnen gebruiken. Bovendien verandert de stofwisseling van voedsel en geneesmiddelen door leeftijdsgerelateerde veranderingen in de spijsvertering, de lever en de nieren. Door ziekten, ondervoeding of eenzijdige voeding kunnen deze interacties sterker worden.[147,148]

Geneesmiddelen kunnen de voedingstoestand beïnvloeden door het effect dat ze hebben op de eetlust, maar het komt vaker voor dat ze ingrijpen op de opname, stofwisseling en uitscheiding van voedselbestanddelen. Voedingsfactoren, zoals de vochtinneming, de hoeveelheid voedsel die geconsumeerd wordt, het tijdstip van de maaltijd in relatie tot het tijdstip van het innemen van de medicijnen, en de genuttigde voedselbestanddelen kunnen invloed hebben op de opname en de stofwisseling door middel van oxidatie van de ingenomen geneesmiddelen.[147]

Veelgebruikte geneesmiddelen die de calciumbehoefte vergroten zijn antacida die aluminium bevatten. Deze verminderen de fosforopname, verlagen het plasmafosforgehalte en vergroten op de lange duur de calciumuitscheiding.[149] Daarentegen verminderen thiazidediuretica de calciumbehoefte door het verminderen van het calciumverlies in de urine; dit kan een positief effect hebben op de botmassa.[150]

Alcohol

Alcohol is zowel een verdovend middel als een voedingsstof die aanzienlijke hoeveelheden energie levert. Alcoholmisbruik komt veel voor op alle leeftijden. Op hogere leeftijd is er echter snel sprake van alcoholmisbruik, aangezien de kans op het oplopen van een alcoholvergiftiging door een bepaalde hoeveelheid alcohol groter wordt vanwege de afname van de vetvrije massa en het lichaamsvochtvolume. Zodoende is het totale volume waarover de alcohol verdeeld moet worden kleiner en wordt bij ouderen het alcoholpercentage in het bloed hoger.[151] De grotere fysiologische gevoeligheid voor de effecten van alcohol en de grotere psychologische ontvankelijkheid voor alcoholmisbruik als gevolg van depressies, eenzaamheid en het wegvallen van zinvolle sociale rollen verhogen de kans op alcoholmisbruik bij ouderen. Alcohol moet geheel vermeden worden door individuen met een achtergrond van dementie, chronisch gebruik van psychofarmaca, alcoholmisbruik of chronische en extreme depressies.

Matig alcoholgebruik (dat wil zeggen: één tot twee glazen per dag) heeft mogelijk een positief effect op sommige gezondheidsaspecten. In matige hoeveelheden wekt alcohol de eetlust op en verhoogt het de smaak van het voedsel. Het verhoogt het HDL-cholesterolgehalte en verkleint zodoende de kans op atherosclerose. Een matige alcoholconsumptie is ook in verband gebracht met een kleinere kans op decompensatio cordis.[152] Aangezien ouderen een lage energie-inneming hebben, moet men er echter voor zorgen dat de geconsumeerde alcohol niet de plaats inneemt van andere voedingsmiddelen, die behalve energie ook eiwitten, vitaminen en mineralen leveren.

Verouderingstheorieën en voeding

Hoewel de mechanismen die een rol spelen bij veroudering niet volledig begrepen worden, zijn er aanwijzingen dat de voeding invloed heeft op het verouderingsproces. Aangezien voedingsstoffen opgenomen worden uit het voedsel dat we eten en vervolgens gebruikt worden door de lichaamscellen, wordt aangenomen dat voedingsfactoren van directe invloed zijn op de levensduur. Ondervoeding kan leiden tot chronische ziekten. Een combinatie van goede voeding en lichaamsbeweging leidt tot een betere gezondheid en verhoogt de weerstand tegen geestelijke en lichamelijke stress aanzienlijk.

Er bestaan vele theorieën die voeding koppelen aan de levensduur; zo is vetzucht in verband gebracht met een kortere levensduur. Diverse onderzoekingen zijn uitgevoerd in een poging relaties te vinden tussen specifieke voedingsbestanddelen, chronische ziekten en de levensduur. In 1935 toonde McCay in een klassiek geworden onderzoek aan dat laboratoriumratten significant langer leven wanneer hun energie-inneming op jonge leeftijd beperkt wordt.[153] Vervolgonderzoek heeft aangetoond dat de ratten met een lager gewicht langer leven en dat de leeftijd waarop leeftijdsgerelateerde ziekten optreden significant hoger ligt bij proefdieren die te weinig te eten krijgen.[51]

Er zijn vele moleculaire verouderingstheorieën die specifiek verwijzen naar de rol van de voeding. Harman stelt dat de degeneratieve leeftijdsgebonden veranderingen een gevolg kunnen zijn van de reacties van vrije radicalen, waarbij schade optreedt aan celmembranen en celorganellen.[154] Mechnikova formuleerde de hypothese dat de opeenhoping van door darmbacteriën uitgescheiden gifstoffen het verouderingsproces kan bespoedigen.[155] Sommige theorieën verklaren veroudering uit de geleidelijke oxidatie van lipidemembranen tijdens het gehele leven en propageren het consumeren van voedsel dat oxidatie helpt tegengaan. Een aantal in-vivo en in-vitro-experimenten is uitgevoerd om het effect van zowel natuurlijke als synthetische bronnen van antioxidanten (waaronder vitamine A, vitamine C, vitamine E en selenium) op een eventuele verlenging van de gemiddelde maximale levensduur te onderzoeken.[156] Hierbij werd een verhoging van de gemiddelde levensduur waargenomen; er is echter geen bewijs dat één of meer van deze antioxidanten het verouderingsproces vertragen of de maximale levensduur significant verlengen.[157] Aangetoond is dat antioxidanten de negatieve effecten van bepaalde omgevings- en voedingsfactoren op de gemiddelde levensduur kunnen afzwakken.[158,159]

De energie die verkregen wordt uit dierlijke en plantaardige voedingsstoffen is potentiële energie die geproduceerd wordt door de oxidatie van koolhydraten, vetten of lipiden en eiwitten.[160] Deze potentiële energie wordt door stofwisselingsreacties omgezet in diverse energievormen in de orgaansystemen van het lichaam. In feite hebben theorieën over het verband tussen energie uit voedsel en veroudering betrekking op de energiebalans of de homeostatische mechanismen. Elektrische energie zorgt voor de voortgeleiding van zenuwimpulsen, mechanische energie zorgt voor de spiercontracties, chemische energie zorgt voor anabole en katabole processen en warmte zorgt voor de regeling van de lichaamstemperatuur en het handhaven van de homeostasis. De thermoregulatie vergt tot zestig procent van de energie die verkregen wordt uit het voedsel, terwijl de anabole processen dertig tot veertig procent vragen.[161]

Het lichaam bevindt zich in een toestand van energiebalans wanneer de hoeveelheid energie die verbruikt wordt, gelijk is aan de hoeveelheid energie die ingenomen wordt. Wanneer de energie-inneming het energieverbruik overtreft, bestaat er een positieve energietoestand en wordt de overtollige energie opgeslagen in de vorm van glycogeen of vet. Wanneer het energieverbruik de energie-inneming overtreft, bestaat er een negatieve energietoestand. Dit is een belangrijk aandachtspunt bij ouderen, aangezien het evenwicht tussen inneming en verbruik bij hen vaak verstoord is. Ondervoeding komt bij ouderen veel voor, evenals het andere uiteinde van het voedingsspectrum, vetzucht. Bij ouderen nemen de lichamelijke activiteit en het basaal metabolisme af. Zonder een gelijktijdige afname van de voedselinneming wordt de kans op dikker worden en het optreden van ziekten die verband houden met inactiviteit aanzienlijk groter. De voedingsbehoefte varieert in overeenstemming met de omvang en samenstelling van het lichaam, het groeitempo en de lichamelijke activiteit.[6]

De groei stopt wanneer de cellen volgroeid zijn. Naarmate men ouder wordt, overtreft de katabole activiteit (celafbraak) in lichte mate de anabole activiteit (celaanmaak). Dit leidt tot een geleidelijke daling van het totale aantal lichaamscellen.[162] Young[163] veronderstelde dat op celniveau de translatie- of posttranslatieprocessen in de eiwitstofwisseling de veroudering zouden kunnen beïnvloeden. De voor het lichamelijk functioneren zo belangrijke energiebalans wordt zodoende aangetast door een gestage afname van het aantal cellen, een afname van het mitotische vermogen (vermogen tot celdeling) en een algehele afname van de vetvrije massa. Enzymen en hormonen spelen ook een sleutelrol in de stofwisseling. De genen kunnen de enzymactiviteit beïnvloeden en de hormonale activiteit verandert de stofwisselingssnelheid bij ouderen.

Hoewel genetische factoren een belangrijke rol blijken te spelen bij de voedingstoestand van ouderen, zijn invloeden uit de omgeving, zoals psychologische, socio-economische, culturele en ecologische factoren, ook belangrijk. Of een ouder individu een gezonde voedingstoestand heeft, is afhankelijk van diverse factoren, waaronder:

1. het vermogen van het oudere individu om de juiste voedselbronnen te kiezen (lichamelijke, cognitieve, sociaal-economische factoren);
2. het vermogen maaltijden klaar te maken (lichamelijke of cognitieve problemen);
3. het vermogen voedsel tot zich te nemen (gezondheid van het mondgebied; lichamelijke of cognitieve veranderingen);
4. het vermogen het opgenomen voedsel te verteren;
5. het vermogen het verteerde voedsel te absorberen;
6. het vermogen de geabsorbeerde voedingsstoffen te metaboliseren;
7. het vermogen voedingsstoffen te gebruiken of op te slaan;
8. het vermogen afvalproducten van de stofwisseling uit te scheiden.

Een andere belangrijke verouderingstheorie stelt dat door middel van voeding invloed uitgeoefend kan worden op de modulatie van de leeftijdsgebonden dysfuncties van het immuunsysteem die gewoonlijk optreden op hogere leeftijd. De immuuntheorie van het ouder worden is uitgebreid besproken in hoofdstuk 2.

Door de leeftijdsgerelateerde veranderingen in de levensstijl, de sociaal-economische status en de afname van het basaal metabolisme wordt het moeilijk de homeostasis te handhaven. In diverse onderzoeken is een eerste aanzet gegeven tot het bestuderen van de specifieke invloed van omgevingsfactoren op de voedingsbehoefte van ouderen.[63,164]

Er zijn verschillen tussen preventieve strategieën op het gebied van de voeding voor oudere en jongere individuen.[67] Interacties tussen voeding en geneesmiddelen, bijvoorbeeld, zullen slechts zelden ondervoeding veroorzaken bij jongvolwassenen. Dit is wel het geval bij ouderen, en dergelijke oorzaken van ondervoeding kunnen worden voorkomen. Diverse maatregelen kunnen worden genomen om eventuele negatieve interacties tussen voedingsstoffen en geneesmiddelen tot een minimum te beperken.[147] Een evaluatie van het voorgeschreven geneesmiddelenregime en het gebruik van vrij verkrijgbare geneesmiddelen kan helpen schadelijke interacties tussen geneesmiddelen onderling en tussen voeding en geneesmiddelen weg te nemen. Het is van belang eventueel misbruik van antacida, drugs of alcohol te onderkennen. Het is raadzaam ouderen te adviseren middelen met ongewenste effecten op de voeding te vermijden, vooral voor diegenen die reeds ondervoed zijn als gevolg van ziekteprocessen.

Zoals reeds opgemerkt, zijn veel maatregelen op voedingsgebied ter verbetering van de gezondheid onderdeel van de primaire preventie. Ook secundaire preventie is van vitaal belang bij gezondheidsinterventies.[165] Secundaire preventie waarbij voedingsaspecten een rol spelen, omvat onder andere de vroegtijdige opsporing en behandeling van diverse chronische ziekten, de achteruitgang van de zintuigen, eet- en drinkproblemen die te maken hebben met cognitieve en emotionele factoren, interacties tussen voeding en geneesmiddelen en onvoldoende steun vanuit de sociale omgeving van de oudere patiënt.[165] Specifieke risicofactoren voor voedingsproblemen zijn onder andere diverse chronische ziekten, vooral bij ouderen die aan huis gebonden zijn of opgenomen zijn in een zorginstelling, sociale isolatie, depressie of andere geestesstoornissen, ernstige gebits- en periodontale aandoeningen en een lage socio-economische status.[166,167]

Ten slotte is hulp bij de voeding een belangrijk aspect van de tertiaire preventie (revalidatie). Aangezien de meeste ouderen lijden aan één of meer chronische aandoeningen, is dit type preventie bijzonder belangrijk.

Voedingsprogramma's voor ouderen

Op grond van het rapport van de Surgeon General uit 1979 werden in de Verenigde Staten landelijke hulpprogramma's op voedingsgebied opgezet. Er is uitstekend onderzoek verricht naar hulpverlening op het gebied van de voeding op lokaal niveau.[168,169] Dit omvat voedingshulp voor gezonde ouderen (bijvoorbeeld de maaltijdprogramma's voor ouderen), het verstrekken van maaltijden om hulpbehoevende ouderen langer thuis te kunnen laten wonen en voedingshulp voor ouderen in zorginstellingen en ziekenhuizen.

In het kader van de Older Americans Act voorziet de Administration on Aging meer dan 2,5 miljoen mensen van 65 jaar en ouder in de Verenigde Staten van maaltijden, die aan huis afgeleverd worden of aan groepen ouderen die gezamenlijk eten. Mensen die deelnemen aan het 'Meals on Wheels'-programma ('Tafeltje Dek Je') voor aan huis gebonden ouderen zijn vaak arm, lijden vaak aan verscheidene aandoeningen en hebben relatief vaak een voedingstekort dat verholpen kan worden door goed voedsel en voedingssupplementen.[170] De maaltijden verschaffen ten minste een derde van de ADH en dragen aldus bij aan het op peil houden van een goede voedingstoestand bij ouderen.

De mogelijkheden voor sociale contacten die geboden worden door het gezamenlijk eten of het contact met de bezorger van de maaltijd aan huis zijn ook een belangrijk aspect en kunnen zowel de voedselinneming als de kwaliteit van het leven verhogen. Ouderen die participeren in groepsmaaltijden blijken gezonder te zijn dan degenen bij wie het eten thuis bezorgd wordt.[170] Behalve het verschaffen van een aanzienlijk gedeelte van de dagelijkse voedingsstoffen, bieden de groepsmaaltijden ook gelegenheid voor het screenen van de ouderen die eraan deelnemen teneinde hen te kunnen verwijzen naar andere preventieve hulpverlening.

Het federale voedselbonprogramma, dat coupons verstrekt zodat mensen meer voedsel kunnen kopen, staat open voor ouderen die arm zijn. Hoewel slechts ongeveer dertig procent van deze ouderen op het moment deelneemt aan dit programma en de hulp slechts ongeveer zestig dollar per maand bedraagt, kan dit extra geld voor voedsel toch aanzienlijk bijdragen aan het verbeteren van de voeding. Tot nu toe hebben veel ouderen die recht hebben op deze vorm van bijstand nog geen beroep gedaan op het programma.[171]

Ouderen die verblijven in zorginstellingen of ziekenhuizen hebben een bijzonder zwakke gezondheid en hebben vaak een specifieke voedingsbehoefte of hulp nodig bij het eten. De eisen die Medicare en Medicaid stellen aan instellingen die door deze ziekteverzekeringen erkend willen worden, omvatten ook bepaalde normen op het gebied van de voeding. Voedingsdeskundigen en specialisten op het gebied van instellingszorg zien toe op de naleving van deze normen en kunnen ook andere faciliteiten op voedingsgebied realiseren binnen de instelling, zoals maaltijden die tegemoetkomen aan de ADH-normen en de therapeutische voedingsbehoeften, eetzalen die beschikbaar én bereikbaar zijn voor degenen die ze moeten gebruiken, eventuele hulp bij het eten zelf en het naleven van de veiligheidsvoorschriften op het gebied van voeding.[169]

Conclusie

Hoewel het grootste deel van de ouderen niet ondervoed is, vormen ze wel een bijzonder kwetsbare bevolkingsgroep met een precaire voedingstoestand die gemakkelijk verstoord kan worden door ziekten, afgenomen mobiliteit of een verslechtering van hun financiële omstandigheden. Het is daarom van het grootste belang dat hulpverleners in de gezondheidszorg extra aandacht schenken aan de voedingstoestand van ouderen, met inbegrip van patiënten in zorginstellingen waar het weigeren van voedsel of vocht kan leiden tot onverwachte voedingstekorten. Gezonde voeding is geen panacee. Het komt het best tot zijn recht als een preventief en therapeutisch middel in combinatie met lichaamsbeweging, technieken om stress te hanteren en voorlichting. Het is duidelijk dat het belang van een goede voedingstoestand toeneemt, aangezien dit een aanzienlijke bijdrage levert aan de revalidatie van ouderen, of die nu thuis wonen of verblijven in een zorginstelling.

Onderzoek op dit gebied is nodig. In het bijzonder moeten voedingsregimes ontwikkeld worden voor ouderen die thuis wonen of in een zorginstelling verblijven. Deze regimes moeten vervolgens geëvalueerd worden in termen van nut, effectiviteit en schadelijke neveneffecten. Voorlichting op voedingsgebied gericht op de gehele bevolking, op ouderen en op hulpverleners in de gezondheidszorg moet absolute prioriteit krijgen. In een rapport op het gebied van voeding en gezondheid dringt de Amerikaanse National Research Council of the National Academy of Sciences aan op het doorvoeren van veranderingen op voedingsgebied vanuit sociaal, wetenschappelijk en klinisch oogpunt. Verder onderzoek is nodig om de lege plekken op de voedingskaart in te vullen door voeding te beschouwen vanuit verschillende gezichtspunten en we moeten de bevindingen hiervan vertalen naar een verbetering van de gezondheid. Gezondheidsbevordering en preventie kunnen het optreden van chronische aandoeningen en het zogenaamde 'normale' verouderingsproces vertragen en wellicht zelfs voorkomen. Goede voeding blijkt een essentiële ondersteuning te bieden bij de revalidatie van ouderen.

Ter recapitulatie

- De leeftijdsgerelateerde veranderingen in het spijsverteringssysteem, zoals een afgenomen speekselproductie, een slecht gebit, verminderde smaak- en reukzin, atrofie van het maagslijmvlies en verminderde darmmotiliteit, hebben van alle leeftijdsgerelateerde veranderingen de grootste invloed op de voedingstoestand omdat dit systeem direct betrokken is bij de voedselopname.
- Het basaal metabolisme neemt vanaf de geboorte tot het twintigste levensjaar snel af en neemt daarna geleidelijk af tot het tachtigste levensjaar.
- Veel chronische aandoeningen die vaker voorkomen bij ouderen, zoals de ziekte van Alzheimer, cerebrovasculaire accidenten en diabetes, gaan gepaard met voedingsproblemen.
- Vetzucht komt veel voor bij ouderen en kan het gevolg zijn van minder lichaamsbeweging, medicijngebruik en eenzijdige voeding. Dit probleem houdt verband met aandoeningen als diabetes, hypertensie en hartaandoeningen en kan een negatief effect hebben op de zelfstandigheid van ouderen.
- De klinische beoordeling van de voedingstoestand kan geschieden met behulp van antropometrische variabelen, functionele beoordelingsinstrumenten, onderzoek naar lichamelijke symptomen van voedingstekorten of een combinatie hiervan.

- Ouderen hebben voeding van hogere kwaliteit met een hogere voedingsdichtheid (dat wil zeggen: meer voedingsstoffen per calorie) nodig.
- De aanbevolen energie-inneming door ouderen tussen 51 en 75 jaar bedraagt 10,0 MJ voor mannen en 7,5 MJ voor vrouwen.
- Hulpprogramma's zoals de Amerikaanse Federal Food Assistance, het verstrekken van voedselbonnen en maaltijden die aan huis afgeleverd worden of genuttigd worden in groepsverband kunnen bijdragen aan een verantwoorde voeding voor ouderen.

Literatuur

1. US Department of Health, Education and Welfare. *Public Health Service. Healthy People: The Surgeon General's Report on Health Promotion and Disease Prevention 1979.* Washington, DC: Government Printing Office; 1979.
2. Wartow NJ. The national initiative on health promotion for older persons: the role of the administration on aging. *Top Geriatr Rehabil.* 1990; 6(1):69-77.
3. Steen B. Body composition and aging. *Nutr Rev.* 1988; 46:45-51.
4. American Dietetic Association. Position of the American Dietetic Association: nutrition, aging and the continuum of health care. *J Am Diet Assoc.* 1987; 87:344-347.
5. Bidlack WR, Kirsch A, Meskin MS. Nutritional requirements of the elderly. *Food Technology.* 1988; 40:61-70.
6. Chernoff R. *Geriatric Nutrition: The Health Professionals Handbook.* Gaithersburg, Md: Aspen Publishers; 1991.
7. Murphy C. Chemical senses and nutrition in the elderly. In: Kare MR, Brand TG, red. *Interaction of the Chemical Senses with Nutrition.* New York: Academic Press; 1986.
8. Mulligan R. Oral health: effect on nutrition and rehabilitation in older persons. *Top Geriatr Rehabil.* 1989; 5(1):27-35.
9. Khan TA, Shragge BW, Crispen JS, et al. Esophageal mobility in the elderly. *Am J Digestive Dis.* 1977; 22:1049-1054.
10. Horowitz M, Maddern GT, Chateron BE, et al. Changes in gastric emptying rates with age. *Clin Sci.* 1984; 67:213-218.
11. Werner I, Hambraeus L. Protein digestion insufficiency with aging. *Acta Soc Med Upsal.* 1970; 76:239.
12. Webster SGP, Wilkinson EM, Gowland E. A comparison of fat absorption in young and old subjects. *Age Aging.* 1977; 6:113-117.
13. Berman PM, Kirsner TB. The aging gut. II. Diseases of colon, pancreas, liver, and gall bladder, functional bowel disease, and iatrogenic disease. *Geriatrics.* 1972; 27(4):117-124.
14. Shepard RJ. Nutrition and the physiology of aging. In: Young EA, red. *Nutrition, Aging and Health.* New York: Alan R Liss; 1986.
15. Weg RB. Nutrition: a crucial 'given' in rehabilitation. *Top Geriatr Rehabil.* 1989; 5(1):1-26.
16. Walser M. Renal system. In: Paige DM, red. *Clinical Nutrition.* Tweede druk. St Louis: Mosby; 1988:227-241.
17. Rudman D. Kidney senescence: a model for aging. *Nutr Rev.* 1988; 46:209-214.
18. Mitch WE. Protein metabolism and the aging kidney. In: Mitch WE, Klahr S, red. *Nutrition and the Kidney.* Boston: Little, Brown and Co.; 1988.
19. Chernoff R. Aging and nutrition. *Nutrition Today.* 1987; 22(2):4-11.
20. Tzanoff SP, Norris AH. Effect of muscle mass decrease on age related BMR changes. *J Appl Physiol.* 1977; 43:1001-1006.
21. Tzanoff SP, Norris AH. Longitudinal changes in basal metabolism in man. *J Appl Physiol.* 1978; 45:536-539.
22. Shizgal HM, Spanier AH, Humes J, Wood CD. Indirect measurement of total exchangeable potassium. *Am J Physiol.* 1977; 233(3):F253-259.
23. Forbes GB, Reina JC. Adult lean body mass declines with age: some longitudinal observations. *Metabolism.* 1980; 19:653-663.

24. McGandy RB, Barrows CH, Spanias A, et al. Nutrient intakes and energy expenditure in men of different ages. *J Gerontol.* 1966; 21:581-587.
25. Uauy R, Winterer JC, Bilmazes C, et al. The changing pattern of whole body protein metabolism in aging humans. *J Gerontol.* 1978; 33:663-671.
26. Shepard RJ. *Physical Activity and Aging.* Gaithersburg, Md: Aspen Publishers; 1987.
27. Young VR. Impact of aging on protein metabolism. In: Armbrecht HJ, Prendergast JM, Coe RM, red. *Nutritional Intervention in the Aging Process.* New York: Springer Verlag; 1984:27-48.
28. Shizgal HM. Body composition. In: Fischer JE, red. *Surgical Nutrition.* Boston: Little, Brown and Co.; 1983:3-17.
29. Waterlow JC, Stephen JML. The turnover of protein with aging. *Clin Sci.* 1967; 33:489-496.
30. Astrand PO, Rodahl K. *Textbook of Work Physiology.* San Francisco, London: McGraw-Hill Book Co.; 1970.
31. Shizgal HM, Vasilevsky CA, Gardiner PF, et al. Nutritional assessment and skeletal muscle function. *Am J Clin Nutr.* 1986; 44:761-771.
32. Russell DM, Leiter LA, Whitwell J, et al. Skeletal-muscle function during hypocaloric diets and fasting: a comparison with standard nutritional assessment parameters. *Am J Clin Nutr.* 1983; 37:133-138.
33. Lopes J, Russell DM, Whitwell J, Jeejeebhoy KN. Skeletal muscle function in malnutrition. *Am J Clin Nutr.* 1982; 36:602-610.
34. Kelly SM, Roza A, Field S, et al. Inspiratory muscle strength and body composition in patients receiving total parenteral nutrition. *Am Rev Resp Dis.* 1984; 130:33-37.
35. Harris MI, Hadden WC, Knowler WC, et al. Prevalence of diabetes and impaired glucose tolerance and plasma glucose levels in US population aged 20-74 years. *Diabetes.* 1987; 4:523-534.
36. Zavaroni I, Dall'Aglio E, Bruschi F. Effect of age and environmental factors on glucose tolerance and insulin secretion in a worker population. *J Am Geriatr Soc.* 1986; 34:271-278.
37. Rosenthal MJ, Hartnell JM, Morley JE, et al. UCLA geriatric rounds: diabetes in the elderly. *J Am Geriatr Soc.* 1987; 35:435-447.
38. Seals DR, Hagberg JM, Hurley BF, et al. Effects of endurance training on glucose tolerance and plasma lipid levels in older men and women. JAMA. 1984; 252:645-649.
39. Krotkiewski M, Lonnroth P, Mandroukas K, et al. The effects of physical training on glucose metabolism in obesity in type II diabetes mellitus. *Diabetologia.* 1985; 28:881-890.
40. Saltin B, Lindgarde F, Houston M, et al. Physical training and glucose tolerance in middle-aged men with chemical diabetes. *Diabetes.* 1979; 28(suppl):30-32.
41. Bogardus C, Ravussin E, Robbins DC, et al. Effects of physical training and diet therapy on carbohydrate metabolism in patients with glucose intolerance and non-insulin dependent diabetes mellitus. *Diabetes.* 1984;33:311-318.
42. Mooradin AD, Morley JE. Micronutrient status in diabetes mellitus. *Am J Clin Nutr.* 1987; 45:877-895.
43. Kinlaw WB, Levine AS, Morley JE, et al. Abnormal zinc metabolism in type II diabetes mellitus. *Am J Med.* 1983; 75:273-277.
44. Morley JE. Nutritional status of the elderly. *Am J Med.* 1986; 81:679-695.
45. Niewoehner CB, Allen JI, Boosalis M, et al. The role of zinc supplementation in type II diabetes mellitus. *Am J Med.* 1986; 81:63-68.
46. Hallbook T, Lanner E. Serum-zinc and healing of venous leg ulcers. *Lancet.* 1972; II:780-782.
47. Wallach S. Clinical and biochemical aspects of chromium deficiency. *J Am Coll Nutr.* 1985; 4: 107-120.
48. Klevay LM. Hypercholesterolemia produced by an increase in the ratio of zinc to copper ingested. *Am J Clin Nutr.* 1978; 26:1060-1065.
49. Bosch JP, Saccaggi A, Lauer A, et al. Renal functional reserve in humans, effect of protein intake on glomerular filtration rate. *Am J Med.* 1984; 75:943-950.
50. Uchida S, Tsutsumi O, Hise MK, et al. Role of epidermal factor in compensatory renal hypertrophy in mice. *Kidney Int.* 1988; 33:387-392.
51. Ross M. Nutrition and longevity in experimental animals. In: Winick M, red. *Nutrition and Aging.* New York: Wiley; 1976; 43-57.
52. Dowd T. The female climacteric. *Nat OB/GYN Group.* 1990; 6(1):32-54.
53. Giansiracusa DF, Kantrowitz FG. Metabolic bone disease. In: Keiber JB. *Manual of Orthopaedic Diagnosis and Intervention.* Baltimore, Md: Williams and Wilkins Co.; 1978.

54. Dawson-Hughes B, Dallal G, Krall E. A controlled trial of the effect of calcium supplement on bone density in postmenopausal women. *N Engl J Med.* 1990; 329(13):878-883.
55. Riis B, Thomsen K, Christiansen C. Does calcium supplementation prevent postmenopausal bone loss? *N Engl J Med.* 1987; 316(4):173-177.
56. Harrington T. Preventing osteoporosis in menopausal women. *J MSSK Med.* Juni, 1990.
57. Nielsen F, Hunt C, Mullen L, Hunt J. Effect of dietary boron on mineral, estrogen and testosterone metabolism in postmenopausal women. *J FASE B.* 1987; 1:394-397.
58. Pogrund H, Bloom R, Menczel J. Preventing osteoporosis: current practices and problems. *Geriatrics.* 1986; 41(5):55-71.
59. Exton-Smith AN. The problem of subclinical malnutrition in the elderly. In: Exton-Smith AN, Scott DL, red. *Vitamins in the Elderly.* Briston, UK: Wright and Sons, Ltd.; 1968: 12-18.
60. Gambert SR, Guansing AR. Protein-calorie malnutrition in the elderly. *J Am Geriatr Soc.* 1980; 28:272-275.
61. Foley CJ, Tideiksaar R. Nutritional problems in the elderly. In: Gambert SR, red. *Contemporary Geriatric Medicine.* New York: Plenum; 1980; I.
62. Dyer AR, Stamler J, Berkson DM, Lindberg HA. Relationship of relative weight and body mass index to 14-year mortality in the Chicago People Gas Co. study. *J Chronic Dis.* 1975; 28:109-123.
63. Natlow AB, Heslin J. *Geriatric Nutrition.* Boston: CBI Publishing Co.; 1980.
64. Master AM, Lasser RP, Beckman G. Tables of average weight and height of Americans aged 65-94 years. *JAMA.* 1960; 172:658-662.
65. Wolinsky PD, Coe RM, Chavez MN, et al. Further assessment of the reliability and validity of a nutritional risk index: analysis of a three wave panel to study elderly adults. *Health Services Res.* 1986; 20:977-990.
66. Fillenbaum GG. *The Well-being of the Elderly: Approaches to Multidimensional Assessment.* Geneva: World Health Organization; 1984. WHO Offset Publication No. 84.
67. Branch LG, Jette AM. Personal health practices and mortality among the elderly. *Am J Public Health.* 1984; 74:1126-1129.
68. O'Hanlon P, Kohrs MB. Dietary studies of older Americans. *Am J Clin Nutr.* 1988; 31:1257-1269.
69. National Research Council. *Committee Report on Dietary Allowances of the Food and Nutrition Board.* Washington, DC: National Academy of Sciences Publication; 1989.
70. Lowenstein FW. Nutritional requirements of the elderly. In: Young EA, red. *Nutrition, Aging and Health.* New York: Alan R Liss; 1986; 61-89.
72. Wolinsky FD, Coe RM, Miller DK, et al. Measurement of global and functional dimensions of health status in the elderly. *J Gerontol.* 1984; 39:88-92.
73. Korhs MB, Czajka-Narins D. Assessing nutrition of the elderly. In: Young EA, red. *Nutrition, Aging and Health.* New York: Alan R Liss; 1986:25-59.
74. Abraham S. Dietary intake findings, United States 1971-1974. In: *National Health Survey, Vital and Health Statistics.* US Department of Health, Education and Welfare, Public Health Service; 1977.
75. Carroll MD, Abraham S, Dresser CM. Dietary intake source data: United States 1976-1980. In: *The National Health Survey.* Washington, DC: Department of Health & Human Services; 1983. Series 11, No. 231. DHHS Publication No. PHS-83-1681.
76. Abraham S. *Height and Weight of Adults.* Washington, DC: Department of Health Education and Welfare; DHEW Publication No. PHS-79-1659.
77. Calloway DH, Zanni E. Energy requirements and energy expenditure of elderly men. *Am J Clin Nutr.* 1980; 33:2088-2092.
78. Widdowson EM. How much food does man require? An evaluation of human energy needs. *Experientia.* 1983; 44(suppl):11-25.
79. Munro HN, Suter PM, Russeil RM. Nutritional requirements of the elderly. *Ann Rev Nutr.* 1987; 7:23-49.
80. Cahill GF. Starvation in man. *N Engl J Med.* 1970; 282:668-675.
81. Greenblatt DJ. Reduced albumin concentration in the elderly: a report from the Boston collaborative drug surveillance program. *J Am Geriatr Soc.* 1979; 27:20-23.
82. Bullamore JR, Gallagher JC, Wilkinson R, Nordin BEC. Effect of age on calcium absorption. *Lancet.* 1990; II:535-537.
83. Ireland P, Fordtran JS. Effects of dietary calcium and age on jejunal calcium absorption in humans studied by intestinal perfusion. *J Clin Invest.* 1983; 52:2671-2681.

84. Armbrecht HJ. Changes in calcium and vitamin D metabolism with age. In:Armbrecht HJ, Prendergast JM, Coe RM, red. *Nutritional Intervention in the Aging Process.* New York: Springer Verlag; 1984:69-86.
85. Heaney RP. Calcium intake, bone health, and aging. In:Young EA, red. *Nutrition, Aging and Health.* New York:Alan R Liss; 1986:165-186.
86. Johnson NE,Alcantara EN, Linksweiler HN. Effect of level of protein intake on urinary and fecal calcium retention of young adults. *J Nutr.* 1990; 100:1425-1430.
87. Draper HH, Sie TL, Bergen JG. Osteoporosis in aging rats induced by high phosphorus diet. *J Nutr.* 1984; 102:1113-1142.
88. Heaney RP, Recker RR. Effects of nitrogen, phosphorus and caffeine on calcium balance in women. *J Lab Clin Med.* 1982; 99:46-55.
89. McKenna MJ, Freaney R, Meade A, Muldowney FP. Hypovitaminosis D and elevated serum alkaline phosphatase in elderly people. *Am J Clin Nutr.* 1985; 41:101-108.
90. Slovik DM,Adams JS,Weer RM, et al. Deficient production of 1,25 dihydroxyvitamin D in elderly osteoporotic patients. *N Engl J Med.* 1991; 305:372-374.
91. Baker MR, Peacock R, Nordin BEC:The decline in vitamin D status with age. *Age Aging.* 1980; 9:249-256.
92. Freiman R, Johnston FA. Iron absorption in the health of the aged. *Geriatrics.* 1983; 18:716-720.
93. Lipschitz DA, Mitchell CO,Thompson D.The anemia of senescence. *Am J Hematol.* 1986; 11: 47-54.
94. Lipschitz DA, Udupa KB, Milton KY,Thompson D.The effect of age on hematopoiesis in man. *Blood.* 1984; 63:502-509.
95. Lipschitz DA, Mitchell CO.The correctability of the nutritional, immune and haematopoietic manifestations of protein-calorie malnutrition in the elderly. *J Am Coll Nutr.* 1982; 1:17-25.
96. Garry PJ, Goodwin JS, Hunt WC. Folate and vitamin B_{12} status in a healthy elderly population. *J Am Geriatr Soc.* 1984; 32:719-726.
97. Bailey LB,Wagner PA, Christakis GJ, et al.Vitamin B_{12} status of elderly persons from urban low-income households. *J Am Geriatr Soc.* 1990; 28:276-278.
98. Comfort MW. Gastric acidity before and after development of gastric cancer: its etiologic, diagnostic and prognostic significance. *Ann Intern Med.* 1991; 34:1331-1336.
99. Steinberg WM,Toskes PP.A practical approach to evaluating mal-digestion and malabsorption. *Geriatrics.* 1988; 33:73-85.
100. Trence DL, Morley JE, Handwerger BS. Polyglandular auto-immune syndromes. *Am J Med.* 1984; 77:107-116.
101. Read AE, Gough KR, Pardge JL, et al. Nutritional studies on the entrants to an old people's home, with particular reference to folic acid deficiency. *Br Med J.* 1985; 11:843-848.
102. Elsborg L. Reversible malabsorption of folic acid in the elderly with nutritional folate deficiency. *Acta Haematol.* 1986; 55:140-147.
103. Batata M, Spray GH, Bolton FG, et al. Blood and bone marrow changes in elderly patients, with special reference to folic acid, vitamin B_{12}, iron and ascorbic acid. *Br Med J.* 1987; 2:667-669.
104. Fox JH, Topel JL, Huckman MS. Dementia in the elderly – a search for treatable illnesses. *J Gerontol.* 1985; 30:557-564.
105. Leibovitz BE, Siegel BV. Aspects of free radical reactions in biological systems: aging. *J Gerontol.* 1990; 35:45-56.
106. Pauling LC.Vitamin C and the common cold. San Francisco: Freeman; 1970.
108. Schorah CJ,Tormey WP, Brooks GH, et al.The effect of vitamin C supplements on body weight, serum proteins, and general health of an elderly population. *Am J Clin Nutr.* 1981; 34:871-876.
109. Sauberlich HE.Ascorbic acid. In: Olson RE, red. *Nutrition Reviews: Present Knowledge in Nutrition.* Washington, DC: Nutrition Foundation; 1984; 269-272.
110. Sulkin NM, Sulkin DF.Tissue changes induced by marginal vitamin C deficiency. *Ann NY Acad Sci.* 1975; 258:317-328.
111. Attwood EC, Robey E, Kramer JJ, et al.A survey of the haematological, nutritional, and biochemical state of the rural elderly with particular reference to vitamin C. *Age Aging.* 1988; 7:46-56.
112. Burr ML, Elwood PC, Hole DJ, et al. Plasma and leucocyte ascorbic acid levels in the elderly. *Am J Clin Nutr.* 1984; 27:144-151.
113. Susaki R, Kurokawa T,Tero-Kubota S.Ascorbate radical and ascorbic acid level in human serum and age. *J Gerontol.* 1983; 38:26-30.

114. Spindler AA. The role of Vitamin C in cognitive impairment in the elderly. *Nutr Rep internat.* 1989;39:713-717.
115. Vatassery GT, Johnson GJ, Krezowski AM. Changes in vitamin E concentrations in human plasma and platelets with age. *J Am Coll Nutr.* 1983;4:369-375.
116. Haeger K. Long-time treatment of intermittent claudication with vitamin E. *Am J Clin Nutr.* 1984;27:1179-1181.
117. Sokol RJ. Vitamin E deficiencies in the elderly. *Free Radical Biol Med.* 1989;6:189-193.
118. Birren JE, Bick MW, Fox C. Age changes in the light threshold of the dark-adapted eye. *J Gerontol.* 1988;43:267-271.
119. Watkin DM. *Handbook of Nutrition, Health and Aging.* Park Ridge, NJ: Noyes Publications; 1983.
120. Read MH, Graney AS. Food supplement usage by the elderly. *J Am Diet Assoc.* 1982;80:250-253.
122. Sandstead HH, Henriksen LK, Greger JL, et al. Zinc nutriture in the elderly in relation to taste acuity, immune response and wound healing. *Am J Clin Nutr.* 1982;36:1046-1059.
123. Lindman RD, Clark ML, Colmore JP. Influence of age and sex on plasma and red-cell zinc concentrations. *J Gerontol.* 1991;26:358-363.
124. Bunker VW, Hinks LJ, Lawson MS, et al. Assessment of zinc and copper status of healthy elderly people using metabolic balance studies and measurement of leucocyte concentrations. *Am J Clin Nutr.* 1984;40:1096-1102.
125. Wagner PA, Krista ML, Bailey LB, et al. Zinc status of elderly black Americans from urban low-income households. *Am J Clin Nutr.* 1990;33:1771-1777.
126. Alhava EM, Olkkonen H, Puittinen J, et al. Zinc content of human cancellous bone. *Acta Orthop Scand.* 1987;48:1-4.
127. Schroeder HA, Nelson AP, Tipton IH, et al. Essential trace metals in man: zinc. Relation to environmental cadmium. *J Chronic Dis.* 1987;20:179-210.
128. Blazsek I, Mathe G. Zinc and immunity. *Biomed Pharmacother.* 1984;38:187-193.
129. Makinodan T, Yunis E, red. *Immunology and Aging.* New York: Plenum Press; 1977;1.
130. Wacker WEC. Role of zinc in wound healing: a critical review. In: Prasad AS, red. *Trace Elements in Human Health and Disease.* New York: Academic Press; 1986:107-114.
131. Haeger K, Lanner E, Magnusson PO. Oral zinc sulfate in the treatment of venous leg ulcer. In: Pories WJ, Strain WH, Hsu JM, Woosley RL, red. *Clinical Applications of Zinc Metabolism.* Springfield, Ill: Charles C. Thomas; 1974:158-167.
132. Essatara M'B, Morley JE, Levine AS, et al. The role of the endogenous opiates in zinc deficiency anorexia. *Physiol Behav.* 1984;32:475-478.
133. Morley JE, Levine AS. The pharmacology of eating behavior. *Ann Rev Pharmacol Toxicol.* 1985;25:127-146.
134. Billington CJ, Levine AS, Morley JE. Zinc status in impotent patients. *Clin Res.* 1983; 31 (abstr):714A.
135. Burnet FM. A possible role of zinc in the pathology of dementia. *Lancet.* 1991;1:186-188.
136. Cartwright GE, Wintrobe MM. The question of copper deficiency in man. *Am J Clin Nutr.* 1984;15:94-110.
137. Harris HD, O'Dell BL. Copper and amine oxidases in connective tissue metabolism. Protein-metal interaction. *Adv Exp Med Biol.* 1984;48:267-284.
138. O'Dell BL. Biochemistry of physiology and copper in vertebrates. In: Prasad AS, red. *Trace Elements in Human Health and Disease.* New York: Academic Press; 1986;I:391-413.
139. Yunice AA, Linedman RD, Czerwinski AW, et al. Influence of age and sex on serum copper and ceruloplasmin levels. *J Gerontol.* 1984;29:277-281.
140. Schroeder HA. Serum cholesterol and glucose levels in rats fed refined and less refined sugars and chromium. *J Nutr.* 1989;97:237-242.
141. Schroeder HA, Nason AP, Tipton IH. Chromium deficiency as a factor in atherosclerosis. *J Chronic Dis.* 1990;23:123-142.
142. Offenbacher EG, Pi-Sunyer FX. Beneficial effects of chromium rich yeast on glucose tolerance and blood lipids in elderly subjects. *Diabetes.* 1980;29:919-925.
143. Newman HAI, Leighton RF, Lanese RR, et al. Serum chromium and angiographically determined coronary artery disease. *Clin Chem.* 1978;24:541-544.
144. Phillips PA, Rolls BJ, Ledingham JGG, et al. Reduced thirst after water deprivation in healthy elderly men. *N Engl J Med.* 1984;311:753-759.
145. Miller PD, Krebs RA, Neal BJ, et al. Hypodipsia in geriatric patients. *Am J Med.* 1982;73:354-356.

146. Lavizzo-Mourey R, Johnson J, Stolley P. Risk factors for dehydration among elderly nursing home residents. *J Am Geriatr Soc.* 1988; 36:213-218.
147. Roe DA. Therapeutic effects of drug-nutrient interactions in the elderly. *J Am Diet Assoc.* 1985; 85:174-178.
148. Smith CH, Bidlack WR. Dietary concerns associated with the use of medications. *J Am Diet Assoc.* 1984; 84:901-908.
149. Spencer H, Lender M. Adverse effects of aluminum-containing antacids on mineral metabolism. *Gastroenterology.* 1989; 76:603-606.
150. Wasnich R, Benfante R, Yanok-Heilbrun L, Vogel J. Thiazide effect on the mineral content of bone. *N Engl J Med.* 1983; 309:344-347.
151. Vestal RE, Norris AH, Tobin JD, et al. Antipyrin metabolism in man: influence of age, alcohol, caffeine and smoking. *Clin Pharm Ther.* 1975; 18:425-432.
152. Alderman E, Coltart D. Alcohol and the heart. *Br Med Bull.* 1982; 38:77-81.
153. McCay CM, Crowell MF, Maynard LA. The effect of retarded growth upon length of life span and ultimate body size. *J Nutr.* 1935; 10:63-79.
154. Harman D. Free radical of aging: dietary implications. *Am J Clin Nutr.* 1972; 25:839-843.
155. Mechnikova O. *Life of Elie Metchnikoff.* London: Constable and Company; 1921.
156. Young VR. Diet as modulator of aging and longevity. *Fed Proc.* 1979; 38:1994-2000.
157. Porta EA. Nutritional factors and aging. In: Robin RB, Mehlman MA, red. *Advances in Modern Human Nutrition.* Park Forest South, Il: Pathotox; 1980; I:106-118.
158. Kohn RR. *Principles of Mammalian Aging.* Englewood Cliffs, NJ: Prentice Hall; 1978.
159. Shamberger RJ, Andreone TL, Willis CE. Antioxidants and cancer, I.V. initiating activity of malgnaldehyde as a carcinogen. *J Natl Cancer Inst.* 1963; 53:316-326.
160. Ordy JM. Nutrition as modulator of rate of aging, disease, and longevity. In: Ordy JM, Harman D, Alin-Slater RB, red. *Nutrition in Gerontology.* New York: Raven Press; 1984; 26:1-17.
161. Hegsted DM. Energy needs and energy utilization. *Nutr Rev.* 1974; 32:33-45.
162. Kreutler PA. *Nutrition in Perspective.* Englewood Cliffs, NJ: Prentice Hall; 1980.
163. Young VR. Protein metabolism with aging. In: Munro HN, red. *Mammalian Protein Metabolism.* New York: Academic Press; 1980; IV.
164. Weg RB. *Nutrition and the Later Years.* Los Angeles: University of Southern California Press; 1979.
165. Stultz BM. Preventive health care for the elderly. *Western J Med.* 1984; 141:832-845.
166. Kennie DC. Health maintenance in the elderly. *J Am Geriatr Soc.* 1984; 32:316-323.
167. Berkman LF. The assessment of social networks and social support in the elderly. *J Am Geriatr Soc.* 1983; 31:743-749.
168. Smiciklas-Wright H, Fosmire GJ. Government nutrition programs for the aged. In: Watson RR, red. *CRC Handbook of Nutrition in the Aged.* Boca Raton, Fla: CRC Press; 1985; 323-334.
169. Fanelli MT, Kaufman M. Nutrition and older adults. In: Phillips HT, Gaylord SA, red. *Aging and Public Health.* New York: Springer Publishing; 1985:76-100.
170. Lipschitz DA, Mitchell CO, Steele RW, Milton KY. Nutritional evaluation and supplementation of elderly subjects participating in a 'Meals on Wheels' program. *J Parent Ent Nutr.* 1985; 9: 343-347.
171. Villers Foundation. *On the Other Side of Easy Street: Myths and Facts About the Economics of Old Age.* Washington, DC: Villers Foundation; 1986.
172. Volksgezondheid Toekomst Verkenning. Ruwaard D, Kramers PGN (red): De gezondheid van de Nederlandse bevolking in de periode 1959-2010. Den Haag, RIVM, 1993: p. 217.
173. Vademecum gezondheidsstatistiek Nederland 1996. Voorburg: Centraal Bureau voor de Statistiek, 1996, p. 217.

HOOFDSTUK 8

Farmacologie

Mevrouw Jansen is een vrouw van 98 jaar die lijdt aan de ziekte van Parkinson. Onlangs is een van haar benen boven de knie geamputeerd. Ze komt aan het eind van de middag langs voor haar fysiotherapiesessie. De fysiotherapeut is bezig met andere patiënten en geeft mevrouw Jansen de kleine zwarte handhalter waarmee ze meestal haar warming-up doet. Deze keer brengt mevrouw Jansen het gewichtje echter naar haar oor in plaats van te beginnen met de gebruikelijke oefening. Ze zegt: 'Hallo, Emilie?' Ze blijft praten in wat ze aanziet voor een telefoonhoorn. De fysiotherapeut belt onmiddellijk de dienstdoende verpleegster en ontdekt dat mevrouw Jansen een nieuw geneesmiddel voorgeschreven gekregen heeft. Dit middel heeft haar duidelijk in een verwarde geestestoestand gebracht. Het middel wordt vervangen door een ander medicijn en een paar dagen later is ze weer even helder van geest als altijd.

Dit levensechte voorbeeld illustreert één van de vele complicaties waarmee het medicijngebruik door ouderen gepaard gaat.

Dit hoofdstuk gaat over de vele aspecten die komen kijken bij het medicijngebruik door ouderen en de bewaking daarvan. De werking van geneesmiddelen en de positieve en negatieve reacties die geneesmiddelen bij ouderen teweeg kunnen brengen, zullen besproken worden, evenals de meest voorkomende medicatieregimes. Bewakingstechnieken en therapietrouw komen ook aan de orde. Ten slotte worden veel gebruikte medicijnen, vaak voorkomende ziektebeelden en de effecten van deze middelen besproken.

Epidemiologische aspecten

In het begin van de jaren '80 maakten ouderen boven de 65 jaar 11,4 procent van de Amerikaanse bevolking uit. (In Nederland is dat in 1990 12,84 procent.[28]) Deze groep gebruikte echter 31 procent van alle voorgeschreven geneesmiddelen.[1] (In Nederland is dat in 1990 30,61 procent van de voorgeschreven medicatie.[29]) Het Amerikaanse ministerie voor Volksgezondheid rapporteerde in 1977 dat voor elke Amerikaan boven de 65 gemiddeld 10,7 recepten uitgeschreven werden, tegen 4,3 per persoon in de leeftijdscategorie onder de 65 jaar.[2] (In Nederland gebruikte in 1995 27 procent van de bevolking jonger dan 65 voorgeschreven medicijnen. Van de bevolking van 65 jaar en ouder gebruikte 74 procent voorgeschreven medicijnen.[29])

Ouderen hebben gewoonlijk meer chronische gezondheidsproblemen en ziekten waarbij verscheidene orgaansystemen betrokken zijn. Dit is een bron van zorg wanneer het gaat om de medicatie bij deze leeftijdscategorie. Een chronische ziekte dwingt de behandelend arts een keuze te maken uit de grote hoeveelheid middelen die gebruikt kunnen worden voor symptoombestrijding. In een aantal gevallen zal de huisarts hierbij het advies inwinnen van een specialist. Helaas neemt de gekozen oplossing soms de vorm aan van het voorschrijven van meer middelen. Aangezien de behandeling van chronische aandoeningen vaak niet curatief is, zullen dikwijls verscheidene middelen voorgeschreven worden en worden middelen vaak langdurig voorgeschreven om de symptomen te bestrijden. Indien het totale medicijngebruik niet of onvoldoende gecoördineerd en bewaakt wordt, hetgeen behoort tot de verantwoordelijkheid van de arts en apotheker, kan dit voorschrijfgedrag al snel leiden tot complicaties.[3] De multipele pathologie die men zo vaak tegenkomt bij ouderen vereist beheersing van de polyfarmacie en dus zorgvuldige coördinatie.

Klinische implicaties

Het is om een aantal redenen belangrijk dat fysiotherapeuten die ouderen behandelen de werking en interacties van geneesmiddelen kennen. Ten eerste schrijven fysiotherapeuten oefenprogramma's voor en bewaken ze de uitvoering ervan. Dergelijke programma's kunnen een negatief effect hebben op de farmacokinetiek. De werking van middelen die in vet oplosbaar zijn, kan bijvoorbeeld veranderen als het vetpercentage van de patiënt omlaag gaat nadat deze heeft meegedaan aan een oefenprogramma; de dosering zal dan aangepast moeten worden. Ten tweede zien fysiotherapeuten hun patiënten regelmatig en zullen ze snel eventuele bijwerkingen, zoals duizeligheid, verwardheid en onduidelijke spraak, opmerken.

Wanneer fysiotherapeuten kennis hebben van de farmacologie kunnen ze voorstellen doen om het geneesmiddelengebruik van patiënten te veranderen op basis van hun symptomen. Mevrouw Jansen is hier een goed voorbeeld van. Hierop attent gemaakt door haar verwarde toestand, kan de fysiotherapeut de behandelend arts hiervan op de hoogte stellen met de vraag of de veranderde medicatie mogelijk verantwoordelijk is voor de opgemerkte toestand (bijvoorbeeld biperideen, een anti-Parkinsonmiddel) en wellicht de suggestie doen een ander middel voor te schrijven.

Een goede bewaking van het medicijngebruik is een interdisciplinaire onderneming, waarbij behandelend arts en apotheker primair verantwoordelijk zijn voor de supervisie en coördinatie van de farmacotherapie. Andere leden van het gezondheidsteam zijn hierbij mede verantwoordelijk met betrekking tot het opmerken van veranderingen die mogelijk het gevolg zijn van medicijngebruik.

Farmacokinetiek

Farmacokinetiek is het proces van de verwerking van geneesmiddelen door het lichaam. Farmacokinetiek heeft vier stadia: opname, verspreiding, biotransformatie en uitscheiding; elk stadium kan beïnvloed worden door de ouderdom. Aangezien het doel van het voorschrijven van medicijnen is dat iemand zich prettiger of beter voelt en dit vaak samengaat met het bereiken van een therapeutische spiegel, kunnen de snelheid en de efficiëntie waarmee deze stadia van de farmacokinetiek doorlopen worden invloed hebben op het bereiken van deze therapeutische spiegel.

Men is het niet eens over de vraag of zowel het ouder worden als de gevolgen van ziekten de opname van geneesmiddelen werkelijk beïnvloeden.[4,5] Opname is het proces waarbij het middel vanuit het maag-darmkanaal in de bloedstroom komt.[5] Aangezien het maag-darmkanaal onderhevig is aan leeftijdsgerelateerde veranderingen, luidt één hypothese dat deze veranderingen één van de oorzaken zijn van de vermindering van de opname van geneesmiddelen die op latere leeftijd plaatsvindt. Deze leeftijdsgerelateerde veranderingen omvatten onder andere een vermindering van de darmdoorbloeding, een kortere maagontledigingstijd en het kleiner worden van het absorberende gedeelte van het darmslijmvlies, waardoor de opname vertraagd of gereduceerd kan worden.[5] Bovendien verandert de zuurgraad van de maag, wat invloed kan hebben op de ionisatiegraad en de oplosbaarheid van geneesmiddelen.

De verspreiding, de volgende fase van de farmacokinetiek, bepaalt de concentratie van het middel in het doelgebied.[5] De samenstelling van geneesmiddelen geeft hun een bepaalde affiniteit voor bepaalde bestanddelen van het lichaam, zoals water, vet of eiwitten; dit is van invloed op hun activiteit in het doelgebied.

Aangezien een middel de lever moet passeren, waar het vaak door enzymen omgezet zal worden, in de bloedstroom moet worden opgenomen, zich moet binden aan eiwitten in het bloed of de cellen en uiteindelijk de doelorganen moet bereiken, zal het duidelijk zijn dat de doorbloeding van een orgaan van invloed is op de verspreiding van het middel. De leeftijdsgerelateerde veranderingen die gevolgen hebben voor dit proces zijn een verandering van de vetvrije massa, het lichaamsvochtvolume en het plasma-albumine.[6] Deze veranderingen hebben invloed op de concentratie van het middel en de mate van eiwitbinding. Bovendien zal de toename van het vetpercentage op hogere leeftijd invloed hebben op de opeenhoping van het middel in het vetweefsel en mogelijk de werkzaamheid ervan verlengen.[7] Het resultaat van deze veranderingen is dat ouderen gevoeliger kunnen zijn voor toxische effecten en sneller last kunnen hebben van bijwerkingen.[8]

De biotransformatie, de volgende fase van de farmacokinetiek, is het proces waarbij een middel omgezet wordt in actieve of inactieve metabolieten.[8] Dit proces bepaalt de periode waarin het middel in het lichaam blijft. Aangezien de lever een vitale rol speelt bij de biotransformatie, zullen leeftijdsgerelateerde veranderingen van de leverfunctie invloed hebben op de effectiviteit van dit proces. De leeftijdsgerelateerde veranderingen in de lever die een rol spelen bij de biotransformatie zijn een afname van de grootte van dit orgaan, een verminderde doorbloeding en minder enzymactiviteit.[9] Al deze veranderingen zorgen voor een tragere leverstofwisseling. Deze tragere omzetting van geneesmiddelen in de lever kan leiden tot een opeenhoping van het middel en mogelijk tot toxische effecten.

De laatste fase van het farmacokinetische proces is de uitscheiding. Bij de uitscheiding verlaat het middel met de metabolieten het lichaam. Aangezien de meeste middelen het lichaam verlaten door de nieren (hoewel een klein aantal ook uitgescheiden wordt door de huid en met de feces), hebben de leeftijdsgerelateerde veranderingen in de nieren grote invloed op de uitscheiding van geneesmiddelen. Deze veranderingen omvatten een vermindering van de nierdoorbloeding, afnemende glomerulusfiltratie en kleinere uitscheiding door het tubulaire apparaat.[10] Het effect van deze veranderingen is een algehele vermindering van de uitscheiding en een opeenhoping van geneesmiddelen en de metabolieten daarvan in het lichaam. Deze opeenhoping kan leiden tot geneesmiddelenvergiftiging. Bovendien neemt bij veelvoorkomende aandoeningen in het hart en vaatstelsel de kans op vergiftiging toe vanwege de schadelijke invloed van dergelijke aandoeningen op de nierfunctie.

De farmacokinetiek verschilt van persoon tot persoon. De fysiotherapeut moet kennis hebben van de fasen van dit proces en alert zijn op mogelijke symptomen van geneesmiddelenvergiftiging en bijwerkingen.

Geneesmiddelengebruik en bijwerkingen bij ouderen

De meeste geneesmiddelen worden gebruikt in de leeftijdscategorie boven 65 jaar. Een onderzoek van May laat zien dat 88,6 procent van de oudere Amerikanen regelmatig zowel voorgeschreven als handverkoopmiddelen slikt.[11] (Van de mensen van 65 jaar en ouder in Nederland gebruikt 72,4 procent regelmatig medicijnen op recept en 25,7 procent medicijnen zonder recept.[30]) Het medicijngebruik is nog hoger binnen de revalidatie. De meeste revaliderende patiënten hebben vaak verscheidene aandoeningen en krijgen zodoende ook diverse medicijnen. Bovendien kopen dergelijke patiënten wellicht ook vrij verkrijgbare middelen die ze gebruiken om de chronische symptomen te bestrijden die verband houden met deze aandoeningen en met het gebrek aan lichaamsbeweging als gevolg van deze aandoeningen. Vaak zullen hierbij echter bijwerkingen of ongewenste neveneffecten optreden. Fysiotherapeuten moeten daarom kennis hebben van de meest gebruikte medicijnen en hun bijwerkingen. Deze middelen worden later in dit hoofdstuk opgesomd.

Een onderzoek van de Amerikaanse regering naar het gebruik van voorgeschreven geneesmiddelen door ziekenfondspatiënten laat zien welke middelen het meest gebruikt worden. Deze middelen zijn opgenomen in tabel 8.1 (de tabellen in dit hoofdstuk zijn aangepast aan de Nederlandse situatie). Het algemene medicijngebruik van ouderen die niet zijn opgenomen in een zorginstelling geeft een andere lijst middelen te zien (tabel 8.2). Het moge duidelijk zijn dat bij een dergelijk veelvuldig gebruik van diverse middelen bijwerkingen vaak kunnen voorkomen en dat met de manier waarop de middelen gebruikt worden in combinatie met de veranderingen die optreden als gevolg van het ouder worden de kans op bijwerkingen toeneemt.

De bijwerkingen die het meest relevant zijn voor fysiotherapeuten zijn orthostatische hypotensie, vermoeidheid, spierpijn en spierzwakte, depressie, verwardheid en dementie, bewegingsstoornissen, incontinentie, anticholinerge reacties, duizeligheid, extrapiramidale symptomen en sterke afname van het lichaamsvochtvolume.

Orthostatische hypotensie

Orthostatische hypotensie is een snelle verlaging van de systolische bloeddruk bij het gaan staan.[12] Wanneer de bloeddruk op een dergelijke manier lager wordt, heeft het individu vaak meer kans om te vallen en een fractuur op te lopen. Ook neemt de kans op een hartinfarct of een CVA toe, aandoeningen waarvoor ouderen toch al kwetsbaarder zijn vanwege de leeftijdsgerelateerde veranderingen in de homeostasismechanismen die invloed hebben op dit proces.[13] Elke verdere stoornis veroorzaakt door bijvoorbeeld medicijngebruik verhoogt dit risico. Tabel 8.3 geeft een overzicht van de geneesmiddelen die orthostatische hypotensie kunnen veroorzaken of de kans op orthostatische hypotensie vergroten.[5,13]

Vermoeidheid, spierzwakte, spierpijn

Vermoeidheid en spierzwakte bij ouderen kunnen een pathologische, een farmacologische of een psychologische oorzaak hebben.[13] De fysiotherapeut kan de oorzaak op het spoor komen door te praten met de behandelend arts en met de patiënt en aldus nagaan of een bepaalde behandeling succes zou kunnen hebben. Raadpleeg hoofdstuk 4 voor de psychologische oorzaken van vermoeidheid en spierzwakte. In het geval van cardiovasculaire aandoeningen, diabetes of arthritis moet de fysiotherapeut kennis hebben van de beperkingen die deze aandoeningen met zich meebrengen en hiermee rekening houden bij de opbouw van de behandeling (zie hoofdstuk 5 voor een bespreking van de pathologische verschijnselen van het ouder worden). De medicatie kan de psychologische en pathologische verschijnselen versterken.

Diverse veelgebruikte geneesmiddelen kunnen een rol spelen bij vermoeidheid en spierzwakte. Bètablokkers kunnen vermoeidheid veroorzaken door hun vermogen de hartslag te vertragen en de doorbloeding te verminderen. Diuretica verminderen het lichaamsvloeistofvolume en kunnen uitdroging, een kleiner hartminuutvolume of beide veroorzaken. Hierdoor kan hyponatriëmie of hypokaliëmie optreden. Ook nitraten, vasodilatantia, digitalispreparaten, antihypertensiva (bijvoorbeeld ACE-remmers, calciumantagonisten en angiotensine-II-antagonisten) en orale hypoglycaemica kunnen spierzwakte en vermoeidheid veroorzaken.[13]

Ook lipidenverlagende middelen, zoals cholesterolsyntheseremmers (simvastatine, pravastatine, fluvastatine en atorvastatine), kunnen vermoeidheid als bijwerking geven. Deze middelen geven ook regelmatig aanleiding tot het optreden van spierpijnen. Ook andere lipidenverlagende middelen, zoals fibraten, kunnen spierpijn veroorzaken. Deze stoornissen in de spier kunnen voorbijgaand van aard zijn, maar in ernstige gevallen kan dit zich ontwikkelen tot rabdomyolyse. In het algemeen gaat spierpijn gepaard met verhoging van CPK-waarden. Als deze waarden vijf tot tien keer hoger zijn dan normaal is er sprake van een ernstige situatie en is ingrijpen in de therapie zeker noodzakelijk. Een combinatie van bovenstaande middelen verhoogt de kans op het optreden van rabdomyolyse.[31]

Aangezien vermoeidheid en spierzwakte een zeer grote rol kunnen spelen in een revalidatieprogramma, moet de fysiotherapeut samenwerken met de behandelend arts om het medicijngebruik zodanig aan te passen dat de middelen passen bij het programma óf het programma aanpassen aan de medicatie.

Depressie

Een depressie kan veroorzaakt worden door elk geneesmiddel dat een negatief effect heeft op de hersenfunctie. Als een patiënt een depressie heeft, is hij of zij onvoldoende gemotiveerd en geïnteresseerd om mee te doen aan een revalidatieprogramma. Bovendien zijn dergelijke patiënten niet in staat de vooruitgang die ze boeken op een realistische manier in te schatten. De fysiotherapeut zal daarom samen met de behandelend arts dit probleem moeten aanpakken. Tabel 8.4 geeft een overzicht van middelen die depressie kunnen veroorzaken.

Verwardheid en dementie

Helaas zijn er veel geneesmiddelen die verwardheid en dementie kunnen veroorzaken. Elk middel dat verwardheid veroorzaakt, kan bij langdurig gebruik mede leiden tot dementie.[14] De middelen die het vaakst aanleiding geven tot het ontstaan van verwardheid zijn opgenomen in tabel 8.5. Deze lijst is onthutsend lang. Fysiotherapeuten moeten bekend zijn met deze middelen en de mogelijkheid van medicijnvergiftiging in hun achterhoofd houden wanneer hun patiënten verward zijn.

Bewegingsstoornissen

De bewegingsstoornissen die veroorzaakt worden door medicatie kunnen onderverdeeld worden in diverse typen met diverse oorzaken. Parkinsonisme veroorzaakt door medicijngebruik kenmerkt zich door bradykinesie, tremor in rust en rigiditeit, en komt vrij vaak voor bij ouderen. Het wordt vaak, maar niet altijd, veroorzaakt door antipsychosemiddelen. (Zie tabel 8.7 voor middelen die parkinsonisme kunnen veroorzaken.)[13]

Dyskinesia tarda is een door neuroleptica veroorzaakte bewegingsstoornis die gewoonlijk lippen, kaken en tong aantast en opgewekt of versterkt kan worden door medicijngebruik.[15] Deze aandoening kan optreden als een late bijwerking van een medicamenteuze behandeling van een psychose, het toedienen van anticholinergica, of bij stopzetten van medicatie.[16] Patiënten met reeds bestaande hersenbeschadigingen hebben meer kans op dyskinesia tarda.

Acathisie (motorische onrust) is een andere bewegingsstoornis die het gevolg kan zijn van een medicamenteuze behandeling van een psychose met neuroleptica.

Een essentiële tremor, ten slotte, gedefinieerd als snelle oscillerende bewegingen rond een gewricht wanneer de ledemaat gebruikt wordt voor actieve bewegingen, kan versterkt worden door lithiumcarbonaat, tricylische antidepressiva en adrenerge middelen.[16]

Incontinentie

Incontinentie is een ander ernstig en gênant gezondheidsprobleem dat veroorzaakt of versterkt kan worden door een aantal geneesmiddelen. Middelen die de hersenfunctie dempen, zoals benzodiazepines en barbituraten, kunnen een reeds bestaande incontinentie verergeren door het vermogen van de patiënt om blaascontracties te remmen te verzwakken. Stressincontinentie daarentegen wordt verergerd door thioridazine en chloorpromazine, twee antipsychotisch werkende fenotiazines. Anticholinerge middelen verslappen de blaasspieren en kunnen urineretentie en overloopincontinentie veroorzaken. De blaas bevat ook alfa- en bètareceptoren, zodat de mictie ook beïnvloed kan worden via deze sympathicusreceptoren (via alfareceptoren: prazosine, urapidel, ketanserine; via bètareceptoren: bètablokkers. Ook geneesmiddelen die de diurese beïnvloeden kunnen aanleiding geven tot incontinentie (diuretica, lithiumcarbonaat). Ten slotte wordt zowel urineretentie als incontinentie beschreven ten gevolge van het gebruik van dopaminerg werkende geneesmiddelen zoals levodopa. Fysiotherapeuten kunnen hun patiënten aanmoedigen het tijdstip van het innemen van dergelijke middelen af te stemmen op hun activiteiten. De anticholinerge gevolgen kunnen blijken uit diverse andere verschijnselen, zoals afwijkende hartfunctie, droge mond, moeite met slikken, verwardheid, hallucinaties, vermoeidheid, moeite met urineren en ataxie. Tabel 8.7 geeft een overzicht van middelen met een krachtige anticholinerge werking.[13,15]

Duizeligheid

Geneesmiddelen zijn één van de voornaamste oorzaken van duizeligheid bij mensen boven de 60.[13] Bijna alle middelen, zelfs die gegeven worden bij de behandeling van duizeligheid, kunnen bij ouderen duizeligheid veroorzaken en zijn bijna net zo gevarieerd als de middelen die genoemd zijn bij verwardheid en dementie. De belangrijkste zijn opgenomen in tabel 8.8. Aangezien fysiotherapeuten veel aandacht besteden aan coördinatie- en evenwichtsstoornissen, is het belangrijk kennis te hebben van de bijwerking van deze middelen. Een patiënt zal nooit vooruitgang boeken in een programma met evenwichtsoefeningen wanneer medicijngebruik zorgt voor min of meer permanente duizeligheid.

Sterke afname van het lichaamsvochtvolume

Diuretica zijn een belangrijke oorzaak van een sterke afname van het lichaamsvochtvolume bij ouderen. Deze afname kan een verminderd hartminuutvolume tot gevolg hebben en leiden tot vermoeidheid. Als een patiënt voortdurend vermoeid is, moet de fysiotherapeut rekening houden met mogelijke bijwerkingen van diureticagebruik. (Zie tabel 8.9 voor een lijst met diuretica.)

Medicatieregimes

Hieronder worden voorschriften besproken die in acht genomen moeten worden bij het voorschrijven van geneesmiddelen bij hart- en vaatziekten, aandoeningen van het bewegingsapparaat, psychische stoornissen en maag-darmaandoeningen. Deze voorschriften worden ook wel medicatieregimes genoemd. Dergelijke medicatieregimes moeten aangepast worden voor toepassing bij ouderen. De medicatieregimes voor de bovengenoemde groepen aandoeningen worden hieronder kort besproken.

Medicatieregimes bij cardiovasculaire aandoeningen

De medicatie bij cardiovasculaire aandoeningen is ter behandeling van decompensatio cordis, hypertensie, angina pectoris, hartritmestoornissen of arteriosclerose. Decompensatio cordis of hartdecompensatie is een toestand waarbij het hart niet in staat is voldoende bloed door het lichaam te pompen om de stofwisseling op dat moment goed te laten verlopen. De symptomen van hartdecompensatie zijn vermoeidheid, kortademigheid, oedeem en het onvermogen diep adem te halen. Hartdecompensatie is een veelvoorkomende aandoening bij ouderen.

Dit probleem wordt nog gecompliceerder omdat de meest gebruikte middelen voor de behandeling van hartdecompensatie – digoxine, digitoxine (hartglycosiden) of vasodilatantia – gemakkelijk toxisch zijn. De glycosiden zetten het verzwakte hart ertoe aan krachtiger te gaan pompen. Deze middelen hebben echter geen curatieve werking en zorgen niet voor permanente veranderingen in de hartspier. Ze moeten daarom vaak levenslang ingenomen worden.[17]

Hartglycosiden staan bekend om hun nauwe therapeutische breedte, dat wil zeggen: de therapeutische en de toxische bloedspiegel liggen dicht bij elkaar. Hierdoor kunnen zelfs kleine veranderingen in de lichaamsfuncties, bijvoorbeeld door een verzwaring van een oefenprogramma, leiden tot toxische effecten bij ouderen. Een ander belangrijk aandachtspunt is dat de afbraak en/of uitscheiding van dit middel bij ouderen vaak langer duurt als gevolg van verminderde lever- en nierfuncties.[17] Vroege symptomen van glycosidevergiftiging zijn slechter zien, tragere hartslag, misselijkheid en verwardheid. Uiteindelijk kan dit leiden tot ernstige stoornissen in de cardiale functies.[17] De clinicus moet daarom gespitst zijn op deze signalen om bij het optreden ervan ernstiger gezondheidsproblemen te kunnen voorkomen.

Ook vasodilatantia kunnen voorgeschreven worden om hartdecompensatie te behandelen. Hun werking berust op het verminderen van de vaatweerstand. Dit zorgt ervoor dat het hart minder hard hoeft te werken; het bloed ondervindt minder weerstand bij het rondpompen, dus de pompwerking is efficiënter. Vasodilatantia zijn minder toxisch dan glycosiden, maar ze zijn ook minder effectief. De toxische bijwerkingen lijken veel op die van de glycosiden. In tabel 8.10 wordt een overzicht gegeven van de meest gebruikte vasodilatantia.

Hypertensie is een andere veelvoorkomende stoornis bij ouderen. Anders dan bij hartdecompensatie is hypertensie vrijwel symptoomvrij tot het een vergevorderd stadium heeft bereikt. De voornaamste gevaren zijn de mogelijke gevolgen van deze aandoening: hartaanvallen, CVA's en nierziekten. Het is moeilijk een precieze omschrijving te geven van hypertensie. Hierdoor wordt de behandeling wellicht nog problematischer. De Wereldgezondheidsorganisatie definieert hypertensie als een diastolische bloeddruk hoger dan 95 mm Hg.[18] Binnen het Framingham-onderzoek wordt de volgende definitie van hypertensie gehanteerd: een diastolische bloeddruk hoger dan 95 mm Hg en een systolische bloeddruk hoger dan 160 mm Hg.[19]

Voordat we de typen geneesmiddelen bespreken waarmee hypertensie behandeld kan worden, moet opgemerkt worden dat de fysiotherapeut zich ervan bewust moet zijn dat de behandeling van hypertensie niet vanzelfsprekend is. De meeste artsen zullen eerst conservatieve maatregelen voorschrijven, zoals afvallen, stoppen met roken, beperking van het zoutgebruik en lichaamsbeweging. Indien deze niet-medicamenteuze behandeling faalt, zijn de eerste geneesmiddelen die redelijkerwijs in aanmerking komen de thiazidediuretica (zie tabel 8.9). Thiazidediuretica werken langzaam (gemiddelde werkingsduur tien tot twaalf uur) en vertonen geen vroege piek. Zodoende zal het ongemak van een zeer frequente mictie zoals dat bij een snel werkend diureticum plaatsvindt, niet optreden.[20]

Hoewel thiazidediuretica de eerste keus vormen, hebben zelfs deze middelen bijwerkingen die bijzonder gevaarlijk kunnen zijn voor ouderen. Thiaziden geven aanleiding tot een zekere mate van hyperglykemie, hypokaliëmie en hyperurikemie. Vanwege een verhoogde kans op ouderdomsdiabetes, hartritmestoornissen en jicht bij ouderen moeten eventuele bijwerkingen van deze middelen nauwkeurig in de gaten gehouden worden.[20]

Bij de behandeling van hypertensie zijn de bètablokkers vaak de tweede keus, gevolgd door ACE-remmers (remmen de omzetting van angiotensine I in angiotensine II) en calciumantagonisten. Bij ouderen kunnen calciumantagonisten effectiever zijn dan bètablokkers, omdat ze de arteriële bloeddruk verlagen zonder dat ze de totale perifere vaatweerstand (TPV) verhogen. Bij ouderen is de TPV gewoonlijk al verhoogd en is de hartreserve verminderd. Bètablokkers kunnen dan contraproductief zijn aangezien de geringe bloeddrukverlaging voornamelijk veroorzaakt wordt door een vermindering van het hartminuutvolume. De TPV kan zelfs enigszins verhoogd worden bij patiënten die al een hoge TPV hebben. Zowel bètablokkers als calciumantagonisten kunnen de hartslag echter ook vertragen en het hart zelfs stilzetten in geval van een overdosis. De precieze keuze van de voor te schrijven middelen hangt vaak af van eventuele andere aandoeningen van de patiënt.

Angina pectoris vereist twee typen medicamenteuze behandeling. Angina pectoris is een ziektebeeld waarbij de patiënt plotseling een hevige pijn voelt onder het borstbeen. Deze pijn wordt veroorzaakt doordat tijdelijk te weinig zuurstof wordt toegevoerd naar het hart. De patiënt moet dus snel geholpen worden. Hierbij worden vasodilatantia, zoals amylnitriet en nitroglycerine, onder de tong gelegd, waardoor ze snel oplossen en snel naar het hart getransporteerd worden. Het andere type medicamenteuze behandeling is preventief. De middelen die hiervoor het meest in aanmerking komen zijn calciumantagonisten en bètablokkers.[20] Tabel 8.11 geeft een overzicht van de meest gebruikte middelen bij angina pectoris, met hun werking, dosis, bijwerkingen en interacties met andere medicijnen.

De behandeling van hartritmestoornissen bij ouderen is omstreden. De hartritmestoornis, of abnormale hartslag, is vaak een symptoom van een onderliggende aandoening en zal daarom verdwijnen wanneer deze aandoening succesvol behandeld is.

Toch moeten hartritmestoornissen bij ouderen niet genegeerd worden, aangezien ouderen in tegenstelling tot jongere mensen niet in staat zijn een normaal hartminuutvolume van veertig tot 170 slagen per minuut op peil te houden. Bij ouderen is dit hartslagbereik afgenomen van 45 tot 120 slagen per minuut. Het eerste-keuzemiddel bij de behandeling van hartritmestoornissen hangt af van de aard van de ritmestoornis. Tabel 8.12 geeft een overzicht van de meest gebruikte middelen bij hartritmestoornissen, hun werking, dosis, mogelijke bijwerkingen en interacties met andere middelen. Bij ouderen is de uitscheiding van procaïnamide, lidocaïne en quinidine vertraagd. Disopyramide kan mictiestoornissen veroorzaken bij oudere mannen.[16]

De laatste cardiovasculaire aandoening die gewoonlijk met geneesmiddelen behandeld wordt, is atherosclerose. Atherosclerose is een opeenhoping van plaques in de arteriën, waardoor de vaatwanden dikker worden en de doorsnede van het lumen dus kleiner. De medicamenteuze behandeling van atherosclerose richt zich op het voorkómen van de ontwikkeling van plaques door het verlagen van het gehalte aan bepaalde soorten lipiden, in met name cholesterol, in het bloed. De meest gebruikte middelen bij deze aandoening zijn de statines (simvastatine, pravastatine, fluvastatine en atorvastatine), de nicotinezuurderivaten (acipimox, nicotinezuur), de fibraten (clofibraat, gemfibrozil, ciprofibraat en benzafibraat) en de galzuurbindende harsen (colestipol en colestyramine).[14] De statines zijn laag-toxisch maar kunnen myalgie, myopathie en zelfs rabdomyolyse veroorzaken, vooral wanneer ze gecombineerd worden met fibraten.[31] Nicotinezuurderivaten, waarvan de dosis hoog moet zijn, willen ze resultaten afwerpen, kunnen jeuk, blozen en maag-darmstoornissen veroorzaken. Galzuurbindende harsen worden niet in het lichaam opgenomen. De werking ervan berust op de verbinding die ze aangaan met cholesterol, waardoor de uitscheiding van deze stof in de feces bevorderd wordt. Galzuurbindende harsen kunnen zich ook binden aan bepaalde in vet oplosbare vitaminen, waardoor ondervoede ouderen een gebrek aan deze stoffen zouden kunnen krijgen. Ten slotte kan het een probleem zijn de werkzaamheid van deze stoffen te voorspellen, gezien de hoeveelheden laxeermiddelen die veel ouderen innemen.[13]

Medicatieregimes bij aandoeningen van het bewegingsapparaat

Deze paragraaf beschrijft de medicamenteuze behandeling van arthritis, neuralgieën, CVA, en de ziekte van Parkinson. Aangezien arthritis zeer veel voorkomt in de oudere populatie, is de kans groot dat een oudere patiënt één of meer middelen gebruikt tegen pijn en ontstekingen. Artsen die geneesmiddelen voorschrijven ter behandeling van arthritis moeten beseffen dat dit alléén niet voldoende is. De omgeving van de patiënt zal ook aangepast moeten worden en een geschikt oefenprogramma gericht op functionele zelfstandigheid moet ook deel uitmaken van de totale behandeling.

De meest gebruikte middelen ter behandeling van arthrosis deformans (AD) zijn analgetica en non-steroïde anti-inflammatoire analgetica (NSAID's). Hoewel AD een degeneratieve aandoening is, heeft de patiënt vooral in het eerste stadium last van een ernstige ontsteking, die het gevolg is van overbelasting en irritatie van het gewricht. Ontstekingsremmers kunnen dan helpen bij de behandeling van deze aandoening. Een nog veelgebruikte NSAID bij arthrosis deformans is acetylsalicylzuur (aspirine). De dosis kan variëren, maar moet aangepast worden aan de individuele patiënt. Als de patiënt geen acetylsalicylzuur verdraagt of wanneer er bijwerkingen optreden (bijvoorbeeld maagirritatie of tinnitus), kan een andere NSAID voorgeschreven worden. Er zijn zeer veel verschillende NSAID's op de markt. Tabel 8.13 geeft een overzicht van de meest gebruikte NSAID's. Het grootste probleem bij het gebruik van deze middelen door ouderen zijn de mogelijke bijwerkingen van deze middelen (onder andere maag-darmstoornissen, gastro-intestinale bloedingen, centrale bijwerkingen zoals hoofdpijn, duizeligheid, oorsuizen, verwardheid en depressie).[21] Bovendien kunnen NSAID's ook nierfunctiestoornissen veroorzaken of verergeren, vooral in combinatie met andere middelen en/of ziektebeelden.

Het combineren van analgetica met ontstekingsremmers, alsmede het tegelijk gebruiken van diverse analgetica, komt relatief veel voor in de oudere populatie.[22] Het gebruik van paracetamol kan helpen de pijn te verlichten zonder dat er een verhoogde kans op maagaandoeningen of gastro-intestinale bloedingen optreedt. Dit middel kan ook gecombineerd worden met ontstekingsremmers in het geval van ernstige pijn.

Neuralgieën kunnen gedefinieerd worden als een herhaald optredende plotselinge pijn in het verloop van een zenuw uitstralend in het perifere innervatiegebied van deze zenuw. De drie meest voorkomende typen neuralgieën bij ouderen zijn postherpetische neuralgie (herpes zoster), glossopharyngeale neuralgie en trigeminusneuralgie. De medicamenteuze behandeling van deze aandoeningen richt zich op pijnbeheersing. Bij zeer lichte vormen worden rust en analgetica, zoals paracetamol en NSAID's, aangeraden. Sterkere middelen, zoals carbamazepine en fenytoïne, zijn effectief bij de behandeling van trigeminusneuralgie en glossopharyngeale neuralgie.[22] Bij de behandeling van ernstige vormen van herpes zoster kunnen morfine of aanverwante opioïde analgetica noodzakelijk blijken. Bovendien kunnen de meeste oudere patiënten baat hebben bij systemische corticosteroïden; deze middelen zijn gecontraïndiceerd bij patiënten met neoplasmata of onderliggende aandoeningen en bij patiënten die een kuur volgen met immunosuppresiva.[22]

De geneesmiddelen die gebruikt worden bij de behandeling van CVA's vormen een steeds groter onderzoeksterrein. De huidige gedachtegang gaat uit van de bescherming van het gebied waarin het infarct heeft plaatsgevonden. Men is bang dat zelfs een geringe verlaging van de bloeddruk de cerebrale ischemie kan verergeren en het infarctgebied kan vergroten. Toch wordt het onderzoek naar de effecten van het 'intracerebrale steal-fenomeen' en het 'inverse steal-fenomeen' op de hersenen na een CVA ook voortgezet. Bij het eerste fenomeen kunnen de gezondere hersenvaten zich verwijden en bloed onttrekken aan de aangetaste vaten van het infarct. Bij het 'inverse steal-fenomeen' kan het toedienen van vasoactieve middelen de zwelling van de capillairwanden die ontstaat na een CVA, afremmen.[13]

Ondanks de onenigheid over de gevolgen van de bovengenoemde effecten zijn diverse medicatieregimes beschreven bij CVA-patiënten voor de behandeling van hersenoedeem en hersenembolie en het reguleren van de bloeddruk. Corticosteroïden kunnen voorgeschreven worden om het hersenoedeem te laten slinken en mannitol of glycerol kan gegeven worden om de plaatselijke doorbloeding te verbeteren. Anticoagulantia zijn geïndiceerd bij de behandeling van hersenembolie. Profylactisch worden bij TIA's trombocytenaggregatieremmers, zoals een lage dosis acetylsalicylzuur, gegeven ter vermindering van de kans op ischemische CVA's. Maatregelen ter regulering van de bloeddruk van de CVA-patiënt moeten gericht zijn op het handhaven van de druk tijdens de acute fasen. Bij oudere patiënten genieten lichaamsbeweging en het verbeteren van de orthostatische respons bij houdingsveranderingen de voorkeur boven medicatie wanneer het gaat om het op peil houden van de bloeddruk.[13]

De laatste aandoening met bewegingsstoornissen die hier besproken wordt, is parkinsonisme. Parkinsonisme is een aandoening waarbij sprake is van een gebrek aan dopamine in de hersenen. Aangezien dopamine niet in staat is de bloed-hersenbarrière te passeren, moet L-dopa voorgeschreven worden. L-dopa is een dopaminevoorloper die de bloed-hersenbarrière wel kan passeren en omgezet wordt in dopamine.[15] Helaas zijn hoge doses L-dopa noodzakelijk om een voldoende hoge concentratie dopamine in de hersenen te bereiken. Deze hoge doses leiden tot ernstige bijwerkingen, zoals onwillekeurige bewegingen, veranderingen in de geestestoestand (slaapstoornissen, verwardheid, hallucinaties en depressie), orthostatische hypotensie en braken. Sinemet is een veel voorgeschreven middel bij de behandeling van parkinsonisme. Het bestaat uit een combinatie van L-dopa en carbidopa. Carbidopa remt de werking van decarboxylase (een enzym dat L-dopa snel afbreekt), waardoor ook lagere doses L-dopa effect kunnen hebben. Op de lange termijn kan het effect van de behandeling met L-dopa sterk afnemen, waardoor deze patiënten sterke wisselingen in rigiditeit vertonen en plotseling in een bepaalde houding kunnen 'bevriezen'.[15] Het aanpassen van de doses aan de individuele patiënt, alsmede het voorschrijven van dopaminerge derivaten en anticholinerge middelen kunnen nut hebben. Combinatie van dopamineagonisten bij de behandeling van parkinsonisme met antipsychotica (dopamineantagonisten) moet gezien worden als een kunstfout. Aanpassing van de dosering van de dopamineagonisten is dan de juiste oplossing. Tabel 8.14 geeft een overzicht van de meest gebruikte geneesmiddelen ter behandeling van de ziekte van Parkinson.[15]

Medicatieregimes bij psychische stoornissen

Psychische stoornissen zijn een bekend probleem bij ouderen en de behandeling van dergelijke stoornissen is altijd een uitdaging geweest. De belangrijkste stap bij de medicamenteuze behandeling is het stellen van de juiste diagnose. Helaas is het vaak zo dat zowel de arts als de patiënt de psychische stoornissen accepteert als een vanzelfsprekend ouderdomsverschijnsel. Voor de overzichtelijkheid onderscheiden we in deze paragraaf de psychische stoornissen als volgt:

1. aanpassingsstoornissen;
2. affectstoornissen;
3. organische hersenbeschadigingen;
4. angststoornissen;
5. schizofrene syndromen;
6. persoonlijkheidsstoornissen;
7. verslavingen.

Aanpassingsstoornissen zijn in de tijd beperkte reacties op psychosociale stressoren, waarvan de dood van de levenspartner het vaakst voorkomt. De behandeling geschiedt met kortwerkende middelen voor het opheffen van de angst, de agitatie en de slaapstoornissen. Kortwerkende benzodiazepineachtige kalmerings- en slaapmiddelen of middelen ter bestrijding van de angst zijn geschikter dan antidepressiva of antipsychotica.[15] Tabel 8.15 geeft een overzicht van de meest gebruikte middelen ter bestrijding van angststoornissen.

Een aanpassingsstoornis die niet verdwijnt, kan leiden tot een *affectstoornis*. Affectstoornissen zijn onder te verdelen in depressieve en manisch-depressieve stoornissen. De symptomen van deze ernstige vormen van depressiviteit zijn een toename van het aantal lichamelijke klachten, geheugenproblemen, schuldgevoel, wanhoop, agitatie, eetluststoornissen, verminderde energie, machteloosheid en suïcidegedachten. De eerste keus voor de behandeling van dergelijke stoornissen zijn tricyclische antidepressiva, gevolgd door SSRI's (serotonine heropname remmers). MAO-remmers worden vanwege hun strenge dieetvoorschriften en mogelijke ernstige bijwerkingen alleen toegepast door psychiaters bij patiënten met therapieresistente depressies. Vanwege de ernstige orthostatische hypotensie die optreedt als bijwerking van MAO-remmers en tricyclische antidepressiva kunnen deze middelen beter niet voorgeschreven worden bij patiënten met cardiovasculaire aandoeningen.[15] Slechts zelden wordt in gespecialiseerde centra elektroconvulsieve therapie (mits niet gecontraïndiceerd) als behandeling van therapieresistente depressie toegepast. Manisch-depressieve syndromen kan men bestrijden met lithiumcarbonaat en/of carbamazepine. De middelen die voorgeschreven worden bij affectstoornissen zijn opgenomen in tabel 8.16.

Organische hersenbeschadigingen moeten symptomatisch bestreden worden (zie hoofdstuk 3 voor een uitgebreide beschrijving). Middelen die aangrijpen op de hersenfunctie en die verondersteld worden het voortschrijden van de dementie te stoppen of te verminderen, hebben weinig of geen nut. Het symptoom dat het vaakst bestreden wordt, is de agitatie, waarbij kortwerkende kalmerings- en slaapmiddelen of middelen ter bestrijding van de angst de voorkeur genieten[15] (zie tabel 8.16).

Schizofrene syndromen treden gewoonlijk voor het eerst op vóór het 45ste levensjaar en worden gekenmerkt door waanvoorstellingen, hallucinaties, sociaal isolement en een ineffectief en vlak affect. De voornaamste behandeling van schizofrenie geschiedt met antipsychosemiddelen die effect hebben doordat ze de centrale dopaminereceptoren in de hersenen blokkeren. Ouderen die lijden aan schizofrene syndromen worden gewoonlijk behandeld met lagere doses; de resultaten zijn relatief goed.[15] Tabel 8.17 geeft een overzicht van de antipsychosemiddelen die voorgeschreven worden bij de behandeling van schizofrenie.

Angststoornissen treden gewoonlijk voor het eerst op tussen het twintigste en veertigste levensjaar. De behandeling bestaat uit psychotherapie of gedragstherapie. Psychotrope middelen (dat wil zeggen: medicatie die aangrijpt op de angst) kunnen voorgeschreven worden als additionele maatregel bij ernstige stoornissen.[15]

Persoonlijkheidsstoornissen zijn langdurige, tijdens het gehele leven bestaande patronen van onaangepast gedrag waarmee mensen reageren op de wereld om hen heen. De eerstekeusbehandeling is gedragsmodificatie en psychotherapie. Psychotrope middelen kunnen soms voorgeschreven worden. Meestal wordt dit echter nagelaten vanwege de kans op verslaving.[15]

Verslavingen worden gekenmerkt door een zich terugtrekken uit de maatschappij en het onvermogen het gebruik van het verslavende middel in de hand te houden. De eerstekeusbehandeling is psychotherapie en gedragsmodificatie. Psychotrope middelen kunnen in het eerste stadium voorgeschreven worden en dan langzaam worden afgebouwd.

Medicatieregimes bij maag-darmaandoeningen

Kennis van de diverse typen geneesmiddelen voor maag-darmaandoeningen is belangrijk voor hulpverleners in de revalidatie, aangezien een hoog percentage patiënten deze middelen gebruikt. Volgens Peura lijdt zestig tot honderd procent van de chronisch zieke patiënten aan één of andere vorm van stressgerelateerde maagaandoeningen.[23]

De positieve kant van maag-darmmiddelen is dat ze dat geen belangrijke bijwerkingen hebben die de revalidatie kunnen ondergraven. Een mogelijk problematische bijwerking is die van een verslaving bij opiaten die voorgeschreven worden ter behandeling van diarree. Verder kunnen deze middelen veel (en ook ernstige) maagdarmaandoeningen veroorzaken, zoals maagzweren, diarree en obstipatie.

Een maagzweer, dat wil zeggen: het bloeden en zweren van de maagwand als gevolg van de aanmaak van een meer dan normale hoeveelheid maagzuur, kan op een aantal manieren behandeld worden. De voornaamste behandelmethode is het voorschrijven van antacida. Andere veelgebruikte middelen zijn H_2-receptorblokkeerders, zoals cimetidine, ranitidine en famotidine, protonpompremmers, zoals omeprazol, pantoprazol en lansoprazol, anticholinerge middelen en sucralfaat. Tabel 18.8 geeft een overzicht van hun handelsnamen, werking, dosering en bijwerkingen.[20,23]

Diarree is vaak een natuurlijk eliminatiemechanisme van het lichaam om schadelijke stoffen in de het spijsverteringssysteem kwijt te raken. Vaak houdt diarree vanzelf op, zodat medicamenteuze behandeling meestal niet nodig is. Antidiarrhoica beschermen niet tegen water- en mineralenverlies. Bij ouderen met een mogelijk slechtere voedingstoestand moet men hierop bedacht zijn en dient dit verlies bij aanhoudende diarree aangevuld te worden. Middelen ter bestrijding van diarree vallen uiteen in twee groepen: adsorbentia en opiumderivaten. De werking van adsorbentia, zoals pectine en kaoline, berust op de adsorptie van overtollige vloeistof met daarin alle in water opgeloste stoffen. Dit kunnen dus ook geneesmiddelen zijn! De effectiviteit van adsorbentia bij diarree is niet aangetoond. Opiumderivaten zijn de effectiefste middelen voor de behandeling van diarree.[22] Ze remmen de darmperistaltiek en bezitten antisecretoire eigenschappen. Ze hebben echter bijwerkingen: maag-darmklachten, zoals misselijkheid en braken, duizeligheid, obstipatie en overgevoeligheidsreacties. Tabel 8.19 geeft een opsomming van de meest voorkomende middelen, hun handelsnamen, werkingsmechanisme en doses.[22,23,24]

Laxeermiddelen worden veel gebruikt door ouderen. Ze vallen uiteen in vier groepen: volumevergrotende middelen, contactlaxantia, osmotisch werkende laxantia en emmolientia/glijmiddelen. Voordat men overgaat tot het voorschrijven van laxantia, kan men de patiënt wellicht eerst aanmoedigen meer lichaamsbeweging te nemen. Minder lichaamsbeweging blijkt te leiden tot een geringere maagmotiliteit.[24] Een groot probleem bij het voorschrijven van laxantia is de mogelijkheid van gewenning en misbruik bij lange-termijngebruik. Tabel 8.20 geeft een overzicht van een aantal van de meest gebruikte laxantia, met hun handelsnamen, werkingsmechanisme en bijwerkingen.[24]

Therapietrouw en motivatie bij geneesmiddelengebruik

Therapietrouw is een belangrijk onderwerp bij de medicamenteuze behandeling van ziekten. Het voorschrijven van geneesmiddelen ter behandeling van een aandoening heeft alleen zin indien de patiënt in staat is zich aan het regime te houden. In deze laatste paragraaf zullen we ons daarom bezighouden met de therapietrouw van oudere patiënten.

Hulpverleners in de gezondheidszorg lijken te geloven dat oudere individuen minder therapietrouw vertonen. In werkelijkheid is er wat dit betreft geen verschil tussen oudere en jongere patiënten.[25] Er bestaat echter wel een statistisch verband tussen het niet innemen van medicatie en multipele medicijngebruik.[25] Andere factoren die een rol spelen bij het niet innemen van medicatie zijn te hoge kosten, slechte lichamelijke conditie en visus- of gehoorstoornissen.[26] Deze verschillende factoren komen vaker voor bij ouderen, wat de reden kan zijn dat hulpverleners geloven dat ouderen in het algemeen minder trouw hun medicijnen nemen. Wanneer blijkt dat een patiënt minder therapietrouw vertoont, moet de fysiotherapeut er rekening mee houden dat deze factoren een rol spelen, in plaats van alle ouderen in dit opzicht als minder betrouwbaar te kenschetsen.

De simpelste stap om patiënten hun medicijnen beter te laten innemen, is het geven van duidelijke, eenvoudige en expliciete instructies. Soms gaan de voorschrijvend arts en de afleverende apotheker voorbij aan deze belangrijke eis. Fysiotherapeuten kunnen de therapietrouw van hun patiënten verhogen door informatie over het middel en de voorschriften voor het innemen na te gaan en deze in korte, eenvoudige zinnen nogmaals aan de patiënt over te brengen. Hulpmiddelen, zoals tablettendozen, weekdoseerdozen, medicatieoverzichten en brochures, kunnen de therapietrouw vergroten. Een fysiotherapeut kan de behandelend arts van een patiënt met problematische therapietrouw wijzen op dergelijke zaken. Het aanvullen van het medicatieregime met duidelijke instructies en hulpmiddelen kan echter onvoldoende zijn om het probleem op te lossen. In de literatuur vindt men geen eenduidig antwoord op de vraag wat de beste oplossing is; geen enkel programma blijkt honderd procent doelmatig te zijn.[25]

De beste interventie bij een geval van slechte therapietrouw blijkt te bestaan uit het onderzoeken en begrijpen van de redenen die aanleiding geven tot slechte therapietrouw. In dit opzicht zijn de 'zelfregulatoren' een interessante groep om te bestuderen. Deze groep doet het vaak beter dan mensen die de instructies strikt opvolgen. Dit duidt erop dat men de bijdrage van de patiënt aan het opstellen van het revalidatieprogramma en het bewaken van de voortgang ervan moet respecteren, zowel wat de oefeningen zelf als de medicatie betreft. Wat dit laatste aangaat, kan de fysiotherapeut soms als bemiddelaar optreden in het belang van de patiënt.

Ten slotte is de relatie tussen patiënt en behandelaar uitzonderlijk belangrijk bij therapietrouw.[25] Wanneer de behandelaar de patiënt bevraagt over diens therapietrouw, zal hij of zij de eerlijkste en nuttigste antwoorden krijgen als de vragen niet als bedreigend worden ervaren. Bovendien worden uitspraken over het belang van therapietrouw extra bekrachtigd wanneer de behandelaar zich positief opstelt, een duidelijke uitleg geeft en een goede band met de patiënt heeft.[27]

Ter recapitulatie

- Hoewel ouderen minder dan vijftien procent van de totale bevolking uitmaken, consumeren ze 31 procent van alle voorgeschreven geneesmiddelen.
- De vier fasen van de farmacokinetiek (opname, verspreiding, biotransformatie en uitscheiding) zijn minder effectief op hogere leeftijd, waardoor het effect van medicatie bij ouderen anders kan zijn dan bij jongere individuen.
- De meest voorkomende bijwerkingen van geneesmiddelen bij ouderen zijn orthostatische hypotensie, vermoeidheid, spierpijn en spierzwakte, depressie, verwardheid, bewegingsstoornissen, incontinentie, anticholinerge reacties, duizeligheid, extrapiramidale symptomen en sterke afname van het lichaamsvochtvolume.
- De meest voorkomende cardiovasculaire aandoeningen die medicamenteus behandeld worden, zijn hartdecompensatie, hypertensie, angina pectoris, hartritmestoornissen en arteriosclerose.
- De meest voorkomende neuromusculaire stoornissen die medicamenteus behandeld worden, zijn arthritis, neuralgieën, CVA en de ziekte van Parkinson.
- Psychische stoornissen die in aanmerking komen voor medicamenteuze behandeling zijn aanpassingsstoornissen, affectstoornissen, organische hersenbeschadigingen, angststoornissen, schizofrene syndromen, persoonlijkheidsstoornissen en verslavingen. De diagnose is de belangrijkste stap bij het bepalen van de juiste behandeling.

- Geneesmiddelen ter behandeling van maag-darmstoornissen worden veel voorgeschreven aan ouderen. De bijwerkingen die van invloed kunnen zijn op de revalidatie zijn minimaal, maar bijwerkingen, ook ernstige, zijn wel degelijk mogelijk.
- Therapietrouw en de motivatie voor het op de juiste wijze innemen van medicatie door ouderen kunnen vergroot worden door het beoordelen van de economische en lichamelijke problemen van de oudere patiënt en het geven van duidelijke en eenvoudige instructies.

Literatuur

1. Baum C, Kennedy DL, Forbes MB, et al. Drug Use in the United States in 1981. *JAMA*. 1984; 251:1293-1297.
2. Simonson W. *Medications and the Elderly*. Rockville, Md:Aspen; 1984:7-41.
3. Yee B, Williams B, O'Hara N. Medication Management and Appropriate Substance Use for Elderly Persons. In: Lewis, ed. *Aging: Health Care's Challenge*, Tweede druk. Philadelphia: F.A. Davis; 1990:298-330.
4. Krammer P. Influences of Aging in Drug Disposition and Response. *Top Geriatr Rehab*. 1987; 2(3):12-23.
5. White D, Lewis C. The older patient and the effects of drugs on rehabilitation. In: Malone T, red. *Physical and Occupational Therapy: Drug Implications of Practice*. Philadelphia: JB Lippincott; 1989:144-182.
6. Myers-Robfogel MW, Bosmann HB. Clinical pharmacology in the aged – aspects of pharmacokinetics and drug sensitivity. In: Williams TF, red. *Rehabilitation in the Aging*. New York: Raven Press; 1984:23-40.
7. Robertson D. Drug handling in old age. In: Brocklehurst JC, red. *Geriatric Pharmacology and Therapeutics*. Boston: Blackwell Scientific Publications; 1984:41-59.
8. Woo E. Drug treatment of the elderly. In: Walshe TM, red. *Manual of Clinical Problems in Geriatric Medicine*. Boston: Little, Brown; 1985:21-26.
9. Stevenson IH. Pharmacokinetics in advancing age. In: Barbagallo-Sangiorgi G, Exton-Smith AN, red. *Aging and Drug Therapy*. New York: Plenum Press; 1984:1-9.
10. Lamy PP: Comparative Pharmacokinetics Changes and Drug Therapy in an Older Population. *J Am Geriatr Soc*. 1982; 30:S11-S19.
11. May FE, Stewart RB, Hale W, et al. Prescribed and nonprescribed drug use in an ambulatory elderly population. *South Med Journ*. 1982; 75:522-528.
12. Davidson W. Treatment of orthostatic hypotension. In: Barbagallo-Sangiorgi G, Exton-Smith AN, red. *Aging and Drug Therapy*. New York: Plenum Press; 1984:345-355.
13. Chapron D, Besdine RW. Drugs as an obstacle to rehabilitation of the elderly: A primer for therapists. *Top Geriatr Rehab*. 1987; 2(3):63-81.
14. Eddy L. *Physical Therapy Pharmacology*. St. Louis: C.V. Mosby; 1991:71-99.
15. Eddy L. *Physical Therapy Pharmacology*. St. Louis: C.V. Mosby; 1991:99-115.
16. Chapron DJ. Clinical pharmacology in the elderly: Recognizing and preventing of adverse drug effects during rehabilitation. In Jackson O, red. *Physical Therapy of the Geriatric Patient*. Tweede druk. New York: Churchill Livingstone; 1989:145-173.
17. Lye M. Cardiovascular system – Digitalis glycosides. In: Brockelhurst JC, red. *Geriatric Pharmacology and Therapeutics*. Boston: Blackwell Scientific Publications; 1984:71-86.
18. WHO Expert Committee. Arterial hypertension. Technical Report, Series 628. Geneva: World Health Organization; 1978.
19. Kannel W, Gordon T. *The Framingham Study: An Epidemiological Investigation of Cardiovascular Disease*, Washington, D.C.: U.S. Government Printing Office; 1970.
20. Ciccione C. *Pharmacology in Rehabilitation*, Vol. 4. Philadelphia: F.A. Davis; 1990:188-285.
21. Sack K: Update on NSAID's in the elderly. *Geriatrics*. 1989; 44(5):71-90.
22. Chapron DJ. Drug-drug interactions in the elderly: A potential consequence of polypharmacy. *Top Geriatr Rehab*. 1987; 2(3):54-62.

23. Peura D, Freston J. Introduction: Evolving perspectives on parenteral H_2 receptor antagonist therapy. *Am J Med.* 1987; 18:1-2(suppl 6a).
24. Ciccione C. *Pharmacology in Rehabilitation*, Vol. 4. Philadelphia: F.A. Davis; 1990:188-285.
25. Fuchinetti N. Adherence by patients to prescribed therapies: A social psycholic perspective. *Top Geriatr Rehab.* 1987; 2(3):33-45.
26. Haynes RB, Sackett DL, Taylor DW, et al. Manipulation of the therapeutic regime to improve compliance: Conceptions and misconceptions. *Clin Pharmacol Ther.* 1977; 22:125-130.
27. Becker MH. Patient adherence to prescribed therapies. *Med Care.* 1985; 23:539-555.
28. Volksgezondheid Toekomst Verkenning. Ruwaard D, Kramers PGN (red): De gezondheid van de Nederlandse bevolking in de periode 1959-2010. Den Haag: RIVM, 1993.
29. Vademecum gezondheidsstatistiek Nederland 1996. Voorburg: Centraal Bureau voor de Statistiek, 1996.
30. Vademecum gezondheidsstatistiek Nederland 1996. Voorburg: Centraal Bureau voor de Statistiek, 1996.
31. Dukes MNG. Meyler's side effects of drugs, Elsevier, 1996.

Bronvermelding tabellen 8.1 t/m 8.20

Voor de in Nederland gebruikte geneesmiddelen en medicatieregimes is gebruikgemaakt van:

- Farmacotherapeutisch kompas 1997, Centrale Medisch Pharmaceutische Commissie van de Ziekenfondsraad.
- Informatorium Medicamentorum 1996. Koninklijke Maatschappij ter Bevordering van de Pharmacie.
- Microdex.

Tabel 8.1 Middelen gebruikt bij oudere patiënten.

CARDIOVASCULAIRE AANDOENINGEN

Coronaire aandoeningen

Nitraten

- Isosormidemononitraat
  - *Ismo®*
  - *Mono Mack®*
  - *Monocedocard®*
  - *Promocard®*
- Isosorbidedinitraat
  - *Cedocard®*
  - *Isordil®*
  - *Prodicard®*
- Nitroglycerine
  - *Nitrozell Retard®*
  - *Nitrobaat®*
  - *Nitrolingual®*
  - *Nitrostat®*
  - Pleisters:
    - *Deponit®*
    - *Nitro-dur®*
    - *Transiderm-nitro®*
    - *Trinipatch®*

Calciumantagonisten

- Amlodipine
  - *Norvac®*
- Diltiazem
  - *Tildiem®*
  - *Surazem®*
- Verapamil
  - *Isoptin®*
- Nimodipine
  - *Nimotop®*
- Nifedipine
  - *Adalat®*
- Nisoldipine
  - *Syscor®*
- Nitrendipine
  - *Baypress®*
- Nicardipine
  - *Cardene®*
- Felodipine
  - *Plendil®*
- Isradipine
  - *Lomir®*
- Lacidipine
  - *Molens®*

Hartglycosiden

- Digoxine
  - *Lanoxine®*
  - *Digoxine®*

Anti-arrhythmica

- Kinidine
  - *Kiditard®*
  - *Cardioquin®*
- Amiodaron
  - *Cordarone®*
- Flecaïnide
  - *Tambocor®*
- Disopyramide
  - *Dirytmin®*
  - *Ritmoforine®*
  - *Rythmodan®*
- Sotalol
  - *Sotacor®*

Antihypertensiva

Bèta-blokkers

- Atenolol
  - *Tenormin®*
  - *Unibloc®*
- Metoprolol
  - *Selokeen®*
  - *Lopresor®*
- Propranolol
  - *Inderal®*
- Pindolol
  - *Viskeen®*
- Sotalol
  - *Sotacor®*
- Bisoprolol
  - *Bisobloc®*
  - *Emcor®*
- Carvedilol
  - *Eucardic®*
- Celiprolol
  - *Dilanorm®*
- Oxprenolol
  - *Trasicor®*
- Timolol
  - *Blocadren®*

Calciumantagonisten

zie coronaire aandoeningen

ACE-remmers

- Captopril
  - *Capoten®*
- Enalapril
  - *Renitec®*
- Lisonopril
  - *Zestril®*
  - *Novatec®*
- Perindopril
  - *Coversyl®*
- Cilazapril
  - *Vascase®*
- Benazepril
  - *Cibacen®*
- Fosinopril
  - *Newace®*
- Quinapril
  - *Acupril®*
- Ramipril
  - *Tritace®*
- Trandolapril
  - *Gopten®*

Angiotensine II-antagonisten

- Losartan
  - *Cozaar®*
- Valsartan
  - *Diovan®*

Centraal werkende antihypertensiva

- Clonidine
  - *Catapresan®*
- Methyldopa
  - *Aldomet®*

Alfablokkers

- Prazosine
  - *Minipress®*
- Urapidil
  - *Ebrantil®*
- Doxazosine
  - *Cardura®*

Zwakke alfablokkers en $5HT_2$-antagonist

- Ketanserine
  - *Ketensin®*

ANTILIPAEMICA

Cholesterolsynthese-remmers (statines)

- Simvastatine
  - *Zocor®*
- Pravastatine
  - *Selektine®*
- Fluvastatine
  - *Lescol®*
- Atorvastatine
  - *Lipitor®*

Fibraten

- Clofibraat
  - *Clofibraat®*
- Gemfibrozil
  - *Lopid®*
- Bezafibraat
  - *Bezalip®*

Galzuurbindende harsen

- Colestyramine
  - *Questran®*
- Colestipol
  - *Colestid®*

Nicotinezuurderivaten

- Acipimox
  - *Nedios®*
- Xantinolnicotinaat
  - *Complamin®*

DIURETICA

Thiazidediuretica

- Chloortalidon
  - *Hygroton®*

Tabel 8.1 Vervolg.

Hydrochloorthiazide
Dichlotride®
Moduretic®
(hydrochloorthiazide + amiloride)
Dytenzide®
(hydrochloorthiazide + triamtereen)
Triamtereen
Dytenzide®
(triamtereen + hydrochloorthiazide)
Dyta-Urese®
(triamtereen + epitizide)
Epitizide
Dyta-urese®
(epitizide + triamtereen)

BENZODIAZEPINEN

Alprozolam
Xanax®
Bromazepam
Lexotanil®
Temazepam
Normison®
Levanxol®
Chloordiazepoxide
Librium®
Nitrazepam
Mogadon®
Clobazam
Frisium®
Diazepam
Valium®
Stesolid®
Clorazepinezuur
Tranxène®
Oxazepam
Seresta®
Ketazolam
Unakalm®
Lorazepam
Temesta®
Lormetazepam
Loramet®
Noctamid®
Medazepam
Nobrium®
Normedazepam
Calmday®
Triazolam
Halcion®
Midazolam
Dormicum®
Flurazepam
Dalmadorm®
Flunitrazepam
Rohypnol®
Prazepam
Reapam®
Loprazolam
Dormonoct®
Zolpidem
Stilnoct®
Zoplicon
Imovane®

ANTIBIOTICA

Penicilines
Amoxicilline
Clamoxyl®
Flemoxin®
Augmentin®
(amoxicilline + clavulaanzuur)

Cefalosporinen
Cefixim
Fixim®
Cefuroxim
Zinnat®

Macroliden
Erytromycine
Eryc®
Roxitromyecine
Rulide®
Azitromycine
Zithromax®
Claritromycine
Klacid®

Sulfonamiden/Trimethoprim
Trimethoprim
Monotrim®
Wellcoprim®
Co-trimoxazol
Bactrimel®
Trimoxazol®
Sulfotrim®

Chinolonen
Norfloxacine
Noroxin®
Ciprofloxacine
Ciproxin®
Ofloxacine
Tarivid®
Pipemidinezuur
Pipram®

ANALGETICA

Niet-opioïden
Paracetamol
Acetylsalicylzuur
Aspirine®
Ibuprofen
Brufen®
Advil®
Naproxen
Naprosyne®
Femex®
Naprocoat®
Naprovit®
Nycopren®
Piroxicam
Feldene®
Brexine®
Diclofenac
Voltaren®
Cataflam®
Indometacine
Indocid®
Ketoprofen
Orudis®
Oscorel®

Opioïden
Codeïne
Codeïne®
Dextropropoxyfeen
Depronal®
Buprenorfine
Temgesic®
Pentazocine
Fortral®
Tramadol
Tramal®
Fentanyl (pleister)
Durogesic®
Morfine
MS Contin®
Kapanol®
Noceptin®

Corticosteroïden
Dexamethason
Decadron®
Prednison, Prednisolon

DIABETICA

Insulinepreparaten

Orale bloedglucose-verlagende middelen
Tolbutamide
Rastinon®
Glibenclamide
Daonil®
Gliclazide
Diamicron®
Metformine
Glucophage®
Acarbose
Glucobay®

Tabel 8.2 Medicamenten voor niet-gehospitaliseerde mensen.

NIET-NARCOTISCHE ANALGETICA

Paracetamol
Acetylsalicylzuur
  Aspirine®
Ibuprofen
  Brufen®
  Advil®

CARDIOVASCULAIRE AANDOENINGEN

Coronaire aandoeningen

Nitraten
Isosorbidemononitraat
  Ismo®
  Mono Mack®
  Monocedocard®
  Promocard®
Isosorbidedinitraat
  Cedocard®
  Isordil®
  Prodicard®
Nitroglycerine
  Nitrozell Retard®
  Nitrobaat®
  Nitrolingual®
  Nitrostat®
  Pleisters:
    Deponit®
    Nitro-dur®
    Transiderm-nitro®
    Trinipatch®

Calciumantagonisten
Diltiazem
  Tildiem®
  Surazem®
Verapamil
  Isoptin®
Nifedipine
  Adalat®
Nimodipine
  Nimotop®
Nisoldipine
  Syscor®
Nicardipine
  Cardene®
Nitrendipine
  Baypress®
Felodipine
  Plendil®
Amlodipine
  Norvac®
Isradipine
  Lomir®
Lacidipine
  Molens®

Hartglycosiden
Digoxine
  Lanoxin®
  Digoxine®
Digitoxine

Anti-arrhythmica
Kinidine
  Kiditard®
  Cardioquin®
Amiodaron
  Cordarone®
Flecaïnide
  Tambocor®
Disopyramide
  Ritmoforine®
  Rythmodan®
Sotalol
  Sotacor®
Fenytoïne
  Diphantoïne®
Procaïnamide
  Pronestyl®
Propafenon
  Rytmonorm®
Tocaïnamide
  Tonocord®

Antihypertensiva

Bètablokkers
Atenolol
  Tenormin®
  Unibloc®
Metoprolol
  Selokeen®
  Lopresor®
Propranolol
  Inderal®
Pindolol
  Viskeen®
Sotalol
  Sotacor®
Bisoprolol
  Bisobloc®
  Emcor®
Carvedilol
  Eucardic®
Celiprolol
  Dilanorm®
Oxprenolol
  Trasicor®
Timolol
  Blocadren®

Calciumantagonisten
zie coronaire aandoeningen

ACE-remmers
Captopril
  Capoten®
Enalapril
  Renitec®
Lisinopril
  Zestril®
  Novatec®
Perindopril
  Coversyl®
Cilazapril
  Vascase®
Benazepril
  Cibacen®
Fosinopril
  Newace®
Quinapril
  Acupril®
Ramipril
  Tritace®
Trandolapril
  Gopten®

Angiotensine II-antagonisten
Losartan
  Cozaar®
Valsartan
  Diovan®

Centraal werkende antihypertensiva
Clonidine
  Catapresan®
Methyldopa
  Aldomet®

Alfablokkers
Prazosine
  Minipress®
Urapidil
  Ebrantil®
Doxazosine
  Cardura®

Zwakke alfablokkers en $5HT_2$-antagonist
Ketanserine
  Ketensin®

Antilipaemica

Cholesterolsyntheseremmers
Simvastatine
  Zocor®
Pravastatine
  Selektine®
Fluvastatine
  Lescol®
Atorvastatine
  Lipitor®

Fibraten
Clofibraat
Gemfibrozil
  Lopid®
Bezafibraat
  Bezalip®

Galzuurbindende harsen
Colestyramine
  Questran®

Tabel 8.2 Vervolg.

Colestipol
Colestid®

Nicotinezuurderivaten
Acipimox
Nedios®
Xantinolnicotinaat
Complamin®

DIURETICA

Thiazidediuretica
Chloortalidon
Hygroton®
Hydrochloorthiazide
Dichlotride®
Moduretic®
(hydrochloorthiazide + amiloride)
Dytenzide®
(hydrochloorthiazide + triamtereen)
Triamtereem
Dytenzide®
(triamtereen + hydrochloorthiazide)
Dyta-Urese®
(triamtereen + epitizide)
Epitizide
Dyta-Urese®
(epitizide + triamtereen)

BENZODIAZEPINEN

Alprozolam
Xanax®
Bromazepam
Lexotanil®
Temazepam
Normison®
Levanxol®
Nitrazepam
Mogadon®
Diazepam
Valium®
Stesolid®
Oxazepam
Seresta®
Lorazepam
Temesta®
Ketazolam
Unakalm®
Lormetazepam
Loramet®
Noctamid®
Medazepam
Nobrium®
Midazolam
Dormicum®
Prazepam
Reapam®
Flurazepam
Dalmadorm®
Flunitrazepam
Rohypnol®
Loprazolam
Dormonoct®
Cloordiazepoxide
Librium®
Clobazam
Frisium®
Clorazepinezuur
Tranxène®
Triazolam
Halcion®
Zolpidem
Stilnoct®
Zoplicon
Imovane®

LAXANTIA

Sirupus lactulose
Duphalac®
Legendal®
Psylliumzaad
Metamucil®
Bisacodyl
Dulcolax®
Paraffine/Fenolftaleine
Agarol®
Sennosiden
X-praep®

ANTACIDA

Algeldraat/magenesium-(hydr)oxide
Antagel®
Maalox®
Regla-pH®
Risp®
Muthesa®

Middelen bij peptische aandoeningen
Cimetidine
Tagamet®
Ranitidine
Zantac®
Famotidine
Pepcidin®
Nizatidine
Axid®
Omeprazol
Losec®
Lansoprazol
Prezal®
Sucralfaat
Ulcogant®
Bismutsubcitraat
De-Nol®

THYROÏDEN

Thyroïde hormonen
Levothyroxine
Eltroxin®
Thyrax®

Thyreostatica
Carbimazol
Thiamazol
Strumazol®
Propylthiouracil

ANTICOAGULANTIA

Acenocoumarol
Sintrom®
Fenprocoumon
Marcoumar®

Tabel 8.3 Geneesmiddelen die orthostatische hypotensie kunnen veroorzaken.

ANTIDEPRESSIVA

- Amitriptyline
  - *Tryptizol®*
  - *Sarotex®*
- Clomipramine
  - *Anafranil®*
- Doxepine
  - *Sinequan®*
- Fluoxetine
  - *Prozac®*
- Fluvoxamine
  - *Fevarin®*
- Imipramine
  - *TofraniL®*
- Maprotiline
  - *Ludiomil®*
- Mianserine
  - *Tolvon®*
- Mirtazapine
  - *Remeron®*
- Nortriptyline
  - *Nortrilen®*
- Paroxetine
  - *Seroxat®*
- Sertraline
  - *Zoloft®*
- Trimipramine
  - *Surmontil®*
- Venlafaxine
  - *Efexor®*

ANTIPSYCHOTICA

- Zuclopentixol
  - *Cisordinol®*
- Haloperidol
  - *Haldol®*
- Alimemazine
  - *Nedeltran®*
- Chloorpromazine
  - *Largactil®*
- Fluspirileen
  - *Imap®*
- Penfluridol
  - *Semap®*
- Pipamperon
  - *Dipiperon®*
- Pipotiazine
  - *Piportil®*
- Risperidon
  - *Risperdal®*
- Thioridazine
  - *Melleril®*
  - *Melleretten®*

ANTIHYPERTENSIVA

Bètablokkers

- Atenolol
  - *Tenormin®*
  - *Unibloc®*
- Metoprolol
  - *Selokeen®*
  - *Lopresor®*
- Propranolol
  - *Inderal®*
- Pindolol
  - *Viskeen®*
- Sotalol
  - *Sotacor®*
- Bisoprolol
  - *Bisobloc®*
  - *Emcor®*
- Carvedilol
  - *Eucardic®*
- Celiprolol
  - *Dilanorm®*
- Oxprenolol
  - *Trasicor®*
- Timolol
  - *Blocadren®*

Centraal werkende antihypertensiva

- Methyldopa
  - *Aldomet®*
- Guanfacine
  - *Estulic®*

ACE-remmers

- Captopril
  - *Capoten®*
- Enalapril
  - *Renitec®*
- Lisinopril
  - *Zestril®*
  - *Novatec®*
- Perindopril
  - *Coversyl®*
- Cilazapril
  - *Vascase®*
- Benazepril
  - *Cibacen®*
- Fosinopril
  - *Newace®*
- Quinapril
  - *Acupril®*
- Ramipril
  - *Tritace®*
- Trandolapril
  - *Gopten®*

Angiotensine-II-antagonisten

- Losartan
  - *Cozaar®*
- Valsartan
  - *Diovan®*

Calciumantagonisten

- Amlodipine
  - *Norvac®*
- Diltiazem
  - *Tildiem®*
  - *Surazam®*
- Verapamil
  - *Isoptin®*
- Nifedipine
  - *Adalat®*
- Nisoldipine
  - *Syscor®*
- Nicardipine
  - *Cardene®*
- Isradipine
  - *Lomir®*
- Nomidipine
  - *Nimotop®*
- Nitrendipine
  - *Baypress®*
- Lacidipine
  - *Molens®*

DIURETICA

Thiazidediuretica

- Chloortalidon
  - *Hygroton®*
- Hydrochloorthiazide
  - *Dichlotride®*
  - *Moduretic®* (hydrochloorthiazide + amiloride)
  - *Dytenzide®* (hydrochloorthiazide + triamtereen)
- Triamtereen
  - *Dytenzide®* (triamtereen + hydrochloorthiazide)
  - *Dyta-urese®* (triamtereen + epitizide)
- Epitizide
  - *Dyta-Urese®* (epitizide + triamtereen)

NITRATEN (bij coronaire aandoeningen)

- Isosorbidemononitraat
  - *Ismo®*
  - *Mono Mack®*
  - *Monocedocard®*
  - *Promocard®*
- Isosorbidedinitraat
  - *Cedocard®*
  - *Isordil®*
  - *Prodicard®*
- Nitroglycerine
  - *Nitrozell Retard®*
  - *Nitrobaat®*
  - *Nitrolingual®*
  - *Nitrostat®*
  - Pleisters:
    - *Deponit®*
    - *Nitro-dur®*
    - *Transiderm-nitro®*
    - *Trinipatch®*

Tabel 8.3 Vervolg.

OPIOÏDE ANALGETICA

- Codeïnen
- Dextropropoxyfeen
  - *Depronal®*
- Buprenorfine
  - *Temgesic®*
- Pentazosine
  - *Fortral®*
- Tramadol
  - *Tramal®*
- Fentanylpleister
  - *Durogesic®*
- Morfine
  - *MS Contin®*
  - *Kapanol®*
  - *Noceptin®*

ANTI-PARKINSONMIDDELEN

- Levodopa
  - *Sinemet®*
  - *Madopar®* (onderdeel)
- Lisuride
  - *Dopergin®*
- Bromocriptine
  - *Parlodel®*
- Biperideen
  - *Akineton®*
- Pergolide
  - *Permax®*

BENZODIAZEPINEN

- Alprozolam
  - *Xanax®*
- Bromazepam
  - *Lexotanil®*
- Temazepam
  - *Normison®*
- Chloordiazepoxide
  - *Librium®*
- Nitrazepam
  - *Mogadon®*
- Clobazam
  - *Frisium®*
- Diazepam
  - *Valium®*
  - *Stesolid®*
- Clorazepinezuur
  - *Tranxène®*
- Oxazepam
  - *Seresta®*
- Ketazolam
  - *Unakalm®*
- Lorazepam
  - *Temesta®*
- Lormetazepam
  - *Loramet®*
  - *Noctamid®*
- Medazepam
  - *Nobrium®*
- Normedazepam
  - *Calmday®*
- Triazolam
  - *Halcion®*
- Midazolam
  - *Dormicum®*
- Prazepam
  - *Reapam®*
- Flurazepam
  - *Dalmadorm®*
- Flunitrazepam
  - *Rohypnol®*
- Loprazolam
  - *Dormonoct®*
- Zolpidem
  - *Stilnoct®*
- Zoplicon
  - *Imovane®*

ANTI-ARRHYTHMICA

- Kinidine
  - *Kiditard®*
  - *Cardioquin®*
- Amiodaron
  - *Cordarone®*
- Flecaïnide
  - *Tambocor®*
- Disopyramide
  - *Ritmoforine®*
  - *Rytmodan®*
- Sotalol
  - *Sotacor®*

Alfablokkers

- Prazosine
  - *Minipress®*
- Urapidil
  - *Ebrantil®*
- Doxazosine
  - *Cardura®*

Tabel 8.4 Geneesmiddelen die geassocieerd worden met depressieve klachten bij oudere patiënten.

ANTIHYPERTENSIVA

Bètablokkers
Atenolol
- *Tenormin®*
- *Unibloc®*

Metoprolol
- *Selokeen®*
- Lopresor®

Propranolol
- *Inderal®*

Pindolol
- *Viskeen®*

Sotalol
- *Sotacor®*

Bisoprolol
- *Bisobloc®*
- *Emcor®*

Carvediol
- *Eucardic®*

Celiprolol
- *Dilanorm®*

Oxprenolol
- *Trasicor®*

Timolol
- *Blocadren®*

ACE-remmers
Captopril
- *Capoten®*

Enalapril
- *Renitec®*

Lisinopril
- *Zestril®*
- *Novatec®*

Perindopril
- *Coversyl®*

Cilazapril
- *Vascase®*

Benazepril
- *Cibacen®*

Fosinopril
- *Newace®*

Quinapril
- *Acupril®*

Ramipril
- *Tritace®*

Trandolapril
- *Gopten®*

Angiotensine-II-antagonisten
Losartan
- *Cozaar®*

Valsartan
- *Diovan®*

Centraal werkende antihypertensiva
Methyldopa
- *Aldomet®*

Guanfacine
- *Estulic®*

Alfablokkers
Prazosine
- *Minipress®*

Urapidil
- *Ebrantil®*

Doxazosine
- *Cardura®*

ANALGETICA met anti-inflammatoire werking

NSAID's
Ibuprofen
- *Brufen®*
- *Advil®*

Naproxen
- *Naprosyne®*

Piroxicam
- *Feldene®*
- *Brexine®*

Diclofenac
- *Voltaren®*
- *Cataflam®*

Indometacine
- *Indocid®*

Ketoprofen
- *Orudis®*
- *Oscorel®*

Corticosteroïden
Prednison
Prednisolon
Bètamethason
- *Celestone®*

Cortison
Dexamethason
- *Decadron®*

Triamcinolon
- *Kenacort®*

TUBERCULOSEMIDDELEN

Ethambutol
- *Myambutol®*

Isoniazide

ANTI-PARKINSONMIDDELEN

Levodopa
Levodopa-carbidopa-combinatie
- *Sinemet®*

Amantadine
- *Symetrel®*

Bromocriptine
- *Parlodel®*

Pergolide
- *Permax®*

Selegiline
- *Eldepryl®*

DIURETICA

Thiazidediuretica
Acetazolamide
- *Diamox®*

Chloortalidon
- *Hygroton®*

Hydrochloorthiazide
- *Dichlotride®*
- *Moduretic®* (hydrochloorthiazide + amiloride)
- *Dytenzide®* (hydrochloorthiazide + triamtereen)

Triamtereen
- *Dytenzide®* (triamtereen + hydrochloorthiazide)
- *Dyta-Urese®* (triamtereen + epitizide)

Epitizide
- *Dyta-Urese®* (epitizide + triamtereen)

Chloorthiazide
- *Chloride®*

Spironolacton
- *Aldactone®*

Canrenoïnezuur
- *Soldactone®*

H_2-RECEPTORANTAGONISTEN

Cimetidine
- *Tagamet®*

Ranitidine
- *Zantac®*

Ranitidinebismutcitraat
- *Pylorid®*

Famotidine
- *Pepcidin®*

Nizatidine
- *Axid®*

Roxatidine
- *Roxit®*

SEDATIVA, HYPNOTICA en ANTI-EPILEPTICA

Barbituraten
Fenobarbital
Methylfenobarbital
Fenytoïne
Ethosuximide
- *Ethymal®*

Vigabatrine
- *Sabril®*

Benzodiazepinen
Alprozolam
- *Xanax®*

Bromazepam
- *Lexotanil®*

Temazepam
- *Normison®*
- *Levanxol®*

Tabel 8.4 Vervolg.

Chloordiazepoxide
Librium®
Nitrazepam
Mogadon®
Clobazam
Frisium®
Diazepam
Valium®
Stesolid®
Clorazepinezuur
Tranxène®
Oxazepam
Seresta®
Ketazolam
Unakalm®
Lorazepam
Temesta®
Lormetazepam
Loramet®
Noctamid®
Medazepam
Nobrium®
Normedazepam
Calmday®
Triazolam
Halcion®
Midazolam
Dormicum®
Flurazepam
Dalmadorm®
Flunitrazepam
Rohypnol®
Prazepam
Reapam®
Loprazolam
Dormonoct®
Zolpidem
Stilnoct®
Zoplicon
Imovane®

DIRECT WERKENDE VASODILATANTIA

Hydralazine
Apresoline®
Dihydralazine
Nepresol®

INTERFERONEN (BIJVOORBEELD BIJ MULTIPELE SCLEROSE)

Interferon bèta 1b
Bètaferon®

THYREOSTATICA

Carbimazol
Propylthiouracil
Thiamazol
Strumazol®

ANTIVERTIGO

Flunarizine
Sibelilum®

Tabel 8.5 Geneesmiddelen die verwardheid kunnen veroorzaken.

HARTGLYCOSIDEN

- Digoxine
  - *Lanoxin®*
- Digitoxine

ANTI-PARKINSONMIDDELEN

- Levodopa/Carbidopa
  - *Sinemet®*
- Trihexylfenidyl
  - *Artane®*
- Amantadine
  - *Symmetrel®*
- Bromocriptine
  - *Parlodel®*
- Pergolide
  - *Permax®*
- Selegiline
  - Eldepryl®

ANTIDEPRESSIVA

- Amitriptyline
  - *Tryptizol®*
  - *Sarotex®*
- Clomipramine
  - *Anafranil®*
- Doxepine
  - *Sinequan®*
- Fluoxetine
  - *Prozac®*
- Fluvoxamine
  - *Fevarin®*
- Imipramine
  - *Tofranil®*
- Maprotiline
  - *Ludiomil®*
- Mianserine
  - *Tolvon®*
- Mirtazapine
  - *Remeron®*
- Nortriptyline
  - *Nortrilen®*
- Paroxetine
  - *Seroxat®*
- Sertraline
  - *Zoloft®*
- Trimipramine
  - *Surmontil®*
- Venlafaxine
  - *Efexor®*

ANTICHOLINERGICA

Zie tabel 8.7.

NIET-OPIOÏDE ANALGETICA EN ANTI-INFLAMMATOIRE MIDDELEN

- Paracetamol
- Acetylsalicylzuur
  - *Aspirine®*

NSAID'S

- Ibuprofen
  - *Brufen®*
  - *Advil®*
- Naproxen
  - *Naprosyne®*
- Piroxicam
  - *Feldene®*
  - *Brexine®*
- Diclofenac
  - *Voltaren®*
  - *Cataflam®*
- Indometacine
  - *Indocid®*
- Ketoprofen
  - *Orudis®*
  - *Oscorel®*

OPIOÏDE ANALGETICA

- Codeïne
- Dextropropoxyfeen
  - *Depronal®*
- Buprenorfine
  - *Temgesic®*
- Pentazocine
  - *Fortral®*
- Tramadol
  - *Tramal®*
- Fentanyl (pleister)
  - *Durogesic®*
- Morfine
  - *MS Contin®*
  - *Kapanol®*
  - *Noceptin®*

SEDATIVA-HYPNOTICA

Benzodiazepinen

- Alprozolam
  - *Xanax®*
- Bromazepam
  - *Lexotanil®*
- Temazepam
  - *Normison®*
  - *Levanxol®*
- Chloordiazepoxide
  - *Librium®*
- Nitrazepam
  - *Mogadon®*
- Clobazam
  - *Frisium®*
- Diazepam
  - *Valium®*
  - *Stesolid®*
- Clorazepinezuur
  - *Tranxène®*
- Oxazepam
  - *Seresta®*
- Ketazolam
  - *Unakalm®*
- Lorazepam
  - *Temesta®*
- Lormetazepam
  - *Loramet®*
  - *Noctamid®*
- Medazepam
  - *Nobrium®*
- Normedazepam
  - *Calmday®*
- Triazolam
  - *Halcion®*
- Midazolam
  - *Dormicum®*
- Flurazepam
  - *Dalmadorm®*
- Flunitrazepam
  - *Rohypnol®*
- Prazepam
  - *Reapam®*
- Loprazolam
  - *Dormonoct®*
- Zolpidem
  - *Stilnoct®*
- Zoplicon
  - *Imovane®*

H_2-RECEPTORANTAGONISTEN

- Cimetidine
  - *Tagamet®*
- Ranitidine
  - *Zantac®*
- Famotidine
  - *Pepcidin®*

DIURETICA

- Thiazidediuretica
- Lisdiuretica

ANTIHYPOGLAEMICA

- Tolbutamide
  - *Rastinon®*

BÈTABLOKKERS

- Atenolol
  - *Tenormin®*
  - *Unibloc®*
- Metoprolol
  - *Selokeen®*
  - *Lopresor®*
- Propranolol
  - *Inderal®*
- Pindolol
  - *Viskeen®*
- Sotalol
  - *Sotacor®*
- Bisoprolol
  - *Bisobloc®*
  - *Emcor®*
- Carvedilol
  - *Eucardic®*
- Celiprolol
  - *Dilanorm®*
- Oxprenolol
  - *Trasicor®*
- Timolol
  - *Blocadren®*

Tabel 8.6 Geneesmiddelen die parkinsonisme kunnen veroorzaken.

ANTIPSYCHOTICA

Fenothiazinen
Alimemazine
Nedeltran®
Chloorpromazine
Largactil®
Flufenazine
Anatensol®
Perazine
Taxilan®
Perfenazine
Trilafon®
Periciazine
Neuleptil®
Pipotiazine
Piportil®
Thioridazine
Melleril®
Trifluoperazine
Terfluzine®
Triflupromazine
Siquil®

Butyrofenonderivaten
Benperidol
Frenactil®
Broomperiodol
Ipromen®
Droperidol
Dehydrobenzperidol®
Thalamonal®
(droperidol + fentanyl)
Haloperidol
Haldol®
Pipamperon
Dipiperon®

Thioxantheenderivaten
Chloorprotixeen
Truxal®
Flupentixol
Fluanxol®
Tiotixeen
Navane®
Zuclopentixol
Cisordinol®
Clopixol®

Benzamidederivaten
Tiapride
Tiapridal®
Sulpiride
Dogmatil®

Difenylbutylpiperidine-derivaten
Fluspirileen
Imap®
Penfluridol
Semap®
Pimozide
Orap®

Overig
Risperidon
Risperdal®
Clozapine
Leponex®
Olanzapine
Zyprexa®

SYMPATHICOLYTICA

Centraal werkende sympathicolytica
Methyldopa
Aldomet®

TRICYCLISCHE ANTIDEPRESSIVA

Amitriptyline
Sarotex®
Tryptizol®
Clomipramine
Anafranil®
Desipramine
Pertofran®
Dosulepine
Prothiaden®
Doxepine
Sinequan®
Imipramine
Tofranil®
Maprotiline (tetracyclisch)
Ludiomil®
Mianserine
Tolvon®
Nortriptyline
Nortrilen®
Trimipramine
Surmontil®

SSRI's = Serotonine-heropnamremmers
Fluoxetine
Prozac®
Fluvoxamine
Fevarin®
Paroxetine
Seroxat®
Sertraline
Zoloft®

ANTIVERTIGO

Flunarizine
Sibelium®

DOPAMINEANTAGONISTEN MET ANTICHOLINERGE EIGENSCHAPPEN

Methoclopramide
Primperan®

Tabel 8.7 Anticholinergica.

TRICYCLISCHE ANTIDEPRESSIVA

Amitriptyline
  Sarotex®
  Tryptizol®
Clomipramine
  Anafranil®
Desipramine
  Pertofran®
Dosulepine
  Prothiaden®
Doxepine
  Sinequan®
Imipramine
  Tofranil®
Maprotiline (tetracyclisch)
  Ludiomil®
Mianserine
  Tolvon®
Nortriptyline
  Nortrilen®
Trimipramine
  Surmontil®

ANTIVERTIGO

Flunarizine
  Sibelium®

SSRI'S = SEROTONINE-HEROPNAMEREMMERS

Fluvoxamine
  Fevarin®
Fluoxetine
  Prozac®
Paroxetine
  Seroxat®
Sertraline
  Zoloft®

ANTIPSYCHOTICA

Fenothiazine
Alimemazine
  Nedeltran®
Chloorpromazine
  Largactil®
Flufenazine
  Anatensol®
Perazine
  Taxilan®
Perfenazine
  Trilafon®
Periciazine
  Neuleptil®
Pipotiazine
  Piportil®
Thioridazine
  Melleril®
Trifluoperazine
  Terfluzine®
Triflupromazine
  Siquil®

Butyrofenonderivaten
Benperidol
  Frenactil®
Broomperiodol
  Ipromen®
Droperidol
  Dehydrobenzperidol®
  Thalamonal®
  (droperidol + fentanyl)
Haloperidol
  Haldol®
Pipamperon
  Dipiperon®

Thioxantheenderivaten
Chloorprotixeen
  Truxal®
Flupentixol
  Fluanxol®
Tiotixeen
  Navane®
Zuclopentixol
  Cisordinol®
  Clopixol®

Benzamidederivaten
Tiapride
  Tiapridal®
Sulpiride
  Dogmatil®

Difynylbutylpiperidine-derivaten
Fluspirileen
  Imap®
Penfluridol
  Semap®
Pimozide
  Orap®

Overig
Risperidon
  Risperdal®
Clozapine
  Leponex®
Olanzapine
  Zyprexa®

ANTIHISTAMINICA

Difenhydramine
  Benadryl®
Scopolamine (ook via pleisters)
Deptropine
  Brontine®

ANTI-PARKINSONMIDDELEN

Orfenadrine
  Disipal®
Trihexyfenidyl
  Artane®

ANTI-ARRHYTHMICA

Disopyramide
  Dirytmin®
  Ritmoforine®
  Rythmodan®

Tabel 8.8 Geneesmiddelen die duizeligheid kunnen veroorzaken.

ANTILIPAEMICA

Gemfibrozil
- *Lopid®*

Ciprofibraat
- *Modalim®*

Clofibraat

Simvastatine
- *Zocor®*

Pravastatine
- *Selektine®*

Fluvastatine
- *Lescol®*

Atorvastatine
- *Lipitor®*

SEDATIVA/HYPNOTICA

Barbituraten

Fenobarbital

Methylfenobarbital

Fenytoïne

Ethosuximide
- *Ethymal®*

Vigabatrine
- *Sabril®*

BENZODIAZEPINEN

Alprozolam
- *Xanax®*

Bromazepam
- *Lexotanil®*

Temazepam
- *Normison®*
- *Levanxol®*

Chloordiazepoxide
- *Librium®*

Nitrazepam
- *Mogadon®*

Clobazam
- *Frisium®*

Diazepam
- *Valium®*
- *Stesolid®*

Clorazepinezuur
- *Tranxène®*

Oxazepam
- *Seresta®*

Ketazolam
- *Unakalm®*

Lorazepam
- *Temesta®*

Lormetazepam
- *Loramet®*
- *Noctamid®*

Medazepam
- *Nobrium®*

Normedazepam
- *Calmday®*

Triazolam
- *Halcion®*

Midazolam
- *Dormicum®*

Flurazepam
- *Dalmadorm®*

Flunitrazepam
- *Rohypnol®*

Prazepam
- *Reapam®*

Loprazolam
- *Dormonoct®*

Zolpidem
- *Stilnoct®*

Zoplicon
- *Imovane®*

Alcohol

alle

ANALGETICA

Niet-opioïden

Ibuprofen
- *Brufen®*
- *Advil®*

Naproxen
- *Naprosyne®*
- *Femex®*
- *Naprocoat®*
- *Naprovit®*
- *Nycopren®*

Piroxicam
- *Feldene®*
- *Brexine®*

Diclofenac
- *Voltaren®*
- *Cataflam®*

Indometacine
- *Indocid®*

Ketoprofen
- *Orudis®*
- *Oscorel®*

Opioïden

Codeïne

Dextropropoxyfeen
- *Depronal®*

Buprenorfine
- *Temgesic®*

Pentazocine
- *Fortral®*

Tramadol
- *Tramal®*

Fentanyl (pleister)
- *Durogesic®*

Morfine
- *MS Contin®*
- *Kapanol®*
- *Noceptin®*

Corticosteroïden

Dexamethason
- *Decadron®*

Prednison, Prednisolon

ANTIHYPERTENSIVA

Calciumantagonisten

Amlodipine
- *Norvac®*

Diltiazem
- *Tildiem®*
- *Surazem®*

Nifedipine
- *Adalat®*

Nimodipine
- *Nimotop®*

Nitrendipine
- *Baypress®*

Verapamil
- *Isoptin®*

Nisoldipine
- *Syscor®*

Isradipine
- *Lomir®*

Lacidipine
- *Molens®*

Nicardipine
- *Cardene®*

Felodipine
- *Plendil®*

Bètablokkeerders

Atenolol
- *Tenormin®*
- *Unibloc®*

Metoprolol
- *Selokeen®*
- *Lopresor®*

Propranolol
- *Inderal®*

Pindolol
- *Viskeen®*

Sotalol
- *Sotacor®*

Bisoprolol
- *Bisobloc®*
- *Emcor®*

Carvedilol
- *Eucardic®*

Celiprolol
- *Dilanorm®*

Oxprenolol
- *Trasicor®*

Timolol
- *Blocadren®*

Centraal werkende sympathicolytica

Clonidine
- *Catapressan®*

Methyldopa
- *Aldomet®*

Perifeer op postganglionaire sympathische neuronen werkende sympathicolytica

Guanethidine
- *Ismelin®*

Direct werkende vasodilatantia

Hydralazine
- *Apresoline®*

Dihydralazine
- *Nepresol®*

Alfablokkeerders

Prazosine
- *Minipress®*

Urapidil
- *Ebrantil®*

Doxazosine
- *Cardura®*

ACE-remmers

Captoril
- *Capoten®*

Enalapril
- *Renitec®*

Lisinopril
- *Zestril®*
- *Novatec®*

Perindopril
- *Coversyl®*

Cilazapril
- *Vascase®*

Benazepril
- *Cibacen®*

Fosinopril
- *Newace®*

Quinapril
- *Acupril®*

Ramipril
- *Tritace®*

Trandolapril
- *Gopten®*

Tabel 8.9 Veelgebruikte diuretica.

KALIUMSPARENDE DIURETICA	THIAZIDEN EN ANALOOG WERKENDE DIURETICA	LISDIURETICA
Enkelvoudige preparaten		Bumetanide
Amiloride	Chloortalidon	*Burinex®*
Midamor®	*Hygroton®*	Etacrynezuur
Spironolacton	Chloorthiazide	*Edecrin®*
Aldactone®	*Chlotride®*	Furosemide
Triamtereen	Hydrochloorthiazide	*Lasix®*
Dytac®	*Dichlotride®*	*Lasiletten®*
	Esidrex®	*Vesix®*
Combinatiepreparaten	Indapamide	*Fusid®*
Amiloride/Hydrochloorthiazide	*Fludex®*	
Moduretic®	Mefruside	
Triamtereen/Epitizide	*Baycaron®*	
Dyta-Urese®		
Triamtereen/Hydrochloorthiazide		
Dytenzide®		

Tabel 8.10 Veelgebruikte vasodilatantia.

DIRECT WERKENDE VASODILATANTIA	Verapamil	Lisinopril
	Isoptin®	*Zestril®*
	Nifedipine	*Novatec®*
Dihydralazine	*Adalat®*	Perindopril
Nepresol®	Nisoldipine	*Coversyl®*
Hydralazine	*Syscor®*	Cilazapril
Apresoline®	Nicardipine	*Vascase®*
Minoxidil	*Cardene®*	Benazepril
Lonnoten®	Felodipine	*Cibacen®*
	Plendil®	Fosinopril
OVERIGE VASODILATANTIA		*Newace®*
	ACE-remmers	Quinapril
Calciumantagonisten	Captopril	*Acupril®*
Diltiazem	*Capoten®*	Ramipril
Tildiem®	Enalapril	*Tritace®*
Surazem®	*Renitec®*	Trandolapril
		Gopten®

Tabel 8.11 Middelen bij angina pectoris.

MIDDEL	MERKNAAM	WERKING	BIJWERKINGEN	INTERACTIES
Nitraten				
Isosorbide-5-mononitraat	*Promocard®* *Mono Mack®* *Ismo®*	Relaxatie van de gladde spiervezels in het arteriële en veneuze vaatbed. Hierdoor ontstaat een vaatverwijding in de (coronair)vaten.	Vooral in het begin van de behandeling: hoofdpijn en rood gezicht. Verder duizeligheid, vermoeidheid, misselijkeid, hartkloppingen, (orthostatische) hypotensie.	Antihypertensiva, tricyclische antidepressiva, vasodilatantia, sympathicomimetica en alcohol.
Isosorbidedinitraat	*Cedocard®* *Isorbil®* *Prodicard®*			
Nitroglycerine	*Nitrobaat®* *Nitrolingual®* *Nitrostat®* *Deponit®* *Nitro-Dur®* *Nitrozell®* *Transiderm-Nitro®* *Minitran®*			
Calcium-antagonisten				
Diltiazem	*Tildiem®* *Surazem®* *Diloc®*	Blokkade van de calciumkanalen. Hierdoor ontstaat een afname in de contractiekracht van spiercellen en een vertraging van de hartfrequentie en AV-geleiding, hetgeen resulteert in een verbeterde coronaire circulatie en een afname van het hartminuutvolume.	Hoofdpijn, misselijkheid, duizeligheid, opvliegers, hypotensie, enkeloedeem en obstipatie.	Bètablokkers, digoxine, cimetidine, carbamazepine, ciclosporine, theofylline en calciumsupplementen.
Verapamil	*Isoptin®* *Geangin®*			
Nifedipineachtigen	*Norvasc®*			
Amlodipine	*Plendil®*			
Felodipine	*Cardene®*			
Nicardipine	*Adalat®*			
Nifedipine	*Syscor®*			
Nisoldipine	*Sular®*			
Bètablokkeerders				
Atenolol	*Tenormin®* *Unibloc®*	Blokkade van de bètareceptoren. Hierdoor ontstaat een verlaging van de hartfrequentie, een vertraging van de AV-geleiding en een vermindering van de contractiekracht van het hart hetgeen resulteert in een afname in het hartminuutvolume. Bij niet-cardioselectieve bètablokkers kan tevens een toename in de bronchiale secretie, bronchoconstrictie en een remming van de glycogenolyse ontstaan.	Dyspnoe en provocatie van astma-aanvallen, verslechtering perifere circulatie, hartfalen, prikkelgeleidingsstoornissen, ongewenste bloeddrukdalingen, provocatie van hypoglykemie bij insulinepatiënten, vermoeidheid, duizeligheid en hoofdpijn.	Inhalatie anaesthetica, calciumantagonisten, hartglycosiden, prostaglandinesyntheseremmers, cimetidine, hydralazine en alcohol.
Bisoprolol	*Bisobloc®* *Emcor®*			
Carvedilol	*Eucardic®*			
Celiprolol	*Dilanorm®*			
Metoprolol	*Selokeen®* *Lopresor®*			
Oxprenolol	*Trasicor®*			
Propranolol	*Inderal®*			
Pindolol	*Viskeen®*			
Sotalol	*Sotacor®*			
Timolol	*Blocadren®*			

Tabel 8.12 Anti-arrhythmica.

MIDDEL	MERKNAAM	WERKING	BIJWERKINGEN	INTERACTIES
Klasse I: Membraan-stabiliserende middelen				
IA: Kinidine	*Cardioquin®* *Kiditard®*	IA Remmen de Na-instroom tijdens de depolarisatiefase en vertragen de repolarisatiefase waardoor de frequentie van de pacemakercellen afneemt	Spraakstoornissen, misselijkheid, braken, buikpijn, duizeligheid, wazig zien, tremoren, sufheid, convulsies, hypotensie	Spierrelaxantia, orale anticoagulantia, bètablokkeerders. Amiodaron, cimetidine en verapamil, nifedipine, fenobarbital, fenytoïne en rifampicine. Tricyclische antidepressiva, digoxine
Procaïnamide			SLE-achtige verschijnselen, arthralgie, arthritis, buikpijn, koorts, pericarditis, longoedeem, koude rillingen, spierpijn, verergering van de ventriculaire ritmestoornissen, maag-darmklachten, duizeligheid, zwakte, depressie, psychose met hallucinaties, urticaria, jeuk, angio-oedeem	Cimetidine en amiodaron
Disopyramide	*Dirytmin®* *Ritmoforine®* *Rythmodan®*		AV-block, soms hartstilstand, hypotensie, tachycardie, droge neus en mond, urineretentie, obstipatie, wazig zien en accommodatiestoornissen, vermoeidheid, en spierzwakte	Kinidine, procaïnamide, bètablokkeerders, amiodaron, fenothiazinen, tricyclische antidepressiva, triamtereen, atenolol, anticoagulantia, fenobarbital, fenytoïne en rifampicine
IB: Lidocaïne, alleen parenteraal	*Xylocaïne®* *Xylocard®*	IB Remmen de Na-instroom tijdens de depolarisatiefase waardoor de frequentie van de pacemakercellen afneemt	Hypotensie en cerebrale verschijnselen als spraakstoornissen, licht gevoel in het hoofd, duizeligheid, wazig zien en tremoren, gevolgd door sufheid, convulsies, bewusteloosheid en ademhalingsstilstand	Cimetidine. bètablokkeerders, fenytoïne
Fenytoïne	*Diphantoïne®*		Maag-darmklachten zoals misselijkheid, braken, obstipatie, anorexie. Duizeligheid, ataxie, nystagmus, spraakstoornissen, tremoren, apathie, visusstoornissen, nervositeit, hallucinaties, neuropathie. Huidreacties, ernstige lupes erythematodes, lymfadenopathie. Leverafwijkingen, anemie, agranulocytose. Vitamine-D-deficiëntie met hypocalciëmie en osteomalacie; foliumzuurdeficiëntie, remming ADH-afgifte, hyperglykemie. Na i.v. toediening hypotensie, SA/AV-block en ventrikelfibrilleren	Fenobarbital, carbamazepine, valproïnezuur, salicylaten, isoniazide, chlooramfenicol, disulfiram, dexamethason, fenylbutazon, cumarinen, sulfonamiden, foliumzuur, diazoxide, alcohol, corticosteroïden, metyrapon. dicoumarol, theofylline, methadon, doxycycline, digitoxine, kinidine, antihypertensiva, diuretica

Tabel 8.12 Vervolg.

	Tocaïnide	*Tonocard®*		Tremoren, duizeligheid, paresthesieën, misselijkheid, braken, verwardheid en visusstoornissen. Agranulocytosen, beenmergdepressie, leukocytopenie, trombocytopenie en anemie. Longfibrose, interstitiële pneumonitis, fibroserende alveolitis en pneumonie. Koorts, uitslag, leverfunctiestoornissen, hepatitis, geelzucht. Oorsuizen en een vieze smaak. Verdere verergering van aritmieën, bradycardie, hypotensie. Dermatitis, SLE-achtig syndroom, vasculitis. Convulsies en psychische veranderingen	Metoprolol
	Mexiletine	*Mexitil®*		Misselijkheid, braken, indigestie, singulus, nare smaak. Sufheid, duizeligheid, dysartrie, verwardheid, diplopie, nystagmus, ataxie, tremor, huiduitslag, paresthesie. Hypotensie, sinusbradycardie, boezemfibrilleren, AV-block en palpitaties. Leverfunctiestoornissen	Opioïden, fenytoïne en rifampicine, klasse-I-anti-arrhythmica, bètablokkers en amiodaron
IC:	Flecaïnide	*Tambocor®*	IC Remmen de Na-instroom en hebben primair effect op de voortgeleiding	Duizeligheid, hoofdpijn, visusstoornissen, paresthesieën, tremor, flushing, misselijkheid en braken. Hypotensie, leverfunctiestoornissen en geelzucht. Bloeddyscrasieën	Klasse-I-anti-arrhythmica, bètablokkers en amiodaron, digoxine
	Propafenon	*Rytmonorm®*		Anorexia, vol gevoel, braakneiging, bittere smaak, verdoofd gevoel in de mond, wazig zien, duizeligheid, moeheid, hoofdpijn, orthostatische hypotensie, bradycardie, gevaar voor ventriculaire ritmestoornissen	Anti-arrhythmica, bètablokkers, calciumantagonisten, anti-epileptica en digoxine
Klasse II: Bètablokkers					
	Acebutolol Alprenolol Pindolol	*Sectral®* *Aptine®* *Viskeen®*	II Blokkade van de bètareceptoren. Hierdoor ontstaat een verlaging van de hartfrequentie en een vertraging van de AV-geleiding	Bronchospasmen, bradycardie, hypotensie, duizeligheid, decompensatio cordis, koude, cyanotische extremiteiten, maag-darmklachten, vermoeidheid, afname in concentratie- en reactievermogen, hoofdpijn, depressies, verstoring van het slaappatroon, levendige dromen en nachtmerries. Provocatie van hypoglykemie bij met insuline behandelde diabetespatiënten	Inhalatie anaesthetica, andere bètablokkers en anti-arrhythmica, calciumantagonisten, cimetidine, alcohol, hartglycosiden, prostaglandinesyntheseremmers, clonidine, ergotamine, adrenaline

Tabel 8.12 Vervolg.

Atenolol Metoprolol Oxprenolol Propranolol	*Tenormin®* *Selokeen®* *Trasicor®* *Inderal®*			Naast bovengenoemde aan bètablokkers inherente bijwerkingen bovendien droge ogen, inductie van psoriasis exantheem, alopecia, purpura en trombocytopenie	
Esmolol	*Brevibloc®*			Hypotensie, overmatig transpireren, misselijkheid, braken, perifere ischemie, hoofdpijn, bradycardie en bronchospasmen. Verder, zij het zelden, angst, verminderde eetlust, obstipatie, urineretentie, oedemen, spraakstoornissen, visusstoornissen en koortsperioden. Soms luxatie of verergering van psoriasis of soortgelijke huiduitslag	Inhalatie anaesthetica, andere bèta-blokkers en anti-arrhythmica, calciumantagonisten, cimetidine, hydralazine, alcohol, hartglycosiden
Klasse III: Actiepotentiaal-verlagers					
Amiodaron	*Cordarone®*	III	Verlengen door blokkade van de kaliumkanalen de repolarisatiefase hetgeen resulteert in een verlenging van de refractaire periode van prikkelbaar weefsel	Bradycardie, AV-block, verergering hartritmestoornissen, maagklachten, fotodermatitis, erytheem, pruritus, leikleurige huidpigmentatieveranderingen, perifere neuropathieën, waarnemen van gekleurde ringen rond een lichtbron, hyper- en hypothyreoïdie. Diffuse interstitiële pneumopathie, vermoeidheid, gewichtsverlies. Slapeloosheid, nachtmerries, prikkelbaarheid, hoofdpijn en depressies. Leverfunctiestoornissen soms gepaard gaande met levercirrose	Anticoagulantia, digoxine, bèta-blokkers, anti-arrhythmica, calciumantagonisten
Sotalol	*Sotacor®*			Bronchospasmen, bradycardie, hypotensie, duizeligheid, decompensatio cordis, koude, cyanotische extremiteiten, maag-darmklachten, vermoeidheid, afname in concentratie- en reactievermogen, hoofdpijn	Inhalatie anaesthetica, andere bèta-blokkers en antiarrhythmica, calciumantagonisten, fenothiazinen, tricyclische antidepressiva, cimetidine, alcohol, hartglycosiden, prostaglandinesyntheseremmers, clonidine, ergotamine, adrenaline

Tabel 8.12 Vervolg.

Klasse IV: Calciumantagonisten

Diltiazem	*Diloc®* *Tildiem®* *Surazem®*	IV	Door remming van de calciuminstroom wordt de prikkelbaarheid verminderd, de geleiding in de AV-knoop vertraagd en is de refractaire periode van prikkelbaar weefsel verlengd	Duizeligheid, astenie, hoofdpijn, (enkel)oedeem, opvliegers, palpitaties, moe en pijnlijk gevoel in de benen, huidreacties en maag-darmstoornissen. Soms bradycardie, hypotensie, AV-block en depressieve reacties. Incidenteel vasculaire huidreacties. Hepatitis is beschreven	Hartglycosiden, bètablokkers, amiodaron, alfablokkers, carbamazepine, cyclosporine, theofylline, cimetidine
Verapamil	*Isoptin®* *Geangin®*			AV-block, hypotensie, bradycardie, hartinsufficiëntie. Obstipatie. Hoofdpijn, misselijkheid, flushing, duizeligheid en (enkel)oedeem. Hyperprolactinemie en galactorroe. Allergische huidreactie en leverfunctiestoornissen. Soms verminderde glucosetolerantie	Inhalatie anaesthetica, bètablokkers, antiarrhythmica, antihypertensiva, digoxine en rifampicine

Tabel 8.13 NSAID'S.

MIDDEL	MERKNAAM	WERKING	BIJWERKINGEN	INTERACTIES
Salicylaten Diflunisal Acetylsalicylzuur Carbasalaatcalcium Benorilaat	 *Dolocid®* *Aspirine®* *Ascal®* *Benortan®*	Remming van cyclo-oxygenese waardoor de prostaglandine-synthese wordt onderdrukt, resulterend in pijnstillend, koortswerend en ontstekingsremmend effect. De mate van analgetische, antipyretische en antiflogistische werking verschilt per stof en is dosisafhankelijk.	De lagere PG-spiegels zijn verantwoordelijk voor de vermindering van pijn, koorts en ontsteking, maar óók voor de bijwerkingen (vooral bij ouderen > 60-70 jaar).	De werking van cumarinederivaten zoals acenocoumarol (*Sintrom®*) of fenprocoumon (*Marcoumar®*) kan versterkt worden.
Azijnzuurderivaten Diclofenac Indometacine Misoprostol Sulindac Tolmetine	 *Voltaren®* *Cataflam®* *Indocid®* *Domatin®* *Arthrotec®* (misoprostol + diclofenac) *Clinoril®* *Tolectin®*		Gastro-intestinale bijwerkingen (vooral bij ouderen > 60-70 jaar). Erosieve werking op mucosa van de maag, duodenum en dunne en dikke darm, onafhankelijk van de toedieningsvorm (dat wil zeggen: ook rectale en parenterale vormen!).	Interactie met methotrexaat heeft een verhoogde toxiciteit van methotrexaat tot gevolg. Interactie met lithium heeft een stijging van de plasmaspiegels van lithium tot gevolg. Interactie met lisdiuretica geeft een mogelijk verminderd diuretisch effect.
Oxicamderivaten Piroxicam Tenoxicam Meloxicam	 *Feldene®* *Brexine®* *Tilcotil®* *Movicox®*		Dyspepsie, misselijkheid, braken, stomatitis, maagpijn en zuurbranden treden het meest op. Ook occult bloedverlies en ulcus pepticum kunnen optreden.	Interactie met glucocorticoïden kan de ulcerogene werking van NSAID's versterken.
Propionzuurderivaten Ibuprofen Naproxen Ketoprofen Fenoprofen Flurbiprofen Tiaprofeenzuur	 *Advil®* *Brufen®* *Femapirin®* *Ibumetin®* *Nurofen®* *Relian®* *Naprosyne®* *Femex®* *Naprocoat®* *Nycopren®* *Orudis®*		Nierfunctiestoornissen: acute of chronische nierinsufficiëntie, oedeemvorming, interstitiële nefritis, papilnecrose, hyperkaliëmie. N.B.: Bij risicopatiënten (vooral oudere patiënten met decompensatio cordis, levercirrose, hypovolemie, chronische nierziekten) kunnen de nierperfusie en de glomerulaire filtratiesnelheid verlaagd worden met als mogelijk gevolg acute nierinsufficiëntie.	Interactie met ACE-remmers, vooral bij gelijktijdig diureticagebruik (en bij decompensatio cordis) en een verminderde nierfunctie, heeft het tenietdoen van het antihypertensieve effect van ACE-remmers tot gevolg en geeft bij behandeling van decompensatio cordis met ACE-remmers een vergrote kans op een verminderde nierfunctie (en acute nierinsufficiëntie).

Tabel 8.13 Vervolg.

	Oscorel® *Fepron®* *Froben®* *Surgam®*	Huidreacties: uitslag en urticaria. In zeldzame gevallen erythema multiforme, Stevens-Johnsonsyndroom, Lyell's syndroom en purpura.
Pyrazolinderivaten		Centrale bijwerkingen: hoofdpijn, duizeligheid, tinnitus, sufheid, slapeloosheid. Zelden visusstoornissen en depressie.
Metamizol	*Novalgin®*	
Fenylbutazon	*Butazolidin®*	
Fenazon	*Fenazon®*	
Propyfenazon	*Propyfenazon®*	
Restgroep		Overgevoeligheidsreacties: bij patiënten met CARA die intolerant zijn voor prostaglandinesynthese-remmers kan bronchusobstructie plaatsvinden.
Azapropazon	*Prolixan®*	
Nabumeton	*Mebutan®*	
Tolfenaminezuur	*Rociclyn®*	

Tabel 8.14 Anti-Parkinsonmiddelen.

MIDDEL	MERKNAAM
Dopa-precursors	
Levodopa/Benserazide	*Madopar®*
Levodopa/Carbidopa	*Sinemet®*
Parasympathicolytica	
Biperideen	*Akineton®*
Dexetimide	*Tremblex®*
Orfenadrine	*Artane®*
Trihexylfenidyl	*Kemadrin®*
Procyclidine	
Overige Parkinsonmiddelen	
Amantadine	*Symmetrel®*
Bromocriptine	*Parlodel®*
Pergolide	*Permax®*
Selegiline	*Eldepryl®*
Lisuride	*Dopergin®*

N.B.: Een combinatie van dopamineagonisten zoals gebruikt bij de ziekte van Parkinson met antipsychotica (= dopamineantagonisten, zie tabel 8.17) moet gezien worden als een kunstfout; aanpassing van de dosering van dopamineagonisten is in dit geval noodzakelijk.

Tabel 8.15 Anxiolytica.

MIDDEL	MERKNAAM	WERKING	BIJWERKINGEN	INTERACTIES
Benzodiazepinen				
Alprozolam Bromazepam Chloordiazepoxide Clobazam Clorazepaat Diazepam Ketazolam Lorazepam Medazepam Normedazepam Prazepam Oxazepam Temazepam	*Xanax®* *Lexotanil®* *Librium®* *Frisium®* *Tranxène®* *Valium®* *Stesolid®* *Unakalm®* *Temesta®* *Nobrium®* *Calmday®* *Reapam®* *Seresta®* *Normison®* *Levanxol®*	Benzodiazepinen bezitten kwalitatief dezelfde werkzaamheid. Anxiolytische, spierrelaxerende en slaapverwekkende eigenschappen variëren in mindere mate per preparaat dan per patiënt en met de dosis. Bij een individuele patiënt is het niet goed te voorspellen welke eigenschap zich het sterkst zal manifesteren. De verschillen zijn vooral farmacokinet sch van aard.	Slaperigheid, ataxie, vermoeidheid en verwardheid. Paradoxale reacties (agitatie, agressie) kunnen optreden, met name bij hoge dosering en bij ouderen.	Alcohol en andere centraaldepressieve stoffen versterken het centraaldepressieve effect. Cimetidine en disulfiram kunnen het metabolisme van de benzodiazepinen in de lever vertragen. Het gebruik van benzodiazepinen is gecontraïndiceerd bij Myasthenia gravis, overgevoeligheid voor benzodiazepinen. Bij lever- of nierfunctiestoornissen moet de aanvangsdosering worden gehalveerd. N.B. Maximale aanbevolen gebruiksduur van de benzodiazepinen als anxiolyticum is twee maanden, omdat de kans op afhankelijkheid op die termijn gering is. Na langer gebruik (ongeveer vier maanden) dient de behandeling met benzodiazepinen te worden uitgeslopen om afhankelijkheid en ontremmingssymptomen te voorkomen.

Tabel 8.16 Geneesmiddelen gebruikt bij stemmingsstoornissen.

MIDDEL	MERKNAAM	WERKING	BIJWERKINGEN	INTERACTIES
Tricyclische antidepressiva				
Amitriptyline	*Sarotex®*	Blokkade van heropname van biogene amines in de uiteinden van presynaptische neuronen, dat wil zeggen: heropnameremmers van noradrenaline en/of serotonine. Modernere hypothese: postsynaptische receptormodificatie. Op langere termijn neemt het aantal $5HT_2$-receptoren, vaak ook het aantal presynaptische I_2-autoreceptoren en postsynaptische $bèta_2$- en I_1-receptoren af (downregulatie). Dit zou de verklaring kunnen zijn voor vertraagde inwerkingtreding.	Anticholinerge bijwerkingen: droge mond, obstipatie, visus- en accommodatiestoornissen, mictiestoornissen, tachycardie, verwardheid, agitatie. N.B.: Anticholinerge bijwerkingen kunnen al optreden bij subtherapeutische spiegels zodat dosisverlaging weinig zin heeft. De kans op anticholinerge bijwerkingen is groter bij ouderen en in combinatie met andere anticholinerg werkende geneesmiddelen. Antinoradrenerge werking: orthostatische hypotensie, vaak al bij subtherapeutische doses, de kans hierop is groter bij cardiovasculaire aandoeningen, vooral decompensatio cordis. Sedatie (meestal treedt hiervoor tolerantie op). Vermindering seksuele functies. Gewichtstoename. Vertraging van intracardiale geleiding, vooral bij CVA-aandoeningen, en vermindering van contractiliteit van het hart, en bij overdosering! Ten gevolge van verlaging van de prikkeldrempel kunnen insulten optreden, vooral bij epilepsie. Tremor; in het algemeen treedt hiervoor tolerantie op na een paar weken.	Bloedspiegel van TCA kan verhoogd worden ten gevolge van fluoxetine en andere SSR's en ten gevolge van cimetidine. Bij combinatie van TCA en MAO-remmers kan het serotoninesyndroom (beginnend met hyperthermie, tremoren, bewustzijnsstoornissen en myoclonus) optreden, soms leidend tot delirium en coma. TCA's kunnen werking van sympathicomimetica versterken. Bloedspiegel van TCA kan verlaagd worden door barbituraten, fenytoïne en carbamazepine ten gevolge van enzyminductie in de lever. Ook kunnen TCA's het metabolisme van fenytoïne remmen. Spiegel van TCA kan verhoogd worden ten gevolge van antipsychotica (vooral fenothiazianen), dexcropropoxyfeen, laberdol en kinidine. TCA's kunnen de werking versterken van: – stoffen met parasympathicolytische werking door versterking van anticholinerge werking klasse-I-anti-arritmica, bètablokkers en calciumantagonisten – alcohol en andere centraal-depressieve stoffen – amfetaminen
Clomipramine	*Tryptizol®*			
Desipramine	*Anafranil®*			
Dosulepine	*Pertofran®*			
Doxepine	*Prothiaden®*			
Imipramine	*Sinequan®*			
Maprotiline (tetracyclisch)	*Tofranil®*			
Nortriptyline	*Ludiomil®*			
Trimipramine	*Nortrilen®*			
	Surmontil®			

Tabel 8.16 Vervolg.

SSRI's = Serotonine heropnameremmers				
Fluoxetine Fluvoxamine Paroxetine Sertraline	*Prozac®* *Fevarin®* *Seroxat®* *Zoloft®*	Remmen selectief de presynaptische heropname van serotonine, naast zwakke tot zeer zwakke anticholinerge werking.	Vaak maag-darmstoornissen (misselijk, braken, maag-darmkrampen, diarree en anorexie), hoofdpijn, agitatie, slapeloosheid, tremor, sedatie en slaperigheid. Anticholinerge werking: droge mond, obstipatie, visusstoornissen, mictiestoornissen, seksuele stoornissen, duizeligheid, vermoeidheid, transpiratie, verwardheid, angst, nervositeit, smaakstoornissen, extrapiramidale verschijnselen, convulsies, verhoogde bloedingsneiging met ecchymosen en hematomen.	MAO-remmer, serotoninesyndroom, soms leidend tot delirium en coma. TCA: spiegel van TCA kan stijgen. Effect van carbamazepine kan stijgen ten gevolge van fluoxetine. Cumarinederivaten: verhoogde bloedingsneiging. Alcohol en andere centraaldepressieve stoffen: versterkingseffect. Combinatie met tryptofaan (voeding) kan aanleiding zijn tot serotoninesyndroom.
Lithium				
	Camco® *Litarex®* *Priadel®*	Grotendeels onbekend.	Maag-darmstoornissen (misselijkheid, anorexie, braken, droge mond en diarree). Tremor van de handen, spierslapte, dorst, concentratie- en geheugenstoornissen (vooral bij ouderen). Verwardheid, rusteloosheid, ataxie. Bij toxische spiegels: fasciculaties, spiertrekkingen, hyperreflexie en hypertonie. Sufheid, verwardheid, insulten, coma. Onafhankelijk van plasmaspiegel: veranderingen in ECG en EEG, diabetes insipidus, beenulcera, polyurie en polydipsie, hypothyreoïde, hyperglykemie, hypercalciëmie, acne, psoriasis, pruritus, metaalsmaak en gewichtstoename.	Kans op intoxicatie in combinatie met NSAID's, ACE-remmers, een zoutbeperkt dieet en het gebruik van thiazide-diuretica. In combinatie met jodiden kan een hypothyreoïdie veroorzaakt worden. In combinatie met haloperidol kunnen neurotoxische verschijnselen en extrapiramidale stoornissen voorkomen. Carbamazepine en levodopa vergroten de toxiciteit, verapamil en diltiazem de neurotoxiciteit.

Tabel 8.16 Vervolg.

MAO-remmers				
Moclobemide Tranylcypromine	*Aurorix®* (MAO-A-remmer) *Parnate®* (MAO-A+B-remmer)	Remming van afbraak van serotonine, (nor)adrenaline (en tyramine en dopamine) als ook MAO-B geremd wordt zoals bij parnate.	Orthostatische hypotensie en duizeligheid (vooral bij ouderen), in- en doorslaapstoornissen. Seksuele stoornissen. Maag-darmstoornissen, droge mond, visusstoornissen, mictiestoornissen, huiduitslag, gewichtstoename, sedatie, tensiestijging, agitatie, rusteloosheid, hoofdpijn, artralgie, spierspasmen, tremor, hyperreflexie, paresthesieën, oedeem, myoclonus, activering van schizofrene psychoses, manie, hypoglykemie, hepatocellulaire beschadiging.	Ernstige hypertensieve crisis kan optreden als voedsel met hoog gehalte aan aminen (met name tyramine) gegeten wordt (kaas, zuivel, wijn, bier, tuinbonen, banaan enzovoort) Hypertensieve crisis kan ook optreden als gecombineerd wordt met amfetaminen, sympathicomimetica en levodopa. Pethidine en andere opioïden zoals dextrometorfan. SSRI's: serotoninesyndroom. TCA's: serotoninesyndroom. Carbamazepine: serotoninesyndroom. MAO-remmers kunnen mogelijk de plasmaspiegel van sumatriptan (*Imigran®*) verhogen. Anesthesie.
Carbamazepine	*Tegretol®* *Carbymal®*	Onbekend.	Duizeligheid, slaperigheid, misselijkheid, braken, beenmergonderdrukking, urticaria, decompensatio cordis, oedemen, verergering van hypertensie, syncope, collaps, koorts, pneumonie, aplastische anemie.	Carbamazepine veroorzaakt inductie van leverenzymen waardoor de betrouwbaarheid van vele geneesmiddelen die in de lever gemetaboliseerd worden wordt aangetast. Invloed wordt uitgeoefend op coumarinederivaten, theofylline, doxycycline, anti-epileptica als valproaat, fenytoïne en fenobarbital. Primidon, fenytoïne en fenobarbital versnellen de metabole omzetting van carbamazepine. Isonazide, verapamil, diltiazem, dextropropoxyfeen en erytromycine vertragen de afbraak van carbamazepine, waardoor toxische bloedspiegels kunnen ontstaan. Toxische interactie met lithium wordt beschreven. Tijdens het gebruik van carbamazepine wordt gelijktijdig gebruik van MAO-remmers en alcohol sterk afgeraden.

Tabel 8.16 Vervolg.

Benzodiazepine				
Alprazolam	*Xanax®*	Wordt als anxiolyticum toegepast, alsmede toepassing bij paniekstoornis, hoge dosering.	Slaperigheid overdag, spierzwakte, duizeligheid, antegrade amnesie, maag-darmstoornissen, toename van eetlust en gewichtstoename. Een onopgemerkte depressie kan manifest worden. Vooral ook bij ouderen kunnen zich paradoxale reacties met acute opwinding, verwarring en verandering van de psychische toestand voordoen.	Alcohol en andere centraal dempende stoffen versterken het effect. Vergroot de psychische afhankelijkheid van opioïden. Bij gelijktijdig gebruik van stoffen met een sterke invloed op leverenzymen, zoals cimetidine, wordt de werkingsduur verlengd.

Tabel 8.17 Antipsychotica.

MIDDEL	MERKNAAM	WERKING	BIJWERKINGEN	INTERACTIES
Fenothiazinen		Niet precies bekend. Alle antipsychotica zijn in meer of mindere mate dopamine$_2$-receptorblokkers. Hypothese: blokkade van de postsynaptische D_2-receptoren in mesocorticale en limbische hersengebied restulteert in verlichting of verdwijning van psychotische symptomen; echter ook beïnvloeding van de neurotransmitters 5HT$_2$, glutamaat en GABA kunnen een belangrijke bijdrage leveren.	Fenothiazinen: Hyperprolactinemie, galactorroe, gynaecomastie. Immunologische reacties, fotosensibiliteit, pigmentatie, huiduitslag, cholestase, hepatitis (onafhankelijk van cholestase), bloeddyscrasieën. Oogafwijkingen. Maligne neurolepticasyndroom (plotseling optredende rigiditeit, gepaard gaande met hyperthermie, en door algemene rabdomyolyse veroorzaakte acute nierfunctiestoornis; tevens is er sprake van bewustzijnsveranderingen en ontregeling van het autonome zenuwstelsel). Extrapiramidale stoornissen. Sedatie.	Antihistaminica, antidepressiva, anxiolytica, barbituraten, slaapmiddelen versterken de sedatieve en/of anticholinerge werking. Veroorzaken een verminderde werking van guanethidine, bromocriptine en levodopa. Antacida verminderen de opname vanuit het maag-darmkanaal. Combinatie met lithium, Parkinsonmiddelen, parasympathicolytica, antidepressiva en antipsychotica vergroten de kans op tardieve dyskinesie.
Met alifatische zijketen				
Alimemazine	*Nedeltran®*			
Chloorpromazine	*Largactil®*			
Triflupromazine	*Siquil®*			
Met piperidine zijketen				
Periciazine	*Neuleptil®*			
Pipotiazine	*Piportil®*			
Thioridazine	*Melleril®*			
Met piperazine zijketen				
Flufenazine	*Anatensol®*			
Perazine	*Taxilan®*			
Perfenazine	*Trilafon®*			
Trifluorperazine	*Terfluzine®*			
Thioxanthenen			Thioxanthenen: Hyperprolactinemie, galactorroe, gynaecomastie. Immunologische reacties, fotosensibiliteit, pigmentatie, huiduitslag, cholestase, hepatitis (onafhankelijk van cholestase), bloeddyscrasieën. Maligne neurolepticasyndroom. Extrapiramidale stoornissen. Sedatie.	
Chloorprotixeen	*Truxal®*			
Flupentixol	*Fluanxol®*			
Tiotixeen	*Navane®*			
Zuclopentixol	*Cisordinol®*			
Butyrofenonen			Butyrofenonen: Hyperprolactinemie, galactorroe, gynaecomastie. Extrapiramidale stoornissen. Maligne neurolepticasyndroom. Sedatie.	
Benperidol	*Frenactil®*			
Broomperidol	*Impromen®*			
Droperidol	*Dehydrobenzperidol®*			
Haloperidol	*Haldol®*			
Pipamperon	*Dipiperon®*			

Tabel 8.17 Vervolg.

Difenylbutylaminen			
Fluspirileen Penfluridol Pimozide	*Imap®* *Semap®* *Orap®*	Difenylbutylaminen: Hyperprolactinemie, galactorroe, gynaecomastie. Extrapiramidale stoornissen. Maligne neurolepticasyndroom. Sedatie.	Versterkt de sedatieve werking van alcohol, sedativa en slaapmiddelen. Combinatie met lithium, parkinsonmiddelen, parasympathicolytica, antidepressiva en antipsychotica vergroot de kans op tardieve dyskinesie.
Atypische antipsychotica			
Clozapine	*Leponex®*	Atypische antipsychotica: Hyperprolactinemie, galactorroe, gynaecomastie. Minder vaak extrapiramidale stoornissen. Maligne neurolepticasyndroom N.B. Clozapine: agranulocytose!. Regelmatige bloedbeeldcontrole is noodzakelijk. Bradycardie: hartstilstand, orthostatische hypotensie, myocarditis.	De centrale werking van sedativa, analgetica, hypnotica, antihistaminica, narcotica en andere psychofarmaca kan worden versterkt. Combinatie met benzodiazepinen kan aanleiding geven tot circulatoire collaps en ademhalingsdepressie of -stilstand. Alcohol kan de centrale effecten versterken en toxische psychosen uitlokken. Combinatie met lithium, parkinsonmiddelen, parasympathicolytica, antidepressiva en antipsychotica vergroot de kans op tardieve dyskinesie.
Olanzapine	*Zyprexa®*		Het gebruik wordt afgeraden bij patiënten met convulsies. Roken en het gebruik van carbamazepine versnellen het metabolisme.

Tabel 8.17 Vervolg.

Risperidon	*Risperdal®*			Combinatie met lithium, parkinsonmiddelen, parasympathicolytica, antidepressiva en antipsychotica vergroot de kans op tardieve dyskinesie. Veroorzaakt een verminderde werking van guanethidine, bromocriptine en levodopa. Gelijktijdig gebruik van antihistaminica, antidepressiva, barbituraten, slaapmiddelen, analgetica, opiaten en alcohol versterkt de sedatieve werking. Versterkt het effect van antihypertensiva.
Sulpiride	*Dogmatil®*			Combinatie met lithium, parkinsonmiddelen, parasympathicolytica, antidepressiva en antipsychotica vergroot de kans op tardieve dyskinesie.
Overig				
Tiapride	*Tiapridal®*		Hyperprolactinemie, galactorroe, gynaecomastie. Sedatie.	Voorzichtigheid is geboden bij gelijktijdig gebruik van alcohol, barbituraten en narcotica.

Tabel 8.18 Middelen bij de medicamenteuze behandeling van maagzweren.

MIDDEL	MERKNAAM		WERKING
Antacida			
Algeldraat	*Antagel®*	*Regla pH®*	Partiële neutralisatie van het maagzuur.
Algeldraat/Magnesium (hydr)oxide	*Maalox®*	*Risp®*	
	Muthesa N®		
Algeldraat/Magnesiumtrisilicaat	*Alcasedine®*	*Gelusil®*	
Alginaat/Antacida	*Algicon®*		
Alginezuur/Antacida	*Gaviscon®*		
Aluminiumhydroxidemagnesiumcarbonaat	*Regla pH®*		
Calciumcarbonaat/Magnesiumoxide	*Zuurbindend poeder FNA®*		
Hydrotalciet	*Ultacit®*		
Magaldraat	*Riopan®*		
Magnesiumoxide			
Magnesiumperoxide			
H_2-receptoren-antagonisten			
Cimetidine	*Tagamet®*		Voorkomen dat H_2-receptoren in maagmucosa door histamine gestimuleerd worden zodat zoutzuurproductie afneemt en pepsinevorming geremd wordt.
Ranitidine	*Zantac®*		
Famotidine	*Pepcidin®*		
Nizatidine	*Naxidine®*		
Roxatidine	*Roxit®*		
Ranitidinebismutcitraat	*Pylorid®*		
Cimetidine/Alginezuur	*Aciflux®*		
Parasympathicolytica			
Pirenzipine	*Gastrozepin®*		Blokkeren de muscamineachtige werking van acetylcholine waardoor tonus en peristaltiek van het maag-darmkanaal afnemen en maagsapsecretie vermindert.
Protonpompremmers			
Omeprazol	*Losec®*		Verminderen de maagzuursecretie van de pariëtale cellen van het maagslijmvlies (zelfs nog als deze cellen worden gestimuleerd door maagzuursecretiebevorderende middelen of cyclisch adenosinemonofosfaat).
Lansoprazol	*Prezal®*		
Pantoprazol	*Pantozol®*		
Mucosaprotectiva			
Bismutsubcitraat	*De-Nol®*		Vormen onder invloed van zoutzuur op de bodem van de ulcus een beschermend laagje. Dit beschermt de bodem tegen inwerking van zuur maagsap. Daarnaast remt bismut de peptische activitiveit van het maagsap.
Sucralfaat	*Ulgocant®*		
Overig			
Cisapride	*Prepulsin®*		Verbetert de motiliteit van het maag-darmkanaal
Misoprostol	*Cytotec®*		Remt prostaglandinesynthese zodat het profylactisch gebruikt wordt bij ouderen met aangetoond ulcus duodeni of ventriculi in de anamnese die NSAID's nodig hebben.

Tabel 8.19 Antidiarrhoica.

MIDDEL	MERKNAAM	WERKING
Adsorbentia		
Carbo-adsorbens	*Norit®*	Actief oppervlak waaraan alle in water opgeloste stoffen (dus ook geneesmiddelen) kunnen adsorberen.
Kaolien	*Witte leem® (Biohorma®)*	NB: effectiviteit bij diarree is *niet* aangetoond.
Afgeleiden van opiumalkaloïden		
Loperamide	*Imodium®* *Diacure®* *Diarem®*	Remming van darmperistaltiek, antisecretoire eigenschappen.
Adstringentia		
Tannalbumine	*Entosorbine-N®* *Tannalbin®* *Tendosimol®*	Adstringerende en antisecretoire eigenschappen, waardoor vochtverlies wordt geminimaliseerd.
Orale rehydratievloeistof		
Dioralyte	*Orisel®*	Corrigeert het vocht- en elektrolytenverlies dat optreedt bij acute dehydratie zoals bij ernstige diarree.

Tabel 8.20 Laxantia.

MIDDEL	MERKNAAM	WERKING	BIJWERKINGEN
Volumevergrotende middelen			
Psylliumvezels	*Metamucil®*	Houden water vast en zwellen hierbij (sponswerking) en zorgen voor chemische prikkeling van darmwand door ontstaan van gassen en dergelijke.	Opgeblazen gevoel, flatulentia, misselijkheid.Veel drinken is noodzakelijk; bij te weinig vochtinname bestaat de kans op meer obstipatie of zelfs obstructie.
Sterculiagom	*Normacol®*		
Zemelen gezuiverd	*Normacol plus®* (sterculia-gom + rhamnus frangula)		
Tritici testa	*Fiberform®*		
Contactlaxantia			
Bisacodyl	*Dulcolax®* *Nourilax®* *Primalax®* *Toilax®*	Bevorderen de darmperistaltiek door chemische prikkeling van de darmwand en verhogen het watergehalte van de feces.	Opgeblazen gevoel, flatulentia, misselijkheid. Chronisch gebruik geeft waterige diarree met excessief verlies van water en zouten en beschadiging van plexus myentericus en verlies van motoriek van het colon.
Anthraceenderivaten	*Zwitsalax®*		
Rhamnus frangula, rhamnus purshiana	*Fuca excellent®*		
Sennosiden	*X-praep®* *Bekunis senna®*		
Combinaties:	*Herbesan®* *Agiolax®* *Tamarine®* *Prunacolon®* *Prunasine®*		
Fenolftaleïne	*Ex-lax® (obsoleet)*		
Picozwavelzuur	*Dulcodruppels®*		
Bisacodyl/Senna	*Bekuniscomplex®*		
Osmotisch werkende laxantia			
Lactulose	*Duphalac®* *Legendal®*	Via osmose wordt water in de darm vastgehouden: de feces wordt zachter en de peristaltiek wordt bevorderd.	Laxeerzouten geven bij chronisch gebruik van relatief hoge doses een verstoring van water en elektrolytenevenwicht (bijvoorbeeld dehydratie en hypokaliëmie). Bij magnesiumzouten bestaat een risico van nierfunctiestoornissen, bij natriumfosfaat bestaat een risico van hyperfosfatemie en hypocalciëmie. Bij lactulose en lactitol ook opgeblazen gevoel, flatulentia, misselijkheid.
Lactitol	*Importal®*		
Magnesiumoxide			
Magnesiumsulfaat	*Andrews laxeerzout®*		
Natriumsulfaat			
Natriumfosfaat	*Colex Klysma®* *Practo Clyss Klysma®*		

Tabel 8.20 Vervolg.

MIDDEL	MERKNAAM	WERKING	BIJWERKINGEN
Emollientia/glijmiddelen			
Natriumdocusaat/Glycerol	*Docusaat Klysma®* *Norgalax®*	Emmolentia verhogen het watergehalte van de feces door hun oppervlakteverlagende eigenschappen (detergentia). Glijmiddelen vergemakkelijken het transport van de cybata en feces wordt weker.	Gebruik van paraffine kan bij resorptie leiden tot granulomen en paraffinomen in lever, milt en lymfeklieren en kan b j verslikken leiden tot lipoïdpneumonie. Bovendien kan lekkage van paraffine uit anus lokale rritatie geven.
Natriumdocusaat/Glycerol/Natriumcitraat	*Ducosaat Klysma Comp.®*		
Natriumdocusaat/Sorbitol	*Klyx®*		
Natriumlaurylsulfoacetaat/Natriumcitraat/Sorbitol	*Microlax®*		
Paraffine (obsoleet)			
Paraffine/Fenolftaleïne (obsoleet)	*Agarol®*		

Deel II

Aspecten van de patiëntenzorg

HOOFDSTUK 9

Theorie en praktijk van de geriatrische revalidatie

Het normale verouderingsproces hoeft niet noodzakelijkerwijs gepaard te gaan met invaliditeit. Wel is het zo dat vrijwel alle aandoeningen die beperkingen in het functioneren veroorzaken vaker voorkomen onder de oudere populatie. Als gevolg hiervan zullen ouderen sneller te maken krijgen met een beoordelingsprocedure om te zien of ze voor revalidatie in aanmerking komen. Het is onjuist geriatrie en revalidatie van elkaar af te grenzen. Een functionele beoordeling van de noodzaak tot revalidatie zou een integraal onderdeel moeten zijn van het routineonderzoek van alle hulpverleners in de gezondheidszorg die werken met ouderen. Het doel van de geriatrie is het begeleiden van de oudere tot optimaal functioneren. Op grond hiervan kan men stellen dat revalidatie de grondslag is van geriatrische zorg. Het doel van dit hoofdstuk is het beschrijven van de theorie en praktijk van de revalidatie bij ouderen, om zo hulpverleners te helpen zorg van hoge kwaliteit te verlenen.

De basis van de geriatrische revalidatie is ouderen te helpen bepaalde fysieke, mentale of sociale vaardigheden die ze verloren hebben terug te krijgen, zodat ze weer zelfstandiger worden, kunnen leven in een prettige omgeving en hun sociale netwerk op peil kunnen houden. Dit kan geschieden in iedere zorgsituatie, waaronder acute en kortdurende hulpverlening, revalidatiecentra, thuis of in lange-termijnsettingen, zoals een verpleeg- of verzorgingshuis.

Vanwege de complexiteit van de maatregelen die genomen moeten worden als onderdeel van de zorg voor ouderen is een multidisciplinair zorgteam nodig. Het revalidatieproces vereist ook dat de patiënten en hun familie voorgelicht worden. Tenslotte is revalidatie meer dan een medische interventie: het is een filosofie van aanpak die erkent dat de diagnose en de kalenderleeftijd slechte voorspellers zijn van het functioneren, dat maatregelen die het functioneren kunnen verbeteren belangrijk zijn en dat het 'team' altijd zowel de patiënt als zijn of haar familie moet omvatten.

Beperking: een definitie

De betekenis van beperking is de sleutel tot het begrijpen van revalidatie. Wanneer men het heeft over veranderingen in het functioneren worden drie termen vaak gebruikt: stoornis, beperking en handicap of vermindering in participatie. Een goed begrip van deze termen is nuttig binnen de geriatrische revalidatie en een systeemaanpak is hierbij het meest geëigend. Deze aanpak gaat ervan uit dat een probleem op orgaanniveau (bijvoorbeeld een infarct in de rechter hersenhelft) niet alleen beoordeeld moet worden vanuit de effecten die zo'n infarct heeft op de hersenen, maar ook vanuit de effecten die het heeft op het individu, de familie, de maatschappij en uiteindelijk zelfs de overheid. Deze aanpak overstijgt het puur medische model waarbij vooral het acute medische probleem beoordeeld wordt om te komen tot de formulering van revalidatiedoelstellingen. Vanuit dit gezichtspunt heeft de term stoornis betrekking op het verlies van de fysieke of fysiologische functie op het niveau van de organen. Hierbij kan men denken aan veranderingen in de hartfunctie, de geleidingssnelheid van de zenuwen of de spierkracht. Lichte stoornissen hebben meestal niet meteen invloed op de mogelijkheden tot functioneren. Een stoornis kan zo ernstig zijn dat de normale functie onmogelijk wordt, men spreekt dan van een beperking of het verlies van een vaardigheid. Revalidatie is meestal gericht op het aanpassen aan de beperking en of het wegnemen ervan. Met de juiste training of hulpmiddelen kunnen mensen met beperkingen hun zelfstandigheid behouden. Hindernissen voor het leiden van een zelfstandig leven kunnen echter opgeworpen worden wanneer individuen met beperkingen te maken krijgen met ontoegankelijke gebouwen of situaties die de revalidatie tenietdoen, zoals te lage toiletpotten, knoppen bij de lift die te hoog zitten of bordjes die niet leesbaar zijn. In dergelijke gevallen wordt een beperking tot handicap en leidt tot vermindering van de actieve participatie. Het is de maatschappelijke omgeving die de handicap creëert.

Dit hoofdstuk houdt zich voornamelijk bezig met revaliderende maatregelen die erop gericht zijn de beperkingen zoveel mogelijk te reduceren.

Beperkingen in de oudere populatie

In vergelijking met jongere cohorten worden ouderen meer dan evenredig getroffen door beperkingen. Volgens Wedgewood[1] omvat de groep oud-ouderen (dat wil zeggen: mensen ouder dan 85 jaar) het hoogste percentage individuen met functionele beperkingen; het is zelfs zo dat veertig procent van alle individuen met beperkingen ouder is dan 65.

Driekwart van alle cerebrovasculaire accidenten komt voor bij mensen boven de 65[2], amputaties komen het meest voor bij ouderen[3] en heupfracturen komen gemiddeld het vaakst voor in de leeftijdscategorie tussen 70 en 78.[4] Volgens de Amerikaanse Federal Council on Aging heeft ten minste 86 procent van alle onderzochte individuen boven de 65 jaar minstens één chronische aandoening en wordt 52 procent beperkt in zijn of haar algemene dagelijkse levensverrichtingen (ADL).[5] Volgens het CBS lijdt 69 procent van de Nederlanders van 65 jaar en ouder aan één of meer stoornissen of ziekten en is 24 procent beperkt in één of meer dagelijkse levensverrichtingen[106]. Belangrijk in dit verband is niet zozeer de aanwezigheid van een aandoening of beperking, maar de gevolgen ervan voor de mate van zelfstandigheid.

Functionele beperkingen op hogere leeftijd zorgen voor een hoger sterftecijfer, een kortere levensduur, meer chronische gezondheidsproblemen (bijvoorbeeld van hart en bloedvaten, het bewegingsapparaat of het zenuwstelsel) en hogere kosten van de gezondheidszorg. Beperkingen, zoals de onmogelijkheid te lopen, zichzelf te voeden of ADL-functies te verrichten als de WC-gang of de persoonlijke hygiëne (bijvoorbeeld het wassen), zijn goede voorspellers voor een verlies aan functionele zelfstandigheid en een toenemende druk op zorgverleners.[6] Hoe groter de mate van beperking, hoe groter de kans op opname in een zorginstelling. Revalidatie kan economisch verantwoord zijn wanneer de revalidatie het functioneren van oudere patiënten verbetert en hen helpt een grotere mate van zelfstandigheid te bereiken. Beter functioneren en grotere zelfstandigheid zorgen voor meer welbevinden, minder ziekenhuisopnamen en een lager sterftecijfer onder ouderen.[7,8]

Geriatrische revalidatie omvat zowel geïnstitutionaliseerde als niet-geïnstitutionaliseerde zorgverlening voor ouderen met chronische aandoeningen die gepaard gaan met een afwijking van de normale gezondheid en lichamelijke stoornissen. Als deze aandoeningen niet behandeld worden, kunnen ze leiden tot aanzienlijke, vaak cumulatieve, beperkingen. Ouderen met beperkingen hebben hulp nodig bij het verrichten van activiteiten van het dagelijkse leven zoals wassen, aankleden en lopen. Deze hulpbehoefte neemt toe als de patiënt niet bijgestaan kan worden door een levenspartner of door familieleden of vrienden die in de buurt wonen. In het geval van sociale isolatie, iets wat vaak voorkomt bij ouderen, is aanhoudende medische zorg nodig om de ondermijnende effecten van het gebrek aan lichaamsbeweging en depressie buiten de deur te houden.

De beoordeling van het functioneren van ouderen

De beoordeling van het functioneren legt de basis van de geriatrische revalidatie. Het vermogen te lopen, zich te verplaatsen (bijvoorbeeld de transfer van het bed naar een stoel of van een stoel naar het toilet) en het zelfstandig uitvoeren van ADL-functies is vaak bepalend voor het antwoord op de vraag of oudere ziekenhuispatiënten naar huis terug kunnen of overgeplaatst moeten worden naar een instelling voor lange-termijnzorg. De leden van het multidisciplinaire zorgteam moeten kunnen beschikken over instrumenten voor de beoordeling van het functioneren die praktisch, betrouwbaar en valide zijn, zodat ze de noodzaak voor revalidatie of geïnstitutionaliseerde lange-termijnzorg kunnen bepalen. Als de zorg thuis verricht wordt, kan een precieze beoordeling van de functies van de patiënt helpen een verslechtering van de toestand vroegtijdig vast te stellen, zodat snel maatregelen getroffen kunnen worden.

Als uitvloeisel van de groei van chronische aandoeningen en de noodzaak van lange-termijnzorg werd in 1949 in de Verenigde Staten de Commission on Chronic Illness opgericht.[9] Deze commissie benadrukte het belang van het vastleggen van functie en invaliditeit en concludeerde dat er behoefte was aan instrumenten voor het klasseren van ADL-functies.[10]

In de periode daarna hebben de instrumenten voor functionele beoordeling een grote evolutie doorgemaakt. Vroege versies van dergelijke schalen bevatten variabelen als voortbeweging en reizen, aankleden, toilet maken, eten en manuele handelingen als breien of het hanteren van munten.[11] Sommige beoordelingsinstrumenten hadden betrekking op de darm- en blaasfunctie,[12] terwijl andere de spierkracht, de algemene validiteitsgraad, communicatie en gedrag tot onderwerp hadden.

Op basis van deze vroege pogingen werd een aantal methodologisch geavanceerdere schalen ontwikkeld onder auspiciën van het National Institute on Aging, de Administration on Aging en het National Center for Health Services Research. Dit onderzoek hield zich bezig met de betrouwbaarheid, validiteit en bruikbaarheid van de diverse instrumenten. Als één van degenen die meehielpen het theoretisch kader van de functiebeoordeling te verhelderen, stelde Lawton een gedragsmodel op waarin functie gezien wordt binnen een hiërarchie van domeinen.[13] Elk domein omvat een verzameling functies die in een continuüm van simpele handelingen naar complexe handelingen geplaatst kunnen worden. Een simpele taak is bijvoorbeeld het opnemen van de telefoonhoorn, terwijl een complexer taak het opnemen van de hoorn en het draaien van het nummer is. Dit model liet zien dat de afzonderlijke ADL-functies meer dan één domein zelfzorgfuncties omvatten. Lawton beschouwde bijvoorbeeld mobiliteit en het lopen (of de voortbeweging) als fundamentele zelfzorgfuncties die het ouderen mogelijk maken zich aan te passen aan hun omgeving. Als een oudere bijvoorbeeld een aantal straten kan lopen en vier trappen op en af kan gaan, dan kan hij of zij de bushalte bereiken om de bus te nemen.

Lawton's opvatting van validiteit mondde uit in drie ADL-niveaus:

1. basis-ADL, dat zelfzorgactiviteiten omvat, zoals wassen, aankleden, de WC-gang, continentie en eten;
2. instrumentele ADL (IADL), zoals telefoneren, autorijden, winkelen, het huishouden doen, koken, de was doen, met geld omgaan en het juiste gebruik van medicijnen;
3. mobiliteit, dat opgevat wordt als een complexer combinatie van IADL-functies, zoals het verlaten van het huis en het zich voortbewegen van de ene locatie naar de andere met behulp van het openbaar vervoer.

Mobiliteit en IADL zijn complexer en hebben te maken met het vermogen van het individu om zich te redden in zijn of haar omgeving. De classificatie van activiteiten in ADL, IADL en mobiliteit is een onderdeel geworden van de meeste instrumenten voor het beoordelen van het functioneren.

Functiebeoordelingsschalen zijn onmisbaar als klinisch instrument. Een eerste beoordeling laat gebieden zien waarin functieverval bestaat en kan het behandelteam helpen behandelingsstrategieën te ontwikkelen die tegemoetkomen aan specifieke behoeften. Vervolgbeoordelingen meten de vooruitgang op weg naar de verwezenlijking van de revalidatiedoelen. Gezien vanuit een breder perspectief kan de functiebeoordeling beleidsmakers helpen bij het nemen van beslissingen over voorzieningen in de gezondheidszorg, door de behoeften binnen de populatie te bepalen. Demografisch gezien leven mensen langer. De vraag is of deze toegenomen levensduur zelfstandigheid en levenslust zal brengen of afhankelijkheid en een zwakke gezondheid.

Functiebeoordelingsschalen zijn zodanig ontworpen dat ze uitsluitsel geven over specifieke zaken die van belang zijn voor hulpverleners die werken met ouderen. Dit zijn onder andere mortaliteit, opname in een ziekenhuis, opname in een zorginstelling, speciale interventies en een verminderde lichamelijke functie. Er zijn talloze beoordelingsschalen voor het bepalen van lichamelijke, emotionele, cognitieve en sociale functies in diverse zorgsettingen. Tabel 6.5 geeft een overzicht van een aantal ADL- en IADL-schalen en -scoringslijsten, met inbegrip van die welke door Branch en Meyers beschreven zijn.[14] Hoewel deze tabel met functiebeoordelingsinstrumenten niet volledig is, geeft ze toch een redelijk overzicht van de bestaande schalen. Bij het nalopen van de lijst blijkt dat sommige instrumenten alleen de basis-ADL beoordelen (deze zijn geschikter voor gebruik binnen een instelling), terwijl andere veelomvattend zijn en alle door Lawton onderscheiden functieniveaus behelzen (meer geschikt voor het plannen van het ontslag uit een zorginstelling en de thuiszorg).

De bekwaamheid van mantelzorgers met betrekking tot revalidatie

Als ze de keus hebben, geven oudere patiënten de voorkeur aan thuisblijven in plaats van te herstellen en te revalideren in een zorginstelling. Ouderen hebben sterke banden met hun thuis. De hulp die geboden wordt door de levenspartner, familieleden en vrienden is essentieel wil revalidatie in de thuissituatie mogelijk zijn. Thuiszorg door professionele hulpverleners kan de gezondheid van de mantelzorgers beschermen en het vermogen van de patiënt om activiteiten van het dagelijks leven te verrichten zo groot mogelijk maken door een systematische beoordeling van de leefomgeving op te nemen in het zorgplan. Door het verschaffen van dergelijke hulp erkent men dat mantelzorgers (vaak zelf ouderen) lichamelijk ook niet meer optimaal functioneren, wat zijn weerslag heeft op de zorg voor de hulpvragende familieleden. Uit onderzoek is gebleken dat meer dan negentig procent van de ouderen tussen 75 en 84 in staat is zonder hulp allerlei handelingen te verrichten, zoals de lichamelijke verzorging, wassen, aankleden en eten.[15] De complexere activiteiten, zoals transfers en lopen, zijn vaak moeilijker uit te voeren: meer dan vijftig procent van de ouderen tussen 75 en 84 is beperkt in het vermogen om dergelijke activiteiten uit te voeren zonder hulp. Deze ADL-functies vergen grotere vaardigheden van de mantelzorgers. De beoordeling van de thuissituatie moet ook de mogelijkheden (of beperkingen) omvatten van degene die de zorg verleent. Hulpmiddelen, zoals een glijplank voor transfers of een rollator, kunnen van dienst zijn voor de mantelzorger die een levensgezel, familielid of vriend verzorgt. Aandacht schenken aan de capaciteiten van de mantelzorger kan de zorg vergemakkelijken en hun last verlichten. Voorzieningen op het gebied van thuiszorg kunnen tevens noodzakelijk zijn als de veiligheid in het geding is. Een zorgvuldige evaluatie van het niveau van participatie en vaardigheden van het oudere individu en van de mantelzorger, in combinatie met de beoordeling van de obstakels die aanwezig kunnen zijn in de omgeving zal de kans op een positief resultaat doen toenemen.

Principes van de geriatrische revalidatie

Er zijn drie belangrijke principes die een rol spelen bij de revalidatie van ouderen. Ten eerste moet rekening gehouden worden met de variabiliteit van ouderen. De variatie in het functioneren is veel groter binnen een oudere groep dan binnen jongere cohorten. De ene tachtigjarige is de andere niet; er kunnen grote verschillen zijn in lichamelijke conditie, cognitieve prestaties of motivatie. Ten tweede is activiteit de sleutel tot de revalidatie van ouderen. Veel van de veranderingen die in de loop der tijd optreden, kunnen toegeschreven worden aan inactiviteit. Ten derde is een optimale gezondheidstoestand direct gekoppeld aan een optimaal functioneren. In acute situaties moet revalidatie gericht zijn op: 1) stabiliseren van het primaire probleem of de primaire problemen; 2) voorkomen van secundaire complicaties, zoals decubitus, longontsteking en contracturen; 3) herstellen van de functie. In chronische situaties is de revalidatie voornamelijk gericht op het herstellen van de functie. Dit kan het best bereikt worden door het bevorderen van een zo goed mogelijke gezondheid zodat de oudere persoon zo goed mogelijk in staat is zich aan te passen aan de zorgomgeving en aan zijn of haar beperkingen. Deze principes – variabiliteit, activiteit en optimale gezondheid – worden in de volgende gedeelten van dit hoofdstuk uitgebreid besproken.

Variabiliteit onder ouderen

Ouderen vertonen meer variatie in hun niveau van functioneren dan welke andere leeftijdscategorie ook. In de klinische situatie komen we vaak mensen van 65 tegen met ernstige lichamelijke beperkingen. Tegelijkertijd zijn andere 65-jarigen nog dagelijks bezig met het bouwen van een huis of ander zwaar lichamelijk werk. Zelfs onder de oud-ouderen is de variatie in lichamelijk en cognitief functioneren opmerkelijk. Aan het ene einde van het continuüm staat iemand als John Kelly, een 87-jarige die nog steeds meedeed aan de Boston Marathon, aan de andere kant een zwakke, bedlegerige 87-jarige in een verpleeghuis die niet meer reageert op zijn of haar omgeving. De verschillen in cognitief functioneren zijn net zo opmerkelijk. Aan de ene kant van het spectrum vinden we dementerende ouderen die opgenomen zijn in een zorginstelling, aan de andere kant regeringsleiders en rechters van het Hooggerechtshof. De kalenderleeftijd is een slechte indicator van het lichamelijk of cognitief functioneren.

De gevolgen van deze variabiliteit moeten zeker in aanmerking genomen worden wanneer men de theorie en de praktijk van de revalidatie van ouderen probeert te omschrijven. Om tegemoet te komen aan de uiteenlopende behoeften van de oudere bevolkingsgroep is een breed spectrum aan revalidatiemaatregelen nodig binnen uiteenlopende zorgsettingen. Een goed begrip van deze heterogeniteit kan ertoe bijdragen de mythen en stereotypen rond het ouder worden uit de wereld te helpen en kan de basis vormen voor het ontwikkelen van creatieve revalidatieprogramma's voor ouderen. Ouderen verschillen vaak meer van elkaar (als groep) dan andere sectoren van de bevolking. Op grond hiervan moeten leden van multidisciplinaire zorgteams en beleidsmakers in revalidatie-instellingen bereid zijn een breed pakket van diensten en behandelingen te ontwikkelen. Dit wordt echter moeilijker naarmate het aantal ouderen groter wordt en de budgetten kleiner. Toch kan het aanbieden van nieuwe en vernieuwende revalidatieprogramma's op de lange duur het functioneren, en daarmee de kwaliteit van het leven, van veel ouderen verbeteren.

Voorbeelden van variabiliteit onder ouderen

De reactietijd is één van de variabelen die beoordeeld moeten worden bij oudere patiënten. In het algemeen neemt de reactietijd af bij het ouder worden,[16] maar dit is niet noodzakelijkerwijs een gevolg van een verminderd functioneren van het zenuwstelsel. Een dergelijke veronderstelling kan leiden tot fouten, zoals het te laag inschatten van de hoeveelheid en intensiteit van de lichaamsbeweging en de revalidatiemaatregelen waaraan ouderen behoefte hebben. Uit onderzoek blijkt dat ouderen die lichamelijk redelijk actief zijn in staat zijn taken waarin de reactietijd centraal staat even goed en in sommige gevallen zelfs beter te volbrengen dan jongere proefpersonen.[17] De reactietijd is een complexe variabele die achteruit kan gaan door ziekte of een sociaal stigma. Ouderen met artrose, bijvoorbeeld, kunnen langzamer reageren vanwege hun stijve en pijnlijke gewrichten. De klachten kunnen leiden tot een gevoel van lichamelijke instabiliteit en een onvoldoende fysiek aanpassingsvermogen en mogelijk tot het ontstaan van angst om te vallen. Wanneer men het functioneren van een individu onderzoekt, kunnen onderliggende aandoeningen of het effect van een sociale parameter (angst of ongemak) die van invloed kan zijn op het functioneren ontdekt worden. Het onderkennen van de variabiliteit onder ouderen met betrekking tot de reactietijd kan helpen de oorzaken van functieverval op andere gebieden vast te stellen.

Er zijn grote verschillen tussen ouderen wat het gezichtsvermogen betreft. Dit heeft ook invloed op de reactietijd en het vermogen veilig te functioneren in een bepaalde omgeving. Er zijn diverse veranderingen die optreden in het ouder wordende oog:

1. De lens wordt dikker en geler.
2. De spieren die dilatatie van de pupil regelen, worden zwakker.
3. Het oudere oog heeft driemaal zoveel licht nodig om goed te functioneren.
4. Door het troebeler worden van de lens is men minder goed in staat schittering en reflecties vanuit de omgeving te verdragen.[18]
5. Ouderen hebben moeite met het zien van diepte en het onderscheiden van kleuren, wat van invloed kan zijn op het lopen, ADL-functies en het autorijden.

De combinatie van deze veranderingen heeft veel gevolgen en stelt ouderen voor veel problemen. Een afnemende gezichtsscherpte kan uiteindelijk leiden tot functieverlies.

Zelfs wanneer de fouten die optreden bij de refractie gecorrigeerd worden, zal de afname van het aantal visuele sensoren in de oudere retina of macula leiden tot een verminderde gezichtsscherpte. Gelukkig stelt de moderne techniek de meeste ouderen in staat een groot deel van hun visuele functie en zelfstandigheid te behouden. Uit onderzoek blijkt dat de achteruitgang van het gezichtsvermogen niet het gevolg is van het ouder worden als zodanig. Het is eerder zo dat het oog, zoals zoveel andere systemen, te lijden heeft van voedingstekorten en omgevingsfactoren, zoals intens zonlicht, slechte verlichting en luchtverontreiniging. Al deze – vermijdbare – factoren veroorzaken de achteruitgang van het gezichtsvermogen.[19,20]

De spierkracht is een andere variabele die het vermogen van oudere individuen om maximaal te functioneren direct beïnvloedt. Bij een vergelijking van de spierkracht in een groep proefpersonen boven de zeventig en een groep waarvan de leden tussen de veertig en vijftig waren (waarbij de groepen zowel mannen als vrouwen omvatten), bleek dat de variatie in spierkracht groter was binnen de groep van zeventig-plus.[21] Een deel van deze variabiliteit is het gevolg van de moeilijkheid om leeftijdsgebonden veranderingen in de spieren te scheiden van andere factoren die de spierkracht beïnvloeden, zoals lichaamsbeweging, ziekten, de toestand van hart en bloedvaten en hormonale en neurale invloeden. De jongere groep vertoonde minder vertroebelende factoren. Deze variabiliteit in spierkracht leidt tot verschillende niveaus van functioneren binnen de oudere populatie en zal in het volgende gedeelte van dit hoofdstuk nader besproken worden.

Een ander gebied waarin de variatie binnen de oudere populatie groot is, zijn de cognitieve vaardigheden. Deze hebben direct invloed op het vermogen tot revalideren van oudere individuen. Een aandoening, bijvoorbeeld de ziekte van Alzheimer, kan het vermogen van het oudere individu om veilig te functioneren binnen zijn of haar omgeving in ernstige mate aantasten. Het is echter gebleken dat bij afwezigheid van ziekten het cognitief functioneren niet of nauwelijks verandert.[22]

Wat gebeurt er met de intelligentie en de cognitie bij het ouder worden? Op deze vraag zijn vele, complexe en controversiële, antwoorden mogelijk. Sommige onderzoekers stellen dat de cognitie na het volwassen worden onherroepelijk achteruitgaat, omdat de hersenen steeds minder efficiënt worden, net als het hart, de longen en andere organen.[23] Anderen betogen daarentegen dat intelligentie en cognitie relatief stabiel blijven tijdens de volwassenheid, omdat de hersenen meer dan genoeg capaciteit hebben om alle cognitieve functies te vervullen tot het moment waarop ernstige ziekten optreden op hoge leeftijd.[24] Andere onderzoekers wijzen erop dat de cognitie in sommige opzichten (bijvoorbeeld de snelheid van het denken) slechter wordt, maar in andere opzichten (bijvoorbeeld levenservaring) juist beter.[25]

De afname van de intelligentie en de cognitie na het 65ste of zeventigste levensjaar is variabel en wordt verschillend geïnterpreteerd. Behalve aan een veronderstelde onvermijdelijke biologische achteruitgang, kan de afname van de intellectuele en cognitieve vaardigheden ook toegeschreven worden aan sociale isolatie, een verminderde motivatie om onbelangrijke taken te vervullen, ziekten of een combinatie van deze factoren.

Zo langzamerhand zijn veel onderzoekers tot de overtuiging gekomen dat het zoeken naar een curve die de normale afname van de cognitieve vaardigheden aangeeft, vruchteloos is.[26] Ze zijn van mening dat er zoveel variabiliteit is in verouderingstrends dat het niet mogelijk is één van deze trends als de normale of fundamentele trend aan te duiden. De intellectuele vermogens van sommige mensen gaan achteruit, terwijl ze beter worden bij anderen. Sommige vaardigheden lijken met elke generatie beter te worden, andere lijken steeds meer af te nemen. Een invloed vanuit de omgeving (bijvoorbeeld televisie) kan de verouderingstrends voor sommige mensen veranderen, terwijl hij weinig effect heeft op anderen. Het onderzoek gaat dus door, maar het gaat er nu meer om de determinanten van verandering of stabiliteit te achterhalen en veel minder om het in kaart brengen van een onvermijdelijke en irreversibele achteruitgang.

Het principe van de variabiliteit in de geriatrische revalidatie is van fundamenteel belang voor het nemen van therapeutische maatregelen die appelleren aan het gehele scala aan cognitieve vaardigheden van ouderen. Hoewel revaliderende patiënten last kunnen krijgen van een verminderd cognitief functioneren, is het zeker mogelijk dat gezonde ouderen die een actief geestelijk leven leiden, weinig of geen verlies aan intellectuele vaardigheden vertonen tot (ver) na hun tachtigste levensjaar.

Activiteit versus inactiviteit

De voornaamste oorzaak van functieverval bij ouderen is inactiviteit of immobiliteit. Er zijn talloze redenen waarom ouderen hun mobiliteit verliezen. Acute immobilisatie moet vaak gezien worden als onvermijdbare immobilisatie. Aandoeningen die tot acute immobilisatie leiden, zijn bijvoorbeeld zwaar bloedverlies, trauma, hoofdletsel, cerebrovasculaire accidenten, brandwonden en heupfracturen. De activiteit van de patiënt is vaak in hoge mate verminderd totdat de acute aandoening gestabiliseerd is. Chronische immobilisatie kan het gevolg zijn van langdurige problemen die niet goed of helemaal niet behandeld worden. Voorbeelden van chronische aandoeningen zijn cerebrovasculaire accidenten (beroerten), amputaties, artrose, de ziekte van Parkinson, hartziekten, longziekten en lage-rugpijn. Barrières opgeworpen door de omgeving vormen een belangrijke oorzaak van ongewenste immobilisatie in zowel acute als chronische zorgsettingen. Het gaat hier om bedhekken, de hoogte van het bed, vrijheidsbeperkende maatregelen zoals riemen en banden, een slechte stoel, de afwezigheid van zorgverleners die hulp kunnen bieden, voorzorgsmaatregelen tegen het vallen die genomen zijn door medisch personeel, geen opdrachten voor mobilisatie in het patiëntendossier, sociale isolatie en obstakels (bijvoorbeeld stoelen of drempels). Cognitieve stoornissen, aandoeningen van het centrale zenuwstelsel (zoals cerebrovasculaire accidenten, de ziekte van Parkinson en multipele sclerose), perifere neuropathieën die het gevolg zijn van diabetes en pijn bij beweging kunnen ook de mobiliteit in hoge mate inperken. Affectstoornissen, zoals depressie, angst of bang zijn om te vallen, kunnen ook ongewenste immobilisatie veroorzaken. Bovendien kunnen zintuiglijke veranderingen, langzaam verlopende terminale ziekten, acuut optreden van aandoeningen, zoals longontsteking, of een gevoel dat men 'te ziek is om op te staan' de mobiliteit aantasten.

Het deconditioneringsproces – de afname van de lichamelijke conditie – veroorzaakt kleinere en grotere veranderingen in diverse orgaansystemen, zoals het zenuwstelsel, het cardiovasculaire systeem en het bewegingsapparaat. Deconditionering kan waarschijnlijk het best beschreven worden als de veranderingen in de fysiologie van de orgaansystemen die veroorzaakt worden door inactiviteit en ongedaan gemaakt kunnen worden door activiteit (dat wil zeggen: lichaamsbeweging).[27] De mate van deconditionering hangt af van de mate van inactiviteit en de vroegere fysieke conditie. De term 'hypokinesie' wordt gebruikt om de fysiologie van inactiviteit te beschrijven.[28] Deconditionering kan plaatsvinden bij diverse graden van inactiviteit. Voor het gemak en de duidelijkheid zullen hier twee belangrijke categorieën van inactiviteit of hypokinesie besproken worden: de acute hypokinetische effecten van bedrust en de chronische inactiviteit die het gevolg is van een zittend leven of een chronische ziekte.

Door het verouderingsproces te beschouwen vanuit het perspectief van de negatieve effecten van bedrust of hypokinesie als een mogelijk bijverschijnsel van deconditionering kan inzicht verkregen worden in het mogelijke gebruik van lichaamsbeweging als één van de voornaamste revalidatiemiddelen. 'Rust roest' ('use it or lose it') is een idee dat zeer grote consequenties heeft voor het denken in de geriatrische revalidatie. Tot voor kort werd lichaamsbeweging niet gezien als een belangrijke gezondheidsfactor. Tot de jaren '50 was de levenstempotheorie in zwang. Volgens deze theorie raakte het lichaam sneller uitgeput en werd het leven verkort door het energieverbruik dat optreedt bij lichaamsbeweging.[29] Onderzoek in de laatste tien jaar heeft echter aangetoond dat regelmatige lichaamsbeweging het leven niet verkort en zelfs kan verlengen.[30] Lichaamsbeweging wordt in toenemende mate gezien als bevorderlijk voor zowel de primaire als de secundaire preventie van ziekten.[31]

Er zijn diverse problemen die overwonnen moeten worden voor men inzicht kan krijgen in de interactie tussen inactiviteit en gezondheid bij ouderen. Ten eerste leidt het verouderingsproces zelf tot een aantal veranderingen die veel lijken op de consequenties van hypokinesie of inactiviteit. Diverse onderzoekingen hebben echter sterke aanwijzingen opgeleverd dat het verouderingsproces onderscheiden kan worden van de gevolgen van een zittend leven.[32-35] Gebleken is dat ouderen hun souplesse, spierkracht en aëroob vermogen in dezelfde mate kunnen verbeteren als jongere mensen. Het tweede probleem bij het bestuderen van inactiviteit is het scheiden van de gevolgen van inactiviteit van de gevolgen van ziekte.[36] Het is duidelijk dat sommige effecten van het ouder worden direct verband houden met inactiviteit. Veel ouderen die een slechte conditie hebben, lijden daarnaast wellicht ook aan een acute of chronische ziekte. Onderzoek bij jongere individuen heeft kennis opgeleverd over een aantal van de gevolgen die optreden wanneer inactiviteit de enige variabele is (dat wil zeggen: het effect van bedrust op fysiologische veranderingen en functionele prestaties).

Weer een ander probleem is het begrijpen van het verband tussen fysiologische achteruitgang en functieverlies. Is het feit dat een 85-jarige niet in staat is de trap op te lopen primair het gevolg van cardiovasculaire deconditionering of van spierzwakte, is een verstoorde balans het gevolg van de achteruitgang van de zintuigen of van een zittend leven? Is dit misschien het eerste stadium van een ziekte? Is dit een normaal ouderdomsverschijnsel? Een belangrijk concept in de geriatrische revalidatie is dat er mogelijk drempelwaarden bestaan voor het fysiologisch functioneren.[37] Een oudere die deze drempelwaarden niet haalt, kan plotseling een essentiële functie kwijtraken. Een beter begrip van de gevolgen van inactiviteit is zeer belangrijk om goed in te kunnen spelen op de revalidatiebehoeften van ouderen.

Het effect van inactiviteit op het zenuwstelsel is niet zo intensief bestudeerd als de effecten ervan op andere orgaansystemen. Wellicht heeft dit te maken met de complexiteit van het zenuwstelsel en het gebrek aan goede onderzoeksinstrumenten. Bij jongere individuen zijn de veranderingen in het zenuwstelsel als gevolg van inactiviteit minimaal. Bij ouderen – vooral bij degenen die daarnaast lijden aan acute of chronische ziekten – kunnen de gevolgen echter zeer ernstig zijn.[38]

Bedrust is wel vergeleken met sensorische deprivatie. In hun onderzoek naar langdurige immobilisatie (dat wil zeggen: immobilisatie overdag en bedrust 's nachts) hebben Zubek en Wilgosh[39] aangetoond dat bij wakende proefpersonen de frequenties op het EEG van de occipitale hersenkwab aanzienlijk zwakker werden. Behalve de lichamelijke veranderingen bleken de prestaties op verscheidene psychologische tests (onder andere taalbeheersing, onderscheiden van kleuren en het in gedachten omkeren van figuren) ook af te nemen. Lichaamsbeweging voorkwam enkele van deze effecten.[40]

In een ander onderzoek naar sensorische deprivatie moesten jonge proefpersonen het bed houden en werden ze op gezette tijden gestimuleerd door het afspelen van bandjes met onsamenhangende gesprekken.[41] Binnen drie uur raakte hun tijdsbesef in de war en sommige proefpersonen rapporteerden ervaringen die leken op hallucinaties. De sociale isolatie had ook een grote invloed. De proefpersonen voelden zich slecht op hun gemak en klaagden vaak over gevoelens van eenzaamheid en het verlangen om op enigerlei wijze door de proefleider opgemerkt te worden. Jongere proefpersonen ondergaan ook andere emoties tijdens langdurige perioden van bedrust, zoals angst, irritatie en depressieve buien.[42] Deze intense gevoelens traden op bij gezonde jonge mensen tijdens drie uur bedrust. De reacties waren heviger bij proefpersonen die geen lichaamsbeweging mochten hebben dan bij degenen die drie keer per dag oefeningen mochten doen.[43]

Het blijkt dat bedrust ook het EEG-patroon van de slaap beïnvloedt. Proefpersonen die bedrust ondergaan, blijken langere perioden door te brengen in de diepe fasen van de slaap, de fasen 3 en 4. Dit was nog sterker bij individuen die zelfs geen lichte oefeningen mochten doen in ruglig. Ook de duur van de paradoxale slaapperioden (REM-slaap) nam toe bij proefpersonen die bedrust ondergingen. Bovendien was er een aanzienlijke toename van de mentale lethargie tijdens de perioden waarin men wakker was. Fase-3-slaap trad sneller op bij proefpersonen met een goede conditie en deze fasen met trage hersengolven duurden bij hen langer dan bij proefpersonen met een slechte conditie.[44] Deze resultaten hebben belangrijke klinische implicaties voor ouderen, vooral voor degenen die lijden aan bewegingsarmoede. Te weinig diepe slaap kan leiden tot vermoeidheid, depressie en een gebrek aan motivatie. Al deze gevolgen van bedrust kunnen grote invloed hebben op het niveau waarop een oudere functioneert en op de mogelijkheden voor revalidatie.

Ook de thermoregulatie verandert door bedrust.[45] Zowel de orale als de huidtemperatuur wordt lager. Dit kan grote klinische gevolgen hebben voor ouderen bij wie de warmteregeling reeds minder goed functioneert.

Door bedrust ontstaan diverse neurologische veranderingen die de motoriek beïnvloeden. Het evenwichtsgevoel is duidelijk verminderd na twee tot drie weken bedrust.[46] Spierversterkende oefeningen tijdens de bedlegerige periode konden deze afname niet verhinderen, maar binnen drie tot vijf dagen na het stoppen van de bedrust was de normale toestand weer hersteld. Het onderzoek behelsde een beoordeling van de balans waarbij de patiënten de ogen zowel open als dicht hadden. Het gebruik van visuele prikkels verhoogde de snelheid waarmee de vaardigheid werd herleerd en zorgde voor betere testscores.

Door bedrust wordt ook de coördinatie beïnvloed.[47] Om de coördinatie te testen, moesten de proefpersonen patronen natrekken. Bij deze test waren de uitvoeringen tien procent minder nauwkeurig na drie weken bedrust en ze keerden binnen vier dagen na het hervatten van de normale activiteiten terug naar hun uitgangswaarden.

Elk van deze veranderingen heeft belangrijke klinische implicaties voor ouderen die acuut of chronisch het bed moeten houden of te maken krijgen met een sterke afname van hun activiteiten. Het is niet eenvoudig de neuropsychologische consequenties van chronische inactiviteit, bijvoorbeeld als gevolg van een zittend leven, te onderkennen. Uit onderzoek van Shepard[35] blijkt dat mensen zich beter voelen wanneer ze in redelijke mate aan lichaamsbeweging doen. Hierdoor verloopt zowel hun intellectuele als hun psychomotorische ontwikkeling beter. Bij het mechanisme dat hieraan ten grondslag ligt, zouden een verhoogde arousal, een groter zelfvertrouwen en een positiever lichaamsbeeld en de vermindering van gevoelens van angst, stress en depressie een rol kunnen spelen.

Chronische inactiviteit heeft ook negatieve gevolgen voor de balans. Het is bekend dat het posturale schommelen in stand toeneemt op latere leeftijd, en inactiviteit zou dit verschijnsel kunnen verergeren. Uit onderzoek blijkt dat de balans beter is bij actieve dan bij niet-actieve oudere vrouwen.[48] De resultaten waren hetzelfde voor diverse typen activiteiten (golf spelen, lopen, oefeningen binnen de bestaande bewegingsuitslagen). Onderzoek van Emes[49] toonde aan dat proefpersonen beter op één been konden staan na een oefenprogramma van twaalf weken.

Een zittend leven is ook in verband gebracht met een langere reactietijd.[33,48] Een vergelijking tussen jongere en oudere proefpersonen liet zien dat de tijd voordat gereageerd en bewogen wordt met acht procent toeneemt wanneer leeftijd de enige factor is die in aanmerking genomen wordt. De toename was 22 procent bij inactieve ouderen en jongeren. Spirduso[50] stelt dat 'lichaamsbeweging de cyclus waarbij inactiviteit het hersenmetabolisme versnelt en de doorbloeding afneemt en neuronen verloren gaan, kan voorkomen'.

De bovengenoemde gevolgen van inactiviteit voor het zenuwstelsel zijn van groot belang voor de geriatrische revalidatie. Acute bedrust veroorzaakt een aantal cognitieve veranderingen, waaronder een verstoring van het tijdsbesef en minder goede scores op een aantal tests van intellectuele vaardigheden. Veranderingen in de gemoedstoestand treden ook op. Een verminderd welbevinden kan één van de effecten van chronische inactiviteit op het cognitief en emotioneel functioneren zijn. Het evenwichtsgevoel wordt aangetast door zowel acute als chronische inactiviteit; langere reactietijden houden verband met chronische inactiviteit. Het besef dat de gevolgen van inactiviteit de normale leeftijdsafhankelijke veranderingen kunnen versterken, moet het revalidatieteam attent maken op het belang van het behoud van activiteit en het optimaal functioneren van de oudere persoon.

De gevolgen van inactiviteit versus activiteit zijn het meest intensief bestudeerd voor het hart en vaatstelsel. Ouderen met een goede lichamelijke conditie ondergaan submaximaaltests zonder dat hun hartslag of bloeddruk veel stijgt. Bij individuen met een slechte conditie daarentegen stijgen deze waarden aanzienlijk als ze een minimale tot gematigde inspanning moeten leveren. Een maximale inspanning zorgt voor een vergelijkbare stijging van hartslag en bloeddruk bij individuen met een goede of een slechte conditie, maar het herstel (dat wil zeggen: de terugkeer naar de uitgangswaarden) gaat langzamer als men een slechte conditie heeft.

Na minder dan een week bedrust vindt men een aanzienlijke stijging van de hartslag in rust.[35,51,52] Dat wil zeggen dat het hart harder werkt ondanks het feit dat het lichaam zich in rust bevindt. De eerste onderzoeken naar de gevolgen van bedrust op de cardiovasculaire functie lieten zien dat na drie weken bedrust de ochtendhartslag niet minder dan 21 procent sneller was en de avondhartslag zelfs 33 procent. Dat is een gemiddelde stijging van de hartslag in rust met ongeveer één slag per twee dagen bedrust.[47] Een ander onderzoek gaf een toename met ongeveer vier slagen te zien gedurende een periode van een week, waarbij de stijging van de hartslag in rust minder snel verliep.[52] Uit beide onderzoeken bleek dat zes weken submaximaaltraining nodig was om de hartslag in rust te laten terugkeren naar het uitgangsniveau.

Het totale bloedvolume neemt af na een aantal weken bedrust.[53] Dit blijkt uit onderzoek onder astronauten, een beroepsgroep waarvan men mag aannemen dat deze gezond is. De afname van de hoeveelheid plasma is groter dan de afname van het aantal rode cellen. Een dergelijke verandering heeft mogelijk belangrijke gevolgen voor ouderen. Het lijkt zeer waarschijnlijk dat er een verband bestaat tussen de afname van het totale bloedvolume en orthostatische hypotensie bij ouderen. Er is echter nog geen onderzoek geweest naar dit verband onder de oudere populatie.

Jonge proefpersonen die niet actief zijn, krijgen binnen één week last van orthostatische hypotensie. Dit effect van deconditionering op het hart en vaatstelsel treedt, evenals andere effecten, zelfs op bij het rusten in een stoel.[54] Deze orthostasis verdwijnt zeer langzaam, zelfs wanneer tijdens de herstelperiode maximale trainingsarbeid geleverd moet worden.

Naast de achteruitgang van het hart en vaatstelsel in rust, blijkt ook dat activiteit die het rustniveau te boven gaat inspannender wordt. Bij submaximale inspanning is een toename van de hartslag met tien of twintig slagen bij individuen met een slechte conditie heel normaal. Bovendien wordt het slagvolume kleiner, waardoor de toevoer van bloed naar de werkzame spieren minder efficiënt is.[31,35] De langere herstelperiode wijst ook op een toename van de belasting van hart en stofwisseling. Bij mensen met een goede conditie keert de hartslag binnen twee minuten terug naar het uitgangsniveau, en de systolische bloeddruk is binnen vier minuten terug op de normale waarde in rust. Bij een gezond individu dat zes weken bedrust heeft ondergaan, duurt het drie tot zes minuten voor de hartslag weer normaal is na het leveren van een inspanning en vijf tot zeven minuten voordat de systolische bloeddruk terugkeert naar het uitgangsniveau.[31]

Het normale verouderingsproces gaat gepaard met een daling van de zuurstofopname met één procent per jaar na het dertigste levensjaar;[31,35] uit onderzoek blijkt echter dat de zuurstofopname beter wordt als men aan lichaamsbeweging doet. De zuurstofopname gaat minder sterk achteruit bij rusten in een stoel dan bij bedrust. Uit één van de weinige onderzoeken onder oudere mannen bleek dat de maximale zuurstofopname verminderde met vijftien procent na tien dagen bedrust.[55] De zuurstofopname bij submaximale activiteit verminderde met ongeveer tien procent na bedrust, ondanks de snellere hartslag. De zuurstofopname keert binnen een maand terug naar de uitgangswaarde wanneer de normale dagelijkse activiteiten hervat worden. Interessant genoeg bleek er geen verschil te bestaan in de mate van herstel tussen degenen die deelnamen aan een aëroob oefenprogramma en degenen die gewoon hun normale leven weer oppakten.

Het hart en vaatstelsel ondergaat aanzienlijke veranderingen als gevolg van bedrust. Deze veranderingen blijken uit een toename van de hartslag in rust, zelfs zonder dat er iets gedaan wordt. Stilstaan op de plaats kan al gepaard gaan met orthostasis. Zelfs geringe activiteit vormt een belasting voor het hart en zorgt voor een snellere hartslag en een kleiner slagvolume. Deze factoren dragen bij aan een algehele afname van de maximale zuurstofopname, wat op zijn beurt leidt tot een slechtere lichamelijke conditie, een verminderd uithoudingsvermogen en functieverval.

De gevolgen van chronische inactiviteit voor hart en bloedvaten zijn vergelijkbaar met de gevolgen van acute bedrust. De hartslag in rust is sneller. Bij submaximale activiteit is de hartslag sneller en de bloeddruk hoger dan bij individuen met een goede conditie die dezelfde inspanning leveren. De maximale zuurstofopname is lager dan bij individuen die geregeld aërobe oefeningen doen. De goed gedocumenteerde afname van de maximale zuurstofopname bij het stijgen van de leeftijd is vijftig procent kleiner bij individuen die lichamelijk actief zijn dan bij inactieve individuen, die er bovendien langer over doen om te herstellen. Het grootste verschil tussen de gevolgen van acute en chronische inactiviteit op het hart en vaatstelsel zijn de cumulatieve effecten van langdurige inactiviteit. Dit betekent dat hoe langer iemand inactief is, hoe groter de veranderingen in hart en bloedvaten en hoe langer het duurt voordat het lichaam terugkeert naar de gezonde toestand die bestond voordat de deconditionering plaatsvond.

De skeletspieren vormen samen het grootste orgaansysteem van het lichaam in termen van massa, en de fysiologische capaciteit ervan hangt nauw samen met het activiteitsniveau. Veranderingen in skeletspieren als gevolg van het ouder worden en van inactiviteit lijken op de veranderingen die optreden bij denervatie. De klassieke 'cross-innervation'-experimenten van Buller et al.[56] toonden het belang van de trofische invloed op de functie van skeletspieren aan en lieten zien dat het metabolische en fysiologische profiel van een spiervezel (dat wil zeggen: het vezeltype) voornamelijk bepaald wordt door het type neurale innervatie van de vezel en trofische factoren. Volwassen skeletspieren zijn samengesteld uit drie verschillende vezeltypen: type IIA (snelle contractie, aërobe vezel), type IIB (snelle contractie, anaërobe vezel) en type I (langzame contractie, aërobe vezel). Dit heterogene vezelpatroon verdwijnt als men ouder wordt; de vezels worden homogener wat hun fysiologische en metabolische profiel betreft.

Op hoge leeftijd neemt de spiermassa af, waarbij de proximale spieren van de onderste extremiteiten het meest getroffen worden. Deze afname van de spiermassa is het gevolg van een afname van zowel het aantal als de doorsnede van de vezels. Het aantal motorische zenuwvezels blijkt niet af te nemen, maar de motoreenheden worden wel kleiner als gevolg van het verlies van spiervezels. De afname van het aantal vezels zou voornamelijk voor rekening komen van de rode aërobe vezels. Echter, de conclusies van de meeste onderzoeken op het gebied van de enzymhuishouding en de fysiologische eigenschappen wijzen in de richting van een grotere afname van de snelle type-II-vezels. Het aantal vezels van zowel type IIA als type IIB neemt af, in zodanige mate dat de verhouding tussen de aantallen van beide typen ongewijzigd blijft. Als gevolg van dit selectieve verlies van type-II-vezels, neemt het percentage type-I-vezels toe van ongeveer veertig procent bij individuen tussen twintig en dertig jaar tot 55 procent bij individuen tussen zestig en 65 jaar.[31,35]

Zowel het ouder worden als inactiviteit veroorzaakt dus een verlies aan vetvrije spiermassa. Deze veranderingen worden ook gezien bij jongere proefpersonen die het bed moeten houden en bij astronauten in een gewichtloze omgeving.[42,43]

Lichaamsbeweging heeft een gunstige invloed op de samenstelling van het lichaam. Bedrust zorgt voor inactiviteit in spiergroepen op een manier die niet voor elke groep gelijk is. Functioneel gezien hebben de nekextensoren en de beenspieren die de zwaartekracht moeten overwinnen dan het minst te doen. De arm-, rug- en buikspieren worden waarschijnlijk vaker gebruikt, bijvoorbeeld tijdens het verliggen en de zorgactiviteiten die plaatsvinden. Bij jonge mannen die enkele weken het bed moesten houden, vonden geen merkbare veranderingen plaats in de grijpkracht en de spierkracht van de buik- en rugspieren.[31] De spierkracht van de schouderspieren en de armflexoren nam af met zes procent. De spierkracht van m. tibialis anterior nam af met dertien procent en de m. gastrocnemius en m. soleus verloren twintig procent van hun kracht. Muller rapporteerde een verlies van ongeveer 1,5 procent per dag gedurende twee weken bedrust.[57]

De meeste onderzoeken naar de effecten van bedrust op skeletspieren zijn gedaan bij jongere proefpersonen, wat betekent dat het krachtverlies bij ouderen tijdens bedrust niet intensief bestudeerd is. Het is echter waarschijnlijk dat inactiviteit in combinatie met de reeds genoemde normale gevolgen van het verouderingsproces een aanzienlijk functieverval veroorzaakt. Het krachtsverlies dat gepaard gaat met het ouder worden is waarschijnlijk voor een deel toe te schrijven aan inactiviteit. Het is gebleken dat oefenprogramma's de spierkracht in alle leeftijdscategorieën verbeteren.[35]

Het skelet steunt, beschermt en vormt het lichaam. Bovendien hebben de botten ook metabolische functies: het produceren van bloedcellen, het opslaan van calcium en het mede regelen van het zuur-base-evenwicht.

De verhouding tussen aanmaak en afbraak van bot blijft tot rond het 35ste levensjaar in evenwicht. Daarna wordt er meer afgebroken dan aangemaakt, waardoor de botmassa tussen het zeventigste en negentigste levensjaar met twintig procent is gereduceerd bij mannen en met dertig procent bij vrouwen. Lichaamsbeweging verbetert de botmineralisatie; bedrust of een gebrek aan gewichtdragende activiteiten resulteert in botverlies. Astronauten verloren vier gram calcium tijdens een simulatie van een ruimtevlucht van 84 dagen.[42,43]

De verandering die het vaakst optreedt in botten als gevolg van het ouder worden, is het verlies aan massa en dichtheid door de afname van de hoeveelheid calcium. Dit verlies leidt uiteindelijk tot de aandoening osteoporose. De dichtheid van het bot wordt van binnenuit kleiner door een proces genaamd reabsorptie. Naarmate het bot ouder wordt, gaat het evenwicht tussen de werking van de osteoblasten (botaanmaak) en van de osteoclasten (botafbraak) verloren: de invloed van de osteoclasten is sterker. Bij het ouder worden neemt de hoeveelheid vitamine D_3, de actieve metaboliet van vitamine D, in de bloedsomloop af.[58] Hierdoor wordt minder calcium geabsorbeerd vanuit de darmen en moet dus meer calcium geabsorbeerd worden uit de botten om tegemoet te komen aan de calciumbehoefte van het lichaam. Bij vrouwen na de menopauze heeft de verlaagde oestrogeenspiegel invloed op de hoeveelheden parathormoon en calcitonine, waardoor de reabsorptie van bot versneld wordt en de botmassa afneemt. Factoren als immobiliteit, een verlaagde oestrogeenspiegel, steroïdetoediening en hyperthyroïdie blijken de botafbraak zodanig te kunnen versnellen dat van een pathologische toestand gesproken kan worden. Het meest voorkomende gevolg zijn gemakkelijk optredende botbreuken.[59,60]

De botmassa en de sterkte van de botten nemen af bij het ouder worden. Osteoporose is een veelvoorkomende aandoening van het botmateriaal bij ouderen. Dit botverlies wordt gekenmerkt door een afnemende mineralisatie van het bot, een vergrote mergholte, een normale mineraalsamenstelling en een normale biochemische samenstelling in het plasma en de urine. De mate van botverlies is ongeveer één procent per jaar en begint bij vrouwen tussen het dertigste en 35ste levensjaar en bij mannen tussen de vijftig en 55 jaar. Bij oudere individuen zijn gebieden met weinig levenskrachtig weefsel gevonden, met tussenruimten tussen de osteocyten en amorfe mineraalafzettingen in de kanalen van Havers, wat wijst op een verandering in de verhouding tussen botmassa en botmineraal. In deze gebieden blijkt micropetrositis op te treden; ze komen in toenemende mate voor in het skelet naarmate men ouder wordt. Hieruit blijkt duidelijk dat de mineralisatiegraad van het bot kwalitatieve veranderingen ondergaat tijdens het ouder worden.

Kwantitatief gezien is de botmassa van osteoporotisch bot kleiner, waardoor het bot minder sterk wordt. Er zijn echter aanwijzingen dat bij ouderen ook veranderingen optreden in de samenstelling en de structuur van de botten. Evans[61] toonde aan dat de treksterkte van humaan bot gerelateerd is aan het aantal en de afmetingen van de osteons. Het is gebleken dat ouder bot kleinere osteons en botbalkjes bevat en meer cementlijnen heeft dan jonger bot. Dit zou voor een deel de geringere sterkte van oudere botspecimens kunnen verklaren. Het resterende verschil in sterkte is het gevolg van de driedimensionale structuur van het bot waarbij de verdeling van het botmateriaal als gevolg van de belasting die het bot ondergaat vanuit de omgeving een rol speelt. Volgens de wet van Wolff wordt botmateriaal gedeponeerd in de richting van de belasting die opgevangen moet worden. Bij afwezigheid van belasting (bijvoorbeeld door bedrust of inactiviteit) wordt de samenstelling van het bot diffuus in plaats van uniform en verliest het zijn treksterkte.

Rode bloedcellen worden gedurende het gehele leven vervangen door nieuwe exemplaren nadat ze ongeveer 120 dagen geleefd hebben. Bij het ouder worden treden echter wel morfologische veranderingen op. De rode bloedcellen worden bijvoorbeeld enigszins kleiner en ook kwetsbaarder. Het totale bloedvolume blijft echter op peil tot ongeveer het tachtigste levensjaar. Indien men gezond blijft, vertonen de witte bloedlichaampjes weinig veranderingen en blijft het aantal bloedplaatjes ongeveer gelijk. Met het ouder worden gaat wel de functionele reservecapaciteit verloren die het mogelijk maakt de productie van rode bloedcellen snel op te voeren wanneer dit nodig is.[61] Dit functieverval treedt nog sterker op bij inactiviteit.

In het pulmonale systeem hebben de leeftijdsafhankelijke veranderingen en de veranderingen die te maken hebben met inactiviteit gevolgen voor de mechanische eigenschappen, de luchtstroom, het longvolume, de gasuitwisseling en de longafweer. De compliance van de borstwand en de longelasticiteit zijn twee mechanische eigenschappen die veranderen op latere leeftijd. De toegenomen calcificatie van de ribben, de afname van de spierkracht van de intercostale spieren en veranderingen in de kromming van de wervelkolom (die het gevolg zijn van het inzakken van de thoracale wervels door osteoporose) resulteren in een kleinere compliance en een toename van de ademarbeid.

Bij een normaal longvolume wordt de weerstand van de luchtwegen niet groter, maar het normale verouderingsproces zorgt wel voor een vermindering van het maximale ademvolume, de inspiratoire capaciteit en de één-seconde-waarde (opzichzelfstaand en in verhouding tot de vitale capaciteit). Hoewel het ademteugvolume tijdens het gehele leven min of meer constant blijft, neemt de vitale capaciteit af terwijl het restvolume toeneemt. Bedrust heeft een relatief gering effect op de longfunctie bij gezonde proefpersonen,[52] maar chronische inactiviteit kan leiden tot een geringe, reversibele afname van de vitale capaciteit, terwijl training leidt tot een efficiëntere longfunctie.[34]

Longventilatie, diffusie en longcirculatie zijn de drie voornaamste componenten van het longsysteem die minder efficiënt worden op hogere leeftijd. De steunmembranen tussen de alveoli en de capillairen worden dikker, de totale longcapaciteit wordt kleiner, het restvolume wordt groter, de vitale capaciteit vermindert en de elasticiteit van de longen wordt kleiner. Het is moeilijk de pulmonale veranderingen die veroorzaakt worden door het ouder worden geheel te scheiden van de veranderingen die te maken hebben met emfyseem of chronische bronchitis. Roken en blootstelling aan stoffen ingeademd tijdens het werk en vanuit de omgeving kunnen gaandeweg chronische pulmonale veranderingen en longaandoeningen veroorzaken. Deze ziektebeelden lijken sterk op de toestand die het gevolg is van het verouderingsproces en komen ook vaker voor op hogere leeftijd.[62] Als gevolg van normale pulmonale veroudering treedt een verlies aan elastische weefsels op, wat leidt tot expiratoire collaps van de grotere luchtwegen, problematische expiratie en verwijding van de bronchioli.[63]

Ouder worden en inactiviteit veranderen ook de efficiëntie van de diffusie in het perifere vaatstelsel. In het pulmonale systeem komt de vermindering van de gasuitwisseling tot uiting in een verminderde kooldioxidediffusie, een lagere arteriële zuurstofspanning in rust en een verhoogde alveolair-arteriële zuurstofgradiënt. Het alveolaire oppervlak en het bloedvolume in de longcapillairen worden kleiner op hogere leeftijd. Als gevolg hiervan verschuift de zuurstofdissociatiekromme naar links en komt minder zuurstof beschikbaar voor de weefsels.

Het vermogen zuurstof te verschaffen aan weefsels die arbeid leveren, wordt kleiner als gevolg van inactiviteit. Het normale verouderingsproces heeft velerlei effecten op het cardiopulmonale systeem, maar bij afwezigheid van pathologieën zijn het hart en de longen in het algemeen in staat aan de behoeften van het lichaam te voldoen. De meest in het oog lopende verandering in de cardiovasculaire en cardiopulmonale functie die het gevolg is van bedrust is dat de reservecapaciteit kleiner wordt. Dit betekent dat wanneer het systeem op de proef gesteld wordt, de behoefte aan zuurstof en doorbloeding groter kan zijn dan de aanwezige reserve.

Stoornissen in de longafweer bij ouderen die het gevolg zijn van normale veranderingen ten gevolge van het ouder worden en een verminderde mobiliteit zijn van klinisch belang. Het aantal ciliën neemt af, en de overblijvende ciliën zijn zwakker. De 'mucuslift' en de wijze waarop de alveolaire macrofagen (de bacillendoders) ingeademde deeltjes verwijderen worden minder doeltreffend. Bij afwezigheid van fysiologische provocaties handhaaft het systeem een redelijk doelmatige afweer. Wanneer oudere individuen echter voortdurend blootgesteld worden aan deeltjesrijke lucht in combinatie met inactiviteit – wat de longefficiëntie wezenlijk vermindert – lopen ze het risico van een pulmonale dysfunctie.[59,64]

Zoals reeds eerder vermeld, is de herstelperiode die volgt op lichamelijke inspanning langer bij ouderen. Dit wordt onder andere veroorzaakt door een relatief grotere arbeidsbelasting, een groter aandeel van de anaërobe stofwisseling, een minder goede warmteafvoer en een slechtere lichamelijke conditie.

Extreme immobilisatie kan leiden tot een vermindering van de bewegingsmogelijkheid van gewrichten als gevolg van veranderingen in het bindweefsel. De mens heeft diverse typen bindweefsel (losmazig, adipeus, vezelig, enzovoort), maar het is het losmazige bindweefsel dat de organen bij elkaar houdt, de weefselvloeistoffen vasthoudt en de diffusie van moleculen tussen cellen mogelijk maakt. Losmazig bindweefsel vindt men onder de meeste epitheellagen en het vult de ruimten tussen de spieren (fascia). Het meest voorkomende type cel in losmazig bindweefsel is de fibroblast. Fibroblasten produceren proteïnen in vezelvorm genaamd collageen en elastine.[65]

Bij jonge mensen zijn de collageenvezels sterk en flexibel, en lopen ze in kruisende bundels die een structuur vormen. Als het individu ouder wordt, verlopen de bundels in toenemende mate kruislings en vormen ze onderling verbindingen (cross-links), waardoor de extracellulaire matrix een grotere dichtheid krijgt. De collageenstructuur wordt stijver naarmate de dichtheid toeneemt. Deze hogere dichtheid belemmert het moleculaire transport van voedings- en afvalstoffen op celniveau.[66]

Structureel gezien vertonen elastinevezels ook meer cross-links naarmate het individu ouder wordt. Het watergehalte en de elasticiteit nemen af. De elastinevezels worden stijver, kunnen gaan rafelen en worden in sommige gevallen geheel vervangen door collageen.[59]

De klinische betekenis van deze toegenomen cross-linking ligt in de eruit voortvloeiende collageencontracturen. De verbindingen tussen aangrenzende collageenstrengen kunnen leiden tot verkorting en vervorming van de collageenvezels. Deze verkorting kan contracturen tot gevolg hebben en zo leiden tot een progressieve beperking van de weefselmobiliteit.[67] Collageenvezelcontracturen zijn taai en niet elastisch, en hun verbindingen kunnen niet verbroken worden door mechanische rekkrachten.

Klinisch gezien is fibrineuze adhesievorming een zeer belangrijke factor bij het werken met ouderen. Fibrinogeen, een in het plasma oplosbaar eiwit, is normaal aanwezig binnen de capillairen. Wanneer deze stof de capillairwand passeert naar de omringende vezels, wordt hij omgezet in strengen onoplosbaar fibrine.[68] Fibrinestrengen kunnen verkleven met weefselstructuren en de bewegingen ervan belemmeren. Gewoonlijk wordt fibrine als afval verwijderd, maar op hogere leeftijd neemt de exsudatie van fibrinogeen in de omringende weefsels toe[69] en bij afgenomen activiteit is het mogelijk dat een deel van het fibrine niet afgebroken wordt. Dit leidt tot een opeenhoping van fibrine met als gevolg bewegingsbeperkingen en wellicht adhesies.

Fibrinogeen kan zich ook ophopen na letsel (als gevolg van trauma of een operatie) op de plaats van de weefselbeschadiging. Wanneer de lichamelijke activiteit gering is, kunnen deze strengen zich stabiliseren en een adhesie vormen.[70] De verminderde beweeglijkheid kan tot op zekere hoogte tenietgedaan worden door lichaamsbeweging,[35] maar de effectiefste manier om de mobiliteit op peil te houden, is een vroege interventie met behulp van oefeningen die in bed gedaan worden. Wat niet verloren gaat, hoeft niet teruggewonnen te worden. Volgens dit principe is het binnen de geriatrische revalidatie uiterst belangrijk contracturen te voorkomen, en de enige manier om dat te bereiken, is de activiteit van de oudere patiënt op peil te houden (zelfs wanneer bedrust is voorgeschreven).

Andere soorten bindweefsel die veranderingen ondergaan als gevolg van het ouder worden en inactiviteit zijn hyalien kraakbeen, elastisch kraakbeen en vezelig kraakbeen. Hyalien kraakbeen wordt gevonden in de neus, de kraakbeenringen van de luchtwegen en in de gewrichten. Elastisch kraakbeen vindt men in delen van de larynx en in de oorschelp. Vezelig kraakbeen wordt gevonden in de tussenwervelschijven, tussen de botten van de bekkengordel en in de oppervlakken van het kraakbeen van de meeste gewrichten.[71] Op latere leeftijd droogt het kraakbeen uit, wordt het minder veerkrachtig en wordt het dunner in gewichtdragende gebieden.

Kraakbeen wordt gevormd wanneer de cellen ervan blootgesteld worden aan compressiekrachten (belasting) in een omgeving met een lage zuurstofconcentratie. Kraakbeen is een uniek bindweefsel in die zin dat het geen directe bloedtoevoer kent. De bloedstroom in aangrenzende botten en de synoviale vloeistof zorgen voor de toevoer van voedingsstoffen naar het kraakbeen. Een sterke osmotische kracht trekt water met de daarin opgeloste gassen, anorganische zouten en organisch materiaal naar de matrix, waardoor de benodigde materialen voor een normale stofwisseling beschikbaar komen. De concentratie van glycoproteïnen in de kraakbeenmatrix bepaalt de hoeveelheid vloeistof die naar het kraakbeen stroomt. Een normaal verouderingsproces gaat gepaard met een verminderde productie van glycoproteïnen,[72] waardoor de osmotische aantrekkingskracht kleiner wordt en het kraakbeen minder goed in staat is vloeistoffen aan te trekken en vast te houden.

Voedingsstoffen kunnen de kraakbeenmatrix alleen binnenkomen wanneer er geen compressiekrachten optreden.[35] In een toestand waarin belasting of compressie optreedt, worden vloeistof en voedingsstoffen uit de matrix geperst. Om een regelmatig transport van stoffen van en naar het kraakbeen te verkrijgen, is het noodzakelijk dat de compressiekrachten afwisselend optreden en afwezig zijn. Metabolieten blijven aanwezig in de matrix wanneer compressie niet optreedt en deze aanwezigheid vermindert het zuurstofgehalte, waardoor de secretie van glycoproteïnen afneemt.[35] Als er geen activiteit plaatsvindt, komt het gewricht terecht in een vicieuze cirkel die leidt tot de afbraak ervan.

De gewrichtsvlakken van synoviale gewrichten zijn bekleed met hyalien kraakbeen. De smering van het grensvlak van het hyaliene kraakbeen wordt verzorgd door de secretie van hyaluronzuur. Hyaluronzuurmoleculen vormen een viskeuze laag die het hyaliene kraakbeen bedekt. Compressie stimuleert de productie van hyaluronzuur, waardoor het gewricht voortdurend gesmeerd wordt tijdens bewegingen.[73] De secretie van hyaluronzuur neemt af bij het ouder worden, waardoor de doelmatigheid van de smering van het gewricht afneemt indien belasting door activiteit niet plaatsvindt.[74] Degeneratieve veranderingen van het kraakbeen zijn niet omkeerbaar. De revalidatie moet gericht zijn op het regelmatig (maar niet overmatig) afwisselen van compressie en de afwezigheid van compressie in het ouder wordende gewricht. Normaal belast oefenen wordt aangeraden om de gezondheid van het kraakbeen op peil te houden.

Het kraakbeen waarmee de gewrichten bekleed zijn wordt op latere leeftijd dunner en slechter van kwaliteit. Dit gebeurt vooral in de gewichtdragende gebieden. Omdat kraakbeen niet voorzien wordt van bloed en geen bezenuwing heeft, is de slijtage in het gewricht vaak ver gevorderd voordat symptomen als pijn, crepitaties en bewegingsbeperkingen optreden. Het afgenomen watergehalte, de verminderde elasticiteit en de toegenomen fibreuze afzettingen rond botuitsteeksels dragen bij aan een grotere stijfheid en een slechtere functie. Vergevorderde degeneratie van het kraakbeen van de gewrichten wordt gewoonlijk arthrosis deformans genoemd.[59,65,75]

Aangezien bepaalde soorten bindweefsel vrijwel overal in het lichaam voorkomen, zijn de gevolgen van ouder worden in combinatie met inactiviteit uitgebreid merkbaar. De grotere stijfheid van collageen- en elastinevezels betekent dat meer energie nodig is voor dezelfde mate van rekking. De huid wordt minder elastisch en krijgt meer rimpels. De longen verliezen iets van hun vroegere elasticiteit, aders worden harder en het hart kan minder uitzetten. Gewrichten worden stijver en het lagere watergehalte van de tussenwervelschijven maakt hen compacter en zorgt aldus voor een kleinere lichaamslengte. De celreparatie en het transport van voedings- en afvalstoffen van en naar de cellen worden minder efficiënt.[59] Het is gebleken dat al deze effecten van inactiviteit en ouderdom kunnen worden voorkomen door lichaamsbeweging.[35]

De leeftijdsgebonden veranderingen in de darm- en blaasfuncties zijn beschreven in hoofdstuk 3, en gebrek aan lichaamsbeweging of deconditionering als zodanig lijken deze functies niet rechtstreeks aan te tasten. Bij acute inactiviteit moet echter rekening gehouden worden met een grotere kans op obstipatie.[76] De gevolgen van chronische inactiviteit zijn minder duidelijk. Het is moeilijk de effecten die uitsluitend het gevolg zijn van inactiviteit te scheiden van voedings- en functionele problemen.

De gevolgen van bedrust voor de stofwisseling zijn onder andere een verhoogde uitscheiding van calcium. Dit proces begint binnen twee dagen na aanvang van de bedrust[42,43] – dit wijst wellicht op veranderingen in het skelet – en is het sterkst in de vierde week waarin de patiënt geïmmobiliseerd is.[51] De calciumverliezen stabiliseren zich in de vijfde week na het hervatten van de lichamelijke activiteit. Een negatieve stikstofbalans kan optreden vanaf de vijfde dag bedrust. Dit wijst op de afbraak van eiwitten, voornamelijk in de skeletspieren. Na het hervatten van de lichamelijke activiteit duurt het ongeveer vijf weken voor de normale waarde weer bereikt is. Een versneld verlies van calcium en stikstof veroorzaakt door bedrust heeft belangrijke consequenties, gezien het veelvuldig voorkomen van osteoporose en het verlies aan vetvrije spiermassa bij ouderen.

Uit deze bespreking van de diverse orgaansystemen blijkt duidelijk dat de beoordeling en de behandeling van hypokinesie essentiële onderdelen zijn van de totale zorg voor ouderen. Als er geen andere mogelijkheden zijn, kan passief bewegen of geleid-actief bewegen en het afwisselen van verschillende houdingen zelfs bij de meest geïmmobiliseerde patiënten nog mogelijkheden bieden om een deel van de gevolgen van immobilisatie tegen te gaan. Ouder worden en inactiviteit hebben beide een verlies aan vetvrije massa en een toename van het vetgehalte tot gevolg.[33,35] Sommige veranderingen waarmee het ouder worden gepaard gaat, houden direct verband met inactiviteit. Bij actieve ouderen zijn deze veranderingen minder ingrijpend, en oefenprogramma's voor ouderen die een zittend leven leiden, blijken deze leeftijdsgebonden veranderingen positief te beïnvloeden. Het blijkt dat lichaamsbeweging de fysiologische veranderingen als gevolg van inactiviteit teniet kan doen, met inbegrip van een terugkeer naar de cardiovasculaire en cardiopulmonale uitgangswaarden en een herstel van spierkracht en lenigheid.[31] Het volgende ezelsbruggetje, dat de gevolgen van bedrust opsomt, kan nuttig zijn om de algemene effecten van inactiviteit op het functioneren te onthouden:

B - Blaas- en darmincontinentie en -retentie;
E - Emotionele trauma's; elektrolytenhuishouding mogelijk verstoord;
D - Deconditionering van spieren en zenuwen; depressie; demineralisatie van botten; decubitus;
R - Restrictie van de beweeglijkheid van gewrichten en contracturen; rusteloosheid; renale functie verstoord;
U - Uitputting (verlies van energiereserves);
S - Sensorische deprivatie; slaapstoornissen;
T - Toestanden waarover men zich zorgen maakt.

Optimale gezondheid

Het laatste principe in de geriatrische revalidatie is het principe van de 'optimale gezondheid'. Volgens Benjamin Disraëli, de grote Engelse staatsman uit de negentiende eeuw, is 'de gezondheid van de bevolking de basis waarop zowel het geluk van het volk als de macht van de staat berust'. De Wereldgezondheidsorganisatie (WHO) heeft gezondheid gedefinieerd als een toestand van volledig lichamelijk, geestelijk en sociaal welbevinden en niet slechts als de afwezigheid van ziekten of gebreken.[77] Een volmaakte gezondheid heeft te maken met de afwezigheid van ziekten, stoornissen en beperkingen. Lichamelijke gezondheid is zeker een bereikbaar doel. Geestelijk en sociaal welbevinden houden nauw met elkaar verband en zijn wellicht minder gemakkelijk te bereiken in dit tijdsgewricht. Geestelijke gezondheid zoals gedefinieerd door de WHO omvat zowel intacte cognitieve en intellectuele vermogens als emotioneel welbevinden. De sociale componenten van gezondheid omvatten de leefsituatie, de sociale rollen (dat wil zeggen: moeder, dochter, het beroep) en de economische status.

Uit hoofdstuk 3 is gebleken dat ouderdom een aantal cumulatieve biologische, fysiologische en anatomische gevolgen heeft die uiteindelijk kunnen leiden tot klinische symptomen. Uit het onderhavige hoofdstuk blijkt dat een aantal van deze veranderingen te maken heeft met inactiviteit en niet het gevolg is van voortschrijdende verouderingseffecten. Op basis van deze gegevens moet een preventieve aanpak van de lichamelijke gezondheid een belangrijke plaats innemen binnen de zorg voor ouderen.

De preventie van stoornissen en invaliditeit is een sleutelprincipe binnen de geriatrische revalidatie. Het is redelijk te veronderstellen dat de gezondheid van mensen ouder dan ongeveer vijftig jaar niet optimaal is. Het doel waarnaar men zou moeten streven bij ouderen is dus het voorkomen van de complicaties die kunnen voortkomen uit een minder dan optimale gezondheid. In het licht van deze minder dan optimale gezondheidstoestand is het doel van de geriatrische revalidatie dan het streven naar relatieve optimale gezondheid (dat wil zeggen: de maximaal haalbare functionele en lichamelijke mogelijkheden van ouderen op grond van hun momentane gezondheidstoestand).

Om het belang te illustreren van het bevorderen van de relatieve optimale gezondheid wat het bewegingsapparaat, de zintuigen of het cardiopulmonale systeem betreft, gebruiken we een voorbeeld van een oudere vrouw met een heupfractuur.

De patiënt kan reeds een minder dan optimale gezondheid hebben en bijvoorbeeld lijden aan osteoporose. Toch moet ze eerst haar heup breken voordat ze behandeld wordt. De mogelijke complicaties die hieruit voortvloeien, zijn onder andere longontsteking, decubitus door bedrust, alle veranderingen ten gevolge van inactiviteit die eerder in dit hoofdstuk besproken zijn en de dood. Het was in dit geval beter geweest preventie toe te passen op het suboptimale niveau dan te wachten op een ziekte of beperking. Maatregelen die genomen zouden kunnen worden om het soort val dat een heupfractuur veroorzaakt te voorkomen, zijn onder andere belast oefenen om de botstructuur te behouden, oefeningen ter versterking van de musculatuur van de onderste extremiteiten voor een betere stabiliteit en een groter uithoudingsvermogen, balansoefeningen om de evenwichtsreacties te verbeteren en aldus de veiligheid te verhogen, voorlichting op het gebied van voeding en aanpassing van de leefomgeving ter verhoging van de veiligheid.

Een ander goed voorbeeld van preventieve maatregelen om een optimale gezondheid te handhaven, is het geval van ouderen die aan diabetes lijden. Het is bekend dat de afname van de sensibiliteit in de onderste extremiteiten als gevolg van diabetes mellitus diabetici kwetsbaarder maakt voor voetulcera. Een slecht passende schoen of een vouw in een sok wordt wellicht niet opgemerkt en zal dan leiden tot wrijving, het opengaan van de huid en een voetwond. Zelfs het kleinste wondje kan, als het niet op tijd opgemerkt wordt, uiteindelijk leiden tot amputatie van een been. Het inspecteren van de voeten als onderdeel van een lichamelijk onderzoek kan dit verschrikkelijke verlies voorkomen. De maatregelen die genomen kunnen worden, zijn voorlichting over het inspecteren van de voeten (eventueel aan een familielid of vriend als het gezichtsvermogen van de diabeticus onvoldoende is), zorgen voor goed passende schoenen en technieken om om te gaan met het verlies aan sensibiliteit (als de gevoeligheid voor temperatuur verdwenen is, bijvoorbeeld, moet de patiënt de temperatuur van het badwater bepalen met een thermometer of zijn of haar partner het water laten voelen om te voorkomen dat hij of zij zijn ongevoelige voeten blootstelt aan een te heet bad). Als de huid goed verzorgd wordt en de nagels en het eelt vakkundig verzorgd worden door een pedicure, neemt het letselrisico af. Therapeutisch schoeisel voor diabetici kost 200 tot 300 gulden per paar en zorgt voor een goede bescherming en voldoende ruimte voor de voorvoet. Dit bedrag steekt zeer gunstig af tegen de kosten die gemaakt moeten worden voor de behandeling van een voetzweer (gemiddeld 10.000 gulden) of opname en revalidatie in het geval van amputatie (gemiddeld 50.000 gulden).[78]

Het principe van het streven naar relatieve optimale gezondheid in de geriatrische revalidatie is niet alleen efficiënt vanuit kostenoverwegingen, maar kan ook leiden tot een verhoging van de kwaliteit van het leven. Het aanmoedigen van gezond gedrag, zoals vermageren bij overgewicht, reduceren van stress, minder roken en meer bewegen, kunnen de elementen zijn die zorgen voor het op peil houden van de gezondheid en het bereiken van de optimale gezondheidstoestand zoals gedefinieerd door de WHO.

Hulpverleners in de gezondheidszorg die te maken hebben met geriatrische revalidatie moeten uitblinken in *screening en evaluatie*. Een goed uitgevoerd onderzoek kan een onbeduidend probleem opsporen voordat het uitgroeit tot een groot probleem. Een grondige beoordeling van de lichamelijke, cognitieve en sociale behoeften van ouderen kan ertoe bijdragen revalidatieprogramma's bij te stellen en de gezondheid en het functioneren van de oudere cliënt te verbeteren.

Revalidatie

Revalidatie moet gericht zijn op het voorkomen van vroegtijdige invaliditeit. Een oudere met een slechte conditie is minder goed in staat activiteiten uit te voeren dan een oudere met een goede conditie. De loopsnelheid van ouderen, bijvoorbeeld, vertoont een positieve correlatie met de lichamelijke conditie.[79] Wanneer de capaciteit van hart en bloedvaten (dat wil zeggen: de maximale aërobe capaciteit) afgenomen is, passen ouderen hun loopsnelheid aan tot een snelheid waarbij ze zich prettig voelen. Uit onderzoek van Himann[79] bleek dat oefenprogramma's die gericht zijn op het verbeteren van de toestand van hart en bloedvaten de loopsnelheid verhogen. Hoe beter de conditie, hoe sneller het spontane lopen.

Wanneer de gevolgen van bewegingsarmoede verergerd worden door ziekten en lichamelijke beperkingen kunnen de functionele gevolgen desastreus zijn, omdat pijn mobiliteit vaak onmogelijk maakt. De pijn die een oudere met een acute verslechtering van arthrosis deformans in de knie in combinatie met een ontsteking van het gewrichtskapsel doormaakt, kan bijvoorbeeld de contractie van de quadriceps inhiberen op basis van reflexmechanismen. Ook al was de spierkracht van de quadriceps wellicht reeds klein door inactiviteit, toch zorgde de afwezigheid van pijn ervoor dat deze oudere op kon staan uit een stoel of een gemakkelijke trap op of af kon gaan. De acute pijn die nu optreedt, maakt deze activiteiten zeer lastig en bedreigt de zelfstandige levensstijl van deze oudere. In deze acuut verslechterde situatie zouden vanuit het oogpunt van revalidatie de volgende maatregelen genomen kunnen worden:

- bestrijden van de ontsteking met medicijnen (arts) of ijs (fysiotherapeut of verzorging);
- op peil houden van de mobiliteit van het gewricht tijdens de acute fase door middel van passieve of geleid-actieve (pijnvrije) mobilisatietechnieken in combinatie met fysiotherapie in engere zin, om pijn en oedeem te bestrijden en daardoor het ongemak te verminderen (fysiotherapeut);
- toepassen van technieken om het gewricht te ontlasten en voorschrijven van hulpmiddelen, zoals een looprekje, om het gewricht tijdelijk te ontlasten (ergo- en fysiotherapeut);
- zorgen voor goede voeding met het oog op de effecten van medicatie en bouwstoffen (farmaceut/diëtist) en gezien het feit dat vitamine C een essentiële component is voor een gezond synovium;[74]
- sociale en psychologische ondersteuning (sociaal werker, psycholoog, pastoraal werker).

Deze maatregelen, die genomen kunnen worden om de ondermijnende gevolgen van inactiviteit te voorkomen, geven aan hoe belangrijk het is de geriatrische revalidatie multidisciplinair aan te pakken.

Bij de revalidatie van ouderen moet de nadruk gelegd worden op functionele activiteiten om de mobiliteit op peil te houden en de balans te verbeteren door middel van oefeningen (bijvoorbeeld balansoefeningen, looptraining waarbij van richting veranderd wordt en hoogteverschillen moeten worden overwonnen en reikoefeningen), goede voeding en goede algemene zorg (hygiëne, vochtopname, blaas- en darmfunctie en rust), alsmede sociale en emotionele ondersteuning.

Het is van groot belang de gezondheid zo goed mogelijk op peil te houden door de zelfstandigheid van ouderen te benadrukken. Hoe meer ouderen voor zichzelf blijven doen, hoe meer ze zelf kunnen. Hoe meer ouderen uit handen genomen wordt, hoe minder ze in staat zijn optimaal zelfstandig te functioneren en hoe groter de kans dat de invaliditeit voortschrijdt.

Het toenemen van de mate waarin ouderen functioneel beperkt worden, vergroot de vatbaarheid voor ziekten, stress en letsel. Het subjectieve oordeel over de eigen gezondheidstoestand beïnvloedt de manier waarop ouderen reageren op hun symptomen, hoe kwetsbaar ze zichzelf vinden en het moment waarop ze vinden dat ze bepaalde activiteiten niet langer kunnen uitvoeren. Vaak is de beoordeling van de eigen gezondheid een goede voorspeller van de beoordeling van de gezondheid en validiteit van de oudere door een revalidatiedeskundige, maar dergelijke oordelen kunnen ook zeer uiteenlopen. Het oordeel over de eigen gezondheid kan bij ouderen zeer afhankelijk zijn van het geestelijk welbevinden en het al dan niet kunnen blijven vervullen van rollen die voldoening schenken en het deelnemen aan bevredigende activiteiten.[80]

Aangezien het oordeel van ouderen over hun eigen gezondheidstoestand de motivatie voor het deelnemen aan een revalidatieprogramma sterk beïnvloedt, gaan we hierop dieper in. Uit een interessant onderzoek blijkt dat zelfs wanneer verschillen in leeftijd, geslacht en gezondheidstoestand (naar het oordeel van artsen) buiten beschouwing worden gelaten, er een sterk verband bestaat tussen het eigen oordeel over de gezondheid en de mortaliteit als gevolg van een hartaandoening.[81] Degenen die hun gezondheid slecht vonden, hadden twee tot drie keer zoveel kans te sterven als degenen die hun gezondheid uitstekend vonden. Een Canadees longitudinaal onderzoek bij mensen boven de 65 leverde soortgelijke resultaten op.[82] In drie jaar tijd was de mortaliteit van degenen die hun gezondheid als slecht omschreven aan het begin van het onderzoek drie keer zo hoog als van degenen die hun gezondheid als goed omschreven.

Ondanks dit schijnbare besef van hun eigen gezondheidstoestand blijkt dat ouderen geen melding maken van ernstige symptomen en langer wachten dan jongeren voor ze hulp zoeken. Hulpverleners in de revalidatie moeten dit in hun achterhoofd houden en goed luisteren naar hun oudere cliënten. Hoewel algemeen aangenomen wordt dat ouderen enigszins hypochondrisch zijn, moeten ze serieus genomen worden wanneer ze met klachten komen bij hulpverleners.

De manier waarop ouderen aankijken tegen hun gezondheidstoestand is zeer belangrijk voor het al dan niet bereiken van de doelen die gesteld worden in de geriatrische revalidatie, of dit nu acute hulpverlening, revalidatie, thuiszorg of chronische zorg betreft. Uit een onderzoek van Rosillo en Fagel[83] blijkt dat het beter kunnen uitvoeren van revalidatietaken hoog correleert met de eigen opvatting van de patiënt over zijn of haar mogelijkheden tot herstel, maar niet met de opvattingen van derden. Stoedefalke[84] liet zien dat het gebruik van positieve bekrachtiging (veelvuldige positieve feedback) bij de revalidatie van ouderen hun prestaties aanzienlijk verhoogt en hun vertrouwen in een goede afloop vergroot. Dit geeft aan dat ouderen hun lichamelijk functioneren kunnen verbeteren wanneer bij het uitvoeren van de therapeutische maatregelen meer feedback gegeven wordt. Uit een aantal onderzoeken blijkt dat ouderen met chronische aandoeningen aanvankelijk lage verwachtingen hebben over hun mogelijkheden om diverse taken te verrichten.[85] Naarmate ze meer taken al dan niet met succes hadden uitgevoerd, veranderden deze verwachtingen; ze kwamen meer in overeenstemming met hun feitelijke mogelijkheden.

In vergelijking met jongere individuen kunnen ouderen andere ideeën hebben over hun eigen mogelijkheden.[86] In een situatie waarbij proefpersonen een onoplosbaar probleem kregen voorgelegd, waren jongere proefpersonen van mening dat ze gefaald hadden omdat ze niet goed genoeg hun best gedaan hadden, terwijl ouderen hun falen toeschreven aan onbekwaamheid. Bij herhalingen van de test probeerden jongere proefpersonen nog beter hun best te doen, terwijl ouderen het opgaven. Dit gegeven is uiterst belangrijk voor het revalidatiepotentieel van ouderen. Als ouderen de oorzaak van een mogelijk falen zien als een onveranderlijke eigenschap van zichzelf, dan kan men niet verwachten dat ze echt hun best zullen doen.

Ouderen kunnen angstiger zijn in situaties waarin ze moeten revalideren omdat ze bang zijn te falen of 'af te gaan' in de ogen van hun familie of de therapeut.[87] Uit een onderzoek van Eisdorfer[87] blijkt dat wanneer de angst groot genoeg is, het gedrag gericht is op het verminderen van de angst in plaats van het verrichten van de taak. Weinberg[88] concludeerde dat proefpersonen hun eigen doelen stellen bij het verrichten van een taak, zelfs wanneer ze aangemoedigd worden de doelstellingen van de therapeut over te nemen. Uit een onderzoek van Mento, Steel, en Karren[89] bleek dat de beste prestaties op taken die moeilijk zijn (zoals de meeste taken bij revalidatie) geleverd worden wanneer de oudere zich een zeer specifiek doel stelt, bijvoorbeeld: drie meter lopen met een looprekje. Wanneer de oudere alleen maar probeert 'het beter te doen' zijn de prestaties minder goed. Dit zijn belangrijke conclusies met betrekking tot de motivatie die men in overweging moet nemen bij het werken met ouderen. Misschien is daarom de manier waarop de behandelaar de therapie aanpakt wel zo'n belangrijke factor binnen de geriatrische revalidatie voor het effect van de therapie op het toekomstig functioneren van de patiënt.

Oefenprogramma's kunnen de lichamelijke conditie, de lenigheid en de reactiesnelheid verbeteren,[35] evenals de kracht en souplesse van de spieren, de toestand van de botten, de cardiovasculaire en respiratoire reactie op inspanning en de belastbaarheid.[90] Er zijn aanwijzingen dat de reactietijd beter is bij ouderen die doen aan lichaamsbeweging dan bij hen die een zittend leven leiden.[91] Stelmach en Worringham[91] lieten zien dat er een positieve correlatie bestaat tussen het vermogen van individuen om hun evenwicht te bewaren bij stress en hun lichamelijke conditie. De aanvankelijk gemeten reactietijd bij ouderen van 65 jaar en ouder verbeterde significant na een zes weken durend programma met rek- en spierversterkende oefeningen. Dit is van groot klinisch belang gezien de toenemende kans op vallen bij ouderen (dit onderwerp wordt later in dit hoofdstuk uitgebreider behandeld).

Lichaamsbeweging blijkt bovendien sociale en psychologische voordelen te hebben die de kwaliteit van het leven en het welbevinden van ouderen bevorderen.[92] Zuiver intuïtief geredeneerd, lijkt het logisch dat ouderen die een betere lichamelijke conditie hebben minder functieverval zullen vertonen en daardoor de kwaliteit van hun leven hoger zullen inschatten. De risico's die ouderen lopen door aan lichaamsbeweging te doen zijn gering en kunnen geminimaliseerd worden door zorgvuldige begeleiding. Hoewel dit hoofdstuk geen ruimte biedt om alle oefen- en activiteitenprogramma's die lichaamsbeweging als therapeutisch hulpmiddel omvatten de revue te laten passeren, wordt in tabel 9.1 een overzicht gegeven van de behandeling van de aandoeningen waarmee de geriatrische revalidatie het meest te maken krijgt.

Speciale oefenmethoden, zoals PNF (proprioceptive neuromuscular facilitation), NDT en sensorische integratietechnieken, zijn nuttig voor het herstellen en op peil houden van de functionele mobiliteit en de spierkracht en het verbeteren van de zintuiglijke waarneming van ouderen.[93] Hoewel deze methoden vanuit verschillende concepten vertrekken en verschillende technieken omvatten, zijn ze consistent in het doel waarmee ze deze technieken toepassen, namelijk ter integratie van sensorische en motorische functies.

Deze oefenmethoden behelzen technieken voor het prikkelen van het sensomotorische systeem om een specifieke respons te verkrijgen. Facilitatie houdt per definitie het versterken of versnellen van natuurlijke processen in – het tegenovergestelde van inhibitie. Meer in het bijzonder is facilitatie het effect dat opgewekt wordt in zenuwcellen door het geven van een prikkel. Zodoende kunnen deze methoden, hoewel ze zeer complex zijn en het gebruik ervan speciale oefening vraagt, simpel gedefinieerd worden als methoden om door middel van zintuiglijke prikkeling de reactiviteit van het neuromotorische systeem te vergroten.

Tabel 9.1 Revalidatie bij veelvoorkomende aandoeningen.

Cerebrovasculair accident		
Fysiotherapie	**Ergotherapie**	**Logopedie**
Voorbereiding loopoefeningen (als de patiënt nog niet loopt) Looptraining (wanneer de patiënt loopt) Verschaffen van hulpmiddelen (eiffeltje, looprekje) Lopen op verschillende soorten ondergrond (trappen, drempels) Verschaffen van goede schoenen en orthesen Voorlichting en het verschaffen van de juiste orthesen Mobiliserende, spierversterkende en coördinatieoefeningen Technieken om de spiertonus te normaliseren Sensorische integratietechnieken Mobilisatietechnieken (indien nodig) Functionele elektrostimulatie (indien nodig) Houdingsoefeningen (in stoel, in verband met eten) Voorlichting aan patiënt en familieleden in verband met thuiszorg Therapie gericht op het verhelpen van functionele beperkingen	ADL-training (lichamelijke verzorging, aankleden, koken, enzovoort) Transfertraining (WC, bad, auto, enzovoort) Activiteiten en oefeningen om de functie van de bovenste extremiteiten te verbeteren Oefenen van functionele vaardigheden (pinnen, geld wisselen) Training om visusproblemen te compenseren Verschaffen van hulpmiddelen (grijpinstrumenten, speciaal eetgerei)	Spraakoefeningen Opnieuw aanleren van lezen, schrijven en rekenen Therapie voor slikstoornissen Versterking van de orale musculatuur
Ziekte van Parkinson		
Fysiotherapie	**Ergotherapie**	**Logopedie**
Looptraining Verschaffen van goede schoenen en orthesen Training van houdingsveranderingen Algemene conditietraining, mobiliserende, spierversterkende en coördinatieoefeningen Ademhalingsoefeningen Therapie gericht op het verhelpen van functionele beperkingen en training van functionele IADL	Oefenen grove en fijne motoriek Verschaffen van hulpmiddelen Training van basale zelfzorgactiviteiten Transfertraining	Verbeteren van de controle over de ademhaling Verbeteren van de coördinatie van ademhaling en spraak Verbeteren van de spreeksnelheid Gebruik van spraakversterker en/of alternatieve communicatiemiddelen

Fysiotherapie	Ergotherapie
Technieken om het gewricht te beschermen Mobilisatietechnieken om de pijn te bestrijden en de mobiliteit te behouden Conditie-, spierversterkende en mobiliserende oefeningen Looptraining Verschaffen van goede schoenen en orthesen Fysiotherapie in engere zin om de pijn en het oedeem te bestrijden en adhesies te voorkomen Verschaffen van loophulpmiddelen (indien nodig) Therapie gericht op het verhelpen van functionele beperkingen	Mobiliserende en spierversterkende oefeningen voor de bovenste extremiteiten Spalken om de aangetaste gewrichten te ontlasten, de ontsteking te remmen en misvormingen te voorkomen Technieken om het gewricht te beschermen Verschaffen van hulpmiddelen om de zelfstandigheid te vergroten en te grote belasting van de aangedane gewrichten te voorkomen

Tabel 9.1 Vervolg.

Fysiotherapie	Ergotherapie
Amputatie	
Verschaffen en aanpassen van tijdelijke en permanente prothese Leren de prothese aan en af te doen Geleidelijk opnieuw leren lopen Verschaffen van loophulpmiddelen Aanleren van stompverzorging Wondverzorging (indien nodig) Verschaffen van schoeisel en beschermende orthese voor de niet-aangedane extremiteit Aanleren van oefeningen ten behoeve van mobiliteit, spierversterking en uithoudingsvermogen van de aangedane en de niet-aangedane extremiteit Balansoefeningen Transfertraining Circulatie bevorderende oefeningen Therapie gericht op het verhelpen van functionele beperkingen	Leren de prothese aan en af te doen Aanleren van stompverzorging Transfertraining ADL-training
Hartaandoeningen	
Fysiotherapie	**Ergotherapie**
Gezondheidsvoorlichting en -educatie Oefeningen voor de conditie en het uithoudingsvermogen (lopen, fietsen, enzovoort) Ademhalings- en ontspanningsoefeningen Oefeningen voor spierkracht en lenigheid Bewaken van de vitale functies tijdens de lichaamsbeweging Therapie gericht op het verhelpen van functionele beperkingen	Arbeidsbesparende technieken Verbeteren van het uithoudingsvermogen ten behoeve van het uitvoeren van ADL Begeleiden van de deelname aan en uitvoeren van ADL
Fysiotherapie	**Ergotherapie**
Gezondheidsvoorlichting en -educatie Oefeningen voor het reguleren van de ademhaling Fysiotherapie voor het borstgebied Conditieverbeterende oefeningen Mobilisatie van de ribben/borstkas	Training van arbeidsbesparende technieken Begeleiden van de deelname aan ADL Verbeteren van de belastbaarheid van de bovenste extremiteiten
Longaandoeningen	
Fysiotherapie	**Ergotherapie**
Mobilisatie/stabilisatie van de gewrichten Fysiotherapie in engere zin om de pijn te bestrijden en de weefselmobiliteit te verbeteren Spierversterkende en lenigheidsoefeningen Instructie met betrekking tot juiste houdingen en handelingen bij tillen, zitten en slapen Verschaffen van goed schoeisel en schokabsorberende orthesen Correctie van het verschil in beenlengte (indien van toepassing) Therapie gericht op het voorkomen en verhelpen van functionele beperkingen, het leren omgaan met de gevolgen van bepaalde stoornissen.	Aanleren van arbeidsbesparende technieken Helpen bij verkrijgen goed (zit)meubilair

Tabel 9.1 Vervolg.

Ziekte van Alzheimer	
Fysiotherapie	**Ergotherapie**
Looptraining (indien nodig) Balansoefeningen Verschaffen van goed schoeisel en orthesen Algemene conditieverbeterende oefeningen Bewegingsactiveringsprogramma Realiteits Oriëntatie Training (ROT); Validation, PDL Sensorische stimulatietechnieken	Sensorische integratietechnieken ADL (lichamelijke verzorging, eten, enzovoort) Ziekte-inzicht; verwerking/acceptatie van de problemen
Heupfracturen	
Fysiotherapie	**Ergotherapie**
Mobiliserende, spierversterkende en coördinatie verbeterende oefeningen Stabiliserende oefeningen Progressief opvoeren van de belasting tijdens het lopen Verschaffen van loophulpmiddelen Verschaffen van goed schoeisel, verhoging aan de aangedane zijde en schokabsorberende orthesen (indien gewenst) Balansoefeningen Transfertraining Therapie gericht op het verhelpen van functionele beperkingen	ADL

Het musculaire mechanisme is in staat een grote verscheidenheid aan motorische activiteiten te verrichten binnen de begrenzingen van de anatomische structuur, het ontwikkelingsniveau en de inherente en in het verleden aangeleerde responsen. Het normale zenuwstelsel werkt geïntegreerd en efficiënt zonder dat het individu zich bewust is van de verrichtingen van afzonderlijke spieren, reflexactiviteiten en vele andere neurofysiologische reacties. Individuen zijn verschillend met betrekking tot coördinatie, kracht, snelheid van bewegen en uithoudingsvermogen, maar deze variaties zijn niet van dien aard dat niet voldaan kan worden aan de normale eisen die het leven stelt.

Naarmate het zenuwstelsel slechter functioneert, is het minder goed in staat te voldoen aan de eisen die het leven stelt. De reacties van ouderen kunnen beperkt zijn door onvoldoende responsen die, zoals reeds eerder besproken, het gevolg zijn van het verouderingsproces, inactiviteit, een trauma of aandoeningen van het zenuwstelsel of het bewegingsapparaat.

De stoornissen kunnen leiden tot bewegingsbeperkingen, tot verschijnselen zoals zwakheid, ongecoördineerde bewegingen, verkorting van spieren of bindweefsel, beperkte bewegingsuitslag van gewrichten, spierspasmen of spasticiteit. Het onvoldoende functionerende neuromusculaire apparaat is een onderwerp van zorg van het geriatrische revalidatieteam. De bovengenoemde oefenmethoden zijn geschikt voor het trainen van bewegingen bij ouderen, omdat de eisen die gesteld worden door de fysio- of ergotherapeut zorgen voor een faciliterend effect op het neuromusculaire systeem van de patiënt. Deze faciliterende werking van therapeutische oefeningen is het middel dat fysio- en ergotherapeuten gebruiken om de beperkingen, zoals problemen bij het omrollen, tot zit komen, opstaan en dergelijke te overwinnen.[94]

Een algemene maatregel die ervoor zorgt dat de functie zo veel mogelijk behouden blijft, is het zo vroeg mogelijk hervatten van de dagelijkse activiteiten na een trauma of acute aandoening. Veiligheidsmaatregelen die genomen moeten worden om vallen en andere ongelukken te voorkomen, zijn onder andere:

- het aanmoedigen van de oudere patiënt om goed passende schoenen te dragen met goede zolen, lage brede hakken en contreforts of steunzolen om de voet te stabiliseren tijdens het lopen;
- het benadrukken van het belang van het dragen van een bril met glazen op de juiste sterkte;
- het voorlichten van de staf en de familie, zodat deze de risicoverhogende factoren zoveel mogelijk uit de leefomgeving van de patiënt verwijderen (dat wil zeggen: minder meubels, vastmaken van losse vloerbedekking, aanschaffen van een po of douchestoel en voorzover nodig aanbrengen van handgrepen bij het toilet en het bad en leuningen in de gangen).

Dit zijn slechts enkele voorbeelden van de manieren waarop de leefomgeving van ouderen aangepast kan worden om hen veilig te laten functioneren op een zo hoog mogelijk niveau. Het aanpassen van de omgeving om de veiligheid te vergroten is een essentieel onderdeel van geriatrische revalidatie en wordt later in dit hoofdstuk uitgebreid besproken.

Pijnbestrijding is een zeer belangrijk onderdeel van de geriatrische revalidatie. Het is echter moeilijk een goede pathofysiologische definitie van pijn te geven. Pijn is de gewaarwording of herkenning van een pijnprikkel. In de geriatrische revalidatie heeft men te maken met twee fundamentele typen pijn: acute en chronische pijn. Chronische pijn kan verder onderverdeeld worden in twee categorieën: acuut-chronische en chronisch-chronische pijn.

Acute pijn kan behandeld worden met medicijnen om de ontsteking te remmen, ijs of compressie (ook gebruikt om een eventueel oedeem te bestrijden), rust en rustig uitgevoerde mobilisatietechnieken (ritmische eerste- of tweedegraadstechnieken zijn geschikt voor pijnbestrijding en het op peil houden van de mobiliteit van het gewricht). Fysiotherapie in engere zin, zoals ultrageluid of stroomvormen (diadynamische stroomvormen, interferentiestromen), wordt zelden toegepast bij de bestrijding van acute pijn bij ouderen, hoewel ze veelvuldig gebruikt worden bij acute sportletsels bij jongere individuen. De redenen hiervoor zijn niet bekend, maar op basis van onze klinische ervaring kunnen we stellen dat de meer conservatieve aanpak (rust, het toepassen van ijs, compressie, het hoog houden van het aangedane lichaamsdeel en lichte oefeningen in combinatie met lichte pijnstillers) redelijk effectief lijkt voor de behandeling van acute pijn bij ouderen.

Ouderen hebben vaker last van chronische pijn en dit soort pijn is moeilijker te bestrijden. Chronische pijn hoeft niet altijd gepaard te gaan met objectieve bevindingen. Het is algemeen bekend dat emotionele en psychosociale factoren een rol kunnen spelen bij chronische pijn. Spanningen en angst leiden vaak tot gespannen spieren en verminderde activiteit en dit mechanisme kan leiden tot een vicieuze pijncirkel. Een situationele depressie kan chronische pijn verergeren. De behandeling van acuut-chronische pijn, bijvoorbeeld de pijn die optreedt bij een acute arthritis deformans, is gelijk aan de behandeling van acute pijn, behalve dat er ook fysiotherapie in engere zin gegeven wordt. Met ultrageluid of interferentie- of diadynamische stroomvormen kan getracht worden om adhesies te voorkomen, de zwelling te verminderen en de doorbloeding in het pijnlijke gebied te verbeteren. Mobilisatietechnieken worden vaak toegepast om de mobiliteit van de gewrichten op peil te houden en te verbeteren. Lichte pijnstillers kunnen voorgeschreven worden, maar ouderen zijn gevoeliger voor zowel de cumulatieve effecten als de bijwerkingen die kunnen optreden bij langdurig gebruik van dergelijke middelen.

Pijn aan de voeten en botklachten, bijvoorbeeld veroorzaakt door het levenslang dragen van slecht passende schoenen, artrose of leeftijdsafhankelijke verschuivingen van de vetkussentjes onder de hielen en de kopjes van de middenvoetsbeentjes, kunnen het loopvermogen van ouderen ernstig aantasten. Uit klinische bevindingen blijkt dat goede schoenen en schokabsorberende orthesen die de voet in een neutrale positie dwingen het lopen vergemakkelijken en invaliditeit voorkomen.

Hoewel er slechts weinig onderzoek gedaan is naar het effect van het verminderen van de druk op de voetzolen of het veranderen van het belastingspatroon van de voet tijdens het lopen bij ouderen, heeft één van de onderhavige auteurs een (nog niet gepubliceerd) onderzoek afgerond dat duidelijk aantoont dat verminderde druk en een verandering van het belastingspatroon leiden tot een duidelijk waarneembare vermindering van de klachten, een toename van de gelopen afstanden en een verbeterde loopfunctie.[95] Dit resultaat heeft belangrijke consequenties voor de geriatrische revalidatie.

Hulpmiddelen, zoals een wandelstok, een eiffeltje, een rollator of een looprekje, kunnen ook voorgeschreven worden om de stabiliteit tijdens het lopen te vergroten en de druk op pijnlijke gewrichten te verminderen.

Een rolstoel kan nodig zijn voor het afleggen van langere afstanden (meestal buitenshuis) of wanneer het lopen niet meer mogelijk is, bijvoorbeeld na amputatie of bij ernstige diabetische neuropathie. De rolstoel die voorgeschreven wordt, moet tegemoetkomen aan de specifieke behoeften van de oudere gebruiker. Wellicht zijn afneembare armleuningen nodig om transfers te vergemakkelijken, of beweegbare beensteunen om de onderste extremiteiten omhoog te houden als oedeem kan optreden in de benen ten gevolge van een hartaandoening.

Als de functie van de bovenste extremiteiten afgenomen is als gevolg van reuma of spasticiteit kan een elektrische rolstoel de mogelijkheden van het oudere individu om zich te verplaatsen zeer verruimen. Andere mogelijkheden zijn een met één arm aan te drijven rolstoel voor een hemiplegiepatiënt of een 'verzwaarde' rolstoel waarbij het zwaartepunt verplaatst is zodat de stabiliteit van de stoel beter is bij transfers van een individu met een bilaterale amputatie. Deze overwegingen maken duidelijk dat het team moet bepalen welke hulpmiddelen het geschiktst zijn voor een bepaald individu.

Bij ouderen die lange perioden moeten zitten, zijn een goede houding en een goede stoel noodzakelijk om het ondervonden ongemak te verminderen, druk op botuitsteeksels te voorkomen, genoeg steun te geven, het eten te vergemakkelijken en het voortschrijden van contracturen en misvormingen van gewrichten te voorkomen. Er zijn veel 'geriatrische stoelen' op de markt die voldoen aan specifieke eisen wat zitcomfort en ondersteuning betreft. Voorbeelden van leunstoelen die het opstaan gemakkelijker maken, zijn hogere stoelen waarbij minder arbeid van de onderste extremiteiten nodig is bij het opstaan of elektrische 'schietstoelen' die zelf de houding van de persoon die erin zit, veranderen om hem of haar bij het opstaan nagenoeg recht op de voeten te zetten. Een beoordeling van het functioneren van het oudere individu is noodzakelijk wanneer men overweegt dergelijke gespecialiseerde hulpmiddelen voor te schrijven.

Speciale geriatrische revalidatie

Hoewel de huidige opzet van actieve revalidatieprogramma's waarbij ouderen nieuwe dingen leren en problemen oplossen niet geschikt is in het geval van ernstige dementie (bijvoorbeeld als gevolg van de ziekte van Alzheimer) vanwege de gestoorde cognitie, het onvermogen nieuwe taken te leren en problemen bij het deelnemen aan een strak georganiseerd oefenprogramma, kunnen bepaalde functies wel op peil blijven. Het lichamelijk functioneren blijft relatief intact tot in de eindfase van de ziekte van Alzheimer. De ziekte verstoort met name de integratie van bewegingen, de motorische sequenties (bijvoorbeeld het aantrekken van de sokken vóór het aantrekken van de schoenen) en het oordeelsvermogen dat nodig is om veilig te functioneren.

Het lichaam communiceert door middel van het zenuwstelsel, dat informatie weergeeft en de aanzet geeft tot motorische activiteit. Stoornissen in dit systeem kunnen leiden tot minder efficiënte communicatie en vertraging van lichamelijke reacties. Het is daarom belangrijk de degeneratie van het lichaam als gevolg van het verouderen van het zenuwstelsel in ogenschouw te nemen. Neuromusculaire leeftijdsafhankelijke veranderingen zijn onder andere stoornissen in de coördinatie, de spierkracht en de snelheid van bewegen.

Doordat de zintuiglijke waarneming afneemt krijgt het oudere centrale zenuwstelsel minder informatie. Door het verlies aan zintuiglijke informatie in combinatie met lichte of ernstige dementie is het individu minder goed in staat de omgeving te beoordelen en dit leidt tot foutieve beslissingen. Gehoorverlies kan ook leiden tot foutieve beslissingen omdat mededelingen minder goed gehoord en verkeerd begrepen worden. Het gehoor van elke oudere patiënt ondergaat veranderingen als gevolg van het normale verouderingsproces. Ouderen zijn bijvoorbeeld minder goed in staat een bepaald geluid of een stem te onderscheiden van achtergrondgeluiden. Specifieke gevolgen van het ouder worden voor het gehoororgaan zijn een afname van de gehoorscherpte en een minder goed begrip van het gesproken woord door het onvermogen bepaalde tonen te horen.[96] Met andere woorden: naarmate het oor ouder wordt, raken de auditieve signalen steeds meer vervormd. Bij ouderen met dementie kan dit de verwarring groter maken. Naast de lichamelijke gevolgen van het ouder worden, verdient het verlies van zintuiglijke vermogens en het optreden van cognitieve stoornissen extra aandacht binnen de geriatrische revalidatie (specifieke maatregelen worden besproken in het gedeelte van dit hoofdstuk over het aanpassen van de omgeving).

Het ouder worden gaat gepaard met een afname van het aantal neuronen, omdat neuronen postmitotische cellen zijn die zich niet kunnen vermenigvuldigen door deling.[97] Dit verlies zorgt voor een versmalling van de gyri en een verwijding van de sulci in de ouder wordende hersenen. De hersenmassa zelf is tien tot twintig procent kleiner geworden op negentigjarige leeftijd.[98] De gebieden in de hersenen die het grootste verlies van neuronen als gevolg van het normale verouderingsproces te zien geven, zijn de frontale hersenkwab (het centrum van de cognitie), het bovenste gedeelte van de temporale hersenkwab (het voornaamste gehoorcentrum), de occipitale regio (het visuele centrum) en de gyrus precentralis (het voornaamste sensomotorische centrum in de hersenen).[99] Het verlies van neuronen kan gelijkgesteld worden met een afname van de functie indien het verlies aanzienlijk is in een bepaald gebied van de hersenen. Dit heeft directe gevolgen voor de revalidatie van een oudere patiënt. In het specifieke geval van Alzheimer-patiënten zijn de transcorticale zenuwbanen aangetast door het ziekteproces, waardoor de patiënt niet in staat is bepaalde activiteiten te integreren. Iemand die op normale wijze oud geworden is, weet bijvoorbeeld instinctief dat hij of zij bij het lopen de ene voet voor de andere moet zetten. Voor iemand die lijdt aan de ziekte van Alzheimer is dit wellicht geen automatisme, vooral in de latere stadia van de aandoening.

Het compenseren van de achteruitgang van de cognitie, het gehoor en het gezichtsvermogen behoort een onderdeel te zijn van revalidatieprogramma's. (Deze veranderingen zullen opnieuw besproken worden in het volgende gedeelte van dit hoofdstuk, dat handelt over het aanpassen van de omgeving.)

Ouder worden gaat vaak gepaard met een achteruitgang van de tastzin. Hoewel het gezichtsvermogen en het gehoor de belangrijkste bijdragen leveren aan de communicatie, geeft de tastzin belangrijke sensomotorische informatie door en moeten veranderingen in dit zintuig dus in overweging genomen worden bij het opstellen van een revalidatieprogramma voor oudere patiënten. Informatie afkomstig van sensoren in spieren, gewrichten en het binnenoor helpen bij het bewegen en het aannemen van de juiste houding. Een leeftijdsgebonden achteruitgang van de kinesthesie door het langzamer reageren en ongevoeliger worden van de sensoren zorgt voor toegenomen houdingsinstabiliteit en problemen bij het reageren op veranderingen van de positie van het lichaam in de ruimte.

De effecten van de neurologische activiteit op de spierkracht worden bepaald door de snelheid van de prikkeling van de motoreenheden, het aantal motoreenheden die ingeschakeld worden, de frequentie waarmee dit gebeurt en de diameter van de spier.[28] Klinisch gezien, zijn de effecten van het verouderingsproces op het neuromusculaire systeem een afname van de spierkracht, de snelheid en een minder goede coördinatie van bewegingen. We hebben reeds opgemerkt dat spieratrofie toegeschreven kan worden aan een afname van het aantal spiervezels.[100] Een andere verandering die optreedt, is dat het functioneren van de diverse spiervezeltypen meer op elkaar gaat lijken.[101,102] Er is wel gesteld dat spierzwakte bij ouderen het resultaat is van de vervanging van skeletspieren door fibreus weefsel in plaats van door vet;[103] het krachtverlies kan echter zeer uiteenlopen. Ondanks het duidelijke verband tussen neuromusculaire veranderingen en het verlies aan spierkracht, blijkt ook het niet gebruiken van spieren een zeer grote rol te spelen.[28] Het veranderen van de levensstijl als men ouder wordt, draagt blijkbaar bij aan dit verminderd gebruik van de spieren. Als gevolg hiervan lijken de leeftijdsgebonden veranderingen in de spieren sterk op de veranderingen die besproken zijn in het gedeelte over activiteit versus inactiviteit.[104]

De spieractiviteit neemt niet alleen af bij het ouder worden en door afnemend gebruik maar wordt ook trager en de reactietijd wordt langer. De geleidingssnelheid van de zenuwen neemt met ongeveer 0,4 procent per jaar af na het twintigste levensjaar.[98] Het meten van de reactietijd is echter een zeer ingewikkelde aangelegenheid. De zenuwbanen die erbij betrokken zijn, omvatten de verwerking in het centrale zenuwstelsel, de afferente zenuwbanen en de effectoren (spieren). Sensorische stimuli en cognitief functioneren zijn nauw betrokken bij de reactietijd en deze factoren moeten in overweging genomen worden bij het ontwerpen van revalidatieprogramma's voor ouderen.

Jongere en oudere proefpersonen scoren zeer verschillend op tests die de algemene coördinatie en de fijne motoriek meten.[105] Ouderen vertonen in rust een grotere posturale sway om hun houding te corrigeren (dit is overigens een normaal verschijnsel), waardoor ze meer moeite hebben om hun evenwicht te bewaren. Veranderingen in het looppatroon zijn hiervan het gevolg. Om dit minder goede evenwicht te compenseren, gebruiken ouderen een breder steunvlak (een grotere afstand tussen de voeten). De slechtere zintuiglijke informatie eventueel nog versterkt als gevolg van inactiviteit, leidt tot sensomotorische of informatieverwerkingsproblemen die weer andere gevolgen hebben voor het looppatroon.

Het neurologisch onderzoek moet ook psychologische factoren en fysiologische aandoeningen omvatten. De veranderingen die optreden in het oudere zenuwstelsel veroorzaken beperkingen die het gevolg zijn van de achteruitgang van fysiologische of cognitieve functies.

Leeftijdsgerelateerde veranderingen in het musculaire systeem beïnvloeden lenigheid, kracht, houding en manier van lopen. De gevolgen van een bepaalde leefwijze en van de mate waarin men lichamelijk actief is, komen daar nog bij.

Collageen, het eiwit dat zorgt voor steun in huid, pezen, botten, kraakbeen en bindweefsel, verandert bij het ouder worden.[90] De vorm van de collageenvezels wordt onregelmatig als gevolg van toenemende cross-linking, waardoor de elasticiteit van deze vezels vermindert en de beweeglijkheid van alle weefsels in het lichaam achteruitgaat.

Het is gebleken dat inactiviteit ook de soepelheid van spieren en pezen aantast. Een volledige immobilisatie door bedrust zorgt voor een verlies aan spierkracht van ongeveer drie procent per dag.[98] Als men veel tijd zittend doorbrengt, heeft dit grote invloed op de flexoren, aangezien de kans op adhesies toeneemt wanneer de flexoren langdurig in een verkorte houding zijn. Dit verschijnsel is waargenomen in onderzoek bij astronauten en is een voorbeeld van het verband tussen de gevolgen van veroudering en van 'ongebruik'.

Een afname van de vetvrije spiermassa en veranderingen in de spierfunctie zijn het gevolg van uiteenlopende factoren, waaronder een afname van de efficiëntie waarmee hart en bloedvaten voedingsstoffen en zuurstof afgeven aan de spieren die arbeid leveren en veranderingen in de chemische samenstelling van de spieren. Het aantal glycoproteïnen (die een osmotische kracht opwekken die in belangrijke mate bijdraagt aan het op peil houden van het vloeistofgehalte in de weefsels) neemt af bij het ouder worden.[107] Het onvermogen van de spierweefsels om vloeistof vast te houden, is de oorzaak van de hypotrofische veranderingen die men in oudere spieren waarneemt. De permeabiliteit van de spiercelmembranen neemt af, waardoor de cellen minder efficiënt worden. Bij een individu in rust vindt men hoge concentraties kalium-, magnesium- en fosfaationen in het sarcoplasma, terwijl het binnendringen van andere stoffen, zoals natrium-, chloride- en bicarbonaationen, wordt verhinderd. In de oudere spier verandert dit evenwicht; het kaliumgehalte gaat omlaag. Het gebrek aan kalium in oudere spieren zorgt voor een afname van de maximale contractiekracht die de spier kan ontwikkelen.[102] Klinisch gezien, zijn vermoeidheid en sloomheid vaak het gevolg van een laag kaliumgehalte.

Een afname van de totale botmassa (osteoporose) is een typisch gevolg van het ouder worden. Viermaal zoveel vrouwen als mannen lijden aan osteoporose; dertig procent van de vrouwen boven de 65 heeft last van deze aandoening.[99] Hoe ouder mensen zijn en hoe slechter het voedsel dat ze gedurende hun leven tot zich genomen hebben, hoe groter de kans is dat ze dit ziektebeeld ontwikkelen. Veranderingen in hormoonspiegels (bijvoorbeeld als gevolg van de menopauze) en minder goede doorbloeding (als gevolg van minder lichaamsbeweging) spelen ook een rol. Hoewel osteoporose vaak symptoomvrij is, kan het ook een belangrijke oorzaak van pijn, fracturen en houdingsveranderingen zijn.[28]

Evenwicht, souplesse en kracht zorgen voor de houding die noodzakelijk is voor efficiënt lopen. Als men ouder wordt, krijgt men een slechtere houding als gevolg van een afname van de beweeglijkheid en de spierkracht en veranderingen in de wervelkolom, waardoor het looppatroon minder veilig wordt. Het getoonde looppatroon is de functionele aanpassing aan de verminderde mogelijkheden van bewegen. Veranderingen in het looppatroon die men bij ouderen opmerkt, zijn:

1. een lichte stijfheid (die proximaal groter is dan distaal) waardoor het lichaam minder beweegt;

2. minder automatische bewegingen met een kleinere bewegingsuitslag en snelheid, bijvoorbeeld de armzwaai;
3. een minder nauwkeurige plaatsing van de voet en een grotere variatie in de passnelheid (aantal passen per minuut);
4. kortere passen door veranderde kinesthesie en minder frequente prikkeling van de motoreenheden;
5. breder loopspoor in een poging de veiligheid te vergroten;
6. de standfase wordt langer in vergelijking met de zwaaifase, waardoor de veiligheid vergroot wordt doordat meer tijd wordt doorgebracht in de veilige dubbele-steunfase (de fase waarin beide voeten tegelijkertijd in contact verkeren met de ondergrond);
7. een vermindering van de verticale verplaatsing, dat wil zeggen: de op- en neergaande beweging die geproduceerd wordt door de afzet met de tenen voor de voorwaartse voortstuwing en het erop volgende hielcontact. Dit is meestal het gevolg van stijfheid (ouderen hebben geen duidelijke afzet- en hielcontactfase);
8. een minder grote afstand tussen de tenen en de ondergrond;
9. een kleinere bewegingsuitslag van het been tijdens de zwaaifase;
10. een kleinere hoek tussen de hiel en de ondergrond (meestal als gevolg van het gebrek aan elasticiteit van de plantairflexoren en de geringe spierkracht van de dorsaalflexoren);
11. een trager loopritme (een ander veiligheidsmechanisme);
12. trager bewegen van de ledematen tijdens het lopen.[28]

Lichaamsbeweging is een fysieke prikkel die de stofwisseling opvoert tot boven het rustniveau van de vitale functies. Bij gezonde jonge individuen reageert het cardiovasculaire systeem snel en compenseert voor de toegenomen stofwisseling door het opvoeren van de hartslag en het vergroten van het slagvolume (de hoeveelheid bloed die tijdens iedere hartslag in het systeem wordt rondgepompt) en de perifere doorbloeding teneinde zuurstof te leveren aan de spieren die arbeid verrichten. Bij ouderen heeft het cardiovasculaire systeem meer tijd nodig om de homeostasis te herstellen wanneer er meer gepresteerd moet worden.[35] In rust hebben ouderen een kleiner hartminuutvolume en een minder snel basaal metabolisme, voornamelijk als gevolg van het leeftijdsafhankelijke verlies aan vetvrije spiermassa[90] en inactiviteit.[34] Het slagvolume van het hart neemt na het dertigste levensjaar elk jaar met 0,7 procent af, van ongeveer vijf liter per minuut bij dertig jaar tot 3,5 liter per minuut bij 75 jaar. Als de fysieke inspanning toeneemt, resulteert dit in een verminderde zuurstofopname.[104] Wat de ademhaling betreft, is bij 85-jarigen het maximaal ademminuutvolume met vijftig procent afgenomen en de vitale capaciteit met veertig procent.[98] Deze beperkingen van het zuurstoftransport hebben direct invloed op het vermogen fysieke arbeid te leveren.

Het begrijpen van en het omgaan met het gevoel van vermoeidheid dat een patiënt kan ervaren, is een essentieel onderdeel van elk oefenprogramma. Vermoeidheid is een woord dat iedereen begrijpt, maar het begrip vermoeidheid ontbeert een nauwkeurige definitie. Darling[108] vergelijkt het begrip vermoeidheid met het begrip pijn. Beide fenomenen moeten bezien worden vanuit zowel fysiologisch als psychologisch oogpunt. Fysiologische vermoeidheid omvat 'spiermoeheid' door langdurig gebruik van een spiergroep, 'circulatiemoeheid', die te maken heeft met de hogere lactaatspiegel in het bloed tijdens langdurige lichamelijke activiteit, en 'metabolische moeheid', die optreedt wanneer de lichaamsbeweging de glycogeenvoorraad die de benodigde energie moet leveren opgebruikt heeft. Een algemeen vermoeidheidsgevoel heeft te maken met subtielere factoren zoals interesse, beloning en motivatie

In het licht van deze definities is het niet moeilijk te begrijpen waarom een individu met een slechte conditie zich moe kan voelen. Voor de behandeling van ouderen is het essentieel te begrijpen welk gevoel ouderen precies hebben wanneer ze klagen over vermoeidheid. Te veel toegenomen adem- en hartfrequentie en steeds zwakker wordende spiercontracties duiden erop dat rust nodig is. Een vage klacht over vermoeidheid bij afwezigheid van deze symptomen hoeft niet noodzakelijkerwijs te leiden tot het verminderen van de lichamelijke inspanning. In feite kan een slechte aërobe conditie te maken hebben met vermoeidheidsklachten bij een anderszins gezonde oudere.[109]

Bij het opzetten van activiteiten- en fitnessprogramma's voor ouderen moet men erom denken dat het normale verouderingsproces veranderingen veroorzaakt in het bewegingsapparaat, het cardiovasculaire systeem, het neuromusculaire systeem en het pulmonale systeem, die alle van invloed zijn op het functioneren. Verwardheid, verminderd zintuiglijk functioneren, een veranderde houding, cardiovasculaire beperkingen als gevolg van deconditionering, motivatie en het vermoeidheidsgevoel zijn eveneens van invloed op de revalidatiebehoefte en het revalidatiepotentieel. Al deze factoren moeten beoordeeld worden voordat met activiteiten- of fitnessprogramma's begonnen kan worden. Specifiekere adviezen over lichaamsbeweging worden gegeven in het gedeelte over de preventie van het vallen van ouderen.

Voedingsaspecten

De voedingsaspecten die een rol spelen bij het ouder worden zijn uitgebreid besproken in hoofdstuk 7 en worden hier alleen aangehaald indien ze een relatie hebben met het motorisch functioneren.

Een auto heeft benzine nodig om te kunnen rijden; mensen hebben voldoende energiebronnen nodig om optimaal te kunnen functioneren. De voeding moet goed in de gaten gehouden worden met het oog op de energiebehoefte en het functioneren. Een toename van de problemen bij het eten kan het gevolg zijn van een afname van de eetlust, een slechte toestand van mond en gebit, visuele of sensomotorische agnosie, verminderde cognitieve functies (afnemende aandacht) en fysieke beperkingen. Signalen uit de omgeving en aangepast eetgerei kunnen vaak gebruikt worden om het eten te vergemakkelijken. Houdingsaspecten moeten ook in beschouwing genomen worden. Een slechte zithouding kan het eten verder bemoeilijken door bewegingen van de bovenste extremiteiten onmogelijk te maken of doordat het kauwen en slikken moeizaam gaat als gevolg van de houding van het hoofd. Een oudere vrouw met kyfose als gevolg van vergevorderde osteoporose, bijvoorbeeld, heeft een slechte houding bij het eten. Als ze in een stoel met een rechte rugleuning zit, zal haar gehele romp naar voren geduwd worden en zal haar gezicht naar beneden wijzen. De zwaartekracht zorgt er dan voor dat het eten uit haar mond valt, vooral wanneer ze een ruimzittend kunstgebit draagt, geen tanden meer heeft of wanneer de orale motorische vaardigheden slecht zijn.

Wanneer het neuromusculaire systeem in het geding is, zijn wellicht speciale voedingsprogramma's nodig. Zo kan een oudere die een cerebrovasculair accident gehad heeft moeite hebben met slikken of het sluiten van de mond door een te geringe spierkracht of spierbeheersing van de betrokken musculatuur. In dergelijke gevallen kunnen speciale technieken toegepast worden om de spieren te versterken en te oefenen, zodat het slikken en het sluiten van de mond makkelijker gaan. Alle aspecten die te maken hebben met de voeding van een oudere met neurologische problemen kunnen besproken en behandeld worden door wat gewoonlijk een 'dysfasieteam' genoemd wordt, bestaande uit verpleegkundige, diëtist, logopedist, fysiotherapeut en ergotherapeut. Dit team is een zeer belangrijk onderdeel van de geriatrische revalidatie die een optimaal functioneren tot doel heeft. De behandelaars zorgen ervoor dat de voeding in orde is door neuromusculaire versterkingstechnieken, stabilisatieoefeningen, stoelen die voldoende steun bieden en aangepast eetgerei. Het einddoel van de behandeling is dat de oudere zelfstandig kan eten.

Vallen

Vallen is geen onderdeel van het normale verouderingsproces maar het resultaat van een samenspel tussen lichamelijke stoornissen, medicijngebruik en gevaren in de omgeving.[110] Een slechte gezondheid, een gestoorde mobiliteit door inactiviteit of chronische aandoeningen, een instabiele houding en een voorgeschiedenis waarin vallen voorkomt, zijn bekende risicofactoren. Het einddoel van revalidatie is in dit geval het bestrijden van de inactiviteit en de mobiliteitsbeperkingen die de kans op vallen groter maken.

Van sommige ad-hoc-maatregelen die vroeger toegepast werden om vallen te voorkomen, zoals vastbinden en medicijnen die de activiteit verminderen, wordt nu gedacht dat ze de kans op vallen eerder vergroten.[110]

Vallen heeft vaak een medische achtergrond. Een val kan veroorzaakt worden door een spontane fractuur als gevolg van vergevorderde osteoporose (in plaats van dat de fractuur veroorzaakt wordt door de val) of door duizeligheid als gevolg van een hartritmestoornis. Sommige geneesmiddelen, zoals digoxine, dat voorgeschreven wordt bij de behandeling van hartritmestoornissen, kunnen ook duizeligheid of vermoeidheid veroorzaken.

De angst om te vallen is vaak de oorzaak van inactiviteit en wordt veel aangetroffen bij mensen die al eens gevallen zijn. Het behoedzame gedrag dat ouderen kunnen vertonen vanwege deze angst (bijvoorbeeld het vastgrijpen aan meubels die mogelijk niet stabiel zijn of geen steun bieden) kan zelfs leiden tot grotere risico's. Behandeling door psycholoog of bewegingstherapeut kan nodig zijn om deze angst te verminderen.

Bewegingsbeperkingen, afgenomen spierkracht, coördinatieproblemen of afwijkingen van het looppatroon kunnen de kans op vallen groter maken. Programma's ter versterking van de spierkracht en looptraining maken de kans op vallen kleiner door de spierkracht en het evenwicht in het algemeen, en de evenwichtsreacties en de reactietijd in het bijzonder, te verbeteren en door het aanleren van manieren om zich op een veilige wijze voort te bewegen (door bijvoorbeeld één hand vrij te maken en de trapleuning vast te pakken wanneer men dingen de trap op draagt). Bij sommige ouderen zullen de spierkracht en het evenwicht te gering zijn om zonder hulpmiddel te kunnen lopen. Ook kan een hulpmiddel nodig zijn voor de veiligheid. Loophulpmiddelen, zoals wandelstokken, looprekjes of rollators, kunnen in sommige gevallen het valrisico kleiner maken,[111] maar in andere gevallen kunnen ze juist één van de oorzaken van het vallen zijn.[112] Men moet altijd beoordelen of een bepaald hulpmiddel geschikt is, ervoor zorgen dat het materiaal in orde is en dat het op de juiste wijze gebruikt wordt. Met de juiste instructies kunnen ouderen meestal veilig functioneren in hun eigen omgeving zonder te vallen.

De beoordeling van het looppatroon is één van de belangrijkste elementen bij de preventie van het vallen. De 'get up and go' test is een veelgebruikte methode voor het beoordelen van de functionele spierkracht, de balans, de coördinatie en de veiligheid tijdens het lopen. Hierbij vraagt men de oudere op te staan uit een stoel zonder de handen te gebruiken, drie meter te lopen, om te keren, terug te keren naar de stoel en daar te gaan zitten. Een ander veelgebruikt item is dat men de oudere vraagt de ogen te sluiten en dat men een zachte duw geeft tegen het borstbeen om de evenwichtreacties te testen. Ten slotte vraagt men de patiënt te gaan zitten zonder de handen te gebruiken. Elk onderdeel van het onderzoek wordt geanalyseerd. Als het niet lukt zonder de handen te gebruiken op te staan, bijvoorbeeld, kan dit duiden op onvoldoende spierkracht van de heupextensoren, de quadriceps of beide. Wanneer de passymmetrie ontbreekt (dat wil zeggen: de patiënt neemt onregelmatige stappen), kan de oorzaak vaak al door observatie bepaald worden, bijvoorbeeld een verschil in beenlengte of zwakte van de heupabductoren. Veranderingen in het skelet of de spieren kunnen gemakkelijk ontdekt worden door een zorgvuldige analyse van het looppatroon. Pijn in de onderste extremiteiten kan ook een oorzaak zijn van een slecht loopritme, indien de patiënt probeert het pijnlijke been te ontzien. De neiging om van richting te veranderen, het evenwicht te verliezen of zich vast te grijpen aan het dichtstbijzijnde voorwerp kan een aanwijzing zijn voor duizeligheid, spierzwakte of visusproblemen. Het verliezen van het evenwicht tijdens het omdraaien of een stijve, ongecoördineerde draai wijzen op neurologische stoornissen, zoals de ziekte van Parkinson of rigide musculatuur door medicijngebruik (dit komt vaak voor bij ouderen die haloperidol gebruiken).

Door de patiënt en zijn of haar familie goed voor te lichten en de omgeving van de patiënt aan te passen om risicofactoren weg te nemen, is het mogelijk de kans op vallen te verminderen zonder de mobiliteit of de zelfstandigheid aan te tasten. Het opsporen en behandelen van reversibele aandoeningen, en van problemen met het looppatroon en de balans is een belangrijk onderdeel van de zorg rond het vallen. Vallen kan vaak voorkomen worden door voldoende lichaamsbeweging om de spierkracht op peil te houden, sensorische integratietechnieken voor het verbeteren van de balans en de coördinatie die de functionele activiteiten ten goede komen, goede schoenen en orthesen om een goed steunvlak te verkrijgen, looptraining en het veiliger maken van de omgeving.

Revalidatiespecialisten kunnen maatregelen voorstellen die helpen het vallen te voorkomen. Wanneer eventuele bestaande aandoeningen stabiel zijn en de patiënt goed reageert op de voorgeschreven medicijnen, moet begonnen worden met een individueel programma bestaande uit veiligheidsvoorlichting, aanpassingen in de omgeving, oefeningen ter versterking van de onderste extremiteiten, evenwichtsoefeningen en looptraining.

Veiligheidsvoorlichting is een belangrijke eerste stap bij het voorkomen van vallen. Veel ouderen zijn zich niet bewust dat ze de kans lopen te vallen. Vaak zijn eenvoudige aanwijzingen over aanpassingen in de omgeving en het aanmoedigen van ouderen om veel tijd te nemen voor functionele activiteiten het enige wat nodig is om hun veiligheid te verhogen. Veel ouderen hebben de neiging zich naar de deur te haasten als er gebeld wordt of de telefoon snel op te nemen als hij overgaat. Ze moeten dan overgehaald worden zich niet meer te haasten, omdat haast kan leiden tot vallen. Hulpverleners en bezoekers zouden ook een rol moeten spelen in de veiligheidsvoorlichting, door de oudere met een verhoogd risico te wijzen op de noodzaak van voorzorgsmaatregelen.

Ouderen die klagen over duizeligheid tijdens houdingsveranderingen moeten worden onderzocht op orthostatische hypotensie. Men moet deze individuen leren langzaam een andere houding aan te nemen en te wachten voor ze zich verplaatsen, zodat de bloeddruk zich aan kan passen aan de veranderde houding.

Ouderen die ooit gevallen zijn, lopen een groter risico opnieuw te vallen. Soms ziet men een serie valpartijen bij ouderen in de maanden voor hun dood.[113] Niet meer kunnen opstaan na een val of de afwezigheid van hulp kan desastreuze consequenties hebben. Uit onderzoek blijkt dat de helft van de ouderen die langer dan zes uur op de grond lagen nadat ze gevallen waren, overlijdt binnen zes maanden.[114] Ouderen die alleen leven, moeten misschien een telefoon hebben in elke kamer. Een telefooncirkel, waarbij ouderen elkaar overdag regelmatig opbellen, is een manier om de zaak in de gaten te houden en een val tijdig te ontdekken. Ouderen die een verhoogd risico lopen, kunnen ook gebruikmaken van een alarmeringssysteem, waarbij ze een apparaatje krijgen zodat snel hulp ingeroepen kan worden door op een knop te drukken.

Van alle valpartijen gebeurt 85% thuis,[115] meestal op de trap,[116,117] bij de gang van en naar de WC of badkamer[118] en in de slaapkamer.[119] Beoordeling en aanpassing van de omgeving zijn noodzakelijk bij ouderen die gevallen zijn of een verhoogd risico lopen.

Bij de beoordeling van de veiligheid moeten vragen gesteld worden als: 'Ligt er vloerbedekking los?'; 'Zijn er obstakels tussen het bed en de WC of badkamer?'; en 'Is er 's nachts voldoende verlichting?' Aanvullende maatregelen kunnen betrekking hebben op aanpassingen van de douche of het bad (een zitting in het bad en een douchekop die men in de hand kan nemen, vergroten de veiligheid en zelfstandigheid tijdens het baden en douchen). Aanpassingen kunnen ook nodig zijn om vallen tijdens de gang naar WC of badkamer te voorkomen. Ouderen die aandrang voelen om te urineren, 's avonds vermoeid of 's nachts gedesoriënteerd zijn, moeten aangemoedigd worden een po(stoel) te gebruiken.

Het doel van spierversterkende oefeningen ter voorkoming van valpartijen is te zorgen voor voldoende kracht in de spieren van de onderste extremiteiten en de romp om de juiste houding te handhaven en het evenwicht te bewaren. Sommige ouderen zullen een oefenschema met weerstandsoefeningen kunnen doorlopen. Anderen zullen meer baat hebben bij een meer functionele aanpak van de spierversterkende oefeningen. Het oefenen van het opstaan vanuit de zithouding, bijvoorbeeld, is een functionele manier om de extensoren en flexoren van de onderste extremiteiten te versterken. De trap op en af lopen met één trede tegelijk vereist minder kracht, een kleinere bewegingsmogelijkheid en een minder goede balans dan het telkens overslaan van een trede. Lopen op de plaats kan ook de beenflexoren versterken en deze oefening kan moeilijker gemaakt worden door de patiënt te vragen het been gedurende drie tellen in de flexiestand te fixeren. Deze activiteit zorgt ook voor isometrische versterking van extensoren, abductoren en adductoren van het standbeen. Uit veiligheidsoverwegingen moeten ouderen de rug van een stoel of de rand van het aanrecht vasthouden tijdens het uitvoeren van deze oefening.

Bij iedere aanpak voor het versterken van de spieren moet het volgende overwogen worden:

1. Veel ouderen lijden aan osteoporose. Weerstand en eenzijdige belasting kunnen in dat geval te veel zijn. Oefeningen ter verbetering van de spierkracht kunnen leiden tot fracturen van ernstig osteoporotische botten.
2. Veel ouderen lijden aan arthrosis deformans. In dat geval zijn onbelaste isometrische oefeningen wellicht minder pijnlijk. Het langer vasthouden van de spiercontractie is een effectieve manier om de spierkracht te vergroten zonder externe weerstand.[120]
3. Het is uiterst belangrijk dat ouderen hun adem niet inhouden (Valsalva-manoeuvre) tijdens het oefenen. Hardop tellen kan helpen dit probleem te omzeilen.
4. Ouderen moet geleerd worden hun hartslag in de gaten te houden tijdens het oefenen.

Oefeningen ter verbetering van het evenwicht zijn een belangrijk onderdeel van de preventie van valpartijen. Balansoefeningen zijn gericht op drie aspecten van de houdingsbeheersing: de reactie op verstoringen van het evenwicht, zelf-geïnitieerde gewichtsverplaatsingen en het anticiperen op bewegingen van de ledematen.[121] Mensen moeten kunnen reageren op externe verstoringen van het evenwicht, zoals een duw tegen de schouder of het borstbeen, door hun houding zodanig aan te passen dat hun zwaartepunt terugkeert tot boven het steunvlak. De normale reactie op een zijwaartse verstoring is extensie van het gewichtdragende been, gecombineerd met extensie van de romp aan de gewichtdragende zijde. Ook vinden flexie en abductie van het niet-gewichtdragende been plaats.[122] Een geringe kracht die naar achteren wordt uitgeoefend, moet een reactie van de dorsaalflexoren van de enkels en flexie in de heupen opwekken, terwijl een duwtje naar voren gevolgd moet worden door plantairflexie in de enkels en extensie in de heupen.[123]

Bij het verplaatsen van het gewicht van het gehele lichaam tijdens het staan spelen spieractiviteiten een rol die lijken op de activiteiten die plaatsvinden wanneer het evenwicht verstoord wordt. Tijdens gewichtsverplaatsingen is de spieractiviteit echter willekeurig. Het evenwicht moet ook bewaard blijven wanneer de ledematen bewegen, bijvoorbeeld bij het reiken met de bovenste extremiteit of zwaaien met de onderste extremiteit. In dat geval vindt de aanpassing van de houding in feite vóór de beweging plaats, om te voorkomen dat het zwaartepunt buiten het steunvlak komt te liggen. Een voorwaartse beweging van de arm, bijvoorbeeld, moet worden voorafgegaan door plantairflexie in de enkel en flexie in de heupen. Op deze manier wordt de voorwaartse verschuiving van het zwaartepunt door de armbeweging gecompenseerd door een kleine achterwaartse verplaatsing ervan. Het oefenen van elk van deze activiteiten – de reactie op verstoringen van het evenwicht, willekeurige verplaatsing van het gewicht en houdingsveranderingen tijdens het staan om op bewegingen te anticiperen – helpt ouderen hun houding efficiënt te corrigeren tijdens functionele activiteiten in stand, zoals koken, transfers en lopen. Deze oefeningen zijn gericht op het verbeteren van de motorische component van de balans.

Door variatie aan te brengen in de sensorische informatie die binnenkomt tijdens balansoefeningen worden ouderen geholpen zich te concentreren op hetzij de ondergrond, hetzij de visuele informatie. Door op blote voeten hun evenwicht te bewaren met de ogen open of dicht leren ouderen de somatosensorische informatie vanuit de voetzolen maximaal te benutten. Staan op een stuk schuimrubber[124] daarentegen vervormt de informatie uit de voetzolen en de sensoren in de spieren van de enkel en dwingt ouderen visuele informatie te gebruiken om hun houding te stabiliseren. Het bewaren van het evenwicht terwijl het hoofd van links naar rechts of op en neer bewogen wordt, is ook belangrijk. Veel ouderen geven aan dat ze vallen tijdens het maken van hoofdbewegingen[125] of wanneer ze naar boven kijken terwijl ze gordijnen ophangen of een lamp verwisselen. Men moet ouderen leren voorzichtig te zijn wanneer ze omhoog kijken.

Wanneer iemand niet in staat is het evenwicht te bewaren en op het punt staat te vallen, is de normale beschermingsreactie het strekken van de armen of benen. Beschermingsreacties, zoals het strekken van de arm en de stapresponse, moeten ook geoefend worden. Het ter bescherming strekken van de bovenste extremiteit, zowel naar voren als naar de zijkant, kan in stand geoefend worden tegen de muur.[126] Voorwaartse, zijwaartse en achterwaartse beschermingsreacties van de onderste extremiteiten moeten ook in stand geoefend worden. Het doel is een snelle en accurate strekking van de ledematen.

Balansoefeningen voor ouderen kunnen deel uitmaken van functionele activiteiten. Zitten en opstaan en weer gaan zitten zijn voorbeelden van beheerste, willekeurige verplaatsingen van het gewicht. Het voor- en achterwaarts en naar de zijkant buigen van de romp in de zithouding zijn ook voorbeelden van willekeurige verplaatsingen van het gewicht. Willekeurige gewichtsverplaatsingen in stand, waarbij eerst met de rug tegen de muur geleund wordt, zijn veilige evenwichtsoefeningen. Dansen wordt ook aangeraden als een functionele activiteit om evenwichtsreacties te oefenen en aldus valpartijen te voorkomen.[127] Het aanpassen van de houding om armbewegingen te anticiperen, kan geoefend worden tijdens functionele activiteiten door al staand te reiken naar voorwerpen op keuken- of kastplanken. Het reiken moet in diverse richtingen geoefend worden.

Tijdens het lopen moet het gewicht verplaatst worden. Door de patiënt met de hand te leiden tijdens het lopen kan de therapeut hem of haar helpen de juiste timing en richting van de gewichtsverplaatsing te vinden.[126] Functioneel lopen vereist een interactie met diverse ondergronden en moet daarom geoefend worden op gladde en ruwe ondergronden, op vlakke en scheve oppervlakken, plaveisel en trappen. Variaties in de hoeveelheid licht en achtergrondgeluid zorgen ook voor een realistischer nabootsing van de normale omgeving. Wanneer de paslengte onregelmatig of te kort is, kunnen voetafdrukken op de vloer de patiënt helpen de voeten beter neer te zetten.

Het leiden van de patiënt is ook nuttig voor het verbeteren van de loopsnelheid. Voor een goede functie moet de snelheid gevarieerd kunnen worden. Moeilijke activiteiten, zoals het oversteken van een drukke straat, worden minder bedreigend als de oudere kan oefenen met een therapeut of mantelzorger.

De risicofactoren die een rol spelen bij het vallen van ouderen geven aan dat vallen niet beschouwd moet worden als een normaal ouderdomsverschijnsel. Vallen moet eerder gezien worden als een aanwijzing voor een mogelijke aandoening of een versneld sensorisch of neuromusculair functieverval als gevolg van inactiviteit. Secundaire aandoeningen of multipele pathologie, het gebruik van diverse medicijnen (vooral diuretica en barbituraten), verminderde visus, verminderde somatosensoriek in de onderste extremiteiten en een afname van de spierkracht in de onderste extremiteiten zijn allemaal factoren die het ontstaan van evenwichts- en loopstoornissen die vallen tot gevolg kunnen hebben, in de hand werken. De preventie van valpartijen draait om het aanpakken van de specifieke problemen van elk individu met verhoogd risico. Een multidisciplinaire aanpak is het effectiefst bij het bestrijden van het vallen van ouderen.

Het aanpassen van de omgeving

Het aanpassen aan de omgeving, dan wel het aanpassen van de omgeving aan de oudere mens, is een zeer belangrijk aspect van de geriatrische revalidatie. Door de afname van de fysiologische reservecapaciteit zijn ouderen niet meer in staat activiteiten uit te voeren die extreem veel van hen vergen. Een oudere die een beroerte heeft gehad en lijdt aan hartinsufficiëntie moet wellicht leren rolstoel rijden. Om goed met de rolstoel te kunnen rijden, zijn verregaande aanpassingen nodig van de omgeving. Deuren moeten wellicht breder worden gemaakt, opritten aangebracht en balies en toonbanken verlaagd. Verhuizen naar een andere woning of aanpassingen in de huidige woning worden misschien belemmerd door financiële problemen of persoonlijke voorkeuren.

De interactie tussen ouderen en hun omgeving kan steeds problematischer worden naarmate de leeftijd vordert. Deze interacties worden beïnvloed door de lichamelijke toestand, de leefomgeving en de sociale omgeving. Uiteraard verkeert iedereen in wisselwerking met zijn of haar omgeving. Naarmate men ouder wordt, wordt de interactie met de omgeving echter steeds problematischer door de afgenomen fysiologische reservecapaciteit, onderliggende medische problemen, de gemoedstoestand en vele andere factoren.

Het doel van de hulpverlening is het zodanig manipuleren van de omgeving dat deze veiliger wordt. Hulpmiddelen bij het lopen of woningaanpassingen zijn wellicht nodig, maar zelfs deze maatregelen kunnen problemen opleveren wanneer men te maken heeft met ouderen. Ouderen met een handicap kunnen dergelijke hulpmiddelen beschouwen als onaantrekkelijk of vernederend. Als je een brilmontuur uitzoekt, kun je er één kiezen die bij je uiterlijk past, maar een looprekje of verchroomde handgrepen lijken ziekte en invaliditeit te suggereren en sommige ouderen zullen deze indruk willen vermijden. Ook kunnen ouderen problemen hebben bij het vinden van mensen die hun woning kunnen aanpassen. Soms zullen vrijwilligers of familieleden beschikbaar zijn die dergelijke vaardigheden bezitten, vaak ontbreken dezen echter.

Activiteiten worden uitgevoerd binnen een fysieke en sociale omgeving die het gebruik van bepaalde functies kan stimuleren maar ook kan belemmeren. Drukknoppen aan de voorkant van een gasfornuis maken de bediening eenvoudiger voor een slechtziend ouder individu, terwijl ver weg geplaatste draaiknoppen een belemmering kunnen vormen. Op dezelfde wijze kunnen hulpverleners de functionele zelfstandigheid van ouderen vergroten door aangepaste gebruiksvoorwerpen ter beschikking te stellen, zoals bordenhouders, badborstels met langere handgrepen en hulpmiddelen om de sokken aan te trekken. Ze kunnen daarentegen ook de hulpbehoevendheid vergroten, door de oudere te voeden, te baden en aan te kleden.

De beoordeling van de omgeving is moeilijker dan de beoordeling van motorische taken, omdat de omgeving waar het om gaat de feitelijke leefomgeving is waarin ouderen dagelijks moeten functioneren, in plaats van een ziekenhuis of verpleeghuis. De beoordeling van een bepaalde ruimte richt zich op de bouwkundige belemmeringen, de veiligheid en de functionele eigenschappen en de mate waarin de aanwezige apparatuur bediend kan worden door de oudere. Bij de beoordeling van het sociale kader evalueert men de beschikbaarheid van mantelzorgers, de vaardigheden die zij bezitten voor het geven van hulp en de mate waarin ze getraind moeten worden, hun houding ten opzichte van functionele zelfstandigheid en hun ervaringen met de lasten die de zorg met zich mee kan brengen.

Mensen met beperkingen, fysiologische of anatomische stoornissen als gevolg van inactiviteit en ouderdom kunnen lijden aan geheugenverlies of desoriëntatie, zijn mogelijk minder goed in staat normale lichamelijke activiteiten uit te voeren of zich kleinigheden te herinneren, kunnen problemen hebben zich verbaal uit te drukken en bezitten wellicht een verminderd beoordelingsvermogen. Al deze factoren moeten een rol spelen bij de aanpassing van de fysieke en sociale omgeving om aan de revalidatiebehoeften van ouderen te voldoen. Indien zorginstellingen en de thuissituatie de juiste organisatorische en sociale kenmerken bezitten, zo blijkt uit recente hoorzittingen en rapporten van de Amerikaanse regering, zou de leeftijd waarop ouderen bedlegerig worden en verpleegkundige hulp behoeven verder weg kunnen komen te liggen.[128,129]

Het is logisch dat degenen die direct betrokken zijn bij de zorg advies nodig hebben over praktische mogelijkheden om de kans op het optreden van verwardheid of letsel bij functioneel beperkte ouderen te verkleinen, zodat de zorg langer thuis gegeven kan worden. Onderzoek naar de omgeving waarin oudere patiënten verkeren, heeft uitgewezen dat diverse factoren risico's met zich meebrengen, zoals slechte verlichting, te weinig variatie in kleurgebruik, rommelig opgesteld meubilair, een verwarrende inrichting (bijvoorbeeld een tafel in een slecht verlichte gang), saaie, onopvallende meubelstoffen, bouwkundige factoren, zoals split-level-ruimten of sterk op elkaar lijkende etages, en de klimaatbeheersing.[130] Sommige omgevingskenmerken kunnen de veiligheid bedreigen, angst opwekken en cognitieve stoornissen versterken.[131] Cohen[132] onderzocht gedragstechnieken (dat wil zeggen: het gebruik van omgevingsprikkels, zoals kleurcoderingen of labels aan voorwerpen) en concludeerde dat deze voordelen hebben boven medicijnen bij de behandeling van cognitieve stoornissen. Uit andere onderzoeken bleek duidelijk dat het stimuleren van de onafhankelijkheid, zelfstandigheid en sociale interacties essentieel is voor het langer in stand houden van cognitieve functies.[133]

De omgeving van ouderen kan negatieve gevolgen hebben voor hun omgang met anderen. Ouderen die alleen leven, zijn vaak geïsoleerd, ook binnen een bejaardenhuis of verzorgingstehuis, dat wil zeggen dat er weinig mogelijkheden zijn voor succesvolle en zinvolle omgang met anderen.[134] Dit kan leiden tot een achteruitgang in communicatieve vaardigheden. Ouderen hebben een omgeving nodig die de omgang met anderen stimuleert en versterkt. De geriatrische revalidatie moet ouderen aanmoedigen deel te nemen aan een groot aantal activiteiten die kunnen leiden tot conversatie en sociale interactie. Het scheppen van een omgeving die de sociale interactie bevordert binnen een ziekenhuis, revalidatiecentrum of instelling voor lange-termijnzorg kan geschieden door het organiseren van recreatieve activiteiten of sociale therapie. Dit is moeilijker bij ouderen die nog thuis wonen, hoewel de sociale interactie in dergelijke gevallen vaak versterkt kan worden met behulp van bijvoorbeeld buurtverenigingen, ouderencentra of de kerk. Zinvolle omgang met anderen is essentieel bij het stimuleren en versterken van cognitieve functies en draagt bij tot het welbevinden van ouderen.[133,134]

Visusproblemen komen vaak voor bij oudere patiënten. Voorbeelden hiervan zijn verziendheid, het minder goed in staat zijn zich aan te passen aan veranderingen in de verlichting waardoor meer licht nodig is om te kunnen zien en een verhoogde gevoeligheid voor schitteringen.

Als onderdeel van het normale verouderingsproces ondergaat het oog diverse veranderingen die de veiligheid van ouderen in hun omgeving kunnen bedreigen. Er moet dus rekening gehouden worden met deze veranderingen bij de aanpassing van de omgeving. De lens van het oog wordt dikker en geel, en de spieren die de dilatatie van de pupil regelen, worden zwakker. Door het troebeler worden van de lens zijn ouderen niet in staat de schittering en reflecties die vaak in de omgeving optreden, te verdragen.[135] In feite heeft het oudere oog ongeveer driemaal zoveel licht nodig om goed te functioneren. Ouderen hebben ook moeite met het zien van diepte en het onderscheiden van kleuren, wat van invloed kan zijn op het lopen (slecht schatten van afstanden), ADL-functies en het autorijden. Andreasen heeft de achteruitgang in het zien van kleuren bij ouderen beschreven.[135] Het blijkt dat ouderen moeite hebben onderscheid te maken tussen diverse tinten blauwgroen, blauw en violet en niet in staat zijn twee tinten van kleuren die op elkaar lijken, te onderscheiden. Wel behouden ze het vermogen onderscheid te maken tussen fellere kleuren, zoals oranje en rood.[18] Diverse onderzoekers hebben gepleit voor het gebruik van grove kleurpatronen of heldere effen kleuren in meubelstoffen en woningtextiel om de zichtbaarheid en de aantrekkingskracht ervan te vergroten (waardoor de kans dat ouderen zich stoten aan meubilair of erover struikelen afneemt). Een fijn patroon kan het zicht vertroebelen en de ogen moe maken.[135]

De zelfstandigheid van ouderen kan bevorderd worden door het gebruik van felle en sterk contrasterende kleuren. Gezien het slechtere onderscheid dat ouderen maken tussen overeenkomstige kleuren, komen ze in de problemen in een slecht verlichte woonkamer met een blauw tapijt, lichtblauwe muren en meubels en gordijnen met bloempatronen in lavendel en blauw. Contrasterende kleuren of betere verlichting kunnen de veiligheid in een dergelijke kamer vergroten. Kleurcodering van wanden en gangen in ziekenhuizen en verpleeghuizen met felle kleuren kan oudere patiënten helpen de weg te vinden naar hun eigen kamer, WC's, badkamers, recreatieruimten en dergelijke. Contrasterende kleuren zijn zeer belangrijk, aangezien ze de problemen wegnemen die zich voordoen bij het zelfstandig beklimmen van een trap of het lopen door een slechtverlichte gang waar schaduwen gevaar kunnen opleveren. Vaak kan een contrastwerking bereikt worden door het gebruik van fluorescerend plakband in verschillende kleuren (oranje, heldergroen of rood).

Kleuren hebben diverse effecten op de stemming.[135] Rood, geel en oranje roepen eerder associaties op met opwinding en agressie.[135] Hiervan kan gebruikt worden gemaakt als een visuele stimulans om ouderen te waarschuwen voor veranderingen of gevaren in de omgeving, zoals een trap of een verhoging of verlaging van de vloer. Hoewel ouderen vaak gestimuleerd moeten worden, hebben ouderen die lijden aan dementie juist een kalmerende invloed nodig; het verwerken van warme kleuren in hun leefomgeving, zoals lichtoranje en blauwtinten, zullen ontspanning en welbehagen in de hand werken.

Relatief harde maar comfortabele stoelen met een hogere zitting en een hoge rug die steun geeft, maken het ouderen mogelijk op te staan uit de zithouding met minimale hulp. Brede armleuningen van hout of metaal kunnen op de tast gevonden worden wanneer men slecht ziet of men de romp beperkt kan roteren. Men moet ouderen aanmoedigen altijd de zitting van een stoel te voelen met de achterzijde van de benen voordat ze gaan zitten.

Mensen zijn zeer goed in staat zich aan te passen aan omstandigheden die niet ideaal zijn. Ouderen, vooral degenen onder hen met ernstige beperkingen, hebben hier echter veel meer moeite mee. Het prikkelen van de zintuigen moet onderdeel zijn van elk aspect van de revalidatie. Herhaling van visuele prikkels met behulp van plaatjes, kleuren en verlichting vergroten de zelfstandigheid, wat het zelfrespect ten goede komt.

Hellebrandt[136] stelt voor de nadruk te leggen op het handhaven van een goede gezondheid en het op peil houden van de nog aanwezige mentale functie door middel van socialisatie, lichamelijke en recreatieve activiteiten. Het verband tussen lichamelijke conditie en gedrag is bijzonder belangrijk bij dementiepatiënten. Aanpassingen in de omgeving kunnen tegemoetkomen aan de normale leeftijdsgebonden fysiologische veranderingen en de gevolgen van inactiviteit voorkomen. Als ouderen niet veilig kunnen verblijven in hun omgeving, dan vormt dit een belemmering voor de zelfstandigheid, de socialisatie en de algemene dagelijkse levensverrichtingen.

Conclusie

Revalidatie van oudere patiënten is één van de grootste uitdagingen waarvoor hulpverleners in de gezondheidszorg zich gesteld zien. Bij het opstellen van een geriatrisch behandelprogramma is het vaak moeilijk de fysiologische aspecten van ouder worden en invaliditeit te onderscheiden van de cognitieve veranderingen. Als er meer kennis beschikbaar komt, is het wellicht mogelijk dat het normale verloop van het verouderingsproces ooit anders wordt. Tot die tijd moet de revalidatie van ouderen zich concentreren op het bereiken van het maximaal haalbare functioneren binnen de zorgomgeving door het vereenvoudigen van die omgeving en het organiseren van activiteiten zodat invaliditeit door inactiviteit geen kans krijgt. Bij het verlenen van revaliderende zorg met het doel het functioneren zo lang mogelijk optimaal te houden, moet een eventuele afname van de sensorische integratie en het lichamelijk functioneren in de gaten gehouden worden. Eén van de opvallendste aspecten van geriatrische revalidatie is de gelijktijdige behandeling van verscheidene aandoeningen. Door het optreden van deze aandoeningen krijgen hulpverleners in de revalidatie te maken met diverse, vaak gecompliceerde stoornissen die de ADL en het optimaal functioneren in de weg staan.

Revalidatie is een proces dat niet bepaald wordt door een specifieke diagnose of de setting waarin de zorg verleend wordt, maar door multipele pathologie en de motivatie van de oudere die het onderwerp is van zorg. Het voornaamste doel van revalidatie is het bevorderen van de zelfstandigheid zoals ouderen die zelf opvatten. Hulpverleners die ouderen revalideren, moeten zich bewust zijn van de factoren die de zorg voor ouderen complexer, uitdagender en bevredigender maken.

Ter recapitulatie

- Het doel van geriatrische revalidatie is het helpen van ouderen met beperkingen zodat deze de lichamelijke, geestelijke of sociale vaardigheden die ze verloren hebben weer terugkrijgen, om zo hun zelfstandigheid te vergroten.
- Veertig procent van alle mensen met beperkingen is ouder dan 65 jaar; het hoogste percentage vindt men onder de oud-ouderen (individuen ouder dan 85 jaar).
- Lawton[137,138] beschrijft drie ADL-niveaus: 1) basis-ADL, bijvoorbeeld zelfzorgactiviteiten; 2) instrumentele ADL, zoals koken en schoonmaken; 3) mobiliteit, een complexer vorm van ADL, bijvoorbeeld het gebruik van openbaar vervoer.
- De geriatrische revalidatie wordt beïnvloed door drie belangrijke factoren: variabiliteit, hypokinesie en optimale gezondheid. Ze werken in op de orgaansystemen en de invloed ervan moet worden onderscheiden van de normale en de pathologische veroudering.
- Revalidatie van ouderen moet gericht zijn op het op peil houden van de mobiliteit, het verbeteren van het evenwicht, goede voeding, algemene zorg en sociale en emotionele steun.
- Patiënten die te lijden hebben van achteruitgang van cognitieve, sensorische en algemene fysieke functies moeten het onderwerp zijn van speciale geriatrische revalidatie.
- De hulpverlening rond het vallen van ouderen moet uitgaan van het standpunt dat vallen geen normaal ouderdomsverschijnsel is en te wijten kan zijn aan medicijngebruik, de angst om te vallen, inactiviteit, chronische ziekte, houdingsinstabiliteit of een combinatie van deze factoren.
- Aanpassingen in de omgeving van ouderen moeten gericht zijn op het zorgen voor voldoende veiligheid, het vergroten van de mobiliteit, het verhogen van het comfort en het stimuleren van de sociale interactie.

Literatuur

1. Wedgewood J.The place of rehabilitation in geriatric medicine: an overview. *Int Rehabil Med.* 1985;7;107.
2. Warshaw GA, Moore JT, Friedman SW, et al. Functional disability in the hospitalized elderly. *JAMA.* 1982; 248(7):847-850.
3. Clark G, Blue B, and Bearer J. Rehabilitation of the elderly amputee. *J Am Geriatr Soc.* 1983; 31:439.
4. Kumar VN, Redford JB. Rehabilitation of hip fractures in the elderly. *Am Fam Physician.* 1984; 29:173.
5. Federal Council on the Aging. *The Need for Long-Term Care.A Chartbook of the Federal Council on Aging.* Washington, DC: US Government Printing Office; 1981. US Department of Health and Human Services publication No. (OHDS) 81-20704, 29.
6. Enright RB, Friss L. *Employed care-givers of brain-damaged adults: an assessment of the dual role.* Unpublished thesis, University of Arizona. 1987.
7. Lehman JF, Guy AW, Stonebridge JB, et al. Stroke: does rehabilitation affect outcome? *Arch Phys Med Rehabil.* 1975; 56;375.
8. Rubenstein LZ, Josephson KR, Gurland B. Effectiveness of a geriatric evaluation unit: a randomized trial. *N Engl J Med.* 1984; 311:1664.
9. Commission on Chronic Illness. *Chronic Illness in the United States: Prevention of Chronic Illness.* Cambridge, Mass: Harvard University Press; 1957: 1; 285-311.
10. Trussel RD, Elinson J. *Chronic Illness in the United States: Chronic Illness in a Rural Area.* Cambridge, Mass: Harvard University Press; 1959:3.
11. Dinken H. Physical treatment of the hemiplegic patient in general practice. In: Krusen FH, red. *Physical Medicine and Rehabilitation for the Clinician.* Philadelphia: Saunders; 1951; 205.
12. Heather AJ. *Manual of Care for the Disabled Patient.* New York: Macmillan; 1960; 12-15.
13. Rusk H. *Rehabilitation Medicine.* St Louis; Mosby Co.; 1958; 40-44.
14. Branch LG, Meyers AR. Assessing physical function in the elderly. *Clin Ger Med.* 1987; 3(1):29-51.
15. Branch L, Jette A. The Framingham Disability Study: social disability among the aging. *Am J Public Health.* 1981;71:1202.
16. Woollacott MJ. Changes in posture and voluntary control in the elderly: research findings and rehabilitation. *Top Geriatr Rehabil.* 1990; 5(2):1-11.
17. Woollacott MJ. Response preparation and posture control: neuromuscular changes in the older adult. *Ann NY Acad Sci.* 1988; 51 5:42-53.
18. Andreasen MK. Making a safe environment by design. *J Gerontol Nurs.* 1985; 11(6):18-22.
19. Boyer GG. Vision problems. In: Carnevali P, Patrick B, red. *Nursing Management for the Elderly.* Philadelphia; Lippincott; 1989; 482-484.
20. Kasper RL. Eye problems of the aged. In: Reichel W, red. *Clinical Aspects of Aging.* Baltimore, Md: Williams and Wilkins Co.; 1988; 393-395.
21. Fitts RH. Aging and skeletal muscle. In: Smith EL, Serfass RC, red. *Exercise and Aging: The Scientific Basis.* Hillside, NJ: Enslow Publishers; 1980.
22. Schaie KW. Historical time and cohort effects. In: McCluskey KA, Reese HW, red. *Lifespan Developmental Psychology: Historical and Generational Effects.* New York; Academic Press; 1984.
23. Wechsler D. 'Hold' and 'Don't hold' tests. In: Chown SM, red. *Human Aging.* New York; Penguin Press; 1972.
24. Siegler IC. Psychological aspects of the Duke longitudinal studies. In: Schaie KW, red. *Longitudinal Studies of Adult Psychological Development.* New York; Guilford Press; 1983.
25. Botwinick J. *Aging and Behavior.* Tweede druk, New York; Springer Publishing Co.; 1987.
26. Baltes PB, Schaie KW. On the plasticity of intelligence in adulthood and old age. *Am Psychol.* 1986. 31; 720-725.
27. Lewis CB. *Aging: The Health Care Challenge.* Philadelphia: Davis; 1985.
28. Siebens AW, Schmedt JF, Eckberg DL, et al. Hemodynamic consequences of cardiovascular deconditioning-functional effects. *Circulation.* 1990; 82(4):694.
29. Holloszy JO. Exercise, health, and aging: a need for more information. *Med Sci Sports Exerc.* 1983; 15:1.
30. Schneider EI, Reed JD. Modulations of aging processes. In: Finch Ce, Schneider EL, red. *Handbook of the Biology of Aging.* New York; Academic Press; 1985.

31. Astrand PO. Exercise physiology and its role in disease prevention and in rehabilitation. *Arch Phys Med Rehabil.* 1987;68:305.
32. Bruce RA. Exercise, functional aerobic capacity, and aging-another viewpoint. *Med Sci Sports Exerc.* 1984;16:8-15.
33. Buskirk ER. Health maintenance and longevity; exercise. In: Finch CE, Schneider EL, red. *Handbook of the Biology of Aging.* New York;Academic Press; 1985.
34. Shepard RJ. *Physical Activity and Aging.* Chicago;Year Book; 1978.
35. Shepard RJ. *Physical Activity and Aging.* Tweede druk. Rockland, Md:Aspen Publishers, Inc.; 1987.
36. Bortz WB. Disuse and aging. *JAMA.* 1982; 248:1203.
37. Young A. Exercise physiology in geriatric practice. *Acta Med Scand.* 1986; 711 (suppl):227.
38. Miller MB. Iatrogenic and nursigenic effects of prolonged immobilization of the ill aged. *J Am Geriatr Soc.* 1975; 33:360.
39. Zubek JP, Wilgosh L. Prolonged immobilization of the body: changes in performance and in the electroencephalogram. *Science.* 1963; 140:306.
40. Zubek JP. Counteracting effects of physical exercise performed during prolonged perceptual deprivation. *Science.* 1963; 142:504.
41. Downs F. Bed rest and sensory disturbances. *Am J Nurs.* 1974; 74:434-438.
42. Ryback RS, Lewis OF, Sewab RS, Blum K. Psychobiologic effects of prolonged weightlessness (bed rest) in young healthy volunteers. *Aerospace Med.* 1971; 42:408.
43. Ryback RS, Lewis OF, Lessard CS. Psychobiologic effects of prolonged bed rest (weightless) in young, healthy volunteers (study II). *Aerospace Med.* 1971; 42;529.
44. Griffin SJ, Trinder J. Physical fitness, exercise, and human sleep. *Psychophysiology.* 1978; 19:447-451.
45. Greenleaf JE, Reese RD. Exercise themoregulation after 14 days of bed rest. *J Appl Physiol.* 1980; 48:72-77.
46. Haines RF. Effect of bed rest and exercise on body balance. *J Appl Physiol.* 1974; 36:323.
47. Taylor HL, Henschel JB, Keys A. Effects of bed rest on cardiovascular function and work performance. *J Am Physiol.* 1949; 2:223.
48. Rikli R, Busch S. Motor performance of women as a function of age and physical activity level. *J Gerontol.* 1986; 41:645.
49. Emes CG. The effects of a regular program of light exercise on seniors. *J Sports Med.* 1979;19:185.
50. Spiraduso WW. Physical fitness, aging, and psychomotor speed: a review. *J Gerontol.* 1980; 35;850.
51. Dietrick JE, Whedon GD, Shorr E. Effects of immobilization upon various metabolic and physiologic functions of normal men. *Am J Med.* 1948; 4:3-9.
52. Saltin B, Astrand PO, Grover RF, et al. Response to exercise after bed rest and after training. *Circulation.* 1968; 38(suppl 7):1.
53. Miller PB, Johnson RL, Lamb LE. Effects of four weeks of absolute bed rest on circulatory functions in man. *Aerospace Med.* 1964; 35:1194.
54. Lamb LE, Stevens PM, Johnson RL. Hypokinesia secondary to chair rest from 4 to 10 days. *Aerospace Med.* 1965; 36, 755.
55. DeBusk RF, Convertino VA, Hung J, Goldwater D. Exercise conditioning in middle-aged men after 10 days of bed rest. *Circulation.* 1983; 68:245.
56. Buller AJ, Eccles JC, Eccles RM. Interaction between motor neurons and muscles in respect of the characteristic speeds of their responses. *J Physiol.* 1960; 150:417-419.
57. Muller EA. Influence of training and of inactivity on muscle strength. *Arch Phys Med Rehabil.* 1970; 51:449.
58. Fugiswawa Y, Kida K, Matsuda H. Role of change in vitamin D metabolism with age in calcium and phosphorus metabolism in normal subjects. *J Clin Endocrinol Metab.* 1984;59:719-726.
59. Kenney RA. *Physiology of Aging: A Synopsis.* Chicago;Year Book Medical Publishers, Inc.; 1982.
60. Ham RJ, Marcy ML. Normal aging: a review of systems/the maintenance of health. In: Wright J, red. *Primary Care Geriatrics.* Boston; PSG, Inc.; 1983.
61. Evans CE, Galasko CS, Ward, C. Effect of donor age on the growth in vitro of cells obtained from human trabecular bone. *J Orthop Res.* 1990; 8(2):234-237.
62. Zadai CC. Cardiopulmonary issues in the geriatric population: implications for rehabilitation. *Top Geriatr Rehabil.* 1986; 2(1):1-9.
63. Cummings G, Semple SG. *Disorders of the Respiratory System.* Oxford, England; Blackwell; 1973.
64. Wynne JW. Pulmonary disease in the elderly. In: Rossman I, red. *Clinical Geriatrics.* Tweede druk. Philadelphia; Lippincott; 1979.

65. Goldman R. Decline in organ function with age. In: Rossman I, red. *Clinical Geriatrics.* Tweede druk. Philadelphia; Lippincott; 1979.
66. Ham RJ, Marcy ML, Holtzman JM. The aging process: biological and social aspects. In: Wright J, red. *Primary Care Geriatrics.* Boston; PSG, Inc.; 1983.
67. Hamlin CR, Luschin JH, Kohn RR. Aging of collagen: comparative rates in four mammalian species. *Exp Gerontol.* 1980; 15:393-398.
68. Astrand PO, Rodahl K. *Textbook of Work Physiology.* San Francisco, London; McGraw-Hill Book Co.; 1970.
69. Meyer K, Hoffman P, Linker A. Mucopolysacchrides of costal cartilage. *Science.* 1958; 128:896.
70. Pickles LW. Effects of aging on connective tissues. *Geriatrics.* 1983; 38(1):71-78.
71. Hole JW. *Human Anatomy and Physiology.* Iowa; WC Brown Co.; 1978.
72. Kaplan D, Mayer K. Distribution of alkaline phosphatase. *Nature.* 1959; 183:1262-1263.
73. Calliet R. Mechanisms of joints. In: Licht S, red. *Arthiritis and Physical Medicine.* Baltimore; Waverly Press; 1969.
74. Palmoski MJ, Colyer RA, Brandt KD. Joint motion in the absence of normal loading does not maintain normal articular cartilage. *Arthritis Rheum.* 1985; 23:325.
75. Gardner DL. Aging of articular cartilage In: Brockehurst JC, red. *Textbook of Geriatric Medicine and Gerontology.* New York: Longman Group Ltd.; 1978.
76. Larson EB, Bruce RA. Health benefits of exercise in an aging society. *Arch Intern Med.* 1987; 147:353.
77. World Health Organization. *Constitution of the World Health Organization.* Geneva; World Health Organization; 1964.
78. American Diabetes Association. *Direct and Indirect Costs of Diabetes in the United States in 1987.* Alexandria, Va: American Diabetes Association Report; 1988.
79. Himann JE, et al. Age-related changes in speed of walking. *Med Sci Sports Exerc.* 1988; 20:161.
80. Siegler IC, Costa PT, Jr. Health behavior relationships. In: Birren JE, Schaie KW, red. *Handbook of the Psychology of Aging.* Tweede druk. New York; Van Nostrand Reinhold; 1985.
81. Kaplan E. Psychological factors and ischemic heart disease mortality: a focal role for perceived health. Paper presented at the annual meeting of the American Psychological Association. Washington, DC; 1982.
82. Mossey JM, Shapiro E. Self-rated health: a predictor of mortality among the elderly. *Am J Public Health.* 1982; 72:800-808.
83. Rosillo RA, Fagel ML. Correlation of psychologic variables and progress in physical therapy: I. degree of disability and denial of illness. *Arch Phys Med Rehabil.* 1970; 51:227.
84. Stoedefalke KG. Motivating and sustaining the older adult in an exercise program. *Top Geriatr Rehabil.* 1985; 1;78.
85. Nader IM, et al. Level of aspiration and performance of chronic psychiatric patients on a simple motor task. *Percept Mot Skills.* 1985; 60:767.
86. Prohaska T, Pontiam IA, Teitleman J. Age differences in attributions to causality: implications for intellection assessment. *Exp Aging Res.* 1984; 10:111.
87. Eisdorder L. Arousal and performance: experiments in verbal learning and a tentative theory. In: Talland GA, red. *Human Aging and Behavior.* New York: Academic Press; 1968.
88. Weinberg R, Bruya L, Jackson A. The effects of goal proximity and goal specificity on endurance performance. *J Soc Psychol.* 1985; 7:296.
89. Mento A, Steele RP, Karren RJ. A metaanalytic study of the effects of goal setting on task performance: 1966-1984. *Organ Behav Hum Decis Process.* 1987; 39:52.
90. Smith E, Serfass R. *Exercise and Aging: The Scientific Basis.* Hillside, NJ; Enslow Publishers; 1981.
91. Stelmach CE, Worringham CJ. Sensorimotor deficits related to postural stability: implications for falling in the elderly. In: Radebaugh TS, et al., red. *Clinics of Geriatric Medicine.* Philadelphia: Saunders; 1985: 1(3).
92. McPherson BD, red. *Sport and Aging: The 1984 Olympic Scientific Congress Proceedings.* Champaign, Ill: Human Kinetics Publishers, Inc.; 1986:5.
93. Seltzer B, Rheaume Y, Volicer L, et al. The short-term effects of in-hospital respite on the patient with Alzheimer's disease. *Gerontologist.* 1988; 28(1):121-124.
94. Knott M, Voss DE. *Proprioceptive Nuromuscular Facilitation: Patterns of Techniques.* Tweede druk. New York; Harper and Row Publishers; 1968.
95. Bottomley JM. *Am J Phys Ther.* (in press).
96. Marshall L. Auditory processing in aging listeners. *J Speech Hear Disord.* 1981; 46:226-238.

97. Gutman E. *Age Changes in the Neuromuscular System.* Great Britain; Bristol, Ltd.; 1972.
98. Payton OD, Poland JL. Aging process: implications for clinical practice. *Phys Ther.* 1983; 63(1): 41-48.
99. Brody H. Kliemer lecture, Gerontological Society Meeting. *Gerontology News.* Washington, DC: Gerontological Society of America. November, 1979.
100. McCarter R. Effects of age on contraction of mammalian skeletal muscle. In: Kalkor G, DiBattista J, red. *Aging in Muscle.* New York; Raven; 1978; 1-22.
101. Moritani T. Training adaptations in the muscles of older men. In: Smith EL, Serfass RC. *Exercise and Aging: The Scientific Basis.* Hillside, NJ; Enslow Publishers; 1981; 149-166.
102. Gutman E, Hanzlikova V. Fast and slow motor units in aging. *Gerontology.* 1976; 22:280-300.
103. MacLennan WJ, Hall MRP, Timothy JI. Postural hypotension in old age: is it a disorder of the nervous system or of blood vessels? *Age Aging.* 1980; 9:25-32.
104. Ragen PB, Mitchell J. The effects of aging on the cardiovascular response to dynamic and static exercise. In: Weisfelt ML, red. *The Aging Heart.* New York: Raven; 1980; 269-296.
105. Murray MP. Normal postural stability and steadiness: quantitative assessment. *J Bone Joint Surg (Am).* Juni, 1975; 57(A):510.
106. CBS, 1994/1995.
107. Carlson KE, Alston W, Feldman DJ. Electromyographic study of aging skeletal muscle. *Am J Phys Med.* 1964; 43:141-152.
108. Darling RC. Fatigue. In: Downey JA, Darling RC, red. *Physiological Basis of Rehabilitation Medicine.* Philadelphia: Saunders; 1971.
109. Kohl HW, Moorefield DL, Blair SN. Is cardiorespiratory fitness associated with general chronic fatigue in apparently healthy men and women? *Med Sci Sports Exerc.* 1987; 19(S6).
110. Christiansen J, Juhl E, red. The prevention of falls in later life. *Danish Med Bull.* 1987; 34(Suppl) (4):1-24.
111. Kalchthaler T, Bascon RA, Quintos V. Falls in the institutionalized elderly. *J Am Geriatr Soc.* 1978; 26:424.
112. Tinetti ME. Factors associated with serious injury during falls by ambulatory nursing home residents. *J Am Geriatr Soc.* 1987; 35:644.
113. Gryfe CI, Amies A, Ashley MJ. A longitudinal study of falls in an elderly population: I. incidence and morbidity. *Age Aging.* 1977; 6:201.
114. Wild D, Nayak US, Isaacs B. How dangerous are falls in old people at home? *Br Med J.* 1981; 282:266.
115. Tideiksaar R. Fall prevention in the home. *Top Geriatr Rehabil.* 1987; 3(1):57-64.
116. Droller H. Falls among elderly people living at home. *Geriatrics.* 1955; 10:239-244.
117. Archea JC. Environmental factors associated with stair accidents by the elderly. *Clin Geriatr Med.* 1985; 1:555.
118. Ashley MJ, Gryfe CT, Aimes A. A longitudinal study of falls in an elderly population. II. Some circumstances of falling. *Age Aging.* 1977; 6:211.
119. Louis M. Falls and their causes. *J Gerontol Nurs.* 1983; 9:142.
120. Lawrence MS. Strengthening the quadriceps: progressively prolonged isometric tension method. *Phys Ther Rev.* 1956; 36:658.
121. Horak FB. Clinical measurement of posture control in adults. *Phys Ther.* 1987; 67:1881.
122. Bobath B. *Adult Hemiplegia: Evaluation and Treatment.* Tweede druk. London: Heineman Medical Books; 1978.
123. Woollacott MJ, Shumway-Cook A, Nashner L. Aging and posture control. *Int J Aging Hum Devel.* 1986; 23:97.
124. Shumway-Cook A, Horak FB. Assessing the influence of sensory interaction on balance. *Phys Ther.* 1986; 66:1548.
125. Stout RW. Falls and disorders of postural balance. *Age Aging.* 1978; 7:134.
126. Carr JH, Shepard RB. *A Motor Relearning Program for Stroke.* Tweede druk. Rockville, Md; Aspen Publishers; 1987.
127. Gabell A. Falls in the elderly: will dance reduce their incidence? *Human Movement Studies.* 1986; 12:119.
128. Government Document. *Alzheimer's disease: Report of the Secretaries Task Force on Alzheimer's Disease.* Washington, DC; US Government Printing Office; 1984. Rockville, Md; US Department of Health and Human Services, Public Health Service, Alcohol, Drug Abuse, and Mental Health Administration. DHHS pub. no. (ADM) 84-1323.

129. Government Document. *Alzheimer's Disease.* Washington, DC: US Government Printing Office; 1984. Joint hearing before the Subcommittee on Health and Long-Term Care of the Select Committee on Aging and the Subcommittee on Energy and Commerce. House of Representatives, 98th Congress, first session.
130. Liebowitz B, Lawton MP, Waldman A. Evaluation: designing for confused elderly people. *AIA Journal.* 1979; 2:59-61.
131. Weldon S, Yesavage JA. Behavioral improvement with relaxation training in senile dementia. *Clinical Gerontologist.* 1982; 1(1):45-49.
132. Cohen GD. The mental health professional and Alzheimer's patient. Hosp Community Psychiatry. 1984; 35(2):115-116, 122.
133. Reifler BV, Wu S. Managing families of the demented elderly. *J Fam Pract.* 1982; 14(6):1051-1056.
134. Lubinski R. Speech, language, and audiology programs in home health care agencies and nursing homes. In: Beasley DS, Davis GA, red. *Aging: Communication Processes and Disorders.* New York; Grune and Stratton; 1981.
135. Sharpe DT. *The Psychology of Color and Design.* Chicago: Nelson-Hall Co.; 1974.
136. Hellebrandt FA. The senile dement in our midst: a look at the other side of the coin. *Gerontologist.* 1978; 18:67-70.
137. Lawton MP. Assessing the competence of older people. In: Kent D, Kastenbaum R, Sherwood S, red. *Research Planning and Action for the Elderly.* New York; Behavioral Publications; 1972.
138. Lawton MP, Brody EM. Assessment of older people: self-maintaining and instrumental activities of daily living. *Gerontologist.* 1969;9:179-186.

HOOFDSTUK 10

Het onderzoek van patiënten

Van alle elementen van patiëntenzorg is het onderzoek het meest cruciale. Een uitgebreid onderzoek geeft de behandelaar de informatie die nodig is voor het opstellen van een goed behandelplan. Aangezien oudere patiënten vaak complexe problemen hebben als gevolg van verouderingsprocessen en omdat ze aan meer dan één aandoening kunnen lijden, kan het verrichten van een gedegen onderzoek moeilijk zijn. Toch is het juist dan uiterst belangrijk de exacte aard van het probleem op te sporen. In dit hoofdstuk wordt het onderzoek opgedeeld in zes onderdelen: voorbereiding, verwachtingen, de anamnese, het lichamelijk onderzoek, de beoordeling van de omgeving van de patiënt en de beoordeling van psychosociale aspecten. Het laatste onderdeel wordt hier slechts kort behandeld in relatie tot het algemeen oriënterend onderzoek. Voor een uitgebreide bespreking wordt verwezen naar hoofdstuk 6.

Voorbereiding

Setting

Hoe moet de omgeving ingericht zijn voor een goed onderzoek van oudere patiënten? Het is belangrijk dat er rust heerst en dat storende geluiden afwezig zijn, aangezien het zeer waarschijnlijk is dat de patiënt enige mate van gehoorverlies vertoont.[1] Als er achtergrondgeluiden zijn, kan de patiënt problemen hebben met het verstaan van de vragen die men stelt. Veel oudere individuen hebben ook visusklachten. De onderzoeksruimte moet dus goed verlicht zijn en er mogen geen hinderlijke schitteringen optreden. Er moet genoeg ruimte zijn om te bewegen en de deuren en de ruimte zelf moeten groot genoeg zijn om toegang te verschaffen aan rolstoelen. In de ruimte moet een comfortabele, stevige stoel aanwezig zijn waarvan de zitting ten minste 45 centimeter hoog is.[1] Bij voorkeur is het bed of de behandeltafel automatisch in hoogte verstelbaar. De vloer moet bedekt zijn met een laagpolig tapijt of ander materiaal dat weinig licht reflecteert en waarop men niet kan uitglijden. Ten slotte moet het kleurgebruik in de onderzoeksruimte aansluiten bij de voorkeuren van oudere patiënten, zodat deze zich zoveel mogelijk op hun gemak voelen. Rode, oranje, warmgele en beige tinten hebben de voorkeur. Deze kleuren moeten ook contrasterend gebruikt worden, zodat er geen visuele verwarring kan optreden.[2] De hier geschetste omgeving geldt voor een klinische setting. Veel onderzoek vindt echter bij de patiënt thuis plaats. In dat geval moet het bovenstaande zo goed mogelijk worden nagebootst.

Onderzoeksinstrumenten

Voor het algemeen onderzoek kan een willekeurig algemeen onderzoeksprotocol gebruikt worden, maar specifieke formulieren voor functionele, lichamelijke (orthopedische, neurologische en cardiopulmonale), omgevings- en psychosociale factoren zijn ook nuttig en kunnen de behandelaar helpen de juiste vragen te stellen. Hierbij moet opgemerkt worden dat veel van de formulieren voor het functieonderzoek genoemd in hoofdstuk 6 al van tevoren door de patiënt ingevuld kunnen worden. Men kan formulieren voor diverse diagnosen gebruiken om specifieke problemen op te sporen. (Zie Appendix A voor orthopedische, neurologische en cardiopulmonale formulieren.)

Tijdstip

Wat is het beste tijdstip voor een onderzoek? Er zijn bepaalde perioden tijdens de dag waarop mensen beter presteren. Het is onmogelijk de onderzoeken zo in te roosteren dat elke patiënt onderzocht wordt in de periode dat deze optimaal presteert; een grondige clinicus zal echter wel de patiënt vragen wanneer deze zich het beste voelt en hiervan een notitie maken. Er is slechts één tijdstip waarop het algemeen onderzoek niet gedaan moet worden en dat is de periode onmiddellijk na een flinke maaltijd.[3] Dit vanwege het feit dat de bloedtoevoer naar de hersenen tot een uur na een flinke maaltijd minder groot is dan normaal. Dit effect treedt het sterkst op bij oudere patiënten.[3] Daarom is het niet verstandig het systeem te sterk te belasten door een onderzoek te doen onmiddellijk na een flinke maaltijd.

Verwachtingen

Een clinicus die niet vertrouwd is met de behandeling van geriatrische patiënten zal er rekening mee moeten houden dat ouderen andere prestaties leveren bij het algemeen onderzoek dan jongere individuen. De klinische ervaring laat zien dat oudere patiënten minder goed bestand zijn tegen een anamnese die bij jongere patiënten geen problemen oplevert. Het algemeen onderzoek moet wellicht enigszins aangepast worden, vooral het gedeelte van het lichamelijk onderzoek. Robin McKenzie, bijvoorbeeld, eist dat zijn patiënten de romp ongeveer tien keer buigen en strekken.[4] Dit soort herhalingen is te zwaar voor de meeste ouderen. Lichamelijk gesproken, kunnen de meest ouderen één of twee herhalingen van een bepaalde beweging aan en kunnen ze één of twee keer naar een andere houding rollen. Op grond hiervan mag men verwachten dat er twee sessies nodig kunnen zijn om een grondig onderzoek af te ronden.

Anamnese

Hoewel de anamnese zeer veel informatie kan opleveren, is veel daarvan niet bruikbaar. Het beperkt houden van het aantal mogelijke antwoorden en het sturen van de vragen is het recept voor een goede anamnese.

Een goede manier om de anamnese te beginnen, is de patiënt te vragen naar de reden van zijn bezoek. Een goed vervolg op deze vraag is: 'Wat verwacht u van de fysiotherapie?' Deze twee vragen geven de behandelaar een inzicht in het voornaamste probleem (meestal geformuleerd in relatie tot de functie) en de doelen van de patiënt (ook in relatie tot de functie).

Het volgende belangrijke gegeven is de ziektegeschiedenis voorzover deze relevant is. Een manier om hiernaar te informeren, is de vraag: 'Hoe is dit zo gekomen?' Doorvragen kan door middel van vragen als: 'Heeft u iets dergelijks al eerder gehad?' of 'Wat heeft volgens u bijgedragen aan dit probleem?' Om meer informatie te krijgen over de algemene ziektegeschiedenis van de patiënt, voorzover die van invloed kan zijn op het verloop van de revalidatie, kan men vragen: 'Welke andere klachten heeft u waarvan ik op de hoogte zou moeten zijn?' of 'Welke andere klachten heeft u die van invloed kunnen zijn op het genezingsproces?'

Andere belangrijke informatie die gemakkelijk verkregen kan worden tijdens het eerste gesprek betreft de mantelzorgsituatie. Een vraag als: 'Woont u alleen?', bijvoorbeeld, gevolgd door: 'Wie geeft u de meeste hulp wanneer u ziek bent of problemen heeft met de dagelijkse bezigheden?' zal inzicht geven in het sociale netwerk van de patiënt. De leeftijd, het lichaamsgewicht en het medicijngebruik kunnen ook nagevraagd worden in het eerste gesprek.

Het eerste gesprek kan ook gebruikt worden om informatie te verzamelen over subjectieve onderwerpen. Het vaststellen van de mate van pijn bij bewegen is de voornaamste subjectieve meting van de geriatrische fysiotherapeut. Bij het vaststellen van de pijn die ouderen hebben, moet men rekening houden met twee manieren waarop de symptomen die ouderen vertonen gemiddeld genomen verschillen van die van jongere individuen. Ten eerste zijn ouderen vaker geneigd minder pijn aan te geven dan ze feitelijk voelen en ten tweede zijn ze vaak minder gevoelig voor pijn.[5,6] Er zijn diverse instrumenten voor het bepalen van pijn bij ouderen; sommige zijn beter dan andere.

Lichamelijk onderzoek

Van de tijd die het algemeen oriënterend onderzoek in beslag neemt, besteedt de fysiotherapeut waarschijnlijk de meeste tijd aan het lichamelijk onderzoek. Het lichamelijk onderzoek levert zowel subjectieve als objectieve informatie op. Met behulp hiervan kan het behandelplan opgesteld en (tussentijds) geëvalueerd worden. Appendix A bevat voorbeeldformulieren voor de beoordeling van orthopedische, neurologische en cardiopulmonale factoren. Hoofdstuk 6 bevat specifieke informatie over leeftijdsgerelateerde veranderingen die sommige van de uitkomsten van de in Appendix A opgenomen instrumenten kunnen beïnvloeden.

De toepassing van instrumenten voor lichamelijk onderzoek bij geriatrische patiënten is dezelfde als bij jongere patiënten, behalve waar het gaat om de variabelen die in het begin van dit hoofdstuk genoemd zijn en de nu volgende factoren:

1. De fysiotherapeut moet de uitkomsten van het lichamelijk onderzoek relateren aan de functie. Bijvoorbeeld: wat kan de patiënt niet meer doen doordat de flexie in de schouder beperkt is tot 90°?
2. Het volledige lichamelijk onderzoek moet wellicht verdeeld worden over verschillende sessies. Ouderen hebben soms niet voldoende uithoudingsvermogen om in één keer het volledige onderzoek te ondergaan.
3. Naast de fysieke parameters moeten ook psychosociale factoren in beschouwing worden genomen (zie het laatste gedeelte van dit hoofdstuk).
4. Pijn kan een belangrijke rol spelen bij ouderen en moet grondig onderzocht worden (zie de volgende paragraaf).

Pijnonderzoek

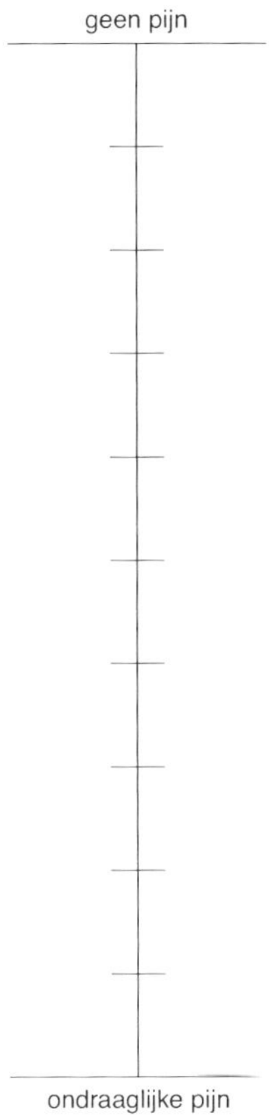

Figuur 10.1 Visueel-analoge schaal.

De instrumenten voor het pijnonderzoek kunnen in vier categorieën onderverdeeld worden. De eerste categorie omvat algemene instrumenten voor het vaststellen van de pijn (bijvoorbeeld, de patiënt vragen de pijn als licht, matig of hevig te beoordelen). Pijndiagrammen vormen het tweede type instrument voor pijnonderzoek. Een voorbeeld van een pijndiagram is de visueel-analoge schaal, die bestaat uit een simpele verticale lijn van tien centimeter lengte met een indicatie van de mate van pijn aan de boven- en onderkant.[7] Figuur 10.1 is een voorbeeld van een visueel-analoge schaal. Om deze schaal te gebruiken, hoeft de oudere patiënt alleen de plaats te markeren die correspondeert met de pijn. De behandelaar meet dan de afstand van 'geen pijn' tot de aangegeven houding. Bij het eerste gesprek kan de patiënt bijvoorbeeld op de visueel-analoge schaal aangeven dat hij of zij 67 millimeter pijn heeft; twee weken later wordt de pijn wellicht als 23 millimeter aangegeven. Dergelijke pijndiagrammen kunnen echter problemen geven bij oudere patiënten, aangezien ze een beroep doen op het abstracte denkvermogen en ouderen vaak minder goed presteren op deze dimensie.[6]

De derde groep instrumenten voor pijnonderzoek zijn vragenlijsten. Een goed voorbeeld van een dergelijk instrument is de McGill-Melzak Pain Questionnaire.[8] Deze vragenlijst van één pagina omvat diverse omschrijvingen van pijn die gebruikt worden om de mate van pijn in kaart te brengen. Deze specifieke test is gebruikt bij oudere populaties. De betrouwbaarheid en validiteit van de test voor de oudere populatie zijn echter niet onderzocht.

Het laatste type pijninstrument is het pijndagboek, dat een continue weergave vormt van de pijn van een bepaalde patiënt. Dit instrument heeft voor- en nadelen. Een pijndagboek kan nuttig zijn omdat het de patiënt helpt zich op de pijn te concentreren en zich bewust te worden van de invloed die de pijn heeft op zijn of haar leven.[9] Een belangrijk nadeel ervan is dat de patiënt zich vaak te veel op de pijn concentreert door het bijhouden van het dagboek.[10]

Een gesprek kan een schat aan informatie opleveren voor de behandelaar. Volgens Rothstein et al. begint het proces van het integreren van de informatie reeds tijdens de anamnese, dus zelfs voordat men de patiënt heeft aangeraakt.[11]

De procedure van het lichamelijk onderzoek

Nadat het anamnesegedeelte afgewerkt is, kan het lichamelijk onderzoek beginnen. Als het mogelijk zou zijn de duur van de behandelsessie tot vier uur uit te breiden, zou men elk aspect van de persoon kunnen onderzoeken tijdens het lichamelijk onderzoek. In werkelijkheid duren behandelsessies vaak slechts een uur of minder, waardoor het uiterst belangrijk is dat de behandelaar die gebieden uitkiest die te maken kunnen hebben met het probleem. Een andere reden om het onderzoek te concentreren op het voornaamste probleemgebied is het mogelijk beperkte uithoudingsvermogen van ouderen.[12]

Appendix A bevat een grote verscheidenheid aan onderzoeksformulieren. Behalve dat tijdens het algemeen oriënterend onderzoek informatie wordt verzameld op beperkingenniveau is ook specifieke pathologie of lokalisatiegebonden informatie belangrijk. De eerste groep wordt gevormd door de orthopedische formulieren die gebruikt kunnen worden voor het vastleggen van gelokaliseerde stoornissen in de diverse lichaamsdelen. Als de patiënt bijvoorbeeld klaagt over pijn in de nek, moet de fysiotherapeut deze pijn onderzoeken met behulp van een formulier voor het nekonderzoek. De formulieren in Appendix A zijn speciaal ontwikkeld voor gebruik in

Tabel 10.1 Problemen die vaker voorkomen of ernstiger zijn bij ouderen.

1.	Vallen	17.	Carpaal tunnelsyndroom
2.	Syncope	18.	Spinale stenose
3.	Heupfractuur	19.	Coma hyperosmolare
4.	Incontinentie van urine	20.	Incorrecte secretie van vasopressine
5.	Incontinentie van ontlasting	21.	Hypothermie van onbekende oorzaak
6.	Fecale impactie	22.	Chronische lymfatische leukemie
7.	Decubitus	23.	Basale-cellencarcinoom
8.	Gehoor- en visusklachten	24.	Non-Hodgkin lymfomen
9.	CVA	25.	Solide tumoren
10.	Dementieel syndroom	26.	Tuberculose
11.	Parkinsonisme	27.	Herpes zoster
12.	Hydrocephalus met normale druk	28.	Arteriosclerose
13.	Polymyalgia rheumatica/arteriitis temporalis	29.	Amyloïdose
		30.	Angiodysplasie
14.	Osteoporose	31.	Geïsoleerde systolische hypertensie
15.	Arthrosis deformans	32.	Orthostatische hypotensie
16.	Ostitis deformans		

een geriatrische kliniek.[13] De neurologische formulieren zijn gericht op diverse functionele problemen die te maken hebben met mobiliteit. Appendix A bevat ook formulieren voor het onderzoek van problemen in verband met de mobiliteit in bed, zitten, staan, het lopen en de balans. Bovendien zijn formulieren voor de beoordeling van CVA en de ziekte van Parkinson opgenomen.

Het laatste gebied waarop onderzocht zou kunnen worden, is het cardiopulmonale systeem. Appendix A bevat een specifiek formulier voor het cardiopulmonale onderzoek. Ook al zijn de onderzoeksformulieren gericht op specifieke gebieden, dan nog is het vaak nodig de cardiopulmonale status van de patiënt te onderzoeken, zelfs wanneer men de patiënt behandelt voor, bijvoorbeeld, pijn in de nek. Een ervaren clinicus zal daarom verschillende onderdelen van verschillende formulieren gebruiken, afhankelijk van de behoeften van de individuele patiënt.

Tabel 10.1 geeft een overzicht van de problemen die vaker voorkomen bij ouderen en waarmee men rekening moet houden tijdens het algemeen onderzoek.[14]

Beoordeling van de omgeving

Omdat er rondom de oudere vaak veel verandert, kan een regelmatige beoordeling van de omgeving in de zorginstelling of de thuissituatie noodzakelijk zijn. Appendix B bevat formulieren voor de beoordeling van de omgeving in de thuissituatie en de zorginstelling. Deze formulieren kunnen gebruikt worden door de behandelaar, familieleden of de patiënt zelf.

De beoordeling van de omgeving behoort niet te licht te worden opgenomen. In zijn 'omgevingsvolgzaamheidshypothese' stelt Lawton dat het aandeel van het gedrag dat aan de omgeving toegeschreven kan worden, stijgt naarmate de vermogens van het individu afnemen.[15] Bovendien hebben ouderen minder goed werkende zintuigen en reageren ze daarom minder op hun omgeving. Dit leidt tot een steeds toenemende internalisatie en een afname van het realiteitsbesef en de functie.[16] Er zijn aanwijzingen dat een verrijkte omgeving een gunstige invloed kan hebben op ouderen.[17,18]

De beoordeling van de gebruikte kleuren en de verlichting is een uiterst belangrijk aspect van de beoordeling van de omgeving. Het gebruik van de juiste kleuren kan de negatieve effecten van sensorische deprivatie tegengaan, het humeur positief beïnvloeden en de functie verbeteren.[19] Door het volgen van een aantal simpele regels kan men op de juiste wijze gebruikmaken van kleur.

1. Gebruik zoveel mogelijk licht (tot drie keer zoveel als bij jongere individuen).[20]
2. Gebruik matte oppervlakken. Vermijd schitteringen op alle oppervlakken.
3. Gebruik contrasterende kleuren overal waar dat mogelijk is (dat wil zeggen: licht en donker, verschillende tinten, koude en warme kleuren).
4. Gebruik visuele aanknopingspunten; zorg ervoor dat deze groot genoeg zijn en duidelijk zichtbaar zijn.
5. Gebruik fluorescerend licht dat het daglicht nabootst. Dit geeft een grotere lichtverdeling.[21]

Beoordeling van de psychosociale toestand

Specifieke beoordelingsformulieren voor de psychosociale toestand zijn besproken in de hoofdstukken 4 en 6. Daarom zullen we hier alleen beschrijven wanneer een psychosociaal onderzoek nodig is. De factoren die de grootste invloed hebben op de resultaten van een revalidatieprogramma zijn depressie en dementie. Depressie is belangrijk omdat deze aandoening invloed heeft op de manier waarop de patiënt het programma ervaart en zijn of haar verwachtingen ervan. Depressieve patiënten hebben minder hooggespannen verwachtingen en zullen vaak de vooruitgang die ze maken, onderschatten. Bovendien kan depressie leiden tot lethargie, waardoor de patiënt mogelijk stopt met het oefenprogramma.[22] Daarom kan het nuttig zijn een depressieschaal af te nemen wanneer men op grond van de globale uitingen van deze aandoening (pessimisme, een negatief zelfbeeld, gebrek aan interesse en te veel aandacht voor kwaaltjes en pijntjes) vermoedt dat de patiënt lijdt aan depressie. De Geriatric Depression Scale is een goed instrument voor het beoordelen van ouderen. (Zie hoofdstukken 4 en 6 voor een uitgebreide bespreking.) Nadat men heeft vastgesteld dat depressie een belangrijk probleem vormt, moet men er rekening mee houden dat het optreden van lethargie niet meer dan een symptoom van de depressie kan zijn. Bovendien moet men ook op zijn hoede zijn voor subjectieve beoordelingen van de vooruitgang of het gebrek daaraan.

Dementie of organische hersenbeschadigingen kunnen ook onderwerp zijn van overweging binnen een revalidatieprogramma. Indien men tijdens het eerste gesprek merkt dat de patiënt moeite heeft zich dingen te herinneren, kan dementie de oorzaak zijn. Een willekeurig onderzoeksinstrument voor het vaststellen van organische hersenbeschadigingen kan dan gebruikt worden. (Zie hoofdstukken 4 en 6.) Als de patiënt inderdaad lijdt aan dementie, moet men het behandelprogramma aanpassen en versimpelen opdat de patiënt er het meeste baat bij heeft. Door het programma zoveel mogelijk samen te stellen uit bekende elementen, door het korter en simpeler te maken en meer gebruik te maken van automatische reacties kan men de dementerende patiënt helpen. De instructies die men geeft aan de zorgverlener zijn hierbij van groot belang.

Het laatste onderdeel van het psychologisch aspect van het onderzoek is de uitvoering ervan. Veel patiënten zullen het vervelend vinden wanneer men hun psychosociale vragen stelt in een fysiotherapeutische setting. Een goede benadering is: 'Ik ga u nu een paar vragen stellen over uw mentale mogelijkheden, zeg maar wat uw geestelijk vermogens zijn, zoals hoe is uw concentratie, uw geheugen en of u meer dingen tegelijk kunt doen. Dit soort vragen lijkt misschien wat vreemd, maar als het oefenprogramma te ingewikkeld voor u is, dan zult u er minder aan hebben. Daarom is het nodig dat ik weet hoe u gewoonlijk functioneert op dit gebied.' Ten slotte kan een psychosociale beoordeling gebruikt worden om de mate te bepalen waarin de patiënt oefeningen kan verdragen.

Conclusie

Het onderzoek van de patiënt is één van de waardevolste tijdsbestedingen van de fysiotherapeut. Het onderzoek verschaft de behandelaar informatie waarmee hij of zij het geschiktste revalidatieprogramma kan opstellen. Na een grondig onderzoek kan het programma beginnen. De volgende stap is het op gezette tijden uitvoeren van evaluaties.

Ter recapitulatie

- De beste setting voor het onderzoek van ouderen is een omgeving zonder storende factoren die goed verlicht is, waarin geen schitteringen optreden, die toegankelijk is voor rolstoelers, waarin contrasterende kleuren gebruikt zijn en waar laagpolig tapijt ligt of een andere vloerbedekking waarop men niet kan uitglijden.
- In het eerste gesprek moet men zich concentreren op de beperkingen en vragen stellen over de ziektegeschiedenis, het sociale netwerk en de subjectieve bevindingen.
- Het lichamelijk onderzoek van ouderen moet wellicht uitgesmeerd worden over een aantal sessies.
- Bij het onderzoek naar pijn bij ouderen kan men additionele instrumenten voor het beoordelen van de pijn gebruiken, zoals pijndiagrammen, een pijndagboek, vragenlijsten en algemene beoordelingen van de pijn.
- De omgeving moet beoordeeld worden op veiligheid en de mogelijkheden voor optimaal functioneren, omdat ouderen afhankelijker worden van de omgeving naarmate ze fragieler worden.
- Het beoordelen van psychosociale aspecten door de fysiotherapeut is wellicht soms enigszins onwennig; niettemin zal een rechtstreekse aanpak de beste blijken.

Literatuur

1. Cooper BA. Model of implementing color contrast in the environment of the elderly. *Am J Occup Ther.* 1985; 39:253-258.
2. Cristarella M. Visual functions of the elderly. *Am J Occup Ther.* 1977; 31:432-440.
3. Lipsitz L, Fullerton R. Post prandial blood pressure reduction in healthy elderly. *J Am Ger Soc.* 1986; 34(4):267-270.
4. McKenzie R. *The Lumbar Spine: Mechanical Diagnosis and Therapy.* Waikanee, New Zealand: Spinal Public; 1981.
5. Harkins S, Kiventis J, Price D. Pain and the elderly. In: Benedette C, et al., red. *Advances in Pain Management in the Elderly.* New York: Raven; 1984.
6. Ferrel B. Pain management in the elderly. *J Am Ger Soc.* 1991; 36-64-73.
7. Lewis C. *Documentation: Physical Therapists Course in Successful Reimbursement.* Bethesda, Md: Professional Health Educators; 1987.
8. Melzak R. *The Puzzle of Pain.* New York: Basic Books; 1973.
9. Mannheimer J. *Clinical Transculaneous Nerve Stimulation.* Philadelphia: Davis; 1984.
10. Woodruff L. Pain and Aging. Paper presented at APTA June Conference; 1990.
11. Echternach J, Rothstein J. Hypothesis-oriented algorithms. *Phys Ther.* 1989; 69-559-564.
12. Haines RF. Effect of bed rest and exercise on body balance. *J Appl Physiol.* 1974; 36:323.
13. Lewis C. Forms from physical therapy services of Washington, DC, Inc.; 1990.
14. Besdine RW. Clinical approach to the elderly. In: Rowe JW, Besdine RW. *Geriatric Medicine.* Tweede druk. Boston: Little Brown & Co.; 1988.
15. Lawton MP. Assessment, integration and environments for older people. *Gerontologist.* 1970; 10:38-46.
16. Kraus A, Spasoff R, Beattie E. Elderly applicants to long-term care institutions: their characteristics, health problems and state of mind. *J Am Ger Soc.* 1976; 24(3):117-125.
17. Birren F. Human response to color and light. *Hospitals.* 1979; 53(14):93-96.
18. Whelihan W. Geriatric centers environment fosters interaction. *Hosp Prog.* 1980; 61:50-55.
19. Hiatt L. Care and design for color and use of color in environments for older persons. *Nursing Homes.* 1981; 30:18-22.
20. Corso J. Sensory processes and age effects in normal adults. *J Gerontol.* 1971; 26:90-105.
21. Sylvania GTE. Engineering Bulletin 0-341. Fluorescent Lamps. Montreal, Canada.
22. Zarit S. Aging and mental disorders. In: *A Psychological Approach to Assessment and Treatment.* New York: The Free Press; 1980.

Appendix A

Formulieren voor het onderzoek van orthopedische, neurologische en cardiopulmonale klachten

Onderzoek van pijn in de heup

Naam: ______________________ Leeftijd: __________ Geslacht: ________

Diagnose ______________________

Anamnese ______________________

Voorzorgsmaatregelen ______________________

Functie ______________________

Pijn ______________________

- Aard ______________________
- Wanneer ______________________
- Waar ______________________
- Waardoor neemt toe ______________________
- Waardoor neemt af ______________________
- Comfortabele houding ______________________

Lage rug ______________________

- Anamnese ______________________
- Bewegingsuitslag ______________________
- Pijn ______________________
- Beweging ______________________

Bewegingsuitslag en spierkracht

	BEWEGINGSUITSLAG L	BEWEGINGSUITSLAG R	SPIERKRACHT L	SPIERKRACHT R
Heupflexie				
Extensie				
Adductie				
Abductie				
Endorotatie				
Exorotatie				
Knieflexie				
Knie-extensie				
Staan op één been				

Drukpijn of spasme ______________________

- Heup ______________________
- Dij ______________________
- Knie ______________________

Houding ______________________

Lopen ______________________

Sensatie ______________________

Overige ______________________

Figuur 10A.1

Onderzoeks- en behandelrapport fysiotherapie bij patiënten met collumfractuur in langdurige zorgsettingen

Naam ______ Datum ______ Statusnummer ______
Leeftijd ______ Geslacht ______ Verwijzend arts ______
Beschrijving van de fractuur ______
Fractuur opgelopen d.d. ______ Fixatie d.m.v. ______
Datum operatie ______ Overige diagnosen ______

Medicatie die mogelijk invloed heeft op de revalidatie ______
Andere relevante medicatie ______
Huidig regime voor belast bewegen ______
Woonomstandigheden vóór optreden van het letsel ______
Functionele ADL-status vóór optreden van het letsel ______
Beschikbare mantelzorg ______
Controle over ingewanden en blaas ______

Fysiotherapiestatus bij ontslag

Oefenprogramma ______
Hulpmiddelen ______
Maximale gelopen afstand ______
Hulpmiddelen meegebracht naar zorginstelling ______

Onderzoek van de huid

Botpunten met verhoogd risico (hiel van het aangedane been, sacrum, trochanters) ______
Algemene toestand van de huid; andere botpunten ______
Operatiewond ______

Lichamelijk onderzoek en functie

Vermogen vanuit zit tot ruglig te komen ______
Vermogen de hiel aan aangedane zijde te ontlasten ______
Vermogen zich naar beide zijden te draaien ______
Bewegingsuitslagen ______
Aangedane ledemaat:
Heup ______
Knie ______ Enkel ______
Andere extremiteiten en romp ______
Vergelijking beenlengte ______
Vermogen vanuit ruglig tot zit te komen ______

Spiertests

	(R) arm	(L) arm		Gezonde been	Aangedane been
Schouderflexoren	______	______	Heupflexoren	______	______
Serratus anterior	______	______	Heupextensoren	______	______
Biceps	______	______	Heupabductoren	______	______
Triceps	______	______	Knie-extensoren	______	______
Polsextensoren	______	______	Knieflexoren	______	______
			Dorsaalflexoren van de enkel	______	______
			Plantairflexoren van de enkel	______	______

Figuur 10A.2

Transfermogelijkheden: naar horizontaal vlak ______________________
______________________ naar toilet ______________________
Vermogen op te staan ______________________
Loopanalyse (hanteren hulpmiddelen, loopafstand, mogelijkheid opbouw belast lopen te volgen, houding, afwijkingen looppatroon, uithoudingsvermogen, balans, enzovoort)

Klachten met betrekking tot de aangedane ledematen ______________________
Overige pijn/klachten ______________________
Rolstoel (veiligheid) ______________________
Rolstoel (mobiliteit) ______________________
Vermogen tot traplopen ______________________

Onderzoek van de zintuigen en de emotionele toestand

Gezichtsvermogen ______________ Gehoor ______________
Emotionele toestand ______________________
Motivatie ______________________
Vermogen instructies op te volgen ______________________

Andere relevante bevindingen

____
____
____
____

Beoordeling/revalidatiepotentieel

Korte-termijndoelen: ______________________
Lange-termijndoelen: ______________________
Behandelplan: ______________________
Handtekening fysiotherapeut ______________________
Opmerkingen van de behandelend arts: ______________________
Verklaring van de arts ______________________

Ik verklaar hierbij dat ik de patiënt onderzocht heb en dat fysiotherapie noodzakelijk is, dat de therapie voortgang zal vinden zolang de patiënt aan mijn zorg toevertrouwd is, dat een behandelplan opgesteld is, en dat dit plan elke maand geëvalueerd zal worden, of zo veel vaker als nodig is gezien de toestand van de patiënt. Ik verwacht dat de behandeling ongeveer ______________ zal duren (geef het aantal dagen, weken of maanden aan).

Naam van de behandelend arts	Handtekening arts	Datum	Telefoonnummer

Figuur 10A.2 Vervolg.

Onderzoek van de knie

Datum ______ Leeftijd en geslacht ______
Naam ______
Diagnose ______
Anamnese ______
Pijn ______
Functionele activiteiten ______
van zit tot stand ______
lopen (hulpmiddelen en noodzakelijke hulp) ______
gelopen afstand voordat rust noodzakelijk is ______
hoogteverschillen (trappen, stoepranden en drempels) ______

Bewegingsuitslag-spierkracht

	(R) Bewegingsuitslag (L)	(R) Spierkracht (L)
Heupflexie		
Extensie		
Abductie		
Exorotatie		
Endorotatie		
Knieflexie		
Heffen gestrekt been		
Extensie/Hyperextensie		
Plantairflexie van de enkel		
Dorsaalflexie		

Crepitatie ______
Optrekken knieschijf met gestrekt been ______
Beenlengte (SIAS-malleolus medialis) (R) ______ (L) ______

Lopen en houding

Samenvatting loopanalyse ______
Tijd in stand ______ Bilateraal ______ Links ______ Rechts ______ 8 stappen ______
Genu valgus of varus ______
Gevoel ______

Omvang

gemeten boven de gewrichtspleet

	Links	Rechts
0 cm		
5 cm		
10 cm		
15 cm		
25 cm		

Zwelling ______
Huid ______

Medicatie ______
Mentale toestand ______
Behandeldoelen ______
Behandelplan ______
Overige opmerkingen ______

Figuur 10a.3

Onderzoek van de voet

Naam ______ Leeftijd ______ Hulpmiddel ______
Ziektegeschiedenis ______
Huidige medicatie ______
Pijnklachten Type ______ Locatie ______
In rust ______ Aanhoudend ______ Bij beweging ______
Gevoel bij lichte aanraking: L4 ______ L5 ______ S1 ______
Vibratiezin ______

Inspectie Zwelling? Inspectie van de huid (ulcera, eeltvorming, kleur, temperatuur, nagels, droge huid, likdoorns)
______ reumatische noduli? ______

Doorbloeding Pulsaties: A. tibialis posterior ______ A. dorsalis pedis ______
Stand van de voet Hallux valgus/varus ______ Pronatie van de voet ______
Spreiding voorvoet ______ Kleinere misvormingen van de tenen ______
Valgus calcaneus ______ Overige ______

		Actief	Passief	Weerstand	(Pijn) (Spierkracht)
Bewegingsuitslag van de enkel	Dorsaalflexie				
	Plantairflexie				
Subtalair	Supinatie				
	Pronatie				
Metatarsaal	Inversie/eversie				
	Abductie/Adductie				

Abductor hallucis Spierkracht: ______
Bewegingsuitslag: ______
Flexie/extensie hallux Spierkracht: ______
Bewegingsuitslag: ______
Flexie/extensie overige tenen Spierkracht: ______
Bewegingsuitslag: ______
Ab/adductie tenen Spierkracht: ______
Afwijkingen spierkracht/ bewegingsuitslag in Heupfunctie ______

Figuur 10A.4

Onderzoek van de schouder

Naam: ______________________ Datum: ______________________

Leeftijd: ______________________ Diagnose: ______________________

Anamnese:

1. Waar heeft u pijn?

____

2. Is dit het gevolg van letsel?

____

3. Hoe lang heeft u deze klacht al?

____

4. Zijn er klachten van andere gewrichten?

____

5. Heeft de pijn zich verspreid?

____

6. Wanneer heeft u last van de pijn?

____

Observatie: (onderzoek symmetrie, atrofie of subluxatie)

1. A. acromioclavicularis: ______________________ 2. Margo superior scapulae: ______________________

3. Margo inferior scapulae: ______________________ 4. Overige gebieden: ______________________

Palpatie:

1. A. acromioclavicularis (arm in abductiestand groter dan 90°, daarna horizontale adductie tot anteflexie)
   Pijn ______________ Geen pijn ______________
2. Insertie van de rotatoren-manchet (arm in endorotatie-, extensie- en adductiestand)
   Pijn ______________ Geen pijn ______________
3. Crepitatie
   Ja ______________ Nee ______________
   (VB = Volledige Bewegingsuitslag; BB = Beperkte Bewegingsuitslag; P = Pijn; GP = Geen Pijn)
4. Temperatuur (heet, warm, koel; vergelijk met contralaterale zijde) ______________________

	Actief	Passief	Weerstand
Anteflexie			
Abductie			
Adductie			
Exorotatie			
Endorotatie			
Extensie			

Speciale tests

Arm laten zakken: (Arm in 90° abductie; de patiënt moet de arm langzaam kunnen laten zakken; de test is positief als de patiënt de arm niet onder controle kan houden)

Positief: ______________________ Negatief: ______________________

Bevindingen artrogram: ______________________

____

Bevindingen röntgenopname: ______________________

____

Figuur 10A.5

Onderzoek van de nek

Datum: ______ Leeftijd: ______ Geslacht: ______
Naam: ______
Diagnose: ______
Voorzorgsmaatregelen: ______
Anamnese: ______
Functie: ______

Bewegingsuitslag	Spierkracht		Passief		Normaal	Actief		Opmerkingen
	Links	Rechts	Links	Rechts		Links	Rechts	
Flexie					0- 30			
Extensie					0- 35			
Lateroflexie					0- 40			
Rotatie					0-130			

Bewegingsuitslag schouder ______

Beschrijving van de pijn:

______ Plaatselijk ______ Scherp ______ VAS
______ Diffuus ______ Langdurig; intens
______ Anders ______ Brandend

Houding: ______
Anteropositie hoofd ______
Scoliose ______
Kyfose ______

Uitstraling naar schouder ______
Samenhang pijn ______
Wanneer treedt de pijn op ______
Frequentie en duur ______
Comfortabele houding ______
Abnormale sensatie ______
Spasmen (beschrijf de geteste houding, het gebied en de mate) ______
Medicatie ______
Beroep/bezigheden ______
Slaaphouding ______
Behandeldoelen ______
Behandeling ______
Overige opmerkingen ______

Figuur 10A.6

Onderzoek van de lage rug

Patiënt: ______________________ Datum: __________
Diagnose: ______________________
Röntgen: ______________________

I. Beschrijving van de pijn

A. Waar: ______________________
B. Hoe lang: ______________________
C. In rust: ______________________
Zittend: ______________________
In stand: ______________________
Liggend: ______________________
Overige: ______________________
D. Bij activiteiten: ______________________
Lopen: ______________________
Tillen: ______________________
Buigen: ______________________
Overige: ______________________
E. Aard: ______________________
Scherp: ______________________
Dof: ______________________
Uitstralend: ______________________
F. Drukpijn spinaal: ______________________
Locatie: ______________________
G. Spierhypertonie: ______________________
Lokalisatie: ______________________

II. Spierkracht en bewegingsuitslag

	Bewegingsuitslag		Spierkracht	
	L	R	L	R
Lumbale flexie				
Lumbale extensie				
Heupflexie				
Heupextensie				
Endorotatie				
Exorotatie				
Knieflexie				
Knie-extensie				
Dorsaalflexie van de enkel				
Plantairflexie van de enkel				
Inversie van de enkel				
Eversie van de enkel				
Extensie van de enkel				
Teenflexie				
Teenextensie				

Figuur 10A.7

Onderzoek van de houding

HOOFD
Voorwaarts ____________________
Horizontaal ____________________
Overige ____________________

SCHOUDERS
Hoog ____________________
Laag ____________________
Overige ____________________

HEUPEN
Hoog ____________________
Laag ____________________
Overige ____________________

BEENLENGTE
In ruglig ____________________
In stand ____________________

AFWIJKINGEN WERVELKOLOM
Kyfose ____________________
Lordose ____________________
Scoliose ____________________

ONDERSTE EXTREMITEITEN
Normaal ____________________
Genu valgum ____________________
Genu varum ____________________
Genu recurvatum ____________________
Tibiale torsie ____________________

Functiebeoordeling

Welke invloed heeft de pijn op het dagelijks functioneren van de patiënt?

Zijn er dingen waardoor u zich beter voelt?

(handtekening fysiotherapeut)

Figuur 10A.7 Vervolg.

Formulieren voor het neurologisch onderzoek

HEMIPLEGIEONDERZOEK

Algemene observaties

1. Zit (symmetrie) ______ Beenhouding ______ Arm ______

2. Opstaan vanuit zit ______

3. Staan (met stok) ______ (zonder stok) ______
   Bekken heen en weer bewegen ______ Been (gewicht) ______ Schouder ______

4. Loopanalyse
   Beheersing ______ Looppatronen (inclusief gebruik hulpmiddel)
   Voorwaarts ______ Achterwaarts ______
   Draaien ______ Duwen ______
   Opzij stappen ______ Spontaan ______
   Push-pull ______ Spontaan ______
   Heupwiegen ______ Trendelenburg ______

5. Staan ______
   Buigen naar goede zijde ______
   Arm langs lichaam met extensie van de elleboog ______
   Tonus hand/pols ______
   Schouderabductie ______

6. Uitkleden ______
   Arm ______
   Been ______

7. Zitten ______
   armen ______
   benen ______
   raak de voet aan ______
   armen over elkaar ______
   benen gekruist ______
   benen weer naast elkaar ______
   kruis de benen en klemmen ______

Figuur 10a.8

Onderzoek van de coördinatie

Beschrijf bij elk item in het kort eventuele afwijkingen, abnormale houding, enzovoort. Noteer een 'N' bij elk item dat normaal is. Plaats een streepje bij categorieën die niet getest zijn.

ITEM	BESCHRIJVING
I. COÖRDINATIE (LAAG NIVEAU)	
A. Schouder en bovenste extremiteit	
1. Verplaatsen van het gewicht in buiklig steunend op de ellebogen (voorwaarts en achterwaarts, zijwaarts)	______
2. Verplaatsen van het gewicht in zit steunend op de handen (zijwaarts)	______
B. Bekken en onderste extremiteit	
1. Verplaatsen van het gewicht in ruglig terwijl bruggetje wordt gemaakt (voorwaarts en achterwaarts, zijwaarts)	______
2. Bekken kantelen in ruglig (voorwaarts en achterwaarts)	______
3. Abduceren en adduceren van de heup in ruglig	______
4. Afwisselend linker en rechter knie naar de borst brengen in ruglig	______
5. Verplaatsen van het gewicht in knieënstand (voorwaarts en achterwaarts, zijwaarts, diagonalen)	______
6. Verplaatsen van het gewicht in schutterstand (voorwaarts en achterwaarts, zijwaarts, diagonalen)	______
7. Verplaatsen van het gewicht in stand (voorwaarts en achterwaarts, zijwaarts, diagonalen)	______
C. Combinatie bovenste en onderste extremiteiten	
1. Verplaatsen van het gewicht in handen-knieënstand (voorwaarts en achterwaarts, zijwaarts)	______
2. Gelijktijdig uitstrekken van alle ledematen in ruglig	______
II. COÖRDINATIE (MIDDENNIVEAU)	
A. Schouder en bovenste extremiteit	
1. Reiken met een arm (in buiklig) vanuit steun op ellebogen (voorwaarts en zijwaarts)	______
2. Reikende en tillende bewegingen met een arm maken vanuit knieënstand	______
3. Afwisselend heffen van linker en rechter arm in handen-knieënstand	______

Figuur 10A.9

ITEM	BESCHRIJVING
B. Bekken en onderste extremiteit	
1. Bruggetje met een been gestrekt	______
2. Afwisselend heffen van linker en rechter been in handen-knieënstand	______
3. Geknield lopen (voorwaarts en achterwaarts, zijwaarts)	______
4. Hiel schuiven langs de scheenbeenkam van het contralaterale been vanaf de knie naar de enkel	______
5. Cirkels beschrijven met gestrekt been	______
6. Lopen (voorwaarts, achterwaarts, zijwaarts)	______
C. Combinatie bovenste en onderste extremiteiten	
1. Kruipen	______
2. Afwisselend heffen van arm en been in handen-knieënstand (contralaterale zijden, homolaterale zijden)	______
III. COÖRDINATIE (HOOG NIVEAU)	
A. Bovenste extremiteit	
1. Bal laten stuiteren (zelfde hand, handen afwisselen)	______
2. Bal vangen en weggooien	______
3. Vinger naar de neus brengen	______
4. Afwisselend proneren en supineren van de onderarm (zelfde richting, tegenovergestelde richting)	______
B. Onderste extremiteit (in stand)	
1. Balans op één been (rechts en links)	______
2. Huppen op twee benen	______
3. Looppas op de plaats	______
4. Huppen op één been (rechts en links)	______
5. Het ene been over het andere kruisen (rechts en links)	______
6. Lopen op de evenwichtsbalk (voorwaarts, achterwaarts, zijwaarts)	______
7. Tikken met de voet (rechts en links)	
8. Vormen natrekken met de voeten (rechts en links)	______
C. Combinatie bovenste en onderste extremiteiten	
1. Touwtje springen	______
2. Sprongen met gelijktijdig spreiden gestrekte armen en benen en vervolgens sluiten van armen en benen.	______
3. Zijwaarts lopen met overkruisen armen en benen	______

Figuur 10A.9 Vervolg.

Onderzoek van de mobiliteit

Naam ____________ Datum ____________
Problematische functie ____________
Hulpvraag ____________
Anamnese ____________
Lichamelijk onderzoek
- Huid ____________
- Cardiopulmonaal Bloeddruk ____________ Hartfrequentie ____________
- Pathologie ____________
- Houdings- en bewegingsapparaat ____________
  - Bewegingsuitslag ____________
  - Kracht ____________
- Neurologisch
  - Reflexen ____________ Proprioceptie ____________
  - Vibratie ____________ Posturaal schommelen ____________
  - Tremor ____________ Tonus ____________

Psychologisch
- Motivatie ____________ Depressie ____________
- Dementie ____________ Angst om te vallen ____________

Geneesmiddelen
- Voorgeschreven ____________ Zelf gekocht ____________

Omgeving ____________
Mate van mobiliteit
- Bed ____________ Zitten ____________
- Transfer ____________ Rolstoel ____________
- Staan ____________
- Lopen ____________

Mantelzorg ____________
Overige ____________
____
Behandeldoelen ____________
____
____
____

Figuur 10A.10

Beoordeling transfers

Cardiopulmonale status
- Hartfrequentie ______
- Bloeddruk ______
- Vanuit zit tot stand ______

Houdings- en bewegingsapparaat
- Tonus ______
- Spierkracht ______
- Bewegingsmogelijkheid ______
- Psychosociaal ______
- Persoonlijk ______
- Mantelzorg ______

Transferhouding

	Beginhouding	Middenhouding	Eindhouding
Hoofd			
Nek			
Romp			
Heupen			
Bekken			
Knieen			
Voeten			

Figuur 10A.11

Beoordeling balans en vallen

1. Huidige medische diagnose en klachten ____
2. Medicatie ____
3. Vroegere valpartijen ____
   Frequentie ____
   Tijdstip ____
   Houding ____
   Activiteit ____
   Omstandigheden ____
4. Balans met ogen open ____
   Balans met ogen gesloten ____
5. Herstel balans na duwtje ____
6. Evenwichtsreacties ____
7. VBI ____
8. Evenwicht tijdens van liggen tot zit komen ____
9. Evenwicht tijdens van zitten tot stand komen ____
10. Bewegingsbeperkingen ____

Figuur 10A.12

Formulieren voor het cardiopulmonale onderzoek

Cardiopulmonale status

Naam __________
Datum __________
Normale hartfrequentie in rust __________
Normale bloeddruk in rust __________
Huidig activiteitsniveau __________
Houding
CWK __________
TWK __________
Schouders __________
Medicatie __________
Mentale toestand __________
Anamnese __________
Pijn __________
Belastingsniveau __________
Stoel-steptest __________

		Hartfrequentie	Bloeddruk
15 cm	2 min		
	5 min		
30 cm	2 min		
	5 min		
45 cm	2 min		
	5 min		
45 cm	2 min		
& armen	5 min		

Opmerkingen __________

Figuur 10A.13

Gegevens steptest

Naam ______________________________

Leeftijd/geboortedatum ______________________ Datum ______________________

Gewicht ______________________ Onderzoek verricht door ______________________

Beoogde hartfrequentie-interval (omcirkel het gewenste niveau)

Leeftijd	Beoogde hartfrequentie
61-70	114-132
71-80	108-125
81-90	102-118

Belasting			Hartfrequentie	Bloeddruk	Opmerkingen (symptomen)
Rust					
Steptest Stephoogte	Steps/min	*MET-niveau** (1 MET basis stofwisseling)			
0 cm	13	2			
20 cm	10	3			
20 cm	15	4			
20 cm	20	5			
20 cm	26	6			
Herstel 3 min					
6 min					

* 1 MET = hoeveelheid zuurstof die in rust per minuut per kilogram lichaamsgewicht nodig is voor het rustmetabolisme; gemiddeld: 3,5 ml O_2 per kg per min.

Figuur 10A.14

Anamneseformulier

Heeft u ooit één van de onderstaande klachten of aandoeningen gehad of bent u behandeld voor één van deze klachten? (Onderstreep de klacht of aandoening en zet een kruisje in de juiste kolom.)

	JA	NEE
1. Hoge bloeddruk (indien 'Ja', geef een overzicht van de voorgeschreven medicijnen en de data waarop u deze heeft ingenomen)	___	___
2. Aandoeningen van hart en/of bloedvaten, zoals acuut reuma, hartruis of onregelmatige hartslag?	___	___
3. Longaandoeningen, zoals astma, tuberculose, bronchitis, of emfyseem?	___	___
4. Kanker, tumoren, cysten, of een andere aandoening van de schildklier, de huid of de lymfeklieren?	___	___
5. Suikerziekte of bloedarmoede, of een andere aandoening van het bloed?	___	___
6. Suiker, albumine, bloed of pus in de urine, of een geslachtsziekte?	___	___
7. Aandoeningen van de nier, blaas, prostaat, borsten of geslachtsorganen?	___	___
8. Maagzweer, darmbloeding, hepatitis, colitis, of een andere aandoening van de maag, darmen, milt, alvleesklier, lever of gal?	___	___
9. Flauwvallen, stuipen, migraine, verlammingsverschijnselen, epilepsie of een andere zenuw- of geestesziekte?	___	___
10. Arthritis, jicht, amputatie, ischias, rugpijn of andere aandoeningen van de spieren, botten of gewrichten?	___	___
11. Oogziekten, keel-, neus-, ooraandoeningen of voorhoofdsholteontsteking?	___	___
12. Spataderen, aambeien, hernia of aandoeningen van het rectum?	___	___
13. Alcoholisme of drugsverslaving?	___	___
14. Zijn er bij u in de laatste vijf jaar röntgenfoto's en/of cardiogrammen gemaakt of bloedonderzoek of andere diagnostische onderzoeken verricht of heeft men u geadviseerd dergelijke onderzoeken te ondergaan?	___	___
15. Bent u in de laatste vijf jaar opgenomen geweest in een ziekenhuis, kliniek of andere medische instelling?	___	___
16. Heeft u ooit een operatie ondergaan of het advies gekregen u te laten opereren?	___	___
17. Heeft u in de afgelopen week een infectie aan de mond of luchtwegen gehad?	___	___

Vermeld bij alle vragen die u met 'Ja' beantwoord heeft de bijzonderheden op de achterkant van dit formulier, eventueel met inbegrip van het aantal keren of voorvallen en de data waarop deze plaatsvonden.

Figuur 10A.15

Vragenlijst lichamelijke activiteiten

1. Hoe vaak wandelt u?
   a. 4 keer per week of meer
   b. ongeveer 3 keer per week
   c. zelden of nooit (sla vraag 2 over als u hier c. kiest)

2. Welke afstand legt u af bij de wandelingen die u ten minste driemaal per week maakt?
   a. minder dan 1 kilometer
   b. meer dan 1 kilometer, maar minder dan 2 kilometer
   c. twee kilometer of meer, maar minder dan 3 kilometer
   d. 3 kilometer of meer

3. Hoeveel uur per dag loopt u door het huis of staat u tijdens uw huiselijke bezigheden?
   a. 0-1 uur
   b. 1-2 uur
   c. 2-3 uur
   d. meer dan 3 uur

4. Doet u uw eigen dagelijkse boodschappen en neemt u deze zelf mee naar huis? (Eventueel met een boodschappenkarretje.)
   a. vaak
   b. soms
   c. zelden of nooit

5. Doet u zelf de was?
   a. vaak
   b. soms
   c. zelden of nooit

6. Doet u vrijwilligerswerk of bent u lichamelijk actief buitenshuis?
   a. vaak
   b. soms
   c. zelden of nooit

7. Heeft u sociale activiteiten buitenshuis?
   a. vaak
   b. soms
   c. zelden of nooit

8. Nodigt u vrienden of familieleden uit bij u thuis?
   a. vaak
   b. soms
   c. zelden of nooit

Geef in de onderstaande lijst aan hoe vaak u een bepaalde activiteit uitvoert. Gebruik de volgende scores:
0 = zelden of nooit
1 = één keer per maand of per twee maanden
2 = 2 of 3 keer per maand
3 = 1 tot 5 keer per week
4 = ongeveer eens per dag
5 = meer dan eens per dag

______ Kaartspelen, bingo, andere spelletjes
______ Televisie kijken
______ Zingen
______ Bij andere mensen op bezoek gaan of zelf bezoek ontvangen
______ Biljarten
______ Trainen op hometrainer
______ Lezen
______ De planten verzorgen
______ Winkelen
______ Naaien, breien, knutselen, schilderen, enz.
______ Eten
______ Kruiswoordraadsels of cryptogrammen maken
______ Reizen
______ Naar de kerk gaan
______ Koken
______ Slapen
______ Wassen en/of strijken
______ Naar radio of muziek luisteren
______ Huishoudelijk werk
______ Zitten
______ Wandelen
______ Toeschouwer zijn bij sportwedstrijden
______ Brieven schrijven
______ Lichaamsbeweging nemen en/of lichaamsoefeningen doen
______ Op kinderen passen
______ Vrijwilligerswerk doen
______ Dansen

Figuur 10A.16

Formulier oefenschema inspanningsbelasting

Arts ______________________ Datum ______________________

Opnamedatum ______________________ Leeftijd __________ Geslacht __________

Diagnose ______________________ Burgerlijke staat ______ Aantal kinderen __________

Huis of flat ______________________ Aantal trappen ______ Familieomstandigheden ______

Relevante medische gegevens ______________________

Risicofactoren ______________________

Complicaties ______________________

Huidige belastbaarheid ______________________

Gegevens metrie ______________________

Medicatie ______________________

Psychische toestand ______________________

Datum	Bloeddruk & hartfrequentie vóór lichaams-beweging	Afstand	Bloeddruk & hartfrequentie na lichaams-beweging	Initialen	Opmerkingen

Beoordeling:

Ontslag:

Figuur 10A.17

Appendix B

Formulieren voor de beoordeling van de omgeving

Beoordeling van de zorginstelling

Instructie: Beoordeel de omgeving van de cliënt. Zet een kruisje in één van de kolommen (ja, nee, N.V.T. (niet van toepassing)). Zet daarna eventueel een kruisje in de kolom A.V. (aanpassingen vereist), indien dit aspect van de omgeving aanpassingen behoeft. Beschrijf aan het eind alle gebieden die verbetering behoeven.

	JA	NEE	N.V.T.	A.V.
Kamer van de cliënt				
Kleurgebruik				
1. Zijn de kleuren contrasterend?				
2. Zijn rode tinten het meest opvallend en zijn de blauwe en groene tinten zacht van kleur?				
Voorwerpen				
1. Zitten de vloerkleden en/of de vloerbedekking goed vast?				
2. Zijn de stoelen of tafels stevig genoeg om eventueel gewicht te kunnen dragen?				
3. Is de kamer rommelig of bevat deze onveilige voorwerpen (bijvoorbeeld lage meubels?)				
4. Is de apparatuur (bijvoorbeeld de telefoon) gemakkelijk bereikbaar?				
5. Zitten de handgrepen of leuningen goed vast en zijn ze gemakkelijk bereikbaar?				
Verlichting				
1. Is het licht sterk genoeg en wordt het geleverd door verscheidene lichtbronnen?				
2. Zijn er geen schitteringen en zitten de lichtbronnen op de juiste plaats?				
3. Is het aantal situaties waarin schitteringen kunnen optreden (bijvoorbeeld door spiegels) zo klein mogelijk?				
Gevaarlijke plekken				
1. Kunnen voorwerpen gemakkelijk opgemerkt en gepakt worden zonder te veel reiken en/of bukken?				
2. Zijn de deuren breed genoeg en kan men er niet struikelen?				
3. Zijn het bad en/of de douche uitgerust met antislipvloer?				
4. Wordt een nachtlicht gebruikt?				
Overige aspecten				
1. Is de kamer voldoende geluiddicht?				
Publieke ruimten				
1. Zijn de traptreden en -randen duidelijk gemarkeerd?				
2. Zijn er met contrasterende kleuren gemarkeerde relingen aanwezig in gangen en trappen?				
3. Zijn de kamers door middel van bordjes en dergelijke voldoende duidelijk aangegeven, met grote letters met voldoende spatiëring en op een contrasterende ondergrond?				
4. Bevinden de gemeenschapsruimten zich ver van lawaaiige ruimten?				
5. Is het achtergrondgeluid in het algemeen zacht?				
6. Zijn de gangen en trappen goed onderhouden en vrij van scheuren en/of bobbels?				
7. Is er voldoende diffuus licht in alle publieke ruimten?				
8. Als er achtergrondmuziek is, klinkt deze dan zacht en zonder te veel hoge tonen?				
9. Wordt het voedsel aangeboden op borden en placemats met een contrasterende kleur?				

Gebieden die verbetering behoeven:

____

____

Figuur 10B.1

Algemene beoordeling zintuiglijke aspecten

Naam ____________________
Plaats ____________________
Datum ____________________

Gezichtsvermogen

Contrasterende kleuren ____________________
Voedsel __________ Tafel __________ Borden __________
Pillen ____________________
Vloerkleden, vloeren, stoelen ____________________
Trappen __________ Deuren __________

Schitteringen

Ramen ____________________
Vloeren ____________________
Meubilair ____________________
Nachtverlichting ____________________
Lectuur ____________________
Verlichting ____________________
Hulpmiddelen ____________________

Gehoor

Hulpmiddelen __________ Motivatie __________
Belasting ____________________
Vaardigheden __________ Sociale activiteiten __________

Figuur 10B.2

Checklist voor de beoordeling van het valrisico in de thuissituatie

Buiten
- Zijn de traptreden bekleed met antislipmateriaal?
- Zijn de randen van de traptreden visueel gemarkeerd om struikelen te voorkomen?
- Zijn de traptreden goed onderhouden?
- Zijn er trapleuningen? Zitten de leuningen goed vast?
- Zijn de vloeren van de gangen bekleed met antislipmateriaal en vrij van voorwerpen waarover men kan struikelen?
- Is er voldoende buitenverlichting om 's nachts veilig te kunnen lopen?

Binnen
- Is de verlichting sterk genoeg om een verminderd gezichtsvermogen te compenseren? Zit er een lichtknopje voldoende dicht bij de deur, zodat de patiënt licht kan maken voordat hij/zij de kamer binnengaat?
- Veroorzaakt de verlichting schitteringen?
- Zijn de trappen voldoende verlicht?
- Zijn er leuningen aan beide kanten van de trappen?
- Zitten de leuningen goed vast aan de wanden?
- Zijn de randen van de traptreden gemarkeerd met gekleurde tape en bekleed met antislipmateriaal?
- Zijn de vloerkleden voorzien van een antisliprug?
- Zijn de randen van de vloerbedekking vastgetapet of vastgespijkerd?
- Zijn de kamers vrij van rommel zodat de patiënt er zich ongehinderd kan bewegen?
- Zijn alle stoelen voldoende stevig om steun te geven bij transfers? Hebben ze armsteunen die kunnen helpen bij de transfer?
- Zijn de tafels (in eetkamer, keuken, enzovoort) stevig genoeg om op te kunnen leunen?
- Zorgen lage voorwerpen (koffietafels, krukjes, enzovoort) voor eventuele valrisico's?
- Is/zijn de telefoon(s) goed bereikbaar?

Keuken
- Zijn de kastjes en planken gemakkelijk bereikbaar zonder dat de patiënt op zijn/haar tenen of op een stoel moet gaan staan?
- Is er een gladde linoleumvloer?
- Heeft de vloer bij het aanrecht een antislipbekleding die gemorst water kan opnemen?
- Zijn de stoelen niet uitgerust met wieltjes, hebben ze armleuningen en zijn ze hoog genoeg voor veilige transfers?
- Als er een waakvlam uitgaat, is er dan beveiliging op het apparaat aanwezig?
- Zijn de treden van krukjes sterk genoeg? Zijn ze goed onderhouden en voorzien van een antisliplaag?

Badkamer/toilet
- Zijn de deuren breed genoeg zodat de patiënt er ongehinderd doorheen kan met of zonder hulpmiddel?
- Zorgen de drempels voor eventuele valrisico's?
- Wordt de vloer glad, vooral wanneer deze nat is?
- Zijn de badkuip en de douche voorzien van antislipstroken of -matten?
- Zijn de handgrepen rond bad en toilet goed bereikbaar en stevig aan de muur bevestigd?
- Is de toiletpot laag? Is er een verhoogde zitting aanwezig om transfers van en naar het toilet te vergemakkelijken?
- Is er voldoende licht dat geen schitteringen geeft en is het lichtknopje goed bereikbaar?

Slaapkamer
- Is er voldoende licht en zijn de lichtknopjes goed bereikbaar? Zijn er nachtlichtjes en/of bedlampjes om bij te lichten als de patiënt 's nachts naar de WC moet?
- Is de route van het bed naar de WC vrij van obstakels (vooral 's nachts)?
- Zijn de bedden hoog genoeg voor veilige transfers van en naar het bed?
- Is de vloer bekleed met een antislip-vloerbedekking en vrij van voorwerpen waarover men kan struikelen?
- Kan de patiënt voorwerpen uit de kasten halen zonder dat hij/zij op zijn/haar tenen of op een stoel moet gaan staan?

Figuur 10B.3

Algemene beoordeling van de omgeving

	Ja	Nee	N.V.T.
Verlichting:			
Heeft elke ruimte verscheidene lichtbronnen?			
Is het licht diffuus?			
Is het licht voldoende sterk?			
Zijn er jaloezieën, gordijnen of glasgordijnen waar fel licht doorheen kan dringen?			
Zijn de spiegels zodanig aangebracht dat ze geen verblindend licht kunnen reflecteren?			
Kunnen ouderen zodanig zitten dat eventuele felle lichtbronnen zich opzij van hen bevinden?			
Kleurgebruik:			
Contrasteren de kleuren van de wanden met die van de vloeren en vloerbedekking?			
Zijn rood, oranje, paars en geel de overheersende kleuren?			
Zijn de blauwe en groene kleuren eerder fel dan zacht?			
Worden kleuren gebruikt om de randen van traptreden en drempels te markeren?			
Contrasteren de kleuren van vloerkleedjes scherp met de kleur van de vloer waarop ze liggen?			
Is het papier van aankondigingen, brochures en dergelijke beige, gebroken wit, geel of een andere warme kleur?			
Belettering:			
Zijn de aanduidingen van kamers en kantoren, bordjes, liften, brievenbussen, menu's, aankondigingen, roosters en dergelijke opgesteld in voldoende grote letters met ruime spatiëring?			
Contrasteren de letters en cijfers voldoende met de achtergrond?			
Is het gebruikte lettertype makkelijk leesbaar voor ouderen?			
Zijn de aanduidingen op apparaten, zoals AAN/UIT en WARM/KOUD goed leesbaar?			
Worden brieven die men aan ouderen stuurt, geschreven of getypt met een grote, goed leesbare letter?			
Gehooraspecten:			
Is het achtergrondgeluid zoveel mogelijk gedempt?			
Is ervoor gezorgd dat onderbrekingen door telefoons, mensen of geluiden zo min mogelijk voorkomen?			
Zijn de kamers voldoende geluiddicht om gesprekken mogelijk te maken?			
Zijn de ruimten waarin men elkaar treft voldoende ver verwijderd van ruimten waarin zich lawaaiige apparaten bevinden?			
Communicatie:			
Spreekt u redelijk luid?			
Vermijdt u te schreeuwen?			
Spreekt u met een matig spreektempo?			
Benadrukt u uw woorden?			
Kijkt u ouderen recht aan en trekt u hun aandacht?			
Informeert u hardhorenden als het gesprek een andere wending neemt?			
Zit u op één tot anderhalve meter afstand van ouderen?			
Zijn de kinderen geïnformeerd over hoe ze met ouderen om moeten gaan?			
Zijn er telefoonversterkers?			
Is er een ringleiding in gehoorzalen, kerken, en dergelijke?			
Is er genoeg licht zodat ouderen de stand van de lippen en de gelaatsuitdrukking kunnen waarnemen?			
Tastzin:			
Bevat de omgeving een rijke variatie aan texturen die ouderen gemakkelijk aan kunnen raken?			
Bevat de omgeving een rijke variatie aan voorwerpen die interessant zijn om aan te raken?			
Schudden uzelf en anderen hartelijk de hand van ouderen om hen te verwelkomen?			
Weet u welke vormen van aanraking de ouderen in uw omgeving op prijs stellen?			
Gevaarlijke gebieden:			
Zijn de randen van elke traptrede gemarkeerd met een felle, contrasterende kleur?			
Zijn eventuele uitsteeksels van wanden of vloeren zorgvuldig gemarkeerd?			
Zijn stoepranden en opritten duidelijk gemarkeerd?			
Zijn de AAN/UIT- of WARM/KOUD-aanduidingen op kranen, huishoudelijke apparaten, douches, badkuipen en dergelijke voldoende duidelijk?			

Figuur 10B.4

HOOFDSTUK 11

De behandeling van aandoeningen van het bewegingsapparaat

Een van de uitgangspunten van de geriatrische revalidatie zoals verwoord in de *Archives of Physical Medicine and Rehabilitation* is dat ongeveer dertig procent van alle geriatrische patiënten hun arts raadpleegt wegens klachten van het bewegingsapparaat.[1] Hieruit blijkt dat de orthopedie een belangrijke rol speelt bij fysiotherapie voor ouderen. Dit hoofdstuk begint met een korte beschrijving van de veranderingen in het bewegingsapparaat als gevolg van het ouder worden. Daarna worden het onderzoek en de behandeling van elk gewricht apart onder de loep genomen.

Spierkracht

Uit talloze onderzoeken blijkt dat de spierkracht afneemt bij het klimmen der jaren.[2-4] Het grootste verlies blijkt op te treden in de type-II-spiervezels, de vezels met snelle contractie. Het verlies aan spierkracht houdt verband met diverse variabelen. (Voor meer informatie over de leeftijdsgebonden veranderingen in de spierkracht zie hoofdstuk 3). Sommige van deze veranderingen hebben de volgende klinische implicaties:

1. Indien het verlies aan spierkracht het gevolg is van een verlies aan motorische eindplaatjes, is het aan te bevelen de patiënt vaak oefeningen te laten herhalen, zodat de resterende eindplaatjes intact blijven.
2. Aërobe training verbetert de circulatie van de spieren, hetgeen het transport van voedingsstoffen ten goede zal komen.
3. Indien de verminderde spierkracht het gevolg is van een zwelling (dat wil zeggen: reflexmatige inhibitie door zwelling van gewrichten), kunnen de zwelling en het daarmee gepaard gaande verlies aan spierkracht behandeld worden met behulp van fysiotherapie in engere zin en anti-inflammatoire analgetica voordat wordt overgegaan tot oefeningen om de spieren rond een gewricht te versterken.[5]

Andere belangrijke redenen voor het afnemen van de spierkracht op hogere leeftijd zijn pathologisch van aard. Deze blijken vaker voor te komen bij ouderen. Medici moeten voortdurend alert zijn op het optreden van systeemziekten die spierzwakte kunnen veroorzaken.[6] Een voorbeeld hiervan is polymyalgia rheumatica, een systeemziekte die verscheidene gewrichten aantast en pijn en spierzwakte veroorzaakt, alsmede andere neurologische en reumatologische klachten. Als een ouder individu lijdt aan een ziekte in combinatie met de normale leeftijdsgebonden veranderingen, moet eerst de ziekte behandeld worden.

Mobiliteit

Een andere belangrijke functionele leeftijdsafhankelijke verandering treedt op in de lenigheid. Naarmate men ouder wordt, worden de spieren gewoonlijk minder soepel. Dit is het gevolg van veranderingen in het elastine en collagene bindweefsel in de spier (zie ook hoofdstuk 10). Voor een optimaal resultaat zal het actief verlengen van de oudere spier volgens onderstaande richtlijnen dienen te geschieden.

1. Zorg voor een goede warming-up van de spier alvorens deze te verlengen.[7]
2. Verleng de spier minstens dertig seconden.[8]
3. Houd de lengte van de spier op peil door functionele activiteiten.[9]
4. De cooling-down van de spier moet geschieden in verlengde toestand.[7]
5. Houd er bij het opstellen van een programma met strekoefeningen rekening mee dat het langer duurt voordat ouderen baat hebben bij een dergelijk programma.[10]

Het rekken van contracturen bij ouderen vereist ook speciale aandacht. Figuur 11.1 is een protocol voor het rekken van contracturen.

1. Breng het te mobiliseren gewricht zo ver mogelijk in gerekte stand.
2. Breng een warme pakking aan op de delen die gerekt moeten worden en laat deze daar gedurende tien minuten liggen, met het gewricht in de maximaal gerekte houding.
3. Rek vervolgens gedurende vijf minuten, met een kracht die 0,5 procent van het lichaamsgewicht van de patiënt bedraagt, terwijl de pakking blijft liggen.
4. Verwijder de pakking en breng het lichaamsdeel in de neutrale houding. Handhaaf deze toestand gedurende één minuut.
5. Herhaal de stappen 1-4 nog tweemaal.

Figuur 11.1 Protocol voor het rekken van contracturen.

Houding

Het derde aspect van de functionele veranderingen in het bewegingsapparaat is de houding. Als mensen ouder worden, verandert hun houding. Zoals blijkt uit figuur 11.2 moet bij de normale houding een loodlijn die loopt van het oor naar de enkel de volgende punten snijden:

1. het midden van de oorlel;
2. het midden van het acromion;
3. het midden van de trochanter major;
4. dorsaal van de patella maar ventraal van het middelpunt van het kniegewricht;
5. enigszins ventraal van de malleolus lateralis.

De meest voorkomende leeftijdsafhankelijke veranderingen in de houding zijn anteropositie van het hoofd, protractie van de schouders, verminderde lumbale lordose en toegenomen flexie in heupen en knieën (zie ook figuur 11.3).[11]

De fysiotherapeut kan een loodlijn gebruiken om deze houdingsafwijkingen te onderzoeken (zie figuur 11.2). Houdingstherapie bij ouderen bestaat uit het behandelen van de diverse aspecten die afwijken van de norm. Dit wordt later in dit hoofdstuk apart besproken voor elk gewricht. Overigens vereist de behandeling van houdingsafwijkingen veelvuldige herhaling.[12]

Naast de leeftijdsgebonden veranderingen in spierkracht, houding en mobiliteit zijn er diverse aandoeningen van het bewegingsapparaat die zeer veel voorkomen bij ouderen.

Figuur 11.2
Juiste lichaamshouding geïllustreerd met behulp van een loodlijn.

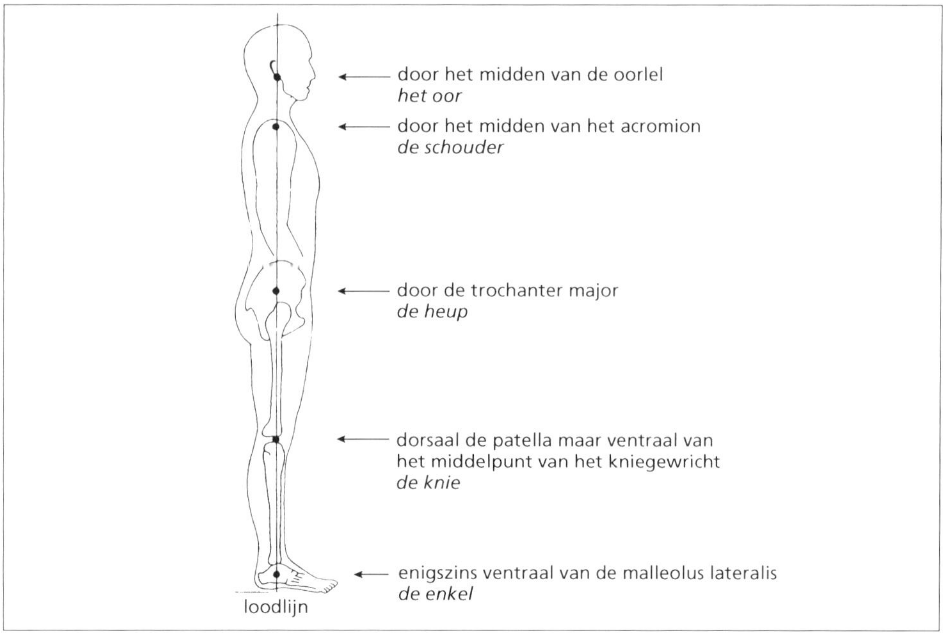

Figuur 11.3
Leeftijdsafhankelijke veranderingen die invloed hebben op de houding en het bewegen.

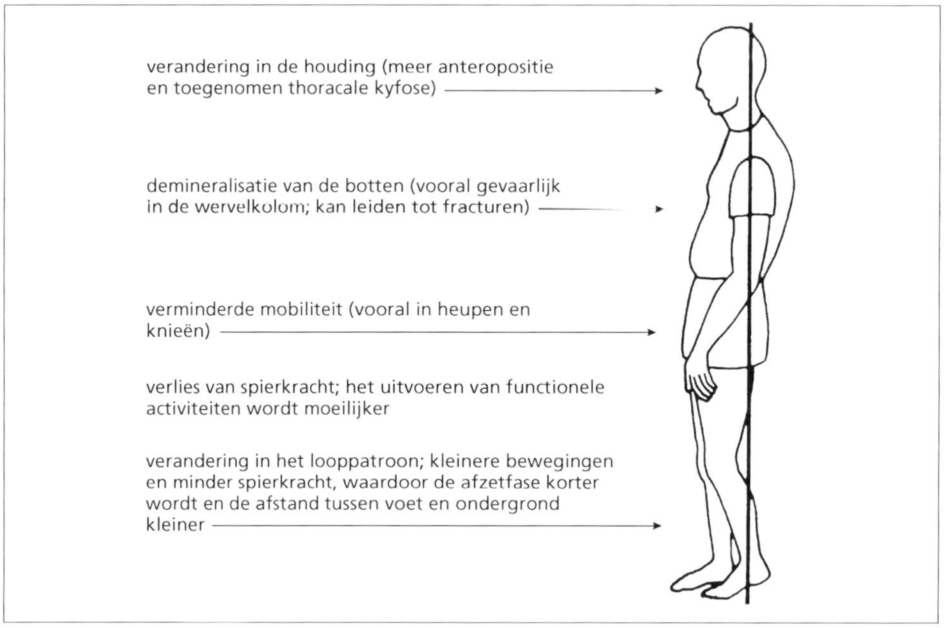

Arthrosis deformans

De aandoening van het bewegingsapparaat die het meest voorkomt, is arthrosis deformans of artrose, en wel bij vijftig procent van de ouderen rond de 65 en bij zeventig procent van de ouderen boven de 75.[12] Het is een niet-inflammatoire progressieve aandoening van gewrichten, met name de gewichtdragende gewrichten, en wordt gekenmerkt door de achteruitgang van het gewrichtskraakbeen en de vorming van nieuw bot aan de randen en in subchondrale gebieden van de gewrichten.[13] Artrose komt het meest voor in het carpometacarpale gewricht, de knieën en de heupen. De patiënt klaagt over pijn tijdens belasting van de gewrichten; de pijn verdwijnt meestal door rust.

De klassieke behandeling bestaat uit het toedienen van nonsteroïde anti-inflammatoire analgetica (NSAID's). Het nut van het toedienen van deze middelen aan oudere individuen wordt in recente medische literatuur echter in twijfel getrokken.[14] Liang en Fortin[14] raden artsen aan meer lokaal en specifiek te behandelen, bijvoorbeeld met oefeningen die erop gericht zijn de functie van de artrotische gewrichten te verbeteren. Uit het werk van Radin,[15] Fisher et al.[16] en Kreindler en Lewis[17] blijkt dat het versterken van de musculatuur rond een artrotisch gewricht de pijn in zekere mate kan verlichten en bovendien de functionele mobiliteit kan vergroten. De klinische implicatie van deze onderzoeken is dat artrotische patiënten behandeld kunnen worden met rekoefeningen en spierversterkende oefeningen die zeer regelmatig herhaald moeten worden. Specifieke behandelingen voor de afzonderlijke gewrichten worden later in dit hoofdstuk besproken.

Reumatoïde arthritis

Reumatoïde arthritis (RA) is de tweede belangrijke aandoening van het bewegingsapparaat bij ouderen.[18] Reumatoïde arthritis komt het meest voor bij jonge vrouwen. De groep die op de tweede plaats komt zijn mensen boven de 65.[19] De grootste verschillen tussen RA op hoge leeftijd en RA op jonge leeftijd zijn de heftiger exacerbaties en de grotere remissies bij ouderen. Fysiotherapeuten moeten daarom tijdens de exacerbaties voorzichtig te werk gaan en de behandeling beperken tot geleidactief en actief oefenen. Tijdens remissies kan de fysiotherapeut voor een oudere patiënt een relatief zwaarder programma met rekoefeningen en spierversterkende oefeningen opstellen dan voor een jongere patiënt.

De oudere wervelkolom

Nek- en rugpijn zijn geen onbekend verschijnsel bij ouderen. Hoewel deze problemen vaker voorkomen in de leeftijdscategorie tussen 35 en 55,[20] komen rug- en nekklachten relatief vaak voor bij ouderen.[21] Een aantal van de belangrijkste veranderingen in nek en rug ten gevolge van het ouder worden zijn:

1. De spieren zijn stijver, minder rekbaar en zwakker.[20,21] Uit onderzoek van Rider en Daly blijkt echter dat ze wel reageren op oefeningen ter verbetering van de mobiliteit.[21] In het kader van dit onderzoek deed een groep vrouwen met een gemiddelde leeftijd van 72 jaar mee aan een programma met mobiliserende oefeningen voor de wervelkolom. Hierdoor verbeterde de mobiliteit van de wervelkolom significant.[21]
2. Het bot wordt enigszins dunner door osteoporose en als gevolg hiervan neemt de lichaamslengte van ouderen enigszins af. Ongeveer twintig procent van deze afname komt voor rekening van dunner wordende tussenwervelschijven, maar het grootste deel wordt veroorzaakt door een collaps van de kraakbenige eindplaten als gevolg van de minder grote botdichtheid en uitstulpingen in het discusgebied.[22]
3. Bij de gewrichten vindt men vaker osteofyten. Twomey[22] stelt dat vetlichaampjes in oudere gewrichten als polstering van de osteofyten werken en de osteofyten afschermen en dat dit weefsel in hogere mate geïnnerveerd is, waardoor pijn en gevoeligheid kunnen toenemen. Indien de positie van de wervels ten opzichte van elkaar niet gehandhaafd wordt door de tonus van de multifidusspieren bestaat de kans dat afgescheurde kraakbeenfragmenten zich gaan verplaatsen – vooral bij plotselinge rotaties.[23]

4. De leeftijdsafhankelijke veranderingen in de cervicale wervelkolom brengen met zich mee dat oudere patiënten te maken krijgen met osteofytvorming en een verminderde beweeglijkheid. Dit blijkt uit een goed onderzoek van Hayashi et al.[21] Bovendien lijden oudere patiënten vaker aan anterolisthesis en retrolisthesis en blijkt de diameter van hun ruggenmerg enigszins afgenomen te zijn. Deze verschijnselen zijn echter niet zo ernstig dat zich neurologische symptomen voordoen.[22]

Voor fysiotherapeuten zijn de consequenties van deze veranderingen dat spierversterkende en mobiliserende oefentherapie, aangevuld met geschikte passieve technieken het meest aangewezen lijken om de klachten van de patiënt te verminderen.

Aandoeningen van de wervelkolom bij ouderen

Er zijn veel aandoeningen die de wervelkolom van ouderen kunnen aantasten. De eerste die hier besproken wordt, is lumbale stenose, een aandoening van structuren in de ligamenten van de lumbale wervelkolom, door inklemming op verscheidene niveaus, meestal veroorzaakt door osteofyten.[23] De pijn kan optreden in rug, heupen of benen[24] en wordt erger wanneer de patiënt loopt of de lumbale wervelkolom strekt. De pijn verdwijnt gewoonlijk geheel of gedeeltelijk bij flexie. Lumbale stenose treedt zelden op bij mensen onder de zestig.[24]

De behandeling van lumbale stenose omvat:

1. één tot twee uur rust 's middags, waarbij de knieën hoger geplaatst moeten worden dan de heupen;
2. flexieoefeningen;
3. warmteapplicatie en massage om de musculaire hypertonie te verminderen;
4. houdingsinstructie zodat de patiënt in alle houdingen het bekken naar achteren gekanteld houdt.

Compressiefracturen treden meestal op in de wervels van de laagthoracale en hooglumbale wervelkolom. Dergelijke fracturen kunnen optreden tijdens willekeurige routineactiviteiten, zoals buigen, iets optillen of het opstaan uit een stoel. De patiënt klaagt vaak over acute en ernstige plaatselijke rugpijn. De pijn kan na een aantal maanden verdwijnen, maar kan in sommige gevallen jaren aanhouden. Compressiefracturen kunnen ook helemaal geen pijn tot gevolg hebben. Ook kunnen dergelijke fracturen geleidelijk optreden en asymptomatisch zijn. In zulke gevallen kunnen ze alleen met behulp van röntgenfoto's gediagnosticeerd worden.[25]

Multipele compressiefracturen hebben een afname van de lengte van de wervelkolom tot gevolg, wat kan leiden tot alveolaire hyperventilatie en retentie van bronchiaal secreet. Uiteindelijk kan de patiënt te maken krijgen met herhaald optreden van pneumonie, buikklachten, opgeblazen gevoel en obstipatie.[26]

De behandeling van acute compressiefracturen bestaat uit bedrust, maar de patiënt moet elk uur tien minuten van bed komen om te werken aan de stabilisatie van de rug.[25] Pijnbestrijding met behulp van warmte, ijs, TENS of andere vormen van elektrostimulatie, kan nuttig zijn.[27] Wanneer de patiënt oefeningen aankan, moeten strekoefeningen veelvuldig toegepast worden.[26] Elk type strekoefening voor de thoracolumbale wervelkolom is nuttig.[27]

Een van de aandoeningen van de nek die ouderen treft, is cervicale spondylose, waarbij degeneratieve veranderingen in de cervicale wervelkolom optreden. De symptomen zijn pijn in de nek met mogelijk radiculaire uitstraling naar de schouders, armen of vingers.[28] De behandeling bestaat uit anti-inflammatoire analgetica, het fixeren van de nek in een neutrale of geringe flexiestand, tractie, warmte, mobiliserende oefeningen en geleidelijk opgebouwde weerstandsoefeningen op geleide van de tolerantiegrens van de patiënt.[29]

Een tweede aandoening van de nek is de vertebrobasilaire insufficiëntie (VBI), veroorzaakt door een vernauwing van de foramina vertebralia. Deze vernauwing kan veel oorzaken hebben. De waarschijnlijkste is een combinatie van een discusversmalling, osteofytvorming door artrose en anteropositiestand van het hoofd. De symptomen van VBI zijn duizeligheid, tinnitus en onscherp zien, die optreden bij extensie en andere bewegingen van de nek. De behandeling bestaat uit het dragen van een halskraag, axiale strekoefeningen en isometrische oefeningen voor de cervicale wervelkolom.[30]

Een derde aandoening die nekklachten veroorzaakt, is RA. Patiënten met RA waarbij nekpijn optreedt, zullen de pijn gewoonlijk voelen in het mediale en het dorsale aspect van de cervicale wervelkolom. De behandelend fysiotherapeut moet vooraf weten of er geen atlanto-occipitale subluxatie bestaat, om er zeker van te zijn dat er geen andere problemen zullen optreden. Indien er sprake is van subluxatie, moeten manuele technieken die dit probleem zouden kunnen verergeren (dat wil zeggen: mobilisatie, tractie of manipulatie) achterwege worden gelaten.[30] De juiste behandeling omvat het steunen van de nek met een halskraag, warmte, ultrageluid, milde massage, bewegingsoefeningen en geleidelijk opgebouwde weerstandsoefeningen.[30]

De vierde nekaandoening die hier besproken wordt is ossificatie van het ligamentum longitudinale posterius (OLLP). Hierbij verbeent het ligament, gewoonlijk over verscheidene segmenten van de cervicale wervelkolom. Dit heeft een flexiebeperking van de nek en radiculopathie tot gevolg.[31] De behandeling bestaat uit warmte, cervicale tractie en het nalaten van activiteiten waarbij men geflecteerd zit, zoals breien, lezen en werken achter computer of aan bureau. Rekoefeningen en bewegings- of geleidelijk opgebouwde weerstandsoefeningen zijn ook nuttig.

Voor al deze aandoeningen geldt dat de fysiotherapeut allereerst de leefomgeving van de patiënt moet beoordelen. Vaak kan slapen met een kussen tussen de knieën als de patiënt op de zij slaapt al een verlichting van de symptomen tot gevolg hebben. Ook een lumbaalkussen in de rolstoel of het veranderen van de hoogte van de voetsteunen kan een ontlasting geven van de gehele wervelkolom. Aangezien oudere patiënten veel tijd zittend doorbrengen en rolstoelpatiënten gebonden zijn aan hun stoel, moet de fysio- of ergotherapeut deze omstandigheden beoordelen om na te gaan of deze niet op enigerlei wijze de problemen verergeren. Vaak kan een simpele wijziging veel verlichting bieden.

De schouder

In hoofdstuk 3 zagen we dat de bewegingsuitslag van de schouder vermindert op hogere leeftijd. Hoewel uit onderzoek blijkt dat er leeftijdsafhankelijke veranderingen optreden,[32,33] is de klinische ervaring dat indien de schouder frequent gebruikt wordt, de vermindering van de bewegingsuitslag minder groot is. De oudere schouder is kwetsbaarder voor bepaalde aandoeningen, bijvoorbeeld die welke hier besproken worden: artrose, bursitis, rupturen van de rotatoren-manchet en capsulitis adhesiva.

De eerstgenoemde aandoening, artrose, komt zeer zelden voor. Mogelijk wordt deze diagnose te vaak gesteld. Slechts twee procent van de schouderklachten bij ouderen berust op echte artrose.[34] De symptomen van echte artrose zijn constante pijn, crepitatie, slaapproblemen en spierzwakte. Wanneer de fysiotherapeut de schouder passief beweegt, is er een hard eindgevoel. Bovendien treden bij schouderbewegingen crepitaties en een 'droog' gevoel op.[35]

Artrose

De behandeling van artrose waarbij ernstige gewrichtspijn optreedt, omvat rust, rustige bewegingen binnen de pijngrens en anti-inflammatoire analgetica. Daarna, als het bewegen minder pijnlijk is, kunnen warmte of ijs, mobilisatie, isometrisch oefenen met geringe belasting en actieve oefeningen nuttig zijn. Ook ultrageluid en ijs kunnen in aanzienlijke mate bijdragen aan de pijnbestrijding.

Bursitis

Het tweede schouderprobleem (dat veel vaker voorkomt bij de oudere populatie dan artrose) is bursitis. De symptomen van een bursitis zijn:

1. drukpijn in het gebied rond de ontstoken bursa;
2. pijn bij aanspannen van de over de bursa verlopende spier;
3. verdwijnen van de symptomen in rust.[36]

Vaak zal de patiënt de schouder overbelast hebben voordat de eerste symptomen optraden.[37]

De behandeling van bursitis geschiedt met warmte of ijs, ultrageluid en het vermijden van te grote inspanningen. Pijnlijke bewegingen moeten voorkomen worden en de patiënt moet beginnen met pijnloze isometrische oefeningen wanneer hij of zij deze kan verdragen. Oefeningen die de pijn verergeren, moeten vermeden worden, maar oefeningen onder en boven de painful arc zijn nuttig.

De rotatoren-manchet

Klachten van de rotatoren-manchet omvatten de derde schouderaandoening die hier besproken wordt. Deze komt het vaakst voor bij ouderen. De rotatoren-manchet bestaat uit mm. infraspinatus, supraspinatus, subscapularis en teres minor. Een subacromiale ruimte van minder dan vijf millimeter op de röntgenfoto is een indicatie van een ruptuur in de rotatoren-manchet.[37]

Bij aandoeningen van de rotatoren-manchet klagen patiënten over pijn wanneer ze op de schouder slapen. Ze hebben passagepijn bij maximale passieve flexie van de arm, waarbij de pijn optreedt in de laatste 10° tot 20° van het traject. Crepitatie en stugge weerstand als gevolg van fibrose en littekenvorming kunnen ook voorkomen. In een later stadium kunnen atrofie van de spieren van de rotatoren-manchet en spierzwakte van de schouderabductoren en -flexoren optreden.[38]

De behandeling van passagepijn, rupturen en tendinitis van de rotatoren-manchet bestaat uit symptoombestrijding. Als er een painful arc bestaat, moet de fysiotherapeut bewegingen binnen dit traject vermijden. De patiënt moet geleerd worden de schouder passief te bewegen door dit traject en rek- en spierversterkende oefeningen te doen in de eindstand. Warmte, ultrageluid en elektrostimulatie kunnen helpen de klachten te verminderen. Geleid-actieve rekoefeningen kunnen ook nuttig zijn, alsmede isometrische oefeningen die geen hogere tonus van de schouderspieren tot gevolg hebben. De patiënt moet ten minste tweemaal per dag oefenen om een duidelijke verbetering te verkrijgen.

Capsulitis adhesiva

Aandoeningen van de rotatoren-manchet kunnen grotere problemen veroorzaken wanneer de patiënt last krijgt van capsulitis adhesiva ('frozen shoulder'). Hoewel een frozen shoulder niet altijd voorafgegaan wordt door klachten van de rotatoren-manchet, komt dit probleem vaak voor bij ouderen. De frozen shoulder kan al dan niet gepaard gaan met pijn. Een capsulair patroon, waarbij de exorotatie het meest beperkt is en abductie, flexie en de endorotatie van de schouder ook beperkt zijn, is een symptoom van capsulitis adhesiva. De scapula kan protractie vertonen en er kan atrofie van de deltoideus, rotatoren-manchet, biceps en triceps optreden. De voorzijde van het kapsel kan gevoelig zijn.[37]

De behandeling van de frozen shoulder bestaat uit het toepassen van warmte of ijs, afhankelijk van de gewrichtspijn en de mate waarin de patiënt koude verdraagt. Extreem pijnlijke gewrichten kunnen baat hebben bij de verdovende werking van ijs. Ultrageluid kan ook gebruikt worden om een ontstekingsreactie te remmen. Het gewricht moet in alle beperkte richtingen gemobiliseerd worden, gevolgd door passief of geleid-actief doorbewegen en de contract-relaxtechniek. Houdingsoefeningen en oefeningen voor de retractie van de scapula zijn ook nuttig.

Humerusfracturen

De laatste aandoening die hier besproken wordt, is de humerusfractuur. Traditioneel gezien zijn hierbij de fractuurstukken hetzij verschoven, hetzij niet verschoven ten opzichte van elkaar. Niet-gedislokeerde fracturen komen iets vaker voor en worden gewoonlijk behandeld met pennen of metaaldraad. Bij een humerusfractuur moet de patiënt meestal gedurende één week de arm in een mitella dragen. Daarna kan de patiënt de mitella afdoen om slingeroefeningen te doen, de scapula te eleveren en te medio- en lateroroteren, oefeningen te doen voor protractie en retractie van de scapula en actief te oefenen met de hand of de pols. Na de eerste week moet de patiënt ook geleerd worden hoe het beste te schrijven, te eten en ADL-activiteiten uit te voeren zonder de schouder te belasten.[36]

Rond de derde week kan de patiënt beginnen met lichte isometrische oefeningen, tegen de muur of met behulp van Thera/Dynaband. Op dit moment kan men ook beginnen met actief doorbewegen binnen het pijnvrije bewegingstraject en kan de patiënt voor de spiegel het humeroscapulaire ritme oefenen, dat wil zeggen: het heffen van de armen zonder direct de scapula te eleveren. Dit type oefeningen kan ook gebruikt worden bij de reeds besproken schouderklachten. Eén van de meest voorkomende problemen is dat patiënten met schouderklachten een slecht humeroscapulair ritme hebben. Ze bereiken gewoonlijk niet de volledige bewegingsuitslag, omdat ze verleerd zijn hun schouder op de juiste wijze te bewegen. Voor een goed resultaat is het voldoende de patiënt voor de spiegel te zetten en hem of haar aan te moedigen de schouder niet richting oor op te trekken wanneer de arm geheven wordt.

Rond de zesde tot achtste week, wanneer de fractuur geheeld is, kan men beginnen met mobilisatie van het gewricht. Passief doorbewegen kan ook toegepast worden, maar de nadruk moet liggen op het humeroscapulaire ritme.

De distale gewrichten van de bovenste extremiteit

De bewegingsuitslag van de gewrichten van de bovenste extremiteit (de ellebogen, polsen en handen) verandert nauwelijks bij het ouder worden. Zoals we gezien hebben in hoofdstuk 6, verandert de knijpkracht wel.[38,39,40] Men moet kritisch omgaan met metingen van de knijpkracht bij ouderen, omdat onderzoek heeft aangetoond dat de kracht van het grijpen en knijpen een relatie vertoont met externe variabelen. Deze variabelen lopen van de geestesgesteldheid tot het looppatroon. Het is daarom mogelijk dat de knijpkracht geen goede indicator is van de spierkracht bij de oudere populatie.[41,42]

De elleboog

Ongeveer een kwart van alle elleboogtrauma's en een derde van alle elleboogfracturen zijn fracturen van de radiuskop,[25] die doorgaans gestabiliseerd worden met een interne fixatie. Gedurende de eerste drie weken wordt de elleboog geïmmobiliseerd in een spalk, waarbij de onderarm in de neutrale houding gehouden wordt. De patiënt kan oefeningen doen met de hand en de schouder en ijspakkingen kunnen elk uur gedurende tien minuten worden aangebracht om de zwelling te doen slinken. Na drie weken kan begonnen worden met actief oefenen. Het passief doorbewegen en de weerstandsoefeningen kunnen langzaam opgevoerd worden binnen de tolerantiegrens. Dit oefenschema wordt volgehouden tot de twaalfde tot vijftiende week na de fractuur.[43]

Aangezien dit een zeer pijnlijke fractuur is, kan het verwerven van de oefenvaardigheden op visualisatieniveau (door zich de handeling voor te stellen) nuttig zijn. Volgens Marring presteerde een experimentele groep patiënten die een activiteit van de onderarm visualiseerde veel beter dan een controlegroep die dit niet deed.[44]

De pols

De meest voorkomende aandoening van de pols is de Colles-fractuur, een fractuur van de distale radius als gevolg van een val op de hand. Deze kan van buitenaf gereponeerd worden en daarna gespalkt of met behulp van schroeven gefixeerd worden.[45] De fysiotherapeut ziet de patiënt gewoonlijk nadat de arm in een gipsspalk geplaatst is om hem of haar te instrueren over oedeemcontrole en oefeningen voor de armgewrichten die zich buiten de spalk bevinden. Na vier weken wordt de spalk gewoonlijk verwijderd, waarna de fysiotherapeut indien nodig warmte, ijs en elektrostimulatie kan toepassen om de zwelling te verminderen en de doorbloeding te stimuleren. Men kan dan ook beginnen met lichte mobilisatie van de carpale gewrichten, actieve bewegingsoefeningen en lichte passieve en weerstandsoefeningen. Na zes weken, wanneer de breuk volledig geheeld is, kan de fysiotherapeut de intensiteit van de passieve en weerstandsoefeningen en de CR-techniek opvoeren. De therapie moet worden aangevuld met functionele activiteiten thuis.

De hand

De meest voorkomende aandoeningen van de oudere hand zijn: 1) reumatoïde artritis (RA); 2) artrose; 3) de contractuur van Dupuytren. Bij reumatoïde artritis zijn de gewrichten van de hand zeer pijnlijk en er kunnen aanzienlijke vervormingen van de hand ontstaan. In het geval van ernstige misvormingen kunnen chirurgie en/of artroplastiek uitkomst bieden. De fysiotherapeut kan helpen met lichte oefeningen en spalken om de pijn en de bewegingsbeperkingen te bestrijden.[46] Artrose van de hand komt vaker voor dan RA. Deze aandoening treft meestal de interfalangeale gewrichten en het carpometacarpale gewricht van de duim. Aangezien de duim zeer belangrijk is voor het functioneren, kan dit probleem zeer ernstige gevolgen hebben. De symptomen zijn pijn, zwelling en verminderde spierkracht, mogelijk als gevolg van overbelasting van de hand. De behandeling bestaat uit gewrichtsbescherming, spalken om de duim te stabiliseren en oefeningen. Warmte, ijs en ultrageluid kunnen ook de pijn verzachten en/of de ontstekingsverschijnselen verminderen.[46,47]

De laatste aandoening van de hand die hier besproken wordt, is de contractuur van Dupuytren, die relatief weinig voorkomt bij individuen onder de vijftig. De contractuur wordt veroorzaakt door excessieve collageenvorming rond pezen, zenuwen en bloedvaten in de handpalm en kan minimale of permanente flexie van de vingers veroorzaken, gewoonlijk van de proximale interfalangeale gewrichten. De ziekte is meestal niet pijnlijk, zodat behandeling vaak uitgesteld wordt door degenen die eraan lijden. Vroeg behandelen van het probleem kan echter zeer effectief zijn. Warmte en ultrageluid op de fascia van de hand gevolgd door dwarse frictie in één richting, rekken en spalken in een gerekte stand kunnen nuttig zijn. De patiënt moet aangemoedigd worden thuis door te gaan met fricties, oefeningen en het toepassen van warmte om de therapie te ondersteunen.[46]

De heup

Zoals blijkt uit het werk van James en Parker[48], vertoont de bewegingsuitslag van de heup dezelfde achteruitgang als gevolg van het ouder worden als de andere gewrichten (zie hoofdstuk 6). Bovendien stelden Kramer et al. vast dat de spierkracht van de heupabductoren van oudere vrouwen 61 procent kleiner is dan die van jongere vrouwen.[49]

De normale leeftijdsgebonden veranderingen van bewegingsuitslag en spierkracht hebben aanzienlijke gevolgen voor het looppatroon, de stabiliteit en de balans en kunnen leiden tot een neerwaartse spiraal met als uitkomst één of meer van de aandoeningen die vaak gezien worden door fysiotherapeuten. Drie belangrijke behandelindicaties worden in dit gedeelte besproken: de heupfractuur, artrose en totale heupartroplastiek.

Artrose van de heup

Patiënten met artrose van de heup kunnen constant pijn hebben in of rond het heupgebied en aan de mediale zijde van de knie. Ook als artrose aangetoond is op röntgenfoto's, kan de patiënt last hebben van een ontstoken bursa of tensor fascia lata tendinitis, waarvan de pijn uitstraalt naar de heup.[16] Het is van vitaal belang dat de fysiotherapeut deze mogelijkheid onderzoekt teneinde adequaat te kunnen behandelen. Indien de heupabductoren van de patiënt zwak zijn, kunnen ze het lichaamsgewicht mogelijk op een andere wijze dragen, waardoor de bursae of de pezen rond de heup geïrriteerd kunnen raken.[50] Een grondig onderzoek van deze gebieden kan bijdragen aan de juiste afstemming van het behandelplan.

Bij artrose van de heup zal de patiënt klagen over pijn, vooral wanneer de heupen belast worden; op röntgenfoto's zullen aanwijzingen hiervan zichtbaar zijn. De behandeling van artrose van de heup begint met het verminderen van de belasting, bijvoorbeeld door gebruik van een stok, totdat de spieren sterker geworden zijn. Dit wordt gevolgd door spierversterkende oefeningen voor de musculatuur rond de heup, vooral de abductoren en extensoren, zodat de heup beter in staat is schokken te absorberen.[46]

Goede bewegingsoefeningen, rekken van het gewrichtskapsel en ergonomische aanpassingen zijn ook nuttig, alsmede biomechanische aanpassingen. Volgens Neumann et al.[50] kan een patiënt de kracht die op de heup uitgeoefend wordt, verminderen door lasten te dragen aan de aangedane kant van het lichaam of met beide handen. Wanneer de patiënt een tas draagt aan de niet-aangedane kant, is het zelfs mogelijk dat de pijn toeneemt.[50] Naast spierversterkende oefeningen dienen ook mobiliserende oefeningen te worden gedaan bij patiënten met artroseklachten van de heup.[18,19]

Heupfracturen

De heupfractuur is de aandoening van het bewegingsapparaat die het vaakst voorkomt bij ouderen. Uit onderzoek van Tinetti et al.[51] blijkt dat actieve ouderen minder vaak vallen dan inactieve ouderen, maar dat wanneer dit gebeurt de gevolgen ernstiger zijn. In 1994 werden in Nederland 14.354 patiënten van vijftig jaar of ouder met een heupfractuur geregistreerd. In 1995 waren dit er 15.599 en in 1996 16.613. [52] Boereboom voorspelde voor het jaar 2010 22.726 patiënten van vijftig jaar of ouder met een heupfractuur.[53] In 1996 bedroegen de directe medische kosten van de behandeling van heupfracturen meer dan 400 miljoen gulden.[71] Een onderzoek van Cummings en Nevitt[53] leverde interessante gegevens op over de relatie tussen osteoporose en vallen. Het bleek dat osteoporose alléén niet de exponentiële groei van het aantal valpartijen bij ouderen kon verklaren.[53] Volgens deze auteurs zijn er vier factoren waardoor ouderen die vallen hun heup breken:

1. de houding vóór de val was zodanig dat de persoon de grond raakt in de buurt van de heup;
2. de reflexen die bescherming moeten bieden bij vallen schieten tekort;
3. de lokale weke delen absorberen de schok te weinig om de fractuur te voorkomen;
4. de resterende energie van de val overtreft de sterkte van het femur.

Tabel 11.1 Meest gebruikte materialen voor het fixeren van een heupfractuur.

Naam	Kenmerken	Belasting	Opmerkingen
Dynamische Heupschroef (DHS)	Heupkopsparend. Extramedullaire plaat-schroefmethode	VGD, indien stabiliteit gewaarborgd is	
Gamma-pen	Heupkopsparend. Intramedullaire pen-schroeffixatie	VGD	
Dynamische Condylenschroef en hoekplaat	Heupkopsparend. Extramedullaire fixatie	GGD – VGD, afhankelijk van stabiliteit	Worden niet veel gebruikt
Kophalsprothese (KHP)	Heupkopvervangend.	VGD	Risico van 'spontane' luxatie
Totale Heupprothese (THP)	Heupkopvervangend en heupkomvervangend	GGD – VGD, bij gecementeerde methode	Wordt geplaatst bij ernstige artrose van het heupgewricht

GGD = gedeeltelijk gewichtdragend; VGD = volledig gewichtdragend

Bij ouderen treedt de breuk vaak op in de femurhals en het gebied tussen de trochanters waar de doorbloeding iets minder goed is en het bot spongieus is in plaats van compact. Fracturen distaal van de trochanter treden op bij vallen met zeer hoge snelheid en worden dus zelden gezien bij de oudere populatie. De chirurg heeft de keuze tussen een groot aantal methoden om de breukstukken aan elkaar te bevestigen, waaronder schroeven, pennen, hemiarthroplastieken en platen. Tabel 11.1 geeft een overzicht van een aantal van deze materialen en de belastbaarheid.[54] Het is belangrijk dat de fysiotherapeut de patiënt aanmoedigt zo snel mogelijk weer te belasten, om het normale looppatroon, de proprioceptie en de gezondheid van het bot te behouden.[55]

Heupfracturen worden gewoonlijk behandeld op basis van een protocol. Baker et al.[56] lieten zien dat het trainen van het looppatroon na een fractuur van het collum femoris, met behulp van een loopband de afzetkracht tijdens het lopen significant vergroot.[56]

Totale heupartroplastiek

Totale heupartroplastiek is een mogelijke ingreep bij ouderen met heupklachten en wordt toegepast bij individuen die een heupfractuur gehad hebben, alsmede patiënten die lijden aan zeer ernstige reumatoïde artritis, artrose of carcinomen. Patiënten die een heupartroplastiek krijgen, hebben meestal een gunstige prognose. Ze worden gewoonlijk behandeld aan de hand van een specifiek protocol zoals het protocol opgenomen in Appendix A. Afhankelijk van de operatietechniek en inzichten van de orthopedisch chirurg, moet de patiënt sommige gelijktijdige bewegingen vermijden om een luxatie van de prothese te voorkomen. Helaas staat de periode waarin een luxatie kan optreden niet precies vast en schrijven sommige orthopedische chirurgen voorzorgsmaatregelen voor die patiënten drie maanden tot soms de rest van hun leven moeten volhouden.

Eén van de beste voorspellers voor zowel het helen van heupfracturen als het succes van totale heupartroplastiek is het aantal keren dat de patiënt de fysiotherapeut bezoekt.[57,58,59] Het is uiterst belangrijk dat patiënten die een heupfractuur gehad hebben of heupartroplastiek hebben ondergaan goede instructies krijgen over oefeningen, activiteiten van het dagelijks leven en de juiste maatregelen en methoden om de belasting die de heup kan verdragen op te voeren. Zie Appendix A voor een protocol voor totale heupartroplastiek.

De knie

Net als bij de heup wordt ook rond de knie de kracht minder naarmate men ouder wordt.[60] Volgens Borges is het krachtmoment in de knie bij oudere patiënten significant verminderd.[60] De bewegingsuitslag van de knie vermindert echter nauwelijks als gevolg van het ouder worden.[48]

Artrose

Artrose van de knie wordt gedefinieerd als het afslijten van het vezelig kraakbeen van de knie.[61] Dit kraakbeen wordt zachter, er treedt spleetvorming en osteofytvorming op en het synovium wordt fibreus. Ook het kapsel wordt dikker.[61] Uit onderzoek van Barret et al.[62] blijkt dat de proprioceptie van de knie bij ouderen een geringe achteruitgang vertoont. Patiënten met artrose van de knie vertonen echter een aanzienlijke achteruitgang. Wanneer de knie vervangen wordt door een prothese blijkt de propriocepte weliswaar te verbeteren, maar onder het normale niveau te blijven.[62]

Het is van belang de pijn en de andere problemen van patiënten die lijden aan artrose goed in te schatten. Vaak zal de pijn optreden bij belasting en zal de patiënt moeite hebben met lopen en eenvoudige gewichtdragende activiteiten. De fysiotherapeut moet zich dan eerst concentreren op het verminderen van de krachten die uitgeoefend worden op het kniegewricht totdat de patiënt minder pijn heeft en sterk genoeg is om activiteiten van het dagelijks leven uit te voeren.

Uit onderzoek van Radin[15] blijkt dat het belangrijkste schokabsorberende mechanisme in het kniegewricht niet het kraakbeen is maar de musculatuur. Deze vangt tachtig procent van de schokken op. Een uitgebreid oefenprogramma om de spieren rond het gewricht te versterken, is daarom nuttig. Volgens Fisher et al.[16] en Kriendler en Lewis[17] kan een versterking van de musculatuur rond het gewricht de bewegingsuitslag en de spierkracht vergroten. Men moet daarom vroeg beginnen met onbelast oefenen ter versterking van de musculatuur.

Uit een artikel van Steinlan et al.[63] blijkt dat infraroodtherapie de pijn bij patiënten die lijden aan artrose van de knie kan verlichten. Hierbij gebruikten de patiënten zelf de infraroodapparatuur, om de acht uur gedurende twintig minuten. Het resultaat was een significante afname van de pijn.[63]

Volgens Liang en Fortin[14] moeten bij de beoordeling van artrose in de knie ook andere mogelijke oorzaken van de pijn, zoals patellofemorale klachten, bursitis, tendinitis en een ontsteking van ligamenten rond de knie, in overweging genomen worden. Indien er patellofemorale klachten bestaan, moet de patiënt oefeningen doen waarbij de patella opgetrokken wordt om de vastus medialis te stimuleren.[64] De simpelste oefening is een combinatie van heupadductie en aanspannen van de quadriceps (figuur 11.4).

Voordat begonnen kan worden met spierversterkende oefeningen moet de fysiotherapeut echter overwegen of de zwelling in het kniegewricht wellicht behandeld moet worden. Dit in verband met reflectoire inhibitie die optreedt bij bewegen van de

Figuur 11.4
Thuiswerkoefening ter facilitatie van de m.vastus medialis.

Ga zitten of liggen op een vlakke ondergrond met de knieën gestrekt. Plaats een opgerolde handdoek tussen de knieën en druk deze naar elkaar toe. Span dan, terwijl de knieën bij elkaar blijven, de spieren aan de bovenkant van de dij aan door de knieën geheel te strekken. Houd dit gedurende tien seconden vol.
Doe dit ...... maal. Tel hardop en blijf ademen tijdens het aanspannen.

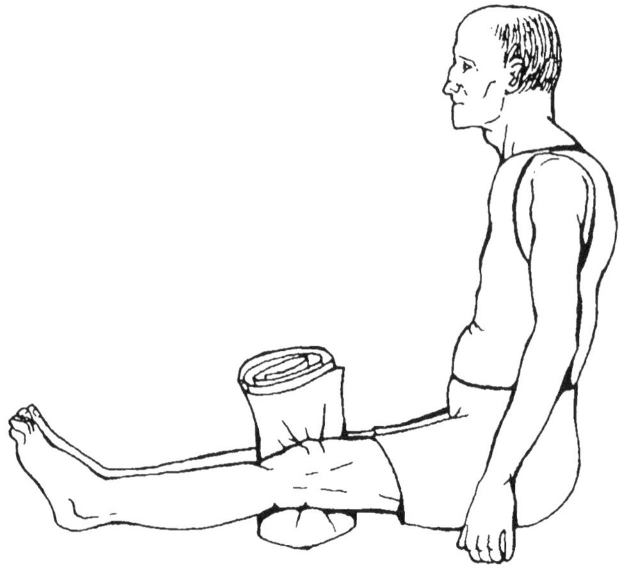

knie waardoor geen adequate contractie kan plaatshebben.[5] De behandeling kan bestaan uit ijs of elektrostimulatie.

De patiënt kan ook klagen over stijfheid na langdurig zitten. Dit kan veroorzaakt worden door een ontstekingsreactie in het kniegewricht, waardoor cross-linking van het collageen of een verdikking van de synovia optreedt. De patiënt kan het weefsel soepeler maken door de voet heen en weer te laten rollen over een frisdrankfles of een ander cilindrisch voorwerp om zo bewegingen in de knie te maken.

Totale knieartroplastiek

Een ingreep die in dit kader besproken moet worden, is de totale knieartroplastiek. Deze operatie is uitzonderlijk succesvol gebleken.[65] In Appendix A is een protocol opgenomen voor een knieartroplastiek. Dit protocol is zeer specifiek en omvat diverse actieve en passieve oefeningen ter verbetering van de bewegingsuitslag, alsmede spierversterkende oefeningen.

Bij oudere patiënten is het belangrijk hen aan te moedigen regelmatig doch kort te oefenen en de nadruk te leggen op de bewegingsuitslag. De fysiotherapeut moet zich bewust zijn van het feit dat knieartroplastiek een pijnlijke operatie is, waarbij de kans op infectie hoger ligt dan bij heupartroplastiek.[65] Daarom moet de fysiotherapeut niet alleen werken aan de bewegingsuitslag en de spierkracht maar ook het optreden van eventuele infecties controleren en de pijn bestrijden. Het gebruik van ijs en diverse belastingsprotocollen is vaak effectief gebleken.[64]

Voet en enkel

Het commentaar van Arthur Helfand over de voet is een goede inleiding tot de bespreking van dit lichaamsdeel en de enkel: 'Heeft u ooit stilgestaan bij de problemen die u zou hebben wanneer de toestand van uw voeten zodanig was dat u niet zou kunnen lopen of staan zonder chronische pijn? De voet heeft minder aandacht gekregen dan welk ander onderdeel van de menselijke anatomie ook, wellicht omdat voetletsel en voetklachten zelden de oorzaak zijn van overlijden.'[66]

Volgens White en Mulley heeft dertig procent van de ouderen die niet zijn opgenomen in een zorginstelling last van pijnlijke voeten.[67]

Bij de beoordeling van de toestand van de voeten moet de fysiotherapeut allereerst de huid controleren op droogheid en de aanwezigheid van eelt. Indien de voeten droog of ruw zijn of eeltplekken vertonen, moet de fysiotherapeut de patiënt aanmoedigen een crème te gebruiken, tenzij er open huidwonden zijn. De fysiotherapeut moet ook controleren of de vibratie-, temperatuur- en pijnzin van de huid intact zijn. De haargroei en de kleur van de huid moeten beoordeeld worden om te bepalen of de doorbloeding voldoende is en of eventuele veranderingen wijzen op metabole stoornissen, zoals diabetes.[68]

De huid van de voeten moet gecontroleerd worden op likdoorns en eeltplekken. Dit zijn lagen samengedrukte huid die zich gevormd hebben boven geïrriteerde gebieden. Eeltplekken worden gewoonlijk gevonden onder de voetzolen en bij de hielen. Likdoorns zijn kleine kegelvormige gebieden op de tenen die waarschijnlijk veroorzaakt worden door de wrijving en druk die optreden als de huid over een botstuk wrijft, bijvoorbeeld door het dragen van slecht passende schoenen.[69] De patiënt dient gestimuleerd te worden om goed passend schoeisel te dragen.

De stand van de tenen moet ook gecontroleerd worden. Nagegaan moet worden of er wellicht misvormingen van de tenen bestaan, zoals hamertenen of overlappende tenen. Deze minder ernstige misvormingen zijn gewoonlijk het gevolg van spierzwakte en veranderingen in de weke delen rond de metatarsaalkopjes en kunnen leiden tot tendinitis of capsulitis. Maatregelen als het aanbrengen van teencorrectoren, oefeningen om de intrinsieke voetspiertjes te versterken (bijvoorbeeld de tenen spreiden en strekken), alsmede anti-inflammatoire analgetica kunnen deze problemen verhelpen.[69] Hallux valgus is een misvorming, waarbij de eerste metatarsaal variseert en de grote teen valgiseert en een rotatievervorming vertoont.[66] Hierbij kunnen botwoekeringen en gewrichtspijn optreden. De behandeling omvat onder andere ultrageluid, gewrichtmobilisatie en oefeningen voor de grote teen. Orthesen zijn zeer nuttig voor deze patiënten.

Patiënten die klagen over kramp en vermoeidheid moeten extra aandacht krijgen. Het is belangrijk dat dergelijke patiënten hun voeten inspecteren en warm en droog houden, geen knellende sokophouders dragen en voorzichtig zijn met medicamenten die ze op de voet aanbrengen, opdat de huid niet beschadigd raakt. Buerger-Allen-oefeningen kunnen nuttig zijn voor het verbeteren van de circulatie van de oudere voet. In figuur 11.5 is een voorbeeld opgenomen van een Buerger-Allen-oefening voor het verbeteren van de doorbloeding.

Zoals gebleken is in hoofdstuk 6, treden veranderingen op in de spierkracht en de bewegingsmogelijkheden van de voet. Vandervoort en Hayes hebben aangetoond dat het moment uitgeoefend op de flexoren van de voet en de enkel 71 procent langzamer en kleiner is bij oudere dan bij jonge individuen.[70] Dit betekent dat de plantairflexie bij ouderen aanzienlijk minder krachtig is, wat een zeer belangrijke factor kan zijn voor het handhaven van de balans. (Zie ook hoofdstuk 3.) Hierdoor en door de verminderde mobiliteit van de ouder wordende enkel en voet, past de voet zich minder gemakkelijk aan aan wisselende ondergronden.[48]

De behandeling van voetklachten moet worden voorafgegaan door een grondige beoordeling ervan, gevolgd door het toepassen van de noodzakelijke modaliteiten en oefeningen. Het belang van goed passend schoeisel kan niet genoeg benadrukt worden. Vaak hebben ouderen jarenlang schoenen van een verkeerde maat gekocht en het

Eerste cyclus van het protocol: Buerger-Allen-oefenschema

1. Ga op de rug liggen met de voeten in de hoogte en draai de enkels rond totdat pijn optreedt in de kuit(en) of, indien er geen pijn optreedt, tot de voet(en) koud en wit wordt/worden.
2. Ga zitten en kruis de enkels; druk de enkels zes tellen lang tegen elkaar en ontspan ze daarna. Herhaal dit tot de voeten warm en rood zijn.
3. Ga twee minuten op de rug liggen.

Deze cyclus moet twee keer herhaald worden.

Tweede cyclus van het protocol: wisselbaden

1. Twee minuten bad van 37°C;
2. Eén minuut bad van 13°C.

Deze cyclus moet drie keer herhaald worden, waarbij geëindigd moet worden met het warme bad.

De Buerger-Allen-cyclus moet twee keer herhaald worden, waarna de patiënt moet rondlopen tot pijn optreedt.
Het oefenschema moet beëindigd worden met twee cycli Buerger-Allen-oefeningen.
De patiënt moet de Buerger-Allen-oefeningen ook tweemaal per dag thuis uitvoeren. Na ongeveer twee weken treedt een verbetering op.

Figuur 11.5 Buerger-Allen-oefenschema.

zal dan moeilijk zijn hen te overtuigen dat ze goed passende schoenen nodig hebben. De volgende criteria kunnen gebruikt worden bij het beoordelen van de juiste schoenmaat. Wanneer de oudere persoon staat, moet er een vingerdikke tussenruimte bestaan tussen het uiteinde van de teen en de punt van de schoen. Wanneer men op de schoen drukt boven de metatarsaalkopjes (terwijl de persoon staat), moet de schoen enigszins meegeven voordat men de kopjes zelf voelt. In ongeveer 99 procent van alle gevallen dragen patiënten slecht zittende schoenen. Bovendien moeten de schoenen sterke, steun gevende rubber of crêpezolen hebben, zodat de schoen niet weg kan slippen. De zool moet voldoende breed zijn, en het dragen van hoge en smalle hakken moet sterk afgeraden worden.

Conclusie

Hoewel de behandeling van aandoeningen van het bewegingsapparaat in dit hoofdstuk beschreven is aan de hand van de afzonderlijke gewrichten, moet men de beoordeling en behandeling ervan altijd afstemmen op de gehele persoon. In dit hoofdstuk zijn specifieke veranderingen in het bewegingsapparaat beschreven, alsmede aandoeningen van dit orgaansysteem waaraan ouderen kunnen lijden. Ook zijn algemene suggesties voor de behandeling ervan besproken (zie hoofdstuk 10).

Ter recapitulatie

- Dertig procent van alle geriatrische patiënten raadpleegt hun arts in verband met aandoeningen van het bewegingsapparaat.
- Fysiotherapeuten moeten de oorzaak van het verlies aan spierkracht achterhalen (dat wil zeggen: neuromusculair, cardiovasculair of zwellingen van gewrichten) en de behandeling van het krachtverlies afstemmen op deze oorzaak.
- Suggesties voor de behandeling van de verminderde mobiliteit van de spieren omvatten het verwarmen van de spier, ten minste dertig seconden verlengen, het versterken van de rekking door functionele activiteiten en het af laten koelen van de spieren in de verlengde toestand.
- Normale veranderingen rond de wervelkolom bestaan uit minder soepele spieren, smallere wervels met meer osteofyten, en discusversmalling.
- Lumbale stenose kan behandeld worden met flexieoefeningen en aanpassingen van de omgeving, terwijl compressiefracturen van wervels behandeld kunnen worden met behulp van strekoefeningen.
- Leeftijdsafhankelijke aandoeningen van de schouder omvatten rupturen van de rotatoren-manchet, capsulitis adhesiva, fracturen en artrose.
- Het ouder worden veroorzaakt een achteruitgang van de bewegingsuitslag van bijna alle gewrichten. Toch kunnen ouderen zelfstandig blijven functioneren totdat ze te maken krijgen met aandoeningen als fracturen of artrose. Ouderen met artrose en fracturen van willekeurig welk gewricht, alsmede vele andere aandoeningen, reageren goed op specifieke revalidatieprogramma's en oefenschema's.

Literatuur

1. Steinberg FU. Principles of geriatric rehabilitation. *Arch Phys Med Rehabil.* 1989; 70(1):67-68.
2. Eva P, Lyyra AL, Viitasalo, JT, et al. Determinants of isometric muscle strength in men of different ages. *Eur J Appl Physiol.* 1992; 64:84-91.
3. Frontera W, Hughes VA, Lutz KS, et al. A cross-sectional study of muscle strength and mass in 45- to 78-year-old men and women. *J Appl Physiol.* 1992; 72(2):644-650.
4. Hakkinen K, Hakkinen A. Muscle cross-sectional area, force production and relaxation characteristics in women at different ages. *Eur J Appl Physiol.* 1991; 62:410-414.
5. de Andrade J, Grant C, Dixon A, et al. Joint distension and reflex muscle inhibition in the knee. *J Bone Joint Surg.* 47-A(2):312-322.
6. Healy L. Late-onset rheumatoid arthritis vs. polymyalgia rheumatica in blacks may be an artifact. *J Am Ger Soc.* 1990; 38:824-826.
7. Sapega AA, Fuldenfeld TC, Moyer RA, et al. Biophysical factors in range of motion exercises. *Phys Sports Med.* December 1981; 9(12):57-65.
8. Gustavsen R. *Training Therapy: Prophylaxis and Rehabilitation.* New York: Georg Thieme Verlag; 1985.
9. Lesser M. The effects of rhythmic exercise on the range of motion in older adults. *Am Corr Ther J.* Juli/Augustus 1978; 32(4):118-122.
10. Frekang G, Leslie D. Effects of an exercise program on selected flexibility measurements of senior citizens. *Gerontologist.* April 1978; 182-183.
11. Lewis C, Bottomley JM. Musculoskeletal changes with age: clinical implications. In: Lewis CB, red. *Aging: Health Care's Challenge.* Tweede druk. Philadelphia: Davis; 1990: 135-160.
12. Verbrugge L, Lepkowski JM, Konkol LL, et al. Levels of disability among United States adults with disability. *J Gerontology.* 1991; 46(3):S71-S83.
13. The American Rheumatism Association Section of the American Arthritis Foundation. *Primer of Rheumatic Disease.* New York: The Arthritis Foundation; 1973.
14. Liang MH, Fortin P. Management of osteoarthritis of the hip and knee. *N Eng J Med.* Juli 11, 1991; 325(2):125-126.
15. Radin E. Mechanical aspects of osteoarthritis. *Bull Rheumatic Dis.* 1975-1976; 26(7):862-865.
16. Fisher N, Pendergast DR, Calkins EC, et al. Maximal isometric torque of the knee extension as a function of muscle length in subjects of advancing age. *Arch Phys Med Rehabil.* September 1990; 71:729-734.
17. Kreindler H, Lewis C. The effects of three exercise protocols on osteoarthritis of the knees. *Top Ger Rehab.* April 1989; 4(3):389-409.
18. Nesher G, Moor, TL, Zuckner J, et al. Rheumatoid arthritis in the elderly. *J Am Ger Soc.* Maart 1991; 39(3):284-294.
19. Rider R, Daly J. Effects of flex training of enhancing spinal mobility in older women. *J Sports Med and Phys Fit.* Juni 1991; 3(2):213-217.
20. Gandy S, Payne R. Back pain in the elderly: updated diagnosis and management. *Geriatrics.* December 1986; 41(12):59-72.
21. Hayashi, Okada K, Hamada M, et al. Etiological factors of mylopathy: a radiographic evaluation of the aging changes in the cervical spine. *Clin Ortho.* Januari 1987; 214:200-209.
22. Twomey LT, Tayor JR. *Physical Therapy of the Low Back.* New York: Churchill Livingstone; 1987.
23. Fast A. Low back disorders conservative management. *Arch Phys Med Rehabil.* Oktober 1988; 69:880-891.
24. Frost H. Clinical management of the symptomatic osteoporotic patient. *Ortho Clin N Am.* Juli 1981; 12(3):671-681.
25. Turner P. Osteoporotic back pain – its prevention and treatment. *Physiotherapy.* September 1991; 77(9):642-646.
26. Sinaki M, Mikkelsen B. Postmenopausal spinal osteoporosis: flexion vs. extension exercises. *Arch Phys Med Rehabil.* Oktober 1984; 65:593-596.
27. Sinaki M, McPhee MC, Hodgson SF, et al. Relationship between bone mineral density of spin and strength of back extensors in healthy postmenopausal women. *Mayo Clin Proc.* 1986; 61:116-122.
28. Payne R. Neck pain in the elderly: a management review, part I. *Geriatrics.* Januari 1987; 42(1):59-65.

29. Payne R. Neck pain in the elderly: a management review, part II. *Geriatrics.* Februari 1987; 42(2):71-73.
30. Lewis CB, McNerney T. Neck pain and the elderly. *Phys Ther Practice,* 1992; 1(1):43-53.
31. Harsh G, Sypert GW, Weinstein PR, et al. Cervical spine stenosis secondary to ossification of the posterior longitudinal ligament. *J Neurosurg.* 1987; 67:349-357.
32. Bassey E, Morgan K, Dalloso HM, et al. Flexibility of the shoulder joint measured at range of abduction in a large representative sample of men and women over 65 years of age. *Eur J Appl Physiol.* 1989; 58:353-360.
33. Faulkner C, Jensen RH, Nosse L. The aging rotator cuff: internal/external rotation torques for youth vs. senior citizens. *Phys Ther.* Juni 1991; 71(6):(suppl S75).
34. Sundstrom W. Painful shoulders: diagnosis and management. *Geriatrics.* Maart 1983; 38(3):77-96.
35. Warren R, O'Brien S. Shoulder pain in the geriatric patient, part II: treatment options. *Ortho Rev.* Februari 1989; 18(2):248-263.
36. Warren R, O'Brien S. Shoulder pain in the geriatric patient, part I: evaluation and pathophysiology. *Ortho Rev.* Januari 1989; 18(1):129-135.
37. Simon E, Hill J. Rotator cuff injuries. *J Orthop Sport Ther.* April 1989; 10(10):394-399.
38. Harrell L, Massey E. Hand weakness in the elderly. *J Am Ger Soc.* April 1983; 31:223-227.
39. Imrhan S. Trends in finger pinch strength in children, adults and elderly. *Human Factors.* 1989; 31(6):689-701.
40. Kallman D, Plato CC, Tobin JD, et al. The role of muscle loss in the aging related decline of grip strength cross-sectional and longitudinal perspectives. *J Gerontol.* 1990; 45(3):M82-M88.
41. Denham M, Modkinson MH, Furesh KN, et al. Loss of grip in the elderly. *Gerontol Clin.* 1973; 15:286-271.
42. Balogun J, Akinloye AH, Adeneola SA, et al. Grip strength as a function of height, body weight and quetelet index. *Physiotherapy Theory and Practice.* 1991; 7:111-119.
43. Sobel JS. Elbow injuries-a rehabilitation perspective. In: Lewis CB, Knortz K, red. *Geriatric Orthopedics: Surgical and Rehabilitative Management.* St. Louis: Mosby Year Book; 1992.
44. Maring J. Effects of mental practice on rate of skill acquisition. *Phys Ther.* Maart 1990; 70(3):165-172.
45. Villar R, Marsh D, Rushton N, et al. Three Years After Colles' Fracture. *J Bone Joint Surg.* Augustus 1987; 69-B(4):635-638.
46. Douvall S. Hand injuries-a rehabilitation perspective. In Lewis CB, Knortz K, red. *Geriatric Orthopedics: Surgical and Rehabilitative Management.* St. Louis: Mosby Year Book; 1992.
47. Maddali Bongi S, Giuidi G, Cencett A, et al. Treatment of carpo-metacarpal joint osteoarthritis by means of a personalized splint. *Pain Clinic.* 1991; 4(2):119-123.
48. James B, Parker A. Active and passive mobility of lower limb joints in elderly men and women. *Am J Phys Med Rehabil.* Augustus 1989; 68(4):165.
49. Kramer J, Vaz MD, Vandervoort AA, et al. Reliability of isometric hip abductor torques during examiner and belt-resisted tests. *J Gerontol.* 1991; 46(2):M47-M51.
50. Neumann D, Cook TM, Sholty RL, et al. An electromyographic analysis of hip abductor muscle activity when subjects are carrying loads in one or both hands. *Phys Ther.* Maart 1992; 72(3):207-217.
51. Tinetti ME, Williams TF, Mayewski R. Fall risk index for elderly patients based on number of chronic disabilities. *Am J Med.* 1986; 80(3):429-434.
52. Stichting Informatiecentrum voor de Gezondheidszorg (SIG). Maliebaan 50 Postbus 14066 3508 SC Utrecht.
53. Boereboom FTJ, Groot RRM de, Raymakers JA, et al. *The incidence of hip fractures in the Netherlands. Neth.J.Med.* 1991; 38:518.
54. *Zimmer Product Encydopedia.* Warsaw, Ind: Zimmer USA; December 1981.
55. Zuckerman JD, Zetterber C, Kummer FJ, Frankel VH. Weight bearing following hip fractures in geriatric patients. *Top Ger Rehab.* December 1990; 6(2):34-50.
56. Baker P, Evans OM, Lee C, et al. Treadmill gait retraining following fractured neck-of-femur. *Arch Phys Med Rehabil.* Augustus 1991; 72:649-652.
57 Barnes B, Dumovan K. Physical therapy discharge outcomes after hip fracture. *Phys Ther.* July 1987; 2(4):45-51.
58. Barnes B, Dunovan K. Functional outcomes after hip fracture. *Phys Ther.* November 1987; 67(11):167-179.
59. Bonar S, Tinetti ME, Speechley M, et al. Factors associated with short versus long-term skilled nursing facility placement among community living hip fracture patients. *J Am Ger Soc.* Oktober 1990; 38(10):1139-1144.

60. Borges O. Isometric and isokinetic knee extension and flexion torque in men and women aged 20-70. *Scand J Rehab Med.* 1989; 21:45-53.
61. Altman R, et al. Development of criteria for the classification and reporting of osteoarthritis of the knee. *Arthritis and Rheumatism.* Augustus 1986; 29(8):1039-1049.
62. Barrett D, et al. Joint proprioception in normal osteoarthritis and replaced knees. *J Bone Joint Surg.* Januari 1991; 73-B(1):53-56.
63. Steinlan J, Gil I, Habot B, et al. Improvement of pain and disability in elderly patients with degenerative osteoarthritis of the knee treated with narrow-band light therapy. *J Am Ger Soc.* Januari 1992; 40(1):23-26.
64. Knortz K. Knee injuries – A rehabilitation perspective. In: Lewis CB, Knortz K, red. *Geriatric Orthopedics: Surgical and Rehabilitation Management.* St. Louis: Mosby Year Book; 1992.
65. Berry G. Assessment and treatment of knee injuries with particular attention to the hamstring muscles and joint swelling. *Physiotherapy.* 1989; 75:690-693.
66. Helfand A. Podiatry in a total geriatric health program: common foot problems of the aged. *J Am Ger Soc.* Juni 1967; 15(6):593-599.
67. White EG, Mulley GP. Foot care for very elderly people: a community survey. *Age and Aging.* 1989; 18(4):275-279.
68. Evans S, Nixon BP, Lee I, et al. The prevalence and nature of podiatric problems in elderly diabetic patients. *J Am Ger Soc.* Maart 1991; 39(3):241-245.
69. Helfand A. The aging foot. *Focus on Ger Care and Rehab.* April 1989; 2(10).
70. Vandervoort A, Hayes K. Plantarflexor muscle function in young and elderly women. *Eur J of Appl Physiol.* 1989; 58:389-394.
71. Meer van der Cappendijk S. *Cost benefit analysis of a national screening programme of the prevention of osteoporosis. An overall model for the Dutch situation.* Haarlem: Business School (MBA Project Series); 1994.

Appendix A

Protocollen bij artroplastiek

Totale knieartroplastiek

Instructies voor de patiënt en huisoefenschema

Algemene instructies

1. Wanneer u weer thuiskomt, is het heel gewoon dat het onderbeen gezwollen is. Er is geen reden tot bezorgdheid, zolang de zwelling 's ochtends maar minder is.
2. Neem wel contact op met de huisarts indien u ergens in het lichaam verschijnselen van infectie bespeurt (bijvoorbeeld rode vlekken, oedeem of een ongewoon warm gewricht).
3. Sta of zit met het geopereerde been vóór het andere.
4. Draai of zwenk nooit op het geopereerde been wanneer u een bocht neemt of ronddraait. Doe dit door kleine stapjes te nemen.
5. Draag 's nachts de kniespalk totdat de chirurg aangeeft dat dit niet meer hoeft.
6. U mag ongeveer een half uur zitten met gebogen knie, maar dan moet u de spieren rond de knie rekken door ongeveer vijf minuten te lopen of uw oefeningen te doen.
7. Vermijd lage stoelen! Een stoel met een rechte rug (en armleuningen) is het geschiktst om comfortabel te gaan zitten en weer op te staan.
8. Als u het kunt verdragen, moet u korte afstanden lopen om uw uithoudingsvermogen te vergroten. Blijf het looprekje, de rollator of de krukken gebruiken totdat de chirurg aangeeft dat dit niet meer hoeft.
9. Wanneer u de trap opgaat, plaats dan eerst het niet-geopereerde been op de volgende tree, dan het geopereerde been ernaast en dan de krukken. Wanneer u de trap afgaat, gebruikt u eerst de krukken en het geopereerde been, daarna plaatst u het niet-geopereerde been ernaast.

Oefenschema

- De oefeningen moeten twee tot drie maal per dag uitgevoerd worden, waarbij elke oefening uiteindelijk twintig keer herhaald dient te worden.
- Zorg dat de enkel of de voet geen enkele weerstand ondervindt wanneer u de oefeningen uitvoert (dat wil zeggen: draag geen zware schoenen en gebruik geen enkelgewichten).

1. Oefeningen in ruglig

Ga op uw rug liggen op een stevig, plat oppervlak. Oefen met beide benen!

a. Span de spieren aan de voorkant van de dijen aan door de achterkant van de knieën in de ondergrond te duwen. Houd dit vijf seconden vast. Daarna ontspannen. Herhaal dit.
b. Span de bilspieren aan. Houd dit vijf seconden vast. Daarna ontspannen.
c. Maak langzaam cirkels met de enkels, waarbij u de voeten zowel met de klok mee als tegen de klok in beweegt. Beweeg alleen de voet, niet het gehele been.
d. Span de dijbeenspier van één been aan zoals bij oefening a en buig de enkel zodat de tenen naar uw gezicht gericht zijn. Til het been recht omhoog. Breng het been langzaam, gestrekt, terug naar de ondergrond. Probeer de achterkant van de knie het eerst in contact te laten komen met de ondergrond.
e. Houd één been gestrekt en breng de knie van het andere been naar uw borst, waarbij u de knie zo ver mogelijk buigt. Houd uw dijbeen met uw handen of een handdoek in de lucht en beweeg uw voet de lucht in om de knie te strekken. Laat het been naar de ondergrond zakken terwijl de knie recht blijft.
f. Plaats een dikke handdoekrol (doorsnede ongeveer dertig centimeter) onder uw dijbeen. Strek de knie door uw voet op te tillen en de knieschijf op te trekken. Zorg dat het bovenbeen niet loskomt van de rol. Houd dit vijf seconden vast. Daarna ontspannen.

2. Oefening in langzit

Ga zitten met rechte rug. Strek uw benen voor u uit. Druk de achterkant van de knieën in de ondergrond en buig de enkel door uw tenen naar u toe te trekken. Houd de knieën recht en reik, met rechte rug, naar uw tenen zodat u voelt dat de achterkanten van de benen gerekt worden. Houd dit tien seconden vast. Daarna ontspannen.

Figuur 11a.1 (Bron: Vanderbilt University Hospital, Physical Therapy Department)

3. Oefening in zit

Ga zitten op een stevige ondergrond met een kleine handdoek onder de knie. Strek het geopereerde been, waarbij u indien nodig de voet van het niet-geopereerde been als steun gebruikt. Laat de zwaartekracht het geopereerde been langzaam naar beneden trekken en probeer het dan verder te buigen door met de andere voet druk uit te oefenen op de enkel. Blijf binnen de pijngrens.

4. Oefeningen in buiklig

a. Rol over de geopereerde knie heen om tot buiklig te komen. Laat uw voeten over de rand van het bed hangen en leg twee opgerolde handdoeken onder de bovenbenen. Blijf gedurende vijftien minuten in deze houding. Doe dit twee maal per dag. U mag hierbij schoenen dragen om de spieren aan de achterzijde van het been extra te rekken.

b. Buig hierna de geopereerde knie zo ver mogelijk. Houd dit vijf seconden vast. Daarna ontspannen. Doe deze oefening niet als hij te pijnlijk is.

5. Fietsen

Voer uw uithoudingsvermogen geleidelijk op tot u twee maal per dag vijftien minuten kunt fietsen. Zet het zadel in eerste instantie zo hoog als men u in het ziekenhuis verteld heeft.* Wanneer deze hoogte comfortabel aanvoelt tijdens het fietsen, kunt u het zadel elke week ongeveer een halve centimeter lager zetten.

* Zadelhoogte bij ontslag: ——— centimeter.
Meet de hoogte vanaf de punt van het zadel tot de bovenkant van de pedaal op zijn laagste stand.

N.B. Bij het fietsen mag geen weerstand worden ingesteld!

Neem contact op met de fysiotherapeut als u vragen heeft of problemen met het uitvoeren van de oefeningen.

(naam fysiotherapeut)

Figuur 11a.1 Vervolg.

Protocol voor totale heupartroplastiek

Doel
Patiënten helpen de pre- en postoperatieve revalidatie na een totale heupartroplastiek door te komen en aldus weer zelfstandig te laten functioneren na de operatie.

Indicaties
Patiënten die opgenomen zijn voor totale heupartroplastiek of een dergelijke operatie kort geleden ondergaan hebben.

Contra-indicaties
Chirurgische of postoperatieve complicaties zoals aangegeven door de orthopedisch chirurg.

Doel van de fysiotherapie
1. Het geleidelijk vergroten van de bewegingsmogelijkheid van de geopereerde heup totdat de volledige anatomische bewegingsuitslag bereikt is (deze wordt beperkt door het ontwerp van de prothese en de mogelijkheden van de patiënt).
2. Spierversterking, vooral van de heupabductoren. Spierversterkende oefeningen dienen zeer geleidelijk opgebouwd te worden. Enkelgewichten mogen niet gebruikt worden.
3. Looptraining. Hulpmiddelen worden gebruikt om de patiënt op de juiste wijze het gewicht te laten dragen op het geopereerde been en om de balans te verbeteren. Het gebruik van hulpmiddelen moet uiteindelijk weer afgebouwd worden op advies van de orthopedisch chirurg.

De fysiotherapeutische behandeling bestaat uit:
1. preoperatieve voorlichting aangaande de totale heupartroplastiek;
2. preoperatief onderzoek en instructie;
3. postoperatieve revalidatie;
4. meegeven van een huisoefenschema bij ontslag;
5. fysiotherapie bij de patiënt thuis of poliklinisch;
6. opvoeren van de therapie in overleg met de orthopedisch chirurg.

Preoperatief fysiotherapeutisch onderzoek
Anamnese.
Mentale status.
Bewegingsuitslagen van beide onderste extremiteiten.
Spierfunctie en spierkracht.
Pijn.
Zintuiglijke waarneming.
Huid (met inbegrip van oedeem, erytheem, verhoogde warmte of koude).
Houding.
Meten van de beenlengte: patiënt in ruglig; meten van SIAS tot malleolus medialis.
Analyse van het looppatroon.
Functionele mogelijkheden van de patiënt.
Hulpmiddelen gebruikt door de patiënt.
Andere medische klachten.
Formuleren van de doelstelling van de fysiotherapie. Lange- en kortetermijndoelen worden opgesteld in overleg met de patiënt
Prognose, duur en frequentie van de fysiotherapie.

Preoperatieve voorlichting met betrekking tot de fysiotherapie
1. Uitleg over de rol van de fysiotherapie bij revalidatie na totale heupartroplastiek.
2. Uitleg over de doelstellingen van de fysiotherapie bij heupartroplastiek.
3. Stapvoorstap uitleg, instructie en demonstratie van de postoperatieve fysiotherapie.
4. Beantwoorden van algemene vragen met betrekking tot de operatie en de revalidatie na heupartroplastiek.

Figuur 11a.2 (Bron: Vanderbilt University Hospital, Physical Therapy Department)

Algemene voorzorgsmaatregelen bij heupartroplastiek

De patiënt mag:

1. geen gecombineerde bewegingen maken met het geopereerde been. De geopereerde heup mag buigen, strekken, roteren en dergelijke tot zover dit verdragen wordt (dat wil zeggen: er zijn geen begrenzingen aan de bewegingsuitslag), maar mag deze bewegingen niet combineren. Alle oefeningen moeten uitgevoerd worden in slechts één vlak;
2. het been niet gestrekt heffen;
3. geen gebruik maken van enkelgewichten bij welke oefening dan ook;
4. gedurende zes weken niet slapen op de geopereerde heup;
5. geen gebruik maken van lage, zachte, voorgevormde zitmeubels (banken, stoelen);
6. tien weken na de operatie weer zelf autorijden;
7. zijn werkzaamheden pas hervatten na toestemming van de chirurg;
8. seksuele activiteiten hervatten wanneer deze weer zonder ongemak kunnen plaatsvinden. Literatuur hierover is beschikbaar bij de verpleegkundigen.
9. Richtlijnen voor het lopen:
   a. gecementeerde prothesen: belast looppatroon. De patiënt moet gedurende zes weken na de operatie lopen met behulp van een looprekje, rollator of krukken, waarna begonnen kan worden met looptraining met behulp van een stok. Hierbij ligt de nadruk op het versterken van de heupabductoren. Wanneer de patiënt in staat is tot lopen zonder Trendelenburggang, hoeft de stok niet meer gebruikt te worden. De patiënt moet dan aangemoedigd worden zonder hulpmiddelen te lopen.
   b. niet-gecementeerde prothesen: onbelast looppatroon. De patiënt moet gedurende zes weken na de operatie onbelast lopen met behulp van een looprekje of krukken. Hierna wordt begonnen met belast oefenen met het looprekje of de krukken, of met een rollator, waarbij de belasting geleidelijk wordt opgevoerd. Begonnen wordt met een belasting van een derde van het lichaamsgewicht. Na twee weken wordt dit vergroot tot twee derde, waarbij de patiënt de hulpmiddelen blijft gebruiken. Opnieuw na twee weken mag de geopereerde extremiteit volledig belast worden gedurende twee weken. Na deze twee weken – dus twaalf weken na de operatie – worden looprekje, rollator of krukken vervangen door een wandelstok of één elleboogkruk. De stok blijft in gebruik tot de patiënt in staat is tot lopen zonder Trendelenburg, waarna ook de stok achterwege kan blijven. De patiënt moet dan aangemoedigd worden zonder hulpmiddelen te lopen, maar kan voor langere afstanden gebruik blijven maken van een stok.

Figuur 11a.2 Vervolg.

Protocol voor fysiotherapie bij totale heupartroplastiek

Preoperatief: één maand voor opname

1. De patiënt krijgt instructie over heupartroplastiek. De onderwerpen die hierbij aan de orde komen, omvatten de anatomie van de gezonde en de aangedane heup en de typen heupprothesen, de opnameprocedure, preoperatieve zorg na opname, de procedure tijdens de operatie, het identificeren van postoperatieve complicaties en de preventie daarvan, revalidatie tijdens de opname en daarna door middel van fysiotherapie en ergotherapie en mogelijke behoeften na het ontslag. Aanwezig zijn onder andere verpleegkundige, fysiotherapeut, ergotherapeut en maatschappelijk werkende.

Preoperatief: dag van opname

1. Preoperatieve beoordeling van mobiliteit, spierkracht, eventueel beenlengteverschil, pijn, looppatroon, enzovoort.
2. Informatie over de algemene voorzorgsmaatregelen en instructie van de patiënt over de oefeningen die direct na de operatie uitgevoerd moeten worden.
3. Afstellen van het looprekje of de krukken en instructie van de patiënt met betrekking tot het juiste looppatroon: driepuntsgang indien één extremiteit geopereerd wordt, vierpuntsgang indien beide extremiteiten geopereerd worden. Belast looppatroon indien de prothese met cement bevestigd wordt, onbelast looppatroon indien geen cement gebruikt wordt.

Postoperatief: dag 1

1. Beginnen met isometrische oefeningen voor de onderste extremiteiten en oefeningen voor de enkels ter verbetering van het spierpompmechanisme.
2. Beginnen met spierversterkende oefeningen: bilaterale oefeningen voor de bovenste extremiteit en het niet-geopereerde been.
3. Beginnen met transfer van bed naar stoel met behulp van een stoel met de juiste hoogte. De patiënt mag rechtop zitten als dit prettig is en hoeft niet onderuit gezakt te zitten.

Postoperatief: dag 2

1. Controle van de uitvoering van de isometrische oefeningen voor de onderste extremiteiten en de oefeningen ter verbetering van het spierpompmechanisme.
2. Beginnen met geleid-actieve oefeningen van het geopereerde been in bed. Bewegen tot de tolerantiegrens van de patiënt en met de extremiteit in één vlak.
3. Beginnen met lopen met looprekje, rollator of krukken, waarbij de belasting afgestemd moet zijn op het type en de implantatiemethode van de prothese.

Postoperatief: dag 3-5

1. Continuering van de oefeningen in ruglig.
2. Instructie over oefeningen in zit.
3. Instructie over transfers bij het naar het toilet gaan. De patiënt moet een postoel gebruiken.
4. Continuering van de looptraining op vlakke vloeren.

Postoperatief: dag 6 ontslag

1. Controle van de uitvoering van de oefeningen in ruglig en zit en intensivering hiervan.
2. Herinneren van de patiënt aan de postoperatieve voorzorgsmaatregelen.
3. Verfijning van het looppatroon zodat het maximaal veilig is en zo weinig mogelijk energie kost onder de toegestane belasting.
4. Oefenen van het traplopen.
5. Organisatie van het ontslag en maken van afspraken voor fysiotherapie thuis of poliklinisch (drie sessies per week gedurende zes weken).
6. Instructies voor thuis en het oefenschema doornemen met de patiënt en eventuele familieleden.

Figuur 11a.3 (Bron: Vanderbilt University Hospital, Physical Therapy Department)

Na ontslag

Eerste keer terugkomen in het ziekenhuis: ongeveer twee tot drie weken na ontslag. Patiënt wordt gezien door de orthopedisch chirurg. (In Nederland is het niet gangbaar dat patiënten heel frequent bij de orthopedisch chirurg ter controle komen en zeker niet dat zij dan door de fysiotherapeut worden gezien, maar onderstaande kan ook dienen als checklijst voor de extramurale behandelaar om de voortgang te controleren.)

Postoperatief: ongeveer drie weken

1. Instructies voor thuis en het oefenschema nog eens doornemen.
2. Instructie over heupabductie-oefeningen (alleen in stand) en het rekken van de tractus iliotibialis (in ruglig).
3. De patiënt moet doorgaan met het lopen met looprekje, rollator of krukken met de juiste belasting.

Tweede keer terugkomen in het ziekenhuis: ongeveer zes weken na ontslag.

Postoperatief: ongeveer zeven weken

1. Het gehele oefenschema doornemen.
2. Heupabductie-oefeningen in zijlig en het rekken van de tractus iliotibialis in ruglig.
3. Instructie over het uitbreiden van de toegestane activiteiten.
4. Indien de prothese met cement is vastgezet, kan de patiënt beginnen te lopen met een stok. Het gebruik van de stok wordt volgehouden totdat de patiënt kan lopen zonder Trendelenburg.
5. Indien de prothese niet met cement is vastgezet, beginnen met oefenschema met looprekje, rollator of krukken met toenemende belasting.

Derde keer terugkomen in het ziekenhuis: ongeveer twaalf weken na ontslag.

Postoperatief: ongeveer dertien weken

1. Het gehele oefenschema en de toegestane activiteiten nog eens doornemen.
2. Indien de prothese niet met cement is vastgezet, kan de patiënt beginnen te lopen met de stok. Het gebruik van de stok wordt volgehouden totdat de patiënt kan lopen zonder Trendelenburg.

Alle volgende afspraken in het ziekenhuis

1. Het oefenschema en de toegestane activiteiten blijven nalopen en uitbreiden.

Figuur 11a.3 Vervolg.

Heupartroplastiek: voorbeeld van algemene instructies

1. Het oefenschema moet twee tot drie keer per dag uitgevoerd worden en geleidelijk worden uitgebouwd totdat elke oefening twintig keer herhaald kan worden.
2. U mag maximaal dertig minuten aan één stuk zitten, zo vaak als u wilt, mits u tussen deze perioden een aantal minuten gaat lopen of plat op de buik of rug gaat liggen.
3. Het is het heel gewoon dat het onderbeen opgezwollen is na ontslag uit het ziekenhuis. Er is geen reden tot bezorgdheid zolang de zwelling 's ochtends maar minder is.
4. U mag niet slapen op de geopereerde heup totdat de chirurg hiervoor toestemming geeft.
5. U kunt uw seksuele activiteiten hervatten wanneer dit weer zonder ongemak kan geschieden.
6. Probeer in bed het geopereerde been zo te houden dat de tenen en de knieschijf naar boven gericht zijn wanneer u op uw rug ligt.
7. Wanneer de chirurg dit goed vindt, mag u douchen (in bad gaan wordt voorlopig afgeraden). U kunt in een stoel zitten onder de douche als u dat wenst (bijvoorbeeld een plastic tuinstoel).
8. Vermijd lage, zachte voorgevormde stoelen.
9. Als u uit eten gaat, moet u niet gaan zitten op lage stoelen of banken.
10. Loop korte afstanden die u verdragen kunt om uw uithoudingsvermogen geleidelijk te vergroten. Als uw uithoudingsvermogen en spierkracht dit toelaten, mag u ook buiten gaan lopen.
11. U kunt weer gaan werken wanneer de chirurg hiervoor toestemming geeft.
12. Lopen:
    a. Loop in alle gevallen rechtop, met de billen onder de schouders.
    b. Kijk recht vooruit.
    c. Raak de grond het eerst met de hiel en laat de tenen recht naar voren wijzen.
    d. Span uw bil en bovenbeenspieren van het standbeen aan totdat de hiel van het zwaaibeen de grond raakt.
    e. Hang niet op uw krukken. Verdeel uw gewicht over de handgrepen en maak uw schouders breed.
13. Traplopen:

    TRAP OP: Doe de eerste stap met uw —— been. Leun enigszins naar voren en steun op de krukken. Zet het andere been op de trede. Trek de krukken omhoog nadat u met beide benen stevig op de trede staat.

    TRAP AF: Zet uw voeten op de rand van de trede. Laat de krukken zakken terwijl u uw knieën buigt. Plaats eerst het —— been op de volgende trede, daarna het andere.

Opmerkingen:

Figuur 11a.4 (Bron: Vanderbilt University Hospital, Physical Therapy Department)

HOOFDSTUK 12

Aspecten van de behandeling van neurologische aandoeningen

Dit hoofdstuk bouwt voort op de bespreking, in de hoofdstukken 3 en 5, van de specifieke biologische veranderingen die optreden als gevolg van ouder worden of ziekten. In dit inleidende gedeelte wordt een model geschetst voor het beschouwen van neurologische stoornissen, gevolgd door gedeelten over mobiliteit, evenwicht en coördinatie, spierzwakte en tremor. De twee belangrijkste neurologische aandoeningen die in dit hoofdstuk besproken worden, zijn het cerebrovasculaire accident (CVA) en de ziekte van Parkinson. Hierbij zullen de mate van voorkomen, de effectiviteit van de behandeling, de evaluatie en mogelijke behandelstrategieën aan de orde komen.

Het hier besproken model voor neurologische stoornissen is ontwikkeld door Schenkman en Butler.[1] Figuur 12.1 geeft de stadia weer die uiteindelijk resulteren in een beperking.

Dit model laat zich het best beschrijven aan de hand van een voorbeeld. We kiezen hiervoor een patiënt met een CVA bij wie het neuro-anatomisch ziektebeeld een laesie van de lobus parietalis is. Eén van de directe effecten van de stoornis als gevolg van de laesie zou een verlies van de motorische functie met hypotonie van de schouder kunnen zijn. Een indirect pathologisch effect zou een ruptuur van de rotatoren-manchet kunnen zijn. De stoornis die hiervan het gevolg is, is een subluxatie van de schouder. De samengestelde effecten van de stoornis zijn een verminderd gebruik van de bovenste extremiteit en pijn bij bewegen, alsmede motorische stoornissen in de bovenste en onderste extremiteiten. De beperkingen die hiervan het gevolg kunnen zijn, zijn bijvoorbeeld het niet in staat zijn zich zonder hulp aan te kleden of te lopen, problemen bij het slapen of beide.

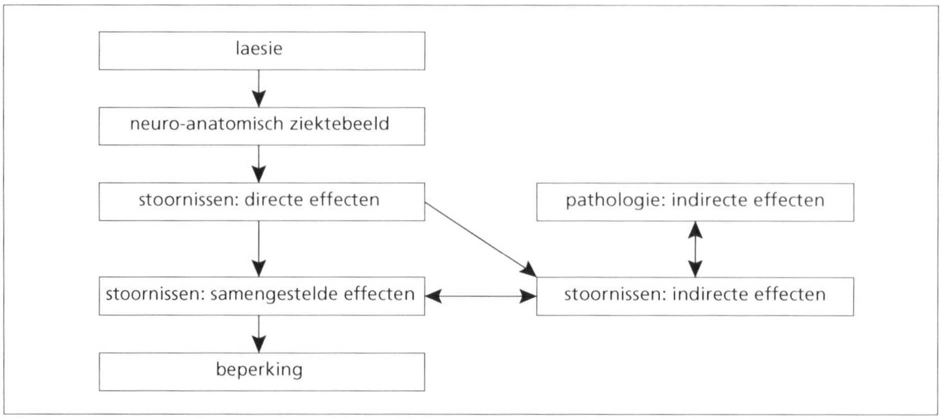

Figuur 12.1
Een model voor het onderzoek, de beoordeling en de behandeling van individuen met een neurologische stoornis.

De fysiotherapeut kan het model gebruiken om na te gaan waar fysiotherapie de patiënt zou kunnen helpen. In dit geval zal de fysiotherapeut weinig kunnen doen aan het trauma of het neuro-anatomisch ziektebeeld. Op de andere gebieden kan echter wel hulp geboden worden. Op basis van deze overwegingen kan de fysiotherapeut dan de effectiefste behandeling kiezen. Bij het beschouwen van de aandoeningen die in dit hoofdstuk besproken worden, is het nuttig dit model in het achterhoofd te houden.

De ziekte van Parkinson

De ziekte van Parkinson is ook in Nederland een belangrijke neurologische aandoening bij ouderen: ze treft 0,7 procent van alle individuen ouder dan 45; in 1990 werden in Nederland 1700 nieuwe gevallen van de ziekte van Parkinson ontdekt.[2] De aandoening en de oorzaken ervan zijn in hoofdstuk 5 beschreven. De meest voorkomende symptomen zijn:

1. langzaam lopen en aankleden;
2. moeite met opstaan uit een stoel en het omdraaien in bed;
3. een schuifelende loop;
4. een voorovergebogen houding tijdens het lopen of het naar één kant vallen bij het zitten;
5. spraakmoeilijkheden;
6. tremor en veranderingen in het handschrift;
7. moeite met het in gang zetten van bewegingen.[3]

De medische interventies bij de ziekte van Parkinson omvatten meestal het voorschrijven van medicijnen, zoals L-dopa. Het gebruik van dit geneesmiddel wordt besproken in hoofdstuk 8. Het is belangrijk te weten dat de bijwerkingen van L-dopa minder sterk zijn bij ouderen en dat het middel daarom vanaf het begin voorgeschreven kan worden.[4] De medische literatuur wemelt van de controversen over de dosering en bijwerkingen van anti-Parkinsonmiddelen (zie hoofdstuk 8 voor meer informatie over de bijwerkingen). De belangrijkste en ernstigste bijwerkingen bij ouderen zijn veranderingen in de geestesgesteldheid, zoals desoriëntatie en verwardheid.[5]

De medische interventies bij de ziekte van Parkinson hangen af van het stadium waarin de ziekte verkeert. Hoehn en Yahr hebben de volgende stadia beschreven:

- stadium I: geen of minimale functiestoornis; slechts één zijde van het lichaam betrokken;
- stadium II: beide zijden van het lichaam zijn aangedaan; geen evenwichtsstoornissen;
- stadium III: lichte tot matige beperkingen; de oprichtreflex kan verdwijnen, wat zich uit in disbalans bij het omdraaien;
- stadium IV: matige tot ernstige validiteitsstoornis; de patiënt kan nog zonder hulp staan en lopen maar is niet stabiel;
- stadium V: zeer ernstige beperkingen; de patiënt moet het bed houden of is rolstoelgebonden.[6]

Uit de medische literatuur blijkt dat medicijnen alléén niet voldoende zijn om deze ziekte te behandelen en dat fysiotherapie de behandeling in belangrijke mate kan aanvullen.[4-8]

Het is gebleken dat fysiotherapie effectief kan zijn voor Parkinson-patiënten. Uit een onderzoek van Banks blijkt dat bij Parkinson-patiënten bij wie de duur van de ziekte en de klachten sterk uiteenliepen fysiotherapie een gunstige invloed heeft op het lopen en andere mobiliteitsaspecten.[8]

Beoordeling

Schenkman en Butler hebben een model ontwikkeld voor de beoordeling van patiënten met de ziekte van Parkinson (figuur 12.2).[9]

Dit model kan gebruikt worden als een hulpmiddel voor het beoordelen van Parkinson-patiënten. De therapeut kan beginnen met het vaststellen van de directe effecten op het zenuwstelsel, zoals tremor, rigiditeit, hypokinesie en de gevolgen voor het vegetatieve zenuwstelsel. Hoewel het belangrijk is deze effecten op te merken, moet men ook onderkennen dat deze stoornissen minder goed zullen reageren op fysiotherapie dan de stoornissen die het gevolg zijn van de indirecte effecten.[9] Deze stoornissen vinden we in het bewegingsapparaat en hebben bijvoorbeeld te maken met lenigheid, spierkracht en de vitale capaciteit. De combinatie van de veranderingen op deze twee gebieden veroorzaakt de belangrijkste stoornissen die opgesomd zijn bij de samengestelde effecten.

Figuur 12.2 Model voor het beoordelen en behandelen van patiënten met de ziekte van Parkinson.

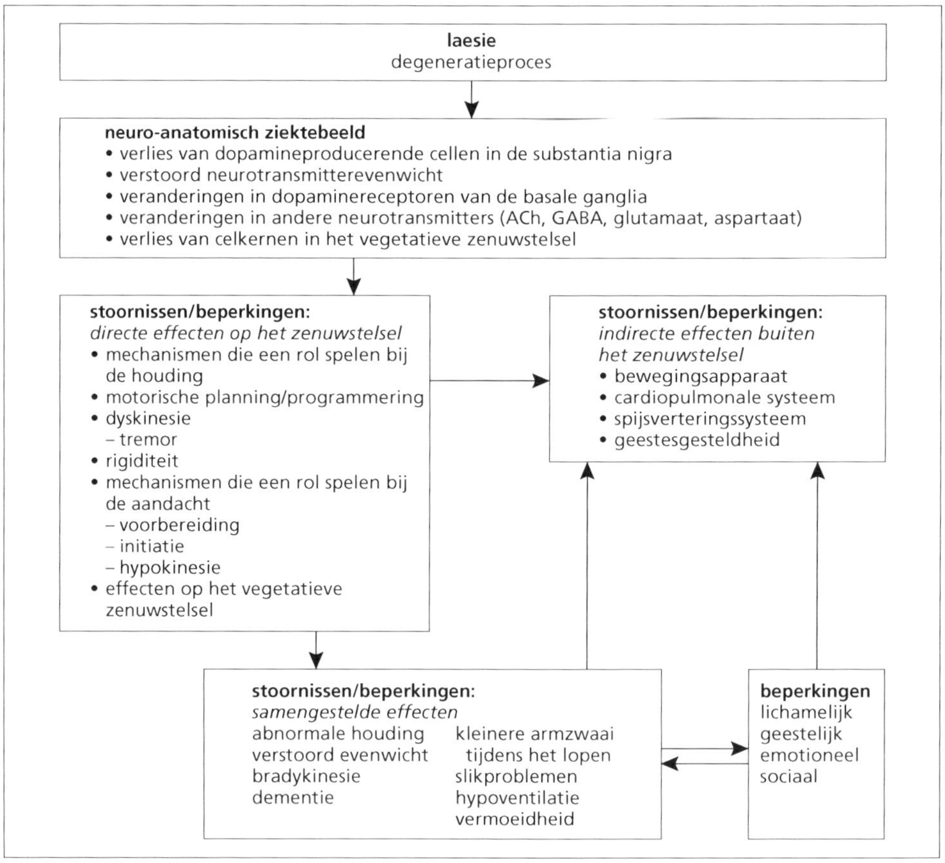

Beoordelingsformulier

Figuur 12.3 is een beoordelingsformulier dat dieper ingaat op de relevante stoornissen en dat de fysiotherapeut de mogelijkheid biedt de diverse typen stoornissen van elkaar te onderscheiden.

De volgende stoornissen zijn ondergebracht in de diverse categorieën:

1. Stoornissen van het bewegingsapparaat.
   Mobiliteit van de romp – unilaterale en later, bilaterale beperkingen van de rompbewegingen. Toegenomen kyfose; verminderde lordose.
   Mobiliteit van het bekken – verminderde rotatie; verminderde bekkenkanteling.
   a. Verminderde bewegingsuitslagen: verminderde bewegingsmogelijkheid in de plantairflexoren, heupflexoren en nekrotatoren
   b. Spierkrachtvermindering: verzwakte heupextensoren, dorsaal- en plantairflexoren en rompextensoren
   c. Houdingsveranderingen: anteropositie hoofd; protractie schouders; kyfose; toegenomen flexie in heup en knie
2. Cardiopulmonale stoornissen: verminderde expansie van de thorax, snellere hartslag en hogere bloeddruk.
   a. Tragere bewegingen en moeite met ademhalen
   b. Snellere vermoeidheid en orthostatische hypotensie
3. Neurologische stoornissen: toegenomen rigiditeit; tremor in rust; trage bewegingen; moeite met het inzetten van een beweging; meer speekselproductie en blozen.
   a. Evenwichtsstoornissen: verminderd evenwicht
   b. Loopstoornissen: schuifelende loop; progressief verhogen van de loopsnelheid; retropulsie; geen armzwaai; trage loopsnelheid
   c. Slikstoornissen: grotere moeite met slikken

Zelfs in het geval van een uitzonderlijk uitgebreid formulier, zoals afgebeeld in figuur 12.3, blijven er gebieden over die speciale aandacht vereisen. Een tremor kan bijvoorbeeld over het hoofd gezien worden omdat deze slechts af en toe of in zeer geringe mate optreedt of slechts in één gewricht. Omdat het beoordelen van tremor moeilijk kan zijn, moet de patiënt zitten en de armen op de bovenbenen laten rusten. De patiënt wordt dan gevraagd met twee tegelijk terug te tellen vanaf honderd. Omdat dit een belastende activiteit is voor de patiënt zal de rusttremor optreden, zodat de fysiotherapeut deze kan waarnemen.[10]

Een goede test voor bradykinesie is de patiënt te laten zitten met beide handen in de schoot. Vervolgens moet de patiënt de onderarmen zo snel mogelijk supineren en proneren, eerst de ene arm en daarna de andere. Indien de symptomen unilateraal optreden, moet men beginnen met de niet-aangedane zijde. De patiënt moet minstens twintig seconden doorgaan met deze activiteit zodat de therapeut de kwaliteit van de beweging kan beoordelen. Het is mogelijk dat er bij het begin geen merkbare stoornis zichtbaar is; na drie tot vier seconden zal de patiënt echter het bewegingstraject gaan verkorten of zelfs geheel nalaten de hand om te keren en de beweging zal trager worden. Als dit gebeurt, bevestigt dit de bradykinesie.[10]

De stand van de handen kan beoordeeld worden door achter de zittende patiënt te gaan staan, de polsen te pakken en de handen op en neer te schudden. Hierbij worden de losheid van de polsen en de houding van de duim beoordeeld. Indien de polsen niet los genoeg zijn of de duim niet voldoende oppositie vertoont tijdens het schudden, kan dit een teken zijn van een beginnende stoornis. Naarmate de ziekte

Naam ____________________
Ziektegeschiedenis ____________________

Functionele aspecten

Klacht ____________________

Stoornissen van het bewegingsapparaat

Rompmobiliteit ____________________
Bekkenmobiliteit ____________________
Bewegingsbeperkingen ____________________
Spierkrachtvermindering ____________________
Andere beperkingen ____________________

Stoornissen van het cardiopulmonale systeem

Thoraxexpansie ____________________
Pulmonale beperkingen ____________________
Hartslag; bloeddruk ____________________

Neurologische stoornissen

Rigiditeit ____________________
Tremor ____________________
Motorische planning ____________________
Functioneren van het
vegetatieve zenuwstelsel ____________________

Samengestelde stoornissen op het gebied van

Evenwicht ____________________
Looppatroon ____________________
Slikken ____________________
Bradykinesie ____________________
Hypoventilatie ____________________
Vermoeidheid ____________________

Doelstellingen ____________________

Behandelplan ____________________

Figuur 12.3 Beoordelingsformulier voor de ziekte van Parkinson.

voortschrijdt, zullen de vingers adductie en flexie van de metacarpalea, interfalangeale extensie en ulnaire deviaties gaan vertonen. In een zeer vergevorderd stadium kan de pols in flexie- en pronatiestand gaan staan.[10]

Eventuele rigiditeit moet beoordeeld worden in de nek, de romp en alle extremiteiten. De beoordeling van rigiditeit geschiedt door het passief bewegen van het lichaamsdeel in kwestie over het gehele bewegingstraject, waarbij men ervoor moet zorgen dat de patiënt ontspannen is en de spieren niet aanspant. Let hierbij op het optreden van weerstand of spanning. Alle normale bewegingen moeten passief vloeiend verlopen.[10]

Weindrich et al.[11] merken op dat de bewegingsuitslag van de axiale rotatie van de pols en het hoofd verband houdt met verbeteringen in het ziektebeeld van de ziekte van Parkinson. Het observeren van deze bewegingen kan dus een belangrijk aspect zijn bij de beoordeling.

Beoordeling van het looppatroon

Veranderingen in het looppatroon van Parkinson-patiënten verdienen speciale aandacht. Volgens Murray et al.[12] is de loop bij Parkinson-patiënten aanzienlijk veranderd ten opzichte van het normale looppatroon. Deze veranderingen zijn:

1. kleinere paslengte;
2. breder loopspoor;
3. toegenomen flexie van de knieën in stand. (Normaal is 3° hyperextensie in de knie in stand. Parkinson-patiënten vertonen flexie van 3° (lichte stoornis), 6° (matige stoornis) en 12° (ernstige stoornis).);
4. afgenomen gemiddelde amplitudo van flexie-extensie tijdens het lopen (de mate hangt af van de ernst van de aandoening);[12]
5. gelijktijdige rotatie van thorax en bekken tijdens snel lopen;
6. kleinere hoek tussen de hiel en de ondergrond bij het hielcontact (de norm is 21°, terwijl de hoek voor Parkinson-patiënten 16°, 11° en 6° bedraagt, afhankelijk van de ernst van de ziekte).

Functiebeoordeling

Het laatste gebied waarop de Parkinson-patiënt beoordeeld moet worden, is het functioneren. In een onderzoek van Henderson et al.[13] bleken beoordelingen van de functionele activiteiten van het dagelijks leven (ADL) goede mogelijkheden te bieden voor het beoordelen van functiestoornissen. Uit dit onderzoek bleek wel dat wanneer men uit was op het beschrijven van de ziekte, een beoordeling van de feitelijke ziekteverschijnselen betere aanknopingspunten bood.[13]

Twee schalen voor het beoordelen van zowel symptomen als ADL-functies zijn opgenomen in tabel 12.1 en figuur 12.4.[10,14]

Tabel 12.1 Schaal voor het beoordelen van de ziekte van Parkinson.

Aanwijzingen voor het gebruik: Geef op basis van een grove klinische beoordeling een cijfer tussen 0 en 3 voor elk van de tien onderdelen, waarbij (0) = ontbreken en (1), (2), (3) staan voor respectievelijk vroeg stadium, middenstadium en vergevorderd stadium van de aandoening. Voor details betreffende de beoordeling en de categorieën wordt verwezen naar de tekst.

Bradykinesie van de handen (met inbegrip van het handschrift)

(0) Ontbreekt.
(1) Merkbare vertraging van de supinatie-pronatie, hetgeen zich uit in beginnende problemen bij het hanteren van gereedschap, het dichtmaken van knopen en het schrijven.
(2) Sterkere vertraging van de supinatie-pronatie, aan één of beide zijden, wat zich uit in een matig gestoorde handfunctie. Het handschrift is ernstig aangetast en micrografie treedt op.
(3) Ernstige vertraging van de supinatie-pronatie. De patiënt is niet in staat te schrijven of knopen dicht te maken. Aanzienlijke problemen bij het hanteren van gebruiksvoorwerpen.

Tabel 12.1 Vervolg.

Rigiditeit
(0) Niet merkbaar.
(1) Merkbare rigiditeit in nek en schouders. Aanwezigheid van het activatiefenomeen. Eén of beide armen vertonen geen of nauwelijks rigiditeit in rust.
(2) Matige rigiditeit in nek en schouders. Rigiditeit in rust wanneer de patiënt hiervoor geen medicijnen krijgt.
(3) Ernstige rigiditeit in nek en schouders. De rigiditeit in rust kan niet verholpen worden met medicijnen.

Houding
(0) Normale houding. Het hoofd steekt minder dan tien centimeter naar voren uit.
(1) Beginnende verstijving van de wervelkolom. Het hoofd steekt tot 12,5 centimeter naar voren uit.
(2) Beginnende armflexie. Het hoofd steekt tot vijftien centimeter naar voren uit. Eén of beide armen zijn geheven maar blijven onder het middel.
(3) Begin van gebogen houding. Het hoofd steekt meer dan vijftien centimeter naar voren uit. Eén of beide armen zijn geheven tot boven het middel. Sterke flexie van de hand, beginnende interfalangeale extensie. Beginnende flexie van de knieën.

Armzwaai
(1) De zwaai van één arm is duidelijk verminderd.
(2) Eén arm zwaait niet meer mee.
(3) Beide armen zwaaien niet meer mee.

Lopen
(0) Voldoende paslengte van 45 tot 75 centimeter. Draait moeiteloos om.
(1) Paslengte verkort tot 30 à 45 centimeter. Begint één hiel te hard neer te zetten. Langere tijd benodigd om rond te draaien, waarbij meer dan één stap nodig is.
(2) Paslengte aanzienlijk verkort (vijftien tot dertig centimeter). Begint beide hielen te hard neer te zetten.
(3) Begin van schuifelende loop, stappen kleiner dan tien centimeter. Af en toe staccato- of geblokkeerde loop. Loopt op de tenen en draait zeer langzaam om.

Tremor
(0) Geen observeerbare tremor.
(1) Tremor met een amplitudo van minder dan twee centimeter in extremiteiten of hoofd in rust of in de handen tijdens het lopen of de vingertopneusproef.
(2) De maximale amplitudo van de tremor is kleiner dan tien centimeter. De tremor is ernstig maar niet constant en de patiënt heeft nog enige mate van controle over de handen.
(3) De tremoramplitudo is groter dan tien centimeter. De tremor is ernstig en constant. De wakende patiënt heeft continu last van de tremor tenzij deze puur cerebellair is. Schrijven en eten zijn niet mogelijk.

Aangezicht
(0) Geen merkbare veranderingen.
(1) Merkbare immobiliteit. De mond blijft gesloten. Het gelaat begint trekken van angst of depressie te vertonen.
(2) Matige immobiliteit. Emoties worden pas zichtbaar wanneer ze heftiger zijn. De mond is soms enigszins geopend. Trekken van angst of depressie worden duidelijker. Er kan sprake zijn van kwijlen.
(3) Het gezicht lijkt bevroren. De mond staat een halve centimeter of meer open. De patiënt kwijlt wellicht hevig.

Seborrhea
(0) Geen.
(1) Hevigere transpiratie; de afscheiding blijft dun.
(2) De afscheiding is duidelijk olieachtig en veel dikker.
3) Geprononceerde seborrhea; het gehele gezicht en hoofd zijn bedekt met een dikke laag.

Spraak
(0) Duidelijk, luid, diep, gemakkelijk verstaanbaar.
(1) Beginnende heesheid en verlies van intonatie en diepte. De spraak is luid genoeg en nog goed verstaanbaar.
(2) Matige heesheid en tamelijk zachte stem. De intonatie is te allen tijde monotoon. Begin van dysartrie, aarzelingen, stotteren. De patiënt is moeilijk te verstaan.
(3) Aanzienlijke heesheid en zwakke stem. De patiënt is uiterst moeilijk te verstaan.

Zelfzorg
(0) Geen problemen.
(1) De patiënt verzorgt zich nog volledig zelf, maar het aankleden gaat beslist moeizamer. Hij of zij is in staat alleen te leven en kan vaak nog werken.
(2) De patiënt heeft hulp nodig op bepaalde belangrijke gebieden, zoals omdraaien in bed, opstaan uit een stoel, enzovoort. De meeste activiteiten worden zeer langzaam uitgevoerd, maar uiteindelijk wel volbracht.
(3) De patiënt is permanent hulpbehoevend. Hij of zij is niet in staat zich aan te kleden en zonder hulp te eten of te lopen.

De Parkinson-beperkingenschaal

PATIËNT

Naam: ______

Geslacht: ______

Leeftijd: ______

Afdeling: ______

Totaalscore: ______

Aanwijzingen voor het scoren
Geef een beoordeling lopend van 0 tot 4, waarbij:
0 = niet of nooit;
1 = licht of soms;
2 = matig of regelmatig;
3 = ernstig of vaak;
4 = geheel of constant.

Scoor 0,5 indien de resultaten niet goed passen in de scoringscategorieën.

HOOFD

1. *Oogbewegingen* (beoordeel de snelheid waarmee met beide ogen in alle richtingen gekeken wordt en het vermogen de ogen te openen nadat ze gesloten zijn).

Beperking van de willekeurige beweging.	geheel	______
	ernstig	______
	matig	______
	licht	______
	geen	______

2. Knipperen (beoordeel het vermogen de ogen te openen nadat ze gesloten zijn)

(niet in staat tot knipperen)	geheel	______
(1 minuut en meer)	ernstig	______
(30-60 sec)	matig	______
(10-30 sec)	licht	______
(kan vrijuit knipperen)	geen	______

3. Beheersing van gelaatsuitdrukkingen
(Observeer de mate waarin de rimpels minder diep worden en de gelaatsuitdrukking wanneer de patiënt glimlacht.)

Bovenste gedeelte (voorhoofd, ogen, neus)		
(afwezigheid van gelaatsuitdrukking)	geheel	______
	ernstig	______
	matig	______
	licht	______
	geen	______
Onderste gedeelte (mond)		
(afwezigheid van gelaatsuitdrukking)	geheel	______
	ernstig	______
	matig	______
	licht	______
	geen	______

Figuur 12.4 Een klinisch beoordelingsinstrument voor Parkinson-patiënten.

4. *Willekeurige beheersing van het gelaat*
(Vraag de patiënt de wenkbrauwen naar boven en naar binnen te fronsen; de neus op te trekken; de ogen te sluiten.)
Bovenste gedeelte (voorhoofd, ogen, neus)
(afwezigheid van beheersing) geheel ______
ernstig ______
matig ______
licht ______
geen ______

Onderste gedeelte (mond). Vraag de patiënt een grimas te trekken en de lippen te tuiten.
(afwezigheid van beheersing) geheel ______
ernstig ______
matig ______
licht ______
geen ______

N.B. Druk een eventueel groot verschil tussen de twee gezichtshelften uit in een score.

5. *Slikken*
(onvermogen tot slikken) geheel ______
(onwillekeurig slikken en reflexmatig verslikken) ernstig ______
(vertraagd) matig ______
(kwijlen, af en toe verslikken) licht ______
geen ______

6. *Motorische spraak* - mate waarin de spraak onhoorbaar en onverstaanbaar is (onvermogen tot spreken).
geheel ______
ernstig ______
matig ______
licht ______
geen ______

7. *Tongbewegingen*
(onvermogen tot bewegen) geheel ______
(kan de tong vooruitsteken tot de lippen) ernstig ______
(kan de tong tot voorbij de lippen uitsteken maar niet geheel naar voren of in andere richtingen) matig ______
(volledige beweeglijkheid, maar langzaam) licht ______
geen ______

NEK EN BOVENSTE EXTREMITEITEN

8. *Rotatie van het hoofd* (in zit)
(neem de hoogste score indien de bewegingsuitslag bij herhaling kleiner wordt – 100% is het equivalent van 90°).

	Rechts		**Links**	
(onvermogen tot rotatie)	geheel	______	geheel	______
(25-0%)	ernstig	______	ernstig	______
(50-25%)	matig	______	matig	______
(75-50%)	licht	______	licht	______
(100-75%)	geen	______	geen	______

N.B. De uitgangshouding van het hoofd kan asymmetrisch zijn. Wanneer dit in aanzienlijke mate het geval is, blijkt er echter een aanzienlijke beperking te zijn van de hoofdbewegingen naar beide kanten, zodat de score niet beïnvloed wordt.

Figuur 12.4 Vervolg.

9. *Elevatie van de schouder* (in zit)
(Neem de hoogste score indien de bewegingsuitslag bij herhaling kleiner wordt.)

	Rechts		Links	
(onvermogen tot elevatie)	geheel	___	geheel	___
(25-0%)	ernstig	___	ernstig	___
(50-25%)	matig	___	matig	___
(75-50%)	licht	___	licht	___
(100-75%)	geen	___	geen	___

10. *Neerleggen van het hoofd op de behandelbank* (in ruglig)

(niet mogelijk)	geheel	___
(kan het hoofd enigszins laten zakken)	ernstig	___
(legt het hoofd langzaam neer op de behandelbank)	matig	___
(legt het hoofd redelijk snel neer op de behandelbank)	licht	___
	geen	___

11. *Elevatie van de armen* (in zit)

	Rechts		Links	
(niet mogelijk)	geheel	___	geheel	___
(tot onder de schouder)	ernstig	___	ernstig	___
(tot schouderhoogte)	matig	___	matig	___
(licht beperkte abductie)	licht	___	licht	___
(volledige abductie)	geen	___	geen	___

12. *Handschrift* (afhankelijk van de hand – één score)

(onvermogen)	geheel	___
	ernstig	___
	matig	___
	licht	___
	geen	___

ROMP EN ONDERSTE EXTREMITEITEN

13. *Opstaan uit standaardstoel met armleuningen*

(onvermogen)	geheel	___
(kan opstaan met hulp van onderzoeker)	ernstig	___
(kan opstaan met maximale eigen armsteun)	matig	___
(kan opstaan met enige eigen armsteun)	licht	___
(kan opstaan met de armen over elkaar)	geen	___

14. *Lopen*

(kan niet lopen)	geheel	___
(kan lopen met ondersteuning/hulp van onderzoeker)	ernstig	___
(kan lopen met enige steun bij de arm)	matig	___
(kan zonder steun lopen, maar langzaam)	licht	___
(loopt goed)	geen	___

15. *Lopen*

	Rechts		Links	
(kan niet op hielen en tenen lopen)	geheel	___	geheel	___
Kan lopen:				___
(op hielen of tenen met maximale steun)	ernstig	___	ernstig	___
(op hielen of tenen met enige steun)	matig	___	matig	___
(op hielen en tenen met enige steun)	licht	___	licht	___
(op hielen en tenen zonder steun)	geen	___	geen	___

Figuur 12.4 Vervolg.

16. *Traplopen*

	Rechts		Links	
(kan de voet niet optillen bij lopen of traplopen)	geheel	______	geheel	______
(kan de voet optillen met steun van onderzoeker bij lopen maar kan niet traplopen)	ernstig	______	ernstig	______
(kan de voet optillen met steun van onderzoeker bij lopen en traplopen)	matig	______	matig	______
(kan de voet optillen bij lopen of traplopen door zichzelf te steunen)	licht	______	licht	______
(kan de voet optillen bij lopen en een trede van twintig centimeter opstappen zonder steun)	geen	______	geen	______

17. *Heffen van de romp* (in rugligging)

(kan hoofd en schouders niet van de bank optillen)	geheel	______
Kan hoofd en schouders optillen:		
(van de bank af met de handen aan de zijkant van de bank)	ernstig	______
(van de bank af met de handen op borst of buik)	matig	______
(van de bank af met de handen op het hoofd)	licht	______
(kan tot zit komen met de handen op het hoofd)	geen	______

18. *Draaien van de romp* (in rugligging)

(kan niet linksom of rechtsom draaien)	geheel	______
(onderneemt een poging tot draaien met behulp van de armen)	ernstig	______
(kan naar één zijde draaien met behulp van één arm maar niet naar de andere zijde)	matig	______
(kan naar beide zijden draaien met behulp van beide armen)	licht	______
(kan naar beide zijden draaien zonder hulp van de armen)	geen	______

19. *Gestrekt been heffen*

	Rechts		Links	
(geen heupflexie)	geheel	______	geheel	______
In staat tot heupflexie:				
(de hiel blijft staan op de ondergrond)	ernstig	______	ernstig	______
(30° heffen van gedeeltelijk gestrekt been)	matig	______	matig	______
(60° heffen van gedeeltelijk gestrekt been)	licht	______	licht	______
(60° heffen van volledig gestrekt been)	geen	______	geen	______

20. *Bewegingen van enkels en tenen*

	Rechts		Links	
(geen spontane bewegingen)	geheel	______	geheel	______
(enige mate van beweging)	ernstig	______	ernstig	______
(matige bewegingsuitslag)	matig	______	matig	______
(goede, maar langzame bewegingen)	licht	______	licht	______
(vrijelijk bewegen)	geen	______	geen	______

ALGEMENE ASPECTEN

21. *Mobiliteit algemeen*

(volledige immobiliteit in rust)	geheel	______
(mobiliteit beperkt tot hoofd en nek)	ernstig	______
(enigszins mobiel in romp en extremiteiten)	matig	______
(redelijk mobiel in romp en extremiteiten)	licht	______
(volledig mobiel)	geen	______

Figuur 12.4 Vervolg.

22. *Abnormale spiertonus* (rigiditeit)

	Nek	Rug
geheel		
ernstig		
matig		
licht		
geen		

Rechter ARM	Schouder	Elleboog	Pols en vingers
geheel			
ernstig			
matig			
licht			
geen			

Linker ARM	Schouder	Elleboog	Pols en vingers
geheel			
ernstig			
matig			
licht			
geen			

Rechter BEEN	Heup	Knie	Enkel en tenen
geheel			
ernstig			
matig			
licht			
geen			

Linker BEEN	Heup	Knie	Enkel en tenen
geheel			
ernstig			
matig			
licht			
geen			

Vul scores in voor vingers of tenen indien de pols of enkel immobiel is door artrodese of contracturen.

23. Contracturen en misvormingen

	Nek	Rug
geheel		
ernstig		
matig		
licht		
geen		

Rechter ARM	Schouder	Elleboog	Pols en vingers
geheel			
ernstig			
matig			
licht			
geen			

Linker ARM	Schouder	Elleboog	Pols en vingers
geheel			
ernstig			
matig			
licht			
geen			

Figuur 12.4 Vervolg.

Rechter BEEN	Heup	Knie	Enkel en tenen
geheel			
ernstig			
matig			
licht			
geen			

Linker BEEN	Heup	Knie	Enkel en tenen
geheel			
ernstig			
matig			
licht			
geen			

24. *Tremor*	Oogleden	Gelaat	Kaak
constant			
vaak			
regelmatig			
soms			
nooit			

	Tong	Nek	Rechter arm
constant			
vaak			
regelmatig			
soms			
nooit			

	Linker arm	Rechter been	Linker been
constant			
vaak			
regelmatig			
soms			
nooit			

Figuur 12.4 Vervolg.

Wanneer de (grondige) beoordeling is afgerond, kan de fysiotherapeut beginnen met de behandeling.

Behandelaspecten

Bij het opstellen van een behandelplan voor Parkinson-patiënten kan het model van Schenkman en zijn medewerkers[9] nuttig zijn. De therapeut moet zich realiseren welke beperkingen verholpen kunnen worden en welke slechts minimaal reageren op fysiotherapie. Rigiditeit, bijvoorbeeld, kan tijdelijk verlicht worden om het rekken van spieren te vergemakkelijken. De permanente effecten van ontspanningsoefeningen op de rigiditeit van de spieren zijn echter minimaal.[15] Daarom moet de therapeut voor aanvang van de behandeling prioriteiten stellen met betrekking tot de bestaande klachten en de behandeldoelen beschouwen in het licht van hun haalbaarheid. Tabel 12.2 geeft een voorbeeld van dergelijke afwegingen.[16]

Tabel 12.2 Voorbeelden van problemen, interpretaties en doelen bij de behandeling van Parkinson-patiënten.

Probleem[a]	Kwantitatief	Omschrijving	Interpretatie	Doelstelling
Lopen	Patiënt loopt 7,5 meter in achttien seconden (achttien passen)	Kleine passen; minder krachtig hielcontact links; verminderde romprotatie; linker knie in flexie vanaf dragen van gewicht tot afzetfase; geen armzwaai links	De problemen worden veroorzaakt door de beperkte bewegingsmogelijkheid van de linker knie en enkel en afgenomen mogelijkheid tot romprotatie in combinatie met de rigiditeit van de romp en de ledematen en stoornissen in de motorische programmering en planning	Patiënt loopt 7,5 meter in tien seconden (twaalf passen); verbetering van hielcontact, afzet, romprotatie en armzwaai
Mobiliteit in bed (van ruglig naar zit)	Patiënt heeft zeven seconden nodig om de taak te volbrengen	Afwezigheid van romprotatie en dissociatie van bekken- en schouderbewegingen; patiënt lijkt bang het evenwicht te verliezen	De problemen worden veroorzaakt door een combinatie van beperkte rompmobiliteit, rigiditeit en evenwichtsstoornissen	Patiënt heeft twee seconden nodig om de taak te volbrengen; verbeterde romprotatie en dissociatie van bekken- en schouderbewegingen
Transfers (van zit op lage behandelbank naar stand)	Van zit naar stand vergt tien seconden	Afwezigheid van bekkenkanteling en voorwaarts schuiven op de ondergrond; overmatig gebruik van de armen bij het opkomen	De problemen worden veroorzaakt door beperkte mobiliteit van lendenen en bekken, rigiditeit en problemen bij de motorische programmering en planning	Patiënt heeft vijf seconden nodig om de taak te volbrengen, leunt naar voren, schuift naar voren, en heeft de armen minder nodig
Verminderde bewegingsuitslag van de heup	Heffen van gestrekt been (linker been: 0°-50°; rechter been 0°-45°); endorotatie (linker been: 0°-25°; rechter been 0°-30°);		De problemen komen voort uit rigiditeit en slechte houding	Normale bewegingsuitslag van de heup
Rigiditeit[b]		Matig[c]	Het probleem komt voort uit primaire stoornissen als gevolg van de aandoening	De patiënt kan door ontspanning de rigiditeit verminderen om zo de bewegingsuitslagen te vergroten

[a] De problemen kunnen verband houden met beperkingen of stoornissen.
[b] Rigiditeit wordt gezien als een probleem omdat deze meespeelt bij de meeste stoornissen die te maken hebben met de ziekte van Parkinson. Er bestaan echter geen objectieve methoden voor het meten ervan en fysiotherapie blijkt geen lange-termijneffecten te hebben.
[c] Feldman R, Lannon M, 'Parkinson's disease and related disturbances'. In: Feldman R (red.), Neurology: The Physician's Guide. New York: Thieme Medical Publishers, 1984, pp147-162.

Opbouw van een behandelsessie

De behandeling van Parkinson-patiënten volgens de benadering van Schenkman omvat het successievelijk doorlopen, binnen één behandelsessie, van de volgende stadia:

1. ontspanning;
2. ademhalingsoefeningen;
3. passief rekken van de spieren en positionering;
4. actieve mobiliserende oefeningen en houdingscorrectie;
5. gewichtverplaatsingen;
6. evenwichtsreacties;
7. loopoefeningen;
8. huiswerkoefeningen.[16]

We hebben al gezien dat ontspanning gebruikt kan worden om tijdelijk de rigiditeit te verminderen en de mobiliteit te vergroten. Ontspanning van de spieren kan opgewekt worden door langzame ritmische rotatoire bewegingen, waarbij begonnen wordt met zeer kleine bewegingen die gaandeweg groter worden. Andere technieken, zoals biofeedback, de contract-relaxtechniek (CR-techniek) en diep ademhalen, kunnen ook nuttig zijn. De ontspanning wordt groter als begonnen wordt in rugligging en toegewerkt wordt naar zitten en staan. Hoe meer de patiënt ondersteund wordt, hoe beter hij of zij in staat zal zijn zich te ontspannen. De ontspanning is ook dieper wanneer gewerkt wordt van passief naar actief. Ten slotte is de ontspanning effectiever wanneer men de patiënt leert individuele functionele segmenten te ontspannen (zoals het hoofd ten opzichte van de romp, de schouders ten opzichte van de romp en de benen ten opzichte van het bekken).

De patiënt moet aangemoedigd worden gedurende de gehele behandeling ademhalingsoefeningen te doen. Tijdens de ontspanningsoefeningen moet de patiënt leren diep en ontspannen adem te halen. Wanneer het thoraxgebied redelijk ontspannen is, kan dieper ademhalen in combinatie met het verlengen van de rompspieren helpen de borstomvang te vergroten.

Passief verlengen van de spieren is een andere veelgebruikte fysiotherapeutische techniek. De toepassing bij Parkinson-patiënten verschilt voor de manier en het gebied waarop de techniek wordt toegepast. Net als bij de ontspanning zal de effectiefste verlenging bereikt worden wanneer het lichaam maximaal ondersteund wordt, vanwege de afgenomen beschermingsreflexen van de patiënt. Daarom moet met verlengen begonnen worden in ruglig of zijlig. De volgende bewegingen/spieren verdienen speciale aandacht bij het spierverlengen:

1. lumbosacrale extensie (lordoseren) is belangrijk voor de balans;
2. lumbale rotatie en lateroflexie;
3. hamstrings en spieren rond de enkel;
4. cervicale flexie en thoracale extensie, rotatie en lateroflexie;
5. extensie, exorotatie en abductie van de heup;
6. extensie en supinatie van de elleboog;
7. flexie en extensie van de vingers.

De technieken voor het passief verlengen van spieren waarmee de beste resultaten behaald kunnen worden zijn de contract-relaxtechniek (CR-techniek) en passief verlengen (volgens de principes van Gustaffson) gedurende vijftien tot dertig seconden.[17] Het verlengen wordt gevolgd door actieve mobiliserende oefeningen en houdingscorrectie.

Het sleutelbegrip voor de beste resultaten bij actief bewegen en houdingscorrectie is herhaling. Volgens Nelson[18] zijn miljoenen herhalingen van een bepaalde beweging noodzakelijk voordat deze door het zenuwstelsel wordt geassimileerd. Dit staat gelijk met honderden tot duizenden herhalingen per dag. Daarom moeten patiënten een bepaalde activiteit niet vijf tot tien keer, maar vijf tot tien minuten herhalen. Enkele van de beste actieve oefeningen voor deze gebieden zijn: 1) ronddraaien van het bekken om de mobiliteit van de lendenen en het bekken te verbeteren; 2) geisoleerd zijwaarts en voorwaarts kantelen van het bekken; 3) roterende bewegingen rond elk gewricht in het lichaam. Indien de patiënt een bewegingsbeperking heeft in de lumbale wervelkolom, kan hij of zij bewegingen maken met het bekken en de benen in plaats van met het bekken en de lendenen. In verband met het bovengenoemde is het wel zinvol een bewegingsbeperking van de lumbale wervelkolom te beoordelen en te behandelen.

Wanneer de patiënt in staat is de diverse lichaamsdelen actief te bewegen in ruglig, en na het verlengen ook in stand, kan het verplaatsen van het gewicht geoefend worden in stand, waarbij het bekken in evenwicht is. Net als bij de vorige onderdelen, dient het verplaatsen van het gewicht eerst in ruglig, daarna in andere houdingen en ten slotte in stand geoefend worden.

Daarna krijgen activiteiten waarbij het evenwicht een rol speelt en evenwichtsreacties nadrukkelijk aandacht. Hierbij kan het evenwicht van de patiënt zowel puur actief als reactief op de proef gesteld worden. Methoden om de actieve balans op de proef te stellen, zijn onder andere de patiënt boven het hoofd laten reiken en naar opzij en naar achteren te laten draaien in zit en stand. Om de reactieve balans op de proef te stellen, kan de therapeut uitwendige druk uitoefenen, bijvoorbeeld door een licht duwtje te geven, om de balans van de patiënt te verstoren. Beide typen balans zijn nodig voor alledaagse activiteiten en moeten geoefend worden in zit en stand.

Functionaliteit is het oefengebied dat zeker aan bod dient te komen. Men moet er altijd rekening mee houden bij het opstellen van het oefenprogramma, omdat oefeningen het effectiefst zijn wanneer ze gekoppeld zijn aan functies. Zo moet de voorbereidende rotatie van de romp gevolgd worden door rollen in bed als actieve functionele activiteit die de patiënt zelf thuis kan oefenen. Voorwaarts kantelen van het bekken in stand is een andere nuttige oefening voor thuis waarbij een noodzakelijke functie gebruikt wordt. Bij het opstellen van een huisoefenschema moet de functionele interpretatie de nadruk krijgen. Op deze wijze is de patiënt voortdurend bezig met het oefenprogramma tijdens alledaagse activiteiten.

Oefeningen ter verbetering van het lopen

Een ander bekend oefenprogramma voor Parkinson-patiënten wordt gevormd door de Flewitt-Handford-oefeningen. Deze zijn ontwikkeld om het lopen van Parkinsonpatiënten te verbeteren. De opstellers van deze oefeningen geloven dat het looppatroon dat men bij deze patiënten ziet het resultaat is van aanpassingen om greep te krijgen op de voortbeweging en de balans. Parkinson-patiënten bewegen zich heel goed in voorwaartse richting, maar ze missen een remmechanisme. De Flewitt-Handford-oefeningen zijn erop gericht het hielcontact opnieuw aan te leren, het verplaatsen van het gewicht te verbeteren, de bewegingsuitslag van heupen en knieën te vergroten en stijfheid van de onderste extremiteiten te voorkomen (tabel 12.3).[19]

Groepsrevalidatie

Een andere behandelmogelijkheid is groepsrevalidatie.[20] Tabel 12.4 beschrijft een programma voor de beoordeling en oefening van groepen patiënten.

Tabel 12.3 Oefeningen ter verbetering van het lopen (Flewitt-Handford).

1. **Langzit.** Afwisselen van flexie/extensie van de tenen, enkels en knieën.
2. **Gesteunde langzit.** Knieën van de ene naar de andere kant rollen.
3. **Ruglig.** Afwisselen van flexie/extensie van de heupen en de knieën; voeten één voor één van de bank tillen.
4. **Stand.** Vasthouden van een legger van een brug met gelijke leggers in de oefenzaal of een zware stoel, tafel of de schoorsteenmantel thuis.
   a. Knieën heffen.
   b. Afwisselende dorsaalflexie van beide voeten met rechte knieën en zonder in de heupen te flecteren.
   c. Kruisen van de benen (eerst links voor, dan rechts voor), waarbij elke keer getracht wordt de ondergrond eerst te raken met de hiel.
   d. In de oefenzaal moet de patiënt het overbrengen van het gewicht oefenen door zijwaarts door de brug te lopen. Daarna hetzelfde, waarbij het been voorlangs gekruist wordt.
5. **Stand.** De patiënt staat recht voor de brug of de stoel en oefent het nemen van stappen, eerst met het ene been dan met het andere been, vanaf de afzet met de tenen tot het hielcontact. Let op de extensie in de heup en het goed neerzetten van de hiel.
   Tijdens het lopen moet de patiënt leren bij elke stap de hiel het eerst neer te zetten. Veel patiënten 'lopen vast' en kunnen dan niet verder. Ze kunnen zichzelf gemakkelijk uit deze toestand bevrijden door de romp iets naar achteren te bewegen, waardoor het gewicht op de hielen komt te rusten. Als ze dan een stap zijwaarts of achterwaarts doen, zullen ze merken dat ze daarna weer voorwaarts kunnen lopen.

Tabel 12.4 De beoordeling van de patiënt met de ziekte van Parkinson.

Ergotherapie	
Functie van de bovenste extremiteiten	Activiteiten van het dagelijks leven
1. Tekenen van concentrische cirkels a. aantal in dertig seconden b. grootte van de cirkels c. kwaliteit van de lijnen 2. Afwisselen van flexie/extensie van de vingers: aantal complete herhalingen in 10 seconden 3. Kracht van de handgreep 4. Handtekening: benodigde tijd; leesbaarheid	1. Aankleden (in seconden) a. aantrekken van overhemd b. vastmaken van drie knopen c. aantrekken van een schoen d. vastmaken van een veter 2. Transfers (in seconden) a. van stand naar ruglig b. van ruglig naar stand c. van stand naar zit d. van zit naar stand 3. Mobiliteit (in seconden) a. rollen van ruglig naar buiklig b. 360° draaien in stand c. openen/passeren van een deur d. op- en aflopen van een trap
Fysiotherapie	
Spierlengte	Evenwicht
1. Pectorales – actieve bewegingsuitslag 2. Hamstrings – passieve bewegingsuitslag 3. Heupflexoren – passieve bewegingsuitslag 4. Heupadductoren – passieve bewegingsuitslag	1. In handen- en knieënstand balanceren op tegenoverliggende arm en been; vijf seconden 2. Staan op één been; vijf seconden 3. Propulsie (duw de patiënt naar voren) 4. Retropulsie (duw de patiënt naar achteren)
Diadochokinese (aantal herhalingen in dertig seconden)	Houding
1. Ruglig 2. Lopen 3. Stop/start lopen: ... seconden/vijftien meter	1. In stand a. anterior-posterior b. lateraal 2. Lopen 3. Ruglig

Tabel 12.4 Vervolg.

Fysiotherapie	
Fase I: Warming-up voor rekkings-, mobiliserende en alternerende oefeningen. Oefeningen op de mat: bruggetje maken, romprotatie, zijwaarts been heffen, alternerende bewegingen. In de brug: kniebuigingen, zijwaarts beenheffen, balanceren. Oefenen op de fiets en met krachtapparatuur.	
Fase II: Oefeningen voor mobiliteit en evenwicht. Oefeningen voor het vergroten van de bewegingsuitslag van alle grote gewrichten. Mimiekoefeningen. Statische en dynamische balans: bewegingsspelletjes als 'hokie pokie', 'reuzenlied'.	
Fase III: Activiteiten ten behoeve van coördinatie en socialisatie:	
Week 1: Oefeningen voor de ademhaling Sjoelen Frisbee gooien Oefeningen voor gezicht en lippen Marcheren Zo snel mogelijk een voorwerp doorgeven (Hete-aard-appelrace) Spelen op muziekinstrumenten Boter-kaas-en-eieren	Week 2: Hokie pokie, reuzenlied Bal: heen en weer stuiteren, gooien, trappen, aangeven en aanpakken; met strandbal Subgroep *a:* Pluisje blazen/blaasvoetbal Ritmisch handgeklap Subgroep *b:* Individuele taken: Waarnemingstaken, handvaardigheid, patronen natrekken
Week 3: Overgooien van zandzakjes Voorwerpen doorgeven in zit, over het hoofd en zijwaarts Hoefijzergooien, ringwerpen Hete-aardappelrace	Week 4: Hokie Pokie, reuzenlied Bowlen Oefeningen voor armen en handen Doorgeven van een stok Basketbal Stuiterbal

Cerebrovasculair accident

Hoewel het CVA niet het voornaamste neurologische probleem bij ouderen is, is het wel een belangrijke aandoening omdat het zo'n verwoestende uitwerking heeft op het functioneren.[22] In Nederland kregen in 1990 meer dan 31.000 mensen een CVA; bijna dertig procent van deze slachtoffers was 74 jaar of ouder.[2] In 1996 bedroeg het aantal ziekenhuisopnamen in verband met een CVA 48.000.[21]

In absolute aantallen krijgen evenveel mannen als vrouwen van 75 jaar of ouder een CVA. Omdat er echter naar verhouding veel meer vrouwen dan mannen zijn op die leeftijd (3:2), hebben mannen statistisch gezien een veel grotere kans op het krijgen van een CVA.[23] Bij negroïde mensen is de incidentie hoger dan bij blanken.[24]

Naast een zeer hoge mortaliteit (geschat wordt dat twintig tot veertig procent van alle CVA-patiënten overlijdt binnen dertig dagen[25]), is bijna veertig procent van de mensen die een CVA hebben doorgemaakt gedwongen hun activiteiten te beperken. Cerebrovasculaire aandoeningen leiden bij mensen die een CVA gehad hebben gemiddeld tot 36 dagen waarin de activiteit beperkt moet blijven.[26]

Er zijn drie hoofdtypen CVA's. Cerebrale trombose treedt op wanneer een slagader die bloed toevoert naar de hersenen vernauwd is door plaques en afzettingen. Het bloed kan dan stollen en een prop vormen die voorkomt dat er voldoende bloed wordt toegevoerd naar het betreffende gebied. Een cerebrale embolie wordt veroorzaakt door een blokkade, waarbij een vreemd lichaam in de bloedstroom, bijvoorbeeld een bloedprop, klem komt te zitten op een plaats waar het de bloedstroom naar de hersenen tegenhoudt. Het derde type CVA is de hersenbloeding, waarbij het bloedvat niet geblokkeerd is maar gebarsten, waarna bloed weglekt naar het omliggende hersenweefsel. Hoewel dit afhangt van de omvang van de beschadiging, is een hersenbloeding meestal het ernstigste van de drie typen, gevolgd door de trombose en de embolie. De ernst van het CVA hangt ook af van het deel van de hersenen dat aangetast is en de omvang en duur van de blokkade van de bloedstroom. Tabel 12.5 geeft de klinische symptomen van de diverse laesies en neurovasculaire aandoeningen weer.[27]

De risicofactoren bij CVA's zijn dezelfde voor jonge mensen en ouderen. Spriggs et al. noemen onder andere vroegere cerebrovasculaire aandoeningen, gebruik van bepaalde geneesmiddelen en regelmatig roken als factoren die een hoog risico met zich meebrengen. Erfelijke factoren spelen ook een rol maar bleken geen significant verschil te maken bij ouderen.[28]

Na een CVA is de zintuiglijke waarneming in meer of mindere mate gestoord. Tabel 12.6 geeft een overzicht van deze stoornissen.

Voordat de therapeut kan beginnen met de beoordeling en behandeling van een CVA-patiënt, moet hij of zij zeer goed op de hoogte zijn van de diverse stadia waarin het herstel van de spiertonus in de ledematen optreedt. In de meeste gevallen is bij opname de meest voorkomende afwijking in zowel de bovenste als de onderste extremiteiten spierslapte.[29] Het herstel van de spiertonus en de stadia van het verloop van dit herstel treden meestal op in de eerste zeven tot veertien dagen. Op dag 28 heeft twintig procent van de patiënten een normale spiertonus in de bovenste ledematen en 28 procent van hen in de onderste ledematen.[30]

Tabel 12.7 geeft het herstel van de spiertonus in de ledematen na 28 dagen weer.[29]

Veel van de hierna beschreven beoordelingstechnieken zijn hulpmiddelen voor het bepalen van de spiertonus. Het is van het grootste belang dat de therapeut zich realiseert dat het leeuwendeel van het herstel plaatsvindt in de eerste zeven dagen, en dat veel patiënten een spontaan herstel van motorische vaardigheden vertonen in die periode. Onderzoek heeft tot nu toe geen verschillen kunnen aantonen tussen jonge en oudere patiënten wat deze vroege herstelfase betreft.[29]

De effectiviteit van revalidatietechieken voor CVA-patiënten is in twijfel getrokken door zowel de wetgever als beleidsuitvoerders. Toch zijn er diverse onderzoeken bekend die wijzen op het positieve effect van fysiotherapie.[30-32] In de *Archives of Physical Medicine Rehabilitation* heeft Lehman aangetoond dat er zeer hoopgevende cijfers zijn met betrekking tot CVA-patiënten ouder dan tachtig jaar die na ontslag uit een revalidatie-instelling weer naar huis teruggaan tot twee jaar na opname.[33] De toestand van oudere CVA-patiënten kan verbeteren door een CVA-revalidatieprogramma, mits dit goed uitgevoerd wordt.

In de volgende gedeelten van dit hoofdstuk worden technieken voor de beoordeling en behandeling van oudere CVA-patiënten beschreven.

Tabel 12.5 Klinische symptomen van cerebrovasculaire laesies en neurovasculaire aandoeningen.

Locatie van de laesie/aandoening	Klinische symptomen	Betrokken structuren
Arteria cerebri media	Contralaterale verlamming en sensorische stoornis	Somatomotorisch gebied
	Motorische spraakstoornis	Broca-spraakcentrum (dominante hemisfeer)
	'Centrale' afasie; anomie; jargonspraak	Pareto-occipitale cortex (dominante hemisfeer)
	Unilaterale neglect; apraxie; verminderd vermogen voor het schatten van afstanden	Lobus parietalis (niet-dominante hemisfeer)
	Homonieme hemianopsie	Radiatio optica tot diep in tweede temporale hoorn
	Verlies van de geconjugeerde blikbeweging naar de niet-aangedane zijde	Frontale blikcentrum
	Afweerreflex van contralaterale ledematen	Lobus parietalis
	Puur motorische hemiplegie	Bovenste deel van het posterieure deel van de capsula interna
	Apraxie in de ledematen	Frontale cortex of parietale cortex
Arteria cerebri anterior	Verlamming – onderste extremiteit	Motorische schors – been
	Parese in contralaterale arm	Armgebied van de cortex
	Corticale sensorische stoornis	Sensorisch gebied
	Incontinentie voor urine	Posteromediale aspect van gyrus frontalis superior
	Contralaterale grijpreflex; zuigreflex	Mediale oppervlak van lobus frontalis posterior
	Verlies van spontaniteit; motorische inactiviteit; echolalia	Onduidelijk
	Perseveratie en amnesie	Onduidelijk
Arteria cerebri posterior	Homonieme hemianopsie	Area striata of radiatio optica
– Perifeer gebied	Bilaterale homonieme hemianopsie; corticale blindheid; onvermogen objecten waar te nemen buiten het centrale gezichtsveld; oculaire apraxie	Lobus occipitalis bilateraal
	Geheugenstoornissen	Inferomediale gedeelten van lobus temporalis
	Topografische desoriëntatie	Niet-dominante area striata en gyri linguali
– Centraal gebied	Thalamus-syndroom	Posteroventrale nucleus ophtalmus
	Syndroom van Weber	Hersenzenuw III en pedunculus cerebri
	Contralaterale hemiplegie	Pedunculus cerebri
	Parese van verticale oogbewegingen; trage pupilreflex	Supranucleaire vezels naar hersenzenuw III
	Contralaterale ataxie of houdingstremor	Onduidelijk
Arteria carotis interna	Diverse symptomen afhankelijk van de mate en het gebied van de occlusie – anterieure, mediale of posterieure cerebrum	
Arteria basilaris	Ataxie	Mediale en superieure pedunculi
– cerebelli superior	Duizeligheid; misselijkheid; braken; horizontale nystagmus	cerebellari nucleus vestibularis
	Syndroom van Horner aan contralaterale zijde; verminderde pijn- en warmtesensatie	Afdalende sympathische vezels Tractus spinothalamicus
	Verminderde tast-, vibratie- en positiezin in onderste extremiteit sterker dan in bovenste	Lemnicus medialis

Tabel 12.5 Vervolg.

Locatie van de laesie/aandoening	Klinische symptomen	Betrokken structuren
– cerebelli anterior	Nystagmus; duizeligheid; misselijkheid; braken	N. vestibularis
	Aangezichtsverlamming aan homolaterale zijde	Hersenzenuw VII
	Tinnitus	Gehoorzenuw; nucleus cochlearis inferior
	Ataxie	Mediale pedunculus cerebellaris
	Gestoorde aangezichtssensibiliteit aan homolaterale zijde	Nucleus van de vijfde hersenzenuw
	Verminderde pijn- en warmtezin aan contralaterale zijde	Tractus spinothalamicus
Hersenbloedingen Hypertensieve haemorrhagia	Zware hoofdpijnen Braken op moment van ontstaan Bloeddruk > 170/90; meestal 'essentiële' hypertensie, soms ook andere vorm Abrupt optreden, meestal overdag; niet tijdens de slaap Wordt geleidelijk ernstiger in de navolgende uren of dagen afhankelijk van het tempo van de bloeding Geen herhaalde bloedingen Het vrijgekomen bloed wordt langzaam geabsorbeerd – een snelle verlichting van de symptomen komt zelden voor Indien de bloeding ernstig is, kan de patiënt enkele uren tot dagen overleven na compressie van de hersenstam	CT-scan kan bloedingen groter dan 1,5 centimeter aantonen in cerebrale en cerebellaire hersenhelften; CT-scan is een beter diagnostisch instrument dan arteriografie en is vooral nuttig voor het diagnosticeren van kleine bloedingen waarbij geen bloed in de liquor terechtkomt; bij ernstige bloedingen en toegenomen druk vindt men zeer veel bloed in de liquor; een lumbaalpunctie is noodzakelijk wanneer geen CT-scan gedaan kan worden; röntgenfoto's tonen soms een verschuiving van de middellijn (niet bij infarcten); het EEG vertoont geen karakteristiek patroon, maar hoge voltages en langzame golven komen het vaakst voor bij hersenbloedingen; veranderingen in de urine kunnen wijzen op nierziekte

Ruptuur van aneurysma sacciforme	Asymptomatisch vóór de ruptuur
	Tijdens de ruptuur spuit bloed onder hoge druk in de subarachnoïdale ruimte:
	  Gruwelijke hoofdpijn met bewusteloosheid
	  Hoofdpijn zonder bewusteloosheid
	  Plotseling verlies van bewustzijn
	Decerebratiestijfheid met coma
	Indien ernstig – persistent diepe coma met ademstilstand en circulatoire collaps die tot de dood leidt; de dood kan binnen vijf minuten intreden
	Indien licht – bewustzijn komt na enkele uren terug; daarna verwarring, geheugenverlies, hoofdpijn, stijve nek, slaperigheid
	Hemiplegie, parese, homonieme hemianopsie of afasie treden gewoonlijk niet op
		Indien er sprake is van een hydrocephalus kan door een CT-scan lokaal bloed worden aangetoond; er bevindt zich zeer veel bloed in de liquor; röntgenfoto's laten gewoonlijk niets bijzonders zien; arteriografie van aa. carotis en vertebralis alleen indien de diagnose vaststaat

Arteria basilaris – Volledig basilair syndroom	Bilaterale lange-baansymptomen met afwijkingen in cerebellum en hersenzenuwen Coma Quadriplegie Pseudobulbaire paralyse Afwijkingen in hersenzenuwen	

Tabel 12.5 Vervolg.

Locatie van de laesie/aandoening	Klinische symptomen	Betrokken structuren
– Arteria vertebralis	Verminderde pijn- en temperatuurzin aan contralaterale zijde	Tractus spinothalamicus
	Uitval van fijne tast-, houdings- en bewegingszin	Lemnicus medialis
	Hemiparese van arm en been	Tractus pyramidalis
	Aangezichtspijn en gevoelloosheid aan homolaterale zijde	Afdalende zenuwbaan en nucleus van de vijfde hersenzenuw
	Syndroom van Horner; ptosis; minder zweten	Afdalende tractus sympathicus
	Ataxie	Tractus spinocerebellaris
	Paralyse van de tong	Hersenzenuw XII
	Zwakte van de stembanden; verminderde slikreflex	Hersenzenuwen IX en X
	Hikken	Onduidelijk
Trombose	*Uitzonderlijk variabel* Voorafgegaan door een prodromale episode Onregelmatig verloop De trombose ontwikkelt zich in een tijdsbestek van minuten, uren of zelfs dagen ('evoluerende trombose') Zestig procent van de gevallen gebeurt tijdens de slaap – de patiënt ontwaakt zonder iets in de gaten te hebben, staat op en valt op de grond Meestal geen hoofdpijn; soms in lichte mate Hypertensie, diabetes of vaataandoening elders in het lichaam	Druk van de cerebrospinale vloeistof is normaal Cerebrospinale vloeistof is helder EEG heeft slechts beperkte waarde voor differentiële diagnose Maken van röntgenfoto's van de schedel heeft geen nut Arteriografie geeft definitief uitsluitsel en toont de plaats waar de collaterale circulatie optreedt CT-scan kan nuttig zijn bij chronische vorm na cavitatie
TIA'S	Houden verband met atherosclerotische trombose Voorafgegaan of begeleid door CVA Treden onafhankelijk op Duren twee tot dertig minuten Patiënt kan enkele of honderden TIA's krijgen Geen neurologische stoornissen tussen aanvallen Voorbijgaande symptomen bij het ontwaken kunnen duiden op een naderend CVA	Gewoonlijk geen
Embolie – Cardiaal – Niet-cardiaal Atherosclerose Pulmonale embolie Vet; tumor; lucht	*Uitzonderlijk variabel* Treedt uitzonderlijk snel op – seconden of minuten Er zijn geen voortekenen De takken van a. cerebri media worden het vaakst getroffen; een grote embolus zal a. carotis interna blokkeren of de stam van a. cerebri media Indien optredend in het a. basilaris gebied, kunnen diep coma en totale verlamming het gevolg zijn Is vaak een verschijnsel bij hartaandoeningen, zoals atriumfibrilleren en myocardinfarcten	In het algemeen dezelfde als bij trombose, met uitzondering van het volgende: Indien de embolie een groot hemorragisch infarct veroorzaakt, vindt men bloed in de cerebrospinale liquor Dertig procent van de embolie-CVA's veroorzaakt een klein hemorragisch infarct zonder bloed in de liquor

Tabel 12.5 Vervolg.

Locatie van de laesie/aandoening	Klinische symptomen	Betrokken structuren
Vervolg Embolie – Cardiaal – Niet-cardiaal Atherosclerose Pulmonale embolie Vet; tumor; lucht	Hoofdpijn Wanneer de embolus door de arterie passeert, kan de patiënt neurologische stoornissen vertonen die verdwijnen wanneer de embolus in stukken breekt en terechtkomt in de kleine arterie die een klein of geen symptomen veroorzakend hersengebied van bloed voorziet	

Tabel 12.6 Stoornissen in de zintuiglijke waarneming bij dysfunctioneren van het CZS.

HEMIPARESE LINKS: rechter hemisfeer – algemene stoornissen in ruimtelijke en globale oriëntatie

Stoornissen in de visuele waarneming
- Ooghandcoördinatie
- Voorwerp-achtergronddiscriminatie
- Ruimtelijke verhoudingen
- Positie in de ruimte
- Constantie van vormen

Stoornissen in gedrag en geestelijke vermogens
- Slecht oordeelsvermogen; niet-realistisch gedrag
- Ontkennen van de handicap
- Onvermogen tot abstraheren
- Rigide gedachtegang
- Verstoringen van lichaamsbeeld en lichaamsschema
- Stoornis van het vermogen tot zelfcorrectie
- Moeite met onthouden
- Verwrongen tijdsbesef
- De neiging het geheel te zien in plaats van de afzonderlijke delen
- Labiel affect
- Achtervolgingswaan
- Geïrriteerdheid; verwarring
- Snel afgeleid bij het onder woorden brengen van dingen
- Korte concentratieperiode
- Patiënt lijkt lethargisch
- Wisselende prestaties
- Stoornissen in het waarnemen van de relatieve grootte en afstand van voorwerpen

HEMIPARESE RECHTS: linker hemisfeer – algemene stoornissen in taalvaardigheid en tijdsbeleving

Apraxie
- Motorische
- Ideationele

Stoornissen in gedrag en geestelijke vermogens
- Moeite met het beginnen van taken
- Stoornissen bij het in de tijd ordenen van zaken
- Tragere verwerking van informatie
- Stoornissen in het richtingsgevoel
- Lage frustratiedrempel
- Verbale en manuele perseveratie
- Snel uitvoeren van bewegingen of activiteiten
- Dwangmatig gedrag
- Extreme gevoeligheid voor afleiding

Tabel 12.7 Herstel van spiertonus in de ledematen na 28 dagen.

Tonus bij opname	Spiertonus na 28 dagen					
	Aantal	Normaal	Flexie	Extensie	Slap	Overleden
Bovenste ledematen						
Normaal	19	16	0	0	0	3
Flexie	43	10	14	1	4	14
Extensie	8	4	1	1	0	2
Slap	87	17	20	3	17	30
Onderste ledematen						
Normaal	47	38	0	2	0	7
Flexie	11	4	1	0	1	5
Extensie	45	15	5	9	3	13
Slap	54	15	4	4	7	24

Beoordeling

Er zijn diverse modellen voor het beoordelen van CVA-patiënten. Zoals beschreven in het gedeelte over de ziekte van Parkinson, richt Schenkman zich op de stoornissen en de directe en indirecte effecten van de ziekte alsmede de functionele belemmeringen die er het gevolg van zijn.[34] Dit model benadrukt dat er bepaalde gebieden zijn waar fysiotherapie meer resultaten geeft dan andere.

Andere auteurs hebben uitgebreide vormen en methoden voor het beoordelen van CVA-patiënten ontwikkeld. Een interessant model dat ontwikkeld werd door N. Tripp verdeelt de beoordeling in de volgende gebieden:[35]

1. motoneuronreactie: beoordeling van de spiertonus in termen van spasticiteit en het vermogen de spieren aan te spannen en te ontspannen; omvat ook hiermee samenhangende reacties;
2. deelbewegingen: beoordeling van het vermogen van de patiënt om afzonderlijke segmenten van de ledematen te bewegen;
3. consistentie van de beweging: beoordeling of het vermogen van de patiënt tot grove motorische activiteiten wel of niet overeenkomt met zijn of haar vermogen om geïsoleerde bewegingen uit te voeren;
4. mentale status: beoordeling van het vermogen aanwijzingen op te volgen, veilig gedrag aan te leren en situaties juist in te schatten;
5. functionele beoordeling: omvat de mobiliteit en grove motorische functies van de bovenste extremiteiten.[35]

De beoordeling volgens Bobath

Bobath,[36] één van de voortrekkers op het gebied van de revalidatie van CVA-patiënten, heeft één van de uitgebreidste instrumenten voor de beoordeling van deze patiënten ontwikkeld. Het omvat niet alleen de beoordeling van de bewegingsuitslag en sensorische uitvalsverschijnselen, maar ook onderzoek van de bewegingspatronen. Het eerste item (figuur 12.5) omvat houdingsveranderingen nadat de therapeut de patiënt passief bewogen heeft. Bovendien heeft Bobath een onderzoek ontwikkeld voor willekeurige bewegingen die op verzoek moeten worden uitgevoerd (figuur 12.6) en items voor de balans en andere automatische beschermingsreacties (figuur 12.7).

Bewegingspatronen die onderzocht worden:
Onderzoeken van de schoudergordel, armen en handen die afzonderlijk uitgevoerd moeten worden in ruglig, zit en stand, aangezien de resultaten verschillend zijn.
Na elk item en tijdens elke fase van elke beweging die door de therapeut gemaakt wordt, is de normale reactie dat de patiënt zonder hulp de houding moet kunnen vasthouden wanneer hij of zij niet ondersteund wordt.

	Abnormale weerstand?	Abnormale ondersteuning?	Geen controle, volle gewicht?
Eerstegraads a. Elevatie van de gestrekte arm in exorotatie en supinatie. Pols en vingers gestrekt en vingers in abductie. De arm wordt naar voren en naar boven bewogen.			
b. Horizontale abductie, met de arm en hand als boven.			
c. Bewegen van de arm tot langs het lichaam, met de arm en hand als boven.			
Tweedegraads d. De arm van de patiënt wordt vanuit één van de drie bovengenoemde houdingen naar voren bewogen schuin voor het lichaam langs, waarna de handpalm op de contralaterale schouder gelegd wordt. Hierna wordt de elleboog opgetild zodat de onderarm het gezicht raakt, waarbij de hand op de schouder blijft met de pols gestrekt.			
e. Vanuit de uitgestrekte elevatiehouding wordt de elleboog van de patiënt gebogen terwijl de bovenarm in elevatie blijft; de handpalm wordt op het hoofd geplaatst. Daarna wordt de handpalm op het achterhoofd geplaatst met de arm in abductie en de pols gestrekt.			
Onderzoek in ruglig van bekken, been en voet **Eerstegraads** a. Het been van de patiënt wordt in alle gewrichten geflecteerd, zodat de voet ongesteund is.			
Dit wordt eerst onderzocht met het gezonde been in totale flexie en actief vastgehouden door de patiënt.			
Daarna met het gezonde been uitgestrekt op de onderzoeksbank.			
b. Vanuit de bovengenoemde flexiestand wordt de voet van de patiënt op de bank geplaatst; het been blijft in flexiestand. De enkels en tenen worden in dorsaalflexie geplaatst en de voet in eversie, zodat alleen de hiel de bank raakt.			
c. Vanuit houding (b) wordt de voet van de patiënt langzaam en in stapjes naar beneden bewogen zodat het been zich langzaam strekt. De dorsaalflexie in de enkel en tenen moet gehandhaafd blijven en wordt beoordeeld tijdens elke fase van de beweging, tevens wordt gelet op het optreden van een clonus in het been.			

Figuur 12.5 Onderzoek van houdingsveranderingen als reactie op bewegingen door een ander uitgevoerd.

	Abnormale weerstand?	Abnormale ondersteuning?	Geen controle, volle gewicht?
Tweedegraads d. Vanuit de volledig gebogen houding (a) wordt het been over het gezonde been bewogen, en de voet wordt op de bank geplaatst aan de contralaterale zijde. (Test de weerstand tegen adductie van het been en tegen voorwaartse rotatie van het bekken).			
e. De patiënt ligt tegen de rand van de bank aan en het aangedane been hangt over de rand. De therapeut buigt de knie, waarbij de heup in extensie moet blijven. De enkels en tenen worden in dorsaalflexie en eversie gebracht. (Onderzoek de weerstand tegen flexie en optreden van een clonus wanneer de knie gestrekt wordt.)			
Onderzoek in buiklig van het been en de heup **Eerstegraads** a. De patiënt steunt op de onderarmen. Het aangedane been wordt geëxoroteerd, met de voet in dorsaalflexie en eversie, waarna de knie gebogen wordt tot deze een rechte hoek maakt, zonder dat er flexie in de heup optreedt. (Onderzoek de weerstand tegen de beweging en of een clonus optreedt wanneer het been geleidelijk gestrekt wordt.)			
b. De benen van de patiënt worden in extensie en exorotatie gebracht, met de voeten in dorsaalflexie en eversie, zodat de hielen elkaar raken. (Beoordeel de weerstand en of de houding gehandhaafd kan worden).			
Tweedegraads c. Vanuit houding (b) worden de knieën van de patiënt gebogen, waarbij de hielen bij elkaar gehouden worden en de voeten in dezelfde stand blijven. (Onderzoek de weerstand tegen deze beweging zoals in (a) en of een clonus optreedt wanneer het aangedane been gestrekt wordt.)			
Onderzoek in zit van de benen (De patiënt zit op een stoel met de voeten op de grond)			
Tweedegraads a. De enkels en tenen van het aangedane been worden dorsaal geflecteerd en de voet wordt achter de gezonde voet geplaatst, waarbij de knie gebogen wordt en de hiel op de grond blijft. (Onderzoek de weerstand tegen flexie van de knie en enkel en de dorsaalflexie van de tenen en of de voet neerwaartse druk uitoefent.)			
b. Het been wordt opgetild met de voet in dorsaalflexie, waarna de hiel op de rand van de stoel geplaatst wordt, en van daaruit op de knie van het gezonde been. (Beoordeel de weerstand tegen flexie en of de patiënt de voet op de stoel of de gezonde knie kan houden.)			

Figuur 12.5 Vervolg.

	Abnormale weerstand?	Abnormale ondersteuning?	Geen controle, volle gewicht?
De therapeut laat het been dan langzaam zakken tot de voet de grond bereikt. (Beoordeel of veel hulp geboden moet worden bij de extensie wanneer het been naar beneden gaat.)			
c. De patiënt zit met de knieën in adductie tegen de middellijn. De therapeut beweegt beide knieën zo ver mogelijk naar beide kanten, waarbij de voeten in de aanvangshouding blijven. (Beoordeel de weerstand tegen abductie van het aangedane been en tegen voorwaartse rotatie van het bekken wanneer de knieën naar de gezonde kant worden bewogen.)			
Onderzoek in stand van de benen			
Tweedegraads			
a. Het aangedane been wordt opgetild, in alle gewrichten gebogen en dan langzaam neergezet tijdens een stap voorwaarts, waarbij de tenen en de enkel in dorsaalflexie en de voet in eversie blijven. (Beoordeel de weerstand tegen flexie en of er neerwaartse druk wordt uitgeoefend door de voet en het been bij het neerzetten.)			
b. De patiënt staat in schredestand met het aangedane been achter. De knie wordt gebogen (door onderbeen en voet op te tillen), de voet wordt gesteund in dorsaalflexie en eversie; de heup moet gestrekt blijven. (Beoordeel de weerstand tegen flexie van de knie en extensie van de heup.)			
c. De voet wordt dan langzaam omlaag gebracht tot de uitgangsstand achter het gezonde been, met de voet in dorsaalflexie en eversie en de hiel op de grond. (Beoordeel of er veel geholpen moet worden bij het laten zakken van de voet door stijver worden van de spieren rond de knie.)			

Figuur 12.5 Vervolg.

Deze items worden gedetailleerd beschreven in Bobaths boek.[36] De beoordelingsformulieren kunnen de therapeut inzicht verschaffen in de diverse bewegingen en reacties die geanalyseerd kunnen worden tijdens de behandeling. Eén van de pluspunten van de beoordelingstechnieken van Bobath is dat ze niet alleen gebruikt kunnen worden om de patiënt te beoordelen, maar dat de onderzoeksitems onderdeel van de behandeling kunnen vormen.[36]

Bewegingspatronen die onderzocht worden:
Items voor de arm en de schoudergordel. Elk item moet afzonderlijk uitgevoerd worden in ruglig, zit en stand, zodat er verschillen zullen optreden.

	Ruglig Ja / Nee	Zit Ja / Nee	Stand Ja / Nee
Eerstegraads			
a. Kan de patiënt de volledig gestrekte arm omhoog houden na het omhoogbrengen ervan?			
In endorotatie?			
In exorotatie?			
b. Kan de patiënt de geheven gestrekte arm laten zakken tot horizontaal en weer heffen?			
Voorwaarts – naar beneden?			
Zijwaarts – naar beneden?			
In endorotatie?			
In exorotatie?			
c. Kan de patiënt de gestrekte arm in abductie vanuit horizontaal naar de zijde van het lichaam bewegen en weer terug tot horizontaal?			
In endorotatie?			
In exorotatie?			
Tweedegraads			
a. Kan de patiënt de arm optillen teneinde de contralaterale schouder aan te raken?			
Met de handpalm?			
Met de rug van de hand?			
b. Kan de patiënt de elleboog buigen wanneer de bovenarm geheven is teneinde de bovenkant van zijn/haar hoofd aan te raken?			
In pronatie?			
In supinatie?			
c. Kan de patiënt de handen achter het hoofd vouwen met beide ellebogen in horizontale abductie?			
Met gebogen pols?			
Met gestrekte pols?			
Derdegraads			
a. Kan de patiënt de onderarm en pols supineren?			
Zonder lateroflexie van de romp aan de aangedane zijde?			
Met gebogen elleboog en gebogen vingers?			
Met gestrekte elleboog en gebogen vingers?			
b. Kan de patiënt de onderarm proneren zonder adductie van de arm in de schouder?			
c. Kan de patiënt de gestrekte arm exoroteren?			
In horizontale abductie?			
Langs het lichaam?			
In elevatie?			
d. Kan de patiënt de elleboog in supinatiestand buigen en strekken teneinde de homolaterale schouder aan te raken? Begin met:			
Met de arm langs het lichaam?			
Met horizontale abductie van de arm?			

Figuur 12.6 Onderzoek van willekeurige, op verzoek uitgevoerde bewegingen.

	Ruglig Ja / Nee	Zit Ja / Nee	Stand Ja / Nee
Onderzoek van pols en vingers			
Eerstegraads			
a. Kan de patiënt de platte hand voor zich op tafel leggen?			
Kan de patiënt dit zijwaarts wanneer hij of zij op de bank zit?			
Met de vingers en duim in adductie?			
Met de vingers en duim in abductie?			
Tweedegraads			
a. Kan de patiënt de hand openen teneinde iets te pakken?			
Met gebogen elleboog?			
Met gestrekte elleboog?			
In pronatie?			
In supinatie?			
Met de vingers en duim in adductie?			
Met de vingers en duim in abductie?			
Derdegraads			
a. Kan de patiënt een vuist maken en de hand weer openen?			
Met gebogen elleboog?			
Met gestrekte elleboog?			
In pronatie?			
In supinatie?			
b. Kan de patiënt de vingers afzonderlijk bewegen?			
Duim?			
Wijsvinger?			
Pink?			
Ring- en middelvinger?			
c. Kan de patiënt de vingers en duim opponeren?			
Duim en wijsvinger?			
Duim en middelvinger?			
Duim en pink?			
Onderzoek van bekken, been en voet in buiklig			
Eerstegraads			
Kan de patiënt de knie buigen zonder flexie in de heup?			
Met de voet in dorsaalflexie?			
Met de voet in plantairflexie?			
Met de voet in inversie?			
Met de voet in eversie?			
Tweedegraads			
Kan de patiënt liggen met beide benen gestrekt in exorotatie, de voeten in dorsaalflexie en eversie en de hielen tegen elkaar?			
Kan de patiënt deze houding vasthouden nadat de benen en voeten in deze stand zijn geplaatst?			
Kan de patiënt nadat het aangedane been naar binnen gedraaid is door de therapeut, dit been weer naar buiten draaien teneinde de hiel van het gezonde been aan te raken?			
Kan de patiënt deze endo- en exorotatie zonder hulp uitvoeren?			

Figuur 12.6 Vervolg.

	Ruglig Ja / Nee	Zit Ja / Nee	Stand Ja / Nee
Derdegraads			
a. Kan de patiënt de hielen aaneengesloten houden terwijl hij of zij beide knieën tot 90° buigt?			
Met de aangedane voet in inversie?			
Met de aangedane voet in eversie?			
b. Kan de patiënt de knie van het aangedane been in 90° flexie houden en afwisselend de enkel in dorsaalflexie en plantairflexie brengen?			
Met de voet in inversie?			
Met de voet in eversie?			
Zonder de knie te bewegen?			
Onderzoek van bekken, been en voet in ruglig			
Eerstegraads			
a. Kan de patiënt het aangedane been buigen?			
Met het gezonde been gebogen en de voet boven de bank?			
Met het gezonde been gestrekt?			
Zonder de aangedane arm te buigen?			
b. Kan de patiënt vanuit lichte flexiestand de heup en knie buigen totdat de voet zo dicht mogelijk bij het bekken is, terwijl de voet op de bank blijft?			
Kan de patiënt het been in etappes strekken terwijl de voet op de bank blijft?			
Tweedegraads			
Kan de patiënt het bekken optillen zonder het aangedane been te strekken terwijl beide voeten op de bank blijven?			
Kan de patiënt het bekken hoog houden en het gezonde been optillen?			
Kan de patiënt dit doen zonder het bekken aan de aangedane kant te laten zakken?			
Kan de patiënt het bekken hoog houden en de knieën in adductie en abductie brengen?			
Derdegraads			
a. Kan de patiënt de enkel in dorsaalflexie brengen?			
En de tenen in dorsaalflexie brengen?			
Met het been gebogen en de voet op de bank?			
Met gestrekt been?			
Met de voet in inversie?			
Met de voet in eversie?			
b. Kan de patiënt de knie buigen terwijl hij of zij langs de rand van de bank ligt en het been over de rand hangt?			
Onderzoek in zit op een stoel			
Eerstegraads			
a. Kan de patiënt het aangedane been in adductie en abductie brengen met de voet op de grond?			
b. Kan de patiënt het aangedane been in adductie en abductie brengen met de voet op de zitting van de stoel?			

Figuur 12.6 Vervolg.

	Ruglig Ja / Nee	Zit Ja / Nee	Stand Ja / Nee
Tweedegraads			
a. Kan de patiënt het aangedane been optillen en de voet op de gezonde knie zetten (zonder de handen te gebruiken om het been op te tillen)?			
b. Kan de patiënt de aangedane voet naar achteren schuiven onder de stoel met de hiel op de vloer?			
c. Kan de patiënt opstaan met de gezonde voet geplaatst vóór de aangedane voet (zonder gebruik van de handen)?			
Onderzoek in stand			
Eerstegraads			
Kan de patiënt rechtop staan, waarbij de voeten recht vooruit wijzen en tegen elkaar staan?			
Tweedegraads			
a. Kan de patiënt staan op het aangedane been en het gezonde been optillen?			
b. Kan de patiënt staan op het aangedane been met het gezonde been opgetild en vervolgens het standbeen buigen en strekken?			
c. Kan de patiënt in de schredestand staan met het gewicht op het aangedane been vóór en op de tenen van het gezonde been achter?			
d. Kan de patiënt in de schredestand staan met het gezonde been waarop het gewicht rust vóór en het aangedane been achter, en vervolgens de knie van het aangedane been buigen zonder dat de tenen van de vloer komen?			
Derdegraads			
a. Kan de patiënt in de schredestand staan met het gezonde been waarop het gewicht rust vóór en het aangedane been achter, en vervolgens de voet optillen zonder de heup van het aangedane been te buigen?			
Met de voet in inversie?			
Met de voet in eversie?			
b. Kan de patiënt steun nemen op het aangedane been teneinde een stap te zetten met het gezonde been?			
Naar voren?			
Naar achteren?			
c. Kan de patiënt op het gezonde been staan en een stap naar voren zetten met het aangedane been zonder het bekken op te trekken?			
d. Kan de patiënt op het gezonde been staan en een stap naar achteren zetten met het aangedane been zonder het bekken op te trekken?			
e. Kan de patiënt op het aangedane been staan en de tenen optrekken?			

Figuur 12.6 Vervolg.

N.B. Om deze reacties te kunnen onderzoeken, moet de patiënt in staat zijn de onderzoekshouding aan te nemen en vast te houden. De patiënt moet reageren met specifieke bewegingen om het evenwicht te hervinden of zichzelf te beschermen tegen een val wanneer hij of zij onverwacht bewogen wordt of een duw krijgt.

Evenwichtsreacties	**Ja**	**Nee**
1. *De patiënt ligt op de buik en steunt op de onderarmen. Observeer de reactie.*		
a. De schoudergordel wordt naar de aangedane zijde geduwd. Blijft de patiënt steunen op de aangedane onderarm?	☐	☐
b. De gezonde arm wordt naar voren en omhoog gebracht, alsof de patiënt naar iets reikt. Verplaatst de patiënt onmiddellijk het gewicht naar de aangedane arm?	☐	☐
c. De gezonde arm wordt opgetild en naar achteren bewogen en de patiënt wordt op één zijde gedraaid, waarbij hij of zij steunt op de aangedane arm. Blijft de patiënt steunen op de aangedane arm?	☐	☐

Bij lichte stoornissen kan de patiënt ook steunen op gestrekte armen bij het uitvoeren van de bovenstaande onderzoekingen.

	Ja	**Nee**
2. *De patiënt zit op de bank; de voeten ondervinden geen steun. Observeer de reactie.*		
a. Blijft de patiënt rechtop zitten wanneer hij of zij naar de aangedane zijde geduwd wordt?		
Lateroflecteert de patiënt het hoofd naar de gezonde zijde?	☐	☐
Brengt hij of zij het gezonde been in abductie?	☐	☐
Gebruikt hij of zij de aangedane hand om op te steunen?	☐	☐
b. Buigt de patiënt de aangedane heup en knie wanneer hij of zij naar voren geduwd wordt?	☐	☐
Strekt de patiënt de wervelkolom?	☐	☐
Tilt de patiënt het hoofd op?	☐	☐
c. De therapeut tilt beide benen op, waarbij de knieën gebogen zijn. Blijft de patiënt rechtop zitten?	☐	☐
Beweegt de patiënt de aangedane arm naar voren?	☐	☐
Steunt de patiënt zichzelf door de aangedane arm achter het lichaam neer te zetten?	☐	☐
3. *De patiënt is in handen- en knieënstand. Observeer de reactie.*		
a. Het lichaam wordt naar de aangedane zijde geduwd.		
Brengt de patiënt het gezonde been in abductie?	☐	☐
Blijft de patiënt steunen op handen en knieën?	☐	☐
b. De gezonde arm wordt door de therapeut opgetild en omhoog gehouden.		
Blijft de aangedane arm gestrekt?	☐	☐
c. Het gezonde been wordt opgetild.		
Blijft het aangedane been gebogen en verplaatst de patiënt zijn of haar gewicht ernaartoe?	☐	☐
d. De gezonde arm en het aangedane been worden opgetild.		
Blijft de aangedane arm gestrekt?	☐	☐
e. De aangedane arm en het gezonde been worden opgetild.		
Blijft de patiënt steunen op het aangedane gebogen been?	☐	☐
f. De gezonde arm en het gezonde been worden opgetild.		
Verplaatst de patiënt het gewicht naar de aangedane zijde en handhaaft hij of zij de houding?	☐	☐
4. *De patiënt is in knieënstand. Observeer de reactie.*		
a. De patiënt wordt naar de aangedane zijde geduwd.		
Brengt de patiënt het gezonde been in abductie?	☐	☐
Buigt hij of zij het hoofd opzij naar de gezonde zijde?	☐	☐
Gebruikt hij of zij de aangedane hand om op te steunen?	☐	☐
b. De patiënt wordt naar de gezonde zijde geduwd.		
Brengt de patiënt het aangedane been in abductie?	☐	☐
Strekt hij of zij de aangedane arm zijwaarts?	☐	☐
c. De patiënt wordt naar achteren geduwd. Hij of zij mag niet gaan zitten.		
Strekt de patiënt de aangedane arm naar voren uit?	☐	☐

Figuur 12.7 Onderzoek van evenwichtsreacties en andere automatische beschermingsreacties.

		Ja	Nee
d.	De therapeut duwt de patiënt zachtjes naar voren en houdt de gezonde arm vast zodat deze achterblijft.		
	Gebruikt de patiënt de aangedane arm en hand om steun te zoeken op de vloer?	☐	☐
	Tilt hij of zij de aangedane voet van de grond?	☐	☐
5.	*De patiënt is in schuttershouding met de gezonde voet voor. (De patiënt mag niet op de gezonde hand steunen.) Observeer de reactie.*		
a.	De gezonde voet wordt opgetild.		
	Blijft de patiënt rechtop zitten?	☐	☐
	Blijft de aangedane heup gestrekt?	☐	☐
b.	De therapeut tilt de gezonde voet op en zet hem opzij neer.		
	Blijft de patiënt rechtop zitten?	☐	☐
	Maakt de patiënt bewegingen met de aangedane arm om het evenwicht te corrigeren?	☐	☐
c.	De gezonde voet wordt weer teruggeplaatst.		
	Blijft de patiënt rechtop zitten?	☐	☐
	Blijft de aangedane heup gestrekt?	☐	☐
6.	*De patiënt staat rechtop met de voeten naast elkaar en met een klein steunvlak. Observeer de reactie.*		
a.	De patiënt wordt naar achteren geduwd maar mag geen stap naar achteren maken met het gezonde been (om dit te bereiken, plaatst de therapeut zijn of haar voet op de gezonde voet van de patiënt).		
	Stapt de patiënt naar achteren met het aangedane been?	☐	☐
b.	De patiënt wordt naar achteren geduwd maar mag geen stap naar achteren maken met één van beide benen.		
	Trekt de patiënt de tenen van het aangedane been op?	☐	☐
	Alleen de grote teen?	☐	☐
	Brengt de patiënt de enkel en de tenen van het aangedane been in dorsaalflexie?	☐	☐
	Beweegt de aangedane arm naar voren?	☐	☐
c.	De patiënt wordt naar de gezonde zijde geduwd.		
	Brengt de patiënt het aangedane been in abductie?	☐	☐
	Strekt de patiënt de aangedane arm en brengt hij of zij deze in abductie?	☐	☐
	Maakt hij of zij passen waarbij het aangedane been voor het gezonde been langs kruist?	☐	☐
d.	De patiënt wordt naar de aangedane zijde geduwd.		
	Brengt de patiënt het gezonde been in abductie?	☐	☐
	Buigt hij of zij het hoofd opzij naar de gezonde zijde?	☐	☐
7.	*De patiënt staat alleen op het aangedane been. (De patiënt mag de gezonde hand niet gebruiken om op te steunen.) Observeer de reacties.*		
a.	De therapeut tilt de gezonde voet op en beweegt deze naar voren waarbij de knie gestrekt wordt, zoals bij het maken van een stap naar voren.		
	Blijft de hiel van het aangedane been op de grond?	☐	☐
	Blijf de knie van het aangedane been gestrekt?	☐	☐
	Helpt de patiënt mee het gewicht over het aangedane been te verplaatsen met gestrekte heup?	☐	☐
b.	De therapeut tilt de gezonde voet op en beweegt deze naar achteren zoals bij het maken van een stap naar achteren.		
	Blijft de heup van het aangedane been gestrekt?	☐	☐
	Helpt de patiënt mee het gewicht over het aangedane been naar achteren te verplaatsen?	☐	☐
c.	De therapeut tilt de gezonde voet op en houdt deze omhoog terwijl hij of zij de patiënt zachtjes naar opzij duwt naar de aangedane zijde.		
	Volgt de patiënt de beweging en behoudt hij of zij het evenwicht door de voet van het aangedane been afwisselend in inversie en eversie te brengen?	☐	☐
	De therapeut herhaalt de manoeuvre maar trekt nu de patiënt naar de aangedane zijde.		
	Volgt de patiënt de beweging en past hij of zij het evenwicht aan door de voet te bewegen op de bovengenoemde wijze?	☐	☐

Figuur 12.7 Vervolg.

	Ja	Nee
Onderzoek van het ter bescherming uitstrekken van en steunen met de arm		
1. *Bij het onderzoeken van deze reacties moet de therapeut de gezonde arm van de patiënt vasthouden, zodat deze arm niet gebruikt kan worden. Het is raadzaam de gezonde arm gestrekt te houden en in exorotatiestand omdat dit het uitstrekken van de aangedane hand en arm vergemakkelijkt. Observeer de reactie.*		
a. De patiënt staat voor een tafel of behandelbank. De gezonde arm wordt naar achteren gehouden en de patiënt wordt naar voren naar de tafel geduwd.		
Strekt de patiënt de aangedane arm naar voren?	☐	☐
Steunt hij of zij op de vuist?	☐	☐
Op de handpalm?	☐	☐
Staat de duim in adductie?	☐	☐
Staat de duim in abductie?	☐	☐
b. De patiënt staat met het gezicht naar de muur, op een zodanige afstand dat hij of zij de muur kan aanraken met de hand. De patiënt wordt naar voren geduwd, waarbij de gezonde arm achter gehouden wordt.		
Heft de patiënt de aangedane arm op en strekt hij of zij deze naar de muur uit?	☐	☐
Plaatst de patiënt de hand tegen de muur met de vingers gebogen en de duim in adductie?	☐	☐
Of met de vingers open en de duim in abductie?	☐	☐
2. *Observeer de reactie.*		
c. De patiënt zit op de bank, waarbij de therapeut de gezonde arm vanaf de zijkant vasthoudt. De patiënt wordt naar de aangedane zijde geduwd.		
Brengt de patiënt de aangedane arm in abductie en steunt hij of zij op de onderarm?	☐	☐
Op de gestrekte arm?	☐	☐
Op de vuist?	☐	☐
Op de open handpalm?	☐	☐
Staan de duim en vingers in adductie?	☐	☐
Staan de duim en vingers in abductie?	☐	☐
d. De patiënt staat met de aangedane zijkant van het lichaam naar de muur, op een zodanige afstand dat hij of zij de muur kan aanraken met de aangedane hand. De patiënt wordt naar de aangedane zijde geduwd.		
Brengt de patiënt de aangedane arm in abductie en heft hij of zij deze arm?	☐	☐
Met gebogen elleboog?	☐	☐
Reikt de patiënt naar de muur met gestrekte elleboog?	☐	☐
Steunt de patiënt zichzelf tegen de muur met de vuist?	☐	☐
Met de open hand?	☐	☐
Met duim en vingers in adductie?	☐	☐
Met duim en vingers in abductie?	☐	☐
3. *Observeer de reactie.* De patiënt ligt op de rug op de vloer, waarbij de gezonde hand onder de heup geplaatst is zodat deze niet gebruikt kan worden. De therapeut pakt een kussen en doet net of hij of zij dit naar het hoofd van de patiënt wil gooien.		
Beweegt de patiënt de aangedane arm om het gezicht te beschermen?	☐	☐
Met gebogen elleboog?	☐	☐
Met gestrekte elleboog?	☐	☐
Met endorotatie?	☐	☐
Met exorotatie?	☐	☐
Met een vuist?	☐	☐
Met de open hand?	☐	☐
Kan de patiënt het kussen opvangen?	☐	☐

Figuur 12.7 Vervolg.

HEMIPLEGIE-CLASSIFICATIE- EN VOORTGANGSRAPPORTAGE-FORMULIER
Bovenste-extremiteittest in zit

Naam ______ Leeftijd ______ Begindatum aandoening ______ Aangedane zijde ______

Datum ______

______ Diepe gevoel, schouder ______ elleboog ______

______ Pronatie-supinatie ______ pols flexie-extensie ______

______ 1 GEEN BEWEGING INGEZET OF UITGELOKT

______ 2. SYNERGIEËN OF COMPONENTEN HIERVAN DIE VOOR HET EERST VERSCHIJNEN.
Spasticiteit ontwikkelt zich in:

______ Flexiesynergie

______ Extensiesynergie

______ 3. SYNERGIEËN OF COMPONENTEN HIERVAN DIE WILLEKEURIG INGEZET KUNNEN WORDEN.
Aanzienlijke spasticiteit

FLEXIESYNERGIE

			Actieve bewegingsuitslag		Opmerkingen
______	Schoudergordel	Elevatie	______	______	______
		Retractie	______	______	______
		Hyperextensie	______	______	______
______	Schoudergewricht	Abductie	______	______	______
		Exorotatie	______	______	______
______	Elleboog	Flexie	______	______	______
______	Onderarm	Supinatie	______	______	______

EXTENSIESYNERGIE

______	Schoudergordel	Pectoralis major	______	______	______
______	Elleboog	Extensie	______	______	______
______	Onderarm	Pronatie	______	______	______
______	4. BEWEGINGEN DIE AFWIJKEN VAN DE BASIS-SYNERGIEËN Spasticiteit vermindert	Hand naar sacrale gebied	______	______	______
______		Arm voorwaarts-horizontaal heffen	______	______	______
______		Pronatie-supinatie met de elleboog in 90° flexie.	______	______	______
______	5. RELATIEVE ONAFHANKE-LIJKHEID VAN DE BASIS-SYNERGIEËN Spasticiteit verdwijnt	Arm zijwaarts tot horizontaal bewegen	______	______	______
______		Arm tot boven het hoofd heffen	______	______	______
______		Pronatie-supinatie met gestrekte elleboog	______	______	______

6. BEWEGINGSCOÖRDINATIE VRIJWEL NORMAAL. Spasticiteit minimaal

Figuur 12.8 Hemiplegieformulier van Brunnstrom.

Naam ____________

Datum ____________

________ SNELHEIDSTESTS voor de niveaus 4, 5, 6

Aanrakingen per vijf seconden

	Hand van schoot			
________	naar kin	Normaal/Aangedaan		
	Hand van schoot			
________	naar contralaterale knie	Normaal/Aangedaan		

Diepe gevoel vingers ____________

Vingertopherkenning ____________

Polsstabilisatie bij het grijpen
1. Geëxtendeerde elleboog ____________
2. Geflecteerde elleboog ____________

Flexie en extensie van pols met gesloten vuist
1. Geëxtendeerde elleboog ____________
2. Geflecteerde elleboog ____________

Circumductie van de pols ____________

VINGERS

________ Kracht van de greep ____________ Dynamometertest Normaal ________ kg

Aangedaan ________ kg

________ Kracht van de extensie ____________

________ Haakgreep (tas van 1 kg) ____________

________ Driepuntsgreep (kaart) ____________

________ Palmairgreep (potlood) ____________

________ Krachtgreep (klein potje) ____________

________ Sferische greep (bal) ________ vangen ________ gooien ________

________ Afzonderlijke bewegingen van de duim/handen in de schoot/
1. Verticale bewegingen ____________
2. Horizontale bewegingen ____________

________ Ulnaire zijde naar beneden ____________

________ Afzonderlijke bewegingen van de vingers ____________

________ Knoopjes van overhemd los- en dichtmaken
Met beide handen ____________
Met alleen de aangedane hand ____________

________ Overige handvaardigheden ____________

Figuur 12.8 Vervolg.

De beoordeling volgens Brunnstrom

Brunnstrom[37] beschouwt het motorisch gedrag van volwassenen vanuit het oogpunt van synergieën en beschrijft de flexiesynergie van de diverse ledematen in detail. De therapeut moet deze synergieniveaus onderzoeken gedurende het gehele onderzoek en de behandelingsvoortgang van de patiënt. De flexiesynergie van de bovenste extremiteit is:

1. flexie van de elleboog tot een scherpe hoek;
2. volledige supinatie van de onderarm;
3. abductie van de schouder tot 90°;
4. exorotatie van de schouder;
5. retractie of elevatie van de schoudergordel.

De extensiesynergie van de bovenste extremiteit is:

1. extensie van de elleboog; volledig bewegingstraject;
2. gehele bewegingstraject van pronatie-supinatie;
3. adductie van de arm vóór het lichaam;
4. endorotatie van de arm;
5. fixatie van de schoudergordel in een enigszins geprotraheerde stand.

De flexiesynergie van de onderste extremiteit is:

1. dorsaalflexie van de teen;
2. dorsaalflexie en inversie van de enkel;
3. flexie van de knie tot 90°;
4. flexie van de heup;
5. abductie en exorotatie van de heup.

De extensiesynergie van de onderste extremiteit, ten slotte, is:

1. plantairflexie van de tenen (inconsistent);
2. plantairflexie en inversie van de enkel;
3. extensie van de knie;
4. extensie van de heup;
5. abductie en endorotatie van de heup.

Brunnstrom[37] stelt voor om de diverse synergieën en patronen te onderzoeken bij patiënten die een CVA hebben gehad.

Figuur 12.8 is het formulier dat Brunnstrom[37] gebruikt voor het classificeren en optekenen van bewegingen. De synergieën worden als nummers in het formulier opgetekend. De onderscheiden synergieniveaus (van spierslapte tot normale spiertonus) zijn als volgt:

1. er wordt geen beweging ingezet of uitgelokt;
2. synergieën of componenten hiervan die het eerst verschijnen;
3. synergieën of componenten hiervan die willekeurig worden ingezet;
4. bewegingen die afwijken van de basissynergieën;
5. relatieve onafhankelijkheid;
6. gecoördineerde bewegingen.

De andere formulieren spreken voor zich en kunnen gevonden worden in Brunnstroms *Bewegingstherapie bij een volwassen hemiplegiepatiënt.*[37]

Tabel 12.8 Upright Control (beheersing in stand).

Criteria waaraan de patiënt moet voldoen om de UC af te kunnen nemen (flexie en extensie):
1. De patiënt heeft maar één persoon nodig die hem of haar helpt bij het staan op één of beide benen.
2. De patiënt begrijpt de instructies voldoende goed om de test uit te kunnen voeren.

FLEXIE
Aantal onderzoekers
Deze test vergt twee onderzoekers; de assistent zorgt voor steun, de beoordelaar doet de test voor en bepaalt de score.
Uitgangshouding
Stand, waarbij de patiënt de hand van de assistent kan vasthouden voor steun (alleen voor de balans). Er moet voldoende steun gegeven worden om de patiënt het evenwicht te laten bewaren.
Techniek voor het testen van flexie in elk segment
1. Eén demonstratie door de beoordelaar.
2. Eén keer oefenen door de patiënt (of eventueel twee keer oefenen om de patiënt de test te laten begrijpen).
3. Eén uitvoering van de test teneinde de score te bepalen.
4. Indien beide onderste extremiteiten van de patiënt aangetast zijn, moet men het contralaterale been eventueel stabiliseren (met de hand of met een enkel-voet-orthese (EVO) of knie-enkel-voet-orthese (KEVO)) om de nodige stabiliteit in stand te bereiken.

Voorbereiding van de heupflexietest
Voordat elk segment getest wordt:
1. moet het been dat getest wordt in de neutrale stand of in de maximaal haalbare extensiestand in knie en heup gebracht worden;
2. moet de assistent steun geven met de hand ter hoogte van de trochanter major van het femur aan de contralaterale zijde.

Bewegingsuitslag
Meet en noteer de vrij beschikbare bewegingsuitslag; voer de beweging niet door tot voorbij het punt waar spasticiteit of weke-delenweerstand optreedt. Gebruik de normale beoordelingsprocedures voor de bewegingsuitslag voor de onderste extremiteiten (met inbegrip van het noteren van het begin en einde van de uitslag), met uitzondering van het traject van de dorsaalflexie met gestrekte knie. Gebruik bij deze beweging slechts twee vingers. Noteer bij de beoordeling van de romp en de bovenste extremiteiten BNG (Binnen Normale Grenzen) indien de bewegingsuitslag binnen de normale grenzen ligt en FB (Functionele Beperking) indien de beperking de functie belemmert.
Tonus
Beoordeel de tonus (normaal/abnormaal) van de spieren van de nek, de romp en de extremiteiten aan de hand van snelle bewegingen. Beoordeel hieraan voorafgaand de bewegingsuitslag bij trage bewegingen. Indien pijn optreedt bij passief bewegen, moeten de snelle bewegingen achterwege gelaten worden. Noteer dit in het gedeelte voor opmerkingen. Indien spasticiteit optreedt (een overdreven reactie op rek), moet men de gevolgen hiervan voor het functioneren van de patiënt beoordelen en één van de onderstaande scores geven:
Licht (L): aanwezig, maar niet van invloed op het functioneren van de patiënt;
Ernstig (E): zodanig aanwezig dat het de functie belemmert of zelfs onmogelijk maakt.

PROPRIOCEPTIE
Beoordeel de proprioceptie in de bovenste extremiteit als de patiënt zit en in de onderste extremiteit als de patiënt op de rug ligt. Demonstreer de procedure vóór de eigenlijke test. Gebruik één van de volgende manieren.
1. Vraag de patiënt de ogen te sluiten of de ogen te bedekken. Beweeg het lichaamsdeel naar een willekeurige normale, pijnvrije houding zonder de spieren te rekken, en vraag de patiënt deze beweging na te doen met het niet-aangedane lichaamsdeel.
2. Bedek de ogen van de patiënt en beweeg het lichaamsdeel. Laat de patiënt aangeven of het naar boven, naar beneden of naar opzij wijst.

Geef één van de volgende scores:
Normaal (N): proprioceptie intact; snelle, correcte reacties;
Gestoord (G): de reacties zijn traag maar meestal correct;
Afwezig (A): de patiënt is niet in staat de beweging na te doen of de houding van het lichaamsdeel aan te geven.
Instructies voor de patiënt bij de heupflexietest
1. 'Sta zo veel mogelijk rechtop.'
2. 'Breng uw knie drie keer naar uw borst. Doe dit zo hoog en zo snel als u kunt.'

Scoren van de flexie in de heup
Indien de bewegingsuitslag op de grens tussen twee van de onderstaande scores ligt, moet de laagste van de twee scores genoteerd worden. Indien de patiënt niet in staat is de heup driemaal te buigen binnen tien seconden is de score 'Zwak'.
Zwak (Z): geen beweging of minder dan 30° actieve flexie;
Matig (M): het traject van de actieve flexie ligt tussen 30° en 60°;
Sterk (S): de actieve flexie bedraagt meer dan 60°.

Tabel 12.8 Vervolg.

Baseer de score op de feitelijke beweging van de heup en niet op bewegingen die ervoor in de plaats kunnen komen, zoals het achterwaarts buigen van de romp of een bekkenkanteling.

Instructies voor de patiënt bij de knieflexietest

1. 'Sta zo veel mogelijk rechtop.'
2. 'Breng uw knie drie keer naar uw borst. Doe dit zo hoog en zo snel als u kunt.'

Scoren van de flexie in de knie

Indien de bewegingsuitslag op de grens tussen twee van de onderstaande scores ligt, moet de laagste van de twee scores genoteerd worden. Indien de patiënt niet in staat is de knie driemaal te buigen binnen tien seconden is de score 'Zwak'.

Zwak (Z): geen beweging of minder dan 30° flexie in de knie;
Matig (M): de flexie in de knie ligt tussen 30° en 60°;
Sterk (S): de flexie in de knie bedraagt meer dan 60°.

Instructies voor de patiënt bij de enkelflexietest

1. 'Sta zo veel mogelijk rechtop.'
2. 'Breng uw knie en uw voet drie keer naar uw borst. Doe dit zo hoog en zo snel als u kunt.'

Scoren van de flexie in de enkel

Indien de bewegingsuitslag op de grens tussen 'Zwak' en 'Sterk' ligt, is de score 'Zwak'. Indien de patiënt niet in staat is de enkel driemaal te buigen binnen tien seconden is de score ook 'Zwak'.

Zwak (Z): geen beweging of een actieve dorsaalflexie in de enkel van minder dan 90°;
Sterk (S): actieve dorsaalflexie in de enkel van 90° of meer;

EXTENSIE

Aantal onderzoekers

Deze test vergt twee onderzoekers; de beoordelaar bepaalt de score, de assistent zorgt voor stabilisatie of steunt de patiënt met de hand (zie 'Uitgangshouding en stabilisatie').

Uitgangshouding

Stand, waarbij de patiënt de hand van de assistent kan vasthouden voor steun (waarbij voldoende steun verleend moet worden voor de balans bij het staan op één been).

Techniek voor het testen van elk segment

1. Eén demonstratie door de beoordelaar.
2. Eén keer oefenen door de patiënt (of eventueel twee keer oefenen om de patiënt de test te laten begrijpen).
3. Eén uitvoering van de test teneinde de score te bepalen.
4. Indien beide onderste extremiteiten van de patiënt aangedaan zijn, moet de flexie in de contralaterale extremiteit zodanig ondersteund worden dat de beheersing van de extensie van het standbeen bepaald kan worden.

Uitgangshouding en stabilisatie voor de heupextensietest

1. De beoordelaar staat naast de patiënt om steun te verlenen en ervoor te zorgen dat de beweging begint vanuit de neutrale stand of de maximaal haalbare extensiestand van de heup.
2. De assistent zorgt voor steun zodat de neutrale stand in de knie en de stabiele enkelhouding gehandhaafd blijven.
3. Indien de voet een niet te redresseren equinusstand vertoont die groter is dan de neutrale stand, moet een wig van 30° onder de voet geplaatst worden om de contractuurstand te neutraliseren.
4. Indien de patiënt niet in staat is stabiel op één been te staan ondanks ondersteuning met de hand of met een EVO, noteer dan TNM (test niet mogelijk) voor de extensie in knie en heup. Zie 'Extensie in de enkel' voor het testen en scoren van de extensie in de enkel.

Instructies voor de patiënt bij de heupextensietest

1. 'Sta zo recht mogelijk op beide benen.'
2. 'Ga nu zo recht mogelijk op alleen uw ... (zwakkere) been staan.' – 'Til *het andere* been op.' – 'Blijf zo recht mogelijk staan.'

Scoren van de extensie in de heup

Wanneer de patiënt op het zwakkere been staat, geeft de beoordelaar steeds minder steun teneinde de beheersing van de extensie in de heup te bepalen.

Zwak (Z): ongecontroleerde flexie van de romp in de heup (de beoordelaar moet de voortzetting van de voorwaartse beweging van de romp voorkomen door meer steun te geven).
Matig (M): de patiënt is niet in staat de romp volledig rechtop te houden of in de eindstand van de heupextensie maar is wel in staat de voorwaartse beweging van de romp zelf tegen te houden *of* de romp zwaait heen en weer *of* de patiënt vertoont hyperextensie van de romp boven de heup.
Sterk (S): de patiënt houdt de romp recht boven de heup of in de eindstand van de heupextensie.

Uitgangshouding en stabilisatie voor de knie-extensietest

1. De assistent staat achter de patiënt, steunt de patiënt met de hand en houdt de romp recht boven de heup.
2. De beoordelaar plaatst beide knieën van de patiënt in 30° flexie.

Tabel 12.8 Vervolg.

Instructies voor de patiënt bij de knie-extensietest
1. 'Sta op beide voeten met uw knieën gebogen' (ongeveer 20° tot 30°; gebruik eventueel een wig indien de dorsaalflexie in de enkel onvoldoende is).
2. 'Houd uw knieën gebogen en til uw ... (sterkere) been op.'

Geef de volgende instructie (met de bijbehorende demonstratie) *alleen* indien de patiënt in staat is zijn of haar lichaamsgewicht te dragen op één been met gebogen knie zonder de knie verder te buigen.

3. 'Strek nu uw knie zoveel mogelijk.'

Scoren van de extensie in de knie

Indien een flexiecontractuur van de knie aanwezig is, kan de score niet hoger zijn dan 'matig'.

Zwak (Z): de patiënt is niet in staat het lichaamsgewicht te dragen met gebogen knie (de knie buigt verder door of de hak komt van de vloer).

Matig (M): de patiënt draagt het lichaamsgewicht zonder de knie verder te buigen of de hak van de grond te tillen.

Sterk (S): de patiënt draagt het lichaamsgewicht met gebogen knie en kan op verzoek de knie recht maken tot eindstandige extensie (hyperextensie mag ook).

Overmatig (O): de patiënt is niet in staat de knie te buigen als gevolg van ernstige clonus of extensietonus.

Uitgangshouding en stabilisatie voor de enkelextensietest

Indien de patiënt een flexiecontractuur van de knie heeft, noteer TNM (test niet mogelijk) voor de enkelextensietest.

1. De assistent staat achter de patiënt en houdt de romp recht boven de heup.
2. De beoordelaar zorgt ervoor dat er geen hyperextensie plaatsvindt in de knie (dat wil zeggen: plantairflexie in de enkel).
3. Bepaal het passieve bewegingstraject van de enkel met gestrekte knie en compenseer een neutrale stand of minder dan neutrale stand van de enkel met een wig van 30°.

Instructies voor de patiënt bij de enkelextensietest
1. 'Sta zo recht mogelijk op beide benen.'
2. 'Til uw ... (sterkere) been op en houd het omhoog.'

Geef de volgende instructie (met de bijbehorende demonstratie) *alleen* indien de patiënt in staat is de knie in de neutrale stand te houden.

3. 'Houd uw knie recht en ga zo ver mogelijk op uw tenen staan.'

Scoren van de extensie in de enkel

Zwak (Z): de patiënt is niet in staat de knie in de neutrale stand te houden (de knie wordt gebogen *of* beweegt tussen flexie en extensie *of* de hyperextensie/clonus kan niet door de beoordelaar tegengegaan worden).

Matig (M): de patiënt houdt de knie in de neutrale stand.

Sterk (S): de patiënt houdt de knie in de neutrale stand en kan op verzoek de hak van de vloer heffen (tot een willekeurige hoogte terwijl de knie in de neutrale stand blijft).

Overmatig (O): equinus of varus is zo ernstig dat de patiënt niet stabiel op één voet kan staan.

De beoordeling volgens Carr en Shepherd

Twee fysiotherapeuten uit Australië, Carr en Shepherd,[38] gebruiken een andere manier om CVA-patiënten te beoordelen. Deze therapeuten hebben een complete strategie voor het opnieuw leren van motorische vaardigheden ontwikkeld. Het basisprincipe van deze strategie is het elimineren van onnodige bewegingen en het beter organiseren van de bewegingspatronen. Bij het beschouwen van de beoordelingsstrategieën van Carr en Shepherd moet men dit principe in het achterhoofd houden. Bij het beoordelen van de armfuncties, bijvoorbeeld, worden de functies niet geclassificeerd naar synergieën of bewegingsbeperkingen, maar aan de hand van veelvoorkomende problemen en compensatiestrategieën. Veelvoorkomende problemen bij de arm zijn bijvoorbeeld: 1) onvoldoende bewegingsmogelijkheid van de scapula en voortdurende depressie van de schoudergordel; 2) slechte coördinatie van de spieren rondom het schoudergewricht door te weinig abductie en flexie en het niet in staat zijn een bepaalde stand te handhaven; 3) te grote en onnodige flexie van de elleboog, endorotatie van de schouder, en pronatie van de onderarm.

Bij de beoordeling van de handfunctie volgens deze aanpak kunnen de volgende dysfunctionele bewegingspatronen onderscheiden worden:

1. moeite met grijpen;
2. moeite met extensie en flexie van de metacarpofalangeale gewrichten;
3. moeite met abductie en rotatie van de duim;
4. moeite met het gelijktijdig krommen van de geadduceerde vingers;
5. onvermogen diverse voorwerpen vast te houden terwijl de arm bewogen wordt;
6. de neiging de onderarm te proneren;
7. te grote extensie van de vingers en duimen;
8. onvermogen voorwerpen los te laten;
9. moeite met abductie en rotatie van de duim voor het grijpen van voorwerpen.

Tijdens de beoordeling let de therapeut op het eventueel voorkomen van deze stoornissen en identificeert ze, waarna ze behandeld kunnen worden.

Volgens de manier van beoordelen van Carr en Shepherd[38] van stoornissen in de onderste extremiteiten en de romp moet men deze stoornissen beschrijven in termen van functionele taken, zoals lopen, evenwicht, staan, komen tot stand vanuit zit, en vanuit bed op de rand van het bed. Bij de analyse van het tot zit op de rand van het bed komen onderkennen Carr en Shepherd twee veelvoorkomende problemen: 1) flexie van de heup en knie aan de aangedane zijde; 2) flexie van de schouder en protractie van de schoudergordel, waardoor de patiënt niet in staat is de juiste bewegingsstrategie te gebruiken om uit bed te komen.

Deze manier van beoordelen kan dan gemakkelijk overgaan in adequate behandelstrategieën voor het werken met deze patiënten. Meer informatie over beoordeling en behandeling kan men vinden in het boek van Carr en Shepherd, *A Motor Re-Learning Programme for Stroke*.[38] Verderop in dit hoofdstuk wordt een door Carr en Shepherd ontwikkeld formulier besproken dat een aantal van deze punten omvat.[38]

Voor de beoordeling van spierzwakte zijn diverse onderzoeken verricht waarbij een vergelijking gemaakt is tussen extensie en het draaimoment in de knieën, alsmede diverse andere gewrichten in het lichaam. Fysiotherapeuten kunnen metingen met de dynamometer gebruiken om de spierkracht te beoordelen van oudere patiënten die een CVA hebben gehad.[39-41]

De beoordeling van het looppatroon volgens Olney en Colbourne

Een ander aspect dat bijzonder belangrijk is bij een CVA is de analyse van het looppatroon. Een bijzonder goed artikel op dit gebied, 'Assessment and Treatment of Gait Dysfunction in a Geriatric Stroke Patient', is geschreven door Olney en Colbourne.[42] In dit artikel beschrijven de auteurs een aantal loopstoornissen en technieken voor het behandelen van loopproblemen. Ook verdelen ze het looppatroon in fasen. De eerste fase, de 'late zwaai tot de volle voet', draagt drie problemen voor CVA-patiënten in zich: 1) het niet bereiken van volledige heupflexie tijdens de zwaai; 2) het niet in staat zijn de knie volledig te strekken; 3) het niet in staat zijn de dorsaalflexoren van de enkel te activeren. Bovendien kunnen CVA-patiënten hyperextensie van de knie vertonen. Hiermee vermijden ze mogelijke instabiliteit.

De volgende loopfase die problemen geeft, is de 'volle voet tot de hielafzet'. De problemen die hierbij optreden, zijn een verminderd gebruik van de heupextensoren, beperkte extensiemogelijkheid van de heup en onvoldoende contractie van de plantairflexoren van de enkel.

Bij de volgende fase, 'afzetten en been optillen in de vroege zwaai', spelen de onvoldoende inzet van de plantairflexoren van de enkel en van de heupflexoren een rol. Hierdoor is de standfase op het aangedane been langer dan normaal.[42]

De beoordeling volgens Rancho Los Amigos

Een andere interessante analyse van het hemiplegische looppatroon is die van Rancho Los Amigos. Deze methode wordt 'Upright Control Evaluation' (beoordeling van de beheersing in stand) genoemd.[43] Het doel ervan is het beoordelen van het vermogen van de patiënt om in stand het aangedane been te buigen en het daarna gewicht te laten dragen. Het is een complexe manier van onderzoeken die gedetailleerd uiteengezet is in tabel 12.8.[43]

Motor Assessment Scale

Korte tests voor een specifieke beoordeling van CVA-patiënten zijn moeilijk te vinden, maar ze bestaan wel. Carr en Shepherd hebben de Motor Assessment Scale ontwikkeld die opgenomen is in figuur 12.9A. Alle items op het formulier zijn zodanig geconstrueerd dat de score 6 het optimale motorische gedrag weergeeft. De criteria voor het bepalen van de score zijn opgenomen in figuur 12.9B. Deze criteria spreken voor zich en geven de onderzoeker een zespuntsschaal in handen waarmee de begintoestand en de eventuele vooruitgang van de patiënt op zeer simpele wijze beoordeeld kunnen worden.[44]

Wanneer men een CVA-patiënt beoordeelt, moet men de instrumenten kiezen die recht doen aan de toestand van de patiënt en passen bij de manier waarop de voortgang van de behandeling wordt beoordeeld. Hiervoor zijn diverse soorten instrumenten ontwikkeld. Deze komen in het volgende gedeelte van het hoofdstuk aan de orde.

Fysiotherapeutische interventies

Er is een aantal behandeltechnieken, van de klassieke oefeningen tot PNF (Proprioceptieve Neuromusculaire Facilitatie) en de technieken van de Neuro-Developmental Treatment (NDT) en Brunnstrom, die bij de fysiotherapeutische interventies veel worden gebruikt. In het nu volgende gedeelte worden enkele technieken van NDT, Brunnstrom en Carr en Shepherd in het kort besproken. De behandeling van loopstoornissen komt ook aan de orde, evenals onderzoek naar bepaalde benaderingen die gebruikt kunnen worden bij de behandeling van stoornissen die het gevolg zijn van een CVA.

NAAM ______________________

	BEWEGINGSSCORE						
DATUM ______________________	0	1	2	3	4	5	6
1. Van ruglig naar zijlig	___	___	___	___	___	___	___
2. Van ruglig naar zit op de rand van het bed	___	___	___	___	___	___	___
3. Zit zonder steun	___	___	___	___	___	___	___
4. Van zit naar stand	___	___	___	___	___	___	___
5. Lopen	___	___	___	___	___	___	___
6. Functie van de bovenarm	___	___	___	___	___	___	___
7. Handbewegingen	___	___	___	___	___	___	___
8. Complexe handbewegingen	___	___	___	___	___	___	___
9. Spiertonus algemeen	___	___	___	___	___	___	___

Figuur 12.9a Motor Assessment Scale.

I. Van ruglig naar zijlig op de gezonde zijde

1. De patiënt trekt zichzelf naar zijlig. (De uitgangshouding moet ruglig zijn, waarbij de knieën niet gebogen mogen zijn. De patiënt trekt zichzelf naar zijlig met de gezonde arm en beweegt het aangedane been met het gezonde been.)
2. De patiënt beweegt het ene been actief over het andere en de onderste lichaamshelft volgt. (Dezelfde uitgangshouding als bij 1. De arm blijft achter.)
3. De patiënt tilt de arm over het lichaam met de gezonde arm. Het been wordt actief bewogen en het lichaam volgt als een blok. (Dezelfde uitgangshouding als bij 1.)
4. De patiënt beweegt de arm actief over het lichaam en de rest van het lichaam volgt als een blok. (Dezelfde uitgangshouding als bij 1.)
5. De patiënt beweegt de arm en het been en rolt naar opzij maar 'kapseist'. (Dezelfde uitgangshouding als bij 1. De schouder beweegt naar protractiestand en de arm anteflecteert.)
6. De patiënt rolt op zijn of haar zij binnen drie seconden. (Dezelfde uitgangshouding als bij 1. De patiënt mag de handen niet gebruiken.)

II. Van ruglig naar zit op de rand van het bed

1. De patiënt ligt op de zij en tilt het hoofd zijwaarts op, maar komt niet tot zit. (De patiënt wordt geholpen bij het gaan liggen op de zij.)
2. Van zijlig tot zit op de rand van het bed. (De therapeut helpt de patiënt bij de beweging.) De patiënt heeft voortdurend controle over de stand van het hoofd.
3. Van zijlig tot zit op de rand van het bed. (De therapeut geeft steun bij het zwaaien van de benen over de rand van het bed.)
4. Vanaf zijlig tot zit op de rand van het bed. (Zonder hulp.)
5. Van ruglig tot zit op de rand van het bed. (Zonder hulp)
6. Van ruglig tot zit op de rand van het bed binnen tien seconden. (Zonder hulp)

III. Zitten zonder steun

1. De patiënt kan alleen gesteund zitten. (De patiënt moet geholpen worden als hij of zij gaat zitten).
2. De patiënt zit tien seconden zonder steun. (Zonder zich vast te houden; de knieën en voeten tegen elkaar; de voeten mogen op de vloer rusten.)
3. De patiënt zit zonder steun, waarbij het zwaartepunt ver naar voren ligt en het lichaamsgewicht evenredig verdeeld is. (Het zwaartepunt moet ver naar voren liggen bij de heupen; het hoofd en de thoracale wervelkolom zijn gestrekt; het gewicht is evenredig verdeeld over beide lichaamshelften.)
4. De patiënt zit zonder steun en draait het hoofd en de romp om achterom te kijken. (De voeten staan naast elkaar en rusten op de vloer. De benen mogen niet naar buiten draaien en de voeten mogen niet bewegen. De handen moeten op de dijen rusten en mogen niet verplaatst worden naar de onderzoeksbank.)
5. De patiënt zit zonder steun, buigt naar voren, raakt de vloer aan en richt zich weer op tot de uitgangshouding. (De voeten rusten op de vloer. De patiënt mag zich niet aan iets vasthouden. De benen en voeten mogen niet bewegen. Indien nodig mag de therapeut de aangedane arm ondersteunen. De handen moeten de vloer ten minste tien centimeter vóór de voeten raken).
6. De patiënt zit zonder steun op een kruk, buigt zijwaarts, raakt de vloer aan en richt zich weer op tot de uitgangshouding. (De voeten steunen op de vloer. De patiënt mag zich niet aan iets vasthouden. De benen en voeten mogen niet bewegen. Indien nodig mag de therapeut de aangedane arm ondersteunen. De patiënt moet zijwaarts buigen, niet naar voren.)

IV. Van zit tot stand

1. De patiënt komt tot stand met hulp van de therapeut (op een willekeurige manier).
2. De patiënt komt tot stand terwijl de therapeut eventueel steun biedt. (Het gewicht is niet evenredig verdeeld; de patiënt gebruikt de handen om zich te ondersteunen.)
3. De patiënt komt tot stand. (Het gewicht moet evenredig verdeeld zijn; de patiënt mag niet steunen op de handen.)
4. De patiënt komt tot stand en staat vijf seconden met gestrekte heupen en knieën. (Het gewicht moet evenredig verdeeld zijn.)
5. De patiënt komt tot stand, gaat zitten en komt weer tot stand zonder hulp. (Het gewicht moet evenredig verdeeld zijn en heupen en knieën moeten volledig gestrekt zijn.)
6. De patiënt komt binnen tien seconden drie keer tot stand, gaat zitten en komt weer tot stand zonder hulp. (Het gewicht moet evenredig verdeeld zijn.)

V. Lopen

1. De patiënt staat op het aangedane been en stapt naar voren met het andere been. (De gewichtdragende heup moet gestrekt zijn. De therapeut kan eventueel steun bieden.)
2. De patiënt loopt, waarbij één persoon eventueel steun biedt.
3. De patiënt loopt zelfstandig drie meter, eventueel met hulpmiddel maar zonder hulp van anderen.
4. De patiënt loopt zelfstandig vijf meter binnen vijftien seconden zonder hulpmiddel.
5. De patiënt loopt zelfstandig en zonder hulpmiddelen tien meter, draait zich om, pakt een zandzakje van de vloer, en loopt binnen 25 seconden terug. (Beide handen mogen gebruikt worden.)
6. De patiënt loopt binnen 35 seconden drie keer vier treden op en af. De patiënt mag eventueel een hulpmiddel gebruiken maar mag de leuning niet vasthouden.

Figuur 12.9b Criteria voor het scoren van de Motor Assessment Scale.

VI. Functie van de bovenarm

1. Terwijl de patiënt ligt, brengt hij of zij de schoudergordel in protractie en de arm omhoog. (De therapeut brengt de arm op zijn plaats en ondersteunt deze. De elleboog is gestrekt.)
2. Terwijl de patiënt ligt, houdt hij of zij de arm twee seconden omhoog. (De therapeut brengt de arm op zijn plaats. De patiënt moet de houding vasthouden met lichte exorotatie. De elleboog mag maximaal 20° flexie vertonen.)
3. De patiënt buigt en strekt de elleboog om zodoende de handpalm naar het voorhoofd te brengen. De stand van de arm is dezelfde als bij 2. (De therapeut mag helpen bij de supinatie van de onderarm.)
4. De patiënt zit en houdt de gestrekte arm 90° geanteflecteerd gedurende twee seconden. (De therapeut brengt de arm op zijn plaats. De patiënt moet de houding vasthouden met lichte exorotatie en extensie van de elleboog. De schouder mag niet te hoog geheven worden.)
5. De patiënt zit en heft de arm naar de stand zoals beschreven bij 4, houdt de arm tien seconden omhoog en laat hem weer zakken. (De patiënt moet de houding volhouden met lichte exorotatie. Er mag geen pronatie optreden.)
6. De patiënt staat met de hand tegen de muur (de arm is 90° geanteflecteerd) en handhaaft de stand van de arm terwijl hij of zij het lichaam naar de muur draait. (De arm is in 90° abductie en de handpalm ligt plat tegen de muur.)

VII. Handbewegingen

1. De patiënt zit; palmairflexie van de pols. (De patiënt moet aan een tafel zitten met de onderarm op het tafelblad. De therapeut legt een cilindrisch voorwerp in de handpalm van de patiënt en vraagt de patiënt het voorwerp van de tafel te tillen door de pols palmair te flecteren. De elleboog mag niet flecteren.)
2. De patiënt zit; radiale deviatie van de pols. (De therapeut plaatst de onderarm in de middenstand van pronatie-supinatie, dat wil zeggen: de arm ligt op de ulnaire zijde, de duim ligt in het verlengde van de onderarm en de pols is gestrekt. De vingers zijn gekromd rond een cilindrisch voorwerp. De therapeut vraagt de patiënt de hand op te heffen van de tafel. Flexie van de elleboog of pronatie is niet toegestaan.)
3. De patiënt zit met de elleboog in de zij en proneert en supineert de arm. (De elleboog wordt niet ondersteund en maakt een rechte hoek. Het bereiken van driekwart van het bewegingstraject is acceptabel.)
4. De patiënt reikt naar voren, pakt met beide handen een grote bal van veertien centimeter doorsnede en legt deze neer. (De bal moet zo ver vóór de patiënt op tafel liggen, dat hij of zij de armen geheel moet strekken om erbij te kunnen. De schouders moeten in protractie zijn, de ellebogen gestrekt, de pols in de neutrale stand of gestrekt. De handpalmen moeten in contact blijven met de bal.)
5. De patiënt pakt een plastic bekertje aan de ene kant van het lichaam van de tafel en zet het weer neer aan de andere kant van het lichaam. (Het bekertje mag niet vervormd worden.)
6. Successieve oppositie van de duim en elk van de vingers; meer dan veertien keer in tien seconden. (De duim raakt elk van de vingers om de beurt aan, waarbij begonnen wordt met de wijsvinger. De duim mag niet van de ene vinger naar de andere schuiven of teruggaan.)

VIII. Complexe handbewegingen

1. De patiënt pakt de dop van een pen op en legt deze weer neer. (De patiënt strekt de arm naar voren, pakt de dop en laat deze los dicht bij het lichaam.)
2. De patiënt pakt één Smartie uit een kopje en legt deze in een ander kopje. (Gebruik een theekopje met acht Smarties. Beide kopjes bevinden zich op armlengte. De patiënt moet met de linker hand één Smartie pakken uit het kopje rechts en in het linker kopje deponeren.)
3. De patiënt trekt tien horizontale lijnen binnen twintig seconden. De lijnen moeten stoppen bij een verticale lijn. (Ten minste vijf lijnen moeten de verticale lijn raken en er niet overheen gaan).
4. Met een potlood zet de patiënt snel achter elkaar stippen op een vel papier. (De patiënt moet gedurende vijf seconden ten minste twee stippen per seconde zetten. De patiënt pakt het potlood en houdt het goed vast zonder hulp. Het potlood moet vastgehouden worden als een pen en de patiënt moet stippen zetten, geen streepjes.)
5. De patiënt brengt een dessertlepeltje gevuld met vloeistof naar de mond. (De patiënt mag het hoofd niet laten zakken om bij het lepeltje te komen en mag niet morsen.)
6. De patiënt kamt het haar op zijn of haar achterhoofd.

IX. Spiertonus algemeen

1. Slap; krachteloos; de therapeut voelt geen weerstand bij het bewegen van lichaamsdelen.
2. Er is een zekere mate van reactie wanneer lichaamsdelen worden bewogen.
3. Variabel: soms slap, soms goede tonus, soms hypertonie.
4. Voortdurend normale reactie.
5. De helft van de tijd hypertonie.
6. Voortdurend hypertonie.

Figuur 12.9b Vervolg

De behandeling volgens het NDT-concept

De behandelprincipes die oorspronkelijk door Bobath ontwikkeld zijn voor patiënten met stoornissen als gevolg van een CVA komen voort uit het idee dat het probleem bij deze patiënten niet een gebrek aan spierkracht is, maar eerder dat zij geen normale bewegingen kunnen maken. Technieken voor spierversterking, zoals PNF, oefeningen en zelfs de technieken van Brunnstrom, zijn daarom radicaal in tegenspraak met Bobaths ideeën.[36] Het doel van Bobaths aanpak is het omzetten van de abnormale bewegingspatronen van de CVA-patiënt in normale bewegingspatronen. De theorie van Bobath draait om reflexremmende bewegingspatronen als middel om normaler bewegingspatronen te faciliteren. De patiënt leert onderkennen hoe normale bewegingen aanvoelen. Met behulp van het beoordelingsinstrument kan de therapeut een behandelplan opstellen dat gebaseerd is op de volgende overwegingen:

1. Moet de patiënt tonus opbouwen of normaliseren?
2. Welk type bewegingspatronen moet de patiënt aanleren; welke patronen moeten uitgelokt worden en welke geremd?
3. Aan welke functionele vaardigheden moet aandacht besteed worden?

Op grond hiervan kunnen verschillende herstelfasen aan de orde komen en kan een behandelplan opgesteld worden.

De eerste fase is de aanvangsfase, die gekenmerkt wordt door een lage tonus. In deze fase moeten verpleegkundigen en familieleden betrokken worden bij de behandeling. De slaap- en zithoudingen van de patiënt moeten zodanig worden vormgegeven dat ze de juiste spiertonus bevorderen. Wanneer de patiënt bijvoorbeeld op de rug ligt, zal de tonus van de extensoren verhoogd zijn. Daarom moet de patiënt zo neergelegd worden dat er een zekere mate van flexie bestaat in de onderste extremiteiten, dat wil zeggen: zo mogelijk op de zij of op de rug, waarbij kussens deze flexie kunnen vergroten.

Een voorbeeld van een mogelijk bewegingspatroon is zijlig op de gezonde zijde waarbij de knieën gebogen zijn. De therapeut zorgt voor actieve en passieve beweging van de schoudergordel, met de arm in extensie- (elleboog) en exorotatiestand en de duim in extensie en abductie. Dit kan gevolgd worden door het geven van weerstand en lichte rek om actieve bewegingen in de bovenste extremiteit te stimuleren. Men kan de patiënt ook aanmoedigen de arm door een familielid naar buiten te laten draaien terwijl de patiënt op de zij in bed ligt en boven het hoofd reikend het hoofdeinde vasthoudt. Bobath werkt veel met mobilisaties van de schouder en benadrukt ook het belang van belasting van de arm in zit wanneer de patiënt weer in staat is tot zitten.

De volgende herstelfase is die van de spasticiteit. Het is bijzonder belangrijk dat de therapeut probeert de spastische patronen te remmen en het gebruik van de arm in functionele houdingen te faciliteren. De therapeut moet de patiënt aanmoedigen de arm te gebruiken in ruglig, bijvoorbeeld door met de elleboog naar het plafond te wijzen en daarna de elleboog te strekken en het hoofd aan te raken, of de hand naar de mond te brengen. Dit bevordert de functionaliteit. Voor de onderste extremiteit vraagt de therapeut de patiënt op de buik te gaan liggen en de knie te buigen. Bobath beschrijft ook vrij veel oefeningen met de patiënt in handen- en knieënstand, knieënstand of stand, wat het overbrengen van het gewicht naar de aangedane zijde bevordert teneinde een meer normale spiertonus en belasting te verkrijgen.[36]

De laatste fase van het relatieve herstel benadrukt het brengen van de patiënt in een gecorrigeerde stand en hem of haar te vragen gedissocieerde bewegingen te maken. Een voorbeeld van een techniek die in dit stadium gebruikt wordt, is het werken met bewegingspatronen om sommige van de ermee gepaard gaande reacties te elimineren. Om bijvoorbeeld de dorsaal-plantairflexie in de enkel tijdens het lopen te faciliteren, kan de therapeut de patiënt onverwacht naar achteren duwen om dorsaalflexie van de enkel uit te lokken. De NDT-technieken zijn zeer praktisch van aard en zijn uitgebreid beschreven.[36]

De behandeling volgens Brunnstrom

Brunstromms aanpak bij de behandeling van hemiplegiepatiënten is allereerst het faciliteren van de fasen waarin de spasticiteit zich ontwikkelt, waarna de patiënt in de latere fasen geholpen wordt de tonusproblemen aan te pakken. In de eerste, slappe fase probeert de therapeut bijvoorbeeld de spieractiviteit te stimuleren en bewegingen te provoceren. Brunnstrom gebruikt in deze fase elementaire reflexen om de tonus te verhogen. De therapeut kan de asymmetrisch tonische nekreflex opwekken door de patiënt het hoofd te laten draaien, waardoor daarmee geassocieerde bewegingen in de bovenste extremiteit uitgelokt worden.

In de tweede fase, wanneer voor het eerst synergieën optreden, moet de therapeut proberen deze synergieën te versterken door te werken met spierreacties die ermee gepaard gaan en spierversterkende oefeningen gebaseerd op herhaling.

De derde herstelfase is die van de synergie, waarbij afzonderlijke spiercomponenten willekeurig worden gebruikt. Tijdens deze fase probeert de therapeut het spastische patroon te verminderen door technieken te gebruiken die dit patroon verstoren. De patiënt komt daarna in de volgende fase en wordt relatief zelfstandig. In deze fase begint de therapeut te werken met normale spierversterkende patronen. De laatste fase is die van de coördinatie en de normale bewegingen; hierin werkt de therapeut met oefeningen ter verbetering van de coördinatie om de normale bewegingen te faciliteren.[37]

De benadering van Carr en Shepherd

Andere fysiotherapeutische interventies die veel gebruikt worden, zijn de technieken van Carr en Shepherd. Hun behandelmethode is gebaseerd op vijf principes:

1. Elimineren van onnodige spieractiviteit.
2. Elke activiteit wordt meer georganiseerd en effectiever naarmate hij geoefend wordt.
3. De musculaire reactie hangt af van de momentane toestand van de spier, waarbij de volgende parameters van belang zijn: lengte, snelheid, temperatuur en stand van het gewricht.
4. Het lichaam moet in staat zijn zich aan te passen aan de zwaartekracht en aan houdingsveranderingen voor alle motorische activiteiten. Om deze reden moet de patiënt getraind worden zijn of haar evenwicht te bewaren.
5. Het leren van een taak omvat meer dan het kunnen uitvoeren van die taak in de behandelruimte. Een taak is pas echt aangeleerd wanneer de patiënt haar in een willekeurige situatie kan uitvoeren zonder daarbij na te denken.

De behandeling volgens Carr en Shepherd doorloopt vier stadia: 1) het analyseren van de taak; 2) het oefenen van de ontbrekende component; 3) het oefenen van de taak in zijn geheel; 4) de transfer naar normale situaties.

Een voorbeeld is de patiënt die moeite heeft met staan. De therapeut analyseert allereerst het probleem (bijvoorbeeld de stand van de heup). Daarna wordt de ontbrekende component geoefend. In dit geval komt het probleem voort uit de stand van de heup, dus moet dit geoefend worden. Ten derde moet deze taak (staan met de heup in de juiste stand) geoefend worden. Als laatste moet een transfer plaatsvinden naar een andere activiteit waarbij hetzelfde probleem een rol speelt (bijvoorbeeld staan in de juiste houding – licht gebogen – op een krukje of met een wig onder de voet).

Tijdens de behandeling worden motorische taken in hun geheel geoefend. Dit gebeurt niet volgens een vaste methode. De therapeut instrueert de patiënt en leidt hem of haar met de hand door de problematische bewegingen. De patiënt wordt wellicht eerst passief in de juiste stand gezet; later gaat hij of zij actief meehelpen. Naarmate de patiënt de beweging beter beheerst, doet de therapeut minder.

Het belangrijkste onderdeel van de aanpak van Carr en Shepherd is de bijdrage die de patiënt levert. De patiënten worden aangemoedigd de oefeningen zo vaak mogelijk te doen en hun inspanningen, prestaties en de voortgang van het oefenprogramma te noteren in een opschrijfboekje.[44]

Schouderproblemen bij hemiplegie

Pijn in de schouder bij hemiplegie is altijd een probleem geweest. Verschillende auteurs hebben erop gewezen dat overmatige rek van de structuren van het schoudergewricht tot pijn kan leiden.[27,36,44]

Kumar[45] beschrijft dat een hemiplegiepatiënt het grootste risico loopt van pijn in de schouder wanneer men hem of haar de arm omhoog laat tillen boven het hoofd als dit gepaard gaat met trek. Hij raadt dit dan ook sterk af voor deze patiënten. Bij de behandeling van problemen in de bovenste extremiteiten is het beter te trainen met steeds zwaardere gewichten die in de hand gehouden worden en oefeningen te doen voor het verbeteren van de stabiliteit van de arm.[36,44]

Bohannon et al.[46] stellen dat de overheersende elleboogflexie binnen de 'synergie' niet zozeer bepaald wordt door de stand van de gewrichten, als wel door de lengte van de musculatuur. Het is bij het werken met de bovenste extremiteit belangrijk dat de therapeut niet alleen let op neurologische factoren zoals de tonus, maar ook op de lengte-spanningsverhouding van de spieren. De therapeut moet de bewegingsuitslag vergroten en de juiste stand van de arm bevorderen, alsmede het in de juiste stand belasten van de arm.

Suggesties voor het behandelen van loopproblemen

De Upright-Control-beoordeling die hiervoor besproken is, onderscheidt diverse variaties in het looppatroon. In hetzelfde artikel beschrijven de auteurs een specifiek programma voor problemen van de onderste extremiteiten.[43] Hun behandeltechnieken draaien om het gebruik van enkel-voet-orthesen (EVO's) met diverse typen dorsaalflexiestops, alsmede elektrostimulatie van zwakke spieren. Indien de therapeut bijvoorbeeld een afwijkende houding opmerkt als gevolg van onvoldoende extensie in heupen en knieën, kunnen EVO's toegepast worden met een dorsaalflexiestop en elektrostimulatie van de quadriceps of gluteus maximus ter versterking en facilitatie. Een inhiberend gipsverband kan aangelegd worden om excessieve plantairflexie tegen te gaan. Langdurig gebruik van ijs wordt voorgesteld om de tonus te verlagen. Deze aanpak is gebaseerd op het onderscheiden van de diverse fasen van het looppatroon en het apart behandelen van de stoornissen in elke fase.

Het verplaatsen van het gewicht is één van de grootste problemen tijdens het lopen. De therapeut moet de patiënt leren het gewicht op de juiste wijze te verplaatsen, bijvoorbeeld door gebruik te maken van de fietsergometer of een EMG om een juist gebruik van de spieren aan te leren.[46,47]

Conclusie

Er zijn diverse methoden voorgesteld om de gevolgen van een CVA te behandelen (variërend van oefeningen tot biofeedback). De therapeut moet echter altijd de effectiviteit van de diverse behandelprogramma's zorgvuldig nagaan.[48] Zo heeft Sackley[49] aangetoond dat symmetrie en de gewichtsverplaatsing sterk samenhangen met de motorische functie. Deze componenten blijken zeer belangrijk te zijn en moeten voortvarend geoefend worden. Trueblood et al.,[50] daarentegen, lieten zien dat oefeningen voor de bekkenstand weliswaar nuttig zijn terwijl de patiënt de oefening doet, maar dat CVA-patiënten de juiste bekkenstand niet vast kunnen houden tijdens dagelijkse activiteiten.

Ten slotte toonden Logigian et al.[51] aan dat zowel facilitatietechnieken als traditionele oefeningen de functionele en motorische prestaties verbeteren en dat er geen verschil bestond tussen de resultaten van beide typen oefeningen. Dit onderzoek roept veel vragen op, vooral voor degenen die werken met geriatrische patiënten. Het kiezen van het meest geschikte programma, het niet overschrijden van de grenzen van de patiënt en het evalueren van de vorderingen gemaakt tijdens de behandeling zijn essentieel voor het verkrijgen van inzicht in het beste behandelresultaat.

Ter recapitulatie

- De ziekte van Parkinson is één van de meest voorkomende neurologische aandoeningen bij ouderen.
- De symptomen die men het vaakst ziet bij Parkinson-patiënten zijn het traag uitvoeren van ADL-functies, schuifelende loop, tremor, spraakproblemen en haperende bewegingen.
- Bij de beoordeling en behandeling van Parkinson-patiënten is het van het grootste belang dat men onderscheid maakt tussen directe, indirecte en samengestelde stoornissen voordat men een behandelplan opstelt.
- Parkinson-patiënten kunnen baat hebben bij een specifiek beoordelings- en behandelprogramma, zoals dat van Schenkman, de Flewitt-Handford-oefeningen of groepsrevalidatie.
- Voor de beoordeling van oudere CVA-patiënten bestaan zeer veel manieren. Die van Schenkman, Bobath, Brunnstrom, Olney en Colbourne, Rancho Los Amigos en Carr en Shepherd leggen de grootste nadruk op de functie en zijn het meest geschikt voor de revalidatie van geriatrische patiënten.
- Schouderproblemen bij hemiplegiepatiënten reageren goed op het gebruik van fysiotechnische applicaties, een mitella en gerichte oefeningen.
- Training en revalidatie kunnen het functieherstel bij oudere patiënten bevorderen. Tot op heden is er echter nog geen methode die statistisch gezien significant betere resultaten oplevert dan andere.

Literatuur

1. Schenkman M, Butler R. A model for multisystem evaluation, interpretation and treatment of individuals with neurologic dysfunction. *Phys Ther.* Juli 1989;69(7):538-547.
2. Volksgezondheid, NIVEL continue morbiditeits registratie peilstations (ontleend aan CMR Nijmegen).
3. Mutch W, Strudwick A, Sisare R, et al. Parkinson's disease: disability, review and management. *Br Med J.* September 3, 1986; 293:675-677.
4. Wilson J, Smith R. The prevalence and aeitology of long-term L dopa side effects in elderly Parkinson's patients. *Age Ageing.* 1989; 18:11-16.
5. Amenoff MJ. Parkinson's disease in the elderly: current management strategies. *Geriatrics.* Juli 1987; 42(7):31-37.
6. Hoehn M, Yahr M. Parkinsonism: onset, progression and mortality. *Neurology.* Mei 1967; 17(5): 427-442.
7. Greer M. Recent developments in the treatment of Parkinson's disease. *Geriatrics.* Februari 1985; 40(2):34-41.
8. Banks M. Physiotherapy benefits patients with Parkinson's disease. *Clin Rehab.* 1989; 3:11-16.
9. Schenkman M, Butler R. A model for multisystem evaluation treatment for individuals with Parkinson's disease. *Phys Ther.* November 1989;69(11):932-943.
10. Webster D. Critical analysis of the disability in Parkinson's disease. *Mod Treat.* 1968; 5:257-282.
11. Weinrich M, Koch K, Garcia F, et al. Axial versus distal motor impairment in Parkinson's disease. *Neurology.* April 1988; 38:540-545.
12. Murray MP, Sepic S, Gardner G, et al. Walking patterns of men with parkinsonism. *Am J Phys Med.* 1978; 57(6):278-294.
13. Henderson C, Kennard C, Crawford S, et al. Scales for rating motor impairment in Parkinson's disease: studies of reliability and convergent validity. *J Neur Psych.* 1991; 54:18-24.
14. Alba A, Trainor F, Ritter W, et al. A clinical disability rating for Parkinson's disease. *J Chron Dis.* 1968; 21:507-522.
15. Hallet M. Physiology and pathophysiology of voluntary movement. In: Tyler K, Dawson D, red. *Current Neurology.* Boston: Houghton-Mifflin; 1979; 351-376.
16. Schenkman M, Donovan J, Tsubota J. Management of individuals with Parkinson's disease: rationale and case studies. *Phys Ther.* November 1989;69(11):944-955.
17. Saal JS, red. *Flexibility Training and Rehabilitation of Sports Training.* Philadelphia; Hanley & Belfus; 1987.
18. Nelson A. Lecture Notes. New York: Hospital for Special Surgery; September 1988.
19. Handford F. The Flewitt-Handford exercises for Parkinson's gait. *Physiotherapy.* Augustus 1986; 72(8):382.
20. Davis J. Team management of Parkinson's disease. *Am J Occup Ther.* Mei-Juni 1977; 31(5):300-308.
21. Landelijke Medische Registratie van Ziekenhuisopnamen, SIG-zorginformatie.
22. Robins M, Baum H. Incidents. *Stroke.* 1981; 12(suppl 1):45-57.
23. Kelley R. Cerebral vascular disease. In: Weiner W, Goetz C, red. *Neurology for the Non-Neurologists.* Tweede druk. Philadelphia: Lippincott; 1989:52-66.
24. Gillum R. Stroke in blacks. *Stroke.* 1988; 19:1-9.
25. Baxter D. Clinical syndromes associated with stroke. In: Brandstater M, Basmajian JV, red. *Stroke Rehabilitation.* Baltimore: Williams and Wilkins; 1987:36-54.
26. Dawson D, Adams P. Current estimates from the National Health Interview Survey. United States 1986 National Center for Health Statistics. *Vital Health Statistics.* 1987; 10:164.
27. Ryerson S. Hemiplegia resulting from vascular insult or disease. In Umphred D, red. *Neurological Rehabilitation.* St Louis: Mosby; 1985.
28. Spriggs D, French J, Murdy J, et al. Historical risk factors for stroke – a case controlled study. *Age Ageing.* 1990; 19:280-287.
29. Gray C, French J, Bates D. Motor recovery following acute stroke. *Age Ageing.* 1990; 19:179-194.
30. Feigenson JS. Stroke rehabilitation: effectiveness, benefits, and costs. Some practical considerations. *Stroke.* Januari/Februari 1979; 10(1):1-4.
31. Anderson TP, McClure WJ, Athelstan G, et al. Stroke rehabilitation: evaluation of its quality by assessing patient outcomes. *Arch Phys Med Rehab.* April 1978; 79(4):170-175.
32. Anderson TP, Baldridge M, Ettinger MG. Quality of care for completed stroke without rehabilitation: evaluation by assessing patient outcomes. *Arch Phys Med Rehab.* Maart 1979; 60(3):103-107.

33. Lehman JF, Delateur BJ, Fowler RS, et al. Stroke: does rehabilitation affect outcome? *Arch Phys Med Rehab.* September 1975; 56(9):375-382.
34. Schenkman M, Butler RB. A model for multisystem evaluation interpretation and treatment of individuals with neurologic dysfunction. *Phys Ther.* 1989; 69:538-547.
35. Tripp N, Boudoures K, Dalum A, et al. Initiation of a systemic evaluation to categorize the hemiplegic patient. *Phys Ther.* Juni 1991; 71(suppl 6):57.
36. Bobath B. *Adult Hemiplegia: Evaluational Treatment.* London: William Heinemann Medical Books; 1970:18-71.
Nederlandse vertaling: *Hemiplegie bij volwassenen.* Utrecht: Bohn, Scheltema & Holkema, 1979.
37. Brunnstrom S. *Movement Therapy in Hemiplegia.* New York: Harper & Row, 1970.
Nederlandse vertaling: *Bewegingstherapie bij een volwassen hemiplegiepatiënt.* Lochem: De Tijdstroom, 1981.
38. Carr J, Shepherd R. *A Motor Re-Learning Programme for Stroke.* Rockville, Md: Aspen; 1986.
39. Bohannon R. Knee extension torque in stroke patients: comparison of measurements obtained with a hand-held and a Cybex Dynamometer. *Physiotherapy Canada.* November/December 1990; 42(6).
40. Bohannon R. Consistency of muscle strength measurements in patient with stroke: examination from a different perspective. *J Phys Ther Sci.* 1990; 2:1-7
41. Bohannon R. Is the measurement of muscle strength appropriate in patients with brain lesions? A special communication. *Phys Ther.* Maart 1989; 69(3).
42. Olney S, Colbourne GR. Assessment and treatment of gait dysfunction in the geriatric stroke patient. *Top Ger Rehab.* 1991; 6(3).
43. Parker K, Zablotny C, Jordan C. Analysis and management of hemiplegic gait dysfunction, In: *Stroke Rehabilitation State of the Art.* Rancho Los Amigos Medical Center, Downey Medical Center, Downey, CA; 1984.
44. Carr J, Shepherd R, Nordholm L, Lynne D. Investigation of a new motor assessment scale for stroke patients. *Phys Ther.* February 1985; 65(2).
45. Kumar R, Metter EJ, Mehta AJ, et al. Shoulder pain in hemiplegia. *Am J Phys Med.* August 1990; 69(4):205-208.
46. Bohannon R, Warren M, Cogman K. Influence of shoulder position on maximum voluntary elbow flexion force in stroke patients. *Occup Ther J of Research.* March/April 1991; 11(2):73-79.
47. Brown DA, DeBacher GA. Bicycle ergometer and electromyographic feedback for treatment of muscle imbalance in patients with spastic hemiparesis. *Phys Ther.* November 1987; 67(11):1715-1719.
48. Wissel J, Ebersbach G, Gutjahr PDL, et al. Treating chronic hemiparesis with modified biofeedback. *Arch Phys Med Rehab.* Augustus 1989; 70:612-617.
49. Sackley CM. The relationship between weight-bearing asymmetry after stroke, motor function and activities of daily living. *Physiotherapy Theory and Practice.* 1990; 6:179-185.
50. Trueblood PR, Walker JM, Perry J, et al. Pelvic exercise and gait in hemiplegia. *Phys Ther.* Januari 1989; 69(1).
51. Logigian MK, Samuels MA, Falconer J. Clinical exercise trial for stroke patients. *Arch Phys Med Rehab.* Augustus 1983; 64:364-367.

HOOFDSTUK

13

Aspecten van de behandeling van cardiopulmonale aandoeningen

Cardiopulmonale aspecten spelen een bijzonder grote rol bij de behandeling van ouderen. Aandoeningen van hart, longen en bloedvaten zijn verreweg de belangrijkste oorzaken van de morbiditeit en mortaliteit onder ouderen, en de incidentie ervan stijgt exponentieel met de leeftijd.[1] Op de lange duur tast het verouderingsproces de cardiovasculaire en cardiopulmonale systemen van het individu aan, dat wil zeggen: het vermogen om de benodigde zuurstof te verschaffen voor activiteiten die inspannender zijn dan rust.[2]

Er zijn meer dan 25 miljoen mensen in de Verenigde Staten van 65 jaar en ouder; vijftig procent van hen heeft een cardiopulmonale of cardiovasculaire aandoening. Cardiovasculaire aandoeningen zijn de voornaamste doodsoorzaak na het 65ste levensjaar en zijn verantwoordelijk voor meer dan veertig procent van alle sterfgevallen in deze leeftijdscategorie. Van alle sterfgevallen die jaarlijks in de Verenigde Staten plaatsvinden, komt 68 procent voor onder ouderen; van het aantal sterfgevallen als gevolg van cardiovasculaire aandoeningen nemen ouderen meer dan 76 procent voor hun rekening.[3] Ook de morbiditeit is hoog in de bevolkingsgroep boven 65 jaar, waarvan 28 procent lijdt aan ernstige gezondheidsproblemen die te maken hebben met hart- en longaandoeningen, zoals angina pectoris, decompensatio cordis, hartritmestoornissen en chronische obstructieve longaandoeningen (COPD).[4] Ook in Nederland zijn cardiovasculaire aandoeningen de belangrijkste doodsoorzaak. Meer dan veertig procent van de Nederlanders van 65 jaar en ouder overlijden ten gevolge van deze aandoeningen.[90] Wat de morbiditeit betreft: in Nederland is meer dan dertig procent van alle mensen die lijden aan hart- en longaandoeningen ouder dan 65 jaar.[91]

Het meest komen atherosclerotische hartaandoeningen voor, vaak vergezeld van hypertensie. Decompensatio cordis, hartritmestoornissen en afwijkingen van het elektrocardiogram komen ook vaker voor op hogere leeftijd.[5] Hartaandoeningen bij ouderen zijn gecompliceerde klachten omdat ze zelden alleen optreden. Longaandoeningen, zoals COPD, leiden gewoonlijk niet tot de dood als gevolg van de longaandoening zelf, maar vanwege de hartcomplicaties die ze met zich meebrengen. Vaatziekten vergezellen vaak hartaandoeningen of zorgen voor een verhoogd risico op het ontwikkelen van cardiovasculaire en cardiopulmonale aandoeningen (zie hoofdstuk 5). Chronische inactiviteit door aandoeningen van het bewegingsapparaat, neuromusculaire aandoeningen of systeemziekten vergroten de negatieve gevolgen van het ouder worden op het cardiovasculaire systeem.

Hartrevalidatie is een middel om de aanpassing van het cardiopulmonale systeem aan de grotere behoefte aan zuurstof bij een toename van de lichamelijke activiteit te verbeteren door middel van duur- en conditietraining. Het voortschrijden van het verouderingsproces leidt uiteindelijk tot aandoeningen van de cardiovasculaire en cardiopulmonale systemen. Alle aandoeningen die hier reeds genoemd zijn, belemmeren de cardiopulmonale aanpassing aan een grotere zuurstofbehoefte. De functionele activiteit wordt kleiner als gevolg van een vicieuze cirkel van inactiviteit en deconditionering door een verscheidenheid aan klachten van het bewegingsapparaat, het neuromusculaire systeem en de zintuigen die kunnen leiden tot cardiovasculaire stoornissen of een onderliggende hartaandoening kunnen verergeren.

Langdurige inactiviteit en bedrust leiden snel tot een aanzienlijke afname van de functionele cardiovasculaire capaciteit.[6] Bovendien wordt een deconditionering van het cardiopulmonale systeem bij oudere hartpatiënten maar al te vaak opgeroepen door het voorschrijven van te langdurige bedrust en te veel medicijnen. Veel oudere patiënten verminderen hun activiteiten nog voordat ze last krijgen van een aandoening, vanwege een combinatie van neuromusculaire klachten en problemen in het bewegingsapparaat. Bovendien zorgt de verminderde aërobe capaciteit ervoor dat ouderen taken die een submaximale inspanning vragen inspannender vinden dan vroeger, vanwege de relatief toegenomen energie die ze vergen en de vermoeidheid die ermee gepaard gaat. De relatieve inactiviteit versterkt dus de afname van het fysieke arbeidsvermogen van ouderen, wat vaak een bedreiging vormt voor een zelfstandige manier van leven. Dit kan echter voorkomen worden; sterker nog, de functionele capaciteit kan zelfs opgevoerd worden door duur- en conditietraining en het opnieuw oppakken van functionele activiteiten van het dagelijks leven (ADL).

De belangstelling voor het onderzoek naar de effecten van lichaamsbeweging op de oudere hartpatiënt groeit,[2,6] mogelijk vanwege hun groeiende aantallen en de veranderde demografische patronen en sociale omstandigheden.[3] Er zijn individuen die een relatief gezond leven blijven leiden lang nadat ze de leeftijd gepasseerd zijn waarop volgens de maatschappelijke normen de ouderdom begint.[7,8] De verwachtingen over acceptabele functieniveaus voor de oudere bevolkingsgroep zijn veranderd. Uit onderzoek blijkt dat lichaamsbeweging niet alleen goed is voor het op peil houden van de functionele basisconditie van gezonde ouderen, maar dat deze ook een therapeutisch effect kan hebben. Lichaamsbeweging kan de gevolgen van ziekten tenietdoen en de basisconditie verbeteren van patiënten die gedeconditioneerd zijn geraakt als gevolg van de beperkingen die de ziekte (bijvoorbeeld angina pectoris en dyspnoea) hun oplegt.[3]

Omdat de laatste jaren lichaamsbeweging meer in de belangstelling staat en veel ouderen een actieve levensstijl willen behouden, zijn meer ouderen aan lichaamsbeweging gaan doen. Het is daarom belangrijk dat fysiotherapeuten betrokken worden bij de ontwikkeling van klinische procedures voor het beoordelen van de trainingsmogelijkheden van ouderen en het ontwikkelen van veilige en effectieve trainingsprogramma's voor ouderen. De beoordeling van patiënten en de ontwikkeling van trainingsprogramma's staan nu op zo'n hoog peil dat een oudere die ooit het bed moest houden vanwege angina pectoris en dyspnoea als gevolg van een cardiopulmonale aandoening nu onderzocht en behandeld kan worden in het kader van een alomvattend revalidatieprogramma met inbegrip van individueel voorgeschreven oefeningen die rekening houden met de ernst van de aandoening. Een dergelijk programma tracht de symptomen weg te nemen en heeft als voornaamste doel het verbeteren van de functie. Men moet rekening houden met cardiopulmonale aspecten bij het voorschrijven van elke vorm van activiteit voor ouderen, aangezien vrijwel alle ouderen die men tegenkomt in de klinische praktijk last hebben van cardiopulmonale aandoeningen.

Fysiologische aspecten van lichaamsbeweging

Om prestaties te kunnen leveren, moet er een zeer goede afstemming plaatsvinden van alle systemen in het menselijk lichaam. Er is vrijwel geen weefsel of orgaan dat niet betrokken is bij een verhoging van de lichamelijke activiteit. Terwijl de spieren arbeid leveren, zorgen het hart en de perifere vaten voor de aanvoer van voedingsstoffen en in samenwerking met het pulmonale systeem voor de aanvoer van zuurstof en de afvoer van kooldioxide van en naar de werkzame weefsels. Het zenuwstelsel en het endocriene systeem integreren al deze activiteiten tot een zinvolle prestatie. Op celniveau worden de mitochondria en de talrijke enzymen aan het werk gezet en er komt energie beschikbaar waardoor de spieren kunnen samentrekken. De huid werkt als een verwarmings- en koelsysteem wanneer de activiteit van langere duur is en de nieren helpen mee een homeostatische vloeistofbalans te handhaven. Het moge duidelijk zijn dat het optreden van ziekteverschijnselen in elk van de systemen van het lichaam een negatieve invloed zal hebben op de fysiologische reactie op inspanning.[6]

Het menselijk hart is een verbazingwekkend orgaan. Ondanks de afgenomen kracht, het kleinere contractievermogen, het langzamere herstel, de afgenomen hartreserve en andere veranderingen als gevolg van veroudering en ziekten blijft het hart functioneren zolang het niet ernstig bedreigd wordt door ziekte. Tegen de tijd dat iemand tachtig of negentig jaar is, heeft het hart betere prestaties geleverd dan de beste door mensenhanden vervaardigde mechanische pomp. Het hart van een honderdjarige heeft meer dan 3,6 miljard maal geslagen en meer dan 288 miljoen liter bloed rondgepompt. Het vermogen van de cardiovasculaire en cardiopulmonale systemen om te reageren op belasting neemt weliswaar af op hogere leeftijd, maar veel ouderen, zelfs mensen die lijden aan hartziekten, kunnen hun normale activiteiten tot op hoge leeftijd voortzetten.

Gedurende de normale levensduur zijn de cardiovasculaire en cardiopulmonale systemen onderworpen aan een groot aantal normale fysiologische stimuli die pathologische consequenties kunnen hebben. Bovendien zorgen de biologische veranderingen, die optreden na het groei- en ontwikkelingsproces tijdens jeugd, adolescentie en jongvolwassenheid en voortschrijden tijdens de beginnende en gevorderde ouderdom, voor veranderingen in de anatomische, fysiologische en functionele capaciteit van het hart, de longen en het vaatstelsel.

Cardiopulmonale veranderingen als gevolg van ouderdom en ziekten

De veranderingen in het cardiopulmonale systeem als gevolg van ouderdom en ziekten zijn besproken in de hoofdstukken 3 en 5 en worden hier in het kort herhaald als basis voor de bespreking van de behandelaspecten van cardiopulmonale aandoeningen bij ouderen.

Er bestaan meningsverschillen over de mate waarin fysiologische veranderingen het gevolg zijn van leeftijd dan wel van ziekten. Veel onderzoekers zijn het er echter over eens dat bepaalde veranderingen van de spierkracht en de hart- en longfuncties zo vaak voorkomen dat ze wel universeel moeten zijn. Omdat revalidatieprogramma's waarin lichaamsbeweging een rol speelt de lichamelijke activiteiten opvoeren tot boven het niveau in rust, is het waarschijnlijk dat deze veranderingen invloed hebben op het oudere individu. Het aërobe vermogen ($\dot{V}O_2$ max) neemt af op latere leeftijd en deze afname is waarschijnlijk groter bij patiënten die gedeconditioneerd zijn als gevolg van een recente ziekenhuisopname of doordat ze reeds een zittend leven leidden voordat de klachten zich openbaarden. Het uithoudingsvermogen kan verder aangetast zijn door een verminderde vitale capaciteit en een kleiner hartminuutvolume.[9] Andere leeftijdsgerelateerde cardiopulmonale veranderingen zijn een hogere bloeddruk en een kleiner maximaal hartminuutvolume.[10] De afname van de maximale hartfrequentie en het maximale slagvolume is evenredig met de afname van de maximale zuurstofopname ($\dot{V}O_2$ max).[9] Op hogere leeftijd neemt de vetvrije spiermassa af, evenals de spierkracht.[11] Deze twee veranderingen worden in dit hoofdstuk besproken aangezien ze samenhangen met het vermogen van het cardiopulmonale systeem om de werkzame spieren te voorzien van de benodigde energie. Orthostatische hypotensie komt veel voor bij ouderen, vooral bij degenen die nog niet zo lang bedlegerig zijn. De weerstand in de perifere vaten neemt toe op latere leeftijd. Dit verhoogt de kans op hypertensieve episoden bij het afwerken van een trainingsprogramma.

De grootte van de hartkamers verandert weinig, maar de wand van het linker ventrikel wordt dikker en minder veerkrachtig.[12] Nodulaire richels ontwikkelen zich langs de randen van de aortaklep of worden dikker.[13] Het geleidingssysteem in de atrioventriculaire (AV) knoop en de bundel van His ondergaat weinig veranderingen, maar het aantal proximale bundeltakjes dat de linker bundel verbindt met de hoofdbundel kan kleiner worden.[14]

Aandoeningen van de kransvaten (ischemische hartaandoeningen) zijn de meest voorkomende ziekten bij ouderen boven de zestig jaar.[8] In 90 tot 95 procent van de gevallen is de afname van de bloedstroom naar het hart het gevolg van atherosclerotische vernauwing van het vaatlumen.[12] Deze verminderde doorbloeding leidt tot angina pectoris, myocardinfarct en plotseling overlijden. Angina pectoris en infarcten belemmeren een goede hartfunctie doordat ze het maximale hartminuutvolume en de maximale zuurstofopname verkleinen. Infarcten of necrose van de hartspier beperken de mate waarin het hart kan uitzetten en verminderen het slagvolume. Samen veroorzaken deze pathologische veranderingen een steeds ernstiger stoornis van de hartfunctie. Een toename van de zuurstofbehoefte van orgaansystemen vereist een groter hartminuutvolume, dat wil zeggen: meer arbeid van het myocard. Meer arbeid vergt een verhoogde zuurstoftoevoer naar de myocardspier. De beperkte bloedtoevoer door de kransvaten veroorzaakt ischemie, waardoor de einddiastolische druk hoger wordt, de systolische fase langer duurt omdat het hart zich niet kan ontspannen, en de ventrikelwand stijver wordt. Als de doorbloeding van het myocard vermindert en de mate van ischemie toeneemt door deze fysiologische veranderingen komt er een verwoestende cyclus op gang die leidt tot verdere beschadiging van het hartweefsel.[3] Het eindresultaat van deze vicieuze cirkel is een progressieve deconditionering van het hart, aangezien angina pectoris en dyspnoea functionele activiteiten in een steeds vroeger stadium onmogelijk maken, waardoor het uithoudingsvermogen steeds kleiner wordt.

Veranderingen in de longen worden gekenmerkt door een toename van het restvolume gecombineerd met een afname van de vitale capaciteit. Het maximale ademminuutvolume neemt af, evenals het beschikbare oppervlak voor de gasuitwisseling, de diffusiesnelheid en het arterioveneuze zuurstofsaturatieverschil.[15] Zowel het longweefsel als de borstwand wordt minder elastisch. Meestal kan aan de cardiopulmonale behoefte tegemoetgekomen worden, maar bij ziekte of deconditionering kan de behoefte groter worden dan de aanwezige reserve. Al deze veranderingen leiden tot een verminderde tolerantie voor lichamelijke inspanning en moeten in de gaten gehouden worden wanneer men de mate en intensiteit van activiteiten voor ouderen overweegt. Vanwege de grote verschillen in levensstijl onder ouderen, kunnen het tempo en de ernst van de veranderingen niet voorspeld worden. Ook ontsnappen ze wellicht aan de aandacht totdat ze de ADL-functies gaan belemmeren.

De anatomische en functionele veranderingen die plaatsvinden bij COPD lijken sterk op de veranderingen als gevolg van het normale verouderingsproces. In beide gevallen treden regelmatig microtraumata op die geen belemmering vormen voor de ademhaling in rust of tijdens geringe inspanning.[16] De pathologische veranderingen die optreden in de weefsels bij emfyseem en chronische bronchitis lijken ook op de veranderingen die het gevolg zijn van het ouder worden. De ernst van de stoornis maakt het verschil uit tussen normale veroudering en pathologische veranderingen. Bij emfyseem vindt men een abnormale vergroting van de bronchioli als gevolg van een afname van de elasticiteit van het longweefsel. Dit leidt tot een collaps van de grotere luchtwegen. De expiratie verloopt moeizaam bij een emfyseempatiënt. Chronische bronchitis gaat gepaard met een hardnekkige slijmopwekkende hoest waar de patiënt dagelijks last van heeft. Het gevolg van deze ademhalingsklachten is dat patiënten meer arbeid moeten leveren om te kunnen ademhalen en niet in staat zijn de energie op te wekken die nodig is voor functionele activiteiten van het dagelijks leven of lichaamsbeweging of beide.

De maximale zuurstofopname ($\dot{V}O_2$ max)

De belangrijkste functie van de cardiovasculaire en cardiopulmonale systemen tijdens lichamelijke inspanning is het toevoeren van bloed naar de actieve weefsels. Het bloed levert zuurstof en voedingsstoffen af en verwijdert de metabolische afvalproducten. Indien de inspanning lang aanhoudt, draagt het cardiovasculaire systeem ook bij aan het op peil houden van de lichaamstemperatuur.

De systemen van hart en longen omvatten een aantal deelfuncties die er samen voor zorgen dat er voldoende zuurstof verzameld wordt en vervolgens verdeeld over de spieren die arbeid verrichten. De inademingsspieren contraheren om de omvang van de borstkas te vergroten en de intrathoracale druk te verlagen. Een verlaging van de intrathoracale druk zorgt voor een stroming van gas vanuit de atmosfeer (waarin een hogere druk heerst) naar de luchtwegen, waar het gas verwarmd, gefilterd, bevochtigd en gemengd wordt met reeds aanwezige gassen, zodat een alveolaire zuurstofspanning van 90-100 mm Hg bereikt wordt.[6] De alveolaire zuurstof wordt uitgewisseld tussen de longblaasjes en de longcapillairen – het totale oppervlak van het grensvlak tussen gas en bloed is zeventig vierkante meter – door de werking van een drukgradiënt van ongeveer 40 mm Hg. In de capillairen wordt de zuurstof opgenomen door het hemoglobine. Het zuurstofrijke bloed stroomt dan naar het linker atrium. Door de ritmische contractie van het hart wordt het bloed eerst toegevoerd naar de myocardspier en daarna naar de perifere weefsels. De druk die ontstaat door de contractie van de hartspier (systolische druk) is groter dan de druk die heerst in de vaten, waardoor het bloed door de arteriën kan stromen.

De maximale zuurstofopname ($\dot{V}O_2$ max) is de beste maat voor de cardiopulmonale conditie. Deze kan berekend worden met behulp van een simpele vergelijking: $\dot{V}O_2 = Q \times (aO_2 - \dot{V}O_2)$ · $\dot{V}O_2$ is de hoeveelheid zuurstof die geabsorbeerd wordt door het systeem en is gelijk aan het hartminuutvolume (Q) maal het arteriële zuurstofgehalte (aO_2) min het zuurstofgehalte in de centrale venen (vO_2). Elk van de elementen in dit meertrapssysteem moet adequaat functioneren, anders is het systeem niet in staat op efficiënte wijze de benodigde zuurstof te verwerven, te transporteren en af te leveren. Een stoornis in één van deze fasen als gevolg van ziekte, veroudering of deconditionering beperkt de zuurstofopname en belemmert een adequate zuurstoftoevoer naar de weefsels die arbeid leveren.

De hartfrequentie

De hartfrequentie in rust wordt beïnvloed door de leeftijd, de lichaamshouding, de cardiopulmonale conditie en diverse omgevingsfactoren (bijvoorbeeld temperatuur, luchtvochtigheid, hoogte). De hartfrequentie in rust blijft relatief constant bij het klimmen der jaren, maar kan op hoge leeftijd afnemen. Een betere cardiopulmonale conditie zorgt voor een lagere hartfrequentie in rust, terwijl een hogere omgevingstemperatuur of een grotere hoogte de hartfrequentie in rust doen toenemen.

Voordat met lichaamsbeweging begonnen wordt, kan het lichaam daarop anticiperen door de hartfrequentie reflectoir te verhogen door een toegenomen orthosympathische activiteit. Bij aanvang van de lichaamsbeweging neemt de hartfrequentie toe, maar bij een geringe mate van activiteit met een constante belasting zal deze een bepaald plafond of constante waarde bereiken. Bij toenemende belasting neemt de hartfrequentie ongeveer lineair toe. Bij grotere belasting duurt het langer voordat de hartfrequentie zijn plafond bereikt. Als twee individuen dezelfde inspanning leveren, zal de hartfrequentie van degene die een betere conditie heeft een lager plafond hebben.

Oudere individuen reageren minder sterk op een bepaalde mate van belasting dan jongere, maar als de belasting geleidelijk wordt opgevoerd, komt er een punt waarop het individu totaal uitgeput raakt. Voordat dit punt bereikt wordt, zal de hartfrequentie echter zijn maximale waarde bereiken.

De maximale hartfrequentie neemt af als men ouder wordt. Ieder individu heeft een maximaal bereikbare hartfrequentie, die berekend kan worden met de formule (220 - leeftijd). De uitkomst van deze berekening is een schatting van de gemiddelde maximale hartfrequentie in een bepaalde leeftijdscategorie. De standaarddeviatie is 10, wat betekent dat de formule met enige voorzichtigheid toegepast moet worden. De leeftijdsgerelateerde afname van de maximale hartfrequentie is vooral toegeschreven aan veranderingen in de zuurstoftoevoer naar het myocard, maar er kunnen ook andere factoren in het spel zijn, zoals een pathologische stoornis van de bloedtoevoer naar de sinusknoop waardoor de hartfrequentie lager is tijdens maximale inspanning ('sick sinus'-syndroom) en een grotere stijfheid (kleinere compliance) van de hartwand, waardoor er meer tijd nodig is om de ventrikels te vullen en de 'feedback' van informatie over de vulling van de venen naar het hartregulatiecentrum verstoord wordt.

De hartfrequentie in rust en de mate waarin de hartfrequentie reageert op submaximale inspanning variëren al naar gelang de ernst van de cardiovasculaire stoornis, terwijl daarnaast de maximale hartfrequentie gestaag afneemt als men ouder wordt.[6] Ook de reactie van de hartfrequentie op fysiologische prikkels, zoals houdingsveranderingen en hoesten, wordt minder op hogere leeftijd.[13]

Het slagvolume

Het slagvolume is het verschil tussen het einddiastolisch volume en het eindsystolisch volume, en hangt sterk af van hydrostatische drukeffecten. Wanneer men zit of staat (zonder zich verder in te spannen), is het slagvolume kleiner ten opzichte van het volume in ruglig als gevolg van de opeenhoping van bloed in de extremiteiten ('veneuze pooling'). Het maximale slagvolume tijdens lichaamsbeweging in ruglig of zit is slechts weinig hoger. De toename is voldoende om het effect van de veneuze pooling teniet te doen. In stand varieert het slagvolume in rust tussen vijftig en tachtig milliliter. Bij goed getrainde sporters kan het slagvolume oplopen tot 200 milliliter. Het slagvolume neemt lineair toe met de belasting totdat het maximum bereikt wordt bij ongeveer vijftig procent van de maximaal haalbare inspanning.[6]

Men is het er niet over eens of het slagvolume verandert als gevolg van het ouder worden of dat de verschillen veroorzaakt worden door een afname van de $\dot{V}O_2$ max, een lagere maximale hartfrequentie en de toegenomen weerstand in de perifere vaten waardoor de ejectiefractie lager wordt.[17] Een juist begrip van het belang van veranderingen in het slagvolume wordt enigszins bemoeilijkt door het feit dat het niet mogelijk is de absolute afmetingen van het linker ventrikel (dat wil zeggen: de einddiastolische en eindsystolische volumes) accuraat te meten.[18] Het onderzoek lijkt erop te wijzen dat er geen leeftijdsgerelateerde verandering plaatsvindt in het slagvolume in rust[19] en dat de ejectiefractie in rust ook onveranderd blijft op hogere leeftijd.[20] Volgens Rodeheffer et al.[21] worden op hogere leeftijd het einddiastolisch en het eindsystolisch volume tijdens inspanning aanzienlijk groter naarmate de intensiteit van de inspanning toeneemt. Oudere onderzoekssubjecten vertonen een groter einddiastolisch volume bij geringe inspanning en dit volume wordt steeds groter naarmate de inspanning wordt opgevoerd. Het eindsystolisch volume neemt ook toe bij ouderen als reactie op lichamelijke inspanning, maar niet zo sterk als het einddiastolisch volume. Het einddiastolisch volume van jongere proefpersonen die grote inspanningen leveren, verandert niet ten opzichte van de waarde in rust, terwijl het eindsystolisch volume significant daalt. De implicatie van deze volumeveranderingen is dat jongere individuen het hartminuutvolume op peil houden door een hoge hartfrequentie en dat ouderen hetzelfde doen door het ventrikel te verwijden en het Frank-Starling-mechanisme te gebruiken om het slagvolume te vergroten.[21]

Het hartminuutvolume

Het hartminuutvolume in rust bedraagt vier tot zes liter per minuut en neemt lineair toe met de belasting. Bij een belastingsniveau van veertig tot zestig procent wordt de vergroting van het hartminuutvolume bereikt door een verhoging van de hartfrequentie en een vergroting van het slagvolume. Bij grotere inspanning komt de vergroting van het hartminuutvolume uitsluitend voor rekening van een verdere verhoging van de hartfrequentie. De maximale waarde van het hartminuutvolume tijdens lichamelijke inspanning is afhankelijk van veel factoren, maar de lichaamsgrootte en de conditie blijken de meeste invloed te hebben. Bij een klein individu met een slechte conditie is het maximale hartminuutvolume bijvoorbeeld slechts twintig liter per minuut, terwijl dit bij een fors individu met een goede conditie veertig liter per minuut kan bedragen.[2]

De fysiologische veranderingen in het cardiovasculaire systeem hebben voornamelijk invloed op de factoren die het hartminuutvolume bepalen. Het hartminuutvolume hangt af van de voorspanning ('preload') en de uitwendige belasting ('afterload'). Deze factoren veranderen op hogere leeftijd. De diastolische vulling wordt kleiner als gevolg van het dikker worden van de mitralisklep, de verminderde elasticiteit van het linker ventrikel of beide.[14] Ook de uitwendige belasting neemt toe op hogere leeftijd, wat mogelijk het gevolg is van een verhoogde stijfheid van de aorta descendens en een afname van de diameter van de perifere vaten. Deze combinatie van factoren vergroot de totale belasting van het myocard en is verantwoordelijk voor de leeftijdsgerelateerde afname van het hartminuutvolume.

De bloeddruk

Het normale effect van het ouder worden op de bloeddruk is een lineaire stijging van de systolische bloeddruk bij grotere belasting (200 mm Hg of hoger). De veranderingen in de bloeddruk bij ouderen hangen af van veel factoren, zoals het volume aan extracellulaire vloeistof, de vaattonus en het reactievermogen van de bloedvaten, het vegetatieve zenuwstelsel en de arteriële barosensorreflexen. Elke factor beïnvloedt de bloeddruk bij ouderen op een enigszins andere manier. De systolische en diastolische bloeddruk in rust stijgen gewoonlijk met het klimmen der jaren, maar dit varieert sterk van persoon tot persoon.[14] De diastolische bloeddruk verandert weinig bij gezonde ouderen. Een leeftijdsgerelateerde verhoging van de gemiddelde bloeddruk houdt verband met de kleinere elasticiteit van de wanden van de grotere bloedvaten, waardoor de systolische bloeddruk stijgt en de diastolische bloeddruk daalt. Ook kan vasopressine meer invloed hebben, waardoor zowel de systolische als de diastolische bloeddruk stijgt. Als gevolg hiervan stijgt de systolische arteriële bloeddruk gestaag tot het 75ste levensjaar. De diastolische bloeddruk stijgt enigszins tot het zestigste levensjaar en neemt daarna geleidelijk af.[22]

Het arterioveneuze zuurstofverschil

Het arterioveneuze zuurstofverschil is het verschil tussen de hoeveelheid zuurstof in de arteriën en in de venen, en is een maat voor de hoeveelheid zuurstof die onttrokken wordt door de perifere weefsels. Het maximale arterioveneuze zuurstofverschil wordt gewoonlijk kleiner op hogere leeftijd.[23] Shepard[2] stelt dat de volgende factoren bijdragen aan deze afname: een slechtere lichamelijke conditie, een lagere arteriële zuurstofverzadiging, een lager hemoglobinegehalte, slechte perifere bloeddistributie, minder activiteit van de weefselenzymsystemen en een relatief grotere bloedtoevoer naar de huid.

Het arterioveneuze zuurstofverschil is gewoonlijk groter bij jongvolwassenen dan bij ouderen, zowel in rust als bij submaximale inspanning. Dit duidt erop dat de weefsels van ouderen minder zuurstof onttrekken.[24] Een mogelijke verklaring hiervoor ligt in een toename van het slagvolume in combinatie met een afname van de mechanische efficiëntie van de cardiopulmonale en cardiovasculaire systemen. Volgens Horvath en Borgia[25] nemen de zuurstofverzadiging en het zuurstoftransport in arterieel bloed niet af. Het metabolische potentieel van de skeletspieren neemt niet af,[26] maar er zijn naar verhouding minder capillairen per vezel in de oudere spier,[27] en de hoeveelheid bloed die naar de perifere weefsels stroomt, neemt af.[28]

De perifere weerstand

De bloedstroom van het hart naar de weefsels hangt af van de behoeften van de weefsels. Tijdens inspanning wordt bloed vanuit gebieden met geen of weinig stofwisselingsactiviteit (dat wil zeggen: de ingewanden) getransporteerd naar de weefsels die bij de inspanning betrokken zijn. De bloedtoevoer naar het hart neemt evenredig met de stofwisselingsactiviteit toe.[6] De bloedtoevoer naar de huid en de spieren wordt groter en er stroomt minder bloed naar maag en darmen. Bij langdurige inspanning en bij hoge temperatuur en luchtvochtigheid is het effectieve bloedvolume kleiner dan het maximale volume, als gevolg van de toename van de bloedtoevoer naar de perifere vaten die nodig is voor een grotere warmteafvoer vanwege de verhoogde stofwisseling en de ongunstige omgevingsfactoren.[2]

De leeftijdsgerelateerde veranderingen in de vaten zijn verschillend voor iedere weefsellaag. De cellen van de intima liggen niet meer netjes naast elkaar in de lengterichting van het vat, maar lopen in verschillende richtingen.[14] De subendotheellaag wordt dikker als gevolg van de afzetting van lipiden, calcificatie en toenemende cross-linking van het bindweefsel. De media lijdt onder toenemende calcificatie en rafelen van de elastische vezels. Al deze veranderingen leiden tot lokale verschillen in vaatdiameter en een toename van de weerstand die het bloed ondervindt.

De perifere weerstand kan groter worden door atheromateuze plaques in het lumen en doordat de vaten niet in staat zijn zich te verwijden bij toegenomen inspanning als gevolg van een verlies aan elasticiteit. Regelmatige lichaamsbeweging kan de gemiddelde druk in rust met ongeveer 5 mm Hg verlagen, maar heeft weinig invloed op de perifere druk tijdens maximale inspanning.[28a]

Neurohumorale factoren

Op latere leeftijd worden de neurohumorale regelmechanismen minder effectief, waardoor het vermogen van het individu om zich aan te passen aan uitwendige en inwendige spanningen kleiner wordt.[2] De hormonen dragen bij aan de regulatie van het circulerend volume en de hartprestatie en zorgen voor de vrijmaking van glucose en vet en de afbraak van eiwitten om de benodigde energie te leveren bij toenemende activiteit. Neurohumorale factoren spelen een belangrijke rol bij het herstel van weefsels, aangezien ze betrokken zijn bij de aanmaak van nieuw eiwit (anabolisme), wat belangrijk is voor het herstelproces op celniveau.

Verlies van vloeistof tijdens langdurige lichamelijke inspanning zorgt voor een afname van het plasmavolume en hemoconcentratie van de rode bloedcellen en plasma-eiwitten. Deze bloedindikking zorgt voor een toename van rode bloedcellen met twintig tot 25 procent, terwijl de hoeveelheid interstitiële vloeistof stijgt ten koste van het plasmavolume.[2]

Bij inspanning tot ongeveer vijftig procent van de maximale inspanning verandert de pH van het bloed weinig. Boven de vijftig procent daalt de pH en wordt de zuurgraad van het bloed hoger. Deze afname van de pH is voornamelijk het gevolg van een toename van het anaërobe spiermetabolisme en gaat gepaard met een toename van het lactaatgehalte in het bloed.

De veranderingen in de neurohumorale regulatie beïnvloeden de fysiologische reactie van het oudere individu. Catecholaminen houden de gemiddelde bloeddruk op peil, mobiliseren spierglucose om het plasmaglucosegehalte te handhaven, maken vetzuren vrij, stimuleren de gluconeogenese in de lever en de glucagonsecretie en remmen de insulinesecretie.[2] Hoewel het plasmacatecholaminegehalte kan toenemen op latere leeftijd,[29] neemt de gevoeligheid van de bètareceptoren in de effectororganen voor adrenerge stimulatie af.[14] Deze variatie in het catecholaminegehalte in het bloed of de afgenomen neurohumorale reactiviteit kan een gedeeltelijke verklaring zijn voor het trager reageren van de hartfrequentie en de bloeddruk op activiteiten, zoals hoesten of de Valsalva-manoeuvre. Deze verminderde reactiviteit wordt voor een deel ook toegeschreven aan de verminderde gevoeligheid van de barosensoren.[29]

De pulmonale reactie op inspanning

De longventilatie (het ademminuutvolume) neemt toe van ongeveer zes liter per minuut in rust tot meer dan honderd liter per minuut tijdens maximale inspanning, en kan bij een individu met een goede conditie oplopen tot meer dan 200 liter per minuut. Deze toename komt tot stand door zowel een groter ademteugvolume als een toename van de ademfrequentie. In rust is het ademteugvolume ongeveer 0,5 liter. Dit kan oplopen tot 2,5 tot 3,0 liter bij maximale inspanning. De ademfrequentie in rust varieert van twaalf tot zestien keer ademhalen per minuut en loopt op tot veertig tot vijftig keer per minuut bij maximale inspanning.[6]

De ademhalingsorganen brengen de ademhaling tot stand door de gecoördineerde contractie van het middenrif en de daarmee samenwerkende ademhalingsspieren, de vervorming van de ribbenkast en het uitzetten van de longen door de negatieve druk die opgewekt wordt door de contractie van deze spieren. In rust zijn de lengte en de spierkracht van de ademhalingsspieren, de compliance van de borstkas en de compliance van de longen belangrijke factoren voor het opwekken van voldoende ventilatie. Het ouder worden zorgt voor een gestage afname van de compliance van de thoraxwand en de bronchioli.[30] De borstwand wordt stijf als gevolg van de structurele veranderingen in bot, kraakbeen en elastische structuren. De cross-linking van de collageenvezels neemt toe, het elastische bindweefsel en het kraakbeenweefsel worden minder veerkrachtig en de hoeveelheid collageen in de annulus fibrosis neemt af.[2,28a] De elastische vezels in de longen ondergaan veranderingen waardoor de compliance van de long toeneemt, maar de elasticiteit ervan afneemt.[31] In combinatie met de afgenomen elasticiteit van de thoraxwand zorgt dit voor een afname van de algehele longcompliance op hogere leeftijd en een toename van het aantal alveolaire fenestrae, die bovendien groter worden.[32] Ook de alveoli worden minder elastisch, terwijl weefsel verloren gaat uit de wanden en septa ervan. Al deze veranderingen zorgen voor een afname van het oppervlak dat beschikbaar is voor de gasuitwisseling. De longcapillairen worden stijver en hun diameter wordt kleiner, waardoor de weerstand die de luchtstroom ondervindt groter wordt.[28a] Hierdoor vergt het ademen meer mechanische arbeid en wordt de gasuitwisseling minder efficiënt.

De veranderingen die plaatsvinden in het pulmonale systeem als gevolg van de pathologische veranderingen die voorkomen bij COPD, emfyseem en chronische bronchitis, vergroten de ademhalingsarbeid en verminderen de energie die beschikbaar komt voor de spieren die arbeid leveren.

Er is een afname in vitale capaciteit als gevolg van een toegenomen restvolume, er is tevens een afname van het FEV (Forced Expiration Volume) en een afname van de arteriële zuurstofspanning gepaard gaande met een toename in de kooldioxidespanning.[2] De afname van de thoraxelasticiteit en een gestaag toenemende vernauwing van de luchtwegen in combinatie met de kracht die de ademhalingsspieren moeten ontwikkelen om een voldoende sterke luchtstroom te creëren, vergen zeer veel van het cardiopulmonale systeem en brengen de efficiënte toevoer van zuurstof naar de perifere vezels in gevaar.[33]

Positieve effecten van training op de conditie van ouderen

Hart- en longaandoeningen hoeven geen belemmering te zijn voor het verbeteren van de conditie. Te veel hulpverleners in de gezondheidszorg die werken met ouderen stellen hun doelen te laag omdat ze aannemen dat ouderen beperkte fysieke mogelijkheden hebben wanneer ze niet actief zijn, een zittend leven leiden of verzwakt zijn door klinische of subklinische aandoeningen. Een vermindering van het hartminuutvolume wordt bijvoorbeeld gezien als een normaal onderdeel van het verouderingsproces, terwijl non-invasief onderzoek met radioactief thallium en echocardiografie[21] heeft uitgewezen dat deze afname niet plaatsvindt bij ouderen met een goede conditie die niet lijden aan een verborgen cardiovasculaire aandoening. Het meeste onderzoek naar veranderingen van de cardiopulmonale reactie op lichamelijke inspanning is gedaan bij ouderen die goeddeels een zittend leven leidden en een minder goede conditie hadden. Het is goed mogelijk dat dergelijke individuen lijden aan een subklinische cardiopulmonale of cardiovasculaire aandoening.

Er is weinig onderzoek gedaan naar de rol van lichaamsbeweging bij de preventie van coronaire en longklachten bij ouderen. Epidemiologische onderzoeken wijzen erop dat er een duidelijke rol is weggelegd voor meer activiteit (dat wil zeggen: lichaamsbeweging binnen het werk en als onderdeel van de vrijetijdsbesteding) bij het verlagen van de kans op cardiopulmonale en cardiovasculaire aandoeningen.[6,34,35] Een gebrek aan lichaamsbeweging wordt steeds meer gezien als een belangrijke risicofactor bij de ontwikkeling van cardiopulmonale en cardiovasculaire aandoeningen.[36] Zelfs het lichaamsgewicht heeft minder invloed op de kans op een fatale hartaanval.[37] Shepard[2] stelt dat het toenemend verlies aan vetvrije massa hiervan de reden kan zijn.

Regelmatige aërobe training zorgt voor een toename van de $\dot{V}O_2$ max bij jongvolwassenen. De grootte van deze toename wordt bepaald door de intensiteit, de frequentie en de duur van de training.[2] Sidney en Shepard[38] beschrijven dat bij oudere mannen en vrouwen een vergelijkbare relatieve toename van de $\dot{V}O_2$ max plaatsvindt als reactie op duurtraining. Deze auteurs lieten zien dat frequentie, intensiteit en duur van de training ook invloed hebben op de resultaten van de training bij ouderen. Transversaal onderzoek heeft aangetoond dat oudere duursporters een hogere $\dot{V}O_2$ max hebben dan proefpersonen uit een controlegroep van gelijke leeftijd die een zittend leven leiden.[39,40] Dit verschil liep uiteen van 44 tot 62 procent indien de $\dot{V}O_2$ max wordt uitgedrukt in liters per minuut en van 62 tot honderd procent indien een correctie wordt uitgevoerd voor het lichaamsgewicht (milliliter per kilogram per minuut). Bij zeer getrainde sporters van 65 jaar en ouder was de $\dot{V}O_2$ max slechts negen procent lager dan bij jongere sporters die hun evenknie waren wat prestaties, training, lichaamsgewicht en lichaamssamenstelling betreft.[41] Dit betekent dat regelmatige lichaamsbeweging de integrale reactie op een uitwendige (vanuit de omgeving) of inwendige (bijvoorbeeld longontsteking) stressfactor positief kan beïnvloeden en dat deze een rol kan spelen bij het vergroten van de weerstand tegen deze verstoringen.

Duurtraining zorgt voor een significante vergroting van de $\dot{V}O_2$ max bij oudere mannen en vrouwen.[39] Verg et al.[39] stelden een toename van 25 procent van de $\dot{V}O_2$ max vast na één jaar training bij een groep proefpersonen tussen zestig en 66 jaar. Door middel van training met een lage intensiteit kon de $\dot{V}O_2$ max van mannelijke en vrouwelijke proefpersonen tussen 61 en 65 jaar met twaalf procent vergroot worden.[42] Nog zes maanden intensieve training resulteerde in een aanzienlijk effect: een vergroting van de $\dot{V}O_2$ max tot achttien procent. Thomas et al.[43] toonden aan dat de beste voorspeller van de $\dot{V}O_2$ max van een ouder individu na één jaar training het aanvangsniveau van de $\dot{V}O_2$ max is. Deze conclusies steunen de hypothese dat de leeftijdsgerelateerde afname van de aërobe capaciteit gedeeltelijk veroorzaakt wordt door factoren waarop invloed uitgeoefend kan worden, zoals inactiviteit.

Uit transversaal vergelijkingsonderzoek tussen sporters van 61 tot 65 jaar en proefpersonen van dezelfde leeftijd die een zittend leven leiden, blijkt dat duurtraining ouderen kan beschermen tegen de leeftijdsgerelateerde afname van de longfunctie.[39] Het ademminuutvolume van de getrainde groep bleek twaalf procent lager te zijn bij eenzelfde submaximale inspanning dan dat van de ongetrainde groep, wat erop wijst dat getrainde oudere individuen minder ademarbeid hoeven te verrichten. De getrainde individuen hadden ook een grotere vitale capaciteit en gebruikten een significant groter gedeelte van hun vitale capaciteit bij maximale inspanning dan de individuen uit de controlegroep. Frontera en Evans[44] onderzochten gezonde mannen en vrouwen tussen 61 en 65 jaar die een zittend leven leidden en concludeerden dat duurtraining gedurende één jaar hun $\dot{V}O_2$ max met 25 procent vergrootte. Ze vonden geen significante veranderingen in de vitale capaciteit, maar bij dezelfde submaximale belasting bleek het ademminuutvolume negen procent lager te zijn na training, wat erop duidt dat de ventilatie efficiënter geworden was. Bovendien bleken het maximale ademminuutvolume en het percentage van de vitale capaciteit dat bij maximale inspanning gebruikt werd significant toegenomen te zijn. Dit onderzoek maakt duidelijk dat oudere individuen die een zittend leven leiden na training hetzelfde efficiënte niveau van ventilatie kunnen bereiken als goed getrainde individuen bij submaximale inspanning en hetzelfde percentage van de vitale capaciteit kunnen gebruiken bij maximale inspanning. De leeftijdsgerelateerde veranderingen in het pulmonale systeem staan een verbetering van de functie door duurtraining dus niet in de weg.

Langdurige duurtraining zorgt voor aanzienlijke aanpassingen van de cardiovasculaire functie. Heath et al.[40] vergeleken duursporters tussen 53 en 65 jaar met een groep sporters tussen twintig en 24 jaar met vergelijkbaar lichaamsgewicht en trainingsgewoonten. Al deze sporters werden vergeleken met gezonde, ongetrainde mannen van dezelfde leeftijd. Zowel bij de jongere als bij de oudere sporters had het linker ventrikel een significant groter volume en een significant grotere massa in vergelijking met de ongetrainde groep, en bij alle sporters in beide leeftijdscategorieën was de dikte van de achterwand en de septa groter na correctie voor het lichaamsoppervlak. De oudere sporters hadden een significant groter einddiastolisch volume dan de jongere sporters. Het verschil in ventriculaire massa was niet significant tussen beide groepen sporters. Een andere belangwekkende uitkomst van dit onderzoek was dat er geen verschillen bestonden tussen de drie groepen wat indicatoren van de contractiefunctie van het myocard betreft, zoals gemeten door echocardiografie (dat wil zeggen: het percentage van spiervezelverkorting en de gemiddelde snelheid van de spiervezelverkorting in rust). De beide getrainde groepen hadden een significant lagere hartfrequentie in rust en tijdens drie niveaus van submaximale inspanning dan de groep ongetrainde proefpersonen. Dit wijst erop dat wanneer oudere mannen regelmatig aan lichaamsbeweging doen, hun cardiovasculaire functie waarschijnlijk beter is dan die van jongere mannen met een slechte conditie.

Volgens Sals et al.[45] resulteert duurtraining gedurende één jaar in een significante vergroting van de functionele aërobe capaciteit. Er vond een kleine maar significante vergroting van het maximale slagvolume plaats, hoewel de veranderingen in het maximale hartminuutvolume niet significant waren. Een toename van het arterioveneuze zuurstofverschil geeft aan dat op spierniveau de zuurstof efficiënter onttrokken wordt, wat erop wijst dat aanpassingen in de periferie belangrijker zijn dan veranderingen in het hart zelf.

Duurtraining vergroot het aërobe vermogen van de skeletspieren. Het verhoogt het percentage mitochondriaal eiwit en verbetert het aërobe vermogen daarvan, ook al is het niet in staat het tempo van de leeftijdsgerelateerde atrofie van de skeletspieren bij ratten te vertragen.[46] Beyer et al.[47] bevestigden deze resultaten en concludeerden dat het vermogen om vetten en koolhydraten te oxideren op peil gehouden kan worden bij ouder wordende dieren door toegenomen lichamelijke activiteit.

Duurtraining gedurende acht weken heeft ook een positief effect op de stofwisseling in de skeletspieren bij mannen tussen 56 en zeventig jaar die een zittend leven leiden.[48] Suominen et al.[48] concludeerden dat de enzymactiviteit – een maat voor het aërobe spiermetabolisme – groter wordt door duurtraining. Deze metabole veranderingen in de skeletspier gaan gepaard met een lager bloedlactaatgehalte tijdens submaximale inspanning.[45,48] Dit wijst erop dat het lagere gehalte in het bloed het gevolg is van een verminderde lactaatproductie en een groter aandeel van het aërobe metabolisme in de energieopwekking.

Sommige ouderen hebben een extreem goede cardiovasculaire conditie. Deze individuen zijn duidelijke uitzonderingen op de regel. Zelfdiscipline en het leveren van grote fysieke prestaties is voor hen een levensstijl die ze sinds hun vroege jeugd aanhangen. In tegenstelling hiermee is het levensritme van de meeste mensen tegen de tijd dat ze 65 worden al aanzienlijk trager. Te weinig fysieke activiteit is één van de voornaamste oorzaken van cardiovasculaire en cardiopulmonale aandoeningen.

Inspanningsonderzoek

Bij het routineonderzoek naar de toestand van hart, longen en bloedvaten van ouderen moet bijzondere aandacht worden geschonken aan het onderzoek van het neuromusculaire apparaat, het bewegingsapparaat en de zintuigen, omdat de resultaten van deze deelonderzoeken waardevolle informatie opleveren over de nog aanwezige capaciteiten en de mogelijkheden voor eventuele verbeteringen. Het doel van het onderzoek omvat onder andere het ontdekken van afwijkingen van de normale structuur of functie en van secundaire complicaties van cardiopulmonale en cardiovasculaire aandoeningen en de beoordeling van de nog aanwezige vermogens.

Gezien het hoge percentage vaataandoeningen als gevolg van diabetes en arteriosclerose onder ouderen moet de huid nauwkeurig geïnspecteerd worden – vooral bij botuitsteeksels. Gelet moet worden op verschijnselen van overmatige druk, wrijving of maceratie, die tot afbraak van de huid zouden kunnen leiden. Het is ook aan te raden de huid van de voeten te inspecteren, vooral tussen de tenen.

Het onderzoek van het bewegingsapparaat moet een beoordeling van de houding, de bewegingsuitslagen van de diverse gewrichten, de lenigheid, gevoeligheid voor drukpijn en de spierkracht omvatten, waarbij de nadruk moet liggen op eventuele dysfuncties of asymmetrie. Hierin past ook het onderzoek naar pijnklachten. De beoordeling van het lopen en het looppatroon zijn cruciale onderdelen voor het opstellen van een trainingsprogramma ter verbetering van de conditie.

Bij het neurologisch onderzoek moet een beoordeling van de geestesgesteldheid als routineonderdeel zijn opgenomen. Een routinecontrole van het uiterlijk, het affect, de oriëntatie en de communicatie draagt bij tot een algehele beoordeling van het niveau van functioneren en de veiligheid van de oudere patiënt. Andere belangrijke onderdelen van het neurologisch onderzoek zijn het testen van de sensibiliteit (met name vibratiezin en proprioceptie), de diepe peesreflexen, de balans (in zit en stand) en de coördinatie.

Bij het cardiovasculaire en cardiopulmonale onderzoek kan het controleren van het eventueel optreden van orthostatische hypotensie nuttig zijn, vooral wanneer de patiënt klaagt over een licht gevoel in het hoofd, duizeligheid of wegrakingen gepaard gaand met vallen. Dit is vooral belangrijk bij patiënten die antihypertensiva met orthostatische bijwerkingen gebruiken. Het controleren van de hartfrequentie in rust en het vergelijken ervan met de hartfrequentie na inspanning kan waardevolle informatie opleveren over het uithoudingsvermogen en de belastbaarheid bij inspanning. Onderzoek naar eventuele hartritmestoornissen, hartruis, rhonchi of de aanwezigheid van COPD kan uitsluitsel geven over de vraag waarom de patiënt een lage belastbaarheid heeft bij inspanning, wat zich uit in snel vermoeid raken of dyspnoea. De beoordeling van het ademhalingspatroon, de houding, de kracht van de hoest, de segmentale longexpansie en de diafragma-activiteit moet een routineonderdeel zijn van het lichamelijk onderzoek, vooral bij patiënten met een longaandoening. Patiënten met cardiopulmonale aandoeningen hebben vaak chronische klachten van het bewegingsapparaat of perifere complicaties, zoals klauwen van vingers en tenen, verkleuring van de nagelbedden of oedeem in voeten en enkels.

Het controleren van de pulsaties van de perifere vaten is een belangrijk onderdeel, vooral wanneer de patiënt last heeft van claudicatio intermittens of veranderingen in de perifere sensibiliteit. De mate van activiteit die moet plaatsvinden voordat claudicatiepijn optreedt, moet bepaald worden. Objectieve gegevens, in de vorm van de lokale bloeddruk en de tijd die verstrijkt voordat claudicatiepijn optreedt, kunnen nuttige informatie opleveren over het uitgangsniveau waarmee de effecten van de behandeling vergeleken kunnen worden. Bij een gezond individu zal lichaamsbeweging in de vorm van wandelen of lopen op een loopband de systolische druk bij de enkel verhogen, maar bij een claudicatiepatiënt zal de enkeldruk zeer laag worden en slechts langzaam terugkeren naar de uitgangswaarde.[49]

Het uitvoeren van belastingsproeven om de cardiopulmonale reactie op lichamelijke inspanning te bepalen is een cruciaal onderdeel van het onderzoek. (Later in dit hoofdstuk wordt een aantal manieren besproken om het uitgangsniveau voor lichaamsbeweging te bepalen.) Welke protocollen en methoden voor het testen van het belastingsniveau gebruikt moeten worden, hangt af van het loopvermogen en het functieniveau van de oudere patiënt, zijn of haar lichamelijke conditie, medische status, motivatie, geestelijke vermogens en de veiligheid van de test. Veel ouderen kunnen maximaaltests niet verdragen, zodat submaximaaltests gebruikt moeten worden om het niveau te bepalen waarop veilig met de duurtraining begonnen kan worden. Het belang van belastingsproeven kan niet genoeg benadrukt worden.

Een andere belangrijke factor bij de keuze van het protocol dat het meest geschikt is voor het beoordelen van de trainingscapaciteit van het individu is de trainingsmethode die feitelijk gebruikt zal worden bij de duurtraining.

Steptests

Steps zijn één van de goedkoopste middelen voor het uitvoeren van een belastingsproef. De meest gebruikte is de Master's Step Test. Hierbij wordt een platform gebruikt met twee treden van elk 23 centimeter hoog. Degene die de test doet, gaat de treden op en af in een bepaald tempo, dat bepaald wordt door de leeftijd en het geslacht. Dit tempo wordt aangegeven met een metronoom zodat de persoon 'in de maat' blijft. Deze diagnostische test duurt slechts drie minuten. Een steptest alleen is vaak niet voldoende om het aërobe arbeidsvermogen te kunnen bepalen, en heeft een beperkt nut voor gebruik bij ouderen, vooral bij individuen op hoge leeftijd. De spierkracht en het uithoudingsvermogen van de quadriceps zijn mogelijk niet groot genoeg om de test gedurende de gehele drie minuten vol te kunnen houden en de test is te inspannend voor sommige hartpatiënten. Desondanks zorgt de test niet voor voldoende belasting om de trainingsmogelijkheden van ouderen zonder verborgen cardiopulmonale klachten adequaat te bepalen.

Met een andere steptest, waarbij één platform wordt gebruikt dat in een hogere stand gezet kan worden om de externe belasting te vergroten, is de reactie van het cardiovasculaire systeem op progressieve trainingsarbeid te bepalen. Deze geleidelijk zwaarder wordende test met diverse niveaus correspondeert met de principes die gebruikt worden bij het ontwerpen van loopbandtests.[50] Degene die de test ondergaat, moet een tempo van 24 stappen per minuut aanhouden, terwijl het platform regelmatig hoger gezet wordt (meestal twee centimeter na elke minuut). In de tweede fase van de test wordt het tempo verhoogd tot dertig stappen per minuut, waarbij opnieuw het platform een aantal malen hoger gezet wordt.

Aangepaste stoel-steptest voor ouderen

Een bijzonder nuttige aanpassing van de steptest wordt vaak gebruikt in verpleeghuizen en bij het onderzoek van ouderen met een zwakke gezondheid die niet in staat zijn het evenwicht te bewaren bij steptests, fietsergometertests of loopbandtests.[51] Bij deze test zit het individu in een stoel met vóór zich een in hoogte verstelbare stang of platform. De voeten worden één voor één opgetild en op de stang gezet zoals bij een steptest, in een tempo van 24 tot dertig stappen per minuut. Afhankelijk van de fysieke mogelijkheden van de oudere wordt de stang of het platform geleidelijk hoger gezet, in stappen van 7,5 tot vijftien centimeter elke één tot drie minuten tot een maximale hoogte van 45 centimeter. Indien de persoon in staat is deze 45 centimeter te halen, wordt de laatste fase van het testprotocol uitgevoerd, waarbij de arm boven het hoofd opgeheven moet worden elke keer wanneer de voet opgetild wordt. Deze test blijkt een effectieve manier te zijn voor het bepalen van de reactie van de cardiovasculaire en cardiopulmonale systemen van gedeconditioneerde ouderen op geleidelijk opgevoerde belasting.

Looptests

Een test die uitgevoerd kan worden bij ouderen die geen evenwichtsproblemen of loopstoornissen hebben, is de looptest. Hierbij lopen ouderen met hartklachten of ademhalingsmoeilijkheden gedurende twaalf minuten[52]. De test wordt uitgevoerd op een horizontaal oppervlak en het tempo moet zo hoog zijn als het individu aankan. Na twaalf minuten wordt de afgelegde afstand gemeten. Deze test is vooral nuttig voor het vaststellen van een aanvangsniveau voor het lopen van ouderen die niet op een loopband kunnen lopen of kunnen fietsen vanwege angina pectoris of dyspnoea.[53]

Wandeltest

Een in Nederland, in toenemende mate, gebruikte test is de UKK-2-kilometer wandeltest. Dit is een submaximale inspanningstest voor weinig of niet-actieve ouderen. De ouderen leggen een afstand van twee kilometer zo snel mogelijk wandelend af. Wandeltijd, hartfrequentie aan het einde van de test, leeftijd, geslacht en Body Mass Index geven een voorspelde maximale zuurstofopname in milliliter per kilogram lichaamsgewicht. De voorspelde $\dot{V}O_2$ max wordt vertaald in een getal dat de fitnessindex wordt genoemd.[92]

Loopbandtest

Het Bruce- of aangepaste Bruceprotocol is de meest gebruikte loopbandtest voor het bepalen van de maximale zuurstofopname.[9] Het aangepaste protocol, waarbij de snelheid en de helling van de band geleidelijker opgevoerd worden, wordt het meest gebruikt bij ouderen. Bij het begin van de test wordt de band ingesteld op drie kilometer per uur en een helling van tien procent (hoewel in sommige protocollen begonnen wordt met een helling van vijf procent voor ouderen met een zwakkere gezondheid; de helling wordt dan in de eerste drie minuten verhoogd tot tien procent). Na elke drie minuten worden de snelheid en de helling op een voorgeschreven manier verhoogd tot een snelheid van 7,5 kilometer per uur en een helling van achttien procent bereikt zijn. Deze belastingsproef kan gebruikt worden bij ouderen met een relatief goede conditie om de reactie van het cardiopulmonale systeem op inspanning te bepalen.

De Modified Balke Test is een alternatieve loopbandtest. De basisprincipes van deze test zijn dezelfde als bij het Bruceprotocol, maar de snelheid wordt constant gehouden (op geleide van een inschatting van de mogelijkheden van het individu). De helling begint op nul procent en wordt elke twee minuten met 3,5 procent verhoogd.[54]

Voor beide protocollen geldt dat de parameters die beoordeeld worden het volume uitgeademde lucht, het ECG, de hartfrequentie, de bloeddruk en de ademfrequentie zijn. De test wordt stopgezet wanneer één of meer van de volgende symptomen optreden: een verlaging van de bloeddruk, een ischemische daling van het ST-segment of aritmie op het ECG, tachycardie, bradycardie, ernstige ademnood, angina pectoris, duizeligheid of pijn in de benen. Vaak zal het bereiken van de grens van het uithoudingsvermogen van de oudere het eindpunt van deze belastingsproef betekenen.[35]

Fietsergometertest

De fietsergometertest is een ander alternatief voor belastingsproeven. De voordelen ervan zijn dat het individu door de fiets ondersteund wordt en het evenwicht kan bewaren door te leunen op het stuur. Eventueel kan een extra breed zadel gebruikt worden in plaats van het normale fietszadel om de stabiliteit en het comfort van de patiënt die op de fiets zit, te vergroten. Een test waarbij het individu gedurende zes tot negen minuten continu fietst en de kracht en de snelheid geleidelijk opgevoerd worden is geschikt voor het bepalen van de trainingsmogelijkheden van een ouder individu.[51] Uiteindelijk moet een hartfrequentie van zeventig tot 85 procent van de maximale waarde bereikt worden. De parameters die gemeten worden, zijn dezelfde als bij de loopbandtests.

Het opstellen van oefenprogramma's

Intensiteit, duur en frequentie zijn de drie belangrijkste componenten van training. Deze drie elementen worden gebruikt bij het bepalen van een goed trainingsniveau op basis van de resultaten van belastingsproeven. Uit onderzoek blijkt dat de grootste effecten op de cardiovasculaire conditie bereikt worden bij een intensiteit van zestig procent of meer van de maximale hartfrequentie gedurende twintig minuten of meer met een frequentie van drie of meer keer per week.[9,44] Wanneer er geen cardiopulmonale beperkingen zijn, kunnen ouderen het cardiovasculaire trainingseffect bereiken door middel van aërobe training. Als gevolg van de afname van de maximale hartfrequentie op hogere leeftijd, wordt een trainingseffect bereikt bij een relatief lagere hartfrequentie dan bij jongere individuen.[2]

Ouderen met cardiopulmonale klachten kunnen wellicht slechts beperkt aëroob trainen vanwege het optreden van angina pectoris of dyspnoea. Irwin en Zadai[16] hebben dit goed onder woorden gebracht: 'Op het moment is het nog de vraag of patiënten met COPD wel ooit de "anaërobe drempel" zullen overschrijden, zelfs bij de hogere hartfrequenties die ze hebben bij lagere trainingsniveaus. De verbeteringen die worden gezien bij COPD-patiënten zijn niet dezelfde als die gezien worden na training van gezonde individuen (centraal cardiovasculair trainingseffect).'

De intensiteit is een belangrijke factor voor het verbeteren van de aërobe capaciteit door training.[39,56] Bij gezonde ouderen kan de hartfrequentie meestal gebruikt worden als een betrouwbare indicator van de trainingsintensiteit. Deze kan een nuttige indicator zijn voor degenen die zelf hun polsslag kunnen opnemen met de hand of de beschikking hebben over een hartslagmeter. Nadat de tijd en de af te leggen afstand die nodig zijn voor het verbeteren van het uithoudingsvermogen bepaald zijn, moet de patiënt een veilige hartfrequentie (aanvankelijk meestal zestig tot zeventig procent van het maximum) aanhouden gedurende de gehele trainingssessie.

Bij ouderen met een cardiopulmonale aandoening kan de hartfrequentie echter een verkeerd beeld geven van de zuurstofopname, aangezien een ineffectief adempatroon en onvoldoende pompwerking van het hart de zuurstofvoorziening aan de spieren die arbeid leveren, kunnen belemmeren. Bovendien wordt de hartfrequentie vaak beïnvloed door de medicijnen die voorgeschreven worden bij hartklachten. Toch moet men de patiënt wel instructie geven over het in de gaten houden van de hartfrequentie, aangezien de hartfrequentie samenhangt met die zuurstofbehoefte die ernstige symptomen veroorzaakte tijdens de inspanningstest. De patiënt mag, tijdens de training, deze hartfrequentie niet overschrijden. Gezien de onbetrouwbaarheid van de hartfrequentie als een indicator van de zuurstofopname tijdens training, is het beter dat deze patiënten niet vertrouwen op de hartfrequentie als maat voor de trainingsintensiteit. In plaats daarvan kan een bepaalde intensiteit voorgeschreven worden door een bepaalde hoeveelheid arbeid binnen een bepaalde tijdseenheid aan te bevelen. Iemand die bijvoorbeeld in staat is 500 meter af te leggen tijdens de twaalf-minutenlooptest moet worden aangemoedigd te blijven lopen om het uithoudingsvermogen te verbeteren. Het doel is dan het afleggen van 1500 meter binnen dertig minuten. De afstand die binnen deze tijd wordt afgelegd, kan geleidelijk opgevoerd worden op geleide van de cardiopulmonale belastbaarheid, het uithoudingsvermogen zoals de patiënt dit zelf ervaart, en de motivatie. De intensiteit van de training wordt dan bepaald door de afstand die in een bepaalde tijdseenheid wordt afgelegd.

Het voornaamste doel van duurtraining is het vergroten van de mogelijkheden voor functionele activiteiten door het verbeteren van het uithoudingsvermogen. Om het uithoudingsvermogen te kunnen verbeteren, moet ook de duur van de training onderdeel zijn van het programma. Indien een oudere alleen in staat is fase I (zes minuten) van de lage-intensiteit functionele test te volbrengen, kunnen trainingssessies met onderbrekingen een middel zijn om het duurprincipe toch in de praktijk te brengen. Bij aanvang is de duur van de voorgeschreven training (bijvoorbeeld twintig minuten) dan weliswaar hetzelfde als het einddoel, maar de oefening wordt gedaan in eenheden van vier tot vijf minuten, met twee tot drie minuten rust daartussen. Naarmate het programma vordert, kan de hoeveelheid rust geleidelijk verminderd worden, totdat het individu in staat is twintig minuten onafgebroken te lopen. In verpleeghuizen is het niet ongebruikelijk dat ouderen eerst meedoen aan twee tot drie korte oefensessies per dag, waarna geleidelijk toegewerkt wordt naar één lange sessie. Hetzelfde principe kan toegepast worden bij ouderen die nog op zichzelf wonen en thuis of in groepsverband oefenen. Naarmate het uithoudingsvermogen beter wordt, kan de duur van de sessie opgevoerd worden.

De frequentie is een andere factor die een rol speelt bij trainingsprogramma's. Zeker bij training waarbij rustperioden worden ingelast, moet aanvankelijk elke dag geoefend worden, tenzij dit niet mogelijk is door klachten bij de patiënt of het weer. Wanneer de oudere eenmaal in staat is twintig tot dertig minuten onafgebroken te trainen, zullen twee tot drie sessies per week de trainingseffecten op peil houden of zelfs vergroten.

We hebben hiervoor reeds opgemerkt dat de hersteltijd vaak langer is bij ouderen vanwege hun toegenomen zuurstofbehoefte. Warming-up en cooling-down zijn zeer belangrijke onderdelen van een oefenprogramma, aangezien op het individu toegesneden oefeningen voor warming-up en cooling-down kunnen helpen bij het verbeteren van musculaire balans, houdingsproblemen, de lenigheid en de algemene spierkracht. De rek- en strekoefeningen kunnen ook ademhalingsoefeningen omvatten om de thoraxmobiliteit en de ademhaling te verbeteren. Balans en coördinatie kunnen vaak verbeterd worden met ritmische oefeningen.

Aandachtspunten bij het opstellen van trainingsprogramma's

Vetzucht

Vetzucht geeft een verhoogd risico op cardiovasculaire aandoeningen bij ouderen. Jarret[56] vond zelfs een grotere kans op het ontwikkelen van hart- en vaatklachten aan beide uiteinden van de gewichtsverdelingscurve. Uit onderzoek blijkt dat vetzucht de invloed van andere atherogene risicofactoren (bijvoorbeeld roken of een bestaande aandoening) vergroot en daardoor de kans op cardiovasculaire klachten verhoogt.[57] Gegevens uit de dertig-jaar-follow-up van het Framingham-onderzoek laten zien dat er een blijvende relatie bestaat tussen vetzucht en de morbiditeit en mortaliteit als gevolg van vaatziekten. Dit verband was sterker bij mannen dan bij vrouwen. Vetzucht houdt verband met zowel een verhoogde bloeddruk als hogere serum-lipoproteïneconcentraties.[58] Uit het Framingham-onderzoek[59] blijkt dat de correlatie tussen het relatieve lichaamsgewicht en zowel de systolische als de diastolische bloeddruk gestaag afneemt met het klimmen der jaren. Havlik et al.[60] gebruikten de BMI (body mass index [lichaamsgewicht/lengte^2]) en de bloeddruk en constateerden eenzelfde afname bij mannen tussen dertig en zeventig jaar. Harlan et al.[61] toonden aan dat het verband tussen de BMI en de systolische bloeddruk minder sterk wordt bij oudere vrouwen. Dit – geringere – verband blijft statistisch significant bij oudere mannen, maar niet bij oudere vrouwen.

In het Framingham-onderzoek bleek de correlatie tussen het relatieve lichaamsgewicht en het totale plasmacholesterolgehalte niet significant te zijn bij mannen van vijftig jaar en ouder; bij vrouwen was dit verband alleen significant tussen 35 en 39 jaar.[62] Verdere analyses lieten zien dat na het vijftigste levensjaar de BMI niet significant correleert met het low density lipoproteins-(LDL-)cholesterolgehalte bij beide geslachten. Er bestond echter een sterk negatief verband tussen het high density lipoproteins-(HDL-)cholesterolgehalte en de BMI, en dit verband bleef significant, zelfs bij subjecten tussen zeventig en 79 jaar.[62,63] Het op peil houden van een optimaal gewicht bij een bepaalde lichaamslengte heeft dus een positief effect op het HDL-cholesterolgehalte.[64]

Een verandering van het lichaamsgewicht heeft grote gevolgen voor de bloedlipideconcentraties. Uit het Framingham-onderzoek bleek dat een verandering van de BMI (als gevolg van verandering van het lichaamsgewicht) met tien eenheden verband hield met een verandering van het totale serumcholesterolgehalte van elf milligram per deciliter bij mannen en 6,3 milligram per deciliter bij vrouwen. Dit verband was niet zwakker in de hogere leeftijdscategorieën.[59] Zowel Wolf en Grundy[65] als Zimmerman et al.[66] vonden matige verhogingen van het HDL-cholesterolgehalte na vermagering.

Zowel het bloedlipidegehalte als de bloeddruk wordt beïnvloed door de mate van overgewicht.[64] Een effectieve beheersing van het overgewicht, en met name het voorkomen van het dikker worden op middelbare leeftijd, kan zeer waardevol zijn voor het verminderen van de mortaliteit als gevolg van cardiovasculaire aandoeningen, gezien de aanzienlijke verlaging van de leeftijdsgerelateerde bloeddruk die er het gevolg van is.[67] Er is slechts weinig onderzoek gedaan naar het relatieve risico van gewichtsfluctuaties en permanent overgewicht. In het Framingham-onderzoek bleek het gewicht op jonge leeftijd een belangrijke voorspeller te zijn van cardiovasculaire aandoeningen.[68,69] Een gewichtsvermindering door lichaamsbeweging en een dieet blijkt een aanzienlijke vermindering van de kans op cardiovasculaire aandoeningen met zich mee te brengen; afvallen wordt dus aangeraden voor ouderen die twintig procent of meer wegen dan het ideale gewicht (een BMI van 27,2 voor mannen en 26,9 voor vrouwen).[70] Bij individuen die lijden aan diabetes, hypertensie, hyperlipidemie of jicht moet zelfs een geringer overgewicht aangepakt worden.[71]

Medicijnen

Vrijwel alle patiënten met hartklachten gebruiken medicijnen, zoals bètablokkeerders of calciumantagonisten. Bètablokkeerders zijn adrenoreceptorblokkeerders die alleen aangrijpen op het hart. Het gebruik leidt meestal tot een verlaging van de hartfrequentie en het hartminuutvolume, zowel in rust als tijdens inspanning. Calciumantagonisten remmen de instroom van calcium, waardoor ze de hartfrequentie en de bloeddruk bij elk belastingsniveau verlagen. Deze medicijnen verlagen met andere woorden de reactie van het hart op een toename van de lichamelijke activiteit. Om deze reden is de hartfrequentie geen goede indicator van de belasting bij hartpatiënten.

De hersteltijd blijkt wel een goede praktische indicator te zijn van het belastingsniveau bij hartpatiënten. Indien de hartfrequentie binnen twee minuten na beëindiging van een bepaalde oefening terugkeert naar het rustniveau, kan deze activiteit als veilig beschouwd worden. Indien de hartfrequentie binnen één minuut weer normaal is, kan de oefening zwaarder gemaakt worden. Een hersteltijd van drie minuten of meer wordt gezien als een aanwijzing dat de oefening te zwaar is voor het cardiopulmonale systeem en dat de intensiteit ervan verminderd moet worden.

Medicijnen die gebruikt worden door longpatiënten zijn onder andere bronchodilatantia (zowel oraal ingenomen als geïnhaleerd), steroïden en antibiotica. Daarnaast wordt ook zuurstof gebruikt. De meeste van deze medicijnen en zuurstof dienen ertoe de zuurstoftoevoer te vergroten en de zuurstofbehoefte te verminderen door de arbeid die nodig is voor de ademhaling te verkleinen. Antibiotica worden gegeven om infecties te bestrijden.

Diabetes mellitus

Transversaal onderzoek heeft aangetoond dat de leeftijdsgerelateerde stoornissen in de glucosetolerantie significant verband houden met de lichamelijke conditie of het activiteitsniveau.[72] Er is slechts weinig specifiek onderzoek verricht onder individuen van zestig jaar en ouder. De effecten van training op de glucosetolerantie zijn onderzocht in één prospectief onderzoek onder mannen van zestig jaar en ouder. Hieruit bleek dat, ofschoon de glucosegehalten niet veranderden, zowel het insuline- als het C-peptidegehalte lager was.[45] Bovendien was het HDL-cholesterolgehalte hoger en het triglyceridegehalte lager. Experimenteel onderzoek naar de training van patiënten met type-II-diabetes liet zien dat kortlopende trainingsprogramma's geen bijzondere voordelen bieden boven een dieet.[37] Bij programma's die vijf maanden of langer duurden, werd echter wel een verbetering gevonden van de glucosetolerantie.[73-75]

Behalve de mogelijk gunstige effecten op de glucosetolerantie biedt training meer voordelen voor diabetespatiënten. De cardiovasculaire conditie en de lipideprofielen verbeteren, de hypertensie wordt minder, eventuele osteopenie verloopt trager en het psychologisch functioneren verbetert. De risico's die diabetici lopen bij lichaamsbeweging zijn onder andere hypoglykemie, ketose, dehydratie, ischemische hartziekte, hartritmestoornissen, versneld optreden van retinopathia proliferans, verhoogde proteïnurie en trauma (vooral bij neuropathiepatiënten). Binnen de Amerikaanse National Institutes for Health (NIH) overheerst de mening dat de effecten van training op de insulineregeling bij niet-insulineafhankelijke diabetes mellitus vaak uiteenlopen en slechts gering zijn.[76] Pacini et al.[77] lieten zien dat lichamelijk actieve ouderen met een normaal gewicht een normale insulinebinding hebben, evenals een normale gevoeligheid voor insuline, en een normale insulinesecretie als reactie op een verhoogd glucosegehalte. Helmrich et al.[75] hebben aangetoond dat grotere lichamelijke activiteit zelfs de incidentie van diabetes mellitus verlaagt. Onderzoek naar de effecten van langdurige training is nodig voordat definitieve richtlijnen voor het opstellen van trainingsprogramma's gegeven kunnen worden. De voordelen van lichaamsbeweging voor de cardiovasculaire conditie en de mogelijkheden die deze biedt voor het vergroten van de glucosetolerantie bij diabetici wegen echter duidelijk op tegen de mogelijke risico's.

Osteoporose

Bij het opstellen van oefenprogramma's ter verbetering van de cardiovasculaire conditie moet rekening gehouden worden met het voorkomen van osteoporose bij ouderen. Het geschatte verlies aan botmassa op tachtigjarige leeftijd ten opzichte van de grootste botmassa die men heeft als jongvolwassene is vergelijkbaar met de vastgestelde afname van de spierkracht in die periode, die 35 tot 45 procent bedraagt.[78] Aangezien er een duidelijk verband geconstateerd is tussen spierkracht en botmassa,[79-82] heeft men meer aandacht gekregen voor lichaamsbeweging als middel voor het vergroten van de botmassa. De mechanismen waarmee het skelet reageert op lichaamsbeweging zijn nog niet precies bekend, maar de onderzoeksgegevens wijzen erop dat de botmassa toeneemt als reactie op mechanische belasting.[83-85] De botdichtheid blijkt hoger te zijn bij mensen die veel aan lichaamsbeweging doen en uit de literatuur komt naar voren dat lichaamsbeweging het tempo van het leeftijdsgerelateerde botverlies kan vertragen.[86-88]

Het is niet bekend welk soort lichaamsbeweging het beste is voor het vergroten van de botmassa. Elke auteur beveelt echter oefeningen aan die aërobe, gewichtdragende activiteiten omvatten en een directe invloed hebben op het cardiopulmonale systeem, zoals lopen en joggen. Men moet de oudere patiënt met osteoporose onderzoeken op eventuele cardiovasculaire en cardiopulmonale klachten en evenzeer moet men nagaan of individuen met hart-, long- en/of vaataandoeningen een grotere kans lopen op stressfracturen als gevolg van osteoporose.

Conclusie

Men kan het grote therapeutische potentieel van lichaamsbeweging en training eenvoudigweg niet negeren. Zoals Ernst Jokl[89] heeft opgemerkt: '... is de theoretische basis voor het begrijpen van de manier waarop gezonde individuen zich aanpassen aan training meer dan 100 jaar geleden gelegd door de eminente patholoog Julius Cohnheim, die erop wees dat, ongeacht de leeftijd, elk type fysiologische prikkel betrouwbaar is, in die zin dat dergelijke prikkels zonder uitzondering de functie verbeteren. Krachttraining vergroot de spierkracht; duurtraining vergroot het uithoudingsvermogen; vaardigheidstraining vergroot de vaardigheid.'

Lichaamsbeweging en goede voeding vormen een solide basis voor een plezierige en gezonde oude dag en kunnen de achteruitgang die onvermijdelijk met het ouder worden gepaard gaat, vertragen. Het vermogen van het lichaam om zich aan te passen aan training vermindert niet op hogere leeftijd, alhoewel deze aanpassing minder betrouwbaar wordt wanneer ziekteprocessen optreden. De medische literatuur en klinische ervaringen leveren tal van voorbeelden waaruit blijkt dat lichaamsbeweging en fysieke activiteiten gunstige effecten hebben op patiënten die lijden aan vaatziekten, diabetes mellitus, hypertensie, longaandoeningen en andere chronische ziekten. Lichaamsbeweging en training verbeteren niet alleen de fysieke vermogens en vaardigheden van individuen, maar hebben ook een gunstige uitwerking op het vermogen van het lichaam om zich aan te passen aan fysiologische belasting.

Diverse fysiologische regelmechanismen zorgen voor het handhaven van de homeostasis tijdens een acuut optreden van uitwendige of inwendige belasting. Leeftijdsgerelateerde veranderingen hebben invloed op al deze homeostatische reacties en beperken de fysieke prestaties en de $\dot{V}O_2$ max. Lichaamsbeweging blijkt het karakter van een aantal van deze veranderingen te kunnen wijzigen en zelfs teniet te kunnen doen en de afname van de functionele aërobe capaciteit te kunnen vertragen. Als dit gebeurt, krijgt het oudere individu betere mogelijkheden voor het uitvoeren van ADL-functies en wordt de kwaliteit van diens leven hoger. Lichaamsbeweging en oefeningen voor de functionele mobiliteit moeten beschouwd worden als een integraal onderdeel van revalidatieprogramma's voor ouderen.

Ter recapitulatie

- Cardiovasculaire aandoeningen zijn de belangrijkste doodsoorzaak na het 65ste levensjaar. Ze zijn verantwoordelijk voor meer dan veertig procent van de sterfgevallen in deze leeftijdscategorie.
- Leeftijdsgerelateerde cardiopulmonale veranderingen zijn onder andere een afname van de aërobe capaciteit, de vitale capaciteit, het ademminuutvolume, het maximale hartminuutvolume, de maximale hartfrequentie, het slagvolume, de maximale zuurstofopname en een hogere bloeddruk.
- De effecten van het ouder worden op het pulmonale systeem zijn onder andere de grotere mechanische arbeid die verricht moet worden om adem te halen, de afname van de efficiëntie van de gasuitwisseling en van het mechanisme voor het leveren van zuurstof aan de perifere weefsels.
- Het hartminuutvolume neemt niet af bij ouderen met een goede conditie die niet lijden aan een hartaandoening.
- Onderdelen van een grondig lichamelijk onderzoek van de cardiopulmonale functie zijn onder andere het onderzoek van het bewegingsapparaat, de zintuigen en het cardiopulmonale systeem en geschikte belastingstests.
- Submaximaaltests kunnen veilig afgenomen worden bij ouderen. De beschikbare tests (steptest, aangepaste stoel-steptest, looptest, wandeltest, loopbandtest en de fietsergometertest) zijn allemaal geschikt voor het testen van ouderen.
- Bij de training van ouderen moeten de intensiteit, de duur en de frequentie – de drie belangrijkste onderdelen van elk trainingsprogramma – aangepast worden. Zestig procent is een veilige intensiteit; de duur, die gewoonlijk twintig minuten bedraagt, moet aanvankelijk wellicht opgesplitst worden in delen van vier tot vijf minuten elk; er moet dagelijks getraind worden.
- Bij het opstellen van een trainingsprogramma voor ouderen moet men rekening houden met de eventuele aanwezigheid van vetzucht, diabetes mellitus en osteoporose en het gebruik van medicijnen bij cardiopulmonale aandoeningen.

Literatuur

1. National Center for Health Statistics. *Advance Report of Final Mortality Statistics. Monthly Vital Statistics Report.* Hyattsville, Md; US Public Health Service. US Dept of Health and Human Services, publication PHS 88-1120; 37-6(suppl), 1988.
2. Shepard RJ. *Physical Activity and Aging,* Tweede druk. Gaithersburg; Md:Aspen; 1987.
3. Verbrugge L. Recent, present, and future health of American adults. In: Breslow L, Fielding JE, Lave LB, eds: *Annual Review of Public Health.* Annual Reviews; Palo Alto, Calif; 1989; 10.
4. *Technology and Aging in America.* US Congress, Office of Technology Assessment, OTA-NS-264. Washington DC: US Office of Technological Assessment; 1985.
5. Palmore EB. Trends in the health of the aged. *Gerontologist.* 1986; 26:298-302.
6. Astrand PO. Exercise physiology and its role in disease prevention and in rehabilitation. *Arch Phys Med Rehabil.* 1987; 68;305.
7. Rowe JW, Besdine RW. *Health and Disease in Old Age.* Boston: Little & Brown; 1982.
8. Crimmins EM, Saito Y, Ingegneri D. Changes in life expectancy and disability-free life expectancy in the United States. *Pop Dev Rev.* Juni 1989; 15(2):235-267.
9. Bruce RA. Functional aerobic capacity, exercise and aging. In: Adres R, Bierman EL, Hazzard WR, red. *Principles of Geriatric Medicine.* New York: McGraw-Hill; 1985:87-103.
10. Shepard RJ. The cardiovascular benefits of exercise in the elderly. *Top Ger Rehab.* 1985; 1(1):1-10.
11. Cress ME, Schultz E. Aging muscle: functional, morphologic, biochemical, and regenerative capacity. *Top Ger Rehab.* 1985; 1(1):11-19.
12. Gerstenblith G, Weisfeldt ML, Lakatta EG. Disorders of the heart. In: Andres R, Bierman EL, Hazzard WR, red. *Principles of Geriatric Medicine.* New York: McGraw-Hill; 1985; 515-526.
13. Wei JY. Heart disease in the elderly. *Cardiovasc Med.* 1984; 9:971-998.
14. Wei JY. Cardiovascular anatomic and physiologic changes with age. *Top Ger Rehab.* 1986; 2(1): 10-16.
15. Redden WG. Respiratory system and aging. In: Smith EL, Serfass RC, red. *Exercise and Aging: The Scientific Basis.* Hillside, NJ: Enslow Publishers; 1981; 89-108.
16. Irwin SC, Zadai CC. Cardiopulmonary rehabilitation of the geriatric patient. In: Lewis CB, red. *Aging: The Health Care Challenge.* Tweede druk. Philadelphia: Davis; 1990; 181-211.
17. Mann DL, Deneberg BS, Gash AK, et al. Effects of age on ventricular performance during graded supine exercise. *Am Heart J.* 1986; 111:108-115.
18. Rodeheffer RJ, Gerstenblith G. Effect of age on cardiovascular function. In: Johnson HA, red. *Relations Between Normal Aging and Disease.* Aging Series. 1985; 28:85-99.
19. Gerstenblith G, Lakatta EG, Weisfeldt ML. Age changes in myocardial function and exercise response. *Progr Cardiovasc Dis.* 1976; 19:1-21.
20. Port S, Cobb FR, Coleman RE, et al. Cardiac ejection fraction in aging. *New Eng J Med.* 1980; 303:1133-1137.
21. Rodeheffer RJ, Gerstenblith G, Becker LC, et al. Exercise cardiac output is maintained with advancing age in healthy human subjects: cardiac dilatation and increased stroke volume compensate for a diminished heart rate. *Circulation.* 1984; 69:203-213.
22. Harris R. *Clinical Geriatric Cardiology: management of the Elderly Patient.* Philadelphia Lippincott; 1986; 29-42.
23. Weisfeldt ML, Gerstenblith ML, Lakatta EG. Alterations in circulatory function. In: Andres R, Bierman EL, Hazzard WR, red. *Principles of Geriatric Medicine.* New York: McGraw-Hill; 1985; 248-279.
24. Niinimaa V, Shepard RJ. Training and oxygen conductance in the elderly. *J Gerontol.* 1978; 33:354-367.
25. Horvath SM, Borgia JF. Cardiopulmonary gas transport and aging. *Am Rev Respir Dis.* 1984; 129 (suppl):569-571.
26. Aniansson A, Hedberg M, Henning GB, et al. Muscle morphology, enzymatic activity, and muscle strength in elderly men: a follow-up study. *Muscle Nerve.* 1986; 9:585-591.
27. Coggan AR, Spina RJ, King DS, et al. Skeletal muscle adaptations to endurance training in 60-69 year old men and women. *J Appl Physiol.* 1992; 72:1780-1786.
28. Martin WH III, Kohrt WM, Malley MT, et al. Exercise training enhances leg vasodilatory capacity of 65-year-old men and women. *J Appl Physiol.* 1990; 69:1804-1809.

28a. Smith EL, Serfass RC, red. *Exercise and Aging: The Scientific Basis.* Hillside, NJ: Enslow; 1981.

29. Shimada K, Kitazumi T, Sadakne N, et al. Age-related changes of baroreflex function, plasma, norepinephrine, and blood pressure. *Hypertension.* 1985; 7:113-118.
30. Irwin SC. Cardiac rehabilitation for the geriatric patient. *Top Ger Rehab.* 1986; 2:44-54.
31. Turner JM, Mead J, Wohl ME. Elasticity of human lungs in relation to age. *J Appl Physiol.* 1968; 25(6):664-683.
32. Pump KK. Fenestrae in the alveolar membrane of the human lung. *Chest.* 1974; 65:799-802.
33. Loke J, Mahler DA, Paul-Man SF, et al. Exercise impairment in chronic obstructive pulmonary disease. Symposium on exercise: physiology and clinical applications. *Clin Chest Med.* 1984; 5(1)121-129.
34. Paffenbarger RS, Wing AL, Hyde RT, Jung DL. Physical activity and incidence of hypertension in college alumni. *Am J Epidemiol.* 1983; 117:245-256.
35. Paffenbarger RS, Hyde RT, Wing AL, Hsieh CC. Physical activity, all-cause mortality and longevity of college alumni. *New Eng J Med.* 1986; 314:605-613.
36. Baker PB, Arn AR, Unverferth DV. Hypertrophic and degenerative changes in human hearts with aging. *J Coll Cardiol.* 1985; 5:536A.
37. Krotkiewski M, Lonroth P, Mandroukas K, et al. The effects of physical training on glucose metabolism in obesity and type II (noninsulin-dependent) diabetes mellitus. *Diabetologia.* 1985; 28:881-890.
38. Sidney KH, Shepard RJ. Frequency and intensity of exercise training for elderly subjects. *Med Sci Sports.* 1978; 10:125-131.
39. Verg JE, Seals DR, Hagberg JM, et al. Effects of endurance exercise training on ventilatory function in older individuals. *J Appl Physiol.* 1985; 58:791-794.
40. Heath GW, Hagberg JM, Ehsani AA, et al. A physiological comparison of young and older endurance athletes. *J Appl Physiol.* 1981; 51:634-640.
41. Allen WK, Seals DR, Hurley BF, et al. Lactate threshold and distance running performance in young and older athletes. *J Appl Physiol.* 1985; 58:1281-1284.
42. Seals DR, Hagberg JM, Hurley BF, et al. Effects of endurance training on glucose tolerance and plasma lipid levels in older men and women. *JAMA.* 1984; 252:645-649.
43. Thomas SG, Cunningham DA, Rechnitzer PA, et al. Determinants of the training response in elderly men. *Med Sci Sports Exerc.* 1985; 17:667-672.
44. Frontera WR, Evans WJ. Exercise performance and endurance training in the elderly. *Top Ger Rehab.* 1986; 2(1):17-32.
45. Seals DR, Hagberg JM, Hurley BF, et al. Endurance training in older men and women. I. Cardiovascular responses to exercise. *J Appl Physiol.* 1984; 57:1024-1029.
46. Farrar RP, Martin TP, Murray Ardies C. The interaction of aging and endurance exercise upon the mitochondrial function of skeletal muscle. *J Gerontol.* 1981; 36:642-647.
47. Beyer RE, Stames JW, Edington DW, et al. Exercise-induced reversal of age-related declines of oxidative reactions, mitochondrial yield and flavins in skeletal muscle of the rat. *Mech Ageing Dev.* 1983; 24:309-323.
48. Suominen H, Heikkinen E, Liesen H, et al. Effects of 8 weeks' endurance training on skeletal muscle metabolism in 56-70-year-old sedentary men. *Eur J Applied Physiol.* 1977; 37:173-180.
49. Thiele BL, Strandness DE. Disorders of the vascular system: peripheral vascular disease. In: Andres R, Bierman EL, Hazzard WR, red. *Principles in Geriatric Medicine.* New York: McGraw-Hill; 1985:527-535.
50. Nagle FJ, Balke B, Naughton JP. Gradual step tests for assessing work capacity. *J Appl Physiol.* 1965; 20:745-752.
51. Smith EL, Gilligan C. Physical activity prescription for the elderly. *Phys Sports Med.* 1983; 11:91-101.
52. McGavin CR, Cupta SP, McHardy GJR. Twelve-minute walking test for assessing disability in chronic bronchitis. *Br Med J.* 1976; 1:822-826.
53. Kline G, Parcari JP, Hintermeister R, et al. Estimated $V0_2$ max from a one-mile track walk, gender, age, and body weight. *Med Sci Sports Exerc.* 1987; 19:253-259.
54. Ellestad NH. *Stress Testing: Principles and Practice.* Philadelphia: Davis; 1979.
55. Bruce RA. Exercise, functional aerobic capacity, and aging-another viewpoint. *Med Sci Sports Exerc.* 1984; 16:8-15.
56. Jarret RJ. Is there an ideal body weight? *Br Med J.* 1986; 293:493-495.
57. Stallones R. Epidemiologic studies of obesity. In: Foster WR, Burton ET, red. Health implications of obesity. *Ann Intern Med.* 1985; 103 (6, pt 2):1003-1005.

58. Kannel WB, Gordon T. *An Epidemiologic Investigation of Cardiovascular Disease.* Section 5. Washington, DC: US Public Health Service. US Dept of Health, Education, and Welfare publication; 1968.
59. Ashley FW Jr, Kannel WB. Relation of weight change to changes in atherogenic traits: the Framingham study. *J Chronic Dis.* 1974; 27:103-114.
60. Havlik RJ, Hubert HB, Fabsitz RR, et al. Weight and hypertension. *Ann Intern Med.* 1983; 98(2, pt 5):855-859.
61. Harlan WR, Hull AL, Schmouder RL, et al. High blood pressure in older Americans: the first national health and nutrition examination survey. *Hypertension.* 1984; 6(1):802-809.
62. Jannel WB, Gordon T, Castelli WP. Obesity, lipids, and glucose intolerance: the Framingham study. *Am J Clin Nutr.* 1979; 32:1238-1245.
63. Wilson PWF, Garrison RJ, Abbott RD, et al. Factors associated with lipoprotein cholesterol levels: the Framingham study. *Arteriosclerosis.* 1983; 3:273-281.
64. McGandy RB. Nutrition and the aging cardiovascular system. In: Hutchinson ML, Munro HN, red. *Nutrition and Aging.* Orlando, Fl: Academic Press; 1986.
65. Wolf RN, Grundy SM. Influence of weight reduction on plasma lipoproteins in obese patients. *Arteriosclerosis.* 1983; 3:160-169.
66. Zimmerman J, Kaufman NA, Fainaru M, et al. Effective weight loss in moderate obesity on plasma lipoprotein and apolipoprotein levels and on high density lipoprotein composition. *Arteriosclerosis.* 1984; 4:115-123.
67. Drizd T, Dannenberg AL, Engel A. Blood pressure levels in persons 18-74 years of age in 1976-80, and trends in blood pressure from 1960 to 1980 in the United States. *Vital Health Stat.* 1986; 234(11): 1-68.
68. Dannenberg A, Drizd T, Horan, et al. Cardiovascular disease. *Epidemiology Newsletter.* 1985; 68 (abstract).
69. Higgins M, Kannel WB, Garrison R, et al. Hazards of obesity: the Framingham experience. *Acta Med Scand.* 1987; 723 (suppl):23-26.
70. Chernoff R. *Geriatric Nutrition: The Health Professional's Handbook.* Rockville, Md: Aspen Publishers; 1991.
71. Kannel WB. Nutrition and the occurrence and prevention of cardiovascular disease in the elderly. *Nutr Rev.* 1988; 46:68-78.
72. Rosenthal MJ, Hartnell JM, Morley JE, et al. UCLA geriatric grand rounds: diabetes in the elderly. *J Am Ger Soc.* 1987; 35:435-447.
73. Saltin B, Lindgarde F, Houston M, et al. Physical training and glucose tolerance in middle-aged men with chemical diabetes. *Diabetes.* 1979; 28 (suppl 1):30-32.
74. Bogardus C, Ravussin E, Robbins DC, et al. Effects of physical training and diet therapy on carbohydrate metabolism in patients with glucose intolerance and noninsulin-dependent diabetes mellitus. *Diabetes.* 1984; 33:311-318.
75. Helmrich SP, Ragland DR, Leung RW, et al. Physical activity and reduced occurrence of noninsulin-dependent diabetes mellitus. *N Eng J Med.* 1991; 325:147-152.
76. Karam JH. Therapeutic dilemmas in type II diabetes mellitus: improving and maintaining B-cell and insulin sensitivity. *West J Med.* 1988; 148:685-690.
77. Pacini G, Valerio A, Beccaro R, et al. Insulin sensitivity and beta-cell responsivity are not decreased in elderly subjects with normal OGTT. *J Am Ger Soc.* 1988; 36:317-323.
78. Johnson T. Age-related differences in isometric and dynamic strength and endurance. *Phys Ther.* 1982; 62:985-989.
79. Doyle F, Brown J, LaChance C. Relaflon between bone mass and muscle weight. *Lancet.* 1970; 1:391-393.
80. Aloia JF, Cohn SH, Babu T, et al. Skeletal mass and body composition in marathon runners. *Metabolism.* 1978; 27:1793-1796.
81. Sinaki M, Offord K. Physical activity in postmenopausal women: effect on back muscle strength and bone mineral density of the spine. *Arch Phys Med Rehab.* 1988; 69:277-280.
82. Sinaki M, McPhee MC, Hodgson SF. Relation between bone mineral density of spine and strength of back extensors in healthy postmenopausal women. *Mayo Clin Proc.* 1986; 61:116-122.
83. Rubin CT, Lanyon LE. Regulation of bone mass by mechanical strain magnitude. *Calcif Tissue Int.* 1985; 37:411-417.
84. Rubin CT, Lanyon LE. Regulation of bone formation by applied dynamic loads. *J Bone Joint Surg.* 1984; 66:397-402.

85. Carter DR, Fyrie DP, Whalen RT. Trabecular bone density and loading history: regulation of connective tissue biology by mechanical energy. *J Biomech.* 1987; 20:785-794.
86. Talmadge RV, Stinnett SS, Landwehr JT, et al. Age-related loss of bone mineral density in non-athletic and athletic women. *Bone Miner.* 1986; 1:115-125.
87. Brewer V, Meyer BM, Keele MS, et al. Role of exercise in prevention of involutional bone loss. *Med Sci Sports Exer.* 1983; 15:445-449.
88. Smith EL, Redden W, Smith PE. Physical activity and calcium modalities for bone mineral increase in aged women. *Med Sci Sports Exerc.* 1981; 13:60-64.
89. Jokl E. Abstract: XII International Congress of Gerontology. Hamburg, Duitsland. Juli 12-17, 1981.
90. CBS doodsoorzakenstatistiek. Vademecum Statistiek.
91. RIVM. *Volksgezondheid Toekomstverkenning.* Den Haag: Sdu; 1993.
92. Laukkanen R, Hynninen E. *Guide for the UKK Institute 2-km Walking test.*

HOOFDSTUK 14

Het opzetten van screenings-programma's

Het voorkómen van ziekten of het gedeeltelijk wegnemen van gebreken kan de kwaliteit van het leven op elke leeftijd verhogen. Iedereen profiteert van betere lichaamsfuncties, een minder frequent optreden van acute aandoeningen, langere perioden zonder klachten en een kleinere behoefte aan lange-termijnzorg.[1,4] Preventiestrategieën kunnen ook bijdragen aan het in de hand houden van de kosten van de gezondheidszorg. In 1988 was twaalf procent van de bevolking van de Verenigde Staten ouder dan 65 jaar (in 1996 was in Nederland 13,2 percent van de bevolking ouder dan 65 jaar) maar werd aan deze bevolkingsgroep meer dan dertig procent van de beschikbare gemeenschapsgelden voor gezondheidszorg besteed.[2] De privé-uitgaven voor gezondheidszorg van ouderen bedroegen 73 miljard dollar, wat neerkomt op een gemiddelde van 2394 dollar per persoon.[2,3] De uitgaven voor gezondheidszorg stegen van dertien procent van het besteedbare inkomen van ouderen in 1977 tot gemiddeld meer dan achttien procent in 1988. Aangezien ouderen de snelst groeiende bevolkingscategorie vormen, geven deze cijfers aan dat het noodzakelijk is onderzoek te doen naar mogelijkheden om de kosten omlaag te brengen, zoals gezondheidsbevordering en ziektepreventie. In de komende 25 jaar zal het aantal mensen boven de zestig verdubbelen en zal de groep ouder dan 85 jaar sneller groeien dan alle andere leeftijdscategorieën.[5]

Bijna een kwart van het budget voor gezondheidszorg wordt besteed aan gezondheidsproblemen die iets te maken hebben met de gevolgen van gedragsfactoren, zoals misdaad en het gebruik van drugs, alcohol en tabak. Gedragsfactoren liggen zodoende aan de basis van 171 van de 666 miljard dollar die Amerikanen besteden aan gezondheidszorg [2]. Elk jaar wordt 22 miljard dollar uitgegeven om de gevolgen van roken en andere vormen van tabaksgebruik op te vangen, en alcoholmisbruik lijkt verantwoordelijk voor nog eens 85 miljard. Andere gedragsfactoren die de kosten opjagen, zijn onder andere het niet gebruiken van technische voorzieningen zoals autogordels en rookmelders, het niet gebruikmaken van regelmatig medisch onderzoek voor de vroege opsporing van kanker en andere behandelbare aandoeningen en gevaarlijke vormen van vrijetijdsbesteding.

Er zijn veel factoren die bijdragen aan een bevredigende ouderdom.[6] De belangrijkste daarvan is een optimale gezondheid. Mensen hebben een ongelofelijke veerkracht. Deze veerkracht stelt veel ouderen in staat adequaat te functioneren ondanks aanzienlijke beperkingen, op grond van de zeer grote reservecapaciteit van de mens. Het vermogen van het individu om zelfstandig te functioneren, hangt nauw samen met een optimale gezondheid, omdat de gezondheid direct invloed heeft op de mogelijkheid voor zichzelf te zorgen en te wonen met een zo hoog mogelijke graad van onafhankelijkheid, in plaats van opgenomen te zijn in een zorginstelling. Andere factoren die van directe invloed zijn op het zelfstandig leven en wonen van ouderen zijn voldoende financiële middelen en het sociale netwerk (dat wil zeggen: relaties zoals gezins- en familieleden, vrienden of de kerkelijke gemeente).[7,8]

De middelen binnen de gezondheidszorg worden voornamelijk besteed aan langetermijnzorg in verpleeghuizen en veel minder aan preventieve zorg. Dit is een kostbare zaak. Er zit een gat in het systeem tussen de subsidies aan 'gezonde' ouderen en de intensieve gezondheidszorg voor 'zieke' ouderen. Tussen deze beide uiteinden bevinden zich te weinig tussenvormen. Fysiotherapeuten hebben de unieke gelegenheid het voortouw te nemen bij het initiëren en vernieuwen van lokale screeningsprogramma's waarin gezondheidszorg, persoonlijke verzorging en sociale ondersteuning gecombineerd zijn. Dergelijke programma's kunnen de aanwezige preventiemogelijkheden maximaal benutten, gebruikmaken van de specifieke kennis omtrent revalidatiemogelijkheden teneinde onnodige opnamen in zorginstellingen te voorkomen en zorgen voor een juist gebruik van de relatief schaarse middelen. Dit hoofdstuk richt zich op screeningsprogramma's op plaatselijk niveau die de mogelijkheden van ouderen om optimaal te functioneren en zelfstandig te leven vergroten.

Lichamelijke klachten bij ouderen worden vaak niet opgemerkt totdat ze de ADL-functies ondermijnen en het lopen belemmeren. De complicaties waarmee vele chronische ziekten gepaard gaan, kunnen gedeeltelijk weggenomen of voorkomen worden door ze vroeg op te sporen met screeningsprogramma's, regelmatige medische zorg, aanpassingen van de leefomgeving om het functioneren te vergemakkelijken en fitnessprogramma's die de zelfstandigheid en het welbevinden van ouderen bevorderen. Slechts weinig ouderen laten zich elk jaar medisch onderzoeken en eventuele beperkingen worden zelden of nooit direct aangepakt. Op grond hiervan kan men stellen dat preventieve screeningsprogramma's drie voordelen hebben: het opsporen van individuen met een verhoogd gezondheidsrisico, het opsporen van medische en lichamelijke klachten en het voorkomen dat deze problemen erger worden en een verlies van de functionele zelfstandigheid veroorzaken.

Preventie en gezondheidsbevordering

De klinische ervaring die men opbouwt bij het dagelijks werken met ouderen laat zien dat preventie waarschijnlijk de effectiefste strategie is voor het verbeteren van het functioneren en de gezondheid van ouderen. In het kader van hun pogingen om de kosten van de gezondheidszorg te beheersen, tonen beleidsmakers en zorgverzekeraars belangstelling voor preventie en gezondheidsbevordering als mogelijkheden voor het in de hand houden van de kosten van de gezondheidszorg. Zij raken steeds meer overtuigd van de rol die deze aspecten kunnen spelen bij het verminderen van de kosten van de medische zorg voor ouderen[9] en het verbeteren van de kwaliteit van het leven van ouderen door opnamen in zorginstellingen te voorkomen. Veel chronische ziekten die de gezondheid van ouderen en hun functioneren aantasten, zijn niet alleen het gevolg van het verouderingsproces. Ouderen zijn zich bewust van de invloed van de levensstijl, het gedrag en de omgeving op de ontwikkeling van een aantal aandoeningen die mogelijk voorkomen kunnen worden, zoals hartaandoeningen, kanker en longaandoeningen.[10] Bepaalde interventies zoals lichaamsbeweging, een dieet, het verminderen van stress en het stoppen met roken, blijken een positieve invloed te hebben op de cardiovasculaire en cardiopulmonale systemen, het bewegingsapparaat, de zintuigen en het neuromusculaire systeem (zie hoofdstukken 11, 12 en 13). Deze preventieve maatregelen kunnen leiden tot positieve veranderingen die het moment van optreden van bepaalde aandoeningen kunnen uitstellen en eventuele negatieve gevolgen van reeds aanwezige chronische ziekten kunnen voorkomen.[11] Uit onderzoek blijkt dat zelfs in de oudste leeftijdscategorie – mensen van 85 jaar en ouder – lichaamsbeweging leidt tot verbeteringen in elk orgaansysteem.[12] Gezonde voeding leidt tot een aanzienlijke vertraging van het ontstaan van bepaalde ziekteprocessen,[13] en een dieet in combinatie met lichaamsbeweging kan bepaalde aandoeningen, zoals diabetes[14,15] en coronairlijden,[16] weliswaar niet voorkomen maar wel de negatieve gevolgen ervan verminderen. Het reduceren van spanningen en voldoende lichaamsbeweging hebben een positief effect op hypertensie.[17] Ook is het nooit te laat om te stoppen met roken. Uit een onderzoek van Rogers et al.[18] blijkt bijvoorbeeld dat bij ouderen die stoppen met roken de doorbloeding van de hersenen aanzienlijk verbetert, en dat deze verbetering optreedt binnen drie tot vijf dagen. Stoppen met roken leidt binnen een relatief kort tijdsbestek ook tot een aanzienlijke verbetering van de cardiovasculaire en cardiopulmonale circulatie en doorbloeding.[19] Preventieve maatregelen kunnen het beroep dat men moet doen op de gezondheidszorg aanzienlijk verkleinen en de periode van het leven waarin men geen last heeft van gebreken verlengen, en aldus de kwaliteit van het leven verhogen.

Soorten preventie

Preventieve gezondheidszorg kent drie niveaus: primaire, secundaire en tertiaire preventie. Primaire veroudering behelst de veranderingen in een organisme die geheel toegeschreven kunnen worden aan het verstrijken van de tijd. Primaire preventie omvat het voorkomen van de negatieve effecten die kunnen optreden als gevolg van microtrauma's tijdens de primaire veroudering. Het doel van primaire preventie is het voorkomen of vertragen van ondermijnende ziekteprocessen en functiestoornissen. Een voorbeeld van primaire preventie is een fitnessprogramma voor ouderen dat aërobe trainingsoefeningen en rek- en strekoefeningen omvat om de conditie van het bewegingsapparaat en de cardiovasculaire en neuromusculaire systemen te verbeteren. Primaire preventie is hetzelfde als gezondheidsbevordering en beoogt het voorkomen van ziekten bij individuen die daarvoor vatbaar zouden kunnen zijn door het verminderen van de invloed van risicofactoren. De basisinterventies omvatten het verbeteren van de voeding, meer lichaamsbeweging, het stoppen met roken, grotere hygiëne en ongevalpreventie. Educatie is een belangrijk middel binnen de primaire preventie om mensen te bewegen tot gedragsveranderingen.

Secundaire veroudering heeft betrekking op veranderingen binnen afzonderlijke organen of orgaansystemen die te maken hebben met hetzij acute, hetzij chronische aandoeningen. Secundaire preventie omvat het toepassen van therapeutische interventies in een zo vroeg mogelijk stadium van de acute fase van een aandoening. In het geval van longontsteking, bijvoorbeeld, is het duidelijk dat naast medicatie een snelle interventie met behulp van fysiotherapie met ademhalingstherapie en het snel hervatten van het lopen en andere vormen van lichaamsbeweging de ondermijnende gevolgen van bedrust kunnen voorkomen en de kans dat de patiënt de infectie snel de baas wordt, kunnen vergroten.[20] Secundaire preventie bij chronische aandoeningen houdt een zo vroeg mogelijke interventie in teneinde de bestaande stoornis weg te nemen of te stabiliseren en te voorkomen dat verder functieverval het optimaal functioneren van de patiënt belemmert. Screeningsprogramma's zijn het belangrijkste onderdeel van secundaire preventie op lokaal of regionaal niveau.

Tertiaire veroudering betreft die stoornissen die reeds zo ver gevorderd zijn dat ze tot een beperking geleid hebben (zie hoofdstuk 9) en de ADL-functies belemmeren. In het kader van de tertiaire preventie wordt getracht de negatieve gevolgen van aandoeningen die patiënten gehad hebben zoveel mogelijk te minimaliseren en de nog aanwezige functies te revalideren. Functionele activiteiten en therapeutische interventies, zoals kracht- en duurtraining, bijvoorbeeld in combinatie met PNF- (Proprioceptieve Neuromusculaire Facilitatie) en NDT-technieken (Neuro Developmental Treatment) zijn voorbeelden van belangrijke elementen van een programma voor functieherstel en preventie van verder functieverval door chronische aandoeningen.

Volgens Webster[21] 'wordt het steeds duidelijker dat wat vroeger geaccepteerd werd als normale primaire veroudering in feite veel meer het gevolg is van nietonderkende secundaire of tertiaire invloeden'. Preventieve maatregelen die aangrijpen op de meest voorkomende ziekten, zoals hartaandoeningen, kanker en CVA, zijn bijzonder geschikt voor toepassing in de oudere bevolkingsgroep. Er bestaat een correlatie tussen gezondheidsinterventies, zoals een dieet en lichaamsbeweging, en het ontstaan van ziekten, en er zijn zeer sterke aanwijzingen dat het terugdringen van risicofactoren, zoals roken, slechte voeding, hoge bloeddruk, te weinig lichaamsbeweging en de blootstelling aan giftige stoffen uit de omgeving, zouden kunnen leiden tot een aanzienlijke afname van het aantal doden als gevolg van de drie belangrijkste doodsoorzaken in de Verenigde Staten.[10]

Gezondheidsproblemen en -klachten van ouderen

Op grond van onderzoek wordt geschat dat 86 procent van de Amerikanen ouder dan 65 jaar lijdt aan ten minste één chronische ziekte die hun functionele activiteiten belemmert, en dat het aantal dagen dat ze vrij zijn van klachten als gevolg van deze aandoening steeds kleiner wordt naarmate ze ouder worden.[22] Chronische ziekten die ouderen treffen worden soms ten onrechte gezien als normale veranderingen als gevolg van het ouder worden en blijven soms jarenlang onbehandeld.

Hartaandoeningen, kanker en cerebrovasculaire aandoeningen vormen de doodsoorzaak in bijna zeventig procent van de sterfgevallen in de Verenigde Staten[10] (54,6 procent in Nederland, CBS 1994/1995).

Volgens de National Center for Health Statistics en het Centraal Bureau voor de Statistiek (1994/1995) wordt de oudere bevolkingsgroep getroffen door de volgende aandoeningen (in afnemende volgorde van voorkomen):

- artrose (48 procent Verenigde Staten) (27,1 procent Nederland);
- hartaandoeningen (veertig procent Verenigde Staten) (11,2 procent Nederland);
- hypertensie (39 procent Verenigde Staten) (26 procent Nederland);
- staar (36 procent Verenigde Staten) (11,5 procent Nederland);
- diabetes (28 procent Verenigde Staten) (7,8 procent Nederland);
- kanker (26 procent Verenigde Staten) (3,8 procent Nederland);
- osteoporose en heupfracturen (samen zestien procent Verenigde Staten) (osteoporose 2,5 procent en heupfracturen 0,6 procent Nederland);
- CVA (negen procent Verenigde Staten) (2,5 procent Nederland).

Behalve dat bovenbeschreven aandoeningen veel voorkomen bij het toenemen van de leeftijd, neemt ook de comorbiditeit toe.[23]

De belangrijkste oorzaken van de kwetsbaarheid en de gebreken van ouderen hebben te maken met twee veelomvattende functionele problemen: immobiliteit en instabiliteit. De achteruitgang van de geestelijke vermogens is ook een belangrijk aspect van het functieverval. Factoren die een negatieve invloed hebben op ouderen zijn onder andere depressie en voorbijgaande dementiesyndromen, isolatie, fecale en urine-incontinentie, seksuele stoornissen, immunodeficiënties en infecties als gevolg van stoornissen van het immuunsysteem, slechte voeding, slaapstoornissen, afname van de zintuigfuncties en aandoeningen als gevolg van medisch handelen. Veel van de gezondheidsproblemen van ouderen kunnen goed met preventieve maatregelen aangepakt worden. Mobiliteitsstoornissen, ongelukken, afname van zintuigfuncties, bijwerkingen van medicijnen, een slechte conditie als gevolg van te weinig lichaamsbeweging, depressies, slechte voeding, alcoholmisbruik, hypertensie en cardiovasculaire aandoeningen, kanker, osteoporose, urine-incontinentie en mishandeling en verwaarlozing kunnen allemaal voorkomen of vertraagd worden met behulp van screeningsprogramma's die deze problemen opsporen en de daaruit voortvloeiende interventies die toegesneden zijn op de specifieke risicofactoren voor elk betrokken individu.

Aspecten van screening in de oudere bevolkingsgroep

Het opzetten van preventieve maatregelen en educatieprogramma's voor ouderen vereist een specifieke aanpak. De meeste ouderen lijden aan één of meer chronische aandoeningen of syndromen en het risico dat ze lopen wordt groter naarmate ze kwetsbaar zijn voor meer risicofactoren.[24]

Er zijn geen specifieke screeningstests en laboratoriumstandaards voor het onderzoek van ouderen en de bestaande tests en normen zijn vaak niet aan hen aangepast.[25] Veroudering, zelfs wanneer ziekten uitblijven, verandert de fysiologie, waardoor de uitslagen van laboratoriumonderzoeken kunnen veranderen.[26] De meeste normaalwaarden zijn gebaseerd op onderzoekssubjecten van twintig tot veertig jaar. Dit maakt het moeilijk te bepalen wat abnormaal is aan de testuitslagen van ouderen. Ook kunnen normale fysiologische veranderingen als gevolg van het ouder worden en het gebruik van medicijnen ter behandeling van chronische aandoeningen de symptomen van andere lichamelijke gebreken maskeren.

Sommige aandoeningen, zoals coronairlijden, kunnen zich verschillend manifesteren in oudere en jongere patiënten.[27] Een verhoogd serumcholesterolgehalte, bijvoorbeeld, is een minder goede voorspeller van morbiditeit als gevolg van hartklachten bij ouderen. In feite is een laag serumcholesterolgehalte een indicator van de mortaliteit van hoogbejaarden,[28] omdat dit gepaard gaat met een groter risico op het krijgen van kanker en CVA.

Risicofactoren hebben niet altijd dezelfde invloed bij chronische aandoeningen die veel voorkomen bij ouderen. Vetzucht is bijvoorbeeld een belangrijke risicofactor voor hartaandoeningen, diabetes en andere chronische ziekten, maar een lichte vorm van vetzucht beschermt ouderen juist tegen osteoporose[29] en een laag lichaamsgewicht is een belangrijke risicofactor voor heupfracturen.[30]

Er moet evenveel aandacht geschonken worden aan de functionele beperkingen waaraan ouderen lijden als gevolg van reeds aanwezige chronische aandoeningen als aan het voorkomen van ziekten.[31] Van de groep mensen van 65 jaar en ouder die zelfstandig wonen, heeft 24 procent in meer of mindere mate last van functiestoornissen. Hiervan is vijftien procent niet in staat belangrijke activiteiten uit te voeren; elf procent heeft minder last van de stoornis. Van degenen die afhankelijk zijn van anderen voor de dagelijkse verzorging bevindt zich zes procent in verpleeghuizen, terwijl veertien procent aan huis gebonden is.[22]

Volgens het CBS lijdt van de Nederlandse ouderen van 65 jaar of ouder 68,8 procent aan één of meer chronische ziekten. Hierdoor is 23,7 procent van de Nederlanders van 65 jaar of ouder zijn beperkt in één of meer dagelijkse levensverrichtingen.

Waarop moet gescreend worden?

Veel ziekten kunnen voorkomen worden door het identificeren en vermijden van risicovol gedrag, terwijl andere in een vroeg stadium behandeld kunnen worden, waardoor de kans op het ontstaan van een beperking of overlijden door ziekte kleiner wordt. Een jaarlijks lichamelijk onderzoek is de beste methode voor het opsporen van klachten, maar een groot deel van de individuen boven de 65 jaar gaat niet elk jaar naar de dokter. Als gevolg van initiatieven van het Amerikaanse ministerie van Volksgezondheid in het begin van de jaren '80 hebben veel instellingen preventieprogramma's ontwikkeld, die onder andere onderzoek naar risicovol gedrag en de aanwezigheid van ziekten omvatten. De hoge kosten waarmee de behandeling van chronische ziekten gepaard gaat, zijn uiteraard ongewenst. Screening en vroege opsporing van ziekten kunnen deze kosten aanzienlijk reduceren.

Screeningsprogramma's voor ouderen moeten aandacht schenken aan gedragspatronen zoals roken, de hoeveelheid lichaamsbeweging, voedingsgewoonten, de leefomgeving, de behoefte aan gezondheidszorg (bijvoorbeeld gebitsverzorging en voetverzorging) en de vaccinaties die men ondergaan heeft. Deze programma's zijn erop gericht de bestaande klachten op te sporen en deze aan te pakken met behulp van gezondheidsvoorlichting en -educatie. Idealiter moeten screeningsprogramma's een vervolg krijgen of de mogelijkheid bieden tot verwijzing naar instanties waar de opgespoorde klachten grondiger beoordeeld en behandeld kunnen worden. Screeningsprogramma's voor ouderen kunnen algemeen zijn (dat wil zeggen: een beoordeling van alle orgaansystemen omvatten) of specifiek gericht zijn op een bepaald orgaansysteem of een bepaalde ziekte (bijvoorbeeld bloeddrukmeting, diabetesonderzoek, meting van het cholesterolgehalte of onderzoek van het gebit).

Screeningsprogramma's in het kader van primaire preventie omvatten vaccinatie, ongevalpreventie, trainingsprogramma's, de beoordeling van de houding en de lenigheid, voedingsadviezen en het stoppen met roken en drinken. Screening in het kader van secundaire preventie richt zich vooral op de vroege opsporing en behandeling van aandoeningen zoals hypertensie, visusklachten en gehoorstoornissen, aandoeningen van het bewegingsapparaat, neuromusculaire aandoeningen, depressies en klachten als gevolg van medicijngebruik. Tertiaire screening is gericht op de beoordeling van de functies en op het optimaal benutten van het aanwezige potentieel en het zodanig inrichten van de omgeving dat het voortschrijden van eventuele functiebeperkingen voorkomen wordt.

Er zijn interventies op basis van screening beschreven[32,33] die een gunstige invloed hebben op de gevolgen van diverse aandoeningen, en het belang van voorlichting benadrukken teneinde ouderen te stimuleren risicovol gedrag te mijden. De Task Force heeft bijvoorbeeld de aanbeveling gedaan dat ouderen voorlichtingsmateriaal krijgen over het nut van lichaamsbeweging voor de preventie van ziekten. Verder zou iedereen die gescreend wordt, geholpen moeten worden bij het vinden van de bewegingsbelasting (oefenvormen en intensiteit) die het best bij hen past. Andere aanbevelingen van de Task Force betreffen programma's voor het stoppen met roken, voedingsadviezen ter voorkoming van aandoeningen waarbij een overmatig of eenzijdig voedingspatroon een rol speelt (bijvoorbeeld osteoporose, hartaandoeningen, bepaalde typen kanker, CVA en gebitsproblemen), programma's om te stoppen met drinken wanneer duidelijk is dat men te veel drinkt, screening en aanpassing van de leefomgeving ter voorkoming van letsel door ongevallen, inentingsprogramma's ter voorkoming van longontsteking, griep en tetanus en screening ter begeleiding van preventieve 'chemische profylaxe', zoals het innemen van lage doses aspirine door individuen met een verhoogde kans op cardiovasculaire aandoeningen en oestrogeensubstitutie bij vrouwen met een verhoogd osteoporoserisico.

Vooronderzoek voor de opsporing van risicogroepen

Voordat begonnen wordt met een grootscheeps screeningsprogramma in een bepaalde regio is het nuttig een vooronderzoek te verrichten teneinde groepen op te sporen binnen de oudere populatie die baat hebben bij specifieke screeningsprocedures. Vragenlijsten of interviews over de gezondheidstoestand zijn nuttige hulpmiddelen voor het opsporen van subgroepen binnen de oudere populatie die wellicht speciale aandacht nodig hebben (bijvoorbeeld mensen die lijden aan diabetes mellitus, cardiovasculaire of longaandoeningen, minder goede ADL-functies of voetklachten). Er is een aantal goede instrumenten beschikbaar voor deze zogenaamde prescreening. De Self-Evaluation of Life Function vragenlijst ontwikkeld door Linn en Linn,[34] bijvoorbeeld, omvat vragen over gezondheidsgedrag, bestaande aandoeningen, symptomen, het niveau van de basis- en instrumentele ADL-functies, het geneesmiddelengebruik, de geestesvermogens en het sociaal-economisch welbevinden.

Een ander nuttig instrument voor de prescreening van ouderen is de Health Hazard Appraisal (HHA) die veel gebruikt wordt als onderdeel van preventieprogramma's in zowel de Verenigde Staten als Canada[35] om risicogroepen op te sporen voor screeningsdoeleinden. Safer[35] liet zien dat door gebruik van de HHA als instrument voor prescreening het gezondheidsrisico van inwoners van Milwaukee met 32 procent omlaag ging als gevolg van de screening, de voorlichting die daarop volgde en de interventies die ondernomen werden om tegemoet te komen aan de behoeften op het gebied van de gezondheidszorg die naar voren kwamen uit de prescreening. Het vooronderzoek met behulp van de HHA is gebaseerd op de gedachte dat 'de reactie van een individu op risico's die de gezondheid bedreigen afhangt van hoe hij of zij zich lichamelijk voelt, in plaats van op een rationele afweging van gezondheidsbevorderende en -bedreigende factoren'. De HHA is een nuttig instrument voor gezondheidsvoorlichting en -educatie. Door ouderen te ondervragen en vervolgens een 'gezondheidsrisicoscore' te bepalen, kan men ouderen informeren over de invloed die hun gewoonten en levensstijl hebben op de kans dat ze binnen tien jaar zullen overlijden als gevolg van in principe afwendbare oorzaken. De HHA draagt ook bij aan het opsporen van groepen die waarschijnlijk het meest zullen profiteren van gezondheidsscreening en de daaropvolgende voorlichtingscampagnes en interventieprogramma's.

Screeningsprogramma's voor secundaire preventie

De screening en beoordeling van ouderen als onderdeel van gezondheidsbevordering moet onder andere inhouden het opsporen van aanwezige ziekten en van symptomen die een aanwijzing kunnen vormen voor de aanwezigheid van ziekten, de beoordeling van gewoonten die invloed hebben op de gezondheid (zoals voeding, lichaamsbeweging en overige activiteiten, roken, medicijngebruik, alcoholmisbruik en druggebruik), de beoordeling van stoornissen van het bewegingsapparaat, de zintuigen en het neuromusculaire systeem en de geestelijke vermogens en een beoordeling van potentiële bedreigingen van de veiligheid van de oudere.

Cardiovasculaire aandoeningen

Routinecontroles van de bloeddruk zijn een belangrijk onderdeel van de opsporing van eventuele hoge bloeddruk en de eerste stap voor het verlagen daarvan. Individuen die lijden aan hoge bloeddruk moeten voorlichting krijgen over de juiste mate van lichaamsbeweging, afvallen, het verminderen van de hoeveelheid zout in het eten en alcoholgebruik. Als bij regelmatige screening continu een te hoge bloeddruk (dat wil zeggen: hoger dan 140/90 mm Hg) gevonden wordt, kan de onderzoeker het betreffende individu verwijzen naar een arts voor een behandeling met medicijnen. Routinecontroles van het ECG worden aanbevolen voor individuen die symptomen van hartklachten vertonen (bijvoorbeeld een reeds eerder positief ECG, angina pectoris of dyspnoea bij inspanning), maar worden niet aanbevolen voor mensen die symptoomvrij zijn. Metingen van het serumcholesterolgehalte worden vaak gebruikt om te bepalen of mensen een verhoogd cholesterolgehalte in het bloed hebben, hoewel er enige twijfel bestaat over het nut van dergelijke metingen. Bij een verhoogd bloedcholesterolgehalte heeft men meer kans op een cardiovasculaire aandoening.

Cardiovasculaire screening moet ook het bepalen van het lichaamsgewicht omvatten. Individuen die meer dan twintig procent overgewicht vertonen ten opzichte van het ideale gewicht bij een bepaalde lichaamslengte moeten ter preventie voorlichting krijgen over verantwoorde voeding en lichaamsbeweging. Bovendien moet het optreden van TIA's, diabetes mellitus, hartritmestoornissen en claudicatio in de gaten gehouden worden, alsmede van stoornissen van het bewegingsapparaat die een hoog risico opleveren op aandoeningen veroorzaakt door inactiviteit. Ook de toestand van de perifere vaten en de huid moet beoordeeld worden, vooral bij diabetici en individuen van wie bekend is dat ze lijden aan een vaataandoening.

Kanker

Men is het er niet over eens dat het nuttig is ouderen te screenen op kanker en de gegevens over de nauwkeurigheid en effectiviteit van screening op elke leeftijd (bijvoorbeeld door middel van borstonderzoek, mammografie of uitstrijkjes) zijn in tegenspraak met elkaar. Aangezien sommige soorten kanker beter te behandelen zijn na een vroege diagnose is men het er wel over eens dat regelmatig onderzoek naar het vóórkomen van kanker aan te bevelen is, totdat er meer aanwijzingen zijn dat een dergelijk onderzoek nutteloos is. In een brochure van de American Cancer Society uit 1988 met de titel *Summary of Current Guidelines for the Cancer-Related Checkup: Recommendations*[36] worden de volgende aanbevelingen gedaan voor regelmatig kankeronderzoek:

- Jaarlijks maken van een uitstrijkje en inwendig onderzoek bij alle vrouwen die seksueel actief zijn of achttien jaar of ouder zijn. Indien deze onderzoeken drie jaar achtereen een negatieve uitslag hebben, kan het uitstrijkje minder regelmatig gemaakt worden door de arts.
- Onderzoek op de aanwezigheid van kanker van het endometrium bij de aanvang van de menopauze bij vrouwen met verhoogd risico.
- Maken van een mammogram tussen het 35ste en 39ste levensjaar. Dit moet elke twee jaar herhaald worden na het veertigste levensjaar en elk jaar na het vijftigste levensjaar.
- Om de drie jaar borstonderzoek door een arts bij vrouwen tussen het twintigste en veertigste levensjaar. Daarna jaarlijks herhalen.

- Maandelijks zelfonderzoek van de borsten door vrouwen van twintig jaar en ouder.
- Jaarlijks onderzoek naar occult bloed in de feces bij mannen en vrouwen boven de vijftig jaar.
- Om de drie tot vijf jaar sigmoïdoscopisch onderzoek bij mannen en vrouwen boven de vijftig jaar.
- Jaarlijks rectaal toucher op de aanwezigheid van kanker van prostaat of rectum bij mannen en vrouwen boven de veertig jaar.
- Algemeen kankeronderzoek en gezondheidsvoorlichting en -educatie: elke drie jaar na het twintigste levensjaar en elk jaar na het veertigste levensjaar.

Kanker van colon en rectum is het op één na meest voorkomende carcinoomtype in de Verenigde Staten en heeft ook de op één na hoogste mortaliteit.[36] Sigmoïdoscopisch onderzoek en testen op fecaal occult bloed zijn belangrijke instrumenten voor de vroege opsporing van deze aandoening, vooral bij groepen met een bewezen hoog risico (individuen die kanker hebben gehad, kanker in de familie, aanwezigheid van colonpoliepen of darmziekten met ontstekingsprocessen, enzovoort). Andere individuen die een hoog risico lopen, zijn patiënten die zeven jaar of langer lijden aan colitis ulcerosa in het gehele colon, of geleden hebben aan colonadenoma, kanker van het colon of kanker van de genitalia (bij vrouwen).[37] De vroege opsporing van kanker van colon en rectum is bijzonder belangrijk aangezien het overlevingscijfer van symptoomvrije patiënten negentig procent bedraagt, tegenover 43 procent voor patiënten bij wie de ziekte verder voortgeschreden is. Wanneer de symptomen van kanker van colon en rectum manifest worden, bevindt de ziekte zich meestal reeds in een vergevorderd stadium met uitzaaiingen, waardoor de kans op succesvol chirurgisch ingrijpen kleiner is. Met vrij eenvoudige testsetjes kan getest worden op eventueel occult bloed in de feces. De test is betrouwbaar, maar vereist het maken van diverse fecale uitstrijkjes gedurende drie dagen waarin men een dieet moet houden. Voor ouderen met mentale gebreken zal het moeilijk zijn deze voorbereiding voor de test goed uit te voeren. Kosten-batenanalyses hebben duidelijk uitgewezen dat de vroege opsporing van kanker van colon en rectum de kosten van de behandeling aanzienlijk verlagen en de overlevingskansen vergroten.[38]

Borstkanker is de op één na belangrijkste doodsoorzaak bij vrouwen. Vijftig procent van de vrouwen die overlijden aan borstkanker is ouder dan 65 jaar,[39] terwijl 75 procent van alle gevallen van borstkanker voorkomt bij vrouwen ouder dan vijftig jaar.[40] Men is het niet geheel eens over de betrouwbaarheid van zowel het borstonderzoek door de vrouw zelf als mammografie, maar aangeraden wordt alle vrouwen (met name vrouwen boven de vijftig) te leren hun eigen borsten te onderzoeken en dit onderzoek maandelijks te herhalen. De American Cancer Society geeft vrouwen boven de veertig jaar het advies elk jaar hun borsten te laten onderzoeken door een arts en een mammogram te laten maken.[36]

De aanwezigheid van baarmoederhalskanker kan nauwkeurig bepaald worden met een uitstrijkje, maar veel oudere vrouwen laten een dergelijk uitstrijkje niet regelmatig maken. Bij de meeste vrouwen boven de 65 jaar bij wie baarmoederhalskanker wordt geconstateerd, bevindt de ziekte zich in een gevorderd stadium; 41 procent van alle sterfgevallen als gevolg van baarmoederhalskanker betreft vrouwen boven de 65. De American Cancer Society adviseert een jaarlijkse screening door middel van een uitstrijkje gedurende drie jaar.[36] Als de test drie jaar negatief blijkt te zijn, wordt aangeraden de beslissing tot het maken van een uitstrijkje over te laten aan de arts of de test ten minste éénmaal per vijf jaar te laten doen.

Het rectaal toucher is de beste methode voor het screenen van mannen op de aanwezigheid van prostaatkanker. De American Cancer Society adviseert een jaarlijks onderzoek op prostaatkanker voor mannen tussen veertig en vijftig jaar oud, en daarna elke drie tot vijf jaar, aangezien deze vorm van kanker het meest voorkomt in de leeftijdscategorie tussen veertig en vijftig jaar.

Het onderzoek van de huid van het gehele lichaam is een belangrijk onderdeel van het medische routineonderzoek. Inspectie van de mond wordt aangeraden bij rokers en mensen die overmatig drinken. 75 Procent van alle sterfgevallen als gevolg van kanker in het mondgebied betreft individuen van 55 jaar en ouder.[41] Het onderzoek naar kanker in het mondgebied kan een routineonderdeel vormen van het bezoek aan de tandarts. Veel ouderen gaan echter niet regelmatig naar de tandarts en daarom wordt aangeraden het onderzoek van het mondgebied te laten geschieden door de huisarts of ander gekwalificeerd personeel in screeningsklinieken of in het kader van gezondheidsbevorderingsactiviteiten, aangezien dit een non-invasief onderzoek is.

Diabetes mellitus

Meer dan 4,5 miljoen Amerikanen boven de 65 lijden aan diabetes mellitus.[41a] Diabetes heeft een ongunstige invloed op het ontstaan van cardiovasculaire aandoeningen, uitval van de nierfunctie, blindheid, perifere neuropathieën en gangreen met als mogelijk gevolg amputatie van het lichaamsdeel.[42] De American Diabetes Association[42] adviseert regelmatige metingen van het serumglucosegehalte bij ouderen, aangezien de incidentie van diabetes mellitus exponentieel toeneemt met de leeftijd. Voor diabetici omvatten de aanbevelingen verder het regelmatig screenen op asymptomatische bacteriurie, hematurie en proteïnurie met behulp van urineonderzoek.

Osteoporose

Ouderen, vooral blanke vrouwen boven de zestig, lopen de grootste kans osteoporose te krijgen. Subtiele veranderingen in de lichaamshouding als gevolg van de afname van de discushoogte hebben directe invloed op de lenigheid en de lichaamskracht. Patiënten klagen wellicht dat ze 'krimpen' of dat ze pijn voelen in de cervicale, thoracale en/of lumbale gebieden van de rug. Aangezien een vermindering van de lichaamslengte vaak de eerste klinische indicatie van osteoporose is, moet een regelmatige screening ook het meten van de lichaamslengte omvatten. Reed en Birge[43] constateerden dat de röntgenfoto's van 75 procent van de door hen onderzochte ouderen die vijf centimeter korter geworden waren osteoporotische afwijkingen vertoonden. Het meten van de lichaamslengte is een betrouwbare, goedkope en non-invasieve screeningsmethode voor osteoporose.

Andere waardevolle informatie voor het diagnosticeren van osteoporose betreft de voeding en de eetgewoonten (bijvoorbeeld de calciumopname, de consumptie van te grote hoeveelheden cafeïne of frisdranken of een teveel aan eiwitten in de voeding), lichaamsbeweging of de afwezigheid daarvan, osteoporose in de familie, de alcoholconsumptie en het roken. Al deze factoren dragen bij aan het ontstaan van osteoporose. Lage oestrogeenspiegels bij vrouwen blijken ook de gezondheid van het bot aan te tasten.[44] Het is bijzonder belangrijk dat de lichaamslengte van vrouwen na de menopauze regelmatig gemeten wordt teneinde osteoporotische afwijkingen op te sporen. Aangezien osteoporose een rol speelt bij meer dan één miljoen botbreuken per jaar in de Verenigde Staten bij mensen boven de 65[44] en 16.000 heupfracturen in Nederland (kosten per behandeling 25.000 gulden), is screening van essentieel belang voor de opsporing van risicofactoren en de preventie van letsel door ongevallen.[85]

Gewoonten die de gezondheid beïnvloeden

Het voedingspatroon, de mate van lichaamsbeweging, roken, alcoholmisbruik en druggebruik en het gebruik van geneesmiddelen moeten beoordeeld worden als onderdeel van de screening van ouderen. Een optimale gezondheid is de belangrijkste factor voor het behoud van een zelfstandige, productieve levensstijl. Activiteiten in het kader van gezondheidsbevordering en ziektepreventie kunnen het voortschrijden van de veroudering en het ontstaan van ziekten stopzetten of vertragen voordat pathologische afwijkingen onomkeerbaar worden. Gezondheidsbevordering moet verdergaan dan het simpelweg verlengen van de levensduur. Het eindresultaat moet een aanvaardbare kwaliteit van het leven zijn zonder ondermijnende lichamelijke of geestelijke gebreken.[23,45] Preventie is gericht op het opsporen van voortekenen van bepaalde problemen zodat in een vroeg stadium ingegrepen kan worden en het onderkennen van beïnvloedbare risicofactoren,[45a] aangezien een verandering van leefgewoonten invloed kan hebben op het ontstaan en de gevolgen van bepaalde aandoeningen. Stoppen met roken, bijvoorbeeld, heeft een positieve invloed op het uithoudingsvermogen, maakt mensen minder vatbaar voor infecties en vermindert de kans op longkanker en hartaandoeningen.[10]

Om tegemoet te komen aan de noden van ouderen moeten medewerkers aan screeningsprogramma's voorlichting geven over manieren om een goede gezondheid te bevorderen door het aannemen van een gezondere levensstijl en te zorgen voor een veiliger leefomgeving, mensen helpen hun eventuele erfelijke aanleg voor bepaalde aandoeningen en andere risicofactoren te onderkennen en het publiek voor te lichten over zowel de mythen als de feiten betreffende een goede gezondheid.[29]

Het gebied waarop in de laatste tien jaar wellicht de meeste vooruitgang is geboekt, is de voeding. Er bestaat tegenwoordig grote overeenstemming over 'gezonde voeding'. Twee rapporten, het in 1988 verschenen *Surgeon General's Report on Nutrition and Health*[46] en het in 1989 gepubliceerde *Report on Diet and Health*[47] van de National Research Council (NRC), geven een overzicht van de wetenschappelijke consensus die op dit terrein bereikt is en geven adviezen over voeding en gezondheid.[48] De aanbevelingen die gedaan worden betreffen het consumeren van minder vet en cholesterol, het verminderen van de zoutopname, minder alcohol drinken, het consumeren van voldoende, maar niet te veel eiwit, het eten van meer fruit, groenten en complexe koolhydraten, het in evenwicht brengen van de energie-inneming en het energieverbruik teneinde een gezond lichaamsgewicht te behouden en het vermijden van voedingssupplementen in hoeveelheden die de dagelijkse hoeveelheden zoals aanbevolen door de NRC te boven gaan. Beide rapporten waarschuwen tegen onveilige voedingspatronen en gezondheidstrends en tegen regelrecht bedrog, dat vaak gericht is op ouderen.[46] De screening op voedingsklachten kan het best geschieden door een diëtist, maar wanneer dit niet mogelijk is, kan het verzamelen van informatie over de socio-economische status, het beschikbare voedselpakket, de voedingspatronen en de eigen opvattingen over de voedingstoestand nuttig zijn om de behoefte aan verdere gezondheidsvoorlichting en -educatie te bepalen.

De gevolgen van onvoldoende lichamelijke activiteit lijken sterk op die van veroudering.[49] Bijna de helft van de functieafname die toegeschreven wordt aan veroudering kan in feite het gevolg zijn van te weinig lichamelijke activiteit.[50] Een hoger energieverbruik door lichaamsbeweging blijkt via een aantal complexe fysiologische mechanismen invloed te hebben op de mortaliteit en morbiditeit (zie hoofdstuk 13).

Ondanks deze voordelen is men terughoudend geweest met het aanbevelen van fitnessprogramma's voor ouderen omdat te intensieve training spier- en gewrichtsblessures tot gevolg kan hebben, evenals hartaanvallen en hartritmestoornissen, verhoogde bloeddruk en een toename van het aantal fracturen als gevolg van vallen.[51] Regelmatige lichaamsbeweging kan de eiwitomzetting bij ouderen verhogen (37 procent hoger spierkatabolisme). Op grond hiervan moet men ouderen die een trainingsprogramma krijgen voorgeschreven, adviseren hun eiwitinneming te verhogen.[52] Sommige ouderen zijn niet in staat een intensief trainingsprogramma te blijven volgen vanwege het gewichtsverlies als gevolg van het verlies aan vetvrije spiermassa.[53] Daarom moet men speciale aandacht schenken aan de voedingsbehoeften van ouderen die een fitnessprogramma gaan volgen. Het is belangrijk dat men intensiteit, duur en frequentie van de training zodanig kiest dat de afname van bepaalde functionele vaardigheden vertraagd wordt. Deze variabelen zijn verschillend voor elk individu.

In combinatie met een dieet met een adequate energie-inneming zorgt regelmatige lichaamsbeweging voor het op peil blijven van het lichaamsgewicht, een vertraging van de afname van de vetvrije massa en goede fysieke prestaties. De mate van lichamelijke activiteit is een voorspeller van de overlevingskansen van ouderen tussen zestig en negentig jaar, zowel van degenen die opgenomen zijn in een zorginstelling als degenen die op zichzelf wonen.[54,55] Training met een hoge intensiteit blijkt bij ouderen hypertensie die het gevolg is van overgewicht te kunnen verlagen, de insulineweerstand te verhogen en de afname van de $\dot{V}O_2$ max te vertragen.[56-58]

Specifieke trainingsprogramma's voor ouderen kunnen bijdragen aan het beperken van het botverlies en het versterken van de skeletspieren bij zowel mannen als vrouwen van zeer hoge leeftijd[56,59] en aldus de kans op vallen en het oplopen van botbreuken verkleinen.[60,61] Zo nam bij een groep mannen en vrouwen van 86 tot 96 jaar die een zittend leven leidden (waaronder individuen met een voorgeschiedenis van valpartijen) de spierkracht van de knie-extensoren met 167 tot 180 procent toe na een acht weken durend trainingsprogramma met gewichten.

Het is nooit te laat om te stoppen met roken. Op elke leeftijd verhoogt roken de kans op coronairlijden, longkanker en kanker van het mondgebied, CVA en osteoporose.[62] Stoppen met roken zorgt binnen zes maanden voor een verlaging van het nicotinegehalte in het lichaam, binnen één tot twee jaar voor een kleinere kans op een plotselinge hartaanval en binnen ongeveer vijftien jaar voor een kleinere kans op het krijgen van kanker. Roken in combinatie met een lage energie-inneming kan ook leiden tot een te laag vitamine-C-gehalte. Dit vitamine speelt een essentiële rol bij de wondgenezing, infecties en het gezond blijven van het bindweefsel. Het genezen van een wond duurt twee tot drie keer zo lang bij rokers, die bovendien langer nodig hebben om te herstellen van acute aandoeningen, zoals longontsteking, en een tweemaal zo grote kans hebben vroegtijdig te sterven aan coronairlijden.[62]

Het gebruik van geneesmiddelen is een andere risicofactor die onderzocht moet worden in het kader van de screening van ouderen. De National Disease and Therapeutic Index uit 1991 geeft aan dat 42,7 procent van alle geneesmiddelen die in de Verenigde Staten voorgeschreven worden, terechtkomen bij ouderen boven de 60 jaar. In Nederland gebruikt 53 procent van de mensen tussen 65 en 74 jaar en 60 procent van de 75-plussers door de arts voorgeschreven medicijnen. De ouderen gebruiken bijna een derde deel van het totale bedrag dat aan medicijnen wordt uitgegeven. Jaarlijks worden gemiddeld per oudere Amerikaan 15,7 recepten uitgeschreven en elk jaar worden in de populatie ouder dan 65 jaar meer dan negen miljoen keer schadelijke bijwerkingen van geneesmiddelen geconstateerd.[63] Het normale verouderingsproces gaat gepaard met veranderingen in de manier waarop geneesmiddelen opgenomen, gemetaboliseerd, in het lichaam verspreid en uitgescheiden worden. De halfwaardetijd van geneesmiddelen is langer bij ouderen en de cumulatieve effecten van geneesmiddelen werken langer door. Aangezien ouderen vaak verscheidene medicijnen tegelijk voorgeschreven krijgen, zijn ze kwetsbaarder voor overdoses en de negatieve gevolgen van verkeerde combinaties van middelen. Valpartijen en botbreuken kunnen het gevolg zijn van geneesmiddelengebruik. Bètablokkers, bijvoorbeeld, veroorzaken vaak orthostatische hypotensie. Bepaalde geneesmiddelen kunnen zelfs neurologische symptomen teweegbrengen, zoals dyskinesia tarda of parkinsonisme, en veel geneesmiddelen veroorzaken stoornissen van de mentale vermogens. Voor meer informatie hierover verwijzen we naar hoofdstuk 8. Ook blijken ouderen zich in bijna vijftig procent van de gevallen niet te houden aan de voorschriften voor het medicijngebruik.[63] Uit onderzoek van Wolf et al.[63] blijkt dat de factoren die ervoor zorgen dat ouderen hun medicijnen niet gebruiken onder andere financiële problemen, taalbegrip, sensorische stoornissen, onbedoelde overdoses en cognitieve stoornissen omvatten.

De apotheker kan de problemen die bij het medicijngebruik een rol spelen, zoals overdosering en interacties, bewaken en doorgeven. Meer dan dertien procent van het totale budget dat ouderen aan medicijnen spenderen, wordt echter uitgegeven aan vrij verkrijgbare middelen, waardoor het moeilijker wordt het medicijngebruik adequaat te volgen.[64] Screening en voorlichting op het gebied van geneesmiddelengebruik geschiedt vaak in de vorm van gezondheidsvoorlichting en -educatie, in combinatie met een beoordeling van het momentane medicijngebruik door een apotheker of verpleegkundige in het kader van een screeningsprogramma.

Volgens Maddox[65] drinkt vijf procent van de oudere bevolkingsgroep te veel alcohol. Alcoholgerelateerde klachten die op late leeftijd beginnen te spelen komen echter slechts bij minder dan één procent van de ouderen voor, aangezien het merendeel van de zware drinkers al vóór het 65ste levensjaar lijdt aan de gevolgen van alcoholmisbruik.[65] Bovendien wordt alcohol minder goed getolereerd naarmate men ouder wordt. Ouderen hebben minder alcohol nodig om dronken te worden, hetgeen betekent dat ouderen een alcoholprobleem kunnen hebben door inname van hoeveelheden alcohol die bij een jonger individu niet tot verslaving geleid zouden hebben. Willenbrig en Spring[66] hebben een screeningsinstrument ontwikkeld met vier vragen dat in 95 procent van de gevallen een juiste diagnose van alcoholmisbruik oplevert. Eén van de vragen is bedoeld om een subtiele vorm van defensief gedrag uit te lokken, terwijl de andere drie direct vragen naar drinkgewoonten en drinkpatronen. Hoewel individuele screening door hulpverleners aanbevolen wordt, geldt dit niet voor massale screening vanwege het lage percentage ouderen die op late leeftijd beginnen te drinken en het feit dat een dergelijke screening niet blijkt te leiden tot een afname van de morbiditeit of mortaliteit.[28]

Druggebruik is niet van belang in de oudere bevolkingsgroep. Het ligt echter in de lijn der verwachting dat druggebruik bij ouderen een probleem kan worden naarmate degenen die op het ogenblik drugs, zoals cocaïne, heroïne, marihuana en dergelijke, gebruiken ouder worden.

Sensorische stoornissen

Het gezichtsvermogen van symptoomvrije ouderen zou regelmatig gecontroleerd moeten worden. Hoewel veel ouderen een vrijwel normaal gezichtsvermogen behouden, vinden er in het oog diverse leeftijdsgerelateerde veranderingen plaats en kan het gebreken gaan vertonen (zie de hoofdstukken 3 en 5). Jaarlijks terugkerend oogonderzoek wordt aangeraden om het optreden of de voortgang van presbyopie vast te stellen, alsmede de aanwezigheid van oogziekten. Drie oogziekten – staar, glaucoom en seniele degeneratie van de macula retinae – worden vaak geconstateerd met behulp van screening.[28]

Individuen van wie het gehoor aangetast is, zouden onderzocht moeten worden met behulp van otoscopie en audiometrie. Men neemt aan dat dertig tot zestig procent van de individuen ouder dan 65 jaar en bijna negentig procent van degenen in deze leeftijdscategorie die opgenomen zijn in verpleeghuizen lijden aan een vorm van gehoorverlies.[67] Volgens de Verkenning Volksgezondheid (1990) lijdt in Nederland 16,5 procent van de mensen boven de 65 aan slechthorendheid.

Screening op gehoorverlies kan op veel manieren plaatsvinden, van het afnemen van een grondige anamnese en het ondervragen van familieleden tot een onderzoek door een klinisch audioloog. Een stemvork is een zeer goed onderzoeksinstrument. Volgens Alpert[68] kan men spreken van een gehoorstoornis wanneer de onderzoeker het gezoem van de stemvork nog wel kan horen maar de cliënt niet meer, terwijl bij inspectie van het oor geen significante afwijkingen (bijvoorbeeld cerumen of een aanzienlijke mate van otitis) geconstateerd worden. Wanneer een gehoorstoornis wordt vermoed, kan een grondige audiometrische screening door een getrainde onderzoeker gemakkelijk georganiseerd worden.

Psychische problemen

Ouderen zouden specifiek gescreend moeten worden op depressies en suïcidale neigingen. Deze screening moet onder andere informatie opleveren over de familiegeschiedenis op het gebied van depressie en/of suïcide en chronische aandoeningen, een recent verlies (feitelijk of gepercipieerd), slaapstoornissen, meervoudige somatische klachten, een recente scheiding, werkeloosheid, alcoholmisbruik, alleen wonen en langdurige rouw. Depressies komen vaker voor bij ouderen dan bij enig andere leeftijdscategorie. Blanke mannen lopen het grootste suïciderisico. Alpert[68] noemt de Beck Depression Inventory als een betrouwbaar onderzoeksinstrument voor de oudere leeftijdscategorie.

Dementie

Wanneer de patiënt lijdt aan dementie worden de Mini-Mental State Examination, de Fact-Hand Test en de Dementia Rating Scale vaak gebruikt naast andere instrumenten voor het beoordelen van psychische, neurologische en lichamelijke stoornissen. In de vroege stadia is het echter moeilijk echte dementie te onderscheiden van depressie, de bijwerkingen van geneesmiddelen en andere psychische en lichamelijke klachten. Screening kan slechts aangeven dat er een probleem is, niet wat de onderliggende oorzaak is. Magaziner et al.[69] hebben aangetoond dat de verkorte versie van de Mini-Mental Status Examination gebruikt kan worden als een betrouwbare voorspeller van de score op de volledige versie van de test. Deze verkorte versie maakt screening gemakkelijker en goedkoper (zie hoofdstuk 6).

Urine-incontinentie

Een groot aantal ouderen is incontinent voor urine. In feite is van urine-incontinentie sprake in bijna de helft van alle opnamen van ouderen in verpleeghuizen. Vrouwen van wie de buikspieren en bekkenbodemspieren verzwakt zijn, kunnen behandeld worden met gerichte bekkenbodemoefeningen. Ook restverschijnselen van een bevalling, hormonale veranderingen, infecties, tumoren en bijwerkingen van medicijnen kunnen leiden tot urine-incontinentie. Bij mannen wordt incontinentie voor urine meestal veroorzaakt door aandoeningen van de blaas of de prostaat. De oorzaken van urine-incontinentie moeten vastgesteld worden om een opname in een zorginstelling te voorkomen.

Veiligheidsaspecten

Ouderen nemen bijna dertig procent van de sterfgevallen als gevolg van ongelukken voor hun rekening en maken ongeveer vijftien procent van alle patiënten uit die worden opgenomen in ziekenhuizen na ongelukken. Baker en Harvey[70] ontdekten dat iedere valpartij die leidt tot een heupfractuur een hoge mortaliteit tot gevolg heeft. Dit percentage ligt in Nederland op 25,6 binnen het eerste jaar bij mensen van zeventig jaar en ouder.[85] Vaak zijn de gevolgen van een heupfractuur een verminderde mobiliteit en zelfstandigheid en een grotere vatbaarheid voor ziekten. De oorzaken van het grote aantal ongevallen onder ouderen zijn onder andere een gestoord gehoor en gezichtsvermogen, langzamere reflexen, slechte balans en coördinatie, veranderingen in de bloedsomloop, orthostatische hypotensie en een verminderd uithoudingsvermogen. Het is daarom belangrijk de valrisico's die ouderen lopen alsmede de potentiële oorzaken van valpartijen in de thuissituatie te beoordelen.

Primaire preventie

Het bevorderen van de primaire preventie voor individuen ouder dan 65 jaar vereist een verandering van de heersende opvattingen, in die zin dat men ervan overtuigd moet raken dat gezondheidsbevorderend gedrag zin heeft op elke leeftijd.[27] De opvatting dat leeftijdsgerelateerde ziekten onomkeerbaar en onontkoombaar zijn, moet verdwijnen. Mensen leven gemiddeld langer, waardoor de leeftijdscategorie boven 85 jaar groter is geworden. In feite kunnen degenen die op het ogenblik 65 zijn, verwachten dat ze gemiddeld nog zeventien jaar zullen leven (vrouwen 19 jaar en mannen 14,5 jaar).[22]

Maatregelen in het kader van primaire preventie die gericht zijn op individueel gezondheidsgedrag behoren tot de effectiefste interventies die binnen de gezondheidszorg voor ouderen toegepast kunnen worden. Traditionele klinische activiteiten, zoals routinematig, ongericht onderzoek, zijn in het algemeen minder nuttig voor het voorkomen van ziekten dan individuele gezondheidsvoorlichting en -educatie. Hoewel er tot nu toe weinig bewijs geleverd is voor de voordelen van preventieactiviteiten voor ouderen, zijn de aanwijzingen die uit onderzoek naar voren komen redelijk overtuigend. Onderzoek naar het ontstaan van kanker heeft bijvoorbeeld uitgewezen dat er een latente periode van tien tot twintig jaar bestaat tussen gebeurtenissen die bepaalde soorten kanker kunnen veroorzaken en de klinische symptomen van de ziekte. Bij een gemiddelde latentieperiode van vijftien jaar zouden carcinomen die na het zeventigste levensjaar ontdekt worden, ontstaan moeten zijn tussen het 55ste en zestigste levensjaar. Op grond hiervan kan men stellen dat veel van de gevallen van kanker bij mensen die ouder zijn dan zestig jaar voorkomen kunnen worden door maatregelen op het gebied van primaire preventie, zoals stoppen met roken en een ander voedingspatroon.[71] Veelomvattende screeningsstrategieën moeten aangepast worden aan de persoonlijke risicoprofielen van elk individu.

Ouderen zijn vatbaarder voor chronische aandoeningen en acute klachten, zoals infecties, longontsteking, voedselvergiftiging en orthostatische hypotensie met vallen en letsel.[72] De meeste van deze problemen kunnen voorkomen worden door middel van adequate interventies, waardoor een optimale gezondheid gehandhaafd blijft en dergelijke acute klachten niet voorkomen. De groei van lokale diensten of activiteiten ter bevordering van het 'welzijn' van ouderen is een signaal dat men meer aandacht schenkt aan manieren om het optreden van ziekten en gebreken bij ouderen te vertragen. In de Verenigde Staten zijn met behulp van subsidies van de landelijke overheid reeds in 37 staten lokale welzijnsprogramma's voor ouderen opgezet.[72]

Gedurende de laatste twintig jaar is de invloed van een aantal van de belangrijkste oorzaken van de morbiditeit en mortaliteit onder ouderen afgenomen. Het aandeel van gezondheidsbevorderende activiteiten in deze daling is echter niet onderzocht. In deze periode is het aantal sterfgevallen als gevolg van CVA met 55 procent gedaald en het aantal hartaanvallen met veertig procent. Ook is aanzienlijke vooruitgang geboekt bij de preventie en de behandeling van hypertensie.[1] Er zijn aanwijzingen dat individuen die op een gezonde manier oud geworden zijn, gezond kunnen blijven tot kort voor hun dood en vaak een leeftijd van ver boven de zeventig of tachtig kunnen bereiken.[73]

Een regionaal screeningsprogramma (voorbeeldproject)

Screening op voetklachten

Veel systeemziekten, waaronder diabetes, perifere vaataandoeningen, hart- en nierziekten, arthritis en voedingstekorten, manifesteren zich in de onderste extremiteiten.[74-76] Ouderen hebben vaak klachten op het gebied van de orthopedie die hun functionele mobiliteit kunnen inperken en die het gevolg zijn van biomechanische stoornissen, slecht zittend schoeisel of beide. De meest voorkomende voetklachten bij ouderen boven de 65 jaar zijn pes planus (platvoeten), overmatige eeltvorming, hallux valgus, pijnlijke eeltknobbels en misvormingen van de tenen.[76,77] Naarmate men ouder wordt, atrofiëren de plantaire vetkussentjes,[78] waardoor de onderliggende weke delen en botstructuren aan grotere belastingen bloot komen te staan en microtrauma's optreden. Degeneratieve gewrichtsaandoeningen tasten de gewrichtsvlakken van de voetgewrichten aan, wat invloed heeft op de manier waarop belast wordt en leidt tot een afname van de mobiliteit. Veranderingen in de doorbloeding kunnen verder bijdragen aan een slechtere gezondheid van de weefsels van de voet. Het is mogelijk dat ouderen zich niet bewust zijn van een verminderde sensibiliteit voor pijn, druk en temperatuur. Het verlies aan 'beschermende sensibiliteit' voor druk uitgeoefend door schoenen, kreukels in sokken of bijvoorbeeld steentjes in de schoen kan aanleiding geven tot het ontstaan van een drukplek die zich snel kan ontwikkelen tot een eeltknobbel of een open wond. Indien dit niet behandeld wordt, kan hierdoor een wondje, infectie of gangreen ontstaan, wat uiteindelijk zelfs kan uitmonden in amputatie.[77-80] Regelmatig onderzoek van de voeten kan een bijdrage leveren aan het oplossen van kleine problemen en ervoor zorgen dat ze geen ernstiger vormen aannemen.

Voetklachten zijn de op drie na meest voorkomende problemen bij ouderen die opgenomen zijn in zorginstellingen.[75] Niet kunnen lopen en niet in staat zijn zelfstandig het toilet te bereiken zijn vaak redenen om over te gaan tot opname in een verpleeghuis. Ouderen die mobiel zijn en zich kunnen verplaatsen in hun eigen woning en de gemeenschap waarin ze leven, behouden langer een positief gevoel van eigenwaarde en leven in het algemeen langer dan degenen die immobiel zijn of opgenomen zijn in een zorginstelling.[74,79]

Ouderen met een laag inkomen zijn bij uitstek kwetsbaar voor slechte voetverzorging, aangezien de pedicure niet vergoed wordt door de verzekering. Ouderen met een klein pensioen of een uitkering kunnen zich geen bezoek aan de pedicure veroorloven om hun nagels te laten knippen. Complicaties van voetklachten zijn de oorzaak van twintig procent van alle ziekenhuisopnamen van diabetici in de Verenigde Staten, en vijftig procent van alle amputaties die niet het gevolg zijn van een ongeval wordt verricht op diabetici.[81] De kosten van een amputatie zijn zeer hoog. Het verblijf in het ziekenhuis in de Verenigde Staten, de operatie en de revalidatie met inbegrip van prothesen kosten 10.000 tot 30.000 dollar. Zowel de persoonlijke als de financiële consequenties van voetklachten bij diabetici zijn aanzienlijk. De voorlopige resultaten van een onderzoek verricht in de staten New York, Californië en Florida lijken de financiële voordelen van het verstrekken van verantwoord schoeisel aan diabetici te bevestigen.[80,82]

Ouderen met een laag inkomen dragen vaak slechte schoenen die niet goed passen en daarom gevaarlijk zijn. Slecht passende schoenen kunnen te veel of te vaak druk uitoefenen op de voet, wat kan leiden tot voetwonden die bij diabetici moeilijk genezen. Slecht passende schoenen vergroten de kans op vallen en heupfracturen en spelen een belangrijke rol bij de morbiditeit van ouderen.[83]

Het feit dat de ziektekostenverzekering regelmatige voetverzorging niet vergoedt, dwingt ouderen het verzorgen van hun voeten zelf ter hand te nemen. Mobiliteitsbeperkingen van de ledematen, een verminderd gezichtsvermogen, een verminderde sensibiliteit en trillende handen kunnen dan leiden tot wonden die niet genezen en uiteindelijk tot amputatie.

Voetverzorging is daardoor een voorziening die bij kan dragen tot de lichamelijke, geestelijke en sociale gezondheid van ouderen. Een uitgebreid voetverzorgingsprogramma vermindert de problemen die gepaard gaan met gevoelige of pijnlijke voeten, vermoeidheid in de benen en de secundaire problemen als gevolg van te weinig lopen.

Het 'Community Foot Care Project', dat diensten verleent aan ouderen met een laag inkomen in veertien gemeenten in de staat Massachusetts, is voortgekomen uit de zorg voor patiënten die niet in staat waren tot lopen bij opname in ziekenhuizen en verpleeghuizen. In één verpleeghuis was 72 procent van de patiënten weer in staat tot lopen na voetverzorging en het verstrekken van goede schoenen en orthesen. De belangrijkste maatregel om te voorkomen dat ouderen die nog zelfstandig wonen, opgenomen moeten worden in een zorginstelling is de preventie van voetklachten. Zo'n soort voetverzorgingsprogramma is bedoeld om ouderen die nog zelfstandig wonen, te onderzoeken op voetklachten en andere medische problemen, voorlichting te geven over voetverzorging, en schoenen (met eventuele aanpassingen) te verstrekken.

Het 'Community Foot Care Project' in de Verenigde Staten wordt uitgevoerd door een multidisciplinair team bestaande uit een lokale coördinator, een sociaal werkster, een pedicure en een fysiotherapeut. Elk jaar worden achttien keer behandelingsmogelijkheden geboden in veertien gemeenten. De lokale coördinator organiseert deze activiteit binnen ouderencentra in de gemeente en de sociaal werkster neemt een gedetailleerde anamnese af bij de achttien tot twintig patiënten die per keer behandeld worden. De pedicure knipt zonder kosten hun nagels en verwijdert overmatig eelt en de podotherapeut of fysiotherapeut onderzoekt hen op klachten van de onderste extremiteiten en specifieke voetstoornissen met behulp van het screeningsformulier uit figuur 14.1. Indien bij dit eerste onderzoek blijkt dat er voetklachten of biomechanische problemen bestaan die tot functieverlies leiden, wordt de patiënt verwezen naar een polikliniek voor het aanmeten van een orthese en het passen van schoenen en een behandeling van de biomechanische problemen en de klachten van het bewegingsapparaat door de fysiotherapeut. De patiënt moet na twee en na zes maanden terugkomen voor follow-up-onderzoek. De familieleden krijgen instructie over voetverzorging indien de patiënt hiertoe zelf niet in staat is. Kennis omtrent voetverzorging wordt voor en na de behandeling gemeten met behulp van een vragenlijst (figuur 14.2). Bij het eerste bezoek ontvangen de patiënten en hun familieleden richtlijnen over voetverzorging (figuur 14.3) en uitleg hierover.

De doelstellingen van elk voetverzorgingsprogramma zijn het bevorderen van het pijnvrij lopen, het herstellen van de maximaal mogelijke functie, het vergroten van de kennis over voetverzorging, het verhogen van het veiligheidsbewustzijn en het verminderen van het aantal ziekenhuisopnamen die verband houden met voetklachten.

De volgende methoden worden voorgesteld om deze doelstellingen te bereiken:

1. Het aanbieden van faciliteiten voor voetverzorging op plaatsen dicht bij de woning, om een zo hoog mogelijke participatiegraad te bereiken. (Ouderen bleken vaker aan het programma mee te doen wanneer het 'voetenteam' hen opzocht dan wanneer ze zelf naar een ziekenhuis of polikliniek moesten komen. Gebrek aan vervoer bleek voor veel mensen een groot probleem bij het verkrijgen van de noodzakelijke voetverzorging of andere vormen van hulp.)
2. Het ontwikkelen van een screeningsinstrument dat betrouwbaar en gemakkelijk af te nemen en te scoren is.
3. Onderzoeken of de voetklachten het gevolg zijn van veranderingen in de weefsels, biomechanische afwijkingen of chronische ziekteprocessen.
4. Het verschaffen van makkelijk leesbaar voorlichtingsmateriaal en het aanbieden van behandelingen zodat ouderen activiteiten blijven ontplooien en blijven deelnemen aan het maatschappelijk verkeer.
5. Ervoor zorgen dat ouderen naar de polikliniek kunnen komen voor de behandelingen en het aanmeten van orthesen.
6. Het bekendmaken van de geboden mogelijkheden via de lokale radio en de plaatselijke kranten.
7. Verbindingen leggen met instellingen die screeningsactiviteiten ontplooien zodat patiënten opgespoord en behandeld kunnen worden tijdens één afspraak.

Uit de opmerkelijke respons op dit soort programma's blijkt duidelijk dat er onder ouderen behoefte bestaat aan voetverzorging en een grote bereidheid tot deelname om zo een actieve en nuttige rol in de samenleving te kunnen blijven vervullen.

Protocol voor voetonderzoek

Datum ____________________

Naam ____________________
Adres ____________________
Telefoonnummer ____________________
Geslacht ____________________
Geboortedatum ____________________
Taal- en/of communicatieproblemen: Nee / Ja (omschrijving) ____________________

Huisarts/podotherapeut/fysiotherapeut ____________________
Adres ____________________
Telefoonnummer ____________________

SUBJECTIEVE GEGEVENS

Medische voorgeschiedenis ____________________
____

1. Heeft u last van:
   - ☐ artrose ____________________
   - ☐ vaatklachten ____________________
   - ☐ een hartaandoening ____________________
   - ☐ diabetes mellitus ____________________
   - ☐ een nieraandoening ____________________
   - ☐ hoge bloeddruk ____________________
   - ☐ voetklachten ____________________
   - ☐ oogklachten ____________________
   - ☐ problemen met de werking van de schildklier ____________________
   - ☐ gehoorstoornissen ____________________
   - ☐ duizeligheid, licht in het hoofd of draaiduizeligheid ____________________
   - ☐ klachten na een heupfractuur ____________________

2. Heeft u problemen met de lage rug/benen/enkels/voeten?

Nee
Ja

	Linker been		Rechter been	
	Distorsie	Fractuur	Distorsie	Fractuur
☐ heup				
☐ knie				
☐ enkel				
☐ voet				
☐ rug				

3. Heeft u pijn in één of beide benen?

Nee
Ja

	Linker been	Rechter been
☐ heup		
☐ knie		
Zo ja, omschrijving:		
☐ kramp tijdens de slaap		
☐ claudicatio		
☐ uitstralende pijn		

Figuur 14.1 Screeningsinstrument voor voetklachten.

4. Heeft u pijn in één of beide voeten?

	Linker been	Rechter been
Nee		
Ja ☐ zeurend		
☐ brandend		
☐ stekend		
☐ nagelpijn		
☐ schoenpijn		
☐ metatarsaal kopjes		
☐ tenen		

De pijn is erger

	Linker been	Rechter been
☐ bij het staan		
☐ bij het lopen		
☐ wanneer ik schoenen draag		
☐ 's morgens		
☐ 's middags		
☐ op andere tijden (omschrijf)		

OBJECTIEVE GEGEVENS

1. Patiënt loopt zonder hulp? ☐ Nee ☐ Ja

2. Patiënt loopt met hulpmiddelen? ☐ Nee ☐ Ja
   - ☐ stok __________
   - ☐ looprekje __________
   - ☐ krukken __________
   - ☐ overige __________

3. Patiënt heeft last van vallen? ☐ Nee ☐ Ja

   Omschrijving ____________________

4. Afgelegde afstand ☐ in huis ☐ 50 meter ☐ 100 meter ☐ 500 meter ☐ 1 kilometer ☐ onbeperkte afstand

5. Patiënt neemt regelmatig lichaamsbeweging? ☐ Nee ☐ Ja

Figuur 18.4 Vervolg.

6. Onderzoek van de voeten (verwijder schoenen en sokken)

	Linker		Rechter	
	Onacceptabel	Acceptabel	Onacceptabel	Acceptabel
Reinheid van de voet?				
Passen sokken/kousen/panty's goed?				

Passen de schoenen goed?

Rechts ☐ te klein ☐ te groot ☐ te smal ☐ te breed ☐ versleten

Links ☐ te klein ☐ te groot ☐ te smal ☐ te breed ☐ versleten

Schoenen:
- ☐ hak
- ☐ zool
- ☐ contrefort

7. Voetklachten

	Linker voet	Rechter voet
☐ eeltknobbels		
☐ bij hallux valgus		
☐ bij kleine teen		
☐ eeltvorming waar:		
☐ likdoorns waar:		
☐ zacht		
☐ hard		
☐ onychogryposis		

- ☐ ingegroeide nagels
- ☐ trofische veranderingen van de nagel
- ☐ slechte doorbloeding
- ☐ digitus valgus/varus
- ☐ misvormingen van de tenen
  - ☐ hamerteen ______
  - ☐ klauwteen ______
  - ☐ over elkaar gekruiste tenen ______
  - ☐ hallux valgus ______
- ☐ misvormingen van voet/enkel
- ☐ dermatitis/schimmelinfectie
- ☐ droge, schilferige huid
- ☐ oedeem
  - ☐ voet ______
  - ☐ enkel ______
  - ☐ extremiteit ______
- ☐ infectie (omschrijf) ______
- ☐ overige

Figuur 18.4 Vervolg.

BEOORDELING

____
____
____
____
____
____

Aanbevelingen:

- ☐ geen
- ☐ verwijzing voor orthese(n) datum: ____________ tijd: ____________
- ☐ verwijzing voor nieuw schoeisel
- ☐ verwijzing naar orthopeed
- ☐ verwijzing naar fysiotherapeut
- ☐ verwijzing naar podotherapeut
- ☐ verwijzing naar pedicure
- ☐ voorlichting gegeven over............
- ☐ orthesen vervaardigd datum: ____________ tijd: ____________

____
____

- ☐ follow-up na twee maanden: datum: ____________ tijd: ____________
- ☐ follow-up na zes maanden: datum: ____________ tijd: ____________

Opmerkingen:

____
____
____
____
____
____
____
____
____
____
____
____
____
____
____
____
____
____
____
____
____
____
____
____

Figuur 14.1 Vervolg.

Naam: ____________________
Datum: ____________________

1. Hoe vaak inspecteert u uw voeten?
   A. Eens per maand
   B. Eens per week
   C. Dagelijks

2. Hoe vaak wast u uw voeten?
   A. Dagelijks
   B. Twee keer per week
   C. Een keer per week

3. Waarmee wast u uw voeten?
   A. Koud water
   B. Lauw water
   C. Heet water

4. Loopt u 's nachts op blote voeten?
   A. Nooit
   B. Soms
   C. Altijd

5. Loopt u overdag op blote voeten?
   A. Nooit
   B. Soms
   C. Altijd

6. Hoe vaak trekt u schone sokken aan?
   A. Elke dag
   B. Een keer per twee dagen
   C. Minder dan drie keer per week

7. Zijn de schoenen die u koopt
   A. nauw, zodat ze ingelopen moeten worden
   B. precies passend
   C. een beetje te groot

8. Hoe knipt u uw teennagels?
   A. Recht
   B. Met een bocht
   C. Ik knip mijn teennagels nooit

9. Hoe behandelt u uw likdoorns/eeltknobbels?
   A. Met een scheermes
   B. Met een middel om ze op te lossen
   C. Ik wacht op een bezoek aan de pedicure of arts

10. Wat doet u met blaren?
   A. Doorprikken
   B. Afdekken zodat ze niet opengaan
   C. Negeren

Figuur 14.2 Vragenlijst over voetverzorging.

Specifieke aandachtspunten bij screeningsprogramma's

De meeste ouderen zijn zeer gemotiveerd om zich bezig te houden met mogelijkheden om hun gezondheid te verbeteren. Een jaarlijks medisch onderzoek geeft de gelegenheid ouderen te screenen op gezondheidsproblemen. Vaak wordt een dergelijke screening echter niet vergoed en regelmatig medisch onderzoek moet daarom uit eigen zak betaald worden. In veel gevallen wordt er dan van afgezien. Ouderen vragen veel vaker om acute hulp dan jongere mensen,[22] wat het gevolg kan zijn van het doorwerken van symptomen die onopgemerkt zijn gebleven door het gebrek aan regelmatig medisch onderzoek. Bovendien hebben veel ouderen, vooral degenen die de grootste risico's lopen, zoals minderheden en degenen die op of onder het bijstandsniveau leven,[84] te weinig contact met de huisarts. Deze problemen zouden opgelost kunnen worden door een interdisciplinaire aanpak vanuit de diverse plaatselijke instellingen. Organisaties als GGD's, sociale diensten, ouderencentra en lokale ouderenorganisaties moeten hun krachten bundelen en potentiële obstakels voor het aanbieden van activiteiten op het gebied van gezondheidsbevordering, screening en medisch onderzoek onderkennen en uit de weg ruimen. Deze samenwerking maakt het mogelijk de aanwezige kennis en faciliteiten te bundelen, om zo te komen tot goede screeningsprogramma's voor ouderen met een hoog deelnemingspercentage.

Richtlijnen voor het zelf verzorgen van de voeten

1. Inspecteer uw voeten elke dag. Let op zwellingen, wondjes, scheurtjes, rode plekken of snijwondjes. De onderkant van de voet kan met behulp van een spiegel bekeken worden.

2. Was uw voeten elke dag. Gebruik een milde zeep en lauw water. Spoel ze grondig af. Droog ze zorgvuldig en voorzichtig af met een schone zachte handdoek, vooral tussen de tenen.

3. Als de huid droog is, gebruik dan lanoline of een vochtinbrengende lotion of crème. Breng geen lanoline of ander middel aan tussen de tenen of rond de nagels. Vermijd overmatig gebruik van lanoline of andere middelen. Vaseline, Nivea en dergelijke zijn geschikte crèmes.

4. Voetpoeder of maïszetmeel kan gebruikt worden ter behandeling van zweetvoeten.

5. Loop niet op blote voeten. Bescherm de voeten vooral buiten bijvoorbeeld aan de waterkant, in het zwembad en het bos. Scherpe stenen, glas, blikjes, teken, mijtenlarven, nietjes en punaises kunnen schade toebrengen aan de voeten.

6. Draag altijd schone sokken of kousen. Vermijd sokken of kousen die de benen afknellen (bijvoorbeeld kniekousen met een strakke boord).

7. Loop nieuwe schoenen geleidelijk in (door ze een paar uur per dag te dragen). De aanbevolen hakhoogte is 1,5 centimeter voor mannen en twee centimeter voor vrouwen. Draag geen schoenen met tapse of puntige neuzen.

8. Controleer de schoenen voor u ze aantrekt. Schud ze uit, zodat u zeker weet dat er niets in zit.

9. Leg geen hete kruiken of warme pakkingen op de voet.

10. Laat de voeten niet te lang weken.

11. Ga niet zelf dokteren aan uw voeten. Ga naar de huisarts of de pedicure met likdoorns, eeltknobbels, ingegroeide teennagels, bacteriële en schimmelinfecties, abcessen en scheurtjes in de huid.

12. Knip uw teennagels regelmatig. Knip ze recht af en niet te kort.

13. Voetverzorging houdt ook in het doen van oefeningen gedurende enkele minuten per dag voor het stimuleren van de bloedsomloop. Beweeg de voeten op en neer en van de ene kant naar de andere, en draai cirkeltjes rond de enkels. Als u zit, plaats dan uw voeten zo hoog als de zitting van uw stoel en leg de benen niet gedurende langere tijd over elkaar!

14. Bij nieuwe schoenen moet er ongeveer twee centimeter tussenruimte bestaan tussen uw langste teen en de neus van de schoen. De vorm van de schoen moet goed aansluiten bij de vorm van uw voet. De beste schoen is een veterschoen met een brede, diepe neus en een sterk contrefort.

15. Roken vernauwt de bloedvaten. Roken wordt sterk ontraden.

Figuur 14.3 Voetverzorgingsadviezen.

Conclusie

In dit hoofdstuk is veel nadruk gelegd op preventie. 'Wat we niet kunnen vervangen, moeten we beschermen' heeft een wijze oude man eens gezegd. Helfand stelt dat 'het lopen vaak de voornaamste factor of de katalysator is die bepaalt of een oudere zelfstandig blijft functioneren in de maatschappij of opgenomen moet worden in een zorginstelling'.[79] De opmerkelijke respons op plaatselijke en regionale screeningsprogramma's in de Verenigde Staten laat zien dat ouderen preventieve zorg wensen te ontvangen en willen blijven functioneren als actieve en nuttige leden van de gemeenschap.

Ter recapitulatie

- Preventieve maatregelen kunnen de kwaliteit van het leven op peil houden en de kosten van de gezondheidszorg omlaag brengen.
- Een bevredigende ouderdom is een combinatie van een juiste levensstijl en adequaat gedrag, met inbegrip van lichaamsbeweging, goede voeding en welzijn op socio-economisch gebied.
- De veerkracht van mensen is ongelofelijk groot.
- Binnen de gezondheidszorg moet een verschuiving plaatsvinden van de curatieve naar de preventieve aanpak. Ziekteverzekeraars moeten door middel van gegevens uit onderzoek overtuigd raken van de effectiviteit van preventie.
- De drie niveaus van gezondheidsinterventie zijn primaire, secundaire en tertiaire preventie.
- Van alle Nederlandse ouderen van 65 jaar of ouder heeft 69 procent één of meer chronische ziekten.
- 'Wat we niet kunnen vervangen, moeten we beschermen.'

Literatuur

1. McGinnis JM. Year 2000 health objectives for the nation. In: *Surgeon General's Workshop on Health Promotion and Aging.* Washington, DC: US Dept of Health and Human Services; 1988: 20-25.
2. Roybal ER. Elderly health care costs likely to rise to one-fifth of income. *Congressional Record.* Maart 23, 1989; E978-E980.
3. NCHS Health Statistics on Older Persons. *United States, 1986: Analytical and Epidemiological Studies.* Series 3. NCHS: Washington, DC: US Dept of Health and Human Services; Publication No. 25 (PHS):87-1409.
4. Sundwall D. Health promotion and Surgeon General's workshop. *Surgeon General's Workshop on Health Promotion and Aging.* Washington, DC: US Dept of Health and Human Services; 1988.
5. Fisk CF. *Address, Opening Plenary Session.* Surgeon General's Workshop on Health Promotion and Aging. Washington, DC: US Dept of Health and Human Services; Maart, 1988.
6. Rowe JW, Kahn RL. Human aging-usual and successful. *Science.* 1987; 237:143-149.
7. Shore H. Therapeutic strategies and institutional care. In: Lesnoff-Caravaglia G, red. *Handbook of Applied Gerontology.* New York: Human Sciences Press, Inc.; 1987; 447-452.
8. Department of Health and Human Services. *Recent Medicaid Cutbacks: Shocking Impacts on the Elderly.* HHS Pub. 148; 1992.
9. Wallack SS, Tompkins CP, Gruenberg L. A plan for rewarding efficient HMOs. *Health Affairs.* Zomer, 1988; 80-96.
10. Havas S. Prevention of heart disease, cancer and stroke: the scientific basis. *World Health Forum.* 1987; 8:344-351.
11. Frame PS. Clinical prevention in primary care: the time is now! *J Fam Pract.* 1989; 29:150-156.
12. Liarson EG, Bruce RA. Exercise and aging. *Ann Intern Med.* 1986; 105:783-785.
13. Chernoff R. *Geriatric Nutrition: The Health Professional's Handbook.* Rockville, Md: Aspen Publishers; 1991.
14. Bogardus C, Ravussin E, Robbins DC, et al. Effects of physical training and diet therapy on carbohydrate metabolism in patients with glucose intolerance and noninsulin-dependent diabetes mellitus. *Diabetes.* 1984; 33:311-318.
15. Helmrich SP, Ragland Dr, Leung RW, et al. Physical activity and reduced occurrence of non-insulin-dependent diabetes mellitus. *N Engl J Med.* 1991; 325:147-152.
16. Astrand, PO. Exercise physiology and its role in disease prevention and in rehabilitation. *Arch Phys Med Rehabil.* 1987: 68:305-311.
17. Paffenbarger RS, Hyde RT, Wing AL, Hsieh CC. Physical activity, all-cause mortality and longevity of college alumni. *New Engl J Med.* 1986; 314:605-613.

18. Rogers R, Meyer J, Judd B, et al. Abstention from cigarette smoking improves cerebral perfusion among elderly chronic smokers. *JAMA*. 1985; 253(20):2:970-974.
19. McGinnis JM, Nestle N. The Surgeon General's report on nutrition and health: policy implications and implementation strategies. *Am J Clin Nutr.* 1989; 49(1):23-28.
20. Gladman JRF, Barer D, Venkatesan P, et al. The outcome of pneumonia in the elderly: a hospital survey. *Clin Rehab.* 1991; 5:201-205.
21. Webster JR. Prevention, technology, and aging in the decade ahead. *Top Ger Rehab.* 1992; 7(4):1-8.
22. Crimmins EM, Saito Y, Ingegneri D. Changes in life expectancy and disability-free life expectancy in the United States. *Pop Develop Rev.* Juni, 1989; 15(2):235-267.
23. Center for Disease Control. Comorbidity of chronic conditions and disabilities among older persons-United States, 1984. *MMWR.* 1989; 38:788-791.
24. Tinetti ME, Speechley M, Ginter SF. Risk factors for falls among elderly persons living in the community. *N Engl J Med.* 1988; 319(26):1701-1707.
25. Celentano D, Klassen A, Weisman C, et al. Cervical cancer screening practices among older women; results from the Maryland Cervical Cancer Case-Control Study. *Clin Epidemiology.* 1988; 41(6):531-541.
26. Garner B. Guide to changing lab values in elders. *Ger Nurs.* 1989; 10(3):144-145.
27. Ory MG. Considerations in the development of age-sensitive indicators for assessing health promotion. *Health Promotion.* 1988; 3(2):139-149.
28. Frame PS. A critical review of adult health maintenance: part 4. Prevention of metabolic behavioral and miscellaneous conditions. *J Fam Pract.* 1986; 23(1):29-39.
29. Koop CE. *Keynote Address, March 20-23, 1988: Surgeon General's Workshop on Health Promotion and Aging.* Washington, DC: US Dept of Health and Human Services; 1-4, 1988.
30. Pruzansky ME, Turano M, Luckey M, et al. Low body weight as a risk factor for hip fracture in both black and white women. *J Orthop Res.* 1989; 7(2):192-197.
31. Fried LP, Bush TL. Morbidity as a focus of preventive health care in the elderly. *Epidemiol Rev.* 1988; 10:48-64.
32. Woolf SH, Kamerow DB, Lawrence RS, et al. The periodic health examination of older adults: the recommendations of the US Preventive Service Task Force. *J Am Ger Soc.* 1990; 38:817-823.
33. Woolf SH, Kamerow DB, Lawrence RS, et al. The periodic health examination of older adults: the recommendations of the US Preventive Service Task Force. *J Am Ger Soc.* 1990; 38 (part II):933-942.
34. Linn M, Linn B. Self-Evaluation of Life Function (SELF) scale: a short, comprehensive self-report of health for elderly adults. *J Gerontol.* 1984; 39(5):603-612.
35. Safer M. An evaluation of the Health Hazard Appraisal based on survey data from a randomly selected population. *Pub Health Rep.* 1982; 97(1):31-37.
36. American Cancer Society. *Summary of Current Guidelines for the Cancer-related Checkup: Recommendations.* Atlanta, Ga: American Cancer Society; 1988. Pamphlet No. 334701-PE.
37. Winawer S. Screening for colorectal cancer: an overview. *Cancer.* 1980; 45(5 suppl):1093-1098.
38. Allison J, Feldman R. Cost benefits of hemoccult screening for colorectal carcinoma. *Dig Dis Sci.* 1985; 30(9):860-865.
39. Verbrugge LM. Long life but worsening health? Trends in health and morbidity of middle-aged and older persons. *Milbank Memorial Fund Quarterly/Health and Society.* 1989; 82:475-519.
40. Hayward R, Shapiro M, Freemen A, et al. Who gets screened for cervical and breast cancer? Results from a new national survey. *Arch Intern Med.* 1988; 148(5):1, 177-181.
41. American Cancer Society. *Cancer Facts and Figures.* New York: American Cancer Society; 1985.
41a. National Center for Health Statistics. Advance report of final mortality statistics. *Monthly Vital Statistics Report.* Hyattsville, Md: US Public Health Service; 1988. US Dept of Health and Human Services, publication PHS 88-1120;37:6(suppl).
42. American Diabetes Association. Position statement: office guide to diagnosis and classification of diabetes mellitus and other categories of glucose intolerance. *Diabetes Care.* 1992; 15(suppl 2):4.
43. Reed A, Birge S. Screening for osteoporosis. *J Gerontol.* 1988; 14(7):18-20.
44. Dowd T. The female climacteric. *Nat OB-GYN Group.* 1990; 6:1:32-54.
45. Walker SN. Health promotion for older adults: direction for research. *Am J Health Promotion.* Voorjaar 1989; 3(4):47-52.
45a. National Institutes of Health. Nutrition Coordinating Committee, Program in Biomedical and Behavioral Research and Training, 11th Annual Report of the National Institutes of Health. Washington, DC: US Dept of Health and Human Services; 1987: 111.

46. Surgeon General's Report on Nutrition and Health. *Dietary Fads and Frauds.* US Public Health Service. Washington DC: US Government Printing Office; 1988. US Dept of Health and Human Services publication No. 88-50210; Stock No. 017-001-00465-1.
47. Commission on Life Sciences, National Research Council. *Report on Diet and Health.* Washington, DC: National Academy Press; 1989.
48. McGinnis JM. *Promoting Health/Preventing Disease: Year 2000 Objectives for the Nation.* Office of the Assistant Secretary for Health, Office of Disease Prevention and Health Promotion. Washington DC: US Government Printing Office; 1989.
49. Drinkwater BL. *The Role of Nutrition and Exercise in Health. Continuing Dental Education.* Seattle, Wash: University of Washington; 1985.
50. Nieman DC. *The Sports Medicine Fitness Course.* Palo Alto, Calif: Bull Publishing, Co.; 1986.
51. Peck WA, Avioli LV. Physical exercise and bone health. In: *Osteoporosis the Silent Thief.* Washington, DC; American Association of Retired Persons; 1988.
52. Suominen H, Heikkinen E, Liesen H. Effect of 8 weeks endurance training on skeletal muscle metabolism in 56-70 year old men. *Eur J Appl Physiol.* 1987; 37: 173-180.
53. Shepard RJ. *Physical Activity and Aging.* Tweede druk. Rockville, Md: Aspen Publishers, Inc.; 1987.
54. Kaplin GA, Seeman TE, Cohen RD, et al. Mortality among the elderly in the Alameda County study: behavioral and demographic risk factors. *Am J Pub Health.* 1987; 77(3): 307-312.
55. Stones MJ, Dornan B, Kozma A. The prediction of mortality in elderly institution residents. *J Ger Psychol Sci.* 1989; 44(3): 72-79.
56. Evans W. Exercise and muscle metabolism in the elderly. In: Hutchinson ML, Munro HN, red. *Nutrition and Aging.* Orlando, Fl: Academic Press; 1986.
57. Craig BW, Garthwaite SM, Holloszy JO. Adipocyte insulin resistance: effects of aging, obesity, exercise, and food restriction. *Am Physiol Soc.* 1987; 62(1): 95.
58. Wang JT, Ho LT, Tang KT, et al. Effect of habitual physical activity on age-related glucose tolerance. *J Am Ger Soc.* 1989; 37(3): 203-209.
59. Smith EL, Gilligan C, Smith PE, et al. Calcium supplementation and bone loss in middle-aged women. *Am J Clin Nutr.* 1989; 50: 833-842.
60. Tinette ME, Speechley M. Prevention of falls among the elderly. *N Engl J Med.* 1989; 320(16): 1055-1059.
61. Blake AJ, Morgan K, Bendall MJ, et al. Falls by elderly people at home: prevalence and associated factors. *Age Ageing.* 1988; 17(6): 365-372.
62. Hemenway D, Coldtz GA, Willet WC, et al. Fractures and lifestyle: effects of cigarette smoking, alcohol intake and weight on risk of hip fracture in middle-aged women. *Am J Pub Health.* 1988; 78: 1554-1558.
63. Wolf S, Fugate L, Halstrand E, et al. *Worst Pulls Best Pills.* Washington, DC: Public Citizen Health Research Group; 1988.
64. Gibson R, Waldo D. National health expenditures. *1980 Health Care Financing Rev.* 1981; 3: 1-54.
65. Maddox G. Aging, drinking, and alcohol abuse. *Generations.* 1988; 12(4): 14-16.
66. Willenbrig M, Spring W. Evaluating alcohol use in elders. *Generations.* 1988; 12(4): 27-31.
67. Kart C, Metress E, Metress S. *Aging, Health and Society.* Boston: Jones & Bartlett; 1988.
68. Alpert M. Health screening to promote health for the elderly. *Nurse Pract.* 1987; 12(5): 42-44, 48-51, 54-58.
69. Magaziner J, Bassett S, Hebel J. Predicting performance on the Mini-Mental Status Exam: use of age and education specific equations. *J Am Ger Soc.* 1987; 35(11): 996-1000.
70. Baker S, Harvey A. Fall injuries in the elderly. *Clin Ger Med.* 1985; 1(3): 501-512.
71. Sorenson AW, Seltser R, Sundwall D. Primary cancer prevention as an attainable objective for the elderly. In: Yancik R, red. *Perspectives on Prevention and Treatment of Cancer in the Elderly.* New York: Raven Press; Raven Press Aging Series; 1983: 24.
72. Maloney S. Healthy older people. In: *Surgeon General's Workshop on Health Promotion and Aging.* Washington, DC: US Dept of Health and Human Services; Maart, 1988.
73. Munro HN. Aging and nutrition: a multifaceted problem. In: Hutchinson ML, Munro HN, red. *Nutrition and Aging.* Orlando, Fl: Academic Press; 1986.
74. Collet BS. Podiatry and public health: a systematic approach. *Cur Podiatry.* 1979; 28: 32-37.
75. Collet BS, Katzew AB, Helfand AE. Podiatry for the geriatric patient. *Annual Review of Gerontology/Geriatrics.* 1984; 4: 221-234.
76. Evanski PM. The geriatric foot. In: Jahss M, red. *Disorders of the Foot.* Philadelphia: WB Saunders; 1982: 964-978.

77. Gould N, Schneider W, Ashikaga T. Epidemiological survey of foot problems in the continental United States: 1978-1979. *Foot Ankle.* 1980; 1:8-10.
78. Helfand AE. *Clinical Podogeriatrics.* Baltimore: Williams and Wilkins; 1981.
79. Helfand AE. Common foot problems in the aged and rehabilitative management. In: Williams TF, red. *Rehabilitation in the Aging.* New York: Raven Press; 1984:291-303.
80. Soulier SM. The use of running shoes in the prevention of plantar diabetic ulcers. *J of Am Podiatric Med Assoc.* 1986;76(7):395-400.
81. Bessman AN. Poot problems in the diabetic. *Comprehensive Ther.* 1991; 8(1):32-38.
82. Mathmatica. *The Medicare Shoe Demonstration Project: Preliminary Findings.* Summary for HCFA, Unpublished document; Oktober, 1990.
83. Jette AM, Harris BA, Cleary PD. Functional recovery after hip fracture. *Arch Phys Med Rehab.* 1987; 68:735-740.
84. American Association of Retired Persons (AARP). *A Profile of Older Americans.* Washington, DC; 1988, AARP pamphlet No. PF3049 (1228)-D996.
85. Boereboom, FTJ. Hipfractures: a public health problem, Dissertatie Universiteit Utrecht, 1991.

HOOFDSTUK 15

Communicatie

Een patiënt wordt beter; een kind slaagt voor het vwo-examen; iemand voelt pijn; iemand bedenkt iets nieuws – helaas slaagt het individu in kwestie er niet in deze informatie over te brengen. Waarom? Vanwege de ouderdom? Omdat degenen die de informatie moeten ontvangen het niet begrijpen? Is er een ziekteproces aan de gang dat het communicatieproces ondergraaft?

In dit hoofdstuk zal geprobeerd worden sommige van deze vragen te beantwoorden. Het eerste gedeelte behandelt de normale leeftijdsgerelateerde veranderingen en de ziekteprocessen die invloed hebben op de communicatie. Het gedeelte daarna bespreekt de etnische aspecten die een rol spelen bij veroudering en communicatie. De communicatie met hulpverleners in de gezondheidszorg en de problemen die daarbij kunnen optreden komen en aan de orde, evenals mogelijke oplossingen voor deze problemen. De laatste gedeelten van dit hoofdstuk gaan over schrijfvaardigheid, en over therapietrouw en motivatie, twee belangrijke aspecten die een rol spelen bij de hulpverlening.

Normale leeftijdsgerelateerde veranderingen die invloed hebben op de communicatie

Het gehoor

Normale leeftijdsgerelateerde veranderingen die invloed hebben op het gehoor

Slechthorendheid is na artrose de meest voorkomende oorzaak van lichamelijke klachten van ouderen.[1] In de Verenigde Staten lijden ongeveer 24 miljoen mensen boven de 65 jaar aan slechthorendheid.[1] Bovendien wordt na het zeventigste levensjaar de kans op het optreden van slechthorendheid zeer veel groter.[1]

De drie voornaamste typen slechthorendheid – geleidingsstoornissen, perceptiestoornissen en een combinatie van beide – worden veroorzaakt door veranderingen in de belangrijkste structuren van het oor. Slechthorendheid die het gevolg is van geleidingsstoornissen wordt veroorzaakt door veranderingen in de uitwendige gehoorgang of het middenoor waardoor de transmissie van geluidsgolven wordt verstoord. Deze veranderingen omvatten:

- *Veranderingen in de uitwendige gehoorgang*

1. Verminderde sensibiliteit waardoor de patiënt zich niet bewust is dat de hoeveelheid oorsmeer toeneemt.
2. Overmatige haargroei in de uitwendige gehoorgang, vooral bij mannen, die kan leiden tot een opeenhoping van oorsmeer.

3. Een afname van het aantal klieren die oorsmeer produceren, zodat de oorsmeer droger wordt.

- *Veranderingen in het middenoor*

1. Het trommelvlies wordt minder elastisch op hogere leeftijd.
2. De buis van Eustachius gaat minder makkelijk open door het optreden van een negatieve druk in het middenoor als gevolg van de verminderde elasticiteit van weefsel in de nasopharynx.[2]

- *Veranderingen in het binnenoor*

Ten gevolge van veranderingen in het binnenoor treedt perceptie-slechthorendheid op. Deze veranderingen zijn:
1. het afsterven van haarcellen in de cochlea;
2. beschadiging van het basale membraan van de cochlea.[3]

Gehoorstoornissen met een gemengde pathogenese worden veroorzaakt door een combinatie van geleidings- en perceptiestoornissen. In het algemeen kunnen geleidingsstoornissen verholpen worden. Dit geldt niet voor slechthorendheid met een perceptuele oorzaak. Klachten met een gemengde oorzaak kunnen gedeeltelijk verholpen worden.

De term 'presbyacusis' wordt vaak gebruikt om slechthorendheid op latere leeftijd te beschrijven. Dit algemene type slechthorendheid is perceptueel van aard en kan dus niet verholpen worden. Presbyacusis heeft de volgende kenmerken:
1. een verminderde gevoeligheid voor klanken met relatief veel energie in de hoge frequenties, zoals met name de wrijfklanken sch, s, z, v, f, en tsj;
2. de slechthorendheid is gelijk in beide oren;
3. mannen worden vaker getroffen door presbyacusis dan vrouwen;
4. slechter horen van pure tonen.

Slechthorendheid op latere leeftijd treedt meestal zeer geleidelijk op. Vaak realiseren patiënten zich niet dat ze een spreker verkeerd verstaan. Wanneer men een oudere die aan presbyacusis lijdt bijvoorbeeld vraagt hoe oud hij of zij is, kan het antwoord 'Goed' volgen. Dergelijke misplaatste reacties kunnen leiden tot frustraties bij de patiënt, familieleden en hulpverleners. Ook kunnen ouderen die aan slechthorendheid lijden zich depressief, geïsoleerd of kwaad voelen.[4]

Leeftijdsgerelateerde ziekteprocessen die het gehoor aantasten

De ziekteprocessen die op latere leeftijd het gehoor aantasten zijn vergelijkbaar met de reeds beschreven normale veranderingen en hebben vergelijkbare symptomen. Ze worden op dezelfde manier geclassificeerd en behandeld. Geleidingsstoornissen worden vaak veroorzaakt door infecties en otosclerose.[2] Perceptuele slechthorendheid kan veroorzaakt worden door toxische bijwerkingen van geneesmiddelen, hersentumoren of de ziekte van Ménière.[2] Slechthorendheid met gemengde pathogenese kan veroorzaakt worden door een corpus alienum of een infectie.

Onderzoek

Bij zowel normale als pathologische slechthorendheid op latere leeftijd is een grondig onderzoek nodig om de oorzaak en het type vast te stellen. In tabel 15.1 zijn diverse symptomen van gehoorstoornissen opgenomen.

Tabel 15.1 Verschijnselen die op een gehoorstoornis duiden.

De onderzochte persoon geeft aan dat hij of zij woorden slecht verstaat.
De onderzochte persoon is niet in staat geluiden met relatief hoge frequenties te horen (een druppelende kraan, de hoge noten van een viool).
De onderzochte persoon klaagt wellicht over een voortdurend sissend of rinkelend achtergrondgeluid.
De onderzochte persoon heeft geen plezier meer in concerten, tv-programma's of het samenzijn met anderen, omdat hij of zij veel van wat gezegd wordt niet verstaat.
De onderzochte persoon kan een gesprek dat plaatsvindt in een rustige ruimte volgen, maar mist het grootste deel van het gesprek wanneer het rumoerig is.
De onderzochte persoon kan deelnemen aan een gesprek met één andere persoon, maar krijgt problemen wanneer twee of meer gesprekken tegelijkertijd aan de gang zijn.
De onderzochte persoon moet wellicht expliciet duidelijk gemaakt worden dat men iets tegen hem of haar wil zeggen.
De onderzochte persoon verstaat degene die tegen hem of haar praat wanneer het gezicht van de spreker zichtbaar is, maar raakt verward wanneer de spreker met de rug naar hem of haar toestaat of wanneer de mond van de spreker niet zichtbaar is. Deze persoon compenseert zijn slechthorendheid door informatie te ontlenen aan de stand van de lippen, de gelaatsuitdrukking en de gebaren van de spreker.
De onderzochte persoon wordt kwaad en raakt gefrustreerd wanneer hij of zij iets niet begrijpt.
De onderzochte persoon kan de slechthorendheid proberen toe te schrijven aan externe factoren, bijvoorbeeld door de spreker te verwijten dat deze te snel praat of mompelt, of door op te merken dat er te veel lawaai is in de omgeving.
De onderzochte persoon raakt geïrriteerd en is snel moe tijdens een gesprek, omdat het luisteren veel energie vergt.
De onderzochte persoon kan boos worden wanneer men luid spreekt ('recruitment'). Dit probleem treedt vaak op bij presbyacusis.

Nadat men het vermoeden heeft gekregen dat de onderzochte persoon lijdt aan slechthorendheid, kan men een vragenlijst afnemen om de emotionele en sociale gevolgen van de slechthorendheid voor deze persoon vast te stellen. In figuur 15.1 is een voorbeeld van een dergelijke 'Gehoorverlies Vragenlijst'.

Na het invullen van de vragenlijst door degene die lijdt aan de gehoorstoornis wordt de totaalscore berekend, alsmede twee deelscores voor de emotionele en de sociale en situationele aspecten. Individuen die anderen uit de weg gaan en in een sociaal isolement raken, worden gekenmerkt door een hoge 'S'-score. Individuen met emotionele problemen hebben een hoge 'E'-score.

Op grond van de totaalscore kan de gehoorgestoorde ingedeeld worden in één van de volgende drie categorieën:

- 0-16 De persoon ervaart zichzelf niet als beperkt door de slechthorendheid. Deze individuen hebben slechts een gering objectief gehoorverlies of weten zich voldoende aan te passen aan de stoornis.
- 17-42 Patiënten met een score tussen 17 en 42 ervaren hun gehoorverlies als een geringe tot matige handicap. Onderzocht moet worden of deze individuen last hebben van andere stressfactoren. Wellicht moeten ze geholpen worden realistische doelstellingen te bepalen en uit te zoeken welke voorzieningen ze nodig hebben, waarna eventueel specifieke zorg kan volgen.
- > 43 Patiënten met een score hoger dan 43 kunnen zich slechts in zeer beperkte mate aanpassen aan hun gehoorverlies. Dergelijke individuen moeten gerichte hulp ontvangen op het gebied van zelfzorg en het vinden van de middelen om het gehoorverlies op te vangen.

Het doel van deze vragenlijst is het inventariseren van de problemen die het slechthoren met zich meebrengt. Bij elke vraag moet u JA, SOMS of NEE invullen. *Sla geen vragen over omdat u bepaalde situaties ontwijkt omdat u slecht hoort.* Als u een gehoorapparaat draagt, moet uw antwoord de situatie weergeven *zonder* het gehoorapparaat.

	JA (4)	SOMS (2)	NEE (0)
S-1. Zorgt het feit dat u slechter hoort ervoor dat u de telefoon minder vaak gebruikt dan u eigenlijk zou willen?	☐	☐	☐
E-2. Als u nieuwe mensen ontmoet, schaamt u zich dan vanwege uw gehoorstoornis?	☐	☐	☐
S-3. Vermijdt u omgaan met groepen mensen omdat u slechter hoort?	☐	☐	☐
E-4. Raakt u geïrriteerd als gevolg van uw gehoorstoornis?	☐	☐	☐
E-5. Raakt u gefrustreerd in gesprekken met uw familieleden als gevolg van het feit dat u slechter hoort?	☐	☐	☐
S-6. Heeft u problemen op feestjes als gevolg van uw gehoorstoornis?	☐	☐	☐
E-7. Voelt u zich soms 'dom' of 'onnozel' als gevolg van uw gehoorstoornis?	☐	☐	☐
S-8. Kunt u mensen moeilijk verstaan wanneer ze fluisteren?	☐	☐	☐
E-9. Voelt u zich beperkt vanwege uw gehoorstoornis?	☐	☐	☐
S-10. Ervaart u problemen als u op bezoek gaat bij familie, vrienden of buren als gevolg van uw gehoorstoornis?	☐	☐	☐
S-11. Gaat u minder vaak naar bijvoorbeeld een kerk of andere bijeenkomsten met veel mensen dan u eigenlijk zou willen als gevolg van uw gehoorstoornis?	☐	☐	☐
E-12. Voelt u zich nerveus als gevolg van uw gehoorstoornis?	☐	☐	☐
S-13. Gaat u minder vaak op bezoek bij familie, vrienden of buren als gevolg van uw gehoorstoornis?	☐	☐	☐
E-14. Krijgt u ruzie met familieleden als gevolg van uw gehoorstoornis?	☐	☐	☐
S-15. Heeft u problemen met luisteren naar de radio en TV kijken als gevolg van uw gehoorstoornis?	☐	☐	☐
S-16. Gaat u minder vaak winkelen dan u eigenlijk zou willen als gevolg van uw gehoorstoornis?	☐	☐	☐
E-17. Heeft u last van problemen of moeilijkheden die veroorzaakt worden door uw gehoorstoornis?	☐	☐	☐
E-18. Zorgt uw gehoorstoornis ervoor dat u zich wilt afzonderen van andere mensen?	☐	☐	☐
S-19. Praat u minder vaak met familieleden dan u eigenlijk zou willen als gevolg van uw gehoorstoornis?	☐	☐	☐
E-20. Ervaart u beperkingen in de persoonlijke sfeer of in uw sociale leven als gevolg van uw gehoorstoornis?	☐	☐	☐
S-21. Zorgt uw gehoorstoornis voor problemen wanneer u uit eten gaat?	☐	☐	☐
E-22. Voelt u zich gedeprimeerd als gevolg van uw gehoorstoornis?	☐	☐	☐
S-23. Luistert u minder vaak naar de radio of kijkt u minder TV dan u eigenlijk zou willen als gevolg van uw gehoorstoornis?	☐	☐	☐
E-24. Wanneer u met vrienden praat, voelt u zich dan niet op uw gemak als gevolg van uw gehoorstoornis?	☐	☐	☐
E-25. Voelt u zich buitengesloten in een groep als gevolg van uw gehoorstoornis?	☐	☐	☐

ALLEEN VOOR DE ARTS:

Totaalscore: ______________________

Deelscore E: ______________________

Deelscore S: ______________________

Figuur 15.1 Gehoorverlies Vragenlijst voor ouderen.

Behandeling

De behandeling van slechthorendheid kan variëren van specifieke revalidatieprogramma's tot het verstrekken van de juiste hulpmiddelen (bijvoorbeeld gehoorapparaten). Bovendien kan het gezondheidsteam maatregelen nemen om de communicatie te bevorderen (tabellen 15.2 en 15.3).

Het gezichtsvermogen en de andere zintuigen

Het gehoor is uiteraard een belangrijke factor in de communicatie, maar veranderingen die optreden in de andere zintuigen hebben ook invloed op de communicatie. De meest voorkomende – en volstrekt normale – leeftijdsgerelateerde verandering van het gezichtsvermogen, presbyopie, begint reeds op te treden na het veertigste levensjaar. (Zie hoofdstuk 3 voor meer informatie over presbyopie en andere veranderingen van het gezichtsorgaan.) De meeste normale visusklachten als gevolg van het ouder worden kunnen verholpen worden met een bril of contactlenzen.[5] Ook aanpassingen in de omgeving kunnen de communicatie verbeteren, alsmede de veiligheid van de oudere verhogen.[6]

De medische literatuur vermeldt ook een verminderd functioneren van de tastzin, de smaakzin en de reukzin.[7] Een gebrek aan informatie geleverd door deze zintuigen kan invloed hebben op de communicatie.

Tabel 15.2 Communiceren met slechthorenden.

Denk bij het communiceren met slechthorenden aan het volgende
Trek de aandacht van de gesprekspartner door hem of haar bij de naam te noemen, echter zonder te schreeuwen of de persoon aan te raken, aangezien dit mensen aan het schrikken kan maken.
Weid niet te veel uit en leidt het gespreksonderwerp in (bijvoorbeeld: 'Meneer A, ik wil het nu even hebben over uw familie'). De gesprekspartner kan zich dan concentreren op relevante concepten en sleutelwoorden. Geef aan wanneer u van gespreksonderwerp wilt veranderen.
Als duidelijk is dat een bepaalde uiting niet begrepen wordt, herhaal deze dan in andere bewoordingen, in plaats van deze steeds weer letterlijk te herhalen. Letterlijke herhaling leidt alleen maar tot frustraties.
Kijk de gesprekspartner recht aan. Een afstand van één tot twee meter is goed. Bij groepsgesprekken moet de onderlinge afstand tussen de groepsleden ten hoogste twee meter bedragen.
De gesprekspartner moet uw gezicht kunnen zien. Als u met een gehoorgestoorde praat, moet u niet tegelijkertijd eten, drinken, kauwgum kauwen of roken.
Probeer niet iets duidelijk te maken vanuit een ander vertrek en praat niet tegen een gehoorgestoord individu wanneer deze iets anders aan het doen is, zoals lezen of TV kijken.
Praat iets harder dan normaal en op normale spreeksnelheid.
Articuleer op normale wijze. Een overdreven articulatie vervormt de spraakklanken en het gezicht van de spreker, waardoor de gelaatsuitdrukking minder aanwijzingen geeft over het gesprokene.
Verminder het volume van het achtergrondgeluid tijdens het gesprek. Zet radio en TV af. Als er dichtbij andere mensen aan het praten zijn, ga dan naar een rustiger plek.
Ga na of de gesprekspartner zijn of haar bril en/of gehoorapparaat draagt, als u weet dat hij of zij deze hulpmiddelen gebruikt.
Gebruik lichaamstaal, gelaatsuitdrukkingen en gebaren om te ondersteunen wat u zegt.
Praat *nooit* rechtstreeks in het oor van uw gesprekspartner. Hoewel dit het volume van het gesprokene versterkt, vermindert het de duidelijkheid en maakt dit het de gesprekspartner onmogelijk om af te gaan op visuele aanknopingspunten.
Zorg voor versterking van het gesprokene bij groepsbijeenkomsten, lezingen of vergaderingen. Veel ouderen klagen dat ze graag naar dergelijke bijeenkomsten gaan, maar dat sprekers om één of andere reden vaak geen gebruikmaken van microfoons.

Tabel 15.3 Hulpmiddelen bij het communiceren.

Het volgende kan nuttig zijn voor gehoorgestoorde individuen, die per definitie problemen hebben met communiceren.

Span u niet te veel in om dingen te horen of te liplezen. Door luisteren en kijken te combineren zult u de meeste sprekers beter verstaan.
Kijk goed naar de spreker, zodat u diens lippen ziet bewegen en uitingen van lichaamstaal kunt waarnemen.
Concentreer u op de ideeën die de spreker wil overbrengen in plaats van op individuele woorden. Als u gewend raakt aan de spreekstijl van de spreker, zult u beter in staat zijn sleutelwoorden op te vangen die u zullen helpen te begrijpen waar hij of zij het over heeft.
Ga recht tegenover de spreker staan of zitten. Zorg dat u niet tegen fel licht in moet kijken.
Probeer zo snel mogelijk door te krijgen wat het gespreksonderwerp is. Vraag uw gesprekspartner(s) om aanwijzingen, zoals: 'Hebben we het over de kinderen?' of 'Gaan we het over de verzorging hebben?'
Bedenk dat een gesprek in twee richtingen gaat. Probeer niet het gesprek te domineren in een poging er grip op te krijgen. Luisteren vergt meer inspanning, maar je leert er meer van.
Wees niet bang dat mensen zullen denken dat u hen aanstaart terwijl u probeert te begrijpen wat ze zeggen. Het aankijken van de gesprekspartner is een teken van beleefdheid.
Geef duidelijk aan *wat* u niet begrepen hebt van hetgeen gezegd is. Alleen maar zeggen: 'Ik begrijp u niet' is niet voldoende om dit probleem op te lossen. Maak uw gesprekspartner duidelijk dat hij of zij te zacht praat, de hand voor de mond heeft en dergelijke.
Als u iets niet goed gehoord heeft, vraag uw gesprekspartner dan om een herhaling. Als u een deel van het gesprokene begrepen heeft, verwerk dan de woorden die u verstaan heeft in uw vraag, en verzoek de spreker de rest aan te vullen.
Zorg dat het geen gewoonte wordt dat iemand anders, bijvoorbeeld uw levenspartner of een vriend, voor u gaat spreken of luisteren.
Iedereen moet zich af en toe even ontspannen. Op dergelijke momenten luistert men niet naar wat er gezegd wordt. Sta uzelf toe om zo nu en dan even aan de conversatie te 'ontsnappen', maar verwar dit niet met uw gehoorprobleem.

Hulpverleners kunnen baat hebben bij de volgende suggesties:

1. Raak de persoon vaak aan om zo de communicatie te bevorderen.
2. Schakel de andere zintuigen zoveel mogelijk in. Beschrijf bijvoorbeeld de geur van brood als de patiënt aan het lunchen is of de geur van de rozen die de patiënt zojuist van iemand gekregen heeft.
3. Geef voorlichting aan familieleden of leden van de huishoudelijke staf over (gezonde) manieren om de smaak van voedsel te versterken.
4. Maak een mentale checklist zodat de andere zintuigen in een behandelsessie aan bod komen (laat de patiënt bijvoorbeeld het menu van de dag zien en praat over de smaak en de geur van de spijzen).

Veranderingen van de stem

Een ander belangrijk aspect van de communicatie is het vermogen de stem te gebruiken. Onderzoek waarbij alleen gelet werd op de stem laat zien dat oudere sprekers een lagere waardering krijgen dan jongere sprekers.[8,9] Er treden normale leeftijdsgerelateerde veranderingen op in het stemgebruik van mannen en vrouwen, maar deze veranderingen leiden niet tot grote communicatieproblemen. Volgens Honjo en Isshiki[10] gaat de toonhoogte van de mannelijke stem omhoog als gevolg van 'atrofie van de stembandplooi'. Daarentegen wordt de toonhoogte bij vrouwen lager vanwege een lichte permanente heesheid en oedeem van de stembanden.[10]

De normale leeftijdsgerelateerde veranderingen kunnen het spraakgeluid beïnvloeden. Deze veranderingen zijn:

1. *Verminderde efficiëntie van de ademhaling als gevolg van:*
   a. degeneratie van de tussenwervelschijven (seniele kyfose);[11]
   b. verminderde elasticiteit van het ribkraakbeen, alsmede ossificatie en calcificatie van dit kraakbeen;[12]
   c. verminderde elasticiteit van de longen,[13] waardoor de stem lager wordt, het stemvolume kleiner wordt en het aantal lettergrepen per ademtocht omlaag gaat.[14]
2. *Veranderingen in de mondholte als gevolg van:*
   a. veranderingen in de structuur van de onderkaak;
   b. verlies van tanden en kiezen;
   c. verminderde spierkracht en sensibiliteit van de keelspieren;
   d. afgenomen activiteit van de speekselklieren;[15]
   e. atrofie van de lippen en de tong,[16] waardoor de resonantie van de stem verandert, de nasaliteit toeneemt, en de articulatie minder goed wordt.
3. *Veranderingen in het strottenhoofd als gevolg van:*
   a. ossificatie en calcificatie van het kraakbeen in het strottenhoofd;
   b. uitdrogen van het slijmvlies van het strottenhoofd;
   c. verminderde bloedtoevoer naar het strottenhoofdslijmvlies;
   d. toenemende verdunning en verkorting van de stembandplooien, waardoor de stem gaat trillen en ruwer en heser wordt en het praten gepaard gaat met ademgeruis.[17]

We hebben gezien dat de leeftijdsgerelateerde veranderingen die tot nu toe besproken zijn een minimale invloed hebben op de communicatie. Ziekteprocessen, zoals dysartrie, apraxie, afasie, dementie en chronisch obstructieve longaandoening (COPD) en medische ingrepen, zoals laryngectomie, kunnen de communicatie wel ernstig belemmeren (tabel 15.4).

De beoordeling van taal- en spraakstoornissen moet geschieden door een getrainde logopedist. De behandeling kan echter niet alleen door een logopedist gegeven worden. Om het maximale rendement te verkrijgen, moeten de familie, de staf en het revalidatieteam bij de behandeling betrokken worden. Tabel 15.5 noemt een aantal methoden voor het verbeteren van de communicatie met patiënten die lijden aan de aandoeningen die in tabel 15.4 opgenomen zijn.[3]

Tabel 15.4 Pathologische oorzaken van communicatiestoornissen.

Naam	Oorzaak	Bijbehorende aandoeningen	Spraakspieren	Spraak
Dysarthria flaccida	Beschadiging van: – Perifere zenuwstelsel – Hersenzenuw Skeletspieren – Axonen van spinale en hersenzenuwen – Motorische eindplaatjes	Bulbaire paralyse Myasthenia gravis Dystrophia musculorum Polymyositis	Zwak Hypotoon	Onduidelijk Langzaam Met ademgeruis Zwak Hypernasaal
Dysarthria spastica	Beschadiging van het centrale zenuwstelsel Bilaterale laesies van de motorneuronen in de cerebrale cortex	Multipele CVA's Multipele sclerose (MS) Hersenbeschadiging na trauma	Hypertoniciteit Desintegratie van bewegingen	Langzaam Moeizaam Lage toonhoogte Slordige uitspraak van consonanten Monotoon Hypernasaal
Dysarthria atactica	Beschadigingen van cerebellum of de cerebellaire zenuw-banen	CVA'S Tumoren MS Toxische of metabole aandoeningen Encephalitis	Slechte coördinatie van spierkracht, snelheid, timing, bereik en richting	Slordige uitspraak van consonanten Soms nasaal Onduidelijk met prosodische afwijkingen Trillende stem Variaties in volume
Dysarthria dyskinesia	Beschadiging van het extrapyramidale motorische systeem	Ziekte van Parkinson	Rigiditeit Kleinere variaties in spierkracht Tremor in rust	Monotoon volume Met ademgeruis of hees Korte spraakuitingen Moeite om te beginnen met spreken
	Hyperkinetisch	Epilepsie Tics Chorea Ballismus Encephalitis	Abnormaal Met onder-brekingen	Onregelmatige verande-ringen in toonhoogte en volume Soms hypernasaal Hees
Dysarthria met gemengde pathogenese	Beschadigingen door multipele laesies in het centrale zenuwstelsel	Multipele CVA's Tumoren Hoofdletsel Degeneratieve aandoening – ALS of MS	Combinatie van hypokinetisch en hyperkinetisch, afhankelijk welk deel van het motorische systeem is aangedaan	Combinatie van hypo-kinetisch en hyper-kinetisch, afhankelijk van het aangetaste motorische systeem
Afasie van Wernicke	Beschadiging van de linker cerebrale hemisfeer (posterieure laesie van de lobus temporalis)	CVA Hersentumor Cerebraal trauma Cerebrale infectie Intracraniale chirurgie		Gestoord begrip van spraakuitingen Vloeiende spraak met een laag informatiegehalte Woordsubstitutie
Afasie van Broca	Beschadiging van de linker cerebrale hemisfeer (anterieure laesie van de lobus frontalis)			Beperkt vocabulaire en grammatica Woordvindingsproblemen Langzame, moeizame, aarzelende spraak Inconsistente articulatie

Tabel 15.4 Vervolg.

Naam	Oorzaak	Bijbehorende aandoeningen	Spraakspieren	Spraak
Verbale dyspraxie	Idem – treedt tegelijk op met afasie van Broca Kan bij ouderen ook min of meer geïsoleerd voorkomen of in combinatie met dysartrie			Problemen met de motorische programmering, niet met de spierfunctie Moeite om te beginnen met spreken Inconsistente articulatie
Stoornissen van de rechter hemisfeer	Beschadiging van de rechter hemisfeer (niet-dominante hemisfeer)	CVA		Aandachts- en zintuig stoornissen Niet in staat zijn emotionele en begripsmatige nuances te bevatten Vlakke, monotone spraak
Dementie	Voortschrijdende degeneratie van het centrale zenuwstelsel	Hydrocephalus Ziekte van Alzheimer Vitaminetekort Multi-infarctdementie Endocriene stoornissen Ziekte van Pick (zie hoofdstuk 4 voor meer aandoeningen)		**Beginstadium** Vloeiende spraak met veel details Verminderde aandacht en slechtere geheugenfunctie Desoriëntatie Herhalingen en 'de schuld' bij anderen leggen **Intermediaire stadia** Zoals boven + woordvindingsproblemen Persistente reacties Niet in staat zijn tot zelfcorrectie **Gevorderd stadium** Spraak en begrip afwezig Echolalia
Laryngectomie	Extirpatie van de larynx vanwege kanker	Kanker	Geen spraakspieren in de larynx	Geen stem. Communicatie door middel van gelaatsuitdrukking en schrijven Slokdarmspraak
COPD	Chronisch obstructieve longaandoening met reversibele of irreversibele componenten	Emfyseem Bronchitis Astma		Kleiner stemvolume en minder variatie in toonhoogte Chronische heesheid Moeite de energie nodig voor het spreken op te brengen

Tabel 15.5 Methoden voor het verbeteren van de communicatie met bepaalde patiënten.

Afasie
1. Zorg dat u bekend bent met het begripsvermogen van uw gesprekspartner en pas snelheid, lengte en complexiteit van uw taaluitingen aan, zodat uw gesprekspartner adequaat kan reageren.
2. Gebruik concrete, gewone woorden in korte, duidelijke zinnen.
3. Gebruik gebaren en gelaatsuitdrukkingen om het gesprokene kracht bij te zetten of demonstreer datgene wat u probeert over te brengen.
4. Zorg voor visuele en geschreven aanknopingspunten.
5. Stel vragen op zo'n manier dat ze met ja of nee, met een kort antwoord of slechts met een beperkt aantal alternatieven beantwoord kunnen worden.
6. Herhaal een opmerking in andere bewoordingen als deze de eerste keer niet begrepen wordt.
7. Geef uw gesprekspartner voldoende tijd om te reageren.
8. Moedig de afasische patiënt aan om indien nodig gebaren en gelaatsuitdrukkingen te gebruiken en dingen op te schrijven om het gesprokene kracht bij te zetten.
9. Laat uw gesprekspartner weten dat u de boodschap begrepen heeft door deze te parafraseren.
10. Wees geduldig en tegemoetkomend om zo eventuele spanningen die de communicatie met zich meebrengt, te verminderen.
11. Behandel uw gesprekspartner te allen tijde als een volwassene.

Stoornissen van de rechter hemisfeer
1. Zorg dat de omgeving zo min mogelijk factoren bevat die uw gesprekspartner kunnen afleiden.
2. Zorg dat uzelf en eventuele materialen binnen het gezichtsveld van uw gesprekspartner vallen indien hij of zij lijdt aan een visusstoornis die het linker gedeelte van het gezichtsveld beperkt.
3. Zorg voor oogcontact teneinde verzekerd te zijn van de aandacht van uw gesprekspartner.
4. Zorg voor objecten die de oriëntatie kunnen bevorderen, zoals klokken en kalenders.
5. Zorg voor gestructureerde activiteiten.
6. Help uw gesprekspartner zijn of haar reacties te structureren door hem of haar relevante details te verschaffen; indien uw gesprekspartner begint uit te weiden, leid hem of haar dan terug naar het gespreksonderwerp.
7. Wees concreet en direct in uw taalgebruik; vermijd figuurlijk taalgebruik en sarcasme.
8. Mogelijk is uw gesprekspartner niet in staat lange, ingewikkelde aanwijzingen te bevatten; maak dan gebruik van herhaling en parafrase om er zeker van te zijn dat belangrijke details begrepen worden.

Dementie
1. Maak oogcontact voor u begint te spreken, om zo de aandacht van uw gesprekspartner te trekken.
2. Gebruik korte, concrete zinnen met een simpele zinsbouw. Vermijd voornaamwoorden.
3. Blijf bij het onderwerp. Zorg voor redundantie: herhaal en parafraseer essentiële informatie.
4. Schakel verscheidene zintuigen in (gezichtsvermogen en tastzin) om het begrip te bevorderen. Zorg bijvoorbeeld voor foto's of tekeningen, schrijf belangrijke woorden op, maak gebaren of doe dingen voor.
5. Stel ja/nee- of en/of-vragen.
6. Zorg voor hulpmiddelen ter bevordering van de oriëntatie en versterking van de geheugenfunctie, zoals armbanden met de naam, visuele geheugensteuntjes en kalenders.
7. Informeer de andere hulpverleners over communicatiemethoden die bij deze patiënt succes hebben.

Dysartrie
1. Houd het gesprek in een rustige omgeving waarin u niet afgeleid wordt.
2. Moedig uw gesprekspartner aan langzamer te spreken.
3. Laat hem of haar consonanten overdreven uitspreken en de lettergrepen binnen woorden van elkaar scheiden.
4. Moedig het gebruik van kortere taaluitingen aan die overeenkomen met de ademsteun en de betekenis.
5. Geef eerlijke feedback over de begrijpelijkheid van de uiting.
6. Geef adequate feedback over het stemvolume.
7. Maak uzelf vertrouwd met de alternatieve of ondersteunende communicatiemiddelen die uw gesprekspartner gebruikt, zoals taalkaarten en gebaren.

Laryngectomie
1. Voer het gesprek in een rustige omgeving.
2. Als u problemen hebt met het verstaan van uw gesprekspartner, schenk dan aandacht aan gelaatsuitdrukkingen, gebaren, de stand van de lippen en de situationele en linguïstische context.
3. Vraag uw gesprekspartner een uiting te herhalen als u deze niet verstaan heeft.
4. Steun uw gesprekspartner en moedig hem of haar aan de nieuwe stem te gebruiken.

Chronisch obstructieve longaandoening
1. Laat uw gesprekspartner korte uitingen gebruiken die hij of zij kan voltooien met de beschikbare adem.
2. Laat hem of haar minder snel spreken.
3. Ga geen gesprek aan als uw gesprekspartner bezig is met een lichamelijke activiteit.

Etniciteit

Op welke manieren kunnen de herkomst van mensen, hun leefregels en de verschillen tussen (groepen) mensen invloed hebben op de communicatie tussen het individu, zijn of haar familie en hulpverleners in de gezondheidszorg? Is culturele verscheidenheid een belangrijke factor in de demografie?

De bevolking van Nederland groeit tot 2015 volgens het CBS met 1,2 miljoen personen. Daarvan heeft tachtig procent (één miljoen) betrekking op allochtonen. Dit betekent een stijging van het aandeel van de allochtonen in de bevolking van Nederland van elf procent in 1996 naar zestien procent in 2015. De komende twintig jaar zal het aantal allochtonen ouderen fors toenemen. In 1960 woonden er in Nederland 120.000 allochtonen van 65 jaar of ouder. Het aantal 65-plussers onder de allochtonen zal in 2015 verdubbeld zijn tot 240.000. De meeste oudere allochtonen worden geteld onder mensen die in Indonesië zijn geboren. In 1996 was dertig procent van hen 65 jaar of ouder. De meeste kwamen al zo'n veertig jaar geleden naar Nederland. Gezien de bevolkingssamenstelling van de tweede generatie allochtonen zal in de komende jaren vooral het aantal ouderen met een Turkse, Marokkaanse en Surinaamse achtergrond toenemen.

In de Verenigde Staten zal in het jaar 2000 dertig procent van de bevolking bestaan uit Amerikanen van Aziatische, Latijns-Amerikaanse, Indiaanse en Afrikaanse afkomst.[18]

Mensen zijn vaak geneigd in generalisaties te vervallen met betrekking tot culturele verschillen of er te veel de nadruk op te leggen, waardoor misverstanden in de communicatie ontstaan. Tabel 15.6 geeft een overzicht van mogelijke verbale en nonverbale misverstanden tussen diverse Amerikaanse bevolkingsgroepen.[19]

Omgaan met ouderen uit andere culturen in Nederland

Binnen de fysiotherapeutische behandeling past de fysiotherapeut zich aan aan de levensbeschouwing en gewoonten, waarden en normen van de cliënt. Hoewel de beroepsethiek een handvat geeft voor het omgaan met waarden en normen, worden geen kant-en-klare oplossingen gegeven, al helemaal niet voor complexe situaties of ethische dilemma's wat oudere patiënten uit andere culturen betreft. In deze paragraaf zullen enkele voorbeelden gegeven worden van culturele aspecten in de fysiotherapeutische zorg bij ouderen.

Culturele aspecten in de zorgverlening

Zorg op maat is een term uit de huidige Nederlandse zorgcultuur. Als hulpverlener wil men zorg bieden op de maat van de individuele patiënt en daarvoor is het noodzakelijk iets van de achtergronden van de patiënt te weten. De achtergrond van elk individu (patiënt en hulpverlener) heeft veel te maken met de cultuur waaruit men afkomstig is. Voor ouderen worden culturele opvattingen en activiteiten in het dagelijks leven steeds belangrijker, zoals praten over vroeger, de maaltijd, eigen verzorgingsgewoonten, eigen 'geneesmiddelen', moedertaal, religieuze waarden en normen. Kennis van de cultuur geeft inzicht in de dagelijkse werkelijkheid van de oudere en geeft aan welke waarden en normen hun leven richting geven.[49]

Voorbeelden van Nederlandse gewoonten zijn dat men op tijd komt, dat men verwanten in het ziekenhuis alleen gedurende het bezoekuur bezoekt, dat men met mes en vork eet, dat men kan fietsen en dat men iemand koffie aanbiedt.

Tabel 15.6 Potentiële verbale en non-verbale oorzaken van slechte communicatie tussen etnische groepen.

Zwarte Amerikanen	Tegenovergestelde opinie
• Het aanraken van het haar van een ander wordt vaak gezien als een belediging.	• Het aanraken van het haar van een ander is een teken van affectie.
• Een voorkeur voor indirect oogcontact tijdens het luisteren en direct oogcontact tijdens het spreken is een teken van aandacht en respect.	• Een voorkeur voor direct oogcontact tijdens het luisteren en indirect oogcontact tijdens het spreken is een teken van aandacht en respect.
• Gedrag in het openbaar mag intens emotioneel, dynamisch en extravert zijn.	• Gedrag in het openbaar behoort terughoudend en weinig emotioneel te zijn. Het tonen van emoties wordt gezien als onverantwoordelijk of blijk gevend van een slechte smaak.
• Er is een duidelijk verschil tussen 'ruzie' en 'vechten'. Beledigend taalgebruik hoeft niet per se te leiden tot geweld.	• Een hooglopende ruzie wordt gezien als een voorbode van geweld.
• Persoonlijke vragen stellen aan iemand die men pas ontmoet heeft, wordt gezien als onbehoorlijk en opdringerig.	• Het vragen naar het werk, het gezin en dergelijke van iemand die men pas ontmoet heeft, wordt gezien als vriendelijk.
• Het stellen van directe vragen wordt soms gezien als het lastigvallen van de gesprekspartner (iemand vragen wanneer een bepaald karwei klaar is, wordt bijvoorbeeld uitgelegd als opjagen).	• Het gebruik van directe vragen naar persoonlijke informatie is toegestaan.
• Iemand in de rede vallen tijdens een gesprek wordt meestal getolereerd. Degene die het assertiefst is, krijgt het woord.	• In overeenstemming met de spelregels van een gesprek wacht men met praten tot een spreker klaar is met zijn of haar verhaal.
• Gesprekken worden gezien als privé-aangelegenheden van de geaccepteerde deelnemers aan het gesprek. Zich ongevraagd mengen in een gesprek wordt gezien als luistervinken en wordt niet getolereerd.	• Het geven van informatie of het aandragen van een nieuw gezichtspunt in een gesprek waaraan men zelf niet deelneemt wordt gezien als hulpvaardig.
• Het gebruik van de uitdrukking 'mensen zoals jullie' wordt gezien als kleinerend en racistisch.	• Het gebruik van de uitdrukking 'mensen zoals jullie' wordt getolereerd.
• Beschuldigingen en toespelingen zijn eerder algemeen dan gericht op specifieke individuen en hebben geen universele geldigheid. Het ontzenuwen ervan wordt overgelaten aan degenen die beschuldigd worden.	• Stereotiepische beschuldigingen of toespelingen worden gezien als universeel. Het ontzenuwen ervan of het maken van uitzonderingen is de taak van degene die de uitspraak doet.
• Zwijgen betekent dat men het niet eens is met een bepaalde beschuldiging. Expliciet aangeven dat men zich beschuldigd voelt, wordt gezien als een schuldbekentenis.	• Zwijgen betekent dat men het eens is met een bepaalde beschuldiging. Als men het daarmee niet eens is, zegt men dat expliciet.
Amerikanen van Latijns-Amerikaanse afkomst	**Tegenovergestelde opinie**
• Sissen om de aandacht te trekken wordt geaccepteerd.	• Sissen wordt gezien als onbeleefd en geeft verachting aan.
• Men ziet gesprekspartners elkaar vaak aanraken.	• Aanrakingen worden meestal niet geaccepteerd en zijn gewoonlijk seksueel gekleurd.
• Het vermijden van oogcontact wordt soms gezien als een teken van aandacht en respect; aanhoudend direct oogcontact kan beschouwd worden als een inbreuk op iemands gezag.	• Direct oogcontact is een teken van aandacht en respect.
• Gesprekspartners staan of zitten vaak relatief dicht bij elkaar.	• De afstand tussen gesprekspartners is relatief groter.
• Officiële of zakelijke bijeenkomsten worden voorafgegaan door langdurige begroetingen, complimenten en andere uitingen die niets van doen hebben met het eigenlijke onderwerp van de bijeenkomst.	• Snel tot de kern van de zaak komen, wordt gewaardeerd.

Tabel 15.6 Vervolg.

Amerikanen van Aziatische afkomst	Tegenovergestelde opinie
• Gesprekspartners van hetzelfde geslacht mogen elkaar aanraken of elkaars hand vasthouden.	• Aanrakingen of het vasthouden van elkaars handen door mensen van hetzelfde geslacht wordt gezien als een uiting van homoseksualiteit.
• Als een man en een vrouw in het openbaar elkaars hand vasthouden, elkaar omhelzen en/of zoenen, wordt dit gezien als belachelijk.	• Een man en een vrouw mogen in het openbaar elkaars hand vasthouden, elkaar omhelzen en/of zoenen.
• Een schouderklopje of een joviale klap op de rug wordt gezien als een belediging.	• Een schouderklopje of een joviale klap op de rug wordt gezien als een uiting van vriendschap.
• Het is niet gebruikelijk iemand van het andere geslacht een hand te geven.	• Het is gebruikelijk iemand van het andere geslacht een hand te geven.
• Iemand wenken met de vinger is alleen toegestaan aan volwassenen om kleine kinderen bij zich te roepen en niet andersom.	• Wenken met de vinger wordt vaak gebruikt om de aandacht te trekken van mensen.
Amerikanen van Indiaanse afkomst	**Tegenovergestelde opinie**
• Persoonlijke vragen kunnen gezien worden als een uiting van te grote nieuwsgierigheid.	• Persoonlijke vragen zijn toegestaan, vooral wanneer ze gesteld worden om een ziektegeschiedenis te achterhalen.
• Overdreven belangstelling voor een baby kan het kind in gevaar brengen.	• Overdreven belangstelling voor een baby is een uiting van bewondering.
• Een gebogen hoofd is een teken van respect.	• Een gebrek aan oogcontact wordt gezien als een teken van verlegenheid, schuld of liegen.
• Men mag een vraag vaker stellen als men twijfelt aan de waarheid van het antwoord.	• Het herhalen van een vraag wordt gezien als een uiting van onvoldoende aandacht.

Ook de fysiotherapie kent zijn eigen regels (beroepsadat) die verschillen in verschillende zorgsettingen (een fysiotherapeut op een afdeling geriatrie van een verpleeghuis hanteert andere regels en afspraken dan in een vrijgevestigde praktijk). In beide situaties hebben fysiotherapeuten te maken met ouderen en proberen ze zorg op maat te bieden door rekening te houden met de achtergrond van de patiënt en diens naasten.

De achtergronden van de patiënt beïnvloeden de zorg. Zorg aan een kind is heel anders dan aan een bejaarde. Leeftijd kan een bepalende factor zijn, maar ook de gezondheidstoestand of het sociale netwerk van de patiënt of een andere culturele achtergrond.

Als de achtergrond van de patiënt heel verschillend is van die van de hulpverlener kan het moeilijker zijn om te bepalen wat adequate zorg is. Zeker als het gaat om factoren die nieuw of onbekend zijn voor de hulpverlener. Het is in principe niet belangrijk wat men persoonlijk beter of slechter vindt, het gaat erom dat goede zorg verleend wordt. Door de betekenis te weten van ander gedrag, wordt vaak veel duidelijk. Anders is niet beter of slechter.

Kennis van en inzicht in andere culturen geeft geen garantie voor cultuurspecifieke zorgverlening. Er schuilt zelfs een gevaar voor generalisatie. 'Zo moet dat toch bij moslims?'

Te sterke vooronderstellingen over bepaalde bevolkingsgroepen kunnen een eigen leven gaan leiden. Deze vooronderstellingen gaan niet alleen voorbij aan de betekenis en gevoelens van de individuele patiënt, maar dit betekent ook dat verschillen onder- of overschat worden. Bij cultuurspecifieke zorg gaat het vooral ook om houding en van daaruit om transculturele kennis en vaardigheden.

Aan de hand van enkele voorbeelden is te zien welke culturele en communicatieve aspecten een rol speelden in zorgsituaties.

Tijdens de behandeling van migrantenouders werd voor duidelijke verbale communicatie met de patiënte een zoon gevraagd te vertalen. Hij maakte echter van die gelegenheid gebruik de informatie of vragen te 'zeven' ter bescherming van zijn moeder. Dit kan bij de hulpverlener onbegrip en gevoelens van onmacht oproepen.

Als men weet dat Indische patiënten gewend zijn zich na de toiletgang te reinigen met een 'Botol cebok' (een fles water), kan men zorgen dat dit mogelijk is.

Een oude dame heeft vanwege de ziekte van Alzheimer weinig weet meer van haar latere cultuur. Ze spreekt nu weer in een Brabants dialect dat lang niet iedereen verstaat. Vanwege de ernst van haar dementie zou het gunstig zijn een hulpverlener te vinden die haar dialect spreekt.

Een vrouw verzorgt samen met haar zussen haar moeder tijdens de terminale fase van huidkanker. Door de moeder is samen met haar dochters gekozen voor alternatieve behandeling en verzorging, zoals bloesemremedies, speciaal dieet, aura- en voetreflexmassages. De fysiotherapeutische zorg bestond hier uit advisering voor mobiliteitsbehoud en houdingsadviezen in bed en ondersteuning van de mantelzorgers. Tijdens de communicatie werden gesprekken gevoerd over de wijze waarop eenieder in deze situatie omging met de spirituele kant van zijn leven op dit moment. Voor veel fysiotherapeuten is het lastig geen waardeoordeel te geven tijdens dit soort kennismakingen met aura's, chakra's en bloesemremedies uit een geheel andere cultuur.

Een oudere Indische vrouw krijgt therapie om haar te helpen enige mate van zelfredzaamheid te behouden bij stoornissen ontstaan door de ziekte van Hansen (lepra), waardoor de voeten verminkt zijn en de zenuwen beschadigd. Ze vindt het heel vervelend als haar door verschillende hulpverleners vragen gesteld worden over deze ziekte. De achtergrond hiervan is dat in Indonesië de ziekte van Hansen veelal voorkomt in 'lagere' sociale klassen en geassocieerd wordt met 'onreinheid'. Aandacht voor dit culturele aspect betekent dat informatie over de ziekte van Hansen en de betekenis van de ziekte voor deze individuele patiënt doorgegeven moet worden aan de verschillende hulpverleners.

Een ander voorbeeld van aanpassing aan de cultuur van de patiënt en het op punten aanpassen van de behandeling is een islamitische CARA-patiënt die tijdens de vastenmaand Ramadan geen medicijnen wil innemen en hierdoor steeds zo benauwd wordt dat een ziekenhuisopname onvermijdelijk is. De wens van de patiënt om zich toch aan de voorschriften van de Ramadan te houden, wordt serieus genomen en in overleg wordt een oplossing gevonden in het plannen van de tijden voor inhalatiemedicatie tussen zonsondergang en zonsopgang.

Cultuur en communicatie

Het hebben van een andere taal of cultuur zal het contact tussen cliënt en hulpverlener tot op bepaalde hoogte beïnvloeden. Belangrijk is dat er echte belangstelling is, getracht wordt de communicatie zo open mogelijk te houden en in iedere fase van het hulpverleningsproces rekening wordt gehouden met het culturele referentiekader van de patiënt.

Communicatie is meer dan taal en gebaren. De woorden, gebaren en handelingen hebben per persoon een andere betekenis of emotionele waarden maar deze betekenissen kunnen ook nog verschillen per cultuur. Zo is het bijvoorbeeld in bepaalde culturen onbeleefd om 'nee' te zeggen tegen een autoriteit zoals een arts of verpleegkundige.

Een voorbeeld van andere communicatiepatronen komt uit de Molukse gemeenschap. Een hele directe manier van vragen stellen kan opgevat worden als 'kasar', dit betekent: grof en ongemanierd. Door hun eigen 'aloes' gedrag zullen Molukse ouderen dit vaak niet laten merken. Aloes gedrag houdt in dat men de gevoelens van de ander ontziet en respect en fijngevoeligheid toont.

Een belangrijk deel van de fysiotherapeutische zorg bestaat uit de patiënt informeren en voorlichting geven. Bij patiënten die onze taal niet goed verstaan, worden vaak familieleden ingeschakeld om te vertalen. Er moet echter voor opgepast worden dat de kennis van de taal bij deze informele tolken overschat wordt. Ook zaken als familiebelangen, geheimhouding en gezichtsverlies kunnen de communicatie beïnvloeden zonder dat men dit merkt. Tevens moet er opgelet worden dat kinderen niet uit school gehouden worden om te vertalen.

Patiënten die onze taal niet beheersen, zijn afhankelijker van non-verbale commu-

Tabel 15-7 Beoordelingscategorieën waarmee rituelen, geloofsovertuigingen en symbolen van zorgactiviteiten aan het licht gebracht kunnen worden.

Slapen

Toestand van de slaapkamer en de omgeving: het verblijf in kamers en de manier waarop men zich op of in het bed of slaapoppervlak bevindt; het type bed of slaapoppervlak en ander meubilair; de toestand van de kamer (temperatuur; verlichting; ramen en deuren open of gesloten; andere voorwerpen en/of symbolen in de kamer).

Soorten beddengoed en comfortverhogende gebruiksvoorwerpen: kussen en/of hoofdsteun (dikte en aantal; type; positie); beddengoed (type deken; type laken; andere soorten).

Nachtgoed: bedekking van het hoofd, lichaam, benen, voeten (type en variatie naar gelang het seizoen of de gelegenheid).

Verschonen van het beddengoed: manier van verschonen; frequentie; hoe; door wie.

Rituelen bij het naar bed gaan: tijd; taken; andere betrokkenen; genuttigde spijzen of dranken; sensorische prikkeling; gebruikte symbolen en/of beelden.

Regels voor het slapen: wanneer; met wie; hoe; in welke posities; waar; geloofsovertuigingen gekoppeld aan regels.

Regels voor het wakker worden: door wie of wat; hoe; wekkers e.d. die men gebruikt.

Rituelen van het wakker worden: tijd; taken; andere betrokkenen; genuttigde spijzen of dranken; sensorische prikkeling; gebruikte symbolen en/of beelden.

Persoonlijke hygiëne

Lichaamsverzorging: rituelen voor mondhygiëne (gebruikte instrumenten en substanties; tijd; eventuele helpers); rituelen voor lichaams- en haarverzorging (hoe; wanneer; waar; hoe vaak; gebruikte substanties; taboes; geslachtsregels; symbolen; geloofsovertuigingen die geassocieerd worden met rituele aspecten).

Associaties met gezondheid en ziekte: zorg die geassocieerd wordt met lichaamsvloeistoffen en excreties; symbolen; lichaamstemperatuur; activiteiten voor lichaamsverzorging; substanties gebruikt bij rituelen; taboes die te maken hebben met het seizoen en/of klimaat; typen activiteiten; tijd van de dag en/of jaar; geslachtsregels; geloofsovertuigingen.

Eten

Soorten voedsel: voorkeuren; aversies; specifiek voor een bepaalde gelegenheid en/of ritueel; specifiek voor een bepaalde tijd van de dag, week, maand en/of jaar; seizoengebonden; regels of taboes met betrekking tot hete spijzen en koude spijzen; regels voor hoeveelheid, type, samenstelling; geloofsovertuigingen en symbolen die geassocieerd worden met specifieke soorten voedsel.

Planning: regels die aangeven wanneer wel en wanneer niet gegeten wordt; hoeveelheden in relatie tot de tijd van de dag; toestand van gezond of ziek zijn; associaties met bepaalde rituelen, geloofsovertuigingen, symbolen; rituelen voor voor en na het eten; symbolen/beelden die gebruikt worden of aanwezig zijn.

Eetomgeving: plaats; personen; posities; taboes en/of regels; symbolen en/of beelden die gebruikt worden of aanwezig zijn.

Eetgerei: soort; aantal; regels voor het gebruik; taboes; eetgerei dat gebruikt wordt als symbool.

nicatie. Maar ook oudere migranten die de Nederlandse taal goed beheerst hebben, kunnen deze na een CVA of bij dementie geheel vergeten zijn.

Communicatie in de westerse samenleving is veel minder gericht op de belangrijke rol die non-verbale communicatie speelt in intermenselijke contacten. Zich verdiepen in aspecten van non-verbale communicatie helpt om signalen en gebaren van patiënten beter te 'verstaan' en ook zelf uit te zenden.

Hoe kan men nu het effectiefst omgaan met culturele verschillen? Net als op andere gebieden waar interventies plaatsvinden, moet men de situatie evalueren. Tabel 15.7 geeft voorbeelden van beoordelingscategorieën voor etnisch gedrag.[20]

Fysiotherapeuten moeten deze checklist gebruiken wanneer ze werken met ouderen. Voordat overgegaan wordt tot een bepaalde interventie moet het belang ervan echter bekend zijn. In een onderzoek van Chee en Kane[21] werd het relatieve belang van etnische factoren onderzocht. Het bleek dat Amerikanen van Japanse afkomst die verblijven in een verpleeghuis groot belang hechtten aan etnische factoren, zoals personeel met dezelfde etnische achtergrond en maaltijden, programma's, activiteiten en groepsprocessen die overeenstemmen met hun culturele achtergrond. De zwarte Amerikanen in dit onderzoek hechtten meer waarde aan het gemak waarmee ze in contact konden blijven met hun familieleden dan aan etnische factoren.[21]

De sleutel tot de etnische aspecten van communicatie met ouderen is het op de juiste wijze beoordelen van de behoeften van deze patiënten, gevoelig zijn voor de dingen die hen bezighouden en het aanbrengen van veranderingen in hun leefomgeving in overeenstemming met hun behoeften.

Het team

Er zijn twee redenen om het team een centrale plaats te geven in een hoofdstuk over communicatie. Ten eerste, om de interactie binnen het team te beschouwen en te beoordelen hoe effectief deze interactie is. Ten tweede, om te beoordelen hoe effectief het team of individuele teamleden communiceren met oudere patiënten.

Wat is de rol van het team in de geriatrische revalidatie? Er is geen eenduidig antwoord op deze vraag. Uit de onderzoeken die in de volgende alinea aan de orde komen, blijkt dat het team een variabele is die een zeer grote variatie vertoont. Het team kan simpelweg bestaan uit een arts en een verpleegkundige, maar kan ook een sociaal werker, een diëtist, een ergotherapeut, een logopedist, een fysiotherapeut, een activiteitenbegeleider, een psycholoog of een tandarts omvatten.[22]

Is het team met zoveel deskundigen effectiever in de zorgverlening aan ouderen? Uit een aantal onderzoeken komt het volgende naar voren:

1. Het inschakelen van een geriatrisch consultatieteam leidt tot een veelomvattend onderzoek van ouderen en hun toestand en minder heropnamen binnen een kort tijdsbestek voor eenzelfde klacht.[23]
2. De geriatrische consultatie zorgt voor een groter besef van mogelijk aanwezige functionele problemen en voor het sneller benutten van revalidatiemogelijkheden, maar zorgt niet voor een afname van het aantal heropnamen.[24]
3. Het geriatrische consultatieteam was niet in staat invloed uit te oefenen op de mate van functieverval.[25]
4. Het inschakelen van een geriatrisch consultatieteam bij de eerste hulp verminderde het aantal oudere patiënten dat acute zorg nodig heeft met 21 procent.[26]

5. De patiënten die door het geriatrische team behandeld werden, verging het niet beter dan degenen in de controlegroep.[27]

Uit dit overzicht blijkt dat de effectiviteit van het geriatrische team niet volledig onderschreven kan worden door onderzoek waarbij met controlegroepen gewerkt wordt. Sommige van de negatieve resultaten kunnen een direct gevolg zijn van slechte communicatie binnen het team. Lee, Pappius en Goldman geven de volgende suggesties voor het verbeteren van de communicatie:

1. directe communicatie (bij voorkeur een persoonlijk gesprek of via de telefoon);
2. frequent maken van aantekeningen voor de overdracht;
3. overeenstemming over de redenen en het doel van de interventies door het team;
4. niet te veel aanwijzingen geven aan andere teamleden.[28]

Ten slotte, stellen Blumfield et al.[29] voor een veelomvattend opleidingsprogramma af te werken voordat in ziekenhuizen een geriatrisch team ingezet wordt dat zich toelegt op acute zorg.[29]

Het belangrijkste lid van het team is de patiënt. Deze wordt echter stelselmatig niet in beschouwing genomen in het type onderzoek dat hierboven beschreven is. Patiënten vragen om informatie, maar in hun omgang met artsen nemen ze geen initiatieven om informatie te verkrijgen.[30] Het onderzoek van Beisecker en Beisecker[30] op dit gebied leverde vijf punten op die van belang zijn bij het werken met patiënten (tabel 15.8).

Hulpverleners in de gezondheidszorg blijken bovendien minder tijd te besteden aan oudere patiënten. Dit blijkt uit de opzienbarende resultaten van een onderzoek door Radecki et al.[31] naar de tijd die artsen uittrekken voor hun patiënten. Volgens dit onderzoek besteden internisten en cardiologen meer tijd aan hun patiënten (ongeveer achttien minuten) in vergelijking met huisartsen (ongeveer twaalf minuten). Alle in dit onderzoek betrokken artsen besteedden minder tijd aan hun oudere patiënten (twee tot drie minuten minder).[31]

Ten slotte kunnen we ons afvragen welk 'etiket' gebruikt moet worden in de communicatie met dit waardevolle teamlid. Volgens Barbato en Feezel[32] zijn 'gepensioneerde', 'oudere' en 'senior' de enige termen die zowel door jonge als oudere personen als positief ervaren worden. Alle andere benamingen werden gezien als negatief.[32]

Manieren om effectief te communiceren met oudere patiënten zijn het best beschreven door Purtillo in *The Allied Health Professional and the Patient: Techniques of Effective Interaction*.[33]

Tabel 15.8 Manieren waarop patiënten met informatie omgaan in hun contacten met artsen.

1. Patiënten geven altijd blijk van een grote belangstelling voor medische informatie.
2. Patiënten zijn veel minder geneigd de verantwoordelijkheid te nemen voor medische beslissingen. Ze laten dit liever over aan artsen.
3. In het algemeen vertonen patiënten weinig informatiegericht gedrag (gedrag dat het inwinnen van informatie tot doel heeft) wanneer ze in contact verkeren met artsen.
4. Situationele variabelen verklaren een groter deel van het informatiegerichte gedrag van alle typen patiënten dan hun attituden en sociodemografische kenmerken.
5. De attitude van patiënten ten opzichte van medische beslissingen houdt alleen verband met informatiegericht gedrag binnen de communicatie wanneer de patiënt een langdurig contact heeft met de artsen.

Tabel 15.9 Simpele methoden om te komen tot effectiever luistergedrag.

- Wees selectief in uw luistergedrag.
- Bedenk dat woorden slechts symbolen zijn – we geven onze eigen betekenis aan de woorden van anderen.
- Richt uw aandacht op de centrale thema's in plaats van op afzonderlijke uitspraken.
- Beoordeel de inhoud in plaats van de stijl of de spreektrant.
- Wees onbevooroordeeld en richt u niet uitsluitend op emotioneel geladen woorden.
- In het algemeen kan men vier keer sneller luisteren dan spreken – gebruik de extra tijd om dingen samen te vatten.

Het succes van verbale communicatie hangt af van (1) de manier waarop het materiaal gepresenteerd wordt - het gebruikte vocabulaire, de helderheid van de stem en de manier waarop het materiaal gerangschikt is; (2) de attitude van de spreker; (3) de toonhoogte en het volume van de stem; (4) de mate waarin zowel de spreker als de luisteraar in staat is tot effectief luisteren.[33]

Schrijven

Methoden voor effectief schrijven zijn uitgebreid beschreven in vele boeken en artikelen.[34-41] We beperken ons hier tot een kort overzicht van manieren van schrijven die nuttig zijn voor hulpverleners in de gezondheidszorg en suggesties voor eventuele verbeteringen.

Het eerste gebied waarop schrijven van belang is voor de communicatie is de klinische documentatie, die bestaat uit rapportage bij aanvang van het contact met de patiënt, voortgangsrapportage, dagrapportage en ontslagrapportage. De componenten van effectief verslagleggen met het oog op zowel juridische als financiële aspecten (de declaratie) zijn:

1. accuratesse: schrijf precies op wat u gedaan heeft en wat u van plan bent te doen;
2. volledigheid: verschaf alle informatie die nodig is en vermijd overbodig commentaar;
3. stiptheid: beschrijf interacties met de patiënt zo snel mogelijk nadat ze plaatsgevonden hebben;
4. eerlijkheid: beschrijf precies wat er gebeurd is. Speculeer niet over wat er had kunnen gebeuren.

Tabel 15.10 geeft een overzicht van wat u wel en niet moet doen bij het maken van aantekeningen over cliënten.[42]

Een ander gebied waarop schrijven een belangrijke rol speelt, is de professionele communicatie. Hieronder vallen artikelen bestemd voor publicatie en zakelijke brieven.

Therapietrouw en motivatie

De laatste twee aspecten die in dit hoofdstuk besproken worden, zijn therapietrouw en motivatie. Motivatie is een innerlijke drang die de persoon noodzaakt tot het ondernemen van actie.[43] Therapietrouw is het opvolgen van adviezen en instructies.[44] Hoe belangrijk de vaardigheden op het gebied van diagnose en behandeling van hulpverleners in de revalidatie ook mogen zijn, het doorzettingsvermogen en de mogelijk-

Tabel 15.10 Goede en slechte gewoonten bij het rapporteren over cliënten.

Goed
Geef bondige, complete en accurate informatie.
Wees objectief en vermijd hypothetische of vage uitspraken.
Schrijf de rapportage zo snel mogelijk na het onderzoek of de behandeling.
Schrijf netjes en leesbaar of gebruik een tekstverwerker.
Geef de informatie weer in een bepaalde volgorde; begin met de belangrijkste gegevens.
Gebruik standaardafkortingen en afkortingen waarover binnen de instelling overeenstemming bestaat.
Onderteken aantekeningen en vermeld uw naam en functie.
Vermeld zoveel mogelijk routinegegevens op statuskaarten.
Vermeld probleemgestuurde informatie.
Corrigeer aantekeningen op de juiste wijze.
Laat onnodige woorden, zoals 'cliënt of patiënt', achterwege indien de betekenis duidelijk is.
Vermeld weigeringen bepaalde zorg te ontvangen of het achterwege laten van bepaalde zorghandelingen, inclusief de redenen voor de weigering of omissie.
Slecht
Het tijdsverloop weergeven in blokken in plaats van met behulp van nieuwe datum.
Regels overslaan of ruimte openlaten.
Aanhalingstekens gebruiken om identieke gegevens aan te duiden.
Een aantekening uitgummen of met correctievloeistof onleesbaar maken.
Rapportage voordat een gebeurtenis heeft plaatsgevonden.
Schrijven met een potlood of een pen met een andere kleur dan zwart of donkerblauw.
Persoonlijke commentaren, twistpunten of klachten toevoegen aan een medische status.

heden van de patiënt om een bepaald programma te voltooien, zijn soms even belangrijk als het programma zelf.

Motivatie kan onderverdeeld worden in interne en externe motivatie. De interne motivatie is gebaseerd op waarden en normen en persoonlijke ervaringen (verlangens, angsten, honger en dorst).[43] Men kan inzicht krijgen in de interne motivatie van een bepaalde patiënt door zoveel mogelijk over hem of haar te weten te komen. Tabel 15.11 geeft een overzicht van punten waaraan men aandacht kan schenken om deze informatie te verkrijgen.

De externe motivatie wordt bepaald door factoren die zich in de fysieke en sociale omgeving van het individu bevinden. Voorbeelden van dergelijke factoren zijn priva-

Tabel 15.11 Manieren om inzicht te krijgen in de interne motivatie van cliënten.

- Lees de status aandachtig door.
- Praat met cliënten over hun achtergronden.
- Vraag cliënten naar hun huidige en vroegere verwachtingen voor het verrichten van activiteiten van het dagelijks leven.
- Achterhaal de verwachtingen over de prestaties van de cliënt die bij familieleden leven.
- Wees gespitst op vroegere ervaringen, normen en waarden die de motivatie kunnen beïnvloeden.
- Let op:
  - factoren die in het verleden bijdroegen aan de motivatie;
  - culturele factoren die het gedrag kunnen beïnvloeden;
  - ervaringen met pijn;
  - de behoefte aan instemming;
  - de behoefte aan zelfstandigheid;
  - de behoefte aan zeggenschap;
  - angsten;
  - depressie.

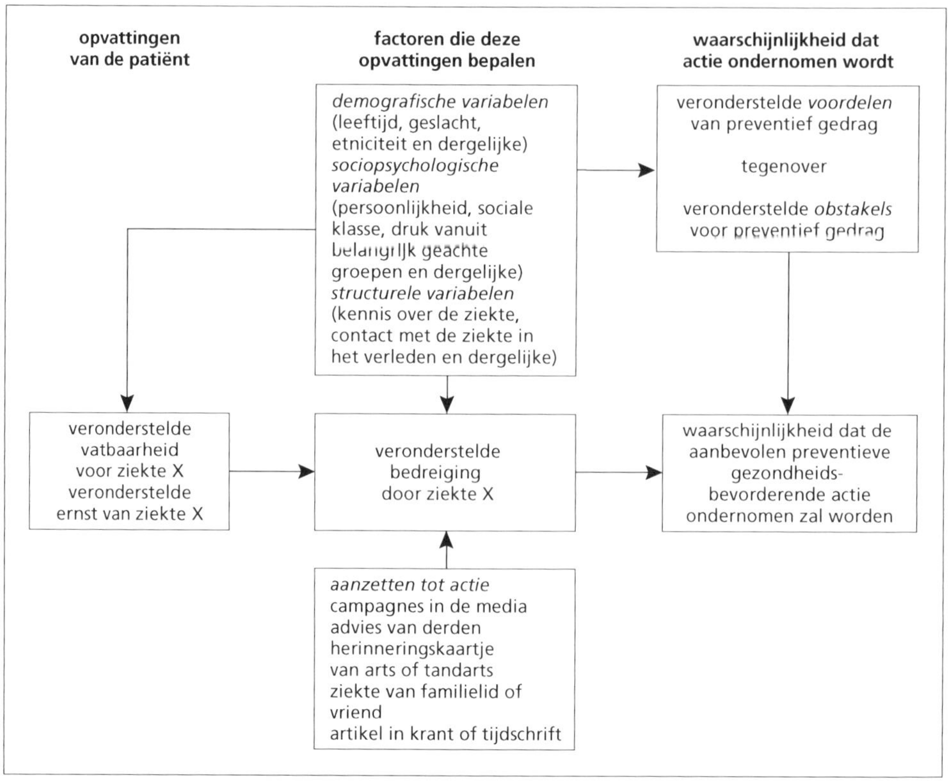

Figuur 15.2
Het Health Belief model.

cy, beloning, verwachtingen van derden, de verlichting en de temperatuur.[43] Het moge duidelijk zijn dat men invloed kan uitoefenen op dergelijke externe factoren door het zo goed mogelijk inrichten van de omgeving en adequate interacties met de patiënt.

Andere factoren die een rol spelen bij therapietrouw en motivatie zijn weergegeven in diverse modellen. Eén van de meest algemeen aanvaarde modellen op het gebied van de gezondheidszorg is het Health Belief Model van Becker,[45] dat weergegeven is in figuur 15.2. Het grootste voordeel van dit model voor het begrijpen van patiëntgedrag is dat het de factoren die een rol kunnen spelen bij de therapietrouw op een rijtje zet.

Het zelfzorgmodel van Orem is bijzonder geschikt voor toepassing bij de revalidatie van oudere patiënten. Het maakt onderscheid tussen zelfzorg (de keuze van de patiënt om zodanig te handelen dat dit een gunstig effect heeft op de gezondheid) en therapietrouw (de keuze van de patiënt om instructies op te volgen).[46] Figuur 15.3 is een weergave van het model van Orem.[47] Om dit model te kunnen gebruiken, moet men de sterke en zwakke punten van de patiënt op cognitief, psychologisch en fysiek gebied beoordelen en vervolgens een plan van aanpak opstellen op grond van deze bevindingen.[46]

Het gedragsmodel van Pinkston is een ander geschikt model voor de geriatrische revalidatie, in het bijzonder voor patiënten met cognitieve stoornissen. Het vereist een gezamenlijke inspanning van de hulpverlener en de patiënt, het gebruik van cognitieve bekrachtiging en continue betrokkenheid van de hulpverlener.[46] Tabel 15.12 geeft een opsomming van de interventies voor zelfzorggedrag volgens Pinkston; figuur 15.4 is een voorbeeld van een gedragsrapportageformulier volgens Pinkston. Naast theoretische modellen zijn ook diverse lijsten ontwikkeld om hulpverleners te helpen op het gebied van de cliëntmotivatie (tabellen 15.13 en 15.14).

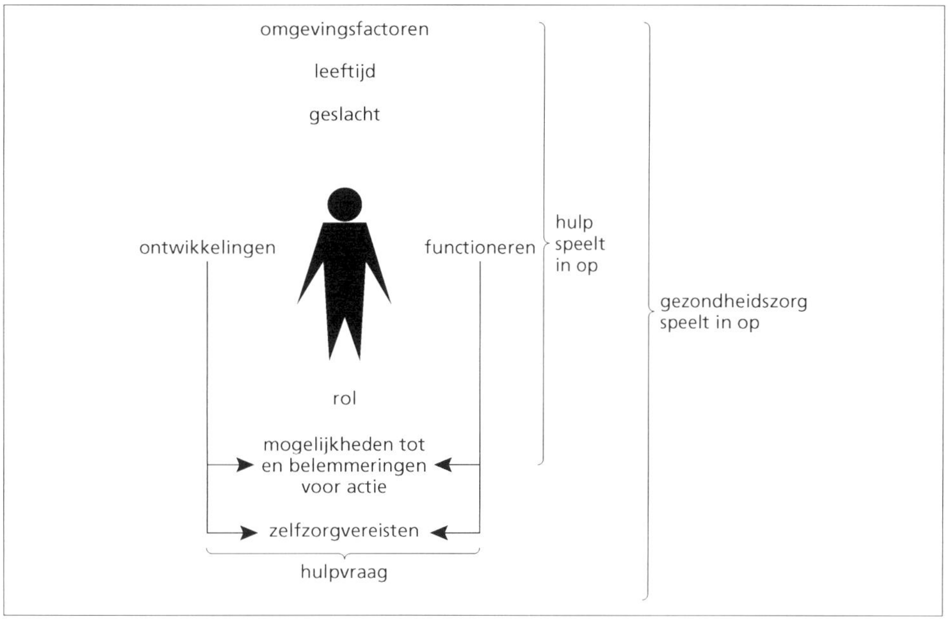

Figuur 15.3 Het zelfzorgmodel van Orem.

Naam: de heer Groen Datum: woensdag 6 november 1996.
Gedrag: *Gesprek – communicatie of praten waarbij de heer G. ten minste drie woorden zegt als reactie op vragen of uitspraken van een familielid.*
Geef aan wanneer het gedrag plaatsvond en wat ervoor en erna gebeurde.

TIJD		VOOR	TIJDENS	Beschrijf wat anderen deden NADAT het gedrag plaatsvond. Zet een kruisje in het juiste hokje.					
begin	einde	Wat gebeurde er voor het gedrag plaatsvond?	Wat gebeurde er terwijl het gedrag plaatsvond?	Niet opgemerkt	Genegeerd	Kritiek	Gevraagd iets anders te gaan doen	Geprezen of beloond	Ander gedrag
9:00	9:03	Zitten aan tafel	Vroeg om meer eten	☐	☐	☐	☐	X	Kreeg meer eieren
9:05	9:07	Gevraagd wat hij vandaag wilde gaan doen	Zei dat hij graag een wandeling wilde maken	☐	☐	☐	☐	X	☐
10:30	10:33	Keerde terug van de wandeling	Klaagde over de kou	☐	☐	☐	X	☐	☐
				☐	☐	☐	☐	☐	☐
				☐	☐	☐	☐	☐	☐
				☐	☐	☐	☐	☐	☐
				☐	☐	☐	☐	☐	☐
				☐	☐	☐	☐	☐	☐
TOTAAL			3				1	2	1

Figuur 15.4 Voorbeeld van gedragsregistratieformulier volgens Pinkston.

Het laatste onderwerp dat hier besproken wordt in het kader van therapietrouw en motivatie stemt tot nadenken en vormt daarom een goede afsluiting van dit hoofdstuk over communicatie. Het betreft de relatie tussen het 'voorspraakmodel' en therapietrouw en motivatie, zoals besproken door Guccione.[48] In dit model handelt de hulp-

Tabel 15.12 Gedragsinterventies volgens Pinkston.

Stap	Uitvoering
1. Bepaling van het gewenste gedrag	Formuleer het gewenste resultaat van het gedrag (bijvoorbeeld: de cliënt trekt ondergoed, broek, overhemd, sokken en schoenen aan; de cliënt wast zijn of haar gezicht driemaal per dag; de cliënt gaat viermaal per dag naar de WC).
2. Opstellen en gebruiken van een tijdschema	Stel een tijd vast voor begin en einde van elke zelfzorgactiviteit.
3. Verschaffen van de mogelijkheden voor adequaat gedrag	Leg de benodigde materialen (bijvoorbeeld kleding of handdoek en zeep) zodanig klaar (of zorg dat de cliënt dit zelf doet) dat de cliënt er gebruik van kan maken en er gemakkelijk bij kan.
4. Aansporen tot adequaat gedrag	Laat de hulpverlener de cliënt aansporen elke stap van de taak in de juiste volgorde uit te voeren. Indien er geen reactie volgt, moet de aansporing één of twee keer herhaald worden en, indien nodig, na een minuut of twee nog een keer.
5. Geef de cliënt de tijd	Wanneer de cliënt een zelfzorgtaak probeert te volbrengen, moet de hulpverlener wachten tot de taak volbracht is. Dit moet binnen vijf minuten gebeuren.
6. Beloon adequaat gedrag	Indien de cliënt de taak weet te volbrengen, kan de hulpverlener hem of haar prijzen of een schouderklopje geven (een positieve aantekening in de status is ook nuttig) en dan de cliënt aansporen verder te gaan met de volgende stap.
7. Verleen assistentie indien adequaat gedrag niet plaatsvindt	Indien de cliënt niet binnen dertig seconden reageert op een aansporing, moet de hulpverlener hem of haar begeleiden bij het maken van de vereiste stappen. De hulpverlener springt in bij handelingen die de cliënt niet kan volbrengen vanwege pijn of lichamelijke beperkingen.
8. Negeer inadequaat gedrag	Indien de cliënt inadequaat gedrag vertoont – klagen, tegenstribbelen of ander gedrag dat het proces onnodig ophoudt – moet de hulpverlener de cliënt negeren tot dit gedrag ophoudt. Daarna kan men terugkeren naar stap 4.
9. Rapportage	Het gedrag wordt opgetekend in de status.

Tabel 15.13 Motivatielijst.

De volgende punten zijn opgesteld door dr. Raymond Harris. Ze kunnen een groepsleider (of fysiotherapeut) helpen ouderen te motiveren om een fitnessprogramma te volgen.

1. Erken dat het programma geestelijke, emotionele en lichamelijke betrokkenheid vergt.
2. Pas het programma aan de groep of het individu aan.
3. Zorg ervoor dat een aantal van de emotionele basisbehoeften van de deelnemers bevredigd wordt.
4. Zorg dat de deelnemers kunnen kiezen tussen programmaonderdelen.
5. Zorg voor sociale steun en bekrachtiging.
6. Zorg vanaf het begin voor continue meting van de prestaties door middel van objectieve metingen.
7. Zorg voor mogelijkheden voor creatief gedrag, zoals nieuwe elementen, verandering van tempo of improvisatie.
8. Zorg voor recreatieve elementen, zoals spelletjes.
9. Zorg dat de begeleider overkomt als een betrokken, competent en hulpvaardig persoon.
10. Zorg voor een smaakvolle omgeving en een stimulerende sfeer.
11. Individuele begeleiding als nevenactiviteit kan tot op zekere hoogte plaatsvinden.

verlener namens de patiënt op basis van diens behoeften. Voordat dit kan gebeuren, moeten er echter vijf stappen genomen worden.

1. Geef de patiënt de beschikking over alle informatie, zodat deze een volledig vrije keuze kan maken.
2. Help de patiënt te bepalen welke informatie relevant is voor de beslissing die genomen moet worden.
3. Breng de patiënt op de hoogte van uw persoonlijke mening, zodat deze zich realiseert dat hulpverleners zowel professionele als persoonlijke opinies kunnen hebben.
4. Help de patiënt diens waarden en normen helder voor ogen te krijgen.
5. Ga na hoe de patiënt zichzelf beleeft als een zelfstandig persoon.[48]

Tabel 15.14 Cliënten en hun motivatie voor zelfzorg.

- Ga na wat de cliënt belangrijk vindt en wat zijn of haar prioriteiten zijn.
- Formuleer samen de na te streven doelen.
- Erken dat de doelstellingen van de cliënt belangrijker zijn dan die van de staf of de instelling.
- Betrek de vroegere ervaringen van de cliënt bij het opstellen van de na te streven doelen.
- Help de cliënt realistische verwachtingen te koesteren door de doelstellingen van het programma te bespreken.
- Benadruk dat het bereiken van meer zelfstandigheid op het gebied van zelfzorg een langdurig proces is.
- Bekrachtig positief en zelfstandig gedrag door het geven van concrete feedback over de manier waarop de cliënt naar een bepaald doel toe werkt.
- Gebruik concrete, zichtbare en voor de cliënt relevante beloningen.
- Betrek de familie zoveel mogelijk bij het formuleren van de doelstellingen.
- Gebruik contracten als middel om de cliënt te motiveren.
- Stel samen met de cliënt een contract op dat de keuzen die hij of zij moet maken, benadrukt. Deze keuzen moeten gebaseerd zijn op realistische korte termijndoelen.
- Stel een realistische tijdsplanning op voor het bereiken van de doelstellingen.
- Neem 'beloningen' voor het bereiken van doelstellingen op in het contract.
- Moedig de cliënt aan mondeling of op andere wijze in te stemmen met het contract.
- Laat het contract ondertekenen door de cliënt en de betrokken hulpverleners.

Conclusie

Als hulpverleners hun cliënten werkelijk bij willen staan, moet de communicatie tussen de partijen openhartig zijn. In dit hoofdstuk zijn de normale leeftijdsgerelateerde veranderingen besproken die optreden in de communicatie, de zintuigen en de stem, evenals de ziekteprocessen die hierbij een rol kunnen spelen. Ook zijn de communicatie tussen bevolkingsgroepen met diverse culturele achtergronden en de communicatie binnen het team aan de orde gekomen, alsmede het schrijven als communicatiemiddel. Als laatste werden therapietrouw en motivatie als mogelijk resultaat van adequate communicatie besproken.

Ter recapitulatie

- Veranderingen in de belangrijkste structuren van het oor zijn verantwoordelijk voor de drie voornaamste typen gehoorverlies: geleidingsstoornissen (die verholpen kunnen worden), neurosensorische stoornissen (die niet verholpen kunnen worden) en gehoorverlies door een combinatie van beide (dat gedeeltelijk verholpen kan worden).
- Hoewel de fysiotherapeut geen deskundige is op het gebied van gehoorverlies zal signalering van gehoorproblemen deel uitmaken van het algemene onderzoek of geschieden met behulp van specifieke instrumenten, zoals de Gehoorverlies Vragenlijst.
- Simpele maatregelen, zoals veranderingen in de manier van communiceren en de omgeving (bijvoorbeeld langzaam praten in een omgeving die geen afleiding biedt), kunnen de communicatie bevorderen.
- De werking van alle zintuigen neemt af op latere leeftijd, terwijl ze toch nodig zijn voor communicatie. Fysiotherapeuten moeten daarom de andere zintuigen zoveel mogelijk inschakelen.
- De kwaliteit van de stem van ouderen verandert als gevolg van de minder efficiënte ademhaling en veranderingen in de mondholte en het strottenhoofd, maar deze veranderingen hebben weinig invloed op het vermogen tot communiceren.

- Een goed begrip van de rol van alle leden van het gezondheidsteam, vooral de patiënt, zal de communicatie bevorderen.
- Accuratesse, volledigheid, stiptheid en eerlijkheid zijn de kenmerken van effectieve rapportage.
- Om ouderen te kunnen motiveren, moet men eerst hun interne motivatie (als afgeleide van hun waarden en normen en vroegere ervaringen) vaststellen en daarna de externe factoren die een rol spelen bij de motivatie (dat wil zeggen, de fysieke en sociale omgeving) beoordelen en zo nodig wijzigen.

Literatuur

1. Kelly LS. Are we ready for the year 2000? *Hear J.* 1985; 38:15-17.
2. Dwyer B. Detecting hearing loss and improving communication in elderly persons. *Focus Ger Care & Rehab.* November/December 1987; 1(6).
3. Cherney L. Aging and communication. In: Lewis C, red. *Aging: The Health Care Challenge.* Philadelphia; Davis; 1989.
4. Heller B, Gaynor E. Hearing loss and aural rehabilitation of the elderly. *Clin Nurs.* 1981; 3:1.
5. Boone D, Bayles K, Koopmann C. Communicative aspects of aging. *Otolaryngol Clin N Am.* Mei 1982; 15(2).
6. Cullinan TR, Silver JH, Gould ES, et al. *Lancet.* 1979; 24:1642-1644.
7. Maguire G. The changing realm of the senses. In: Lewis C, red. *Aging: The Health Care Challenge.* Philadelphia; Davis; 1989.
8. Ryan EB, Capadano HL. Age perceptions and evaluative reactions toward adult speakers. *J Ger.* 1978; 33:98-102.
9. Stewart MA, Ryan EB. Attitudes toward younger and older adult speakers: effects of varying speech rates. *J Language and Social Psych.* 1982; 1:91-109.
10. Honjo I, Isshiki N. Laryngoscopic and voice characteristics of aged persons. *Arch Otolaryngol.* 1980; 106:149-150.
11. Kahane JC. Anatomic and physiologic changes in the aging peripheral speech mechanism. In: Beasley DS, Davis GA, red. *Aging: Communication Processes and Disorders.* New York; Grune & Stratton; 1981:21-46.
12. Noback GJ. Correlation of stages of ossification of the laryngeal cartilages and morphologic age changes in other tissues and organs. *J Gerontol.* 1949; 4(abstract):329.
13. Lynne-Davies P. Influence of age on the respiratory system. *Geriatrics.* Augustus 1977; 57-60.
14. Meto M. Aging and motor speech production. *Top Ger Rehab.* Juli 1986; 1(4).
15. Massler M. Oral aspects of aging. *Postgrad Med.* 1971; 49:179-183.
16. Cohen T, Gitman L. Oral complaints and taste perception in the aged. *J Ger.* 1959; 14:294-298.
17. Mysak E, Hanley T. Aging processes in speech: pitch and duration characteristics. *J Ger.* 1958; 13:309-313.
18. Meadows J. Cultural diversity. *Community Health Section Newsletter.*
19. Cole L. E Pluribus Unum: multicultural imperatives for the 1990s and beyond. *ASHA.* September 1989; 69.
20. Rempusheski V. The role of ethnicity in elder care. *Nurs Clin N Am.* September 1989; 24(3).
21. Chee P, Kane R. Cultural factors affecting nursing home care for minorities. *J Am Ger Soc.* Februari 1983; 31(2).
22. Maguire G. *Care of the Elderly: A Health Team Approach.* Boston: Little Brown & Co; 1985.
23. Berkman B, Campion E, Swagerty E. Geriatric consultation team: alternate approach to social work discharge planning. *J Ger Social Work.* Spring 1983; 5(3):77-87.
24. Campion E, Jette A, Berkman B. An interdisciplinary geriatric consultation service: a controlled trial. *J Am Ger Soc.* December 1983; 31(12):792-796.
25. McVey L, Becker P, Saltz C, et al. Effect of a geriatric consultation team on functional status of elderly hospitalized patients. *Annals of Intern Med.* Januari 1989; 110(1):79-84.
26. Barker W, Williams F, Zimmer J, et al. Geriatric consultation teams in acute hospitals: impact on back-up of elderly patients. *J Am Ger Soc.* Juni 1985; 33(6):422-427.

27. Gayton D, Wood-Dauphinee S, deLorimer M, et al. Trial of a geriatric consultation team in an acute care hospital. *J Am Ger Soc.* Augustus 1987; 35(8):726-736.
28. Lee T, Pappius E, Goldman L. Impact of inter-physician communication on the effectiveness of medical consultation. *Am J Med.* Januari 1983; 74:106-112.
29. Blumenfield S, Morris J, Sherman F. The geriatric team in the acute care hospital. *J Am Ger Soc.* Oktober 1982; 30(10):660-664.
30. Beisecker A, Beisecker B. Patient information-seeking behaviors when communicating with doctors. *Medical Care.* Januari 1990; 28(1):19-28.
31. Radecki S, Kane R, Solomon D. Do physicians spend less time with older patients? *J Am Ger Soc.* Augustus 1988; 36(8):713-718.
32. Barbato C, Feezel J. The language of aging in different age groups. *Gerontologist.* 1987; 27(4):527-532.
33. Purtillo R. *The Allied Health Professional and the Patient: Techniques of Effective Interaction.* Philadelphia: Saunders; 1973.
36. Aslanian M, Manalio G, Taylor C. The joys of paperwork: care plans really can work. *Caring.* Oktober 1986; 92-94.
37. Austin MJ, Skelding AH, Smith PL. Managing information. In: *Delivering Human Services.* New York: Harper & Row; 1977:360-371.
38. Bouchard MM, Shane HC. Use of the problem-oriented medical record in the speech and hearing profession: Special Reports. *ASHA.* Maart 1977; 157-159.
39. Griffith J, Ignatavicius D. *The Writer's Handbook.* Baltimore: Resources Applications, Inc.; 1986.
40. Lampe S. Focus charting: streamlining documentation. *Nurs Man.* 1985; 16-7,43.
41. Murphy J, Beglinger JE, Johnson B. Charting by exception: meeting the challenge of cost containment. *Nurs Man.* 1988; 19:2,56-72.
42. Ignatavicius D. *Documentation. Focus on Geriatric Care and Rehabilitation.* September 1988; 2(4):1-8.
43. Duchene P. *Motivation of older adults. Focus on Geriatric Care and Rehabilitation.* Februari 1990; 3(8):1-8.
44. Ransdem E. Compliance and motivation. *Top Ger Rehab.* April 1988; 3(3):1-15.
45. Becker MH, McVey LJ, Saltz CC, et al. A new approach to explaining sick-role behavior in low-income populations. *AJPH.* Maart 1974; 64(3):206.
46. Thibodaux L, Shewchuk R. Strategies for compliance in the elderly. *Top Ger Rehab.* April 1988; 3(3):21-34.
47. Orem D. *Nursing: Concepts of Practice.* Derde druk. New York: McGraw-Hill; 1985.
48. Guccione A. Compliance and patient autonomy: ethical and legal limits to professional dominance. *Top Ger Rehab.* April 1988; 3(3):62-74.
49. Werkgroep Interculturele Verpleging. 'Intercultureel Verplegen', De Tijdstroom, Utrecht, 1995.

Appendix A

Correspondentie en rapportages

Datum

Weledelgeleerde heer, vrouwe,

Dank u voor de verwijzing van __________ [naam patiënt] voor behandeling van capsulitis adhesiva van de linker schouder. Mevrouw is onderzocht op ______ [datum]. Hierbij bleek dat zij reeds een jaar aan deze aandoening lijdt. Functioneel gezien is zij niet in staat ADL-functies te verrichten zoals aankleden van het bovenlichaam, optillen van voorwerpen zwaarder dan één kilo en het wassen van het haar, als gevolg van pijn en spierzwakte. De pijn is gelokaliseerd in de deltoideus en straalt 's nachts uit naar arm en pols.

Het lichamelijk onderzoek laat een extreme bewegingsbeperking zien, met actieve schouderabductie tot 60° en flexie tot 85°, met pijn in beide eindstanden. Endorotatie is beperkt tot 40° en exorotatie tot 10°. De spierkracht is 3+/5 bij exorotatie, 4/5 bij endorotatie, en 4/5 bij flexie en abductie. De patiënt klaagt over intense pijn bij weerstandstests voor deze drie bewegingsrichtingen. De handknijpkracht is rechts 24 kilogram en links 19 kilogram.
Bij observatie van de houding blijkt een 8/10 anteropositie van het hoofd alsmede 8/10 protractie van de schouders.

De behandeling die wij voorstellen bestaat uit ultrageluid, ijs en oefentherapie, en een uitgebreid oefenschema voor thuis. Afhankelijk van de voortgang van de behandeling zullen we ______________ [naam patiënt] tweemaal per week behandelen gedurende twee maanden.De behandeldoelen zijn het herstel van de normale bewegingsexcursie en spierkracht en het herstel van de normale ADL-functies zonder pijn.

Indien u nog vragen heeft, aarzelt u dan niet om contact op te nemen [eventueel tijden met telefoonnummer toevoegen].

Hoogachtend,

[naam fysiotherapeut]

Figuur 15A.1 Voorbeeld van verslag eerste onderzoek.

Datum: ______________________________

Naam patiënt: ______________________________

Telefoonnummer: ______________________________

Adres: ______________________________

Verwijzend arts: ______________________________

Verwijsdiagnose: ______________________________

____

____

Behandelprogramma: ______________________________

____

____

Behandeldoelen: ______________________________

____

Anamnese: ______________________________

____

____

Functie: ______________________________

____

Pijn waar: ______________________________

wanneer: ______________________________

Bewegingsuitslagen: ______________________________

____

Spierkracht: ______________________________

____

Looppatroon: ______________________________

____

Houding: ______________________________

____

Sensibiliteit: ______________________________

Figuur 15A.2 Voorbeeld gegevens na eerste onderzoek.

Datum

Weledelgeleerde heer, vrouwe,

Dank u voor de verwijzing van ____________ [naam patiënt]. Mevrouw heeft haar laatste behandeling ondergaan op ________ [datum]. Er is aanzienlijke verbetering opgetreden in haar toestand. De flexie in de schouder is toegenomen van 85° naar 170°. De abductie is nu 160°, de exorotatie is toegenomen van 10° tot 70°, de endorotatie van 40° tot 80°. Mevrouw heeft nu 4+/5 spierkracht in alle bewegingsrichtingen, hoewel ze nog wel klaagt over pijn in de eindstanden. Mevrouw kan alle ADL-functies zelfstandig verrichten. Ze is ook in staat dagelijks zelfstandig een zeer uitgebreid programma met spierverlengende en spierversterkende oefeningen uit te voeren. Over een maand zal ze ons inlichten over haar toestand.

Indien u nog vragen heeft, aarzelt u dan niet om contact op te nemen.

Hoogachtend,

[naam fysiotherapeut]

Figuur 15A.3 Voorbeeld van brief bij voorlopige beëindiging van de behandeling.

Patiënt ____________________ Arts ____________________

Geboortedatum ____________________ Diagnose ____________________

Verrichtingen gedaan tijdens de gehele behandeling

- warme pakkingen
- koude pakkingen
- cervicale tractie
- bekkentractie
- rugtraining
- beoordeling van de houding
- functionele activiteiten
- huisbezoek
- ultrageluid
- elektrotherapie (laag-, midden- of hoogfrequent)
- fonoforese
- gewrichtsmobilisatie
- bindweefselmassage
- functionele elektrostimulatie
- neuromusculaire training
- beoordeling woonomgeving
- tapen
- TENS
- mobilisatie weke delen
- massage
- paraffine
- iontoforese
- looptraining
- oefentherapie
- actief bewegen
- geleid-actief bewegen
- passief bewegen
- toepassen spray en rekken
- vlinderbad, oefenbad
- overige (____________________)

Behandeldoel ____________________ ____________________

Behandelsubdoelen

1. ____________________
2. ____________________
3. ____________________
4. ____________________
5. ____________________

Frequentie: ______ maal per week Duur ______ weken

Motivatie ____________________

____

____

Aantekeningen ____________________

____

____

____

Fysiotherapeut ____________ Datum ________ Arts ____________ Datum ________

Gelieve te ondertekenen en te retourneren. Bij voorbaat dank.

Figuur 15A.4 Voorbeeld gegevens eerste behandelplan.

Appendix B

Gedeelten van een schrijfworkshop door B. Lynch

Sessie I: Gezocht: de fysiotherapeut/schrijver

Misschien wilt u soms wel eens een relevante klinische bevinding aan anderen meedelen. Of een nuttige hint, een oplossing voor een managementprobleem, een persoonlijke overtuiging of de resultaten van een onderzoek. Wellicht legt u uw idee voor aan een collega, die vervolgens enthousiast reageert en u voorstelt uw idee om te zetten in een artikel voor een tijdschrift voor fysiotherapie. Hoe reageert u op een dergelijk voorstel?

1. U krijgt een droge mond en houdt uw adem in.
2. U drijft de spot met uw idee en bagatelliseert het.
3. U wordt rood en zegt dat het idee persoonlijk is en niet belangrijk voor anderen.
4. U stelt de waardering van uw vriend en collega op prijs, maar bent wel bang dat anderen zullen denken: 'Nou en?'
5. U zegt dat u geen tijd heeft om iets te schrijven.
6. U zucht en zegt: 'Dat heb ik een keer geprobeerd, maar mijn artikel werd afgewezen.'
7. U zegt: 'Ik kan niet goed schrijven en bovendien is dat moeilijk.'

Wat is uw antwoord? Geen van de bovenstaande? Of sommige? Vooral het laatste?

De fysiotherapeut: voorbestemd tot schrijven

Deze reacties komen veel voor, maar ze zijn niet logisch in het geval van fysiotherapeuten. Ik heb zelf gezien welke opmerkelijke behandelresultaten fysiotherapeuten kunnen bereiken en welke behandel- en onderzoeksvaardigheden ze dagelijks inzetten voor het welzijn van hun patiënten. Zodoende weet ik dat fysiotherapeuten niet alleen over belangrijke informatie beschikken die ze zouden moeten uitwisselen met hun collega's, maar ook dat ze door hun training en ervaring bijzonder geschikt zijn om hun schriftelijke uitdrukkingsvaardigheid te ontwikkelen en te verbeteren. De fysiotherapeut is reeds getraind in:

- kritisch observeren van patiënten en het opmerken van manifeste en subtiele diagnostische signalen;
- opmerken van kleine verbeteringen in de toestand van de patiënt;
- anticiperen op specifieke resultaten, niet onmiddellijk maar in de nabije toekomst;
- zorgvuldig communiceren en grondig uitleggen van dingen;
- geduld hebben.

Dit zijn precies de kenmerken die een beginnend schrijver nodig heeft.

Hoe kan men een professionele schrijfvaardigheid het beste ontwikkelen? Gewoonlijk zou ik deelname aan een interactief programma, zoals een workshop of seminar, aanraden. Echter, gezien de kenmerken die fysiotherapeuten reeds hebben en hun beroepsmatige motivatie, denk ik dat fysiotherapeuten ook aanzienlijk geholpen kunnen worden met deze serie artikelen, die de cursist stap voor stap leiden door de beginselen van goed schrijven en ook de kenmerken van slecht schrijven identificeren. Deze workshop biedt instructie en gedoseerde oefeningen die u in uw eigen tempo kunt maken om uw schrijfvaardigheid te verbeteren. Om het beste resultaat te halen uit deze 'therapie' moet u *alle* oefeningen maken, omdat ze een bepaalde opbouw vertonen. Elke oefening is gericht op het verbeteren van een bepaald aspect van de schrijfvaardigheid dat nodig is om latere oefeningen te kunnen maken.

Maak elke oefening in een speciaal daarvoor bestemd schrift, zodat uw aantekeningen bewaard blijven en u de vooruitgang die u boekt, kunt nagaan. Het schrift, dat we vanaf nu zullen aanduiden als het *persoonlijk werkboek,* mag geen losse bladen hebben (dus geen ringband of iets dergelijks). Nummer elke oefening vóór u deze maakt in het werkboek en schrijf de datum erbij.

Hoewel u het programma alleen kunt afwerken, is samenwerking met één of twee collega's het overwegen waard. Wanneer u met anderen samenwerkt, kom dan één keer per week bij elkaar om de oefeningen te bespreken. Door de interactie leert u meer en heeft u waarschijnlijk ook meer plezier in het programma.

Motivatie

De eerste stap naar het schrijverschap is dat u zich gaat beschouwen als een schrijver en dat u uw motieven om te schrijven leert kennen. Schrijven kan plezier opleveren, tevredenheid en zelfs in een behoefte voorzien. Een schrijver kan één artikel gepubliceerd hebben of 200. Echter, net als in het biomedisch onderzoek of de klinische praktijk komt de bevrediging minstens evenzeer voort uit het schrijven zelf als uit het product ervan. Met het aankweken van de gewoonte komt ook het schrijverschap, het besef dat u een schrijver bent. Ik hoop dat dit niet alleen zal leiden tot de gewoonte van het schrijven maar ook tot een verslaving aan het schrijven.

Er zijn ook andere vormen van beloning, zoals aanzien of tenminste beroepsmatige erkenning. Door het schrijven van een artikel wordt men een *auteur;* als men gelezen wordt, wordt men een *autoriteit.* Neem de verwantschap tussen *auteur* en autoriteit vooral ter harte en laat het een stimulans zijn.

Eén van de vele eigenaardigheden van de academische wereld is het syndroom dat vaak met de Engelse uitdrukking 'publish or perish' wordt aangeduid. Er wordt veel geklaagd over het feit dat universiteiten en medische instellingen er bij hun wetenschappelijk medewerkers en soms zelfs bij andere stafleden op aandringen dat ze toch vooral artikelen over onderzoek en de klinische praktijk schrijven en aanbieden aan vaktijdschriften waarin ze gepubliceerd moeten worden. Beroepsbeoefenaren in de gezondheidszorg voelen zich gedwongen een kunstmatig publicatie-ideaal na te streven in plaats van specifieke behoeften te bevredigen, legitieme verplichtingen na te komen of nuttige diensten te verlenen. Toch kan men dit ook anders zien. Publicaties tonen aan dat men deskundig is en dat men zijn verantwoordelijkheid ten opzichte van collega's neemt door hen te informeren over nieuwe ideeën en overtuigingen. Bovendien lijkt het aantal publicaties in het algemeen recht evenredig te zijn met de professionele reputatie van de schrijver en de instelling waartoe hij of zij behoort. Ten slotte leidt de reputatie die men door te publiceren opbouwt vaak tot hogere subsidies voor onderzoeksprogramma's, wat op zijn beurt weer leidt tot meer publicaties over de resultaten daarvan. 'Publish or perish' lijkt een slechte drijfveer om te gaan schrijven, maar het is wel een evolutionaire factor die de 'survival of the fittest' bevordert. Als dit uw stimulans om te schrijven vormt, dan bent u geestdriftig, mogelijk zelfs begerig om te schrijven en gepubliceerd te worden. Wie weet, zorgt de worsteling om een succesvol – gepubliceerd – schrijver te worden niet alleen voor het ontwikkelen van een superieur schrijverschap maar ook voor persoonlijke bevrediging.

Ik hoop dat u niet alleen uit bent op publicatie, maar ook op een *publiek.* Als dat zo is, moet u niet alleen schrijven, maar ook *goed* schrijven. Stelt u zich eens voor dat alle klinische artikelen duidelijk geschreven zouden zijn. Hoeveel meer zouden ze dan niet gelezen worden en hoeveel meer patiënten en hulpverleners zouden er dan niet van profiteren?

Normen, publiek, gelegenheid

De angst om afgewezen te worden, is de altijd aanwezige schaduwzijde van de idealistische of altruïstische drijfveer om zo goed te schrijven dat de boodschap die men heeft nut heeft voor anderen. Die angst is niet ongegrond. Tijdschriften worden steeds kritischer. Ze hebben geen gebrek aan materiaal. Integendeel, de meeste uitgevers van vaktijdschriften worden overspoeld met artikelen, terwijl hun kosten gestegen zijn ten opzichte van een paar jaar geleden. Uitgevers kunnen het zich dus permitteren kieskeurig te zijn. Terwijl uw baan misschien op de tocht staat als uw artikelen niet geaccepteerd worden, plukken zij de vruchten van het uitgever zijn. Ze moeten strikte normen hanteren voor zowel inhoud als stijl. Tenslotte hangt de reputatie van hun tijdschrift daarvan af.

Het komt echter vaak voor dat een artikel niet zonder meer afgewezen wordt, maar dat het voorlopig geaccepteerd wordt op voorwaarde dat het geredigeerd wordt. Wat moet u dan doen? Vaak zal het zo zijn dat toen u het artikel schreef en daarna op de post deed, u dacht dat het redelijk samenhangend en duidelijk was. Of misschien was u zich wel bewust van enige tekortkomingen, maar kon u er niet achter komen welke dat waren of hoe u ze moest verhelpen. Zou u een manuscript kunnen redigeren? Weet u hoe u problemen met zinsconstructies, de opbouw van het artikel of de inhoud moet opsporen en corrigeren? Publicatie hangt af van uw vaardigheid in het redigeren en herschrijven. Ik verwacht dat u na het voltooien van deze schrijfcursus in staat zult zijn uw werk op bevredigende wijze te redigeren en te herschrijven.

Bedenk dat redacteuren en referenten ook maar mensen zijn. Naast stapels werk hebben ze ook hun buien. Hoe belangwekkend de inhoud ook moge zijn, als uw schrijfwerk verward, onlogisch, vervelend of moeilijk te doorgronden is, kan een redacteur zich gaan ergeren en ongeduldig worden en daardoor té kritisch zijn bij de beoordeling. Of hij of zij kan uw artikel simpelweg negeren, met uitzondering uiteraard van de tijd nodig om het af te wijzen. Door al deze menselijke variabelen wordt de uitdaging van het schrijven echter wel interessanter, aangezien de achterliggende gedachte van het schrijverschap communicatie is: het vermogen de ideeën die in uw geest leven zo vorm te geven dat anderen in staat zijn ze te begrijpen.

De eerste stap naar schrijfsucces is een goed begrip van uw publiek en de media waarin u uw fysiotherapeutische verhaal kwijt kunt. In deze cursus ligt de nadruk op fysiotherapeuten als het primaire publiek en op artsen en andere hulpverleners die werken met fysiotherapeuten als het secundaire publiek. De media waarin u kunt publiceren, zijn weekbladen, (fysiotherapeutische en breder georiënteerde) vaktijdschriften, boeken en hoofdstukken in boeken. Elke publicatie heeft zijn eigen type onderwerpen, artikelen en normen voor acceptatie. De onderwerpen kunnen variëren van simpele aankondigingen en verslagen van bijeenkomsten tot weergaven van individuele klinische ervaringen, nuttige tips voor zorgverleners, casussen, onderzoeksverslagen en suggesties voor het verbeteren van de administratie en de professionele vaardigheden (met inbegrip van het schrijven zelf).

Het eerste oefenprogramma dat hier aangeboden wordt, helpt u de mogelijkheden en normen voor fysiotherapeutische publicaties te begrijpen en uzelf te zien als een mogelijke bron van informatie over het vakgebied. Doe elke oefening in uw werkboek en noteer elke relevante observatie en gedachte.

Programma 1

Oefening 1
Bekijk de beschikbare fysiotherapeutische vaktijdschriften in de komende twee weken eens vanuit het gezichtspunt van de schrijver of redacteur, in plaats van als lezer. Analyseer ieder tijdschrift wat betreft:
1. het type artikelen;
2. de lengte en aantallen van elk type artikelen;
3. de opzet van elk artikel, dat wil zeggen de volgorde waarin de informatie wordt gepresenteerd.

Oefening 2
Fotokopieer van elk tijdschrift de pagina met instructies voor de auteurs en let speciaal op het type materiaal dat gevraagd wordt, de naam en het adres van de uitgever en alles wat te maken heeft met de manier waarop het manuscript vormgegeven en ingediend moet worden.

Oefening 3
Teken alle beweegredenen die u heeft om te schrijven op in uw werkboek.

Oefening 4
Denk na over uw ervaringen binnen het werk, de behandelingen die u geeft, uw benadering van cliënten en wat u waardevol vindt om mee te delen aan anderen. Maak een lijst van deze onderwerpen, plus een lijst van de tijdschriften en dergelijke waarin deze onderwerpen volgens u het best tot hun recht komen. Bedenk ook welke opzet het meest geschikt is.

Sessie II: de synopsis

De docenten van veel schrijfcursussen beginnen met de verwachting dat hun studenten eerst een complete synopsis maken van de artikelen die ze gaan schrijven. Helaas is het realistischer te verwachten dat de beginnende schrijver alleen al bij het idee dat hij of zij bij het begin al een compleet plan moet hebben volkomen dicht zal klappen. Deze reactie lijkt op die van de bergbeklimmer die zich volledig concentreert op de top van de berg die beklommen moet worden en wel vanuit het idee dat dit nooit zal lukken. Ik vind het gemakkelijker een paar honderd meter vooruit te kijken naar een aangenaam plekje dat een goed uitzicht biedt over wat er reeds gedaan is, en dat ik zonder moeite (!) zal kunnen bereiken. De top van de berg volgt dan gauw genoeg, waarna je een volledig uitzicht hebt.

Het samenstellen van een artikel kan op dezelfde manier gebeuren – van idee naar idee, van onderdeel naar onderdeel. Soms weet je bij het begin van het schrijfproces niet precies waar het pad van je gedachten je heen zal voeren en het is een goed idee om open te blijven staan voor zijpaden. De gelegenheid een onvoorziene gedachtegang tot het einde te volgen kan leiden tot een belangrijke ontdekking.

Aldus kan men het artikel beschouwen als een serie stappen. Afzonderlijke woorden worden gebruikt om frasen te construeren, frasen om zinsdelen te maken, zinsdelen om zinnen te genereren. Elk stukje afzonderlijk is gemakkelijk op te schrijven. Het samenstellen van een groter geheel is slechts een nieuwe stap – een zaak van het samenvoegen van wat reeds zo duidelijk op papier staat. Bedenk dat het construeren van alinea's dan simpelweg een kwestie van organiseren is, omdat elk woord al zorgvuldig geredigeerd is, en elke zin al logisch in elkaar steekt. Deze organisatie houdt verband met de totale compositie (of de ontwikkeling van het betoog) van het gehele artikel. We zullen daarom nu kijken naar manieren om het artikel te conceptualiseren, en in een volgende sessie zullen we ons bezighouden met de structuur van alinea's.

Ga terug naar het begin

In de eerste paar sessies van deze workshop hebben we de drie stappen bekeken die gezet moeten worden voordat men begint te schrijven. U hebt nu zo'n twaalf tot zestien alinea's van het artikel geschreven, daarom is het nu een goed moment om terug te gaan naar de oorspronkelijke bedoeling (die u genoteerd heeft in uw werkboek) en na te gaan of deze stappen al dan niet herzien moeten worden. Of misschien was u in het begin niet zeker van uw zaak en kunt u de stappen nu wel zetten. Deze drie stappen zijn:

1. Bepaal het publiek dat het artikel zou moeten lezen: fysiotherapeuten, verwante beroepsbeoefenaren in de gezondheidszorg, artsen, specialisten, technici, het grote publiek, studenten, volwassenen of kinderen enzovoort.
2. Kies het blad waar u het manuscript naartoe wilt sturen. Vraag u af welk type blad geschikt is voor uw doel: een vakblad of een algemeen tijdschrift. Kijk naar een aantal bladen die geschikt lijken voor uw artikel. Bekijk elk ervan zorgvuldig met betrekking tot de *inhoud* (komt deze overeen met wat u te bieden hebt?), *de lezers* (is dit het publiek waar u op mikt?), *het gebruik van figuren en tabellen* en *de gemiddelde lengte van de artikelen.*
3. Bestudeer de pagina met instructies voor de auteurs van het blad dat u uitgekozen heeft. Maak een aantekening van elk detail dat van belang kan zijn voor uw artikel: gebruik van foto's, tabellen en figuren, opzet van de bibliografie enzovoort.

Probeer een synopsis te schrijven

Hoewel sommige schrijvers in staat zijn een compleet artikel te dicteren zonder hulp van een definitieve synopsis, vinden de meeste schrijvers een synopsis nuttig in enig stadium van het schrijfproces. In feite is een synopsis op vele manieren handig – voor de organisatie van de eerste kladversie, als voorbereiding op het schrijven van de samenvatting, bij de voorbereiding van werk dat mogelijk uit het artikel voortvloeit, zoals lezingen, collegedictaten en zelfs brieven naar collega's en vrienden en protocollen voor toekomstig onderzoek.

Een synopsis is zeker niet verplicht voordat u met schrijven begint of tijdens het schrijfproces. Sommige schrijvers voelen zich zelfs ingeperkt of verlamd door een synopsis. Het is echter een goed idee om ten minste één keer met een synopsis te werken, om te merken hoe deze werkwijze bevalt.

De synopsis van het onderzoeksartikel

Als u experimenteel of klinisch onderzoek doet, lijkt de synopsis zich vaak als vanzelf te ontwikkelen in de onderzoeksaantekeningen. Hierin wordt de hypothese aan het begin van het project geformuleerd, worden de stappen van de onderzoeksmethode kort beschreven en worden de resultaten opgetekend bij het analyseren van de data. Wanneer het onderzoek afgerond is, kan de synopsis afgemaakt worden, waarbij men het tijdschrift dat men heeft uitgekozen voor publicatie in het achterhoofd houdt. Het duidelijkste voorbeeld van een synopsis is die van een standaard wetenschappelijk artikel. Zo'n artikel bestaat uit een aantal vaste secties: inleiding, materiaal en methode, resultaten en discussie.

De eerste aantekeningen die u moet maken, zijn elementair en simpel: maak een lijstje van elke sectie van het artikel die door het betreffende tijdschrift gebruikt wordt. Om voldoende ruimte te laten tussen de kopjes schrijft u elk kopje op een aparte pagina. Geef deze kopjes een romeins cijfer.

I. Inleiding
II. Methode en materiaal
III. Resultaten
IV. Discussie
V. Samenvatting/conclusie

Dit is simpel, maar hiermee is deze stap nog niet voltooid. Elk van de kopjes staat voor een stuk schrijfwerk. Sommige kopjes vertegenwoordigen grotere stukken dan andere, maar ze zijn allemaal groot genoeg om de veronderstelling te wettigen dat ze een bepaald thema behelzen, dat wil zeggen: een belangrijk idee dat u wilt uitdrukken. Alles wat u in een bepaald gedeelte wilt zeggen, moet verband houden met dat idee. Vat het thema van elk gedeelte in één kernzin samen en schrijf deze achter het juiste kopje in de synopsis.

I. Inleiding: (thema-kernzin)
II. Methode en materiaal: (benoem de methode)
III. ... enzovoort.

Als u al wat aantekeningen heeft gemaakt in uw onderzoekslogboek (of de onderzoeksaanvraag), zal de volgende activiteit gemakkelijker zijn dan wanneer u voor de eerste maal over uw artikel gaat nadenken. Bekijk de synopsis en denk voor elk gedeelte goed na over de kernzin waarin het thema is samengevat. Noteer de voornaamste punten die genoemd moeten worden in verband met dat thema op een kladblaadje. Bedenk dat dit slechts algemene ideeën zijn en geen details of argumenten die de ideeën moeten adstrueren of onderbouwen. Deze globale ideeën zijn de onderwerpen waaruit het thema van dat gedeelte bestaat. Op grond hiervan verdienen ze elk een volledige alinea in het artikel. Elk onderwerp (samengevat in de kernzin) geven we een hoofdletter, waarbij we beginnen met A.

I. Inleiding: (thema-kernzin)
    A. (onderwerp-kernzin)
    B. (onderwerp-kernzin)
II. Methode en materiaal: (benoem de methode)
    A. (Beschrijving van de patiënten of het materiaal)
    B. (Beschrijving van de gehanteerde methode)
III. Resultaten
    A. (Kernzin - resultaten, categorie 1)
    B. (Kernzin - resultaten, categorie 2)
IV. Discussie
    A. (Conclusie 1)
    B. (Conclusie 2)
    C. (Implicaties)

Als u tot hier gekomen bent, dat wil zeggen: als u alle algemene ideeën in de vorm van kernzinnen goed doordacht heeft, heeft u al een heleboel gedaan. In feite is de crisis nu voorbij. Wat volgt, is het plezier dat u krijgt bij het uitwerken van elk onderwerp door het in onderdelen uiteen te rafelen. Deze uitwerking kan geschieden door logische analyse (inductie of deductie), door het beschrijven van oorzaak-gevolgrelaties, door concrete beschrijving, door chronologisch te werk te gaan of door synthese. (Hoe u dit kunt doen, wordt beschreven in het gedeelte over het schrijven van alinea's.)

Of u uw synopsis wel of niet uiteenlegt in onderdelen of zelfs in nog kleinere details (a, b, c enzovoort) is een persoonlijke zaak. Sommige schrijvers houden ervan de synopsis zo gedetailleerd uit te splitsen dat ze alleen nog maar verbindingszinnen hoeven te schrijven om het artikel af te maken. Anderen houden er meer van hun gedachten op een lossere manier op papier te zetten bij het uitwerken van de synopsis. Sommigen prefereren frasen boven hele zinnen en produceren zodoende wat wel een kernsynopsis genoemd wordt.

Hoe u ook werkt, bestudeer uw synopsis wanneer u haar af hebt. Kijk naar de manier waarop het betoog zich ontvouwt. Leidt elke kernzin op een bepaalde manier - logisch, chronologisch, ruimtelijk - naar de volgende kernzin? Zo niet, dan moet er waarschijnlijk een herschikking plaatsvinden, of misschien hebt u wel een belangrijke stap in het betoog overgeslagen. Wanneer twee kernzinnen voor een bepaald onderwerp wat veel lijken, moeten ze wellicht gecombineerd worden.

U bent waarschijnlijk wel bekend met de regel dat indien er een A is, er ook een B moet zijn; indien er een 1 is, dan ook een 2. De reden hiervoor is dat de onderdelen van een synopsis de gedachtegang *verdelen* in componenten. Als er slechts één component is, wil dat zeggen dat er slechts één idee is; zodoende is er geen onderverdeling. Een idee moet daarom als één component weergegeven worden. Het is bijvoorbeeld voorstelbaar dat de inleiding slechts uit één korte alinea bestaat die de centrale these van het gehele artikel weergeeft. In dat geval moet de kernzin achter nummer I voldoende zijn. Als de inleiding echter twee of meer componenten heeft, moeten deze gespecificeerd worden.

De synopsis van het essay/artikel

Hier zullen we een synopsis maken van een artikel dat geen vaststaande vorm heeft. Een essay is een kort artikel over een bepaald onderwerp dat meestal het gezichtspunt van de schrijver weergeeft. Een essay kan een betoog zijn vóór of tegen een bepaald idee of een objectieve discussie of beschrijving van het onderwerp behelzen. Fysiotherapeuten vinden het essay een nuttig instrument om het gebruik van een bepaalde fysiotherapeutische techniek te beschrijven en te stimuleren. De structuur van het essay ligt niet formeel vast, maar heeft wel een aantal typische elementen: een inleiding, de ontwikkeling van het idee of het betoog, en een conclusie.

Wat nu volgt, is een synopsis van een artikel geschreven door Rebecca A. Davidson dat verschenen is in *PT Forum* van 14 januari 1991. Als u dit nummer heeft, kunt u de ontwikkeling van het betoog nagaan terwijl u de onderstaande synopsis bekijkt. Ik gebruik een synopsis met hele zinnen.

Synopsis van 'De kunst van het luisteren – de kern van het zorgberoep'
Inleiding: Beroepsbeoefenaren in de gezondheidszorg luisteren vaak niet naar hun patiënten.

A. Tijdens een behandelsessie vertelt een patiënt dat de vorige fysiotherapeut die hij had niet erg goed was omdat deze 'niet luisterde.'
B. Tijdgebrek en de procedure van diagnose en behandeling zorgen er vaak voor dat de essentiële vaardigheid van het luisteren niet aan bod komt.

I. Fysiotherapeuten moeten om diverse redenen goed naar hun patiënten luisteren.
   A. Om de diagnose te bevestigen of andere redenen voor de klacht van de patiënt te ontdekken, moet de fysiotherapeut luisteren naar het verhaal van de patiënt over zijn of haar symptomen en gedragingen.
   B. Om goede behandelplannen en behandeldoelen op te stellen, moeten zorgverleners rekening houden met de doelen en zorgen van de patiënt.
   C. Om in de relatie met de patiënt vertrouwen te wekken, moet de fysiotherapeut interesse tonen – door te luisteren.
   D. Om aan te geven dat de fysiotherapeut zich bekommert om zijn of haar patiënten en de vooruitgang die ze boeken, moet de fysiotherapeut aangeven dat hij of zij openstaat voor de patiënt – door te luisteren.

II. De fysiotherapeut kan een goed luisteraar worden door:
   A. oogcontact te maken;
   B. zijn of haar aandacht geheel te richten op de patiënt;
   C. mee te leven met de patiënt.

Conclusie: door te luisteren, kan de fysiotherapeut patiënten helpen hun zelfvertrouwen terug te krijgen en de kwaliteit van de zorg verbeteren.

Deze synopsis is algemeen, niet gedetailleerd. Het is het soort synopsis dat gedistilleerd kan worden uit algemene ideeën zelfs voordat het eigenlijke schrijven begint. Bij het schrijven kan elk onderdeel verder uitgewerkt worden en komt de schrijver er al schrijvend achter wat hij of zij weet en denkt over elk onderwerp. Na afronding van een gedeelte van het artikel of onderdeel daarvan kan men terugkeren naar de synopsis en deze verder uitwerken. Voor onderdeel I.C. zou deze uitwerking er als volgt uit kunnen zien:

I.
   C. Om in de relatie met de patiënt vertrouwen te wekken, moet de fysiotherapeut interesse tonen – door te luisteren.

1. Mensen willen gehoord worden.
2. Patiënten verwachten dat de fysiotherapeut geïnteresseerd is in dingen die te maken hebben met hun klachten.
3. Nadat ze zich hebben kunnen uitspreken, voelen mensen zich zowel lichamelijk als geestelijk beter.
4. Niet luisteren zal leiden tot verontwaardiging en wrok en de fysiologische klachten verergeren.

De alinea die hieruit voortgekomen is, luidt als volgt:

> 'Een minder praktische, maar daarom niet minder belangrijke, reden om te luisteren is de voldoening van de patiënt. Mensen hebben er behoefte aan gehoord te worden. Patiënten veronderstellen dat u geïnteresseerd bent in hun lichaam. Ze verwachten zeker van de fysiotherapeut dat hij of zij luistert naar hun klachten. We kunnen de psychosomatische realiteit niet loochenen – wanneer iemand zich emo-

tioneel opgelucht voelt nadat hij of zij iets gezegd heeft, voelt hij of zij zich waarschijnlijk ook lichamelijk beter. Op dezelfde wijze zullen de lichamelijke klachten en functiestoornissen van iemand naar wie niet geluisterd wordt, verergeren als gevolg van gevoelens van vijandigheid, verontwaardiging of teleurstelling. Als je naar iemand luistert, maak je diens hele dag goed.'

Een synopsis met een kunstgreep

Soms kan het gebruik van een kunstgreep of foefje een originele en goede manier zijn om een artikel uit te werken. In het artikel met de Engelse titel 'Early Intervention-Bedside PT' ('Vroege interventie – de fysiotherapeut aan het ziekbed') in *PT Forum* van 15 maart 1991 gebruikt Mary Russel het woord 'bedside' niet alleen in de titel maar ook als onderwerp en als ezelsbruggetje voor het uitwerken van haar betoog. In het artikel geeft ze suggesties om de zorg aan het ziekbed optimaal te maken en roept ze fysiotherapeuten op tot 'Think B.E.D.S.I.D.E.!' Vervolgens werkt ze een onderwerp uit voor elk van de letters in het woord. Een kernsynopsis van haar artikel zou er als volgt uit kunnen zien:

Inleiding: Mijn ervaringen als fysiotherapeut aan het ziekbed
I: B: 'Body Mechanics' [Fysieke Mechanismen]
II: E: 'Equipment' [Apparatuur]
III: D: 'Document!' [Documenteer!]
IV: S: 'Scheduling' [Planning]
V: I: 'Initiative' [Initiatief]
VI: D: 'Demonstrate' [Demonstreer]
VII: E: 'Encourage!' [Moedig aan!]
Conclusie: Wat je doet, heeft positieve invloed.

Het vinden van de juiste vorm voor de synopsis is minder belangrijk dan de draad van het betoog. Zorg ervoor dat formele aspecten niet in een vroeg stadium het schrijfproces blokkeren, zodat u het betoog niet kunt uitwerken. In dit stadium hoeft u alleen maar uw gedachten op een rijtje te zetten. Terwijl u elk gedeelte van het artikel uitwerkt, kunt u de synopsis raadplegen en de structuur ervan eventueel wijzigen met de inspiratie die u opdoet tijdens het (creatieve) schrijfproces. U kunt de synopsis nog nuttiger maken door een brede marge te laten aan één kant van het papier, waarop u aantekeningen maakt over ideeën, illustraties, tabellen en literatuurverwijzingen voor het betreffende onderwerp.

Programma

Oefening 1
Maak een algemene synopsis van drie willekeurige artikelen uit één of meer vakbladen.

Oefening 2
Maak een algemene synopsis (met Romeinse cijfers en hoofdletters) van het artikel dat u aan het schrijven bent. Denk eraan dat u eerst de drie stappen afwerkt.

Oefening 3
Voeg een niveau toe aan de synopsis (1, 2, 3, enzovoort).

(Dr Lynch is auteur van het boek Writing for Communication in Science and Medicine. *Ze is freelance schrijfster en woont in Washington, DC.)*

Deel III

Aspecten van administratie en management

HOOFDSTUK 16

Attituden en ethiek

Veranderingen in de medische zorg

Het groeiend aantal ouderen, de technologische vooruitgang en de manier waarop we tegen de dingen aankijken, zorgen heden ten dage voor veranderingen in ons ethisch denken. Vanwege de schaarse wetenschappelijke kennis was het medisch handelen in het verleden voornamelijk een humanistische aangelegenheid. Hierbij stond niet zozeer het behandelen van de ziekte op de voorgrond als het geestelijk begeleiden van de patiënt. Gezien de snelle vooruitgang van de medische wetenschap is er grote bezorgdheid over de vraag of de geestelijke begeleiding, dat wil zeggen: het tegemoetkomen aan de emotionele behoeften van de patiënt, niet ondergeschikt dreigt te worden aan meer technisch georiënteerde behandelmethoden.[1] Deze groeiende bezorgdheid gaat gelijk op met een toenemend onvermogen om tegemoet te komen aan de emotionele behoeften van ouderen, hetgeen een logisch uitvloeisel is van de toegenomen specialisatie in de medische technologie.[1] Een oudere patiënt met multipele pathologie heeft wellicht te maken met diverse medici en therapeuten, die elk een stukje van de problemen voor hun rekening nemen. Naarmate de rol van de huisarts afneemt, worden ook de mogelijkheden voor een vertrouwelijke omgang tussen arts en patiënt kleiner.

Naast de technologische veranderingen zijn ook de opvattingen omtrent de gezondheidszorg veranderd en is er een groeiende belangstelling voor de 'rechten' van de patiënt. Tegelijkertijd is er een overeenkomstige ontwikkeling aan de gang binnen de gezondheidszorg die een grotere nadruk legt op het informeren van patiënten over de rechten die ze hebben. De paternalistische opstelling van medici maakt plaats voor een grotere verantwoordelijkheid van de patiënt in de besluitvorming. Dit kan bedreigend zijn voor ouderen, die zich meer op hun gemak voelen in de traditionele rol.[3] In het verleden maakten clinici gebruik van hun paternalisme om zo hun mededogen uit te drukken en de angst en de pijn van hun patiënten te verlichten, maar patiënten hebben deze rol vaak opgevat als: 'Zij nemen de beslissingen en doen wat goed is voor mij.' Deze verandering in de arts-patiëntrelatie maakt dat patiënten – met de nodige voorlichting en begeleiding – nu zelf hun medische zorg moeten bepalen.

Persoonlijke opvattingen

De manier waarop ouderen behandeld worden, hangt af van de manier waarop er naar hen gekeken wordt. Wanneer negatieve stereotypen gehanteerd worden en behandelaars een negatief beeld hebben van ouderen, gaat dit ten koste van de gezondheidszorg die ouderen ontvangen.

De meeste onderzoeken naar de houding ten opzichte van ouderen richten zich op geslacht, contacten, ras en socio-economische status. Hoewel etikettering een relevante beschrijvingsmethode kan zijn, kunnen er attituden ontstaan ten opzichte van een bepaalde groep als geheel die geen rekening houden met individuele verschillen.[4] Toegenomen contacten met ouderen zorgen ervoor dat mensen hen meer gaan zien als individuele personen in plaats van zich te beperken tot algemene of stereotiepe opvattingen over wat het betekent om oud te zijn. Harris en Fiedler[5] lieten zien dat hoe meer contact prepuberale kinderen hebben met ouderen, hoe positiever ze tegenover deze bevolkingsgroep staan. De houding van prepuberale kinderen is belangrijk, omdat de prepuberteit volgens Piaget een overgangsfase vormt tussen de stadia van de concrete en de formele operaties en ook de fase is waarin kinderen beginnen met stereotypering en hun attituden gestalte gaan krijgen.[5]

Op zeer jonge leeftijd leren mensen dat men voor ouderen moet zorgen en kennen ze bepaalde persoonlijkheidskenmerken aan hen toe, zoals kinderachtigheid, prikkelbaarheid en het niet in staat zijn tot logisch redeneren, het opnemen van nieuwe informatie of het nemen van belangrijke beslissingen over hun eigen leven. Indien fysiotherapeuten op een dergelijke manier generaliseren over ouderen, is het mogelijk dat zij recente veranderingen in de persoonlijkheid van een patiënt, zoals verwardheid, over het hoofd zien of helemaal niet onderzoeken. In plaats daarvan neemt de fysiotherapeut wellicht aan dat de patiënt – simpelweg vanwege diens ouderdom – reeds lange tijd verward gedrag vertoonde, terwijl de verwardheid in feite slechts een week vóór het consult begonnen is als gevolg van fysiologische veranderingen of medicijngebruik.[6]

De algemene opvatting is ook dat het lichaamsbeeld niet belangrijk is voor ouderen en dat ouderen geen seksuele wezens zijn. Het is dan gemakkelijk om de emotionele behoeften van een 85-jarige vrouw die recent een mastectomie ondergaan heeft, te negeren en geen uitleg te geven over de mogelijkheid van een prothese.[6]

Medische besluitvorming

Eén van de fundamentele ethische principes die beroepsbeoefenaren in de gezondheidszorg hanteren bij de besluitvorming is dat van de *verantwoorde zorg*. Dit houdt in dat men werk verricht dat de patiënt ten goede komt, met inbegrip van het verlengen van diens leven. Wanneer het ziektebeeld duidelijk is, zullen de clinicus en de patiënt het meestal eens zijn over de beslissingen die genomen moeten worden. Wanneer dit echter niet zo is, wordt vaak zogenaamde 'defensieve geneeskunde' toegepast, die niet noodzakelijkerwijs in het voordeel van de patiënt hoeft te zijn, maar wel de kans op medische fouten zoveel mogelijk uitsluit.[7]

Het paradigma van een goede besluitvorming omvat het op de juiste wijze informeren van competente patiënten over de voor hen geëigende zorgmogelijkheden en de mogelijke resultaten en risico's van behandelingen, zodat ze beslissingen kunnen nemen over het verloop van de behandeling. De enige aanvaardbare randvoorwaarde hierbij is het vermogen en de bereidheid van de clinicus om de behandeling uit te voeren.[8] De clinicus moet geen neutrale partij zijn en moet een actieve rol spelen om de patiënt over te halen een adequate behandeling te accepteren, zonder de patiënt echter te misleiden of tot iets te dwingen.[9]

De normen en waarden van het individu vormen een belangrijke overweging bij het nemen van medische beslissingen. Wat voor de patiënt de kwaliteit van het bestaan uitmaakt, kan sterk verschillen van de denkbeelden van de clinicus; bij de besluitvorming moet het *zelfbeschikkingsrecht* of de *autonomie* van de patiënt altijd voorrang krijgen.[7] Beslissingen binnen een fysiotherapeutische behandeling die gewoonlijk gebaseerd zijn op de wetenschappelijke kennis en de professionele ervaring van de fysiotherapeut kunnen fout zijn, indien het morele aspect van de behandeling niet in de overweging betrokken is. Men moet rekening houden met de normen en waarden van de patiënt, vooral wat de behandeldoelen betreft. Wat de fysiotherapeut als functioneel ziet, hoeft niet overeen te komen met de doelen die de patiënt voor ogen heeft.[10]

De mate waarin de patiënt in staat is beslissingen te nemen moet ingeschat worden door de clinicus voordat deze overgaat tot behandeling. Deze inschatting moet gebaseerd zijn op de geestestoestand, het oordeelsvermogen en het korte-termijngeheugen van de patiënt. Hoe hoger het behandelrisico, des te zorgvuldiger moet de besluitvormingscapaciteit beoordeeld worden. Veel ouderen die niet meer in staat zijn zelf beslissingen te nemen, worden behandeld alsof dit nog wel zo is, omdat ze voortdurend ja knikken en instemmen met alles wat de clinicus zegt. Als het behandelteam oudere patiënten op dit aspect niet zorgvuldig beoordeelt, dan ontzegt men hun het recht te kiezen voor adequate medische zorg.[9]

In situaties waarin de patiënt niet meer in staat is zijn wil kenbaar te maken, kan een beroep worden gedaan op een zogenaamde wilsverklaring. Een dergelijke wilsverklaring kan aan hulpverleners handvatten bieden voor moeilijke beslissingen. Schriftelijke wilsverklaringen kunnen betrekking hebben op verschillende beslissingen, bijvoorbeeld de beslissing of behandelingen ingezet of achterwege gelaten moeten worden of de beslissing of het leven van een wilsonbekwame patiënt actief beëindigd mag worden.

Het kan ook zijn dat een dergelijke wilsverklaring niet voorhanden is. In dat geval kan een beroep gedaan worden op het zogenaamde 'vervangende oordeel'. Door het inschakelen van familie of bekenden kan het alsnog mogelijk worden achter de voorkeuren en waarden van de patiënt te komen. Ook is het mogelijk een vertegenwoordiger of mentor aan te stellen aan wie de besluitvorming wordt gedelegeerd. Ook voor hen geldt dat zij uit moeten gaan van bekende opvattingen van de patiënt en de alternatieven van daaruit beoordelen.

Uit oogpunt van 'goed hulpverlenerschap' kan de hulpverlener bepaalde in zijn ogen schadelijke beslissingen door een vertegenwoordiger naast zich neer leggen. Voor alle gevallen geldt in ieder geval dat de hulpverlener hulp en steun moet bieden bij het oplossen van dilemma's die patiënten kunnen ervaren met betrekking tot een behandeling.

Oudere patiënten kunnen in tweestrijd staan over medische beslissingen, zoals het dilemma tussen het behoud van een normaal uiterlijk versus het kiezen van de best mogelijke behandeling, of de beslissing al het spaargeld uit te geven aan een dure behandeling waarvan de kosten ook op de rest van de familie zullen drukken. In dergelijke gevallen moet de patiënt de gelegenheid krijgen deze dilemma's op te lossen met hulp en steun van de clinicus. Het is de verantwoordelijkheid van de clinicus om feitelijke informatie over de behandelmogelijkheden te geven, maar het is wellicht nuttiger voor de patiënt om informatie te krijgen over andere patiënten die dergelijke ervaringen al doorgemaakt hebben.[8]

Er kunnen ook professionele conflicten meespelen in de besluitvorming, waarbij de behoeften van de patiënt in conflict komen met de belangen van de clinicus. Fysiotherapeuten kunnen er bijvoorbeeld naar streven dat een patiënt weer normaal gaat functioneren, maar zij hopen misschien ook dat de patiënt gedurende lange tijd van hun diensten gebruik zal maken, zodat deze inkomsten voor de praktijk zal genereren. In dergelijke gevallen moeten clinici uiteraard de behoeften van de patiënt vooropstellen en hun eigen verlangens negeren.[8]

Andere problematische situaties kunnen ontstaan wanneer competente patiënten geen goed inzicht hebben in de manier waarop ze thuis of in de maatschappij functioneren (bijvoorbeeld met betrekking tot hun rijgedrag). In dergelijke gevallen moet de clinicus een afweging maken van de risico's bij dergelijke activiteiten en moet hij of zij de juiste beslissing nemen om de patiënt tegen zichzelf te beschermen en de veiligheid van derden te waarborgen. Hierbij mag de clinicus niet zodanig handelen dat de patiënt weliswaar misschien enige baat heeft bij de behandeling, maar tegelijkertijd zijn veiligheid in het geding komt en er negatieve maatschappelijke consequenties ontstaan.

Toewijzing van middelen

De groei van de oudere bevolkingsgroep, en met name de groep ouder dan 85 jaar, leidt tot economische en ethische dilemma's vanwege het sterk groeiende beroep op de gezondheidszorg in een tijd waarin de middelen schaars zijn. Belangrijke vragen die hierbij gesteld moeten worden zijn: 1) hoe moeten deze middelen verdeeld worden; 2) wie zouden hiervoor verantwoordelijk moeten zijn; 3) op welke manier zou de schaarste aan middelen invloed moeten hebben op beleidsbeslissingen binnen de gezondheidszorg?

Het gezondheidszorgbeleid in Nederland kenmerkt zich door de inspanning zoveel mogelijk mensen zo lang mogelijk gezond te houden en actief te laten deelnemen aan de maatschappij. De nadruk ligt daarbij op het voorkómen van ziekten en vroegtijdige sterfte en het garanderen van de toegankelijkheid en kwaliteit van de noodzakelijke voorzieningen. Voor degenen met een langdurige ziekte of handicap concentreert het beleid zich op het verbeteren van de kwaliteit van leven en het bevorderen van actieve participatie in de samenleving. De uitvoering van dit beleid gebeurt door aanbieders en consumenten van zorgvoorzieningen, verzekeraars, lokale overheden en intermediaire organisaties. Daarnaast rekent de rijksoverheid het tot haar taak een wettelijk verplicht pakket aan zorgvoorzieningen vast te stellen. Zij garandeert de toegankelijkheid van dat pakket voor alle leden van de samenleving en regelt zowel de financiering van de langdurige zorg (care) als van het wettelijk verplichte zorgpakket (cure). Eén van de pijlers van het beleid op het gebied van de zorg voor ouderen is het zogenaamde substitutiebeleid. Met dit beleid wordt gestreefd naar vervanging van duurdere door goedkopere voorzieningen. Zo ligt eerder de nadruk op preventieve zorg dan op curatieve zorg. Intramurale zorg wordt – waar mogelijk – vervangen door transmurale en extramurale zorg. Met het substitutiebeleid wordt gehoopt een meer doelgerichte en doelmatige zorgverlening te bewerkstelligen. Aan dit ouderenbeleid ligt de gedachte ten grondslag dat ouderen de voorkeur geven aan zo lang mogelijk in de vertrouwde omgeving te kunnen blijven. Uit cijfers blijkt dat ouderen tot de grootste groep gebruikers van algemene zorgvoorzieningen behoren. Zo maken zij het meest gebruik van gezinsverzorging en wijkverpleging.

Sommige hulpverleners hebben wel de overweging naar voren gebracht dat bij schaarste aan voorzieningen, jongeren voorrang zouden moeten krijgen boven ouderen. Ouderen hebben immers hun deel van leven gehad en het door medische kunde verlengen van een lang bestaan zou moeten wijken voor het redden van jonge levens die hun vervulling nog moeten vinden. Toch is kritiek mogelijk op een dergelijke gedachtegang. Eén van de problemen die men heeft wanneer men medische beslissingen baseert op de leeftijd van de patiënt is de onzekerheid over de vraag hoe lang deze nog zal leven. Dit geldt vooral voor ouderen die aan verscheidene aandoeningen lijden. Andere belangrijke factoren die niet meetellen in het leeftijdscriterium zijn het feit dat het leven belangrijk is voor ieder individu en dat een langer leven niet waardevoller is dan een korter leven. De maatschappij moet ervoor waken dat het leven van ouderen, en vooral van ouderen die afhankelijk zijn van anderen, niet beschouwd wordt als minder waardevol, aangezien deze opvatting kan leiden tot grove discriminatie van ouderen. Elk mens heeft evenveel recht op leven, ongeacht zijn of haar leeftijd, en de kwaliteit van het bestaan moet alleen beoordeeld worden door de patiënt, niet door de clinicus.[9,11]

Wanneer de middelen schaars zijn, kan het uiteraard niet zo zijn dat iedereen recht heeft op alle mogelijke medische voorzieningen, maar de vraag blijft hoe in een dergelijke situatie de beschikbare middelen verdeeld moeten worden. Moet het niveau van de gezondheidszorg afhangen van de financiële middelen van de patiënt of moet de maatschappij garanderen dat iedereen zorg moet kunnen ontvangen ongeacht zijn of haar draagkracht? Idealiter zou iedereen recht moeten hebben op goede gezondheidszorg en dit zou gezien moeten worden als een eerste levensbehoefte, niet als een luxe. Er ontstaan conflicten wanneer mensen faciliteiten gebruiken zonder ze aan te vullen door er persoonlijk of via hun verzekering voor te betalen. Wanneer dit gebeurt, wordt de maatschappij schade berokkend, omdat anderen niet alleen deze faciliteiten niet zullen kunnen gebruiken, maar ook de benodigde fondsen moeten opbrengen om ze weer aan te vullen.[13,14]

Wie zouden verantwoordelijk moeten zijn voor het verdelen van de schaarse middelen? Als de fysiotherapeut hierover moet beslissen, kan de vertrouwensband tussen de behandelaar en de patiënt daaronder lijden. Patiënten vertrouwen erop dat de fysiotherapeut de beste behandeling zal geven, ongeacht de financiële consequenties. Pogingen om de uitgaven in de hand te houden, worden tegengewerkt door de ethische plicht van de behandelaar en wetgeving die een maximale inspanning verlangt ten behoeve van de genezing van de patiënt.[9]

De belasting van mantelzorgers

Het ouderenbeleid is erop gericht dat ouderen zoveel en zolang mogelijk zelfstandig blijven wonen. Thuiszorg aan ouderen heeft daarom de prioriteit. Deze zorg behelst niet alleen maar formele en professionele hulp, maar ook informele zorg door familieleden. Uit de literatuur blijkt dat deze informele zorg een grote belasting met zich mee kan brengen voor partners en/of kinderen. Familieleden ervaren vaak grote emotionele, psychische en sociale druk. Depressies, sociaal isolement en een slechte fysieke gezondheid komen relatief vaak voor bij deze informele zorggevenden. Maatregelen als verzorgingsverlof en financiële tegemoetkomingen in de kosten van verpleegverlof zouden een verlichting kunnen betekenen.

Twee van de redenen waarom fysiotherapeuten als vanzelfsprekend de familieleden van ouderen bij de behandeling betrekken, zijn dat deze een welkome bron van informatie zijn en dat ze voor de patiënt zullen zorgen. Fysiotherapeuten moeten zich er echter wel rekenschap van geven dat het zorgplan dat zij in samenwerking met de patiënt opstellen een belasting kan vormen voor de familieleden en dat er grenzen zijn aan de zorgtaak die de familie op zich kan nemen. Dit leidt tot een belangentegenstelling tussen de patiënt en de familie.[3]

De waardigheid van de patiënt

Ouderen moeten in staat gesteld worden hun leven waardig, veilig en zelfstandig af te sluiten. Tegenwoordig is de tendens echter dat men ouderen opneemt in verpleeghuizen waar ze hun identiteit, zelfrespect en individualiteit verliezen, in plaats van hen aan te moedigen de rest van hun leven waardig in hun eigen huis door te brengen, en hen daarbij te helpen. De vlotheid waarmee men ouderen in dergelijke instellingen op laat nemen, komt voort uit een negatieve houding ten opzichte van deze bevolkingsgroep. In Scandinavië bestaat er een systeem dat 'open zorg' heet. Hierbij zijn ouderen niet afhankelijk van de liefdadigheid en het geduld van familieleden. Ouderen die in dit systeem zijn opgenomen, behouden hun zelfstandigheid door middel van programma's die hen in staat stellen met hulp van derden veilig in hun eigen huis te blijven wonen. De hoge kosten van dit programma worden opgebracht door de bevolking via hoge belastingen. Deze grondhouding – dat het de verantwoordelijkheid is van de maatschappij om voor haar oudere leden te zorgen – verschilt van de mentaliteit die in de Verenigde Staten heerst. De politieke overwegingen die in de Verenigde Staten een rol spelen, maken voorstellen tot het invoeren van een dergelijk duur zorgsysteem kansloos.[16]

De fysiotherapeut dient de rechten en waardigheid van eenieder te respecteren. Dit principe moet in ogenschouw genomen worden wanneer men een medische interventie overweegt, omdat men de persoon in kwestie als niet menselijk behandelt wanneer men dit principe negeert. Wanneer de fysiotherapeut niet in staat is de oudere patiënt als een volwaardig individu te beschouwen, is het niet mogelijk de patiënt op waardige wijze te behandelen.[4]

Eén van de manieren waarop clinici de waardigheid van patiënten kunnen handhaven, is het respecteren van hun zelfstandigheid en hun recht om beslissingen te nemen over hun eigen zorg. Beroepsbeoefenaren in de gezondheidszorg moeten zich er rekenschap van geven dat ouderen, ook al zijn ze afhankelijk van anderen, een heel leven achter zich hebben waarin ze zelf bepaalden wat ze deden en dat dit niet mag ophouden omdat ze tijdelijk of permanent minder valide zijn. Hieronder valt ook het recht te weigeren dat familieleden inzage krijgen in informatie over de behandeling. Dit mag clinici er niet van weerhouden te vragen naar de redenen van deze weigering, vooral wanneer de patiënt en zijn of haar familie in onmin leven, maar uiteindelijk moet de wens van de patiënt de doorslag geven.[3]

Soms behandelen beroepsbeoefenaren in de gezondheidszorg ouderen die afhankelijk van hen zijn als kinderen. Dit is een aanslag op het zelfrespect en de waardigheid van het desbetreffende individu. De houding waaruit dit gedrag voortkomt, geeft clinici wellicht aanleiding om te veronderstellen dat de zoons en dochters van de oudere persoon de ouderrol op zich moeten nemen en dat ze belangrijke beslissingen met de kinderen van de patiënt in plaats van met de patiënt zelf moeten bespreken. Hulpverleners kunnen ouderen ook op kleinere schaal behandelen als kinderen, bijvoorbeeld door aan te nemen dat ze hen met de voornaam mogen aanspreken, door een strik in het haar van een oudere vrouw te leggen, of een oudere man of vrouw aan te duiden als 'schattig', allemaal gedragingen die de waardigheid van de patiënt aantasten.[6]

De beste manier om het zelfrespect en de waardigheid van ouderen te waarborgen, is het veranderen van de houding die in de maatschappij heerst ten opzichte van het ouder worden. Hoewel een dergelijke mentaliteitsverandering moeilijk door te voeren is, kunnen fysiotherapeuten in ieder geval beginnen door beter om te gaan met hun oudere patiënten.[6]

Rechten van patiënten

De fysiotherapeut is verantwoordelijk voor het bewaken van de fundamentele mensenrechten van personen die ziek zijn, zoals het recht op vrije meningsuiting, het recht beslissingen te nemen en het recht activiteiten te ontplooien.

De fysiotherapeut is gebonden aan het respecteren van de rechten van patiënten. Voor een deel komt dit respect voor autonomie van patiënten tot uitdrukking in de zogenaamde ethische code voor fysiotherapie.

Anderzijds vindt de norm voor het respect voor de autonomie van de patiënt haar neerslag in de wetgeving binnen de gezondheidszorg. In de laatste vier jaar zijn rechten van patiënten vastgelegd in bijvoorbeeld de Wet op de Geneeskundige Behandelovereenkomst (WGBO), de Wet Bijzondere Opnemingen in Psychiatrische Ziekenhuizen (BOPZ), de Wet Persoonsregistraties en de Wet Mentorschap ten behoeve van meerderjarigen. De WGBO is van kracht sinds 1 april 1995. Met de wet wordt beoogd de rechten van patiënten te versterken en een evenwichtiger situatie in de hulpverlening te bewerkstelligen. In de wet is bijvoorbeeld het recht op informatie en het toestemmingsvereiste geregeld. Het is van belang hier te onderstrepen dat in de wet de autonomie van patiënten verondersteld wordt aanwezig te zijn. Er moeten daarom duidelijke en aanwijsbare redenen zijn om de autonomie van patiënten in twijfel te trekken. De bewijslast voor het vaststellen van wilsonbekwaamheid ligt daarom bij de hulpverlener. Met onbekwaamheid wordt bedoeld dat de patiënt niet in staat wordt geacht tot een redelijke waardering van zijn eigen belangen ter zake. Criteria voor het vaststellen van onbekwaamheid worden echter in de wet niet genoemd. Aan de ene kant kunnen we ons voorstellen dat de beoordeling van wilsbekwaamheid zich primair dient te richten op het besluitvormingsvermogen van de patiënt en niet op de uitkomst van de beslissing van de patiënt. Aan de andere kant kan het ook niet de bedoeling zijn dat de beoordelaar (c.q. hulpverlener) volledig moet abstraheren van zijn eigen normen en waarden. In het overleg kunnen ieders normen en waarden elkaar wederzijds beïnvloeden.

Het recht tot weigeren

In Nederland hebben patiënten het recht behandelingen te weigeren. Clinici moeten zich goed rekenschap geven van het feit dat wanneer de patiënt weigert een behandeling te ondergaan, dit niet betekent dat hij of zij incompetent of gek is. Voor sommige groepen chronisch zieke patiënten is zelfs voorgesteld de mogelijkheid tot weigeren aan hen voor te leggen voordat men met de behandeling begint. De belangrijkste reden waarom mensen zorg weigeren, is onbegrip of slechte voorlichting over de voorgestelde behandeling. Onderzoek door Applebaum en Roth[19] heeft uitgewezen dat veel patiënten een behandeling weigeren als middel om meer informatie over hun geval los te krijgen. Wanneer psychologische factoren een rol spelen bij een weigering, heeft dit gewoonlijk te maken met de manier waarop de patiënt omgaat met stress; het ontkennen van het feit dat men ziek is, is meestal niet de belangrijkste aanleiding tot het weigeren van de behandeling.[9,19]

Vaak proberen clinici niet te achterhalen waarom een patiënt de behandeling weigert. Hierdoor kunnen ze niet goed op de weigering inspelen. Een patiënt kan bijvoorbeeld de behandeling weigeren omdat hij of zij het behandelplan niet begrijpt. Wanneer de clinicus daar niet op ingaat, zal deze ook geen extra uitleg geven. Gedwongen behandeling als reactie op een weigering was vroeger niet ongewoon, maar bleef meestal beperkt tot patiënten die incompetent waren en niet in staat bleken om zelf beslissingen te nemen. In dit soort gevallen werd meestal niet geprobeerd om toestemming van derden te verkrijgen voordat men begon met de behandeling. In het geval van competente patiënten werd overgegaan tot wat wel 'krachtige overreding' genoemd werd. Hierbij vertelde men patiënten dat ze geen keus hadden als de clinicus de behandeling van wezenlijk belang achtte.[19]

Bij fysiotherapie kan de weigering van zorg zonneklaar blijken uit het weigeren van de totale behandeling of zich subtieler manifesteren, bijvoorbeeld doordat de patiënt het huisoefenschema niet uitvoert. Dergelijke patiënten worden meestal aangeduid als 'niet meegaand'. Er wordt gewoonlijk aangenomen dat het probleem uitsluitend bij de patiënt ligt en dat de enige oplossing bestaat uit het zich uiteindelijk schikken van de patiënt in de behandeling. Het recht van de patiënt op zelfbeschikking over het eigen lichaam wordt hierbij ontkend, evenals als het recht om het niet eens te zijn met het advies van de fysiotherapeut. In zorginstellingen waar patiënten langdurig moeten verblijven, en met name in revalidatiecentra, is non-coöperatie vaak de enige manier waarop patiënten enige controle over hun eigen leven kunnen uitoefenen. Om de beweegredenen voor de weigering te kunnen begrijpen, moet men uitzoeken waarom patiënten weigeren mee te werken. Wanneer clinici het probleem van de non-coöperatie geheel bij de patiënt leggen, hoeven ze zich niet bezig te houden met de invloed die hun eigen gedrag of de manier waarop de zorg vormgegeven wordt, heeft op het gedrag van de patiënt. De fysiotherapeut kan de medewerking van de patiënt bevorderen door voldoende tijd te nemen om de behandeling uit te leggen, te luisteren naar de zorgen en angsten van de patiënt en de patiënt te betrekken bij het vaststellen van de behandeldoelen. Hoewel men moet proberen de patiënt te overreden met behulp van duidelijke en correcte informatie, moet het zelfbeschikkingsrecht van de patiënt altijd gerespecteerd worden, zelfs wanneer de patiënt blijft weigeren om mee te werken.[20]

Fysiotherapeuten moeten ook op hun hoede zijn voor patiënten die zonder enige reserve alle aanwijzingen opvolgen, en niet aannemen dat deze patiënten de behandeling zonder meer begrijpen. Vaak komt dergelijk gedrag voort uit angst voor de behandelaar of voor een verslechtering van hun toestand. Men ziet in dit soort gevallen de noodzaak om de besluitvormingscapaciteit van de patiënt te beoordelen gemakkelijk over het hoofd, aangezien het meestal de patiënten zijn die behandeling weigeren van wie de competentie in twijfel wordt getrokken. Vanuit moreel oogpunt gezien, kan onvoorwaardelijke medewerking dus een even groot probleem vormen als de weigering mee te werken.[20]

De rechten van dementerende patiënten

Om de rechten van dementerende patiënten te kunnen waarborgen, moeten hun wensen omtrent medische interventies vastgelegd worden wanneer ze nog competent zijn. Om beslissingen te kunnen nemen over een levensverlengende behandeling is het bij gebrek aan voldoende documentatie vaak niet voldoende dat de familie de wensen of de normen en waarden van de patiënt kent. Gezien de problemen die optreden bij het bepalen van wat het beste is voor een ernstig dementerend individu, is het juridisch aan te bevelen dat de desbetreffende persoon zijn of haar verlangens kenbaar maakt voordat de dementie optreedt. Het stopzetten van een behandeling die het leven van mensen met ondraaglijke pijn rekt, is juridisch toegestaan, aangezien het algemeen aanvaard wordt dat de dood te prefereren is boven leven met aanhoudende pijn. Clinici moeten zich ook rekenschap geven van de pijn en het lijden dat ontstaat wanneer een behandeling opgedrongen wordt aan een incompetente patiënt in weerwil van zijn of haar wensen. Incompetente patiënten kunnen vaak duidelijke wensen hebben met betrekking tot de behandeling. Ook al zijn deze niet gebaseerd op de realiteit, toch kan het opdringen van een ongewenste behandeling bij deze patiënten overkomen als een pijnlijke en vernederende schending van hun levenssfeer.[21]

We hebben reeds opgemerkt dat wanneer een zorgvuldig onderzoek heeft aangetoond dat een patiënt niet in staat is beslissingen te nemen over de medische zorg, de beslissingsbevoegdheid overgedragen moet worden op een belangenbehartiger. Incompetente patiënten moeten zoveel mogelijk dezelfde rechten hebben als competente patiënten. Hun zelfrespect en zelfbeschikkingsrecht moeten in acht genomen worden en hun welbevinden moet zo goed mogelijk gewaarborgd worden.[12]

Het is duidelijk dat clinici zich moeten schikken in de wensen van competente patiënten, maar de zaak ligt gecompliceerder wanneer men te maken heeft met een belangenbehartiger die mogelijk te kwader trouw handelt of tegenstrijdige belangen heeft. Wanneer de belangenbehartiger bijvoorbeeld aandringt op een behandeling die de clinicus onnodig vindt, zal de clinicus duidelijk moeten maken dat er geen gronden zijn voor een dergelijke behandeling.

De arts die meent dat de vertegenwoordiger van de patiënt onverantwoorde of zelfs schadelijke besluiten neemt, zal deze besluiten naast zich neer moeten leggen. De arts kan zich dan beroepen op het in de WGBO opgenomen criterium 'de zorg van een goed hulpverlener'. Als de patiënt zich verzet tegen een verrichting van ingrijpende aard en de vertegenwoordiger heeft daarvoor wel toestemming gegeven, dan zal de arts die verrichting alleen mogen uitvoeren als deze noodzakelijk is om ernstig nadeel voor de patiënt te voorkomen. Is de arts ervan overtuigd dat het belang van de patiënt met zich meebrengt dat de vertegenwoordiger niet geïnformeerd wordt over een noodzakelijk geacht onderzoek of een behandeling van de patiënt of geen inzage in of afschrift van informatie gegeven moet worden, dan brengt 'goed hulpverlenerschap' met zich mee dat hij dat nalaat.

Oudere patiënten van wie de geestesvermogens fluctueren, moeten zorgvuldig onderzocht worden voordat men hen incompetent verklaart inzake beslissingen over de behandeling. Dergelijke patiënten kunnen 'heldere perioden' hebben waarin ze in staat zijn de informatie die hun gegeven wordt, te begrijpen en op grond hiervan duidelijke beslissingen te nemen. Ouderen kunnen ook lijden onder wat wel het 'zonsondergangssyndroom' genoemd wordt, het toenemen van hun verwardheid naarmate de dag vordert. In dat geval moet op verschillende tijdstippen bekeken worden in hoeverre ze in staat zijn informatie te begrijpen.[9]

Tests van de algemene geestesgesteldheid van de patiënt kunnen goede beoordelingsinstrumenten zijn wanneer de cognitie reeds aanzienlijk gestoord is, maar het zijn geen goede graadmeters voor de besluitvormingscapaciteit.[23] Bij de beoordeling van de competentie moet het testen van het vermogen van de patiënt om zijn of haar medische situatie te begrijpen het belangrijkste onderdeel van het onderzoek vormen. Als blijkt dat patiënten gedesoriënteerd zijn, bijvoorbeeld omdat ze niet weten welke dag het is, maar wel begrijpen welke voordelen fysiotherapie voor hen heeft, dan zijn ze wel degelijk in staat beslissingen te nemen.[7]

Vaak wordt aangenomen dat clinici de besluitvormingscapaciteit van oudere patiënten onderschatten op grond van vooropgezette ideeën over ouderen en het paternalisme dat kenmerkend is voor de medische stand. Uit een onderzoek van Fitten et al.[23] blijkt echter dat de kans het grootst is dat clinici ten onrechte aannemen dat de patiënt nog in staat is beslissingen te nemen wanneer ze afgaan op beknopt medisch onderzoek, tests van het herinneringsvermogen en hun eigen oordeel. Dit onderzoek benadrukt het belang van systematisch onderzoek naar de mate waarin patiënten de relevante aspecten van hun eigen situatie begrijpen en de redenen die ten grondslag liggen aan hun beslissingen over de behandeling.[23]

Toestemming met kennis van zaken

De juridische en ethische basis van toestemming met kennis van zaken ('informed consent') wordt gevormd door zelfbeschikkingsrecht en zelfstandigheid, met andere woorden: het recht zelf te beslissen over wat er gedaan wordt met het eigen lichaam. Medische beroepsbeoefenaren zijn verplicht informatie te verschaffen over de risico's en voordelen van het behandelplan dat ze opgesteld hebben, in bewoordingen die de patiënt kan begrijpen. Ook moeten ze de patiënt informeren over mogelijke alternatieven. Door patiënten correcte en duidelijke informatie te geven, worden ze in staat gesteld het recht uit te oefenen zelf beslissingen te nemen.[9]

Als men ouderen ziet als mensen die te oud zijn om nieuwe informatie op te kunnen nemen, dan bedreigt men daarmee hun recht om geïnformeerd te worden. Beroepsbeoefenaren in de gezondheidszorg moeten er rekening mee houden dat leren een levenslang proces is, ook al kunnen leeftijdsgerelateerde variabelen een negatieve invloed hebben op het leren en het bevattingsvermogen. Sommige variabelen die het leren bij ouderen kunnen beïnvloeden, zijn veranderingen in sensoriek, motivatie, reactiesnelheid, geheugen en slaap-waakritme. Al deze factoren vereisen aangepaste onderwijsmethoden om het opnemen van de nieuwe informatie te vergemakkelijken. De zintuigen, waaronder het gezichtsvermogen en het gehoor, spelen een zeer belangrijke rol in het leerproces. Aangezien de zintuigen vaak minder goed functioneren bij ouderen, moet onderzocht worden of dit het geval is. Indien nodig moet men maatregelen nemen om eventuele gebreken te ondervangen voordat men informatie verstrekt. Men kan rekening houden met de afgenomen reactiesnelheid van ouderen door de hoeveelheid informatie en het tempo waarin deze gepresenteerd wordt te verminderen. Het is wellicht nodig een ontspannen, vertrouwelijke atmosfeer te creëren om de angst van de cliënt te verminderen en zijn of haar begripsvermogen te stimuleren.[24] De clinicus is verantwoordelijk voor het toepassen van deze strategieën, opdat oudere patiënten begrijpen welke behandelingen ze overwegen en hun recht op informatie kunnen uitoefenen.

Toestemming met kennis van zaken wordt over het algemeen gezien als noodzakelijk wanneer men een potentieel gevaarlijke behandeling overweegt, zoals chemotherapie, bloedtransfusies of een operatie. Bij behandelingen als fysiotherapie, die als non-invasief gezien worden, wordt de noodzaak tot toestemming vaak over het hoofd gezien. Vanuit moreel oogpunt is het verkrijgen van toestemming voor 'onschuldige' behandelingen echter net zo belangrijk als voor risicovolle behandelingen. Ook al is fysiotherapie wellicht een routinezaak, dan nog kan men revalidatie beschouwen als zeer invasief, gezien de hoeveelheid tijd die patiënten eraan moeten besteden en het effect ervan op hun leven.[20]

Men gaat ervan uit dat het de verantwoordelijkheid is van de fysiotherapeut om ervoor te zorgen dat de informatie die de patiënt krijgt ook werkelijk begrepen wordt, en dat hij of zij gevoelig moet zijn voor signalen die aanwijzingen geven over de mate waarin de patiënt de informatie begrijpt. Volgens Purtillo is het beter de patiënt te veel informatie te geven dan te weinig.[4] Degenen die van mening zijn dat toestemming met kennis van zaken geen geschikt instrument is, geloven dat patiënten de complexiteit van de medische situatie onmogelijk kunnen bevatten en dat ze daarom niet in staat zijn goede beslissingen te nemen. Wat ze daarbij echter over het hoofd zien, is dat het niet noodzakelijk is dat de patiënt alle details begrijpt, maar slechts de hoofdzaken.[25]

Fysiotherapeuten bevinden zich in een speciale positie wat toestemming met kennis van zaken betreft, omdat de nadruk binnen de fysiotherapie ligt op de behandeling van validiteitsstoornissen en pijnbestrijding. Patiënten die pijn hebben, veranderingen in levensstijl ondergaan en angstig zijn, zullen misschien met alles instemmen wat ook maar enige hoop biedt op verbetering. Fysiotherapeuten moeten deze gretigheid niet als vanzelfsprekend aanvaarden en altijd goed uitleggen waar ze mee bezig zijn.[25] Toestemming met kennis van zaken moet niet alleen verkregen worden vanuit juridisch oogpunt of om zich in te dekken tegen mogelijke fouten, maar ook om het recht van de patiënt op informatie en op zelfbeschikking te eerbiedigen.

Vraagstukken rondom de dood

Verbeteringen in de medische technologie maken het vaak mogelijk het stervensproces te verlengen. Dit heeft nieuwe ethische vraagstukken in het leven geroepen rond het zelfbeschikkingsrecht van de patiënt en de dood. De meeste mensen overlijden niet meer thuis; in plaats daarvan sterven ze in ziekenhuizen of zorginstellingen die gedomineerd worden door medische beroepsbeoefenaren en de technologie die ze gebruiken. Het medisch handelen is gewoonlijk gericht op het verlengen van het leven tot elke prijs, waarbij de normen en waarden en de wensen van het individu vaak over het hoofd gezien worden.

Een schriftelijke wilsverklaring – een document waarin de wensen ten aanzien van medische zorg worden opgetekend – kan gebruikt worden om ongewenste zorg te voorkomen en de kans op een waardig stervensproces te vergroten. Om adequaat te kunnen functioneren, moeten dergelijke documenten zo specifiek mogelijk zijn. In het document moet gesteld worden dat degene die het ondertekent bij het volle verstand is en in staat is beslissingen te nemen over specifieke medische handelingen die in de toekomst plaats zouden kunnen vinden. Ook een lijst met behandelingen die men niet wenst te ondergaan wanneer men aan bepaalde aandoeningen zou komen te lijden, moet in dit document opgenomen worden. Een competent persoon kan het recht om beslissingen te nemen, overdragen aan een derde door deze een volmacht te geven.

Schriftelijke wilsverklaring

De schriftelijke wilsverklaring kan relevant zijn voor verschillende beslissingen die met betrekking tot een wilsonbekwame patiënt kunnen worden genomen. Voorbeelden zijn:

- de beslissing wie volgens de patiënt als vertegenwoordiger van de patiënt moet worden beschouwd;
- de beslissing wie volgens de patiënt door de rechter als vertegenwoordiger van de patiënt moet worden aangewezen;
- de beslissing of een in beginsel medisch zinvolle geneeskundige behandeling ingezet mag of moet worden;
- de beslissing of een geneeskundige behandeling, waarvan betwijfeld wordt of deze zinvol is, gestaakt dan wel achterwege gelaten dient te worden;
- de beslissing of het leven van een wilsonbekwame patiënt actief beëindigd mag worden.

De meest complexe wilsverklaringen zijn die waarin men heeft vastgelegd wat onder bepaalde omstandigheden door de arts of door de vertegenwoordiger van de patiënt besloten moet worden. Dergelijke wilsverklaringen worden in de literatuur over het algemeen verdeeld in negatieve en positieve/actieve wilsverklaringen. Door middel van een negatieve wilsverklaring geeft iemand aan, dat hij of zij, al dan niet onder bepaalde omstandigheden, geen toestemming geeft om jegens hem of haar een bepaalde geneeskundige behandeling in te stellen. Een bekend voorbeeld is de nonreanimatieverklaring of de weigering een bloedtransfusie te ondergaan. Zowel arts als vertegenwoordiger is derhalve niet gehouden de wilsverklaring klakkeloos te gehoorzamen, maar krijgt de ruimte tot interpretatie van de wilsverklaring. De arts is niet verplicht de vertegenwoordiger altijd te volgen; de zorg van een goed hulpverlener kan dat rechtvaardigen. Bovendien wordt aangegeven dat de arts, als hij daartoe gegronde redenen heeft, van een wilsverklaring mag afwijken. Er is echter geen duidelijk antwoord op wat onder gegronde redenen moet worden verstaan. Misschien kan beter iets gezegd worden over wat niet-gegronde redenen zijn. In alle situaties gaat het om het instellen van een medisch zinvolle behandeling terwijl uit de wilsverklaring blijkt dat de patiënt daarvoor geen toestemming geeft. De persoonlijke opvatting van de arts over wilsverklaringen of de afwijkende mening van de vertegenwoordiger of familie zijn geen gegronde redenen om van een wilsverklaring af te wijken. De juridische basis voor een schriftelijke wilsverklaring waarin toestemming wordt geweigerd is mede door de regeling in de WGBO zeer sterk. Zonder toestemming is in beginsel geen behandeling toegestaan.

Anders is het bij positieve of actieve wilsverklaringen. Dergelijke verklaringen beogen niet een nalaten maar juist een handelen door een arts. Een voorbeeld van zo'n verklaring is de euthanasieverklaring, waarin wordt verzocht om onder bepaalde omstandigheden het leven van degene die de verklaring heeft opgesteld actief te beëindigen. Met deze verklaring kan de arts aantonen dat er inderdaad een verzoek van de patiënt tot levensbeëindiging was. De situatie is complexer indien er sprake is van een verklaring op het moment dat de patiënt zelf wilsonbekwaam is geworden. Vooropstaat dat een arts niet gehouden is aan de verklaring gehoor te geven. Ook naasten hebben niet het recht van de arts te verwachten dat deze het leven van een patiënt beëindigt. Toch kan er een situatie optreden waarin de arts wel gehoor geeft aan de verklaring. Het is denkbaar dat de kennelijke bedoelingen van de patiënt uit de verklaring voldoende kunnen worden afgeleid, zodanig dat er sprake is van een duurzaam, ondraaglijk, ernstig en uitzichtloos lijden alsmede van een vrijwillig en weloverwogen verzoek.

Er is twijfel over het feitelijke effect van wilsverklaringen in klinische besluitvorming. Artsen kunnen immers al vanuit hun medisch-professionele besluitvorming tot dezelfde conclusie komen als die in de verklaring naar voren is gebracht. Er is daarnaast het probleem dat familieleden zich sterk verzetten tegen het gehoor geven aan een verklaring. Ten slotte zijn er problemen wat de interpretatie van verklaringen betreft.

Euthanasie

Euthanasie is het opzettelijk levensbeëindigend handelen door een ander dan de betrokkene op diens uitdrukkelijk verzoek. In Nederland is euthanasie strafbaar op basis van artikel 293 uit het Nederlands Wetboek van Strafrecht: Hij die een ander op zijn uitdrukkelijk en ernstig verlangen van het leven berooft, wordt gestraft met gevangenisstraf van ten hoogste twaalf jaren of geldboete van de vijfde categorie. Geen enkele arts heeft echter tot nu toe onvoorwaardelijke straf gekregen op grond van euthanasie. Een arts kan zich beroepen op een conflict in belangen, de plicht het leven te behouden en de plicht al het mogelijke te doen om het lijden van een patiënt te verlichten. Het gehoor geven aan een verzoek tot euthanasie kan het lijden van een patiënt verlichten. Vanuit de jurisprudentie zijn zorgvuldigheidscriteria opgesteld waaraan een arts moet voldoen bij euthanasie. Deze zijn: 1) er is sprake van een vrijwillig, weloverwogen verzoek van de patiënt; 2) de patiënt lijdt uitzichtloos; 3) de arts heeft ten minste één andere arts geraadpleegd; 4) als de arts euthanasie heeft toegepast, meldt hij dit aan de gemeentelijk lijkschouwer. Als een arts zorgvuldig heeft gehandeld conform de bovengenoemde richtlijnen zal hij niet worden vervolgd. Per jaar worden er ongeveer 10.000 verzoeken gedaan en ongeveer drie keer zoveel mensen bespreken hun wens alvast met hun arts. Het aantal ingewilligde verzoeken bedroeg in 1995 3200. Euthanasie is geen recht, een patiënt kan er slechts toe verzoeken. De KNMG (Koninklijke Nederlandse Maatschappij tot bevordering der Geneeskunst) pleit ervoor dat wanneer een arts principiële bezwaren heeft tegen euthanasie, hij dat in een zo vroeg stadium aan de patiënt kenbaar maakt en de patiënt in contact brengt met een arts die daar anders over denkt. Onder euthanasie vallen niet het staken van een medisch zinloze behandeling, het nalaten van een behandeling op verzoek van de patiënt, het verlichten van lijden met als bijwerking niet te vermijden levensbekorting, levensverkortend handelen bij wilsonbekwamen en het uitsluitend aanwezig zijn bij zelfdoding als morele steun.

Reanimatie

Binnen de gezondheidszorg wordt reanimatie gezien als een routineprocedure in geval van hartstilstand. Tot nu toe nam men altijd aan dat er impliciet toestemming was om tot reanimatie over te gaan, aangezien de patiënt handelingsonbekwaam is en niet-ingrijpen tot de dood leidt. Het routinematig reanimeren van elke patiënt met een hartstilstand ongeacht het ziektebeeld en de kans op overleving is niet zonder bezwaren.[32] Het recht van de patiënt om behandeling te weigeren heeft ook betrekking op reanimatie en patiënten kunnen tevoren aangeven dat ze deze procedure weigeren.[33]

In de Verenigde Staten hebben patiënten het recht een instructie in hun status te laten opnemen dat reanimatie niet toegepast mag worden. De vraag is echter in hoeverre de patiënt betrokken wordt in de besluitvorming. In een groep artsen die hierover ondervraagd werd, was 95 procent van mening dat de patiënt betrokken moet worden in de discussie over het al dan niet reanimeren, maar slechts tien procent van hen besprak dit ook daadwerkelijk met hun patiënten. Uit een ander onderzoek blijkt dat slechts twintig procent van de patiënten die instructies hadden gegeven dat ze niet gereanimeerd mochten worden deze instructies met hun arts besproken had voordat ze deze in hun status hadden laten opnemen.[33] Hoewel verminderde geestesvermogens één van de redenen kunnen zijn waarom deze wens niet besproken wordt, is de terughoudendheid waarmee artsen en patiënten het sterven aan de orde stellen mogelijk ook één van de oorzaken. Een gesprek hierover is echter noodzakelijk als de patiënt deel wil nemen aan de besluitvorming. In de Verenigde Staten heeft de Council on Ethical and Judicial Affairs richtlijnen opgesteld om artsen te helpen om te gaan met patiënten die niet in aanmerking komen voor reanimatie.[33]

Een ander probleem is dat een dergelijke instructie in de status invloed heeft op andere onderdelen van de patiëntenzorg. Uit een onderzoek van Zimmermann et al.[34] blijkt dat binnen 1,7 dagen na het opnemen van de instructie in de status de patiënt hetzij overleden was, hetzij ontslagen was uit de IC-unit. Dit wijst erop dat hoewel deze instructie alleen betrekking heeft op het niet-uitvoeren van reanimatie, deze mogelijk gepaard gaat met andere beperkingen van de zorg.[34]

Er ontstaat een groot probleem wanneer de patiënt, de familie of beide aandringen op het altijd uitvoeren van reanimatie, zelfs wanneer deze procedure duidelijk geen nut meer heeft. Misplaatste reanimatie kan zelfs schadelijk zijn als het tot een chronisch vegetatieve toestand leidt. Patiënten en hun familieleden kunnen op reanimatie aandringen vanuit angst of schuldgevoelens, alsmede vanuit een niet-realistische hoop op genezing. In dergelijke situaties kan het zelfbeschikkingsrecht van de patiënt niet het enige richtsnoer zijn, aangezien dit de patiënt niet het recht geeft een behandeling te eisen die geen voordelen heeft en mogelijk zelfs schadelijk is.

Binnen dit scenario rijst echter de vraag of het nut heeft de patiënt de keus te laten om zo diens zelfbeschikkingsrecht te eerbiedigen, als diens verlangen in een later stadium toch niet gehonoreerd wordt. Om deze reden menen sommige artsen dat de keuze wel of niet reanimeren niet aan dit type patiënten aangeboden moet worden, aangezien deze keuze suggereert dat de patiënt er voordeel bij kan hebben terwijl dit niet zo is.[32]

Het toepassen van reanimatie binnen het verpleeghuis is een complex vraagstuk. Gezien de verregaande aftakeling van de bewoners van verpleeghuizen zijn de voordelen van reanimatie moeilijk in te schatten. Ook de heftigheid van de procedure en de kleine kans op succes zijn argumenten tegen reanimatie. Het weigeren van een levensreddende behandeling aan een bepaalde groep patiënten, juist omdat dezen niet zelfstandig zijn, kan echter als discriminatie gezien worden. Een kleinschalig onderzoek uitgevoerd door Finucane et al.[35] wijst erop dat de meeste verpleeghuizen een impliciet beleid hebben om geen reanimatie toe te passen op hun bewoners.

De discussie over een goed beleid ten aanzien van reanimatie in verpleeghuizen is nog niet afgesloten. Evenals bij andere behandelingen die het leven van reeds afgetakelde patiënten verlengen, is het moeilijk voor de arts om het zelfbeschikkingsrecht van de patiënt af te wegen tegen het geven van een behandeling die geen voordelen lijkt te bieden.

Terminale zorg

Terminale zorg is erop gericht een beschermende, koesterende en huiselijke omgeving te scheppen waarin het behandelteam veel invloed heeft op de besluitvorming rond de patiënt. Aangezien oudere bewoners afhankelijk zijn van stafleden voor hun persoonlijke hygiëne, maaltijden en medicatie, neemt de bewoner een ondergeschikte rol aan door zijn of haar zelfstandigheid en waardigheid af te staan in ruil voor de aandacht en zorg die hij of zij ontvangt.[3]

De thuissituatie van ouderen heeft een zekere therapeutische waarde die vaak niet herkend wordt. De thuiszorg krijgt daarom opnieuw erkenning. In de thuissituatie zullen mensen eerder geneigd zijn hun recht op het nemen van beslissingen uit te oefenen. Er dreigt hierbij echter het gevaar dat patiënten te veel zelfvertrouwen krijgen en een te hoge dunk hebben van hun vermogen om voor zichzelf te zorgen. Degene die voor de thuiszorg verantwoordelijk is moet zorgvuldig met dit probleem omgaan.[3]

In tegenstelling tot de acute zorg is de behandeling binnen een instelling voor lange-termijnzorg routinematig, wat de kans op inbreuken op het zelfbeschikkingsrecht van de bewoner groter maakt. Oudere mensen zijn vaak nog wel in staat beslissingen te nemen maar niet om deze uit te voeren, tenzij ze hulp krijgen van stafleden. Zonder deze hulp hebben ze niets aan de mogelijkheid om zelf beslissingen te nemen en neemt hun zelfstandigheid af.[36]

Waarden en normen spelen een belangrijke rol binnen de lange-termijnzorg. Ouderen kunnen in instellingen geplaatst worden die hun waarden, normen en intenties niet onderschrijven. Ook kan de status van de patiënt binnen de instelling veranderen, waardoor de instelling niet langer geschikt is voor die patiënt. Het hoofd van het zorgteam moet hiermee rekening houden en dergelijke ethische conflicten voorkomen of oplossen.[3] Een voorbeeld is de oudere bewoner van een verpleeghuis die veel minder enthousiast is over het oefenprogramma dat zijn fysiotherapeut heeft opgesteld dan de fysiotherapeut zelf.

Hoewel de bewoners van een verpleeghuis verschillen ten aanzien van leeftijd, functioneren, cognitie en interesses, hebben ze allemaal problemen met het maken van keuzen. Om de zelfstandigheid van patiënten in instellingen voor lange-termijnzorg te vergroten, moeten het aantal stafleden en de beschikbare ruimte en middelen uitgebreid worden. De maatschappij moet aangeven of dit als prioriteit gezien wordt of niet. De veranderingen die geen extra geld kosten, zouden natuurlijk als eerste onder de loep genomen moeten worden en men zou moeten vaststellen wat de wensen van de bewoners zelf zijn.[37]

Verpleeghuizen voor terminale patiënten

De vraag hoe de maatschappij moet omgaan met stervenden is binnen de gezondheidszorg in de Verenigde Staten nooit goed beantwoord, maar de laatste twintig jaar is deze lacune opgevuld door een snelle groei van het aantal verpleeghuizen voor terminale patiënten (de zogenaamde 'hospices'). De groei van deze instellingen wordt algemeen toegejuicht en ondervindt zeer veel belangstelling van de kant van mensen die zich specialiseren in de geriatrie, aangezien ongeveer 66 procent van de patiënten in deze instellingen ouder is dan 65 jaar.[38]

In deze instellingen worden 24 uur per dag gezondheidszorg en andere diensten geboden aan patiënten en hun familieleden. De zorg wordt gepland en uitgevoerd door een interdisciplinair medisch team. Ook familieleden en vrijwilligers worden ingezet om lichamelijke, emotionele en geestelijke zorg te verlenen. Hierbij ligt de nadruk op palliatieve zorg. De instelling heeft oog voor de behoeften van de familieleden, die natuurlijk de nodige problemen hebben met de terminale toestand van de patiënt, en zorgt ook voor nazorg na het overlijden van de patiënt.[38]

De nadruk ligt op het helpen van stervenden om de tijd die hen nog rest optimaal te beleven en niet op het ziekteproces. De zorg richt zich voornamelijk op het bestrijden van symptomen en het verlichten van de pijn om zo de kwaliteit van het leven te vergroten en niet op het behandelen van de ziekte. De filosofie waarop deze instellingen gebaseerd zijn, verschilt aanzienlijk van de aanpak binnen de traditionele gezondheidszorg. De regels die deze verpleeghuizen hanteren, zijn bijvoorbeeld zeer flexibel, teneinde de stervende patiënt nog zoveel mogelijk van het leven te laten genieten.[39]

Fysiotherapeuten hebben een palliatieve rol binnen de hospices. Ze passen voornamelijk pijndempende technieken toe. Belangrijker is echter de voorlichting die ze geven aan de patiënt en diens familie. Net als in de thuiszorg geeft de fysiotherapeut oefeningen voor het verbeteren van het functioneren en het vergroten van de veiligheid van de patiënt. De familieleden zijn hierbij aanwezig zodat ook zij het nodige kunnen leren. Elk lid van het zorgteam, met inbegrip van de fysiotherapeut, speelt een rol bij de geestelijke begeleiding, en moet dus goed kunnen luisteren en goede communicatieve vaardigheden bezitten. De rol van de fysiotherapeut hangt af van de beschikbare middelen en van de wensen van de patiënt en diens familie.[39]

Suïcide

In de Verenigde Staten ligt het suïcidecijfer onder de oudere populatie tweemaal zo hoog als in elke andere leeftijdsgroep. Bovendien is dit cijfer waarschijnlijk te laag, aangezien de waarschijnlijkheid dat ouderen suïcidepogingen rapporteren het laagst is van alle leeftijdscategorieën. Ouderen hebben ook een grotere kans op het doen van een succesvolle suïcidepoging en gebruiken hiervoor meer gewelddadige methoden. Oudere mannen doen veel vaker een suïcidepoging dan oudere vrouwen, meer dan bij welke andere leeftijdsgroep ook. Conwell et al.[40] concluderen dat oudere suïcideplegers minder vaak geestesziek zijn en dat hun daad vaak een reactie is op ziekte en verlies.

De ethische discussie over suïcide en ouderen geeft beroepsbeoefenaren in de gezondheidszorg geen antwoord op de vraag hoe zij hierop moeten reageren. Het is bijvoorbeeld de vraag of suïcide bij ouderen net zo behandeld moet worden als in een willekeurige andere leeftijdscategorie en dat men dus moet proberen deze te voorkomen, of dat men het recht van ouderen om te kiezen voor de dood moet respecteren. Hulpverleners die suïcide willen voorkomen, zien het zelden als een rationele handeling die goed doordacht is door het desbetreffende individu maar als een symptoom van depressie of verminderde geestesvermogens. Het is net zo belangrijk na te denken over de vraag of zelfdoding op grond van ouderdom alleen (dus bij afwezigheid van een terminale ziekte) ethisch gerechtvaardigd is.[6]

De stellingname dat suïcide nooit gerechtvaardigd is, wordt voornamelijk ondersteund met het argument dat zelfdoding een afschuwelijke daad is, ongeacht de omstandigheden. Clinici die zich bezighouden met suïcidepreventie zullen aanvoeren dat de geestestoestand van de oudere dader wellicht voorbijgaand van aard is en dat, hoe moeilijk de omstandigheden op het moment ook lijken te zijn, ze in de toekomst beter kunnen worden. Ouderen die lange tijd over suïcide hebben nagedacht verkeren echter niet tijdelijk in een bepaalde geestestoestand en hun toekomst is ook beter voorspelbaar en minder rooskleurig dan die van jongere mensen.[6]

Zowel het 'waardig sterven' als het recht van mensen om hun lot in eigen hand te nemen, wordt momenteel gepropageerd. Er is echter enige zorg dat de maatschappij – evenals de ouderen zelf – suïcide zal gaan zien als een oplossing voor de problemen die het ouder worden met zich meebrengt. Als men deze lijn doortrekt, kan men ouderen die geen suïcide plegen, gaan beschouwen als egoïstisch, omdat ze er niet voor kiezen door middel van zelfdoding de maatschappij te bevrijden van de last die ze zijn geworden.[6]

Het vraagstuk van ouderen en suïcide wordt gecompliceerd door de wens het zelfbeslissingsrecht van patiënten te willen eerbiedigen, alsmede door de angst dat indien men suïcide bij ouderen acceptabel vindt dit de verwerpelijke houding zal versterken dat ouderen een last zijn voor de maatschappij en daaruit verwijderd dienen te worden. Wellicht zullen deze ethische vraagstukken helderder worden wanneer jongere en oudere mensen in staat zullen zijn hun sterfelijkheid en het onvermijdelijke verouderingsproces onder ogen te zien.

Casus 1

Een kinderloze, 78 jaar oude vrouw werd op 14 juli 1981 opgenomen in het ziekenhuis vanwege gewichtsverlies en koorts. Haar echtgenoot was in 1972 gestorven, waarna ze depressief geworden was, weigerde te eten en gewicht verloor. Een ileumsonde werd ingebracht om haar te kunnen voeden. Deze ingreep was succesvol en ze kwam aan. Uit een gesprek met de psycholoog bleek dat ze niet gedesoriënteerd was maar, gezien haar simpele antwoorden, wellicht leed aan een lichte mate van dementie. Ze nam de dingen om haar heen niet waar en had er ook geen belangstelling voor. Na verloop van tijd was ze niet meer tot lopen in staat en ontwikkelde ze multipele contracturen, evenals anemie als gevolg van haar slechte voedingstoestand. Op 30 november 1982 werd ze overgeplaatst naar een andere instelling. De ileumsonde was nog steeds aanwezig, maar werd reeds enige tijd niet meer gebruikt. De patiënt klaagde regelmatig over de sonde en wilde dat deze verwijderd werd. Op of rond 27 april 1983 brak het einde van de 'J-sonde' af. Het achtergebleven gedeelte leek 'op' de huid te liggen. Op 28 april verdween de sonde naar binnen, waarna de artsen haar toestand nauwlettend in de gaten hielden. Ze meenden dat het buisje met de feces uitgescheiden zou worden, hetgeen inderdaad een paar dagen later gebeurde. De patiënt verklaarde daarop dat ze doodging. Ze leek zeer depressief te zijn.

De ethische vraag in deze case is: had men, gezien de naar men mag aannemen competente geestestoestand van de patiënt, de sonde moeten verwijderen toen zij daarom vroeg?

Casus 2

Een 95 jaar oude vrouw die zelfstandig thuis woonde en leed aan diabetes en decompensatio cordis werd in het ziekenhuis opgenomen nadat ze gangreen ontwikkelde in één van haar voeten. Tijdens het verblijf in het ziekenhuis weigerde ze amputatie, maar ze gaf wel toestemming tot behandeling van haar andere klachten, met inbegrip van medicatie en lokale behandeling van de voet. Ze was niet populair bij de staf en de andere patiënten vanwege de stank en het besmettingsgevaar dat de aangedane voet met zich meebracht. De verpleegkundigen die haar op zaal verpleegden waren van mening dat ze ontoerekeningsvatbaar moest zijn aangezien ze een levensverlengende behandeling weigerde. De behandelend arts en een psycholoog die ervaring had met het beoordelen van de competentie onderzochten de patiënt en concludeerden dat haar cognitieve vaardigheden intact waren. Het onderzoek bracht ook aan het licht dat de patiënt de operatie weigerde vanuit het standpunt dat ze niet verder wilde leven zonder de voet, ook al zou niet-behandelen betekenen dat ze zeer snel zou overlijden. Voorlichting over positieve ervaringen van andere patiënten die een amputatie ondergaan hadden, kon haar niet overtuigen. Om de bezwaren van de verpleegkundigen met betrekking tot de stank en het infectiegevaar weg te nemen, werd de patiënt regelmatig gezien door een specialist op het gebied van infectiepreventie en werd de voet regelmatig behandeld in het wervelbad. De patiënt overleed enige weken later. Haar wensen waren gerespecteerd.[7]

Casus 3

Een 83-jarige vrouw die na een operatie onder andere leed aan een CVA in de rechter hemisfeer werd in een verpleeghuis opgenomen na haar verblijf in het ziekenhuis. Bij de opname was de patiënt extreem afhankelijk. Ze kon alleen korte stukjes lopen als twee mensen haar ondersteunden. Ze weigerde een loophulpmiddel te gebruiken. Een onderzoek naar haar geestesvermogens door de arts van het verpleeghuis toonde aan dat ze niet georiënteerd was naar tijd en plaats, maar dat ze zich wel bewust was van haar medische situatie en dat ze haar dochter tijdens haar veelvuldige bezoeken herkende. De arts en de dochter waren het erover eens dat het belangrijk was de fysiotherapie waarmee men in het ziekenhuis begonnen was voort te zetten, om zo het functieherstel en de zelfstandigheid te bevorderen. Toen de zaalhulp de vrouw kwam ophalen voor de eerste fysiotherapiesessie, weigerde ze mee te gaan. Het dienstdoend zaalhoofd droeg de zaalhulp echter op haar in de rolstoel te zetten en weg te rijden. Tijdens de fysiotherapie uitte ze herhaaldelijk de wens dat ze terug wilde naar haar kamer en werkte ze slechts met tegenzin mee aan het onderzoek door de fysiotherapeut. Zelfs na veel aandringen en aanmoedigen wist de fysiotherapeut de patiënt er niet van te overtuigen dat ze moest gaan lopen met een rollator of eiffeltje. Ondanks het protest van de patiënt werd ze elke dag naar fysiotherapie gereden, waar ze aan twee kanten ondersteund korte afstanden aflegde. Ze weigerde echter andere oefeningen te doen.

Conclusie

Het ethisch omgaan met patiënten is een belangrijk maar ondergewaardeerd aspect van de medische zorg. Omdat men tegenwoordig minder gebruik wil maken van zeer kostbare hoog-technologische zorg, moeten beroepsbeoefenaren in de gezondheidszorg de rol die ethische kwesties spelen in hun houding ten opzichte van het geven van de best mogelijke zorg opnieuw overdenken, zeker waar het gaat om oudere patiënten. In dit hoofdstuk werd aandacht besteed aan de houding van de fysiotherapeut ten opzichte van de oudere patiënt en de manier waarop deze houding invloed kan hebben op de besluitvorming binnen de revalidatie. Ook zijn meer controversiële medisch-ethische kwesties aan de orde gekomen, zoals de verdeling van de beschikbare middelen, de belasting van mantelzorgers, de waardigheid van patiënten en hun rechten, toestemming met kennis van zaken en kwesties rond de dood. Ten slotte is er ook op gewezen dat deze kwesties niet slechts van groot belang zijn in de dagelijkse zorg, maar dat ze ook invloed hebben op de lange termijn.

Ter recapitulatie

- De paternalistische opstelling van medici maakt tegenwoordig plaats voor een grotere verantwoordelijkheid van de patiënt in de besluitvorming. Dit kan bedreigend zijn voor ouderen, die zich meer op hun gemak voelen binnen de traditionele rollen.
- Fysiotherapeuten moeten het concept van de verantwoorde zorg betrekken bij hun besluitvorming en zich niet neutraal opstellen. Ze moeten patiënten aanmoedigen een adequate behandeling te accepteren, zonder hen te misleiden of tot iets te dwingen.
- Om toestemming met kennis van zaken te verkrijgen, moeten fysiotherapeuten in bewoordingen die hun patiënten kunnen begrijpen informatie verschaffen over de risico's en voordelen van de voorgestelde behandeling en eventuele alternatieven, behalve wanneer ze menen dat ze discretie moeten betrachten (door bijvoorbeeld informatie achter te houden die naar hun mening direct schade zal berokkenen aan de patiënt).
- Een anticiperende richtlijn (een document waarin de wensen ten aanzien van medische zorg worden opgetekend) kan gebruikt worden om ongewenste zorg te voorkomen en de kans op een waardig stervensproces te vergroten.

Literatuur

1. Spencer FC. The vital role in medicine of commitment to the patient. *Am Coll Surg Bull.* 1990; 75:7-19.
2. *Miranda* v. *Arizona,* 384 U.S. 436 (1966).
3. Talar GA, Waymack MH. Ethics and the elderly. *Primary Care.* 1989; 16;529-541.
4. Purtilo RB. Ethical considerations. In: Jackson OL, red. *Therapeutic Considerations for the Elderly.* New York: Churchill Livingstone; 1987:173.
5. Harris J, Fiedler CM. Preadolescent attitudes toward the elderly: an analysis of race, gender, and contact variables. *Adolescence.* 1988; 23:335-340.
6. Lesnoff-Caravaglia G. *Values, Ethics and Aging.* New York: Human Sciences Press; 1985.
7. Goldstein MK. Ethical care of the elderly: pitfalls and principles. *Geriatrics.* 1989; 44:101-106.
8. Lynn J. Conflicts of interest in medical decision-making. *J Am Geriatr Soc.* 1988; 36:945-950.
9. Dubler NN. Legal issues. *Merck Manual.* Rahway, NJ: Merck, Sharp, and Dohme Research Laboratories; 1990:1142-1161.
10. Coates R. Ethics and physicotherapy. *Aust Physiotherapy.* 1990; 36:84-87.
11. Kilner JF. Age criteria in medicine. *Arch Intern Med.* 1989; 149:2343-2346.
12. Barondess JA, Kalb P, Weil WB, et al. Clinical decision-making in catastrophic situations: The relevance of age. *J Am Ger Soc.* 1988; 36:919-937.
13. Daniels N. Why saying no to patients in the United States is so hard. *N Engl J Med.* 1986; 314:1380-1383.
14. Eddy DM. The individual vs society: is there a conflict? *JAMA.* 1991; 265:1446-1450.
15. Rabins PV, Fitting MD, Eastham J, et al. Emotional adaptation over time in care-givers for chronically ill elderly people. *Age and Ageing.* 1990; 19:185-190.
16. Szulc T. How we can help ourselves age with dignity. *Parade.* Mei 29 1988;4-7.
17. American Physical Therapy Association Code of Ethics. Alexandria, VA: American Physical Therapy Association.
18. Moon MA. Task force to protect rights of nursing home patients. *Intern Med News.* 1983; 16:23.
19. Appelbaum PS, Roth LH. Patients who refuse treatment in medical hospitals. *JAMA.* 1983; 215:1296-1301.
20. Coy JA. Autonomy-based informed consent: ethical implications for patient noncompliance. *Phys Ther.* 1989; 69:826-833.

21. Arras JD. The severely demented, minimally functional patient: an ethical analysis. *J Am Ger Soc.* 1988; 36:938-944.
22. Gunn AE. Mental impairment in the elderly: medical-legal assessment. *J Am Ger Soc.* 1977; 25:193-198.
23. Fitten LJ, Lusky RL, Hamann C. Assessing treatment decision-making capacity in elderly nursing home residents. *J Am Ger Soc.* 1990; 38:1097-1104.
24. Rendon DC, et al. The right to know, the right to be taught. *J Gerontol Nurs.* 1986; 12:33-37.
25. Simm J. Informed consent: ethical implications for physiotherapy. *Physiotherapy.* 1986; 72:584-587.
26. Greco PJ, Schulman KA, Lavizzo-Mourey R, et al. The patient self-determination act and the future of advance directives. *Ann Intern Med.* 1991; 115:639-643.
27. Malloy DW, Clarnetle RM, Braun EA, et al. Decision making in the incompetent elderly: 'the daughter from California syndrome'. *J Am Ger Soc.* 1991; 39:396-399.
28. Annas GJ. The health care proxy and the living will. *N Engl J Med.* 1991; 324:1210-1213.
29. Rachels J. Active and passive euthanasia. *N Engl J Med.* 1975; 292:78-80.
30. AGS Public Policy Committee. Voluntary active euthanasia. *J Am Ger Soc.* 1991; 39:826.
31. Teno J, Lynn J. Voluntary active euthanasia: the individual case and public policy. *J Am Ger Soc.* 1991; 39:827-830.
32. Blackhall LJ. Must we always use CPR? *N Engl J Med.* 1987; 317:1281-1285.
33. Council on Ethical and Judicial Affairs, American Medical Association. Guidelines for the appropriate use of do-not-resuscitate orders. *JAMA.* 1991; 265:1868-1871.
34. Zimmerman JE, Knaus WA, Sharpe SM, et al. The use and implications of do not resuscitate orders in intensive care units. *JAMA.* 1986; 255:351-356.
35. Finucane TE, Boyer JT, Bulmash J, et al. The incidence of attempted CPR in nursing homes. *J Am Ger Soc.* 1991; 39:624-626.
36. Collopy BJ. Ethical dimensions of autonomy in long-term care. *Generations.* 1990; XIV: 9-12.
37. Kane RL, Kane RA. Long-term-care financing on personal autonomy. *Generations.* 1990; XIV: 86-94.
38. Greer DS. Hospice: Lessons for geriatricians. *J Am Ger Soc.* 1983; 31:67-70.
39. Toot J. Physical therapy and hospice, concept and practice. *Phys Ther.* 1984; 64:665-671.
40. Conwell Y, Rotenber M, Caine ED. Completed suicide at age 50 and over. *J Am Ger Soc.* 1990; 38:640-644.

Aanvullende literatuur met betrekking tot de Nederlandse situatie

Commissie Aanvaardbaarheid Levensbeëindigend handelen. *Medisch handelen rond het levenseinde bij wilsonbekwame patiënten*. KNMG, Bohn Stafleu Van Loghum, 1997.

KNMG Consult. *Arts en patiëntenrechten*. KNMG, 1995.

Kiezen en delen. Rapport van de commissie Keuzen in de Zorg, 1991.

Nota Ouderen in Tel. VWS, 1994.

Nota Gezond en Wel. VWS, 1995.

HOOFDSTUK

17

Onderricht: leren, geheugen en intelligentie

In vroeger tijden werden de stamoudsten beschouwd als leermeesters en bronnen van wijsheid. Tegenwoordig is er weinig respect meer voor de ervaringen opgedaan tijdens een lang leven en wordt in brede kring ten onrechte aangenomen dat het leervermogen en de geheugenfunctie afnemen als men ouder wordt. Het is in de huidige maatschappij echter zo dat ouderen nieuwe vaardigheden moeten aanleren, aangezien de snelle vooruitgang van de techniek bijna dagelijks, zo lijkt het, ingrijpende wijzigingen veroorzaakt op het gebied van de communicatie, het transport, het geldwezen en de recreatie. Naarmate waarden en normen veranderen, verandert ook het maatschappelijk aanzien van de vaardigheden die mensen bezitten. Dit vereist het leren van nieuwe dingen.

Leren is het zich eigen maken van informatie of vaardigheden en wordt gewoonlijk gemeten door de verbeteringen die optreden bij het uitvoeren van bepaalde taken te beoordelen. Wanneer individuen een bepaalde intellectuele of lichamelijke taak beter uitvoeren, hebben ze iets geleerd. Onderzoek op het gebied van het leren door ouderen laat een leeftijdsgerelateerde afname van de prestaties zien. Het moge duidelijk zijn dat er buiten het eigenlijke vermogen tot leren diverse factoren zijn die de prestaties beïnvloeden. Sommige van deze factoren worden gevormd door fysiologische reacties, de lichamelijke gezondheid en de motivatie. In de praktijk blijkt het uiterst moeilijk de diverse componenten van de prestatie van elkaar te scheiden, om zo de invloed van het eigenlijke leervermogen te meten, hoewel dit wel geprobeerd is in een aantal onderzoeken. Ondanks aanwijzingen dat er andere factoren in het spel zijn die de prestaties ongunstig beïnvloeden, zijn de meeste onderzoekers toch van mening dat een deel van deze afname toegeschreven moet worden aan een leeftijdsgerelateerde afname van het leervermogen.

Leren kan plaatsvinden op elke leeftijd. Ouderen hebben gewoon meer tijd nodig. Taken die berusten op het manipuleren van afzonderlijke, bekende symbolen of voorwerpen, ondubbelzinnige reacties en weinig interferentie door vroegere leerervaringen dragen in hoge mate bij tot goede leerprestaties bij ouderen.[1]

Door de jaren heen heeft het onderzoek naar het leren en de geheugenfunctie in het teken gestaan van diverse theoretische grondslagen. In de jaren '60 was de associatieve leertheorie het populairst, terwijl in de jaren '70 de opvattingen over leren en geheugen gebaseerd waren op theorieën over informatieverwerking. In de laatste jaren wordt binnen leertheorieën steeds meer de nadruk gelegd op de context waarin het leren plaatsvindt.[2] We zullen in de volgende gedeelten van dit hoofdstuk het onderzoek dat gedaan is op basis van deze uitgangspunten kort beschrijven.

Leren en geheugen zijn begrippen die nauw met elkaar verwant zijn. Men moet dingen leren voor men ze zich kan herinneren en leren zonder inschakeling van het geheugen heeft slechts een beperkt nut. Vaak wordt de mate waarin men iets geleerd heeft afgemeten aan het geheugen. 'Hoeveel heb je geleerd?' wordt dan vertaald als: 'Hoeveel kun je je herinneren?' Leren wordt gedefinieerd als de verwerving van een nieuwe vaardigheid of nieuwe kennis door oefening en nieuwe ervaringen. Herinneren wordt gedefinieerd als het terugvinden van informatie die in het geheugen opgeslagen is.[2]

Het algemeen leer- en geheugensysteem wordt gevormd door drie processen: verwerving, opslag en ophalen van informatie. Het geheugen wordt vaak beschouwd in termen van informatie: hoe is de informatie in het systeem terechtgekomen, hoe is deze opgeslagen en hoe wordt deze opgehaald? Deze benadering komt voort uit recente theorieën over informatieverwerking. Volgens deze gedachtengangen is leren een onderdeel van het geheugen; dat wil zeggen: de verwervings-, registratie- of coderingsfase.

Wanneer de leeftijd in de beschouwing wordt betrokken, moet men met veel vragen rekening houden. Hoe verandert het leervermogen? Hoe verandert het geheugen? Wordt het minder goed? Vergeten ouderen nieuwe dingen en herinneren ze zich het verleden wel? Hoe worden leren en geheugen beïnvloed door eisen vanuit de maatschappij?

Associatief leren

De associatieve leertheorie gaat uit van de veronderstelling dat leren en geheugen verband houden met de associatie van ideeën of gebeurtenissen die tegelijkertijd plaatsvinden, op grond van stimulus-responsrelaties. Binnen deze theorie wordt vaak gewerkt met gepaarde associatietests om de werking van het geheugen te onderzoeken. De taak bestaat dan uit het vormen van een associatie tussen twee woorden die gewoonlijk niets met elkaar te maken hebben, zoals mand-daarom of sinaasappel-totdat. De proefpersoon krijgt eerst een reeks van dergelijke niet-gerelateerde woordparen aangeboden en moet vervolgens de correcte reactie (respons) geven wanneer slechts één van de twee woorden (stimulus) wordt aangeboden. Het vermogen zich een gepaarde associatie te herinneren, is een functie van de inhoud van het geheugen. Er blijken diverse factoren te zijn die invloed hebben op de hoeveelheid informatie die men kan verwerken op hogere leeftijd, zoals het leertempo en de omgeving waarin het leren plaatsvindt. Ook voorzichtigheid, psychische spanningen en interferentie door informatie die men eerder geleerd heeft, kunnen invloed hebben.

Het leertempo is de snelheid waarmee een taak volbracht wordt. Het is één van de leervariabelen die bij ouderen een grotere rol spelen dan bij jongere individuen. Het leertempo kan op twee manieren beïnvloed worden. De 'anticipatieperiode' is de tijd die men krijgt om te reageren. Ouderen presteren slecht wanneer deze tijd kort is, maar doen het veel beter wanneer ze meer tijd krijgen om te reageren.[3] Jongere proefpersonen presteren ook beter wanneer de anticipatieperiode langer wordt, maar het verschil is minder groot dan bij ouderen. Wanneer men zijn eigen tempo mag bepalen en net zo veel tijd mag nemen als men wil ('self-pacing'), geven ouderen meer goede antwoorden. Het tweede tempo-element bij tests met gepaarde associatie is de tijd die men krijgt om het getoonde woordpaar in zich op te nemen. Deze periode wordt aangeduid als de leertijd of de 'inspectieperiode'. Het verlengen van de leertijd heeft ook een gunstige invloed op de prestaties van ouderen. Oudere en jongere proefpersonen blijken echter in gelijke mate te profiteren van langere leertijden.[4] Ook bij de leertijd blijkt dat wanneer de proefpersonen deze zelf mogen bepalen, oudere proefpersonen meer voordeel behalen dan jongere.

Het vermogen associatieve leertaken uit te voeren, wordt mogelijk beïnvloed door variabelen als voorzichtigheid, psychische spanningen en interferentie. Deze factoren worden vaak in verband gebracht met omissies (geen respons) of fouten (incorrecte respons). In associatieve leersituaties met een hoog leertempo komen omissies vaker voor dan fouten. Omissies duiden op voorzichtigheid of de neiging zich op de vlakte te houden totdat men absoluut zeker weet dat het antwoord goed is. Sommige onderzoekers menen dat de slechtere prestaties van ouderen zoals die tot uitdrukking komen in het aantal omissies een gevolg zijn van hun grotere voorzichtigheid.[2]

Om het element voorzichtigheid uit te schakelen – en zo deze hypothese te toetsen – hebben sommige onderzoekers hun proefpersonen gevraagd of opgedragen altijd een antwoord te geven, zelfs als het antwoord fout is. Deze tactiek zorgde niet voor een verbetering van de leerprestaties van ouderen of een vermindering van het aantal omissies.[5] In een ander onderzoek naar de voorzichtigheidshypothese kregen de proefpersonen echter een kleine geldelijke beloning voor elk goed antwoord, iets minder voor een fout antwoord en helemaal niets wanneer geen antwoord werd gegeven. In deze situatie was het aantal omissies bij oudere proefpersonen significant lager,[6] wat erop kan duiden dat ouderen die iets moeten leren dat beter zouden doen als ze wat meer risico zouden nemen.

Volgens een andere hypothese zouden de slechtere prestaties van ouderen op gepaarde associatietests te maken hebben met psychische spanningen. Eisdorfer et al.[7] hebben deze hypothese getoetst door een geneesmiddel te gebruiken dat de vegetatieve reacties op spanningen onderdrukt. Dit zorgde ervoor dat ouderen een significant kleiner aantal fouten maakten bij associatieve leertaken in vergelijking met een controlegroep van ouderen die een niet-werkzaam middel kregen toegediend.

Ten slotte is er ook de hypothese die aangeeft dat in sommige gevallen van associatief leren ouderen vatbaarder zijn voor interferentie door vroegere leerervaringen. Wanneer een bepaald woord in het dagelijks spraakgebruik vaak geassocieerd wordt met een ander woord, zoals donker-licht en water-oceaan, stelt men dat deze woordparen sterk associatief zijn. Wanneer woorden slechts zelden met elkaar in verband worden gebracht, zoals donker-snel en water-boek, noemt men dergelijke woordparen zwak associatief. Als het zo is dat de associatieve gewoonten van ouderen sterker zijn omdat ze meer ervaring hebben met dergelijke associaties vanwege hun leeftijd, dan moeten de leeftijdseffecten het kleinst zijn bij de sterk-associatieve woordparen. Dit blijkt het geval te zijn. In een groot onderzoek uitgevoerd door Botwinick en Storandt[8] bleken er geen leeftijdsgerelateerde verschillen te bestaan tussen de prestaties op een test met gemakkelijke woordparen, maar bestonden er aanzienlijke verschillen tussen oudere en jongere proefpersonen bij tests met redelijk tot zeer moeilijke woordparen. Ouderen blijken meer moeite te hebben wanneer het leren en de herinnering gepaard gaan met het vormen van associaties die in tegenspraak zijn met eerder geleerde verbale associaties of daarmee wedijveren.

Op grond van het onderzoek op het gebied van associatief leren kan men stellen dat het leervermogen geleidelijk afneemt nadat men volwassen geworden is. Het leervermogen wordt echter pas na het 65ste levensjaar aantoonbaar minder goed ten opzichte van jongere individuen. De precieze aard van dit leeftijdsgerelateerde functieverlies is niet bekend. Oudere proefpersonen hebben veel meer baat bij een langzamer leertempo dan jongere individuen. Ook kunnen ouderen die iets moeten leren te gespannen of te voorzichtig zijn of last hebben van interferentie door vroeger aangeleerde associaties.

Het geheugen

Er bestaan vele mythen over de gevolgen van het ouder worden voor het geheugen. Zo neemt men aan dat ouderen dingen die ze kortgeleden geleerd hebben, vergeten, terwijl hun herinneringen aan het verre verleden soms verbazingwekkend duidelijk en levendig zijn.

Het geheugen is nauw verbonden met zowel de intelligentie als het leren, aangezien de herinnering een component is van leren en leren een onderdeel is van de meting van de intelligentie. Als men niets leert, kan men zich ook niets herinneren. Omgekeerd is het zo dat wanneer men zich iets niet kan herinneren, er geen bewijs is dat men dit ooit geleerd heeft.[9]

Fundamenteel gezien zijn er vier soorten geheugen. Het korte-termijn- of onmiddellijke geheugen zorgt voor de herinnering aan een gebeurtenis na een zeer korte periode (vijf tot dertig seconden). Het recente geheugen verzorgt de herinnering na een korte periode (van één uur tot een aantal dagen). Het lange-termijngeheugen zorgt voor de herinnering aan gebeurtenissen die langgeleden plaatsvonden maar waaraan men vaak teruggedacht heeft. Het oude geheugen, ten slotte, zorgt voor de herinnering aan gebeurtenissen die langgeleden plaatsvonden en waaraan men sindsdien niet meer gedacht heeft.

Ongeacht het type geheugen omvat het geheugenproces drie stadia: de registratie (codering of inprenting) van informatie, het vasthouden ervan (opslag) en het ophalen ervan (de herinnering). De registratie is het proces waarbij het geleerde of indrukken worden vastgelegd, en wordt meestal aangeduid als codering. In aanleg is dit proces vergelijkbaar met het opnemen van geluid op een taperecorder. Opslag is het vermogen de geregistreerde informatie langere tijd vast te houden. Herinnering is het terugvinden van informatie die gecodeerd en opgeslagen is. Het moge duidelijk zijn dat voor elk geheugentype geldt dat een fout die gemaakt wordt tijdens één van de drie stadia leidt tot de afwezigheid van een meetbare geheugenfunctie.

Algemeen wordt aangenomen dat alle soorten geheugen minder goed gaan functioneren met het klimmen der jaren. Deze opvatting wordt echter niet in zijn algemeenheid bevestigd door onderzoek. Hoewel het wel zo is dat er een leeftijdsgerelateerde afname plaatsvindt van het herinneringsvermogen bij de diverse geheugentypen, is het niet duidelijk of deze afname toegeschreven moet worden aan een minder goede geheugenfunctie of aan een afname van het leervermogen. Als men alleen kijkt naar het al dan niet optreden van een leeftijdsgerelateerde afname van het vermogen informatie te reproduceren die men vroeger in zich heeft opgenomen en niet geïnteresseerd is in eventuele oorzaken, dan blijkt uit het onderzoek dat zowel het korte-termijn- als het meer duurzame geheugen achteruitgaat op latere leeftijd.[10]

Het blijkt dat op latere leeftijd het korte-termijngeheugen en het recente geheugen meer aan prestatie inboeten dan het langerdurend geheugen of het oude geheugen. Ook is de afname van de geheugenfunctie minder sterk voor het memorisatiegeheugen (dat wil zeggen: de herinnering aan materiaal dat men uit het hoofd geleerd heeft) dan voor het logische geheugen (dat wil zeggen: materiaal dat steunt op probleemoplossingsmethoden die men vroeger geleerd heeft).[2]

Intelligenter individuen hebben minder last van geheugenverlies op latere leeftijd dan minder intelligente individuen, en sommige ouderen hebben helemaal geen last van geheugenverlies.[11] Deze bevindingen duiden erop dat leeftijdsgerelateerd geheugenverlies wellicht niet veroorzaakt wordt door verouderingsprocessen. Misschien houdt geheugenverlies eerder verband met onvoldoende gebruik van het geheugen.

Het blijkt inderdaad dat bij mensen die veel doen met hun herinneringen zowel het langerdurend als het recente geheugen op peil blijft.[2]

Pogingen om de achteruitgang van de geheugenfunctie tot staan te brengen of te compenseren, moeten uiteraard gestoeld zijn op een zeker begrip van de oorzaken van het vergeten. Er is een aantal theorieën over het vergeten en elk ervan heeft implicaties voor de behandeling van geheugenverlies.

Een theorie met een biologische grondslag stelt dat het geheugen zetelt in het ribonucleïnezuur (RNA). Volgens deze theorie is geheugenverlies het gevolg van een verlies aan RNA op latere leeftijd, dat veroorzaakt wordt door de werking van bepaalde enzymen. Onderzoek bij proefpersonen die leden aan ernstig geheugenverlies liet zien dat het geheugen beter kan worden na toediening van RNA, hetzij oraal, hetzij intraveneus.[12] Cameron[12] stelt dat deze procedure (RNA-therapie) de enige methode is om de achteruitgang van het geheugen bij organische hersenbeschadigingen te stoppen. Deze bewering wordt echter niet ondersteund door het - weinige - vervolgonderzoek.

Een andere theorie die is voorgesteld, wijst naar de interferentie tussen materiaal dat men vroeger geleerd heeft en nieuwe informatie die men in zich op probeert te nemen.[2] Als deze interferentietheorie klopt, is het enige wat men kan doen om geheugenverlies te stoppen het periodiek in de herinnering terughalen van de kennis die men heeft. Fouten in de codering zou men tenminste gedeeltelijk kunnen tegengaan door veel tijd te nemen voor het leren of het beleven van dingen. Aan de achteruitgang van de opslag van de informatie die men geregistreerd heeft, is volgens deze theorie weinig te doen.

De informatieverwerkingstheorie doet uitspraken over de verwerving van het geleerde materiaal. In deze opvatting is leren een deel van het geheugen en vindt het leren plaats in de verwervingsfase.[13] Onderzoek naar de codering in het geheugen vertoont vaak overlappingen met onderzoek op het gebied van de perceptie, aangezien ze beide te maken hebben met de eerste fase van de informatieverwerking. Binnen de geheugenpsychologie worden drie geheugenfasen onderscheiden: codering, opslag en herinnering.

Leren wordt vaak coderen genoemd. Net zoals informatie moet worden omgezet in de juiste code (of 'taal') voordat een computer ermee uit de voeten kan, moet het menselijke informatieverwerkende systeem de informatie uit de omgeving coderen om deze informatie te kunnen opslaan, waarna deze later opgehaald en gebruikt kan worden.

De coderingsfase is de geheugenfase waarin het leren of de verwerving plaatsvindt, maar de meeste mensen die over het geheugen praten, zullen daarbij de opslagfase bedoelen. Opslag is het opbergen van gecodeerde informatie in 'magazijnen' voor toekomstig gebruik. De sensorische opslag wordt gezien als een zeer kort tussenstation voor in wezen niet-verwerkte informatie uit de omgeving.[14] Om deze informatie te kunnen terugvinden, moet ze verwerkt worden en overgebracht naar de meer permanente opslag (korte- en lange-termijngeheugen). Het korte-termijngeheugen ziet men als een opslag voor relatief kleine hoeveelheden informatie die iets langer (gewoonlijk een paar seconden) vastgehouden moet worden dan sensorische informatie (bijvoorbeeld een telefoonnummer dat men net opgezocht heeft), terwijl het lange-termijngeheugen gezien wordt als een opslag met zeer grote capaciteit voor het bewaren van informatie gedurende lange tijd. Figuur 17.1 is een schematische weergave van het geheugensysteem.[15]

Figuur 17.1
Globale weergave van het geheugensysteem volgens diverse geheugentheorieën.

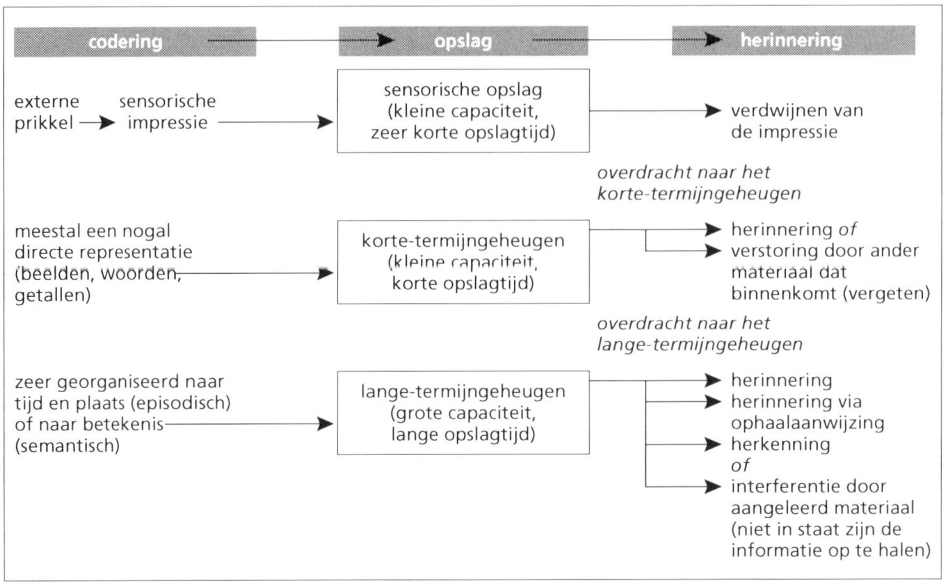

Het voornaamste doel van dit schema is het weergeven van de drie fasen van het geheugen (codering, opslag en herinnering) en van de drie opslagsystemen (sensorisch geheugen, korte- en lange-termijngeheugen). Ook wordt het verschil tussen codering, opslag en herinnering in de drie geheugentypen weergegeven.

De laatste fase van het geheugensysteem is het ophalen van de opgeslagen informatie. De belangrijkste leeftijdsgerelateerde verschillen in de geheugenprestaties houden verband met het korte- en het lange-termijngeheugen.[16] Er blijken geen significante leeftijdsgerelateerde verschillen te zijn in de sensorische opslag, maar er zijn aanwijzingen dat sommige van deze verschillen hun oorzaak vinden in de herinneringsfase. Bij oudere mensen is de benodigde informatie wellicht wel opgeslagen, maar kunnen ze deze niet zo gemakkelijk terugvinden als jongere individuen.[17] Een manier om aan te tonen dat het ophalen van de informatie hierbij een rol speelt in plaats van het leren of de opslag, is het vergelijken van twee manieren om informatie op te halen: herinnering en herkenning. Bij herinnering haalt men iets op wat men geleerd of ervaren heeft, terwijl bij herkenning sprake is van de ervaring dat men een voorwerp of persoon eerder is tegengekomen en er iets van weet. Als men materiaal kan herkennen dat men zich niet kan herinneren, betekent dit dat de informatie wel geleerd en opgeslagen is (omdat men het als correct kan herkennen), maar dat men het niet kan terugvinden wanneer hierom gevraagd wordt, hoewel dit wel lukt wanneer het aangeboden wordt samen met ander materiaal. Dit houdt in dat het onvermogen zich iets te herinneren in feite betekent dat men het materiaal niet kan terugvinden, dat wil zeggen dat het ophalen van de gewenste informatie uit de opslag faalt zelfs wanneer het materiaal zich daar wel bevindt.

Uit onderzoek blijkt dat moeilijkheden bij het coderen en ophalen van informatie de oorzaak zijn van de geheugenproblemen bij ouderen.[17] Sommige van deze problemen treden op omdat ouderen niet spontaan effectieve coderings- en herinneringstechnieken toepassen. Hun prestaties worden beter wanneer ze onderricht krijgen in dergelijke technieken.

Uit de resultaten van transversaal onderzoek naar de relatie tussen leeftijd en de codering van informatie blijkt dat er slechts een geringe achteruitgang optreedt van de coderingscapaciteit tot het 65ste levensjaar.[16] Bestaan er wel leeftijdsgerelateerde verschillen bij de codering? Volgens de informatieverwerkingstheorie is de codering de leer- of verwervingsfase. Uit het voorafgaande kan men afleiden dat de codering minder efficiënt is bij ouderen. Vooral een langzamer leertempo leidt tot een efficiënter codering van de informatie.[18] Indien men de prestaties van ouderen en jongere individuen vergelijkt bij het leren van nieuw materiaal, blijkt het geheugen in wezen hetzelfde te zijn, hoewel ouderen meer herhaling nodig hebben.[19] Dit impliceert dat ouderen het materiaal minder efficiënt coderen en meer herhaling of een betere organisatie van het materiaal nodig hebben om een adequate code op te bouwen.

Eén van de beste manieren om informatie te coderen zodat deze later teruggevonden kan worden, is het aanbrengen van een structuur of organisatie in het materiaal.[20] Uit onderzoek blijkt dat veel oudere proefpersonen de aangeboden informatie niet spontaan structureren ten behoeve van de herinnering.[17] In een onderzoek uitgevoerd door Denney werden woordenlijsten met woordclusters op basis van een overeenkomst in betekenis (oceaan-zee) of verwantschap (piano-muziek) gebruikt om leeftijdsgerelateerde verschillen te ontdekken.[21] Deze logische manieren om het materiaal te structureren en te coderen, werden gebruikt door de jongere proefpersonen, maar slechts zelden door de oudere. Als oudere proefpersonen werden voorgelicht over de voordelen van het structureren van informatie ten behoeve van een betere geheugenfunctie stegen hun prestaties ten opzichte van de jongere proefpersonen.[22] Dit gold ook voor proefpersonen die oud waren en van wie de verbale intelligentie laag was.[23] In een ander onderzoek van dit type moesten de proefpersonen eerst de woorden sorteren aan de hand van categorieën, waardoor ze getraind werden een structuur aan te brengen in de lijst.[24] Toen ze daarna een vergelijkbare lijst moesten leren, deden de oudere proefpersonen het relatief beter ten opzichte van jongere proefpersonen die een dergelijke training niet gehad hadden (figuur 17.2).

Een andere manier om informatie te coderen om deze later te kunnen terugvinden, is het gebruik van ezelsbruggetjes.[25] Deze techniek omvat het gebruik van verbale of visuele associaties om brokjes informatie die zelf geen duidelijk verband met elkaar houden, te groeperen. Een veelgebruikt verbaal ezelsbruggetje is 'het kofschip'. Een voorbeeld van een visueel ezelsbruggetje is het onthouden van een boodschappenlijstje (pak melk, champignons en zonnebrandolie) door het creëren van een beeld van een koe die ligt te zonnen op een paddestoel.

In een onderzoek naar de effectiviteit van diverse typen codeerinstructies moesten oudere en jongere proefpersonen ongerelateerde woordparen leren.[26] De proefpersonen werden verdeeld in drie groepen. De eerste groep kreeg simpelweg de opdracht de lijst zo goed mogelijk te leren; de tweede groep kreeg de opdracht een bepaalde eigenschap of kenmerk dat beide woorden gemeenschappelijk hadden, te

Figuur 17.2
Gemiddeld aantal geleerde woorden als functie van de leeftijd.

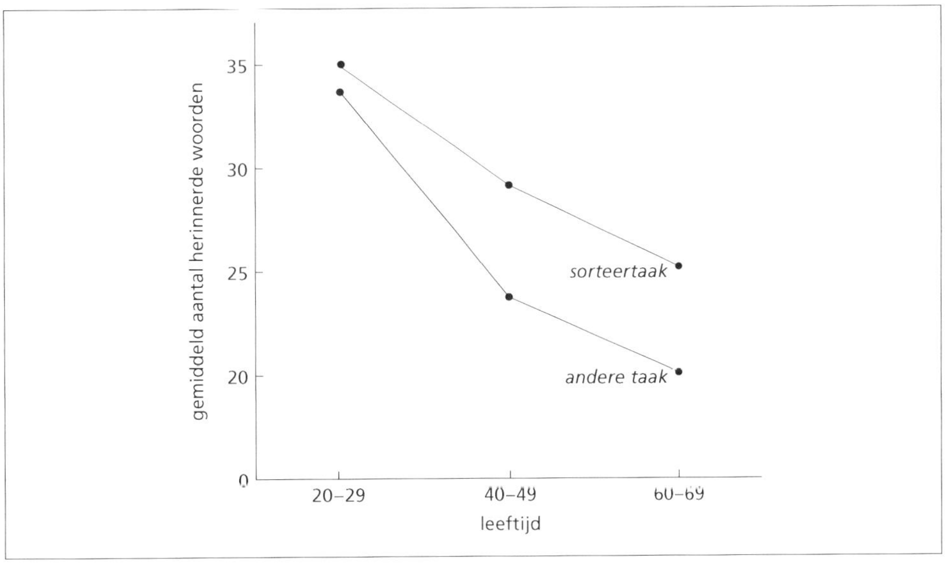

bedenken; de laatste groep moest een visueel beeld vormen van een interactie tussen beide woorden. Om de geheugenfunctie te testen, werd één van beide woorden aangeboden en moesten de proefpersonen het andere woord aanvullen. De groep oudere en jongere proefpersonen die met beelden moest werken, deed het beter dan de andere twee groepen. De codering was beter verlopen door het gebruik van beelden en het ophalen van de informatie was vergemakkelijkt door het gebruik van geheugensteuntjes om de herinnering te bevorderen.

In een ander onderzoek[27] werd ouderen tussen zestig en tachtig jaar de eeuwenoude mnemonische 'loci'-techniek aangeleerd. Deze techniek omvat het in de verbeelding neerzetten van de items die men zich moet kunnen herinneren op plaatsen die men goed kent. De ouderen die deze techniek leerden, herinnerden zich significant meer dan degenen die geen onderricht in deze techniek hadden ontvangen.

Een andere manier om leeftijdsverschillen bij de coderingsfase van het geheugen te onderzoeken, is het beschouwen van de 'diepte' waarop de informatie uit de omgeving verwerkt wordt. De verwerkingsdieptehypothese werd voor het eerst geformuleerd in 1972 om te verklaren waarom sommige taken een groter beroep doen op het geheugen dan andere.[28] In het algemeen worden op de diepere verwerkingsniveaus woorden op semantisch niveau verwerkt, dat wil zeggen dat de betekenis van het woord wordt gebruikt in plaats van de meer oppervlakkige kenmerken van de prikkel. Hoe dieper het verwerkingsniveau, hoe meer men zich herinnert. Naast de problemen die ouderen hebben met de organisatie en mediatie van informatie, lijken ze ook de informatie op een minder diep niveau te verwerken dan jongere individuen. Er zijn aanwijzingen dat zonder directe en gedetailleerde instructies oudere proefpersonen de woorden in een woordenlijst verwerken door te denken aan hun klank (akoestische codering), terwijl jongere proefpersonen ze verwerken aan de hand van hun betekenis (semantische codering).[17,29]

Leeftijdsverschillen in de werking van het geheugen kunnen kleiner worden of zelfs geheel verdwijnen wanneer men ouderen instrueert over het gebruik van coderingstechnieken en hun meer tijd geeft om de geheugentaken uit te voeren.[14] Leeftijdsverschillen in codering en gebruik van structureringstechnieken komen het duidelijkst naar voren bij 'inspannende' taken, zoals taken die voortdurende concentratie vergen of die nieuw of ongewoon zijn (bijvoorbeeld het volgen van een nieuw recept, het rijden in een auto die men niet kent of het rijden naar een bekende plaats via een nieuwe route). Geautomatiseerde taken (zoals huishoudelijk werk of het spelen van een bekend wijsje op de piano) vereisen nauwelijks aandacht en behoeven niet bewust uitgevoerd te worden.[30]

Er zijn diverse aanwijzingen dat een aantal van de leeftijdsverschillen die men gewoonlijk observeert bij onderzoeken naar de geheugenfunctie hun oorsprong vinden in de coderingsfase.[4,18] Oudere proefpersonen organiseren de informatie niet spontaan even snel of effectief als jongere proefpersonen. Het blijkt dat ouderen meer moeite hebben met het leggen van verbanden en dat ze hiervoor meer tijd nodig hebben. Als ze al verbale ezelsbruggetjes gebruiken, dan zijn deze minder effectief. Ook lijken ouderen informatie op minder diepe niveaus te verwerken dan jongere volwassenen. Hierdoor slaan ze minder informatie op, waardoor ze zich ook minder kunnen herinneren. Onderzoekers zien dit als een uiting van motivatieproblemen of psychische spanningen, omdat ouderen niet bereid of in staat zijn de woordenlijsten op een dieper niveau te leren. Een andere factor is wellicht het lagere onderwijsniveau van ouderen en een andere manier van leren. In de eerste decennia van deze eeuw was mechanisch uit het hoofd leren de gebruikelijke leermethode.

De opslagfase van het geheugen en de leeftijd

De tweede geheugenfase, de opslag, heeft te maken met het vasthouden of kwijtraken van informatie. Van oudsher hebben onderzoekers op dit gebied zich beziggehouden met de capaciteit, dat wil zeggen de hoeveelheid informatie die mensen kunnen opslaan. Naast de capaciteit is de opslagduur – dat wil zeggen: de periode dat de informatie opgeslagen blijft voordat deze verloren gaat of vervangen en vergeten wordt – een belangrijk aspect van het onderzoek naar de opslagfase. De drie opslagsystemen die eerder genoemd zijn, vormen de basis van het onderzoek naar de manier waarop informatie vastgehouden en opgeslagen wordt.[15] De sensorische opslag en de korte-termijnopslag worden gezien als structuren met een beperkte capaciteit, in die zin dat ze de informatie gewoonlijk slechts een beperkte tijd vasthouden. De lange-termijnopslag wordt gezien als een structuur met een vrijwel onbeperkte capaciteit, waaruit informatie slechts zelden verloren gaat.

Men neemt aan dat het sensorische geheugen zintuigspecifiek is, dat wil zeggen dat de informatie opgeslagen wordt overeenkomstig de zintuiglijke modaliteit die de informatie opneemt. Hierbij spelen twee typen sensorische modaliteiten een rol. De visuele opslag wordt het iconisch geheugen genoemd. Dit wordt gezien als een vluchtig geheugen dat gebaseerd is op visuele informatie. Representaties van auditieve prikkels worden opgeslagen in het echoïsch geheugen. Veel psychologen zien deze korte representaties als één van de beginstadia van de informatieverwerking. Er is vrijwel niets bekend over de gevolgen van het ouder worden voor het echoïsch geheugen.[31] Onderzoek naar het iconisch geheugen wordt vaak gedaan door proefpersonen gedurende een korte tijd een prikkel (bijvoorbeeld een letter of een aantal letters) aan te bieden en dan een tweede prikkel aan te bieden die interfereert met de eerste of deze 'maskeert'. Het iconisch geheugen wordt dan gezien als de mate waarin de proefpersoon zich de eerste prikkel herinnert nadat deze gemaskeerd is.[32]

Aangezien het gezichtsvermogen achteruitgaat op hogere leeftijd, zou men kunnen veronderstellen dat de achteruitgang van het sensorische geheugen groter is dan deze in werkelijkheid blijkt te zijn. Het is mogelijk dat leeftijdsgerelateerde veranderingen in de sensorische opslag het ouderen moeilijker maakt zich op bepaalde prikkels te concentreren en deze te herinneren. De spraakherkenning is mogelijk een proces waarbij dit optreedt. De geringe feitelijke achteruitgang van de sensorische opslag draagt echter waarschijnlijk niet in belangrijke mate bij aan de ernstiger stoornissen van het lange-termijngeheugen waaraan ouderen lijden,[16] omdat de veranderingen die optreden in het korte-termijngeheugen (de volgende stap in de informatieverwerking) als gevolg van het ouder worden gering zijn, en het is juist in deze fase dat de informatie klaargemaakt wordt om opgenomen te worden in het lange-termijngeheugen.

De korte-termijnopslag wordt gezien als een tijdelijke opslag met een beperkte capaciteit (dat wil zeggen: zes tot negen items bij akoestische codering). De korte-termijnopslag dient ervoor de informatie te 'bewerken', zodat deze de juiste vorm krijgt om opgeslagen te worden in de duurzamere lange-termijnopslag. Dit is de reden dat de korte-termijnopslag soms het 'werkgeheugen' genoemd wordt. In de korte-termijnopslag wordt de informatie gecodeerd. Door middel van de coderingsprocessen organisatie, mediatie en diepteverwerking wordt de informatie voorbewerkt om daarna in de juiste vorm permanent opgeslagen te worden in de lange-termijnopslag. Zoals we gezien hebben, wordt het op latere leeftijd moeilijker deze coderingsprocessen te gebruiken. Wanneer informatie uit de korte-termijnopslag verdwijnt voordat deze op de juiste wijze gecodeerd is, gaat deze waarschijnlijk voor altijd verloren.

Hoewel de codering in de korte-termijnopslag verschilt bij oudere en jongere individuen, lijken er geen verschillen te bestaan in de capaciteit van de korte-termijnopslag.[17,19,33] Onderzoek naar de geheugenspanne van het sensorische geheugen (de langste reeks items, zoals nummers, letters of woorden, die men zich nog kan herinneren onmiddellijk nadat ze eenmalig kort zijn aangeboden) laat weinig leeftijdsgerelateerde verschillen zien. Een voorbeeld waarbij dit een rol speelt is het onthouden van een telefoonnummer dat men opvraagt bij de inlichtingendienst van PTT zonder het nummer op te schrijven. Een tweede aanwijzing voor het ontbreken van leeftijdsgerelateerde verschillen in de korte-termijnopslag is het zogenaamde recentheidseffect. Proefpersonen herinneren zich vrijwel altijd de eerste (begineffect) en de laatste paar woorden van een lijst (recentheidseffect). Het enige leeftijdsgerelateerde verschil dat men gevonden heeft, betreft het tempo waarin de lijst aangeboden wordt. Ouderen hebben meer tijd nodig om de lijst te leren.[34] Er is geen verschil in capaciteit van de korte-termijnopslag. De problemen die ouderen hebben met het overdragen van de informatie naar de lange-termijnopslag worden wellicht veroorzaakt doordat ze de neiging hebben dingen te leren door ze simpelweg te herhalen in plaats van een efficiënter coderingstechniek te gebruiken.

De meeste mensen bedoelen de lange-termijnopslag wanneer ze het hebben over het geheugen. Er kunnen grote leeftijdsgerelateerde verschillen optreden in het lange-termijngeheugen, vooral wanneer het materiaal dat men zich moet herinneren de capaciteit van de korte-termijnopslag overtreft.[2] Aangezien ouderen veel meer kans lopen op een ziekte die het hersenweefsel (bijvoorbeeld een cardiovasculaire aandoening) of de hersenfunctie (bijvoorbeeld een neurologische aandoening) aantast, speelt dit soort aandoeningen wellicht een rol bij de achteruitgang van de geheugenfunctie. De discussie over de leeftijdsgerelateerde verschillen in de lange-termijnopslag concentreert zich niet zozeer op de capaciteit of het verlies van informatie, maar meer op de moeite die mensen kunnen hebben wanneer ze de informatie proberen terug te vinden in dit enorme reservoir van feiten en ideeën. Dit is het terrein van de herinnering, de derde fase van het geheugen.

Het herinneringsvermogen en de leeftijd

Naast de problemen die ouderen hebben met de codering, hebben ze ook meer moeite informatie die ze hebben opgeslagen terug te vinden, aangezien ze grotere moeite hebben de informatie op te slaan in de lange-termijnopslag en deze daar weer uit te halen. Problemen bij de codering en de herinnering spelen de belangrijkste rol bij de meeste leeftijdsgerelateerde verschillen die men gevonden heeft in onderzoek naar de geheugenfunctie.[16]

Het verschil tussen herinnering en herkenning is zeer belangrijk bij het onderzoek naar het geheugenproces. Vaak kunnen oudere proefpersonen woorden wel herkennen maar ze niet herinneren. Een voorbeeld hiervan is dat oudere proefpersonen mogelijk niet in staat zijn zich het woord 'mand' te herinneren, maar het wel kunnen herkennen wanneer hun gevraagd wordt of het woord in de lijst voorkwam. Onderzoek heeft aangetoond dat er niet of nauwelijks verschillen bestaan tussen oudere en jongere proefpersonen bij herkenningstests, terwijl er aanzienlijke verschillen bestaan bij het zich herinneren van feitelijke informatie.[16,35] Herkenning en herinnering worden mogelijk beïnvloed door verschillende coderingstechnieken,[36] en het gebruik van efficiënte coderingstechnieken speelt mogelijk vooral een rol bij de herinnering. In een groot longitudinaal onderzoek dat 21 jaar liep,[37] bleek dat de woordherkenning steeds iets beter werd tot het zestigste levensjaar en slechts langzaam verminderde op hogere leeftijd. De resultaten van de test waarbij de proefpersonen zich woorden moesten herinneren, vertoonden daarentegen aanzienlijke leeftijdsgerelateerde verschillen, die reeds zichtbaar werden bij jongvolwassenen en steeds sterker werden op latere leeftijd.[37] De conclusie van dit onderzoek was dat bij oudere proefpersonen veel informatie opgeslagen is die onbereikbaar blijft wanneer de taak die ze moeten volbrengen moeilijk is en de herinnering daarbij een rol speelt. Oudere proefpersonen hebben meer baat bij betere ophaalaanwijzingen (geheugensteuntjes); herkenningstests zorgen voor meer en betere geheugensteuntjes dan herinneringstests. Herinnering met behulp van ophaalaanwijzingen (dat wil zeggen: begint met ..., of categorieën: dieren, persoonsnamen, beroepen, groenten, enzovoort) zorgen dat ouderen zich dingen beter herinneren.[19]

Het terugvinden van zeer oude herinneringen is een interessant gebied in het onderzoek naar geheugenfunctie en ouderdom. Eén van de mythen over de ouderdom is dat ouderen zich recente gebeurtenissen niet kunnen herinneren, maar dat gebeurtenissen uit het verre verleden hun daarentegen zeer levendig voor de geest staan.[40] In de negentiende eeuw ging een onderzoeker zelfs zover dat hij een principe formuleerde dat later bekend werd als de wet van Ribot.[26] Volgens dit principe wordt informatie vergeten in de omgekeerde volgorde van verwerving. In het algemeen heeft men de beste herinnering aan een gebeurtenis onmiddellijk nadat deze plaatsgevonden heeft en wordt de herinnering systematisch slechter naarmate de tijd verstrijkt; de herkenning gaat minder snel achteruit dan de herinnering. De literatuur geeft aan dat de leeftijdsverschillen die optreden in de werking van het langerdurend geheugen minimaal zijn. Hoewel het langerdurend geheugen goed blijft werken bij de meeste ouderen, is het niet beter dan de herinnering aan recente gebeurtenissen.[38-40]

Het langerdurend geheugen wordt meestal beoordeeld aan de hand van de herinnering en herkenning van historische gebeurtenissen (bijvoorbeeld de Tweede Wereldoorlog of de moord op president Kennedy). Er zijn geen leeftijdsgerelateerde verschillen gevonden tussen de herinnering aan recente gebeurtenissen en gebeurtenissen die langgeleden plaatsvonden.[41] Wat er waarschijnlijk gebeurt wanneer mensen menen dat ze zich gebeurtenissen van langgeleden beter voor de geest kunnen halen, is dat ze een bijzonder scherpe herinnering uit het verleden vergelijken met een vaag gecodeerde gebeurtenis van een paar dagen geleden.[40] Een sterke herinnering (ook wel 'flitsherinnering' genoemd) vindt plaats wanneer een gebeurtenis uit het verleden zo belangrijk was voor het individu dat er sterke emoties mee verbonden zijn of dat hij of zij er vaak aan terug heeft gedacht (repetitie).[42]

Jongvolwassenen en mensen van middelbare leeftijd ervaren soms deze vreemde omkering van de kracht van het geheugen, waarbij bepaalde herinneringen aan gebeurtenissen van langgeleden sterker zijn dan recente herinneringen.[42] Oude mensen coderen recente gebeurtenissen minder goed dan jongere, en het is mogelijk dat ze zeer oude herinneringen vaker herhalen (reminiscentie), maar deze omkering van de normale werking van het geheugen is een natuurlijk fenomeen en vindt plaats op alle leeftijden. Het wordt daarom ten onrechte gezien als een teken van ouderdom. De waarheid is dat het geheugen een notoir onbetrouwbare bergplaats is op alle leeftijden. De mythe dat oude herinneringen gevat zijn in mentaal beton dat zo hard geworden is dat er geen plaats meer is voor nieuw materiaal is pure nonsens!

Ongewone problemen die optreden bij de codering van nieuwe gebeurtenissen zijn vaak het gevolg van tijdelijke of permanente veranderingen van de hersenfunctie of veranderingen in de chemische processen in de hersenen.[43] Dergelijke veranderingen kunnen plaatsvinden op elke leeftijd door de werking van geneesmiddelen of het gebruik van alcohol of drugs, en zijn doorgaans van tijdelijke aard. Bij ouderen, en soms ook bij jongere individuen, gaat een hersenaandoening die een biochemische onbalans veroorzaakt vaak gepaard met het niet in staat zijn zich recente gebeurtenissen te herinneren (omdat deze niet gecodeerd en opgeslagen zijn). Het geheugen voor minder recente gebeurtenissen blijft echter wel intact.[44]

Onderzoek wordt ook gedaan naar alledaagse herinneringen, die men ziet als een relevanter onderwerp van studie wat de geheugenfunctie van ouderen betreft.[45] Ouderen mogen dan meer moeite hebben met het coderen van woordenlijsten en het vervolgens reproduceren daarvan, maar ze lijken geen problemen te hebben met het correct opnoemen van de tijd en de plaats van de test, ze zijn zeer vlot bij het geven van informatie over hun inkomen, opleiding of het aantal kleinkinderen dat ze hebben en ze hebben geen moeite met het coderen van de instructies voor de test.[45] Ouderen mogen weliswaar woordenlijsten niet spontaan structuren om ze zo beter te kunnen reproduceren, maar wanneer men een zeventigjarige fan van soapseries vraagt naar een samenvatting van de laatste twee weken van *Goede Tijden Slechte Tijden* of *The Bold and the Beautiful,* dan zal men vaak een gedecideerd, goed gestructureerd en accuraat antwoord krijgen.

Sommige geheugenonderzoekers maken een onderscheid tussen episodische herinneringen, die specifieke gebeurtenissen (episoden) betreffen die op een specifieke tijd en plaats gebeurden, en semantische herinneringen, die algemene, contextvrije feiten over de wereld betreffen, zoals de betekenis van woorden, de regels van de grammatica en het rekenen of persoonlijke overtuigingen. Het episodische geheugen bevat de herinnering aan activiteiten die reeds plaatsgevonden hebben. Het prospectieve geheugen, daarentegen, betreft het herinneren van iets in de toekomst (dat wil zeggen: een afspraak bij de tandarts of het uitzetten van de oven wanneer de taart die men aan het bakken is gaar is). Hoewel ouderen zelf aangeven dat ze problemen hebben met het onthouden van prospectieve herinneringen, blijkt uit de meeste onderzoeken op dit gebied dat ouderen net zo goed of zelfs beter presteren dan jongere proefpersonen.[46] Het gebruik van middelen om de tijd in de gaten te houden, zoals een kalender of kookwekker, blijkt een belangrijk instrument voor het verbeteren van het prospectieve geheugen van zowel jongere als oudere proefpersonen.

De contextbenadering van leren en het geheugen houdt rekening met de reeds opgedane kennis, de verbale intelligentie, de motivatie en andere factoren. Onderzoekers die werken vanuit deze benadering bestuderen de interactie tussen de kenmerken van de proefpersoon, het type materiaal dat gebruikt wordt in de taak en de geheugenprestaties.[47] Dergelijk onderzoek houdt zich bijvoorbeeld bezig met de verwerking van informatie uit alledaags proza (dat wil zeggen: artikelen uit kranten en tijdschriften). De leeftijdsverschillen die optreden bij geheugentaken die met tekst (proza) te maken hebben, zijn minder groot dan de verschillen die optreden bij het leren van woordenlijsten. De aan- of afwezigheid van leeftijdsverschillen is een functie van de contextuele factoren die de verwerking van het tekstmateriaal door de proefpersoon kan beïnvloeden. De leeftijdsverschillen blijken kleiner te zijn wanneer de tekst goed gestructureerd is, wanneer men reeds kennis heeft over het onderwerp en wanneer men een meer dan gemiddelde verbale intelligentie heeft. Ouderen bleken zich net zo goed de essentie van een goed gestructureerd tekstfragment te herinneren als jongere proefpersonen.[48] Ouderen concentreren zich mogelijk meer op de algemene strekking, terwijl jongere individuen misschien meer letten op details. De inefficiënte informatieverwerking die bij ouderen lijkt op te treden, is wellicht in feite een uiting van bepaalde aanpassingen. Als gevolg van hun levenservaring of de geringere energie die ze kunnen opbrengen, concentreren ouderen zich mogelijk meer op de abstractere betekenisniveaus en minder op details.[48]

De contextbenadering van het leren en de geheugenfunctie van ouderen maakt ook gebruik van introspectie. Het blijkt dat individuen van alle leeftijden een verdraaid beeld kunnen geven van wat er werkelijk gebeurt wanneer ze iets leren. Bij ondervraging blijkt dat ouderen echter vaker aangeven dat hun geheugen hen in de steek laat en dat ze dit verontrustender vinden.[49] Ouderen zeggen dat ze namen, routinehandelingen en voorwerpen vaker vergeten dan jongere individuen. Ouderen geven ook vaker te kennen dat ze geheugenproblemen hebben in onbekende situaties of wanneer hun gevraagd wordt informatie te herinneren die ze niet recentelijk gebruikt hebben.[45,46] Hulpmiddelen, zoals visuele geheugensteuntjes, bleken de herinnering te kunnen stimuleren, vooral het prospectieve geheugen.

In alle leeftijdscategorieën blijkt vervorming van het lange-termijngeheugen voor te komen.[50] Onderzoekers zijn van mening dat de informatie permanent wordt bewaard wanneer deze eenmaal in het lange-termijngeheugen geplaatst is; de informatie gaat niet verloren, ook niet wanneer deze niet meer teruggevonden kan worden. Onderzoek bij proefpersonen die een complexe gebeurtenis hadden meegemaakt (bijvoorbeeld een misdaad of ongeluk) en die daarna misleidende informatie kregen, bevestigde dat vervorming van de herinnering optreedt op elke leeftijd. Zowel oudere als jongere proefpersonen bleken zich de gebeurtenis onjuist te herinneren nadat ze misleidende, interfererende informatie gekregen hadden over het voorval. De kans op verdraaiing van de herinneringen wordt groter naarmate er meer tijd zit tussen het voorval en de valse informatie. Herinneringen aan gewelddadige gebeurtenissen worden gemakkelijker verdraaid en de informatie die na het voorval wordt verstrekt, wordt sneller geaccepteerd indien deze wordt aangeboden in een bijzin in plaats van in de hoofdzin. De vervorming van de herinnering is het kleinst wanneer de proefpersonen gewaarschuwd zijn dat de mededelingen die na het voorval gedaan worden misleidende informatie bevatten.[51]

Klachten over een slechte werking van het geheugen, depressie en druggebruik zijn de belangrijke variabelen bij geheugenverlies. De geheugenproblemen worden waarschijnlijk ernstiger op hogere leeftijd, vooral wanneer ze optreden tegen een achtergrond van depressie, druggebruik of beide.[52] De geuite klachten over geheugenproblemen vertonen geen positieve correlatie met de prestaties op objectieve geheugentests.[53-55] Er zijn wel significante correlaties gevonden tussen depressie en klachten over een slechte geheugenfunctie.[52] Depressieve individuen hebben de neiging hun prestaties te onderschatten.

Bijwerkingen van geneesmiddelen kunnen de cognitieve functie in het algemeen en de geheugenfunctie in het bijzonder aantasten. Geneesmiddelen zoals psychofarmaca, antidepressiva en kalmeringsmiddelen maken sommige cognitieve processen nog trager dan ze al zijn. Onjuiste dosering of interactie tussen geneesmiddelen (bij gebruik van meerdere geneesmiddelen tegelijk) kan leiden tot verwarring en geheugenverlies.[44]

Er is een potentiële markt voor geneesmiddelen die het cognitieve functioneren en de geheugenfunctie verbeteren door de werking van neurotransmitters en neuro-endocriene mechanismen te versterken.[16,43] Er is tot op heden echter geen geneesmiddel bekend dat de geheugenfunctie significant verbetert. Om een dergelijk geneesmiddel te ontwikkelen, zal men eerst een specifiek cognitief proces moeten vinden waarop het middel moet inwerken. Ook maken problemen die voortkomen uit variaties in de stofwisseling van ouderen het moeilijk de veranderingen die mogelijk plaatsvinden in de onderzoeksgroep op de juiste wijze te interpreteren.

Probleemoplossend vermogen

Veel van de leer- en geheugentaken die hierboven beschreven zijn, bestaan uit relatief simpele problemen. Een ander type cognitieve activiteit, het oplossen van problemen, is complexer en omvat aspecten van het leren en de geheugenfunctie die hier nog niet aan de orde geweest zijn. Om problemen te kunnen oplossen, moet men de huidige toestand inschatten, de gewenste toestand (of het doel) bepalen en een manier vinden om de huidige toestand om te vormen tot de gewenste toestand.[56]

Het probleemoplossingsproces is in vier stappen onder te verdelen.[57] De eerste stap is het begrijpen van het probleem, door het verzamelen van informatie over het probleem en het onderkennen van de relevante aspecten van het probleem. De tweede stap is het opstellen van een plan, waarbij men vroegere ervaringen gebruikt als leidraad. Het gebruik van een adequate strategie moet ervoor zorgen dat men een efficiënt plan opstelt. De derde stap omvat het uitvoeren van het plan en de laatste stap is het beoordelen van wat men gedaan heeft (dat wil zeggen: is het probleem opgelost?).

Er is veel onderzoek gedaan waarbij het oplossen van problemen onderzocht is in een laboratoriumsetting (waarbij men voorgeprogrammeerde situaties gebruikte die niet noodzakelijkerwijs een afspiegeling vormden van levensechte problemen). Een voorbeeld van een dergelijk onderzoek betreft 'begripsverwerving'. Bij taken waarmee men de begripsverwerving wil toetsen, moet een groep items verdeeld worden over twee groepen aan de hand van een bepaald kenmerk of een bepaalde regel. De proefpersoon laat zien dat hij of zij deze regel beheerst door de items die aan de regel voldoen, te scheiden van de items die niet aan de regel voldoen. Een voorbeeld van zo'n regel is: 'Kies de rode cirkel en niet de groene cirkel.' Het aanbieden van een menu met daarbij de regel dat sommige typen voedsel een ziekte kunnen veroorzaken, is een ander voorbeeld. In dit geval moeten de proefpersonen de gerechten identificeren die hen ziek zouden kunnen maken. Diverse onderzoeken van dit type, waarbij de prestaties van jongere en oudere proefpersonen werden vergeleken, laten zien dat ouderen minder problemen oplossen dan jongere individuen.[58-60] Ouderen ondervonden bijvoorbeeld moeilijkheden doordat ze niet in staat waren irrelevante informatie te negeren en de neiging hadden vast te blijven houden aan nutteloze ingevingen.[60] Hoewel ouderen niet spontaan effectieve strategieën gebruiken, blijkt uit diverse onderzoeken dat hun prestaties verbeteren na een korte training.[61,62]

Het spel met de twintig vragen is een andere manier om de probleemoplossingsvaardigheden te testen. Bij dit soort taken wordt de proefpersoon geconfronteerd met een lijst afbeeldingen of woorden waarvan er slechts één de juiste is. De opdracht is het identificeren van het juiste item door het stellen van minder dan twintig ja/nee-vragen. De efficiëntste strategie hierbij is het stellen van vragen die selectie of uitsluiting van een bepaalde groep of groepen items tot doel hebben (bijvoorbeeld: 'Is het een groente?'). Het stellen van vragen over slechts één item is niet efficiënt. Ook bij dit soort taken presteren ouderen slechter dan jongere proefpersonen, maar hun prestaties worden significant beter na een training in het gebruik van selectieve vragen.[63]

Ook de theorie van Piaget is gebruikt om het probleemoplossend vermogen te onderzoeken. Deze theorie veronderstelt dat de concrete operationele vaardigheden (dat wil zeggen: het vermogen logisch na te denken over concrete of tastbare problemen), zoals classificatie en 'conservatie' (het besef dat een bepaalde hoeveelheid materie gelijk blijft ook al wordt deze op verschillende manieren vormgegeven), zich ontwikkelen tussen ongeveer het tweede en het elfde levensjaar. De formele operationele vaardigheden (dat wil zeggen: het vermogen logisch na te denken over hypothetische situaties of problemen) komen tot ontwikkeling in de puberteit. Worden deze vaardigheden minder als men ouder wordt? Volgens één hypothese nemen de operationele vaardigheden af in de omgekeerde volgorde van verwerving.[64,65] Met andere woorden: de formele operationele vaardigheden gaan eerder achteruit dan het besef van het behoud van massa. Het op de theorie van Piaget gebaseerde onderzoek naar de prestaties van ouderen op verschillende taken geeft een gemengd beeld te zien. Uit sommige onderzoeken blijkt dat ouderen het slechter doen dan jongere individuen;[66] andere onderzoeken laten geen leeftijdsverschillen zien bij taken waarbij formele operaties een rol spelen.[67] De prestaties vertonen een positieve correlatie met het opleidingsniveau en de intelligentie. Ook training heeft een positieve invloed op de prestaties van ouderen.

Samenvattend kan men stellen dat deze onderzoeken wijzen op het bestaan van leeftijdsverschillen in het probleemoplossend vermogen en dat ouderen slechter presteren op sommige taken. Er zijn diverse verklaringen aangedragen voor deze verschillen. Wellicht heeft de kracht van het probleemoplossend vermogen te maken met het opleidingsniveau, de vloeiende intelligentie of beide, en niet met de veroudering als zodanig. Op hun beurt kunnen deze factoren een weerspiegeling zijn van verschillen tussen cohorten. Bovendien blijkt een korte training alle typen probleemoplossing die hier besproken zijn, te verbeteren,[68] wat er op lijkt te wijzen dat ouderen weliswaar de competentie hebben dergelijke taken te volbrengen, maar niet in staat zijn de noodzakelijke technieken spontaan toe te passen. Het is mogelijk dat ouderen zelfs na training deze technieken niet zullen toepassen op de problemen die ze in het dagelijks leven tegenkomen.

Intelligentie

Bij intelligentie veronderstelt men het bestaan van een potentiële en een feitelijke vaardigheid. In de praktijk wordt echter altijd gewerkt met metingen van deze vaardigheid. Begripsmatig heeft de intelligentie die bestudeerd wordt door psychologen daarom drie aspecten: potentiële intelligentie, feitelijke intelligentie en gemeten intelligentie. Hier zullen we ons concentreren op leeftijdsgerelateerde veranderingen in de gemeten intelligentie.

De gemeten intelligentie is de feitelijke mentale vaardigheid (dat wil zeggen: de gemeten prestaties met betrekking tot de basale cognitieve vaardigheden) zoals blijkt uit de antwoorden op items in een intelligentietest. Hoe uitgebreid of goed geconstrueerd een dergelijke test ook moge zijn, er bestaat altijd een foutmarge in de meting van de feitelijke mentale vaardigheid. De test die het meest gebruikt wordt in onderzoek naar de intelligentie van volwassenen en leeftijdsgerelateerde veranderingen daarin is de Wechsler Adult Intelligence Scale (WAIS).

Het intelligentiequotiënt (IQ) is een testscore die vergeleken wordt met de normale of gemiddelde uitslag van 100. Wanneer de WAIS afgenomen wordt bij volwassenen tussen 20 en 75 jaar, wordt een leeftijdsfactor meegenomen in de berekening van wat als normaal beschouwd wordt. In figuur 17.3 geeft de dikke curve de gemiddelde ruwe scores op de WAIS weer voor de verschillende leeftijden. Merk op dat de gemeten prestaties het hoogst zijn rond het 25ste levensjaar. Daarna gaan de scores achteruit, vooral na het 65ste levensjaar. Bij het berekenen van het WAIS-IQ wordt gecorrigeerd voor de leeftijd (punten opgeteld of afgetrokken). Ook al zit er een verschil van veertig punten tussen de ruwe score toen iemand 25 was en de score op zijn of haar 75ste, toch zal het IQ hetzelfde zijn. Van belang hierbij is dat deze meest gebruikte test

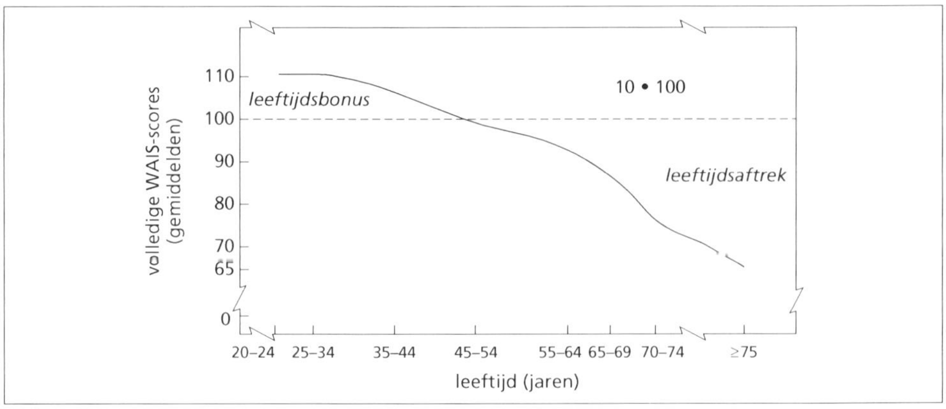

Figuur 17.3
Ruwe scores op de volledige WAIS-test als functie van de leeftijd.

voor mentale vaardigheden uitgaat van de veronderstelling dat een afname van de ruwe score met 40 punten tussen het 25ste en 65ste levensjaar normaal is.

In de praktijk maskeert de gemiddelde afname van de WAIS-score op latere leeftijd echter een grote individuele variantie. Een willekeurig ouder individu kan best een uitzonderlijk hoog IQ hebben, zelfs in vergelijking met de jongere leeftijdscategorie. In feite is de correlatie tussen leeftijd en IQ niet bijzonder hoog (slechts ongeveer -0,40). Dit betekent dat wanneer er een kans is van één op tien dat iemand een IQ correct voorspelt, kennis van de leeftijd van de betrokken persoon die kans slechts verbetert tot één op zes, wat niet bepaald een spectaculaire verbetering inhoudt.

Intelligentietests meten niet één bepaalde vaardigheid, maar een verzameling vaardigheden. Globaal gesproken levert de WAIS aparte scores op voor de verbale en de non-verbale intelligentie. De test omvat subtests voor informatie (feitenkennis), vocabulaire, bevattingsvermogen, rekenen, overeenkomsten onderkennen, geheugen voor cijferreeksen, plaatjes aanvullen, samenvoegen van voorwerpen, patroontest met blokjes, ordenen van plaatjes en vervangen van cijfers door symbolen.[10] Ouderen presteren het best op de informatietest en het slechtst op de cijfer-symbooltest. De subtests kunnen in twee groepen onderverdeeld worden: de ene groep toetst de verbale vaardigheden en de andere groep de non-verbale of performale vaardigheden. Ouderen presteren altijd beter op de verbale subtests dan op de non-verbale. De resultaten gescoord op de WAIS-test geven aan dat op latere leeftijd de opgeslagen informatie en de verbale vaardigheden in veel grotere mate behouden blijven dan de psychomotorische, perceptuele en integratieve vaardigheden.[69] Hierbij is het van belang dat voor de meeste non-verbale subtests slechts een beperkte tijd beschikbaar is, terwijl dit niet geldt voor veel van de verbale subtests. De uitslagen van tests met een tijdslimiet kunnen beïnvloed worden door de reactietijd van de geteste persoon en deze eigenschap gaat achteruit met het klimmen der jaren (zie hoofdstuk 3).

Er is een aantal factoren die meespelen bij de veranderingen van het IQ als gevolg van het ouder worden. Wellicht de belangrijkste factor is het uitgangsniveau van het individu. De scores op de verbale subtests van mensen met een IQ in het 95ste percentiel (dat wil zeggen: met een totaalscore die zo hoog is dat 95 procent of meer van alle andere scores lager zijn) vertonen een afvlakking tussen het twintigste en dertigste levensjaar. Daarna blijven hun scores gelijk of vertonen ze een lichte stijging met het klimmen der jaren.[70] Individuen met scores in het 25ste percentiel vertonen daarentegen een aanzienlijke achteruitgang van de verbale scores na hun dertigste. Dit wijst erop dat het verbale IQ van degenen die van het begin af aan sterkere verbale vaardigheden hebben, blijft toenemen op latere leeftijd, terwijl het verbale IQ van degenen die reeds verbaal zwakker waren steeds verder afneemt.

De score op een IQ-test hangt nauw samen met factoren als motivatie, psychische spanningen en de bereidheid mee te werken. Een omgeving die spanningen in de hand werkt of een slecht gemotiveerd individu dat zich verzet tegen de test maakt een accurate meting van de feitelijke intellectuele capaciteiten onmogelijk.

Een andere factor die van grote invloed is op de prestaties op een intelligentietest is het opleidingsniveau: hoe hoger het opleidingsniveau, des te hoger de testscore. Het is moeilijk te zeggen welke van deze twee factoren (intelligentie of opleiding) het primaat heeft, maar ze vertonen een hoge correlatie.

Het IQ wordt ook beïnvloed door de gezondheidstoestand van de persoon die getest wordt. Een minder goede gezondheid blijkt een negatieve uitwerking te hebben op de score op een IQ-test. Men heeft zelfs de hypothese geformuleerd dat de snelle afname van het IQ na het 65ste levensjaar hoogstwaarschijnlijk het resultaat is van een zwakke gezondheid. Arteriosclerose, bijvoorbeeld, vertoont een positieve correlatie met een aanzienlijke achteruitgang van het IQ.

Veel onderzoeken naar het verband tussen intelligentie en leeftijd zijn gebaseerd op een vergelijking van de scores van individuen met verschillende leeftijden binnen een transversaal onderzoeksmodel, waarbij wordt aangenomen dat leeftijd de enige variabele is. Het valt uiteraard niet mee deze veronderstelling hard te maken. Ouderen hebben in een andere tijd geleefd en hebben andere 'symbolen' ontwikkeld dan jongere mensen. De levenservaring is waarschijnlijk een belangrijke interfererende variabele. Dergelijke onderzoeken meten leeftijdsverschillen in plaats van leeftijdsgerelateerde veranderingen in de intelligentie. Het geschiktste paradigma voor het onderzoeken van leeftijdsgerelateerde veranderingen in de intelligentie is een longitudinaal onderzoek waarbij individuen hun gehele leven gevolgd worden en waarbij periodiek hun intelligentie gemeten wordt. Er heeft een aantal van dergelijke onderzoeken plaatsgevonden en steeds blijken de gevonden veranderingen het patroon te volgen dat hierboven geschetst is, zij het dat de afname van de totaalscore veel geringer is. Dit wijst erop dat tenminste een deel van de schijnbare achteruitgang van de intelligentie bij ouderen in feite toegeschreven kan worden aan de veranderde waardering voor bepaalde vaardigheden zoals die in de maatschappij opgeld doet.

Het geheugen is een andere factor die de prestaties van ouderen op intelligentietests beïnvloedt. We hebben reeds gezien dat uit onderzoek blijkt dat het korte-termijngeheugen minder effectief wordt op latere leeftijd. De perceptuele en integratieve vaardigheden leunen zwaar op het korte-termijngeheugen, terwijl vaardigheden waarbij vocabulaire en beschikbare informatie een rol spelen voornamelijk afhangen van het lange-termijngeheugen. Deze bevindingen vormen wellicht een verklaring voor een groot deel van de verschillen in IQ-testscores tussen oudere en jongere individuen.

Methoden voor het onderricht aan ouderen

Het leven is een leerproces. Een deel van het leren gebeurt in formele situaties, zoals op school, maar het meeste van wat men leert, doet men op informele wijze op in de ervaring van alledag. Uit onderzoek blijkt dat volwassenen op elke leeftijd baat kunnen hebben bij onderricht en dat formeel onderricht ouderen kan helpen zich voor te bereiden op veranderingen in de werksfeer en de pensionering. Leerervaringen kunnen ook een compensatie vormen voor leeftijdsgerelateerde problemen die veroorzaakt worden door stoornissen van de zintuigen en het geheugen en door lichamelijke veranderingen.

Hoewel het onderzoek dat in de vorige gedeelten van dit hoofdstuk besproken is, aangeeft dat ouderen meer problemen kunnen hebben met de verwerving of codering van informatie en het terugvinden van in het geheugen opgeslagen materiaal, blijken deze leeftijdsgerelateerde verschillen minimaal te zijn. Als er geen ziekteprocessen optreden, hebben volwassenen van alle leeftijden geen moeite met leren.[71] Het onderzoek op het gebied van de geheugentraining voor ouderen heeft zich voornamelijk beziggehouden met de codering van de informatie voor opslag in het lange-termijngeheugen en het aanleren van coderingstechnieken. Ouderen gebruiken dergelijke coderingstechnieken niet automatisch.[72] Nadat ze echter geleerd hebben dit te doen, gebruiken ze dergelijke technieken op effectieve wijze.

Het herinneren van de juiste naam bij een bepaald gezicht is één van de meest algemene geheugenproblemen. In diverse onderzoeken heeft Yesavage[73] het effect van het gebruik van beelden op dit gebied onderzocht. Ouderen werden onderwezen in het vormen van associaties met behulp van beelden.[73,74] Degenen die deze techniek geleerd hadden, bleken duidelijk beter in staat de juiste namen bij de gezichten te plaatsen. In een vervolgonderzoek werden de proefpersonen spierontspanningstechnieken geleerd. Dit bleek hun faalangst te verminderen en het leren met behulp van beelden significant te verbeteren.[74] Dit onderzoek, waarbij beelden een belangrijke rol spelen, werd uitgevoerd met ouderen die nog op zichzelf woonden. Hierbij rijst de vraag of dergelijke geheugentrainingstechnieken ook gebruikt kunnen worden om het functioneren van ouderen met dementie te verbeteren. Tot dusverre is het resultaat niet erg hoopgevend. In een onderzoek waarbij ouderen met minder goede cognitieve functies getraind werden in het gebruik van beelden bleken de proefpersonen iets betere resultaten te behalen op tests die onmiddellijk na de training werden afgenomen. Latente of lange-termijnherinnering trad echter niet op en de betere prestaties konden niet behouden blijven.[75] Daarentegen vonden Wilson en Moffat[76] enige verbetering van zowel de onmiddellijke als de latente herinnering bij proefpersonen met retrograde en anterograde amnesie en hoofdletsel die een intensieve geheugentraining hadden ondergaan.

Het blijkt dat het geheugen van gezonde ouderen verbeterd kan worden met behulp van geheugentraining, maar er zijn geen duidelijke aanwijzingen dat deze verbetering langere tijd in stand blijft. Het is ook niet duidelijk of ouderen de geleerde technieken spontaan gebruiken in hun dagelijks leven. Het repeteren van dergelijke technieken is een effectief middel om informatie in het korte-termijngeheugen te behouden, maar voor het coderen van informatie voor opslag in het lange-termijngeheugen zijn organisatietechnieken, ezelsbruggetjes, en beelden nuttiger. Voor het prospectieve geheugen (dat wil zeggen: het herinneren van een afspraak) blijken middelen om de tijd in de gaten te houden, zoals kalenders of kookwekkers, bijzonder effectief. Het grootste deel van het geheugenonderzoek concentreert zich op het gebruik van interne geheugensteuntjes (coderingstechnieken). Aangezien de meeste mensen – zowel jong als oud – in het algemeen externe hulpmiddelen (agenda's, lijstjes) gebruiken, lijkt het nuttig dat vervolgonderzoek zich ook bezighoudt met dergelijke externe technieken voor het verbeteren van het geheugen van ouderen.

Ouderen presteren hetzelfde als jongere individuen op herkenningstaken, maar ze hebben meer moeite met letterlijke herinnering.[37] Ze zijn ook goed in het zich herinneren van de algemene strekking van een tekst, maar hebben moeite met het terughalen van details. Deze conclusies moet men ter harte nemen wanneer men middelen ontwikkelt om het leren van ouderen te evalueren. Meerkeuzevragen of goed/fout-items zijn in dit opzicht wellicht geschikter omdat ze inspelen op de herkenning. Open vragen of vragen waarbij open plekken ingevuld moeten worden, zouden daarentegen problemen kunnen geven, omdat ze de herinnering van specifieke informatie vereisen. Ook het geven van voldoende tijd voor de herinnering is belangrijk.

Bij het onderricht aan ouderen moet men altijd rekening houden met een mogelijke achteruitgang van het gezichtsvermogen of het gehoor. Indien men hieraan tegemoetkomt, heeft de oudere wellicht minder moeite om de informatie te verwerken. Grotere letters, langzaam spreken, gehoorgestoorden dicht bij de spreker plaatsen om het liplezen te vergemakkelijken en het herhalen van de belangrijkste punten kunnen ouderen helpen bij het leren en het onthouden van informatie. De concentratie kan ook achteruitgaan naarmate men ouder wordt[18] en herhaling zorgt er dan voor dat ouderen iets begrijpen zelfs wanneer ze de eerste keer dat de informatie gepresenteerd werd niet opletten.

Veel onderwijsprincipes weerspiegelen de informatieverwerkingstheorie van het leren: individuen leren het beste in een plezierige omgeving; het is het waarschijnlijkst dat ze activiteiten zullen herhalen als ze deze als prettig ervaren; 'overleren' (doorgaan met herhalen ook al is iets reeds geleerd) zorgt ervoor dat een taak automatisch uitgevoerd kan worden en het is het waarschijnlijkst dat mensen zich taken herinneren waarbij ze actief betrokken zijn geweest (dat wil zeggen: het 'doen' van dingen heeft invloed op de diepte van de codering en de opslag). Bovendien is het zo dat wanneer mensen iets 'vergeten zijn' wat ze ooit geweten hebben, dit sneller opnieuw aangeleerd wordt dan iets wat ze nooit eerder geleerd hebben.[2]

Onderricht als onderdeel van de behandeling

Wanneer hulpverleners in de gezondheidszorg patiënten behandelen, spelen ze voortdurend de rol van 'leraar'. Het is daarom belangrijk dat ze niet alleen voldoende kennis hebben om over te dragen, maar ook – en dit is nog belangrijker – dat ze weten in hoeverre en op welke manier hun oudere patiënt in staat is tot leren. Fysiotherapeuten moeten de veranderingen die het leervermogen van ouderen beïnvloeden, kennen en begrijpen en de instructie die ze geven zodanig aanpassen dat het leerproces bevorderd wordt.

Veranderingen in de zintuigfuncties kunnen de receptie, perceptie, toetsing, feedback en transmissie van prikkels die het bewustzijn binnenkomen, beperken of vervormen. Op hogere leeftijd lijken de processen in de hersenen trager te worden, wat blijkt uit de afgenomen geleidingssnelheid in multisynaptische zenuwbanen. Er treden ook progressieve, leeftijdsgerelateerde veranderingen op in reactie op prikkels die opgewekt worden door de druk- en tastzin, de propriosensoriek, het vestibulaire systeem en andere zintuigen.[77] De gezichtsscherpte, de accommodatie, contrastfactoren, de kleurgevoeligheid, de waarneming van dubbelzinnige beelden en optische illusies, nabeelden, serieel leren, figuur-grondorganisatie, sluiting, het ruimtelijk begrip en het visuele geheugen gaan ook achteruit.[78] Sommige van deze factoren zijn onderzocht in het kader van onderzoek naar de intelligentie en het geheugen, maar nooit in samenhang. Indien men geen rekening houdt met het bestaan van deze zintuiglijke factoren, kan men ze verwarren met cognitieve factoren.

Naarmate men ouder wordt, treden er ook veranderingen op in de uitwendige gehoorgang, het binnenoor en de verwerking van auditieve informatie in de hersenen. Hierdoor is men minder goed in staat achtergrondgeluiden en andere irrelevante signalen te onderdrukken en gaan de gehoorscherpte en het vermogen hoge tonen te horen achteruit. In het bijzonder zijn ouderen minder goed in staat spraak te horen en te begrijpen in minder ideale luisteromstandigheden.[79] Ook het verminderde concentratievermogen heeft een negatieve invloed op de accurate verwerking van de informatie die men opvangt. Onvolkomenheden in de eerste fase van het leerproces (ontvangst en codering) werken door in de volgende fasen van de informatieverwerking. Prikkels die niet goed opgevangen worden, kunnen niet effectief gecodeerd of herinnerd worden.

Het leren van ouderen gaat merkbaar trager, of dit leren nu een simpele beweging of een complexe cognitieve taak omvat. Ouderen hebben baat bij een langere periode waarin ze dingen kunnen opnemen en kunnen reageren. De beste prestaties worden geleverd indien ze zelf het leertempo kunnen bepalen.[80] Ouderen geven vaker geen respons dan een incorrecte respons.[81] Concrete informatie wordt accurater en efficiënter geleerd dan abstracte informatie[82] en begrippen worden ook beter geleerd wanneer de informatie meegedeeld wordt in concrete (in plaats van abstracte) taal.[81] Wanneer de mogelijkheid bestaat psychomotorische taken te oefenen, gaat het leren gemakkelijker en zijn de prestaties beter, ongeacht de moeilijkheidsgraad van de taak.[83] Wanneer ouderen een taak onbeperkt mogen oefenen om haar onder de knie te krijgen, is de herinnering net zo effectief als bij jongere individuen, maar ouderen moeten vaker oefenen om dit doel te bereiken.[81] Ouderen die verbaal feedback krijgen over hun prestaties presteren daarna significant beter op aanverwante taken. In het algemeen kan men stellen dat ouderen de beste prestaties leveren wanneer de instructies gegeven worden op zo'n manier dat ze er steun aan hebben.[81] Men moet rekening houden met deze factoren wanneer men ouderen iets wil leren in het kader van een behandeling.

Gezien de leeftijdsgerelateerde veranderingen in het leren is het duidelijk dat hulpverleners in de gezondheidszorg die werken met ouderen zeer gevoelig moeten zijn voor hun leerbehoeften, en de leersituatie zo moeten inrichten dat het leren individueel kan geschieden en optimaal kan verlopen. Sommige mensen zijn bijvoorbeeld auditief ingesteld, anderen meer visueel, terwijl weer anderen behoefte hebben aan een kinesthetische aanpak en het best leren door dingen te doen. Sommige taken kunnen beter onderwezen worden met behulp van een demonstratie, andere met behulp van verbale instructie.

De leeromgeving bepaalt en beïnvloedt de leerervaring. Een omgeving die het leerproces bevordert, stimuleert het leren. In het algemeen geldt dat een omgeving waarmee men vertrouwd is de voorkeur geniet voor het leren van nieuwe vaardigheden. Een vertrouwde omgeving geeft een gevoel van veiligheid, waardoor men zich kan concentreren op relevante nieuwe informatie. Leren in de natuurlijke omgeving (dat wil zeggen: de woon- of werkomgeving) maakt het overbodig de nieuwe informatie over te brengen of te generaliseren naar de eigen woon- of werksituatie. In een omgeving waarmee men niet vertrouwd is, is men sneller afgeleid door nieuwe prikkels vanuit die omgeving. Wanneer het leren toch moet plaatsvinden in een dergelijke niet-vertrouwde omgeving, moet deze zodanig ingericht worden dat waar mogelijk de natuurlijke omgeving nagebootst wordt en afleidende prikkels tot een minimum beperkt blijven. Nadat een nieuwe vaardigheid aangeleerd is, zal het oefenen ervan in diverse omgevingen bijdragen aan een meer algemeen gebruik ervan.

Omgevingen en procedures die ordelijk en goed gestructureerd zijn, bevorderen een ordelijke en gestructureerde verwerking van de informatie. Een rommelige of drukke leeromgeving zorgt daarentegen voor irrelevante prikkels die afleiding geven en het leerproces belemmeren.

Het lichamelijk en geestelijk comfort is ook een belangrijke factor binnen de behandelsituatie. Geluidsniveau, kleurgebruik, verlichting, ventilatie en kamertemperatuur moeten goed zijn. Glimmende, gladde vloeren en oppervlakken die het licht reflecteren en verstrooien, moeten vermeden worden. De stoelen moeten comfortabel zitten en de hoogte van tafelbladen moet goed zijn. Eventuele achtergrondgeluiden (bijvoorbeeld stromend water of geluid van computers, de airconditioning of andere apparaten) moeten zodanig gedempt worden dat ze geen invloed hebben op de receptie van relevante geluiden. In de meeste keukens en badkamers heeft men meer moeite met luisteren. De afwezigheid van vloerbedekking, gordijnen en gestoffeerde meubels zorgt voor extra geluiden en weerkaatsingen.

De persoonlijkheid van de behandelaar is een andere belangrijke bron van psychologisch comfort voor de oudere die iets moet leren. Een kalme, geduldige, niet-gehaaste, geïnteresseerde, ter zake kundige en zelfverzekerde hulpverlener kan eventuele spanningen die de situatie met zich meebrengt, verminderen en een klimaat scheppen waarin men zich geaccepteerd en op zijn gemak voelt. Het verbaal en non-verbaal blijk geven dat men de oudere persoon waardeert en zijn of haar bijdragen op prijs stelt, schept een beter leerklimaat, evenals het aangeven dat experimenteren en fouten maken belangrijke onderdelen zijn van het leren van nieuwe vaardigheden. Positieve bekrachtiging van goede pogingen en goede prestaties is essentieel om het leerproces van ouderen te stimuleren.

Methoden en technieken voor onderricht in de behandelsituatie omvatten elk soort gedrag van degene die het onderricht geeft om informatie over te brengen op degene die moet leren. Variabelen die het leren beïnvloeden, zijn onder andere de organisatie van het materiaal, het tempo waarin de informatie wordt aangeboden, de keuze van de taken, de manier waarop het materiaal aangeboden wordt en motivatiefactoren.

Organisatie van het materiaal

Nieuwe informatie moet op een zeer gestructureerde manier aangeboden worden. Visuele weergaven van informatie moeten simpel zijn en slechts een paar belangrijke punten expliciet illustreren. Verbale instructies en aanwijzingen moeten de belangrijkste punten op een simpele manier benadrukken. Geschreven instructies moeten duidelijk zijn, van kopjes voorzien zijn, gedrukt zijn in een groot lettertype en de belangrijkste punten weergeven. Alleen informatie die van belang is voor de taak in kwestie moet worden aangeboden. Geheel-deel-geheel leren is een onderwijsmethode die aanbevolen wordt voor gebruik bij ouderen. Bij deze techniek worden eerst de gehele taak en de doelstelling gepresenteerd. Vervolgens worden de diverse onderdelen van de taak benoemd, waarbij steeds de relatie met de voorafgaande onderdelen en de taak als geheel uitgelegd worden. Als het uiteindelijke doel bijvoorbeeld het zelfstandig bereiden van een maaltijd is, moeten er vele stappen gezet worden voordat dit doel bereikt kan worden. Het is belangrijk dat degene die iets moet leren het belang van iedere stap begrijpt (bijvoorbeeld het mobiliseren van gewrichten en het versterken van bepaalde spiergroepen of het verfijnen van de motorische coördinatie en het vergroten van het uithoudingsvermogen) en ook hoe iedere stap bijdraagt aan het bereiken van het einddoel.

Tempo waarin de informatie wordt aangeboden

De informatie moet worden aangeboden in een tempo dat overeenstemt met het vermogen van het individu om dingen te begrijpen en erop te reageren. In het algemeen zal dit tempo afhangen van de complexiteit van de begrippen en taken die geleerd moeten worden. Simpele, concrete taken vergen minder leertijd. Wanneer men ouderen iets probeert te leren, moet men langzaam instructies geven en genoeg tijd geven om te oefenen. Als de cliënt snel vermoeid raakt of verward wordt, moeten de sessies niet te lang duren.

Keuze van de taken

De keuze van de taak moet afgestemd zijn op het bereiken van een vooraf vastgesteld doel. De taak moet de oudere in staat stellen zijn of haar persoonlijke behoeften (bijvoorbeeld creativiteit, socialisatie, beheersing van de taak) te uiten en te bevredigen. Zo mogelijk moeten taken gekozen worden waarin de oudere geïnteresseerd is. Een vragenlijst waarmee men de interesse peilt, kan gebruikt worden om te bepalen wat belangrijk is voor iedere cliënt. Met andere woorden: de activiteiten die men kiest moeten relevant en zinvol zijn voor degene die iets moet leren. Ook de reden waarom elke taak geleerd moet worden, moet duidelijk zijn. Zelfzorgtaken lijken het zinvolst te zijn voor ouderen. Doelstellingen als de training van transfers, eten en zich aankleden zijn concreet en worden gewoonlijk als zinvol beschouwd. Het oefenen van zelfzorgtaken in een vertrouwde omgeving is het beste middel om de beheersing van de geleerde taken op peil te houden. Activiteiten als oefeningen op de mat of oefeningen voor de oog-handcoördinatie zijn wellicht niet erg relevant in de ogen van de oudere cliënt. In zo'n geval moet men de activiteiten koppelen aan de overeengekomen behandeldoelen. Bij oefeningen op de mat moet men de mobiliteits- en spierversterkende componenten ervan uitleggen in relatie tot de functionele doelen die men wil bereiken. Hierdoor worden deze activiteiten concreter en zal de cliënt inzien dat ze noodzakelijk zijn om het einddoel te bereiken.

De taken moeten voldoende uitdaging bieden maar gemakkelijk genoeg zijn om succesvolle ervaringen op te leveren. Voortbouwen op successen uit het verleden zal het bereiken van de behandeldoelen gemakkelijker maken. Een ter zake kundige, enthousiaste behandelaar kan ook bijdragen aan de motivatie om de taken aan te pakken.

Het aanbieden van informatie

De instructies die men aan ouderen geeft, moeten concreet, simpel en duidelijk zijn en stap voor stap gegeven worden. De cliënt moet de mogelijkheid krijgen elke stap te oefenen voordat de volgende stap aangeboden wordt. Een zorgvuldig geplande en uitgevoerde demonstratie is ook een goed instructiemiddel. Een goede demonstratie geeft de cliënt de gelegenheid de juiste (deel)bewegingen te maken totdat elke stap afgewerkt is. Het is ook aan te raden demonstraties te geven vanuit de houding die de cliënt moet aannemen wanneer hij of zij de taak uitvoert. Een demonstratie kan het gedrag van de cliënt alleen effectief beïnvloeden wanneer de cliënt deze zorgvuldig kan observeren en de bewegingen die voorgedaan worden op kan slaan in het visuele geheugen, en zich vervolgens aan deze complexe visuele informatie kan spiegelen. Als dit niet goed gedaan wordt kan dat frustrerend zijn voor ouderen.

Om tegemoet te komen aan mogelijk gehoorverlies moet een spreker zich binnen drie meter van de luisteraar bevinden, op lage toon spreken met een matig volume (schreeuwen vervormt het geluid voor slechthorenden) en zich zodanig opstellen dat de luisteraar zijn of haar mond kan zien. Aangezien veel informatie wordt overgebracht door de gelaatsuitdrukking, gebaren en lichaamstaal kunnen deze factoren bijdragen aan de informatie-overdracht. De verbale en non-verbale uitingen moeten in overeenstemming zijn, omdat het begrip groter is wanneer de auditieve informatie gepaard gaat met congruente visuele prikkels.

Om tegemoet te komen aan de achteruitgang van het gezichtsvermogen op hogere leeftijd kan men gedrukte informatie het best weergeven met een vrij groot, vet lettertype op een uniforme achtergrond. Het gebruik van een leeshulpmiddel, zoals een vergrootglas, kan nuttig zijn indien de informatie klein gedrukt is. Een goede verlichting is ook belangrijk. Te veel licht kan schitteringen veroorzaken, te weinig licht kan leiden tot minder goed zicht.

Het aanleren van motorische vaardigheden kan bevorderd worden door het met de hand leiden van de gewenste bewegingen van de extremiteiten. Hierbij is het beter als de fysiotherapeut achter de cliënt staat, zodat deze zich kan concentreren op het gevoel van de beweging. De beweging moet een aantal malen op precies dezelfde wijze herhaald worden. Daarna kan dit geleide bewegen langzaam afgebouwd worden en vraagt men de cliënt de beweging uit te voeren zonder dat de behandelaar steun verleent op tactiel, proprioceptief of motorisch gebied.

Motivatiefactoren

We hebben reeds gezien dat ouderen over het algemeen niet spontaan technieken gebruiken om de informatie te organiseren om zo het leren en de geheugenfunctie te verbeteren. Ze hebben echter wel baat bij onderricht in mnemonische technieken. Het gebruik van mnemonische technieken is een manier om tegemoet te komen aan bestaande of toekomstige geheugenproblemen.

Men moet de algehele gezondheidstoestand van ouderen op een zo hoog mogelijk peil houden door gebruik te maken van het begrip 'zelfstandigheid'. Hoe meer iemand zelf kan doen, hoe meer hij of zij zelfstandig kan handelen. Hoe meer men doet voor ouderen, hoe slechter ze in staat zijn optimaal zelfstandig te functioneren en hoe groter de kans op slechter functioneren. Een voortgeschreden functieverval vergroot de kwetsbaarheid van het individu voor ziekten, stress en letsel. De subjectieve beoordeling van de eigen gezondheidstoestand beïnvloedt de reactie van ouderen op ziekteverschijnselen, hoe kwetsbaar ze zichzelf vinden, en het moment waarop ze besluiten dat ze niet meer in staat zijn bepaalde activiteiten uit te voeren. Vaak is de eigen beoordeling van de gezondheidstoestand een goede voorspeller van de beoordeling van de gezondheid en de functionele status door een revalidatiearts; deze beoordelingen kunnen echter ook ver uiteenlopen. De eigen opvattingen over de gezondheid worden bij ouderen vaak voor een groot deel bepaald door hun geestelijk welbevinden en door de vraag of ze kunnen vasthouden aan voldoening schenkende sociale rollen en kunnen blijven deelnemen aan bevredigende activiteiten.[84]

Aangezien de eigen beoordeling van de gezondheidstoestand een belangrijke motiverende factor is voor het blijven deelnemen aan revalidatieprogramma's gaan we er hier dieper op in. Uit een opmerkelijk onderzoek blijkt dat de eigen beoordeling van de gezondheidstoestand en de mortaliteit door hartaandoeningen een sterke correlatie vertonen, zelfs nadat gecorrigeerd is voor leeftijd, geslacht en de gezondheidstoestand (zoals vastgesteld door een arts).[85] Degenen die hun gezondheid als slecht beoordelen, hebben twee- tot driemaal zoveel kans te overlijden als degenen die hun gezondheid uitstekend vinden. Een Canadees longitudinaal onderzoek onder ouderen boven de 65 jaar geeft een vergelijkbaar beeld te zien.[86] In een periode van drie jaar was de mortaliteit onder degenen die hun gezondheid als slecht beoordeeld hadden bij de start van het onderzoek ongeveer driemaal zo hoog als de mortaliteit onder degenen die in het begin hun gezondheid als goed hadden omschreven, ongeacht hun feitelijke (of gemeten) gezondheidstoestand.

Ondanks dit besef van hun feitelijke gezondheidstoestand blijken ouderen geen melding te maken van ernstige symptomen en langer te wachten met het inroepen van hulp dan jongere individuen. Hulpverleners in de revalidatie moeten hiermee rekening houden en goed luisteren naar hun oudere cliënten. Hoewel algemeen aangenomen wordt dat ouderen enigszins hypochondrisch zijn, moet men ze meestal serieus nemen wanneer ze met klachten aankomen. De manier waarop ouderen aankijken tegen hun gezondheidstoestand is zeer belangrijk voor het al dan niet bereiken van de functionele doelen die gesteld worden in de geriatrische revalidatie, of dit nu acute hulpverlening, revalidatie, thuiszorg of chronische zorg betreft.

Uit een onderzoek van Rosillo en Fagel[87] blijkt dat een betere uitvoering van revalidatietaken hoog correleert met de eigen opvatting van de patiënt over zijn of haar mogelijkheden tot herstel, maar niet met de opvattingen van derden. Stoedefalke[88] liet zien dat het gebruik van positieve bekrachtiging (veelvuldige positieve feedback) bij de revalidatie van ouderen hun prestaties aanzienlijk verhoogt en hun vertrouwen in een goede afloop vergroot. Dit geeft aan dat ouderen hun lichamelijk functioneren kunnen verbeteren wanneer bij het uitvoeren van de therapeutische maatregelen meer feedback gegeven wordt. Uit een aantal onderzoeken blijkt dat ouderen met chronische aandoeningen aanvankelijk lage verwachtingen hebben over hun mogelijkheden om diverse taken te verrichten.[89] Naarmate deze ouderen meer taken al dan niet met succes hadden uitgevoerd, veranderden hun verwachtingen; ze kwamen meer in overeenstemming met de feitelijke mogelijkheden. In vergelijking met jongere individuen kunnen ouderen andere ideeën hebben over hun eigen mogelijkheden.[90] In een situatie waarbij proefpersonen een onoplosbaar probleem kregen voorgelegd, waren jongere proefpersonen van mening dat ze gefaald hadden omdat ze niet genoeg hun best gedaan hadden, terwijl ouderen hun falen toeschreven aan onbekwaamheid. Bij herhaling van de test probeerden jongere proefpersonen nog beter hun best te doen, terwijl de ouderen het opgaven. Deze leeftijdsverschillen duiden op een verschillende opvatting over de grip die men heeft op de situatie. Dit gegeven is uiterst belangrijk voor het revalidatiepotentieel van ouderen. Als mensen de oorzaak van een mogelijk falen zien als een onveranderlijke eigenschap van zichzelf, kan men niet verwachten dat ze hun best zullen blijven doen.

Ouderen kunnen angstiger zijn in situaties waarin ze moeten revalideren omdat ze bang zijn te falen of 'af te gaan' in de ogen van hun familie of de behandelaar. Uit een onderzoek van Eisdorfer blijkt dat wanneer de angst groot genoeg is, het gedrag gericht is op het verminderen van de angst in plaats van op het verrichten van de taak.[91] Weinberg[92] concludeert dat mensen hun eigen doelen stellen bij het verrichten van een taak, zelfs wanneer ze aangemoedigd worden de doelstellingen van de behandelaar over te nemen. Uit een onderzoek van Mento, Steel, en Karren[93] blijkt dat de beste prestaties op taken die moeilijk zijn (zoals de meeste revalidatietaken) geleverd worden wanneer ouderen zich een zeer specifiek doel stellen, bijvoorbeeld drie meter lopen met een looprekje. Wanneer ze alleen maar proberen 'het beter te doen', zijn de prestaties minder goed.

Dit zijn belangrijke conclusies aangaande de motivatie van oudere cliënten, aangezien de manier waarop de behandelaar de behandeling aanpakt binnen de geriatrische revalidatie misschien wel de belangrijkste factor is voor een positief effect van de behandeling op het toekomstig functioneren van de patiënt.

Conclusie

Het verouderingsproces gaat onvermijdelijk gepaard met veranderingen die gevolgen hebben voor het leervermogen, vooral wanneer er ziekteprocessen optreden. De competentie van ouderen kan afnemen en invloeden uit de omgeving kunnen ook aanzienlijke barrières opwerpen voor succesvol leren. Indien ouderen maximaal moeten kunnen profiteren van onderricht als onderdeel van de behandelsituatie, moeten behandelaars veel tijd en aandacht schenken aan de methoden die ze gebruiken om informatie over te brengen en aan de omgeving waarin het leren moet plaatsvinden.

Ter recapitulatie

- Leren wordt gedefinieerd als de verwerving van een nieuwe vaardigheid of nieuwe informatie door oefening en ervaring, terwijl herinneren wordt gedefinieerd als het terugvinden van informatie die in het geheugen opgeslagen is.
- Moeite met het coderen en ophalen van informatie is de oorzaak van geheugenproblemen bij ouderen. De geheugenprestaties kunnen verbeteren na instructie over het organiseren van de informatie, als men meer tijd neemt om te leren en door gebruik van visuele associaties.
- Het sensorische geheugen en het korte-termijngeheugen hebben een beperkte capaciteit, terwijl het lange-termijngeheugen een onbeperkte capaciteit heeft.
- Het vermogen problemen op te lossen, blijkt af te nemen op latere leeftijd. Dit kan het gevolg zijn van het onderwijsniveau en afgenomen intelligentie. Training kan het probleemoplossend vermogen van ouderen verbeteren, maar het is mogelijk dat ze de geleerde technieken niet zullen toepassen op de problemen die ze in het dagelijks leven tegenkomen.
- Het herinneringsvermogen van ouderen kan beter worden door geheugentraining.
- Een geordende omgeving kan het vermogen van ouderen om informatie te verwerken, bevorderen, terwijl een rommelige, drukke omgeving de aandacht afleidt en het leren belemmert.
- Variabelen die een positieve invloed hebben op het leren door ouderen zijn:

1. zeer gestructureerd aanbieden van de informatie;
2. kiezen van het juiste tempo voor het aanbieden van de informatie (dat wil zeggen: snel in het geval van simpele taken, langzaam bij moeilijke taken);
3. kiezen van zinvolle taken;
4. duidelijk, simpel, concreet en stap voor stap aanbieden van de informatie;
5. gebruik van mnemonische technieken.

Literatuur

1. Gardner DL, Greenwell SC, Costich JF. Effective teaching of the older adult. *Top Ger Rehab.* 1991; 6(3):1-14.
2. Merriam SB, Cafferella RS. *Learning in Adulthood.* San Francisco: Jossey-Bass; 1991.
3. Arenberg D, Robertson-Tchabo EA. Learning and aging. In: Birren JE, Schaie KW, red. *Handbook of the Psychology of Aging.* New York: Van Nostrand Reinhold; 1977.
4. Canestrari RE. Age changes in acquisition. In: Talland GA, red. *Human Aging and Behavior.* New York: Academic Press; 1968.

5. Taub HA. Paired associates learning as a function of age, rate and instructions. *J Genetic Psych.* 1967; 111:41-46.
6. Leech S, Witte KL. Paired-associate learning in elderly adults as related to pacing and incentive conditions. *Dev Psych.* 1971; 5:174-180.
7. Eisdorfer D, Nowlin J, Wilkie F. Improvement of learning in the aged by modification of autonomic nervous system activity. *Science.* 1970; 170:1327-1329.
8. Botwinick J, Storandt M. *Memory, Related Functions and Age.* Springfield, Ill: Charles C Thomas; 1974.
9. Fisher J, Pierce RC. Dimensions of intellectual functioning in the aged. *J Geron.* 1967; 22:166-173.
10. Botwinick J. *Cognitive Processes in Maturity and Old Age.* New York: Springer; 1967.
11. Ryan EB. Beliefs about memory changes across the adult life span. *J Geron.* 1992; 47(1):41-47.
12. Cameron DE. Ribonucleic acid in psychiatric therapy. In: Maserman JH, red. *Current Psychiatric Therapies.* New York: Grune and Stratton; 1964.
13. Craik FIM, Trehub S, red. *Aging and Cognitive Processes.* New York: Plenum; 1982.
14. Hoyer WJ, Plude DJ. Attentional and perceptual processes in the study of cognitive aging. In: Poon L, red. *Aging in the 1980's.* Washington, DC: American Psychological Association; 1980.
15. Atkinson JW, Shiffen RM. Human memory: a proposed system and its control processes. In: Spence KW, Spence JT, red. *The Psychology of Learning and Motivation.* New York: Academic Press; 1968; 2.
16. Poon L. Differences in human memory with aging: nature, causes, and clinical implications. In: Birren JE, Schaie KW, red. *Handbook of the Psychology of Aging.* Tweede druk. New York: Van Nostrand Reinhold; 1985.
17. Craik FIM, Rabinowitz JC. Age differences in the acquisition and use of verbal information. In: Long J, Baddeley A, red. *Attention and Performance.* Hillsdale, NJ: Erlbaum; 1984;X.
18. Craik FIM, Byrd M. Aging and cognitive deficits: the role of attentional resources. In: Craik FIM, Trehub S, red. *Aging and Cognitive Processes.* New York: Plenum; 1982.
19. Craik FIM. Age differences in human memory. In: Birren JE, Schaie KW, red. *Handbook of the Psychology of Aging.* New York: Van Nostrand Reinhold; 1977.
20. Kausler DH. *Experimental Psychology and Human Aging.* New York: Wiley; 1982.
21. Denney NW. Classification abilities of the elderly. *J Geron.* 1974; 29:309-314.
22. Schmitt FA, Murphy MD, Sanders RE. Training older adult free recall rehearsal strategies. *J Geron.* 1981; 36:329-337.
23. Botwinick J. *Aging and Behavior.* Tweede druk. New York: Springer; 1978.
24. Hultsch D. Adult age differences in free classification and free recall. *Dev Psych.* 1971; 4:338-342.
25. Hartley JT, Harker JO, Walsh DA. Contemporary issues and new directions in adult development of learning and memory. In: Poon L, red. *Aging in the 1980's.* Washington, DC: American Psychological Association; 1980.
26. Rabinowitz JC, Craik FIM, Ackerman BP. A processing resource account of age differences in recall. *Canadian J Psych.* 1982; 36:325-344.
27. Robertson-Tchabo EA, Hausman CP, Arenberg DA. A classic mnemonic for old learners: a trip that works. *Ed Geron.* 1976; 1:215-226.
28. Craik FIM, Lockhart RS. Levels of processing: a framework for memory research. *J Verbal Learning and Verbal Behavior.* 1972; 11:671-684.
29. Treat N, Reese H. Age, imagery, and pacing in paired associate learning. *Dev Psych.* 1976; 12:119-124.
30. Shiffrin RM, Schneider W. Controlled and automatic human information processing: II perceptual learning, automatic attending and a general theory. *Psych Rev.* 1977; 84:127-190.
31. Crowder RG. Echoic memory and the study of aging memory systems. In: Poon LW, Fozard JL, Cermak LS, Arenberg D, Thompson LW, red. *New Directions in Memory and Aging: Proceedings of the George A Talland Memorial Conference.* Hillsdale, NJ: Erlbaum; 1980.
32. Cerella J, Poon L, Fozard J. Age and iconic read-out. *J Geron.* 1982; 37:197-202.
33. Fozard JL. A time for remembering. In: Poon L, red. *Aging in the 1980's.* Washington, DC: American Psychological Association; 1980.
34. Poon L, Fozard J. Speed of retrieval from long-term memory in relation to age, familiarity and datedness of information. *J Geron.* 1980; 5:711-717.
35. Schonfield D, Robertson EA. Memory storage and aging. *Canadian J Psych.* 1966; 20:228-236.
36. Smith A. Age differences in encoding, storage, and retrieval. In: Poon LW, Fozard JL, Cermak LS, Arenberg D, Thompson LW, red. *New Directions in Memory and Aging: Proceedings of the George A Talland Memorial Conference.* Hillsdale, NJ: Erlbaum; 1980.

37. Schaie KW. Cognitive development in aging. In: Obler LK, Alpert M, red. *Language and Communication in the Elderly.* Lexington, Mass: Heath; 1980.
38. Bowles NE, Poon L. An analysis of the effect of aging on memory. *J Geron.* 1982; 37:212-219.
39. Cavanaugh J. Effects of presentation format on adult's retention of television programs. *Exp Aging Res.* 1984; 10:51-54.
40. Erbert JT. Remote memory and age: a review. *Exp Aging Res.* 1981; 1:189-199.
41. Poon L, Fozard J, Paulshock D, Thomas J. A questionnaire assessment of age differences in retention of recent and remote events. *Exp Aging Res.* 1979; 5:401-411.
42. Brown R, Kulick J. Flashbulb memories. *Cognition.* 1977; 5:73-99.
43. Marsh GR. Introduction to psychopharmacological issues. In: Poon L, red. *Aging in the 1980's,* Washington, DC: American Psychological Association; 1980.
44. Butler RN, Lewis MI. *Aging and Mental Health.* Derde druk. St. Louis, Mo: Mosby; 1982.
45. West RL. Practical memory mnemonics for the aged: preliminary thoughts. In: Poon L, Rubin D, Wilson B, red. *Everyday Cognition and Memory.* Hillsdale, NJ: Erlbaum; 1986.
46. Poon L, Schaffer G. *Prospective Memory in Young and Elderly Adults.* Paper presented at the meeting of the American Psychological Association; Washington, DC; Augustus 1982.
47. Hultsch D, Dixon R. Memory for text materials in adulthood. In: Baltes PB, Brim OG, red. *Life-Span Development and Behavior.* New York: Academic Press; 1984;6.
48. Labouvie-Vief G, Schnell D. Learning and memory in later life. In: Wolman BB, red. *Handbook of Developmental Psychology.* Englewood Cliffs, NJ: Prentice-Hall; 1982.
49. Cavanaugh J, Grady J, Permutter M. Forgetting and use of memory aids in 20 to 70 year olds' everyday life. *Int J Aging Hum Dev.* 1983; 17:113-122.
50. Loftus E. Misfortunes of memory. *Philosophical Trans Royal Society London.* 1983; 302:413-421.
51. Loftus E, Fienberg S, Tanur J. Cognitive psychology meets the national survey. *Am Psych.* 1985; 40:175-180.
52. Zarit SH. *Aging and Mental Disorders.* New York: Free Press; 1980.
53. Kahn RL. The mental health system and the future aged. *Gerontologist.* 1975; 15:24-31.
54. Perlmutter M. What is memory aging the aging of? *Dev Psych.* 1978; 14:330-345.
55. Thompson L. Testing and mnemonic strategies. In: Poon LW, Fozard JL, Cermak LS, Arenberg D, Thompson LW, red. *New Directions in Memory and Aging: Proceedings of the George A Talland Memorial Conference.* Hillsdale, NJ: Erlbaum; 1980.
56. Reese HW, Rodeheaver D. Problem solving and complex decision making. In: Birren JE, Schaie KW, red. *Handbook of the Psychology of Aging.* Tweede druk. New York: Van Nostrand Reinhold; 1985.
57. Polya G. *How to Solve It: A New Aspect of Mathematical Method.* Tweede druk. Princeton, NJ: Princeton University Press; 1971.
58. Crovitz E. Reversing a learning deficit in the aged. *J Geron.* 1966; 21:236-238.
59. Offenbach SI. A developmental study of hypothesis testing and cue selection strategies. *Dev Psych.* 1974; 10:484-490.
60. Hartley AA. Adult age differences in deductive reasoning processes. *J Geron.* 1981; 36:700-706.
61. Sanders JA, Sterns HL, Smith M, Sanders RE. Modification of concept identification performance in older adults. *Dev Psych.* 1975; 11:824-829.
62. Sanders RE, Sanders JA, Mayes GJ, Sielski KA. Enhancement of conjunctive concept attainment in older adults. *Dev Psych.* 1976; 12:485-486.
63. Denney NW. Task demands and problem-solving strategies in middle-age and older adults. *J Geron.* 1980; 35:559-564.
64. Papalia D, Bielby D. Cognitive functioning in middle and old age adults: a review of research based on Piaget's theory. *Hum Dev.* 1974; 17:424-443.
65. Muhs PJ, Hooper FH, Papalia-Finlay DE. An initial analysis of cognitive functioning across the life-span. *Int J Aging Hum Dev.* 1980; 10:311-333.
66. Rubin KH. *Decentration Skills in Institutionalized and Noninstitutionalized Elderly.* Proceedings of 81st Annual Convention, American Psychological Association. 1973; 8(Part 2):759-760.
67. Papalia-Finley DE, Blackburn J, Davis E, et al. Training cognitive functioning in the elderly-Inability to replicate previous findings. *Int J Aging Hum Dev.* 1980; 12:111-117.
68. Willis SL. Towards an educational psychology of the older adult learner: intellectual and cognitive bases. In: Birren JE, Schaie KW, red. *Handbook of the Psychology of Aging.* Tweede druk. New York: Van Nostrand Reinhold; 1985.

69. Hulicka IM. Age changes and age differences in memory functioning. *Gerontologist.* 1967; 7(2, part II):46-54.
70. Jones HE. Intelligence and problem-solving. In: Birren JE, red. *Handbook of Aging and the Individual.* Chicago: University of Chicago Press; 1959:700-738.
71. Poon L, Rubin D, Wilson B. *Everyday Cognition and Memory.* Hillsdale, NJ: Erlbaum; 1986.
72. Poon L, Walsh-Sweeney L, Fozard J. Memory skill training for the elderly: salient issues on the use of imagery mnemonics. In: Poon L, red. *New Directions in Memory and Aging: Proceedings of the George A Talland Memorial Conference.* Hillsdale, NJ: Erlbaum; 1980.
73. Yesavage JA. Imagery pretraining and memory training in the elderly. *Gerontology.* 1983; 29:271-275.
74. Yesavage JA, Rose T. The effects of a face-name mnemonic in young, middle aged, and elderly adults. *Exp Aging Res.* 1984; 10:55-57.
75. Zarit SH, Zarit J, Reever K. Memory training or severe memory loss: effects of senile dementia. *Gerontologist.* 1982; 22:373-377.
76. Wilson B, Moffat N. *Clinical Management of Memory Problems.* Rockville, Md: Aspen; 1984.
77. Kenney RA. *Physiology of Aging.* Chicago: Year Book Medical Publishers, Inc.; 1982.
78. Cristarella MC. Visual functions of the elderly. *Am J Occup Ther.* 1987; 31:432-440.
79. Gladstone VS. Hearing loss in the elderly. *Phys & Occup Ther Ger.* 1992; 2:5-20.
80. Feldman HS, Lopez MA. *Developmental Psychology for the Health Care Professions: Adulthood and Aging.* Boulder, Co: Westview Press; 1982; 2.
81. Okun MA. Implications of geropsychological research for the instruction of older adults. *Adult Education.* 1987; 27:139-155.
82. Rabbitt P. Changes in problem solving ability in old age. In: Birren JE, Schaie KW, red. *Handbook of the Psychology of Aging.* New York: Van Nostrand Reinhold Co.; 1987; 606-625.
83. Botwinick J. *Aging and Behavior.* Derde druk. New York: Springer; 1983.
84. Siegler IC, Costa PT Jr. Health behavior relationships. In: Birren JE, Schaie KW, red. *Handbook of the Psychology of Aging.* Tweede druk. New York: Van Nostrand Reinhold; 1985.
85. Kaplan E. *Psychological Factors and Ischemic Heart Disease Mortality: A Focal Role for Perceived Health.* Paper presented at the annual meeting of the American Psychological Association; Washington, DC; 1982.
86. Mossey JM, Shapiro E. Self-rated health: a predictor of mortality among the elderly. *Am J Pub Health.* 1982; 72:800-808.
87. Rosillo RA, Fagel ML. Correlation of psychologic variables and progress in physical therapy: I. degree of disability and denial of illness. *Arch Phys Med Rehabil.* 1970; 51:227.
88. Stoedefalke KG. Motivating and sustaining the older adult in an exercise program. *Top Ger Rehab.* 1985; 1:78.
89. Nader IM. Level of aspiration and performance of chronic psychiatric patients on a simple motor task. *Percept Mot Skills.* 1985; 60:767.
90. Prohaska T, Pontiam IA, Teitleman J. Age differences in attributions to causality: implications for intellection assessment. *Exp Aging Res.* 1984; 10:111.
91. Eisdorfer L. Arousal and performance: experiments in verbal learning and a tentative theory. In: Talland GA, red. *Human Aging and Behavior.* New York: Academic Press; 1968.
92. Weinberg R, Bruya L, Jackson A. The effects of goal proximity and goal specificity on endurance performance. *J Soc Psychol.* 1985; 7:296.
93. Mento A, Steele RP, Karren RJ. A metaanalytic study of the effects of goal setting on task performance: 1966-1984. *Organ Behav Hum Decis Process.* 1987; 39:52.

HOOFDSTUK 18

Wetenschappelijk onderzoek

Men kan zich geen deskundige noemen op het gebied van de geriatrische fysiotherapie als men geen kennis heeft van wetenschappelijk onderzoek dat op dit gebied verricht wordt. Onderzoek is nodig om de fysiotherapeutische zorg op een hoog peil te brengen. De huidige behandelmethoden en technieken moeten worden geëvalueerd en nieuwe manieren van efficiënter zorgverlening dienen te worden ontwikkeld voor de toekomst.

Dit hoofdstuk houdt zich bezig met methoden voor het evalueren van wetenschappelijk onderzoek in het algemeen en problemen die zich voordoen bij onderzoek naar revalidatie en veroudering in het bijzonder. Ook wordt een overzicht gegeven van wat er komt kijken bij het meten van variabelen als onderdeel van psychologisch onderzoek. Het klinisch onderzoek komt aan de orde en er worden diverse hulpmiddelen aangereikt voor het opzetten van klinisch onderzoek. Het laatste gedeelte van dit hoofdstuk is gewijd aan het uitvoeren van onderzoek en aan manieren waarop fysiotherapeuten onderzoek kunnen gebruiken in de dagelijkse praktijk.

Het lezen van onderzoeksartikelen

Artikelen waarin verslag wordt gedaan van wetenschappelijk onderzoek hebben diverse elementen gemeenschappelijk. De meeste artikelen beginnen met een samenvatting waarin in het kort de rest van het artikel (dat wil zeggen: de inleiding, materiaal en methode, resultaten, conclusies, en het belang van het artikel) wordt beschreven.[1] Ter algemene oriëntatie kan, als men tijd wil besparen, worden volstaan met het lezen van de samenvatting. Indien men echter meer wil weten over het onderwerp en de conclusies van de onderzoekers op hun merites wil beoordelen, moet men het gehele artikel bestuderen.

Het volgende gedeelte van een artikel is de inleiding. Deze bestaat uit diverse onderdelen:

1. de probleemstelling;
2. het literatuuroverzicht;
3. het doel van het onderzoek;
4. het type onderzoek;
5. de verwachte uitkomsten;
6. de onderzoeksvraag (nulhypothese).[1]

Het belangrijkste aspect dat bij de inleiding een rol speelt, is duidelijkheid. Worden het doel van het onderzoek, het type onderzoek, de verwachte uitkomsten en de onderzoeksvraag duidelijk omschreven? Het literatuuroverzicht moet volledig zijn en eventuele hiaten in de bestudeerde literatuur moeten duidelijk aangegeven zijn.[1]

Het gedeelte van het artikel dat het materiaal en de methode beschrijft, geeft bijzonderheden over de manier waarop het onderzoek is uitgevoerd. Dit gedeelte moet een gedetailleerde beschrijving bevatten van de onderzoekssubjecten naar leeftijd, geslacht en diagnose, de grootte van de steekproef en de manier waarop de steekproef getrokken is. De betrouwbaarheid en de validiteit van de gebruikte onderzoeksinstrumenten moeten uitgebreid besproken worden, evenals de gevolgde procedures, zodat het onderzoek op dezelfde wijze herhaald zou kunnen worden.

Het volgende gedeelte van het artikel omvat de analyse van de onderzoeksgegevens, waarbij gedetailleerd de gebruikte statistische technieken en hun relevantie voor het onderzoek beschreven moeten worden, met inbegrip van het gekozen significantieniveau (de *P*-waarden).

De resultaten van het onderzoek moeten duidelijk beschreven worden, met inbegrip van de statistische significantie en de praktische relevantie.

Het discussiegedeelte heeft een meer interpretatief karakter dan de gedeelten over de onderzoeksmethode en de onderzoeksresultaten. In dit gedeelte worden aspecten van de aanvaarding of verwerping van (delen van) de hypothese beschreven. Ook moeten eventuele beperkingen in de onderzoeksopzet aangegeven worden. Literatuur die mogelijk van belang is voor de interpretatie van de onderzoeksgegevens kan hier ook aan de orde komen, evenals de mening van de auteur over de relevantie van dergelijke literatuur voor de uitkomst van het onderzoek. De conclusie geeft een kort overzicht van de onderzoeksresultaten dat logisch voort moet vloeien uit de rest van het artikel. Tabel 18.1 geeft een aantal richtlijnen voor het beoordelen van onderzoeksartikelen. Aan de hand hiervan kan men een beter beeld krijgen van het beschreven onderzoek.

Problemen bij het revalidatieonderzoek

Voordat ingegaan wordt op de problemen die spelen bij het gerontologisch onderzoek, is het noodzakelijk de moeilijkheden die zich kunnen voordoen bij revalidatieonderzoek onder de loep te nemen. Figuur 18.1 geeft een overzicht van de richtlijnen voor de diverse onderzoeksstadia. Deze kunnen de fysiotherapeut houvast bieden bij de start van zijn of haar onderzoek. Ook noemt ze een groot aantal obstakels die fysiotherapeuten kunnen tegenkomen bij het doen van onderzoek binnen de revalidatie. Hieronder vallen:

1. het vinden van een geschikte vraag binnen de onderzoeksomgeving;
2. het vinden van een populatie die geschikt is voor en mee wil werken aan onderzoek naar de verschillende revalidatietechnieken;
3. het vinden van literatuur om de onderzoeksvraag te onderbouwen;
4. kennis van het onderzoeksproces;
5. het schrijven van onderzoeksaanvragen voor subsidiërende instanties;
6. tijd om onderzoek te doen;
7. de kostendekking van het onderzoek;
8. de bereidheid van patiënten om zowel de inspanningen van de revalidatie op te brengen als mee te werken aan het onderzoek;
9. de beschikbaarheid van onderzoekssubjecten die voldoen aan de criteria van het onderzoek;
10. kennis van en ervaring met de codering van gegevens en statistische analyses;

Tabel 18.1 Richtlijnen voor het beoordelen van onderzoeksartikelen.

Inleiding
Wordt de probleemstelling duidelijk omschreven?
Is het literatuuroverzicht compleet?
Geven de auteurs aan dat er hiaten zitten in het literatuuroverzicht?
Is het doel van het onderzoek duidelijk omschreven?
Worden verwachtingen uitgesproken of hypothesen geformuleerd?

Materiaal en methode
Worden de onderzoekssubjecten nauwkeurig beschreven?
Hoe is de steekproef getrokken?
Hoe groot is de steekproef?
Is gebruikgemaakt van een controlegroep?
Worden de onderzoeksinstrumenten nauwkeurig beschreven?
Zijn de onderzoeksinstrumenten betrouwbaar en valide?
Wordt de gevolgde procedure nauwkeurig beschreven?
Kan het onderzoek herhaald worden?
Heeft de onderzoeksopzet interne validiteit?
Wordt de statistische analyse van de gegevens nauwkeurig beschreven?
Op welke vragen probeert men antwoord te krijgen met behulp van de statistische toetsen?
Is de gebruikte analysemethode geschikt voor deze onderzoeksvragen en het meetniveau van de verzamelde gegevens?
Welke *P*-waarde is gebruikt?

Onderzoeksresultaten
Worden de resultaten duidelijk weergegeven?
Zijn de resultaten statistisch significant?
Hebben de resultaten praktische relevantie?

Discussie
Wordt aangegeven of de nulhypothese aangenomen of verworpen is en of de resultaten voldeden aan de verwachtingen?
Wordt gewezen op zwakke punten van de onderzoeksopzet?
Wordt additionele literatuur genoemd die van toepassing is op onverwachte resultaten?
Worden de resultaten vertaald naar de klinische praktijk?
Worden suggesties gegeven voor vervolgonderzoek?

Conclusie
Worden de resultaten in het kort opnieuw weergegeven?
Vloeien de conclusies logisch voort uit de onderzoeksresultaten?

11. ethische vragen:
    - Is het ethisch om sommige patiënten uit te sluiten van behandeling ten bate van het onderzoek?
    - Is het ethisch de statussen van de patiënten te bestuderen?
    - Hoever kan men gaan bij het inlichten van de patiënten over de onderzoeksresultaten?
    - Is het ethisch een nieuwe therapie te onthouden aan de controlegroep, waardoor deze patiënten mogelijk benadeeld worden?
    - Is het ethisch de standaardbehandeling te onthouden aan de experimentele groep, waardoor deze patiënten mogelijk ook benadeeld worden?
    - Is het ethisch de experimentele groep te vragen een nieuwe behandeling te ondergaan waarvan het nut onbekend is en die mogelijk tot nu toe onbekende bijverschijnselen kan hebben?;[3]
12. het krijgen van goedkeuring voor het onderzoek van een medische ethische commissie.

	Ja	Nee	Niet van toepassing
1. Vragen stellen, ideeën genereren			
Bestuderen van de literatuur			
Formuleren van de onderzoeksvraag			
Formuleren van de doelstellingen van het onderzoek, of het opstellen van een toetsbare hypothese			
2. Kiezen van een geschikte onderzoeksopzet			
Organisatie van het veldwerk			
Schrijven van het onderzoeksvoorstel			
Aanvragen van subsidies			
Raadplegen van ethische commissie of andere instanties die zich bezighouden met reglementering van proefpersonenonderzoek			
3. Kiezen van methoden voor dataverzameling			
Ontwerpen van formulieren en vragenlijsten			
Het uitzoeken van geschikte meetinstrumenten			
Nadenken over de statistische analyse			
Overleggen met een statisticus/methodoloog			
4. Dataverzameling			
Vooronderzoek			
Eigenlijke onderzoek			
5. Analyse van de resultaten			
Schrijven van het onderzoeksverslag			
Presenteren van de resultaten (mondeling/schriftelijk)			

Figuur 18.1 Richtlijnen voor onderzoek: een checklist voor fysiotherapeuten.

Problemen bij gerontologisch onderzoek

De problemen die zich kunnen voordoen bij gerontologisch onderzoek zijn talrijk en lopen van het vinden van geschikte onderzoekssubjecten en het trekken van de steekproef tot het opzetten van een transversaal ('cross-sectioneel') onderzoek. Wat het trekken van steekproeven in gerontologisch onderzoek betreft, heeft Wayne[4] aangetoond dat subjecten in transversale steekproeven vaker langer verbleven in verpleeghuizen, een kleiner sociaal netwerk hadden en meer gedragsproblemen en functiestoornissen vertoonden dan een steekproef die bestond uit de individuen die nieuw werden opgenomen. Deze individuen verbleven korter in de instelling en hadden meer acute medische problemen. De manier waarop men aan de steekproef is gekomen, kan dus de resultaten van het onderzoek beïnvloeden. Wanneer men bijvoorbeeld onderzoek doet in een verpleeghuis, moet men controlevariabelen opnemen om eventueel te kunnen controleren op bovengenoemde problemen.

Bij de keuze van onderzoekssubjecten onder ouderen moet men rekening houden met diverse variabelen. De mobiliteit van ouderen is bijvoorbeeld afgenomen. Een onderzoek waarbij mobiliteit noodzakelijk is (bijvoorbeeld autorijden of het gebruik van openbaar vervoer om naar de plek van het onderzoek te komen), kan deelnemers van het onderzoek uitsluiten. Generaliseren op basis van de gekozen onderzoekssubjecten is ook moeilijk. Zo wonen de meeste ouderen niet in verpleeghuizen. Het is daarom niet juist verpleeghuispatiënten te beschouwen als een representatieve steekproef uit alle ouderen. Bovendien is het mogelijk dat het onderzoek de dagelijkse routine van de onderzoekssubjecten – zelfs als hun leefsituaties verschillen – in de war stuurt, wat het ook moeilijk maakt de resultaten van het onderzoek te generaliseren.[5]

Onderzoekers in de gerontologie zijn zich zeer goed bewust van de variabiliteit van hun onderzoekssubjecten. In een boeiend artikel presenteren Nelson en Dannifer[6] echter informatie die aan gerontologische onderzoekers duidelijk maakt dat deze variantie bestaat en hoe er binnen hun onderzoeksopzet rekening mee te houden. Uit hun onderzoek blijkt dat de variabiliteit toeneemt tot 65 procent bij oudere onderzoekssubjecten. Dit effect was sterker bij longitudinaal onderzoek dan bij transversaal onderzoek.[6]

Andrews[7] geeft sterke argumenten voor het betrekken van en controleren op culturele variabelen in het gerontologisch onderzoek. Hij laat zien dat de resultaten van onderzoek naar variabelen die vaak onderzocht worden binnen revalidatieonderzoek aanzienlijk beïnvloed kunnen worden door houding en gedrag en door religieuze en sociale factoren. Hij noemt talloze voorbeelden, waaronder de voeding.[7] De religieuze achtergrond van onderzoekssubjecten kan hun voedingspatroon sterk beïnvloeden. Op zijn beurt kan dit invloed hebben op aspecten van de revalidatie, zoals het verlangen om te lopen, de zelfstandigheid en hulp geboden door derden. Deze religieuze, sociale en attitudevariabelen moeten in revalidatieonderzoek betrokken worden, om zicht te krijgen op de invloed ervan op de onderzoeksresultaten.[7]

De gekozen onderzoeksopzet kan een aanzienlijke invloed hebben op de resultaten van gerontologisch onderzoek. De onderzoeksopzet kan transversaal, longitudinaal of een mengvorm zijn. Bij transversaal of cross-sectioneel onderzoek worden alle variabelen op één tijdstip gemeten, bij longitudinaal onderzoek worden de onderzoekssubjecten gedurende langere tijd gevolgd en wordt vaker gemeten. De voordelen van transversaal onderzoek zijn de korte tijdsduur en de lage kosten. Het is bij dit type onderzoek echter zeer moeilijk verschillen tussen groepen toe te schrijven aan leeftijdsvariabelen en deze onderzoeksopzet houdt geen rekening met andere storende variabelen. Verschillen tussen cohorten (bijvoorbeeld twee groepen mensen die nu 65 en 85 zijn) kunnen bijvoorbeeld de gemeten demografische variabelen beïnvloeden. Mensen die de crisis in de jaren '30 hebben meegemaakt, hebben een speciale handigheid ontwikkeld voor het functioneren in een economie waarin geld schaars is. Ze hebben zodoende als groep een andere opvatting over hun functioneren. Deze gedeelde ervaring is een cohorteffect en dergelijke effecten kunnen moeilijk bepaald worden door middel van transversaal onderzoek.[8]

Longitudinaal onderzoek, daarentegen, duurt veel langer en kan onpraktisch zijn in termen van de tijd en de financiële middelen die ermee gemoeid zijn. Een fysiotherapeut zou bijvoorbeeld patiënten op twintigjarige leeftijd willen onderzoeken op artrose in de knie en deze patiënten willen blijven volgen tot hun negentigste. Dit onderzoek zou zeventig jaar duren en is daarom praktisch niet uitvoerbaar. Een ander probleem dat optreedt bij longitudinaal gerontologisch onderzoek is het onderkennen van socialisatie-effecten. Hoe kan de onderzoeker bijvoorbeeld bepalen of de gemeten variabelen inderdaad te maken hebben met leeftijd of lichaamsbeweging? Zijn de resultaten misschien beïnvloed door de medicijnen die de onderzoekssubjecten voorgeschreven krijgen of door de rustperioden die ze nemen, of is er inderdaad sprake van gevolgen van het verouderingsproces?[8]

K.W. Schale[9] stelt een transversale sequentiële analyse voor als middel om leeftijdsverschillen en verschillen tussen cohorten te onderscheiden. Hij stelt dat dit type onderzoek de problemen die bij longitudinaal onderzoek optreden grotendeels kan ondervangen. De onderzoeksopzet van Schale wordt de cohort-sequentiële methode[9] genoemd. Hierbij wordt rekening gehouden met de verschillen tussen tijdperken door het volgen van twee of meer cohorten uit verschillende leeftijdscategorieën. Om de effecten van artrose in de knie te bestuderen, kunnen bijvoorbeeld een groep twintigjarigen, een groep vijftigjarigen en een groep zeventigjarigen tien jaar lang gevolgd worden. Schale meent dat deze methode voor gerontologisch onderzoek minder tijd vergt en rekening houdt met de verschillen tussen cohorten, maar tegelijkertijd toch een zeker longitudinaal perspectief biedt.[9]

Andere problemen binnen het gerontologisch onderzoek kunnen ontstaan door het onderzoeksinstrument. Ouderen kunnen last hebben van een verminderd gezichtsvermogen, gehoor of geestelijk functioneren. Hierdoor kunnen ze minder goed in staat zijn te reageren op het onderzoeksinstrument. Ouderen kunnen ook bang zijn om een test af te leggen. Hierdoor kan het moeilijker zijn hun toestemming voor het onderzoek te verkrijgen.[10]

Ten slotte kunnen de lichamelijke en geestelijke stoornissen waaraan ouderen kunnen lijden het ook noodzakelijk maken extra uitleg te geven over de deelname aan het onderzoek.[10]

Meetaspecten

Betrouwbaarheid

Zowel bij het beoordelen van onderzoek van anderen als bij het zelf verrichten van onderzoek is het essentieel dat men op de hoogte is van de relevante meetaspecten. Het eerste belangrijke meetaspect is de betrouwbaarheid, die in feite een maat is voor de consistentie van het onderzoeksinstrument. Deze maat geeft aan in hoeverre het meetinstrument objectief reproduceerbaar is, dat wil zeggen: het instrument meet onafhankelijk van degene die het gebruikt. Indien de spierkracht van de quadriceps van een ouder individu eerst gemeten wordt door de ene fysiotherapeut en daarna door een andere fysiotherapeut, kunnen we dan zeggen dat deze twee metingen gelijk zijn? Als de eerste fysiotherapeut de quadriceps, bijvoorbeeld, beoordeelt als 3 op een schaal van 5 en de tweede als 5, dan bestaat er een discrepantie tussen de twee metingen. Met andere woorden: er is in dit geval sprake van een lage interbeoordelaarsbetrouwbaarheid. De interbeoordelaarsbetrouwbaarheid is een maat voor de consistentie tussen de beoordelingen van verschillende beoordelaars. Als een fysiotherapeut de quadriceps van een oudere als 3/5 beoordeelt en later deze quadriceps opnieuw als 3/5 beoordeelt terwijl er geen verandering heeft plaatsgevonden in de spierkracht van de quadriceps, dan bestaat er in dit geval een goede intrabeoordelaarsbetrouwbaarheid, dat wil zeggen: een consistentie tussen de metingen die een beoordelaar verricht gedurende een bepaalde periode. Men moet meetinstrumenten gebruiken waarvan de betrouwbaarheid onderzocht en voldoende bevonden is. Hoewel de betrouwbaarheid belangrijk is, is deze niet het enige meetaspect dat in overweging genomen moet worden bij de beoordeling van onderzoeksinstrumenten.

Validiteit

Validiteit is de mate waarin het onderzoeksinstrument meet wat het geacht wordt te meten. Er zijn vele verschillende typen validiteit en hieronder worden er zeven beschreven:[11]

1. Congruente validiteit is de correlatie tussen de test en andere testvariabelen. Manuele spiertests kunnen bijvoorbeeld vergeleken worden met mechanische testen. Een zelf-ontwikkeld beoordelingsinstrument voor de balans kan vergeleken worden met gangbare, standaard balanstests.
2. Inhoudsvaliditeit kijkt naar de diverse onderdelen van het instrument. Elk item van de test wordt beoordeeld om te zien of het representatief is voor de gehele test. Bij een beoordelingsinstrument voor de balans met tien vragen wordt bijvoorbeeld gekeken of elke vraag afzonderlijk bijdraagt aan het eindresultaat van de meting.
3. Predictieve validiteit heeft te maken met de mate waarin het instrument voorspellende waarde heeft voor het in de toekomst optreden van bepaalde verschijnselen. Een score van 50 op de Barthel-test (die predictief valide is) geeft bijvoorbeeld aan dat de patiënt niet zelfstandig is, niet ontslagen kan worden omdat overmatig veel hulp nodig zal zijn bij de persoonlijke verzorging. Een score van 90 daarentegen geeft aan dat de patiënt hoogstwaarschijnlijk naar huis kan en daar minimale hulp nodig zal hebben.
4. Interne validiteit geeft aan in hoeverre de verkregen uitkomsten correct zijn voor de beoogde doelpopulatie van het onderzoek. Anders gezegd: of de werking van de onafhankelijke variabele inderdaad de verschillen die optreden in de afhankelijke variabele veroorzaakt heeft.
5. Externe validiteit geeft de mate aan waarin de onderzoeksresultaten geldigheid hebben in andere reële situaties. De resultaten van onderzoek naar de spierkracht van oudere ratten bijvoorbeeld heeft externe validiteit voor de populatie ratten maar niet voor mensen.
6. Face validity ('indruksvaliditeit') is de gemakkelijkste vorm van validiteit. Hierbij geldt dat wanneer het instrument zo op het oog de indruk wekt dat het meet wat het meten moet, men aanneemt dat dat ook zo is. Als een wiskundedocent bij het opstellen van een wiskundeproefwerk meent dat de gestelde vragen wiskundige problemen zijn, dan meet het proefwerk de wiskundige kennis en inzicht van de studenten. Als een fysiotherapeut de componenten van het looppatroon analyseert door te kijken naar de manier waarop mensen lopen, dan meet hij of zij het looppatroon. De indruksvaliditeit wordt meestal bepaald aan de hand van de mening van een expert.
7. Ecologische validiteit geeft aan dat er een hoge relatie is tussen dat wat gemeten wordt en het functioneren in het dagelijks leven. Deze variabelen zullen dus minder vaak op stoornisniveau liggen maar veel eerder op beperkingenniveau of de mate van actieve participatie aan activiteiten meten.

Een ander belangrijk meetaspect is de keuze van de variabelen. Het maken van onderscheid tussen onafhankelijke en afhankelijke variabelen is essentieel voor een goed begrip van de onderzoeksopzet. Onafhankelijke variabelen zijn de variabelen die gemanipuleerd worden door de onderzoeker. Afhankelijke variabelen zijn de variabelen die de onderzoeker wil meten omdat hij meent dat ze beïnvloed worden door de onafhankelijke variabele. Een training voor het verbeteren van het evenwicht is bijvoorbeeld de onafhankelijke variabele (wel of geen training; voor of na training) en het gemeten evenwicht van de onderzoekssubjecten (met of zonder training; voor of na training) is de afhankelijke variabele.

Het laatste aspect van het onderzoek betreft de statistische analyse van de data. De belangrijkste onderdelen van de descriptieve statistische analyse zijn parametrische (ratio en intervalmeetniveau) en non-parametrische (voor ordinaal en nominaal meetniveau) toetsingsmethoden. De maten voor centrale tendentie kunnen onderverdeeld worden in drie categorieën:[11]

1. het gemiddelde. Om het gemiddelde te bepalen wordt de som van alle scores gedeeld door het aantal scores. Het gemiddelde van 1, 2, 4, 6, 8, 8 en 10 is bijvoorbeeld 5,57;
2. de mediaan is de middelste score van de gerangschikte scores. De mediaan ligt exact in het midden. De mediaan van 1, 2, 4, 6, 8, 8 en 10 is 6;
3. de modus is de waarde die het vaakst voorkomt in de dataset. De modus of meest frequente score in het bovengenoemde rijtje is 8.

Variabiliteit

Het begrip variabiliteit valt ook in de categorie van de beschrijvende statistiek. De variabiliteit wordt uitgedrukt in twee maatstaven voor spreiding:

1. de spreidingsbreedte (Engels: 'range') is het verschil tussen de hoogste en de laagste score. Dit kan zeer belangrijk zijn bij het bepalen van de response van een individu op een trainingsprogramma. De range van de bovengenoemde dataset is 9;
2. de variantie is een andere maat voor variabiliteit en wordt berekend door het verschil van de afzonderlijke waarnemingen ten opzichte van het gemiddelde te kwadrateren en op te tellen. Deze som van gekwadrateerde verschillen wordt gedeeld door het aantal waarnemingen.
3. de standaarddeviatie is een andere maatstaf voor de variabiliteit. Hierbij wordt de verdeling van de scores tussen de hoogste en de laagste score bepaald door het berekenen van de vierkantswortel uit de variantie.

Het gemiddelde van een normaalverdeling, of klokvormige curve, ligt in het midden en wordt aangegeven met een ononderbroken lijn in figuur 18.2. Aan beide zijden van deze lijn tot aan de stippellijnen ligt de standaarddeviatie. Binnen één standaarddeviatie onder of boven het gemiddelde ligt 34 procent van de waarnemingen in de steekproef. Aan beide kanten ligt dus 68 procent van de waarnemingen. Bijna de gehele populatie (95 procent) ligt binnen twee standaarddeviaties.[11]

Analyse van gegevens

Hierboven zijn enkele descriptieve grootheden genoemd (gemiddelde, variantie en standaarddeviatie) die uit rekenkundige berekeningen zijn gekomen. Dit worden parametrische berekeningen genoemd. Parametrische analyse van grootheden kan

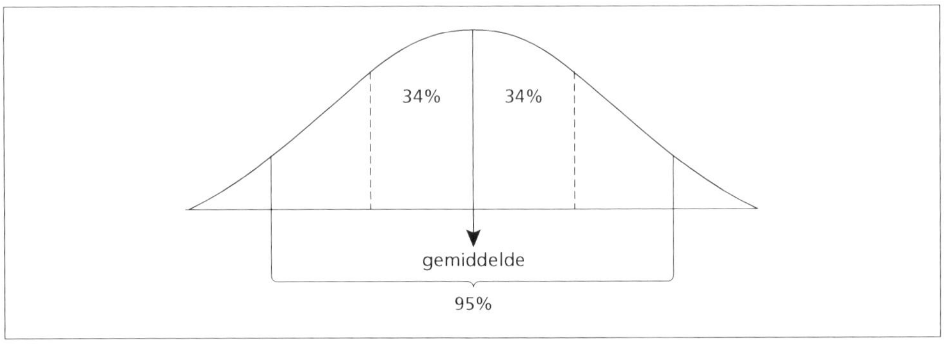

Figuur 18.2 Normale verdelingscurve.

Tabel 18.2 Parametrische toetsen.[12]

Toets	Algemeen gebruik	Voorbeeld: Bron	Voorbeeld: Toepassing
t-toets	Vergelijken van twee onafhankelijke groepen	Ikeda ER, et al. *Phys Ther.* 1991;71:473-481	Vergelijking van *bewegingsuitslagen* van bepaalde gewrichten bij het opstaan uit een stoel door oudere en jongere individuen.
		Schwartz RS, et al. *J Gerontol.* 1990;45:M181-M185	Vergelijking van de *verdeling van het lichaamsvet* bij oudere en jongere mannen.
t-toets voor gepaarde waarnemingen	Vergelijken van twee groepen waarbij elke waarneming in groep A op een bepaalde wijze samenhangt met een waarneming in groep B	Blanke DJ, Hageman PA *Phys Ther.* 1989;69:144-148	Vergelijking van *kenmerken van het looppatroon* van jonge en oudere mannen met vergelijkbare beenlengte.
ANOVA	Vergelijken van meer dan twee groepen of behandelingen	Einkauf DK, et al. *Phys Ther.* 1987;67:370-375	Vergelijking van de *beweeglijkheid van de wervelkolom* tussen zes op grond van leeftijd ingedeelde groepen *vrouwen*.
		Massey JM, et al. *J Gerontol.* 1990;45:M163-M168	Vergelijking van het herstel na een *heupfractuur* tussen vier groepen ouderen. De groepen waren samengesteld op grond van het type depressieve symptomen.
ANCOVA	Wordt gebruikt om uitgangsverschillen tussen groepen die vergeleken worden gelijk te trekken	Panton LB, et al. *J Gerontol.* 1990;145:M26-M31	Onderzoek naar de *effecten van aërobe en weerstandstraining op de reactietijd* bij oudere mannen. De ANCOVA-toets werd gebruikt om de verschillen in reactietijd vóór aanvang van de training te neutraliseren.
Factoriële ANOVA	Vergelijking van de effecten van twee of meer onafhankelijke variabelen	Nelson RM, et al. *Phys Ther.* 1984;64:29-34	Vergelijking van *verschillen in de activiteit van motoreenheden* op basis van leeftijd en het percentage van de maximale willekeurige contractiekracht.
ANOVA met herhaalde meting	Vergelijking van metingen onder diverse omstandigheden of op verschillende tijdstippen in een bepaalde groep of groepen	Vandervoort AA, et al. *J Gerontol.* 1990;45:B125-B128	Metingen van het quad/ham draaimoment bij jonge en oudere vrouwen met verschillende *isokinetische snelheden en verschillende contractietypen:* concentrisch versus excentrisch (gecombineerde herhaalde metingen met factoriële onderzoeksopzet).
Correlatie	Bepalen van de mate van samenhang tussen twee variabelen	Bahannon RW. *Topics Geriatric Rehabil.* 1990;6:51-58	Bepalen van de relatie tussen *functionele zelfstandigheid* en specifieke variabelen (leeftijd, geslacht, aantal trainingssessies, enzovoort) bij patiënten die herstellen van een heupfractuur.
Regressie	Wordt in het algemeen gebruikt om te bepalen hoe goed sommige variabelen een andere variabele kunnen voorspellen	Magaziner J, et al. *J Gerontol.* 1990;45:M101-M107	Onderzoek naar de geschiktheid van bepaalde factoren om *de mate van functioneel herstel* één jaar na een heupfractuur te voorspellen.

alleen geschieden als gemeten is op interval- of rationiveau en niet bij nominaal of ordinaal niveau (daar zijn andere technieken voor). Het is wellicht nuttig de nominale, ordinale, interval- en ratioschalen hier kort toe te lichten. Getallen en metingen kunnen ondergebracht worden in een hiërarchie die loopt van nominaal tot rationiveau. Een nominale schaal is in wezen een beschrijving van categorieën. Nominale waarden vormen een benaming van dingen, zoals de maanden van het jaar. Ziekenhuis-verpleeghuis, jong-oud, man-vrouw zijn voorbeelden van nominale waarden. Informatie op dit niveau heeft een zekere descriptieve waarde, maar kan niet in een rangorde geplaatst worden.

Ordinale informatie heeft een logische volgorde. Hierbij worden nummers gebruikt om de objecten te rangschikken op grond van een bepaalde eigenschap. Schalen van zwak naar sterk of van langzaam naar snel, van onhoudbare pijn naar geen pijn verschaffen ordinale informatie. De getallen geven waarden weer ten opzichte van elkaar.

Het volgende niveau is het intervalniveau. Intervaldata kunnen opgevat worden als gehele getallen: ze vormen een beschrijving, een hiërarchie en drukken numerieke verschillen uit. Voorbeelden van intervalschalen zijn het aantal afgelegde meters en het aantal herhalingen.

Het hoogste meetniveau is het rationiveau. Ratioschalen hebben de drie hierboven genoemde kenmerken, en bovendien 0 als het referentiepunt. Voorbeelden van ratiodata zijn goniometrische metingen en tijdscores.

Een juist gebruik van parametrische statistiek moet gebaseerd zijn op gegevens op interval- of rationiveau. Om parametrische statistiek te kunnen bedrijven, moet men een aantal statistische vooronderstellingen doen over de data (bijvoorbeeld dat de verdeling normaal of homogeen is). Bij non-parametrische statistiek hoeft de verdeling van de gegevens aan minder voorwaarden te voldoen. Chi-kwadraat is een voorbeeld van een non-parametrische statistische toetsing. Tabel 18.2 geeft een overzicht van parametrische toetsen en hoe ze gebruikt kunnen worden.

Wanneer men gerontologische onderzoeksartikelen leest of zelf onderzoek bedrijft, moet men zich altijd afvragen of de juiste statistische toetsen gebruikt zijn.

Klinisch revalidatieonderzoek bij ouderen

Wanneer men de diverse problemen die bij gerontologisch onderzoek en bij de revalidatie van oudere patiënten kunnen optreden, kan onderkennen, kan men eventueel zelf een bepaalde vorm van klinisch onderzoek opzetten. Eén van de interessantste manieren van aanpak van een dergelijk onderzoek is ontwikkeld door Rothstein en Ecternach. Hun model wordt het 'Hypothesis Oriented Algorithm for Clinicians' (HOAC-model) genoemd.[13] Fysiotherapeuten kunnen deze methode gebruiken bij de behandeling van patiënten om te komen tot klinische beslissingen. Figuur 18.3 geeft een overzicht van de manier waarop men volgens dit model informatie kan verzamelen en het effect van de genomen maatregelen kan beoordelen. De stappen binnen dit proces zijn:

1. eerste fase van de dataverzameling: gegevens verzamelen door middel van anamnese en bestuderen van de status of andere informatie over de patiënt;
2. probleemstelling: formuleren van het probleem dat men wenst te bestuderen;
3. lichamelijk onderzoek en dataverzameling: verrichten van het eigenlijke onderzoek (dat wil zeggen: verzamelen van de gegevens);
4. werkhypothese: formuleren van een werkhypothese over de redenen voor het al dan niet bereiken van de doelstellingen en eventueel heroverwegen van de doelstellingen;

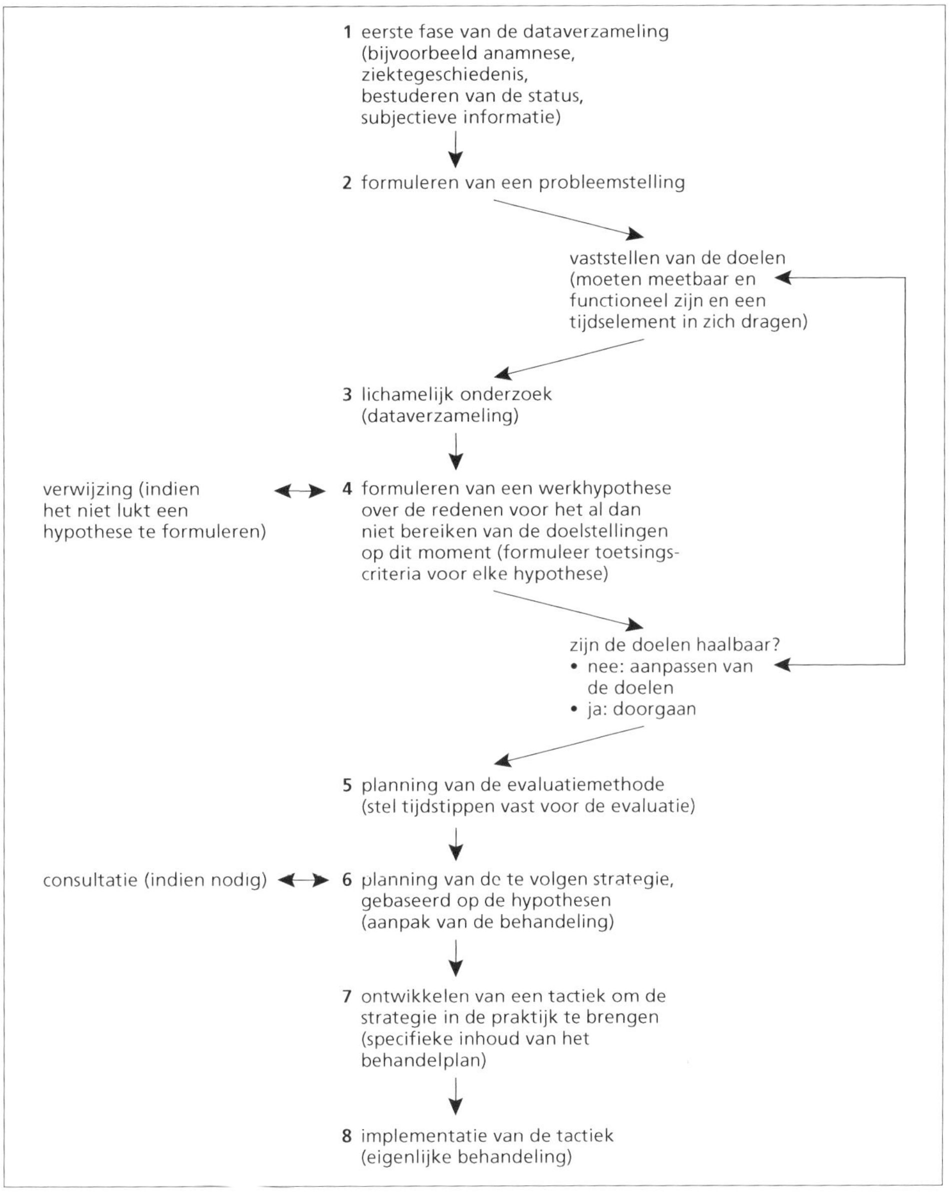

Figuur 18.3 Hypothesis-oriented algorithm for clinicians.

5. evaluatie: heroverweging van de gebruikte methodologie;
6. te volgen strategie: planning van de te volgen strategie, gebaseerd op de hypothese;
7. implementatie tactiek: ontwikkelen van een tactiek om de strategie in de praktijk te brengen;
8. implementatie: in de praktijk brengen van het behandel- en evaluatieprotocol.

Dit is een manier om een onderzoeksopzet te gebruiken voor het beoordelen en behandelen van individuele patiënten of groepen patiënten.

Onderzoek met één onderzoekssubject: N=1-studies

Een andere interessante onderzoeksopzet die gemakkelijk toegepast kan worden in de geriatrische revalidatie is het 'single subject design'. Deze onderzoeksopzet bestaat uit een gedetailleerde beschrijving van de kenmerken, diagnose, klacht, behandeling en reactie op de behandeling van één patiënt. Binnen deze opzet wordt de patiënt onderzocht vóór de behandeling, waarna de behandelingserie volgt en vervolgens weer stopgezet wordt. Tussen de behandelingen worden veranderingen die zijn opgetreden in de toestand van de patiënt opgetekend. Ook min of meer permanente effecten van de behandeling worden vastgelegd nadat de behandeling gestaakt is.

Dit is een gemakkelijke manier om een analyse te maken van een bepaalde behandeling. Als voorbeeld nemen we een Parkinsonpatiënt die moeite heeft met het opstaan uit een stoel. Gedurende een aantal weken noteert de fysiotherapeut de problemen die de patiënt heeft bij het opstaan en de tijd die hij doorbrengt in de stoel. De fysiotherapeut geeft daarna voorlichting en gebruikt oefeningen om de patiënt gemakkelijker uit de stoel op te laten staan. Vervolgens wordt genoteerd wat er gedurende de dag gebeurt als de patiënt probeert op te staan (hieruit blijkt een toename van het aantal keren dat de patiënt opstaat en rondloopt). De behandeling wordt gestaakt en de therapeut bekijkt wat het resterende effect is (dat wil zeggen: het aantal keren dat de patiënt opstaat nadat de behandeling gestopt is). De generalisatie van dit type onderzoek is moeilijk, aangezien slechts één patiënt geobserveerd wordt.[14,15]

Woolery[15] beschrijft diverse methoden voor het interpreteren van de gegevens uit onderzoek met een single subject design, waaronder een visuele analyse van de in een grafiek uitgezette tijdseriegegevens, waarbij men de veranderingen die men in de grafiek ziet, interpreteert en een andere manier van statistiek bedrijven, zoals trendanalyse, herhaalde metingen- of tijdreeksanalyse. Al deze technieken kunnen waardevolle informatie opleveren uit onderzoek met slechts één onderzoekssubject.[15]

Kwalitatief onderzoek

Een ander belangrijk onderzoeksgebied is kwalitatief onderzoek. In het *Journal of the American Physical Therapy Association* heeft K. Shepard een uitstekende beschrijving gegeven van dit type onderzoek.[16] Ze beschrijft casestudies, descriptief onderzoek en quasi-experimenteel onderzoek als voorbeelden van zowel kwalitatieve als kwantitatieve methodologieën voor onderzoek naar de effecten van revalidatie. Het case study design houdt een beschrijving van één patiënt in. Deze methode kan zowel kwantitatieve (zie hierboven) als kwalitatieve aspecten hebben, maar het kwalitatieve aspect staat meestal op de voorgrond. Shepard beschrijft descriptief onderzoek als een manier om een bepaalde populatie patiënten te beschrijven met hun klinische problemen op fysiotherapeutisch gebied en de oplossingen die in de recente literatuur voor deze problemen genoemd worden. Een descriptief onderzoek vormt een beschrijving van wat feitelijk plaatsvindt in de klinische situatie.

In het geval van quasi-experimenteel onderzoek kan de fysiotherapeut zelf onderzoek doen. Randomisatie van de behandelmethoden hoeft hierbij niet te geschieden, iets wat vaak onmogelijk is in de klinische situatie. Variabelen als steun binnen de groep, veranderingen in de gemoedstoestand en conflicten binnen het gezin zijn vaak onderwerp van onderzoek naar menselijk gedrag. Het merendeel van het onderzoek dat gedaan wordt in de klinische situatie is daarom tevens kwalitatief van aard.

In het *Journal of the American Physical Therapy Association* heeft Gail Jensen[17] richtlijnen gegeven voor het formuleren van een begrippenkader en het doen van kwalitatief onderzoek (tabel 18.3). Deze richtlijnen kunnen fysiotherapeuten helpen zich een goed beeld te vormen van het kwalitatieve onderzoek, om het vervolgens toe te kunnen passen in de klinische praktijk.

Tabel 18.4, ten slotte, beschrijft manieren om potentiële bedreigingen voor de interne validiteit van kwalitatief onderzoek aan te pakken. Onvoldoende interne validiteit is het belangrijkste struikelblok bij kwalitatief onderzoek. De onderzoeker zal vaak gevraagd worden de wetenschappelijke grondslag van het onderzoek toe te lichten. Hij of zij moet zich daarom bezighouden met deze problemen.

Tabel 18.3 Richtlijnen voor het doen van kwalitatief onderzoek.

Vragen	Suggesties
1. Is de beschrijving gedetailleerd?	Geef voldoende details zodat de observaties tot leven komen. Het gaat erom datgene wat men observeert in woorden te vangen. Vermijd abstracte of inhoudsloze woorden. In plaats van te zeggen dat een patiënt pijn heeft, bijvoorbeeld, is het beter te beschrijven wat men ziet, zodat de lezer zelf kan concluderen dat de patiënt pijn heeft.
2. Worden voldoende concrete details gepresenteerd die laten zien wat er feitelijk gebeurt?	Het is belangrijk eventuele dialogen te reconstrueren. Waar mogelijk moeten de eigen woorden van de patiënt weergegeven worden. Non-verbale signalen moeten ook beschreven worden.
3. Is de anonimiteit van de patiënt gewaarborgd?	De onderzoeker heeft gewoonlijk te maken met een klein aantal onderzoekssubjecten. Anonimiteit is hierdoor een cruciale factor. De onderzoeker moet ook een vertrouwensrelatie opbouwen met de patiënten om valide informatie te kunnen vergaren.
4. Is het materiaal relevant voor de onderzoeksvraag?	Wanneer men eenmaal begonnen is met het onderzoek, kan men gemakkelijk het spoor bijster raken en gegevens gaan verzamelen die niet relevant zijn. Een vooraf geformuleerd, maar flexibel, begrippenkader kan helpen de gegevensverzameling in goede banen te leiden.
5. Wordt het onderwerp vanuit verscheidene oogpunten beschreven?	De onderzoeker moet voortdurend oog houden voor gegevens die zijn of haar voorlopige inzichten tegenspreken. De onderzoeksaantekeningen moeten het verzamelde bewijsmateriaal voor en tegen deze inzichten weergeven. Dit materiaal kan dan gebruikt worden om het begrippenkader aan te passen.
6. Geeft de onderzoeker een beschrijving van zijn of haar gedrag tijdens de dataverzameling?	Aangezien de onderzoeker zelf het instrument voor de dataverzameling vormt, moeten zijn of haar gedrag en vooronderstellingen en alle andere zaken die het totstandkomen van de onderzoeksaantekeningen kunnen beïnvloeden, beschreven worden.

Tabel 18.4 Manieren om potentiële bedreigingen voor de interne validiteit van kwalitatief onderzoek aan te pakken.

Probleem	Aanbeveling
Tijdsverloop	Onderzoekers die zich bezighouden met kwalitatief onderzoek nemen aan dat het tijdsverloop de aard van de gegevens beïnvloedt, aangezien de bestudeerde verschijnselen zelden constant blijven. Wanneer proces en verandering het onderwerp van studie zijn, moet de onderzoeker vaststellen welke basisgegevens stabiel zijn in de tijd en welke gegevens veranderen. Dit kan men bereiken door middel van replicatieonderzoek en dataverzameling op vaste tijdstippen.
Observatoreffecten	Men kan de invloed van deze effecten verminderen door voldoende tijd door te brengen in het veld en de conclusies te laten bevestigen door verscheidene informanten gegevens te laten verzamelen. Het consequent optekenen van de reacties van de deelnemers dienaangaande kan ook bijdragen aan het tegengaan van deze effecten.
Selectie- en regressiefactoren	Binnen kwalitatief onderzoek probeert men gewoonlijk niet eventuele selectie- en regressie-effecten tegen te gaan om de specifieke effecten van een bepaalde behandeling te isoleren. Echter, de gegevens kunnen een vals beeld geven als gevolg van de selectie van de deelnemers. In complexe situaties in het veld moeten groepen, subgroepen, gebeurtenissen en/of de sociale omgeving daarom adequaat beschreven worden om zeker te kunnen zijn van representatieve gegevens.
Mortaliteit	Binnen kwalitatief onderzoek wordt aangenomen dat groei en uitputting normale processen zijn in een natuurlijke situatie en dat het onderkennen van de effecten ervan een belangrijk onderdeel is van het onderzoek.
Onterechte conclusies	Het elimineren van andere mogelijke verklaringen voor de gevonden effecten vereist effectieve en efficiënte dataverzamelingstechnieken en het gebruik van ondersteunend bewijsmateriaal uit andere bronnen. Men moet voortdurend op zoek zijn naar negatief bewijsmateriaal dat de conclusies die getrokken worden, ondersteunt of tegenspreekt.

Tabel 18.5 De stappen van de etnografische onderzoeksmethode.

De diverse stappen van de etnografische methode worden hier in een bepaalde volgorde gepresenteerd, maar in de praktijk vinden veel van deze stappen tegelijk of naast elkaar plaats, in plaats van in een vaste volgorde.

1. Identificeren van het onderwerp van onderzoek.
2. Formuleren van onderzoeksvragen die met het onderwerp te maken hebben.
3. Bepalen van de methoden en bronnen voor de eerste fase van de dataverzameling, op basis van de onderzoeksvragen (bijvoorbeeld individuen die geïnterviewd of geobserveerd gaan worden).
4. Formuleren van operationele definities, hetzij vooraf, hetzij wanneer ze nodig blijken te zijn tijdens het onderzoek.
5. Eerste fase van de dataverzameling door middel van observaties of interviews. Begin van de analyse van de gegevens uit de eerste observaties of interviews. Hieruit moet een voorlopig begrippenkader gedestilleerd worden.
6. Analyseren van de gegevens terwijl ze verzameld worden en formuleren van een voorlopig begrippenkader om de gegevens te verklaren.
7. Verzamelen van meer gegevens, bijvoorbeeld door extra observaties, het interviewen van reeds geobserveerde personen of het observeren van personen die reeds geïnterviewd zijn.
8. Doorgaan met analyseren van alle verzamelde gegevens en verfijnen van het voorlopige begrippenkader voor de verklaring van de gegevens.
9. Doorgaan met gelijktijdige verzameling en analyse van gegevens totdat het begrippenkader alle verzamelde gegevens kan verklaren. Indien het voorlopige begrippenkader de gegevens niet kan verklaren, moet het aangepast worden totdat dit wel zo is.
10. Analyse van het begrippenkader om verklaringen te vinden voor de verbanden tussen twee of meer begrippen. Deze analyse moet leiden tot de formulering van voorlopige hypothesen of proposities.
11. Opnemen van de hypothesen in een brede theorie die de waargenomen verschijnselen beschrijft en verklaart. De hypothesen kunnen ook de basis vormen voor verder experimenteel of quasi-experimenteel onderzoek.

Hoewel de fasen van het etnografisch onderzoek verschillen van die van kwantitatief onderzoek, is het proces van dataverzameling en data-analyse systematisch en nauwgezet.

Etnografie

Een andere onderzoeksmethode die fysiotherapeuten die geriatrische patiënten behandelen, kunnen gebruiken, is de etnografische methode. Dit is een vorm van kwalitatief onderzoek die gebruikt kan worden om menselijk gedrag waar te nemen en te beschrijven vanuit het perspectief van degenen die men onderzoekt. Tabel 18.5 beschrijft de stappen van de etnografische methode.[18]

Tabel 18.6 geeft een overzicht van de unieke aspecten van etnografie.[18] Etnografie heeft voordelen en nadelen. Het voordeel van de etnografische methode is dat het een zeer flexibele manier van dataverzameling is. Het is een goed instrument voor het meten van gedrag (dat vaak het verschijnsel vormt dat gemeten wordt) en het stelt de

Tabel 18.6 Unieke aspecten van etnografie.

Etnografie onderscheidt zich op de volgende punten van kwantitatief onderzoek:
1. Het onderzoek wordt gestuurd door algemene vragen die te maken hebben met een bepaald onderwerp in plaats van door vooraf opgestelde hypothesen.
2. De bestudeerde literatuur wordt gezien als een bron van gegevens die voortdurend onderworpen kunnen worden aan een vergelijkende analyse in plaats van als een basis voor het formuleren van hypothesen.
3. Het directe contact met de groepen die onderzocht worden door middel van observaties of interviews is essentieel. Andere bronnen, zoals voortgangsrapportage, vragenlijsten, medische dossiers, rapporten over kwaliteitszorg, en literatuurstudie, kunnen in combinatie met de observaties en interviews gebruikt worden.
4. Variabelen worden gezien als gegevens.
5. Diverse fasen van het onderzoek worden niet successievelijk afgewerkt, maar vinden gelijktijdig plaats.
6. Een etnografisch onderzoek begint met een breed onderzoeksveld dat steeds smaller wordt naarmate het onderzoek vordert.

fysiotherapeut in staat een theorie te ontwikkelen over een voortdurend veranderende mix van gedragingen in de klinische situatie. De beperkingen van etnografisch onderzoek liggen in het feit dat de methode strikt beperkt is tot interacties tussen individuen die hun gedrag beïnvloeden. Door het gebrek aan controlevariabelen en statistische analyses kunnen de gegevens niet onderworpen worden aan een kwantitatieve analyse door middel van hypothesetoetsing. Bovendien vraagt de methode grote zorgvuldigheid bij het documenteren van de gegevens. Niettemin kan het een geschikte onderzoeksmethode zijn binnen de revalidatie.

Manieren om het gebruik van onderzoek te stimuleren

Het laatste gedeelte van dit hoofdstuk gaat over het gebruik van onderzoek en manieren om het gebruik van onderzoek te stimuleren. Volgens Bohannon en LeVeau[19] geeft de literatuur aan dat gegevens uit onderzoek niet als vanzelfsprekend gebruikt worden door beroepsbeoefenaren in de zorgsector. Hieronder wordt een aantal factoren genoemd die verantwoordelijk zijn voor het negeren van onderzoeksgegevens door beroepsbeoefenaren in de gezondheidszorg.

1. Vaak beschouwen clinici wetenschappers als anders dan zijzelf, en zetten ze vraagtekens bij het type onderzoek dat gedaan wordt.
2. De manier waarop onderzoeksresultaten gepubliceerd worden, is zo overweldigend, dat het gebruik ervan wellicht ontmoedigd wordt.
3. Het gebruik van jargon dat niet vaak in de klinische situatie gebezigd wordt, kan het gebruik van onderzoek belemmeren.
4. De resultaten zijn wellicht te voorlopig en niet eenduidig, en het onderwerp is wellicht niet voldoende onderzocht.
5. De publicatie van de resultaten is wellicht vertraagd en misschien alleen interessant voor een handjevol beroepsbeoefenaren.
6. Vaak hebben beroepsbeoefenaren geen tijd om nieuwe informatie te vergaren of ze gebruiken dit soort informatie niet.
7. Beroepsbeoefenaren prefereren vaak praktische artikelen boven onderzoeksartikelen vanwege de gigantische hoeveelheid informatie die beschikbaar is. Bovendien zullen ze vaak de voorkeur geven aan het klinische rapport boven het wetenschappelijke artikel als ze weinig tijd hebben.
8. Vaak zullen beroepsbeoefenaren niet in staat zijn de resultaten van onderzoek in de praktijk te brengen, zelfs wanneer ze het onderzoeksartikel begrijpen. Ook kunnen ze zich verzetten tegen gebruik van onderzoeksresultaten omdat deze wellicht ingaan tegen datgene wat ze vroeger geleerd hebben.[19]

Het gebruik van onderzoeksgegevens kan op de volgende wijzen gestimuleerd worden:
1. Bereid studenten voor op het gebruik van onderzoek. Docenten, clinici en andere beroepsbeoefenaren in de gezondheidszorg moeten onderzoeksgegevens gebruiken wanneer ze met studenten te maken krijgen en onderzoeksartikelen beschikbaar maken zodat de studenten kunnen refereren aan deze artikelen. Studenten moeten aangemoedigd worden zelf onderzoek te doen en mee te werken in onderzoeksprojecten. Ook moeten onderzoekers als rolmodel kunnen dienen tijdens de opleiding.
2. Bereid toekomstige fysiotherapeuten voor op het gebruik van onderzoek door hen te confronteren met onderzoeksartikelen tegenover klinische verslagen waarin de

gegevens verder geëxtrapoleerd worden. Laat hen originele onderzoeksverslagen bestuderen en stel hen op de hoogte van het onderzoeksproces door geannoteerde bibliografieën en logboeken van lopend onderzoek ter beschikking te stellen en hen te wijzen op beroepsbeoefenaren die onderzoeksgegevens gebruiken. Zorg dat ten minste één van de stafleden van de instelling een wetenschappelijk onderzoeker is.[19]

Ethische vraagstukken en onderzoek

Alvorens dit hoofdstuk af te sluiten, willen we aandacht schenken aan ethische vraagstukken. Voordat een onderzoek met menselijke onderzoekssubjecten van start kan gaan, moeten de deelnemers een formulier ondertekenen waarmee ze hun toestemming geven voor deelname. Figuur 18.4 is een voorbeeld van een dergelijk toestemmingsformulier. Het kan aangepast worden al naar gelang de aard van het onderzoek. Een deelnemer aan onderzoek heeft altijd het recht zich tussentijds terug te trekken. Dit moet duidelijk vermeld staan op het formulier.

Conclusie

Op een paar punten na lijkt gerontologisch onderzoek sterk op revalidatieonderzoek. In dit hoofdstuk hebben we gezien dat het iets moeilijker is om onderzoek te doen in de oudere populatie. Bepaalde onderzoeksmethoden zijn hiervoor wellicht beter geschikt dan andere. Diverse suggesties voor het gebruik van onderzoeksinstrumenten binnen de revalidatie zijn besproken. De toekomst van de geriatrische revalidatie ligt zonder meer in onderzoek. Een goed begrip van de verschillen tussen gerontologisch onderzoek en andere soorten onderzoek en de manieren waarop dit onderzoek gedaan kan worden, kan bijdragen aan een betere toekomst.

Ter recapitulatie

- Een onderzoeksartikel bestaat uit een samenvatting, een inleiding, een beschrijving van de methode en de data-analyse, een overzicht van de resultaten, een discussiegedeelte en de conclusie.
- De inleiding beschrijft: 1) de probleemstelling; 2) het literatuuronderzoek; 3) het doel van het onderzoek; 4) het type onderzoek; 5) de verwachte resultaten; 6) de onderzoeksvraag.
- De voornaamste problemen bij gerontologisch onderzoek liggen in het vinden van onderzoekssubjecten, de steekproeftrekking en beperkingen opgelegd door de gekozen onderzoeksopzet.
- Een goed begrip van meetaspecten, zoals betrouwbaarheid, validiteit en statistische toetsing, is essentieel voor een juiste interpretatie van gerontologische onderzoeksverslagen.
- Een methode die fysiotherapeuten kan helpen klinische beslissingen te nemen, is de 'Hypothesis Oriented Algorithm for Clinicians' (HOAC).
- Een interessante onderzoeksopzet die gebruikt zou kunnen worden om de oudere populatie te bestuderen, is de etnografische methode (een vorm van kwalitatief onderzoek die gebruikt wordt om menselijk gedrag waar te nemen en te beschrijven vanuit het perspectief van degenen die men onderzoekt).

Omschrijving

Naam deelnemer (s.v.p. in blokletters): ____________________

Titel onderzoeksproject: ____________________

____

Naam projectleider/onderzoeker: ____________________

____

Beschrijf de aard van het onderzoeksproject en wat er van de deelnemers verlangd wordt:

____

____

____

____

____

____

____

Verklaring

Hierbij verklaar ik dat ik het programma of de activiteit waarvoor mijn deelname gevraagd is volledig begrijp, evenals de procedures die er deel van uitmaken. Ik heb voldoende gelegenheid gehad vragen te stellen en begrijp dat ik opnieuw vragen kan stellen op enig tijdstip tijdens het onderzoek.

Ik verklaar dat ik uit eigen vrije wil deelneem aan deze activiteit en dat het mij vrij staat op elk moment tijdens het onderzoek mijn toestemming in te trekken en af te zien van verdere deelname.

Hierbij verklaar ik dat ik instem met deelname aan dit programma of deze activiteit dat/die geleid wordt door bovengenoemde onderzoeker.

____
Datum

____
Handtekening van deelnemer
(of een daartoe gerechtigd persoon
zoals ouder of voogd)

____
Handtekening getuige
(indien nodig)

Figuur 18.4 Toestemmingsformulier voor deelnemers aan onderzoeksprojecten.

Literatuur

1. Domholdt E, Malone T. Evaluating research literature: the educated clinician. *Phys Ther.* April1965; 65(4):487-491.
3. Sim J. Methodology and morality in physiotherapy research. *Physiotherapy.* April 1989; 75(4):237-243.
4. Wayne S, Rhyne RL, Thompson RF, et al. Sampling issues in nursing home research. *J Am Ger Soc.* Maart 1991; 39(3):308-311
5. Kelly P, Kroemer K. Anthropometry of the elderly: status and recommendations. *Human Factors.* Oktober 1990; 32(5):571-595.
6. Nelson E, Dannefer D. Aged heterogeneity: fact or fiction? the fate of diversity in gerontological research. *Gerontologist.* 1992; 32(1):17-23.
7. Andrews G. Cross-cultural studies - an important development in aging research. *J Am Ger Soc.* Mei 1989; 37(5):483-485.
8. Schunk C. Research and the elderly. In: Lewis CB, red. *Aging: Health Care's Challenge.* Philadelphia: F.A. Davis; 1985.
9. Schale KW. Quasi-experimental research designs in the psychology of aging. In: Britton SE, Schale KW, red. *Handbook of the Psychology of Aging.* New York: Van Nostrand Rheinhold; 1985:39.
10. Rayman I, Bloom S. Survey research as a tool for studying problems in the elderly. In: Kent B, Butler RN, red. *Aging: Human Aging Research-Concepts & Techniques,* Vol. 34. New York: Raven Press; 1988; 34:51-76.
11. Mattson D. *Statistics Difficult Concepts: Understandable Explanations.* Oak Park, Ill: Bolzchazy-Carducco Publishers, Inc.; 1986.
12. Ciccione C. Lecture notes from *Geriatrics: An Advanced Tutorial,* San Francisco, Calif.; Februari 1992.
13. Rothstein J, Echternach J. Hypothesis-oriented algorithm for clinicians - a method for evaluation & treatment planning. *Phys Ther.* September 1986; 66(9):1388-1394.
14. Connolly B, et al. Single-case research: when is it valid? *Phys Ther.* November 1983; 63(11):1767-1768.
15. Woolery M, Harris S. Interpreting results of single-subject research designs. *Phys Ther.* April 1982; 62(4):445-452.
16. Shepard K. Qualitative & quantitative research in clinical practice. *Phys Ther.* December 1987; 67(12):1891-1894.
17. Jensen G. Qualitative methods in physical therapy research: a form of disciplined inquiry. *Phys Ther.* Juni 1989; 69(6):492-500.
18. Schmoll B. Ethnographic inquiry in clinical settings. *Phys Ther.* December 1987; 67(12):1895-1897.
19. Bohannon R, LeVeau B. Clinicians' use of research findings. *Phys Ther.* Januari 1986; 66(1):45-50.

Bronvermelding van figuren en tabellen

Uit de oorspronkelijke editie

Figuur 1.1. *US Bureau of the Census, 1970 Census of Population:* United States Summary, General Population Characteristics, PC(1)-B1. *Washington, DC: US Government Printing Office; 1972. Soldo BJ. America's elderly in the 1980's.* Pop Bull. 1980; 35(1):1-48.

Figuur 1.2. *Bouvier LF. America's baby boom generation: the fateful bulge.* Pop Bull. *Vol. 35: 1. Washington, DC: Population Reference Bureau; 1980. Soldo BJ. America's elderly in the 1980's.* Pop. Bull. 1980; 35(1):1-48.

Tabel 1.1. *Soldo BJ. America's elderly in the 1980's.* Pop Bull. 1980; 35(1):1-48.

Tabel 1.2. *National Center for Health Statistics.* Current Estimates from the National Health Interview Survey: United States, 1981. *Washington, DC: US Government Printing Office; 1982. US Dept of Health and Human Services Publication No. 10-141.*

Tabel 4.1. *Erikson EH.* Identity, youth and crisis. *New York, Norton; 1968.*

Figuur 4.1. *Ebersole P, Hess P.* Towards health aging: human needs and nursing response. *St. Louise, Mosby Co.; 1981.*

Tabel 4.3. Geriatrics. *Aug 1985; 40(8):80.*

Tabel 4.4. Geriatrics. *Aug 1985; 40(8):80.*

Figuur 4.2. *Palmore E. Facts on aging: a short quiz.* Gerontologist. *Aug 1977; 17:315-320. © The Gerontological Society of America.*

Figuur 5.1. *Kohn RR.* Principles of Mammalian Aging. *2nd ed. Prentice-Hall, Englewood Cliffs, NJ; 1978.*

Figuur 5.2. *US Bureau of the Census.* Statistical Abstract of the United States. *11th ed. Washington, DC; 1990.*

Figuur 6.2. Arch Gen Psych. *1965; 12:63-70.*

Figuur 6.3. Holmes T, Rohe R. *The social readjustment rating scale.* J Psych Res. 1967; 11:213-218.

Tabel 6.1. Multidimensional Functional Assessment Questionnaire. *ed 2. Duke University: Duke University Center for the Study of Aging and Human Development; 1978; 169-170.*

Tabel 6.2. *Granger C, Albrecht G, Hamilton B. Outcome of comprehensive medical rehabilitation: measurement by PULSES Profile and the Barthel Index.* Arch Phys Med Rehab. *1979; 60:145.*

Figuur 6.5. Uniform Data System for Medical Rehabilitation. *Research Foundation of the State University of New York, Buffalo, NY.*

Tabel 6.3. *Jette AM. Functional status index: Reliability of a chronic disease evaluation instrument.* Arch Phys Med Rehab. *September 1980; 61(9):395-401.*

Figuur 6.4. *Mahoney FI, Barthel DLW. Functional Evaluation: the Barthel Index.* Maryland State Med. J. *1965; 14(2):61-65.*

Figuur 6.6. *Jette AM. Functional status index: Reliability of a chronic disease evaluation instrument.* Arch Phys Med Rehab. *September 1980; 61(9):395-401.*

Figuur 6.7. *Jette A, Davies A, Cleary P, et al. Functional status questionnaire reliability and validity when used in primary care.* J Gen Intern Med. *May/June 1986; 1:143-149.*

Tabel 6.5. *Lachs M, Feinstein A, Cooney L, et al. A simple procedure for general screening for functional disability in elderly patients.* Ann Intern Med. *1990; 112:699-704.*

Figuur 6.8. *Moritani T, Devries HA. Potential for gross muscle hypertrophy in older men.* J Gerontology. *1980; 35(5):673.*

Tabel 6.6. *Rice C. Strength in an elderly population.* Arch Phys Med Rehab. *May 1989; 70:391-397.*

Tabel 6.7. *Borges O. Isometric and isokenetic knee extension & flexion torque in men and women aged 20-70.* Scand J Rehab Med. *1989; 21:45-53.*

Tabel 6.8. *Walker J, Sue D, Miles-Elkousy N, Ford G, Trevelyan H. Active mobility of extremities in older subjects.* Phys Ther. *June 1984; 64(6):919-923. American Physical Therapy Association.*

Figuur 6.9. *James B, Parker A. Lower extremity range of motion.* Am J Phys Med Rehabil. *1989; 68(4):162-167.*

Tabel 6.9. *Fitzgerald GK, Wynveen KJ, Rheault W, Rothschild B. Objective assessment with establishment of normal values for lumbar spinal range of motion.* Phys Ther. *Nov 1983; 63(11):1778. American Physical Therapy Association.*

Tabel 6.10. *Lind B, et al. Normal range of motion of the cervical spine.* Arch Phys Med Rehab. *Sept 1989; 70:692-695.*

Tabel 6.11. *Bassey E, et al. Flexibility of the shoulder joint measured as range of abduction in a large representative sample of men and women over 65 years of age.* Eur J Appl Physiology. *1989; 58:353-360.*

Tabel 6.12. *Boyle S. Geriatric shoulder range of motion. Master's thesis. Philadelphia: University of Pennsylvania, February 1989.*

Figuur 6.10. *Lewis C, Bottomley J. Musculoskeletal changes with age. In: Lewis C, ed.* Aging: The Health Care Challenge. *Philadelphia: F.A. Davis; 1990.*

Figuur 6.11. *REEDCO, Auburn, NY. Copyright 1974.*

Figuur 6.12. *Nelson AJ. Function ambulation profile.* Physical Ther. *1974; 54:1059-1065.*

Tabel 6.13. *Wolfson L, Whipple R, Amerman P. Gait assessment in the elderly. A gait abnormality rating scale and its relation to falls.* J Gerontology. *1990; 45(1):M14. © The Gerontological Society of America.*

Figuur 6.13. *Irwin S, Zadai C. Cardiopulmonary rehabilitation of the geriatric patient. In: Lewis C, ed.* Aging: The Health Care Challenge. *Philadelphia: F.A. Davis; 1990.*

Tabel 6.14. *Irwin S, Zadai C. Cardiopulmonary rehabilitation of the geriatric patient. In: Lewis C, ed.* Aging: The Health Care Challenge. *Philadelphia: F.A. Davis; 1990.*

Tabel 6.15. *Irwin S, Zadai C. Cardiopulmonary rehabilitation of the geriatric patient. In: Lewis C, ed.* Aging: The Health Care Challenge. *Philadelphia: F.A. Davis; 1990.*

Tabel 6.16. *Irwin S, Zadai C. Cardiopulmonary rehabilitation of the geriatric patient. In: Lewis C, ed.* Aging: The Health Care Challenge. *Philadelphia: F.A. Davis; 1990.*

Figuur 6.19. *Serfass RC, Agre JC, Smith EL. Exercise testing for the elderly.* Top Ger Rehab. *Oct 1985; 1(1):58-67.*

Tabel 6.19. *Irwin S, Zadai C. Cardiopulmonary rehabilitation of the geriatric patient. In: Lewis C, ed.* Aging: The Health Care Challenge. *Philadelphia: F.A. Davis; 1990.*

Figuur 6.14. *Serfass RC, Agre JC, Smith EL. Exercise testing for the elderly.* Top Ger Rehab. *Oct 1985; 1(1):58-67.*

Tabel 6.17. *Dorfman L, Bosley T. Age-related changes in peripheral and central nerve conduction in man.* Neurology. *Jan 1979; 29:40.*

Tabel 6.18. *Dorfman L, Bosley T. Age-related changes in peripheral and central nerve conduction in man.* Neurology. *Jan 1979; 29:40.*

Tabel 6.19. *Behse F, Buchtal, F. Normal sensory conduction in the nerves of leg in man.* J Neurol Neurosurg Psychiatry. 1971; 34:408 .

Tabel 6.20. *Wagman I, Lesse H. Conduction velocity of ulnar nerve in human subjects of different ages & sizes.* Fed Proc. *1950; 9:130.*

Tabel 6.21. *Rempusheski V. The role of ethnicity in elder care.* Nurs Clin N Am. *Sept 1989; 24(3):717-724.*

Tabel 7.1. *CJ Foley & R Tideiksaar.*

Tabel 7.2. *JT Dwyer.*

Tabel 7.3. *JT Dwyer.*

Tabel 7.4. *Committee on Dietary Allowances of the Food and Nutrition Board of the National Academy of Sciences/Nutrition Research Council.*

Tabel 10.1. *Besdine RW. Clinical approach to the elderly. In: Rowe JW, Besdine RW.* Geriatric Medicine. *ed 2. Boston: Little Brown & Co.; 1988: Table 3-5:30.*

Figuur 10A.1. *Carole B Lewis, Geriatric Orthopedics Handout.*

Figuur 10A.2. *Hielema F, Mitchell R, Dyster R. A tool for the physical therapy evaluation of patients with hip fractures in the extended care setting.* Top Ger Rehab. *1989; 4(2):56-57.*

Figuur 10A.3. *Carole B Lewis, Geriatric Orthopedics Handout.*

Figuur 10A.4. *Carole B Lewis, Geriatric Orthopedics Handout.*

Figuur 10A.5. *Carole B Lewis, Geriatric Orthopedics Handout.*

Figuur 10A.6. *Carole B Lewis, Geriatric Orthopedics Handout.*

Figuur 10A.7. *Carole B Lewis, Geriatric Orthopedics Handout.*

Figuur 10A.8. *Carole B Lewis, Geriatric Neurology Handout.*

Figuur 10A.9. *Cruz V, Evaluation of Coordination - a clinical model.* Clin management. *1986; 6(3):6-10. American Physical Therapy Association.*

Figuur 10A.10. *Carole B Lewis, Geriatric Neurology Handout.*

Figuur 10A.11. *Carole B Lewis, Geriatric Neurology Handout.*

Figuur 10A.12. *Carole B Lewis, Geriatric Neurology Handout.*

Figuur 10A.13. *Carole B Lewis.*

Figuur 10B.3. *Tideiksaar R. Fall prevention in the home.* Top Ger Rehab. *1987; 3(1):59. Aspen Publishers, Inc.*

Figuur 10B.4. The Sixth Sense. *The National Council on Aging. Washington, DC; 1985.*

Figuur 11.1. *Lentell G. Hetherington T, Eagan J, Morgan M: The Use of Thermal Agents to Influence the Effectiveness of Low-Load Prolonged Stretch.* JOSPT. *1992; 16(5). Light K, Nuzik S, Personius W, Barstrom A: Low-load prolonged stretch vs. high-load brief stretch in treating knee contracture.* Phys Ther. *1984; 64:330-333.*

Figuur 11.2. *Lewis C, Bottomley J. Musculoskeletal changes with age. In: Lewis C, ed.* Aging: the Health Care Challenge. *Philadelphia: F.A. Davis; 1990.*

Figuur 11.3. *Lewis CB, What's so different about rehabilitating the older person?* Clin Manage. *May-June 1984; 4(3):12.*

Tabel 11.1. Zimmer Product Encylopedia. *Warsaw, Ind: Zimmer USA; December, 1981.*

Figuur 11A.1. *Vanderbilt University Hospital, Physical Therapy Department.*

Figuur 11A.2. *Vanderbilt University Hospital, Physical Therapy Department.*

Figuur 11A.3. *Vanderbilt University Hospital, Physical Therapy Department.*

Figuur 11A.4. *Vanderbilt University Hospital, Physical Therapy Department.*

Figuur 12.1. *Schenkman M, Butler RB. A model for multisystem evaluation, interpretation an treatment of individuals with neurologic dysfunction.* Physical Therapy. *July 1989; 69(7):538-547.*

Figuur 12.2. *Schenkman M, Butler R. A model for multisystem evaluation treatment for individuals with Parkinson's disease.* Physical Therapy. *1989; 69(11):932-943.*

Figuur 12.3. *Carole B. Lewis.*

Figuur 12.4. *Alba A, et al. A clinical disability rating for Parkinson's disease.* Chron Dis *1968;21:507-522.*

Tabel 12.2. *Schenkman M, et al. Management of individuals with Parkinson's disease: rationale and case studies.* Phys Ther. *November 1989; 68(11)944-955.*

Tabel 12.3. *Handford F. The Flewitt-Handford exercises for Parkinson's gait.* Physiotherapy. *August 1986; 72(8) 382.*

Tabel 12.4. *Davis J. Team management of Parkinson's disease.* Am J Occup Ther. *May-June 1977; 31(5):300-308.*

Tabel 12.5. *Ryerson S. Hemiplegia resulting from vascular insult or disease. In: Umphred D,* ed. Neurological Rehabilitation, *St. Louis: Mosby; 1985:476.*

Tabel 12.6. *Ryerson S. Hemiplegia resulting from vascular insult or disease. In: Umphred D, ed.* Neurological Rehabilitation, *St. Louis: Mosby; 1985:476.*

Tabel 12.7. *Gray C, French J, Bates D. Motor recovery following acute stroke.* Age Ageing *1900; 19:179-184.*

Figuur 12.5. *Bobath B.* Adult Hemiplegia: Evaluational Treatment. *London: William Heineman Medical Books; 1970; 18-71.*

Figuur 12.6. *Bobath B.* Adult Hemiplegia: Evaluational Treatment. *London: William Heineman Medical Books; 1970; 18-71.*

Figuur 12.7. *Bobath B.* Adult Hemiplegia: Evaluational Treatment. *London: William Heineman Medical Books; 1970; 18-71.*

Figuur 12.8. *Brunnstrom S.* Movement Therapy in Hemiplegia. *New York: Harper & Row; 1970; 8-12;38-41.*

Tabel 12.8. *Parker K, Zablotny C, Jordan C. Analysis and management of hemiplegic gait disfunction.* Stroke rehabilitation State of the Art. *Downey, Calif; 1984. Rancho Los Amigos Medical Center.*

Figuur 12.9A. *Carr J, Shepherd R, et al. Investigation of a new motor assessment scale for stroke patients.* Phys Ther. *February 1985; 65(2).*

Figuur 14.3. *Jennifer M. Bottomley, M.S., P.T. and Hollis Herman, M.S., P.T. Department of Physical Therapy, Cushing Hospital.*

Tabel 15.1. *Dwyer B. Detecting hearing loss and improving communication in elderly persons. In:* Focus on Geriatric Care & Rehabilitation. *Rockville, Md: Aspen Publishers; 1987; 1(16)3-4.*

Figuur 15.1. *Ventry I, Weinstein B. The hearing handicap inventory for the elderly: a new tool. In:* Ear Hear. *Baltimore: Williams & Wilkins; 1982; 128-134.*

Tabel 15.2. *Dwyer B. Detecting hearing loss and improving communication in elderly persons. In:* Focus on Geriatric Care & Rehabilitation. *Rockville, Md: Aspen Publishers; 1987; 1(6):6.*

Tabel 15.3. *Dwyer B. Detecting hearing loss and improving communication in elderly persons. In:* Focus on Geriatric Care & Rehabilitation. *Rockville, Md: Aspen Publishers; 1987; 1(6):6.*

Tabel 15.5. *Cherney L.* Aging and communication. *In: Lewis C, ed. Aging: The Health Care Challenge. Philidelphia: Davis; 1989.*

Tabel 15.6. *Cole L.* E Pluribus Unum: Multicultural Imperatives for the 1990s and Beyond. *Rockville, Md: American Speech-Language-Hearing Association; September 1989; 69.*

Tabel 15.7. *Rempusheski V. The role of ethnicity in elder care.* Nursing Clinics of N Am. *September 1989; 24(3).*

Tabel 15.8. *Beisecker A, Beisecker B. Patient information-seeking behaviors when communicating with doctors.* Medical Care January *1990;28(1):19-28.*

Tabel 15.9. *Walker R. Effective listening.* Am J Med Technol. 1969;35:8-10.

Tabel 15.10. *Ignatevicius D. Documentation. Focus on Geriatric Care and Rehabilitation. Rockville, Md:Aspen Publishers; 1988;2(4).*

Tabel 15.11. *Duchene P. Motivation of older adults. Focus on Geriatric Care and Rehabilitation. Rockville, Md:Aspen Publishers; 1990;3(8):2.*

Figuur 15.2. *Becker MH, et al. A new approach to explaining sick-role behavior in low-income populations.* AJPH. *March 1974;64(3):206.*

Figuur 15.3. *Orem DE. Nursing:* Concepts of Practice. *3rd ed. New York: McGraw-Hill; 1985.*

Tabel 15.12. *Pinkston EM, Linsk NL. Behavioral family intervention with the impaired elderly.* Gerontologist. *1984;24:576-583.*

Figuur 15.4. *Pinkston EM, Linsk NL.* Care of the Elderly: A Family Approach. *Elmhurst, NJ: Pergamon Press; 1984;30.*

Tabel 15.13. *Harris R, Frankel L.* A Guide to Fitness After Fifty. *New York: Plenum Press; 1977.*

Figuur 17.1. *Atkinson JW, Shiffrin RM. Human memory: a proposed system and its control processes. In: Spence KW, Spence JT, eds.* The Psychology of Learning and Motivation. *New York: Academic Press; 1968;2.*

Figuur 17.2. *Hultsch D. Adult age differences in free classification and free recall.* Devel Psych. *1971;4:338-342. © 1971 American Psychological Association.*

Figuur 17.3. *Botwinick J.* Cognitive Processes in Maturity and Old Age. *New York: Springer; 1967:3.*

Tabel 18.1. *Domholdt E, Malone T. Evaluating research literature: the educated clinician.* Phys Ther. *April 1965;65(4):487-491.*

Figuur 18.1. *Partridge C, Barnitt R.* Research Guidelines: *A Handbook for Therapists. Rockville, MD: Aspen; 1986.*

Tabel 18.2. *Ciccone C. Lecture notes from Geriatrics,* An Advanced Tutorial, *San Francisco; February 1992.*

Figuur 18.3. *Rothstein J, Echternach J. Hypothesis-oriented algorithm for clinicians – a method for evaluation & treatment planning.* Phys Ther. *1986;66(9):1388-1394.*

Tabel 18.3. *Jensen G. Qualitative methods in physical therapy research: A form of disciplined inquiry.* Phys Ther. *June 1989;69(6):492-500.*

Tabel 18.4. *Shepard K. Qualitative & quantitative research in clinical practice.* Phys.Ther. *December 1987;67(12):1891-1894.*

Tabel 18.5. *Schmoll BJ. Ethnographic inquiry in clinical settings.* Phys.Ther. *December 1987; 67(12):1895-1897.*

Tabel 18.6. *Schmoll BJ Ethnographic inquiry in clinical settings.* Phys.Ther. *December 1987; 67(12):1895-1897.*

Uit andere bron

Figuur 6.1. Eulderink, F., T.J. Heeren, D.L. Knook en G.J. Ligthart (red.). *Inleiding gerontologie en geriatrie* (p.160). Houten/Zaventem; Bohn Stafleu Van Loghum: 1993.

Register

Made in United States
Orlando, FL
04 November 2026

90208071R00348